注射薬
配合変化
データブック

編集　北原隆志・山﨑博史・和田光弘

南江堂

編 集

北原隆志	山口大学医学部附属病院薬剤部
山﨑博史	山陽小野田市民病院薬剤部／山口東京理科大学薬学部薬学科実務薬学分野
和田光弘	山口東京理科大学薬学部薬学科分析科学分野

編集協力

内田　豊	山口大学医学部附属病院薬剤部
高砂美和子	山口大学医学部附属病院薬剤部
有馬秀樹	山口大学医学部附属病院薬剤部
越智文也	山口大学医学部附属病院薬剤部
若林和貴	山口大学医学部附属病院薬剤部
岡田直人	山口大学医学部附属病院薬剤部
幸田恭治	防府消化器病センター薬剤部
岡　智之	宇部中央病院薬剤部

執 筆 （施設別・五十音順）※所属は執筆時

山口東京理科大学薬学部薬学科分析科学分野

武藤純平

山陽小野田市民病院薬剤部／山口東京理科大学薬学部薬学科実務薬学分野

山﨑博史

山口大学医学部附属病院薬剤部

秋山真里	太田千絢	河濟泰生	谷澤香名子	馬場安里	吉井稔紀
有近仁美	岡野智史	小山勝真	田村美穂	原田　元	吉松志保
石村　光	奥屋千尋	税所篤行	利重大介	原野寛子	吉本久子
伊藤麻結	尾﨑正和	坂井康仁	豊田貴美子	藤井紗弓	若林和貴
井上咲那	越智文也	﨑山達矢	中村沙紀	松井頌明	渡邊正規
植松俊成	勝見菜奈	佐々木孝彰	西澤庸介	宗岡祐輔	
植松直美	金子陽子	瀧本朋代	伯野大樹	矢賀和子	
浦田　唯	河口義隆	田中翔子	硲　貴和子	矢野瑞紀	

宇部中央病院薬剤部

青木真琴	藏重瑞恵	中尾圭裕	本行紗月
秋山京子	城　貴一郎	野田麻希	松本和也

実験協力

奥田眞子	山口東京理科大学薬学部
金光茉莉那	山口東京理科大学薬学部

はじめに

　注射薬の配合変化に関する情報は，医療現場での安全かつ効果的な治療を実現するために非常に重要です．配合変化とは，異なる注射薬を混合した際に生じる物理的・化学的な変化であり，これにより薬剤の効果が低下したり，患者に有害な影響を与えたりする可能性があります．

　配合変化に関する情報は薬剤の効果を最大限に引き出すために不可欠です．特定の薬剤が他の薬剤と混合することでその効果が減弱する場合，その情報を事前に知っておくことで適切な投与方法を選択することができます．また，配合変化によって生成される不溶性物質や有害な副産物は患者にとって重大なリスクとなります．これらのリスクを回避するためにも配合変化の情報は非常に重要です．たとえば，特定の薬剤が混合されると沈殿物が生成される場合，その情報をもとに適切な対策を講じることができます．

　注射薬はこれまで病院内で使用されることが多く，このため配合変化の情報は主に病院薬剤師が活用してきました．しかし最近では，在宅医療の推進などに伴い，薬局薬剤師も注射薬の調製を行う機会が増えてきています．今後，薬局薬剤師が注射薬調製において配合変化情報を有効活用したり，他の医療者に情報提供したりすることが増えると思います．配合変化情報を活用することで，混ぜてはいけないという情報以外にも，異なる薬剤を別々のルートで投与する方法や投与前後に生理食塩水でフラッシングを行う方法を提案することができます．

　配合変化情報を入手するには，科学的根拠に基づく文献や製薬企業から提供される資料を検索する必要がありますが，多忙を極める医療現場においては，時間を有効に使うためにも情報を整理した書籍の有用性は疑う余地がありません．本書では，実際に病院の医薬品情報室に問い合わせがあった配合変化の組み合わせを調査し，対象薬剤に盛り込みました．現場ですぐに利用できることを考慮し，まず「配合可」か「配合不可」かが一目でわかるようにレイアウトしています．序論としてpH変動スケールの使い方も解説していますので，pH変動スケールの情報がある薬剤は活用して欲しいと思います．また，文献データなどがない薬剤の一部については山口東京理科大学薬学部で実験を行い，データを追加しています．

　チーム医療として多職種が配合変化の情報を共有し，患者の治療計画に積極的に関与することにより，配合変化によるリスクを最小限に抑え，患者に最適な治療を提供することができます．また，教育プログラムや研修に配合変化に関する内容を加えることで，知識と技術が継承され，医療現場での安全性が向上します．本書が多くの医療現場において活用され，患者さんに最適な医療が提供されることを願っています．

　最後に，本書の作成のきっかけをつくっていただいた南江堂の故猪狩奈央氏に心から感謝いたしますとともに，編集担当の杉浦史佳氏，達紙優司氏，藤本圭佑氏に御礼申し上げます．

2024年10月

編者を代表して

北原隆志

本書の使い方

本書ではインタビューフォームなどの資料に基づき,また一部の薬剤では山口東京理科大学において実験を行い,その結果をもとにpH変動スケールおよび配合の可否に関する情報を掲載しています.

薬剤の調べ方

- 本書では薬剤(原則的に製品名)を五十音順で掲載しています.
- 製品名のはじめに「塩酸」,「献血」,「注射用」などが付記されている場合は,原則的にそれらを除いた読みで並べています.
- 目次では,「献血グロベニン-I」,「献血ノンスロン」,「献血ベニロン-I」はそれぞれ「ク」,「ノ」,「ヘ」に,「水溶性プレドニン」は「フ」,「塩酸メトクロプラミド「タカタ」」は「メ」に掲載しています.
- 目次は収載項目順のほか,「薬効群別インデックス」(ixページ),「一般名インデックス」(xiiページ)を掲載しています.

1 製品情報

- 「製品名」は容量・規格を省略しています.
- 「会社名」は製造販売元または販売元を掲載しています.
- 「分類」は添付文書などを参考に本書独自に設定しています(「薬効群別インデックス」参照).

2 pH変動スケール

- インタビューフォームなどにpH変動試験に関する情報がある場合に,スケール形式で示しています.また,一部の薬剤では山口東京理科大学における実験結果を示しています(見出しの後ろに出典を記載).
- 実験に使用した試料のpH,変化点pH,酸・塩基それぞれの添加した試薬量を記載しています.
- スケールの見出しには変動試験に使用した本品容量などを記載しています.凍結乾燥製剤については溶解した条件の記載があれば,その条件を記載しています.

3 注意事項および調剤時の注意

- 「注意事項」は添付文書およびインタビューフォームに記された使用可・不可の素材やフィルターを示しています(○ 使用可,× 不可,— データなし).
- 「調剤時の注意」は薬剤調製において注意すべき事項を記載しています.

4 配合変化データ

- 以下の2種類を掲載しています.
  「配合変化データ(文献に基づく判定)」……インタビューフォームや配合変化表に基づく判定.
  「配合変化データ(実験に基づく判定)」……山口東京理科大学での実験結果に基づく判定.
- 配合の可否は以下の定義に基づき分類しています.

  > 配合不可……配合24時間以内に外観変化(析出,ゲル化,顕著な色調変化など)がある,または6時間までの残存率が90%未満.
  >
  > 配合可………配合24時間後の外観変化がない,かつ24時間後の残存率が90%以上.
  >
  > 上記基準に当てはまらないものは,編者が臨床での使用を考慮のうえ可否を判定しています.また,注釈として記載があるものを除き,配合後のpHや発熱については考慮していません.

- 「配合不可」の注釈は各薬剤の右列に,「配合可」の注釈は表の末尾に記載しています.

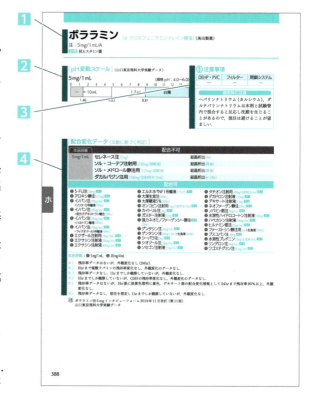

目　次

※「薬効群別インデックス」は ix ページ，「一般名インデックス」は xii ページ参照

本書の使い方	iv
序論	1

各論：注射薬配合変化データ

アートセレブ	6
アキネトン	7
アクチット	8
アクプラ	10
アクラシノン	11
アザクタム	13
アスパラギン酸カリウム「テルモ」	15
アセリオ	16
アタラックス-P	18
アデホス-Lコーワ	19
アデラビン9号	20
アドナ	21
アトニン-O	24
アドリアシン	25
アトロピン「テルモ」	27
アナフラニール	28
アネキセート	29
アネメトロ	30
アミオダロン塩酸塩「TE」	31
アミカシン硫酸塩「明治」	32
アミサリン	33
アミノレバン	34
アラセナ-A	35
アリナミン	37
アリナミンF	38
アリムタ	40
アルギニン「AY」	41
アルケラン	42
アルプロスタジルアルファデクス「タカタ」	43
アルプロスタジル「科研」	44
アレビアチン	45

アロキシ	46
アンチレクス	50
イーケプラ	51
イダマイシン	53
イノバン	54
イホマイド	56
インダシン	57
インデラル	58
ヴィーンD	59
ヴィーンF	61
ウロナーゼ	62
ウロミテキサン	63
エクストラニール	64
エスラックス	65
エトポシド「サンド」	66
エピルビシン塩酸塩「NK」(注射液)	67
エピルビシン塩酸塩「NK」(注射用)	68
ヱフェドリン「ナガヰ」	69
エポエチンアルファ BS「JCR」	70
エポジン	71
エホチール	72
エラスポール	73
エリスロシン	82
エリル	84
LH-RH「ニプロ」	85
エルカルチンFF	86
エルシトニン	87
エルネオパNF1号	88
エルネオパNF2号	91
エレメンミック	94
塩化Na補正液2.5mEq/mL	95
エンドキサン	96
大塚食塩注10%	97
大塚生食	98
大塚糖液	99
オキサリプラチン「サワイ」	100

v

オザグレル Na「タカタ」 …… 101	シオマリン …… 156
オノアクト …… 102	ジゴシン …… 157
オメガシン …… 103	ジスロマック …… 158
オメプラゾール「日医工」 …… 105	シタラビン「NIG」 …… 159
オルダミン …… 108	ジピリダモール「日医工」 …… 160
オンダンセトロン「F」 …… 109	ジフルカン …… 161
オンダンセトロン「サンド」 …… 110	ジプレキサ …… 162
ガベキサートメシル酸塩「タカタ」 …… 111	シプロキサン …… 163
カルセド …… 113	シベクトロ …… 166
カルチコール …… 114	シベノール …… 167
カルバゾクロムスルホン酸ナトリウム 「日医工」 …… 115	シムレクト …… 168
	シメチジン「NP」 …… 169
カルボプラチン「NK」 …… 116	シンビット …… 170
カンレノ酸カリウム「サワイ」 …… 117	ストレプトマイシン硫酸塩「明治」 …… 173
キドミン …… 118	スルバシリン …… 174
キュビシン …… 119	セファゾリン Na「オーツカ」 …… 176
強力ネオミノファーゲンシー …… 120	セファメジン α …… 177
グラニセトロン「タカタ」 …… 122	セファランチン …… 180
クラビット …… 123	セフタジジム「VTRS」 …… 181
クラフォラン …… 125	セフトリアキソンナトリウム「日医工」 …… 182
グラン …… 126	セフメタゾン …… 183
クリアクター …… 127	セレネース …… 184
グリセオール …… 128	ゾシン …… 185
グルアセト 35 …… 130	ソセゴン …… 188
グルトパ …… 131	ゾメタ …… 189
［献血］グロベニン-I …… 133	ソリタ-T1 号 …… 190
KCL「テルモ」 …… 134	ソリタ-T2 号 …… 191
ケイツー N …… 135	ソリタ-T3 号 …… 192
ケタラール …… 137	ソリタ-T3 号 G …… 193
ゲムシタビン「ホスピーラ」 …… 138	ソリタ-T4 号 …… 194
ゲンタシン …… 139	ソル・コーテフ …… 195
コアテック …… 140	ソルダクトン …… 197
ザイボックス …… 142	ソル・メドロール …… 199
サイメリン …… 144	ダイアモックス …… 201
サイモグロブリン …… 146	ダウノマイシン …… 202
ザノサー …… 147	タガメット …… 203
ザバクサ …… 148	ダカルバジン …… 205
サビーン …… 150	タキソール …… 207
サンディミュン …… 151	タケプロン …… 208
サンラビン …… 152	タチオン …… 209
サンリズム …… 154	ダラシン S …… 211
ジアゼパム「NIG」 …… 155	ダルテパリン Na「サワイ」 …… 213

タンボコール … 214	ハイカムチン … 269
チエナム … 215	ハイカリック RF … 270
TRH「ニプロ」 … 217	バクトラミン … 271
テイコプラニン「明治」 … 218	パクリタキセル「NK」 … 272
ディプリバン … 219	パズクロス … 273
低分子デキストラン L … 220	パニマイシン … 281
低分子デキストラン糖 … 221	パパベリン塩酸塩「日医工」 … 282
デキサート … 222	ハベカシン … 283
デトキソール … 224	パミドロン酸二 Na「サワイ」 … 285
デノシン … 225	パム … 286
ドセタキセル「ニプロ」 … 226	ハラヴェン … 287
ドパストン … 227	バンコマイシン塩酸塩「明治」 … 288
ドパミン塩酸塩「NIG」 … 228	パンスポリン … 291
ドブトレックス … 230	パンテノール「KCC」 … 293
ドプラム … 231	ハンプ … 294
トラネキサム酸「NP」 … 233	ピーエヌツイン-1号, 2号, 3号 … 297
トランサミン … 234	ビーフリード … 301
トリセノックス … 235	ビカーボン … 305
トレアキシン … 236	ビカネイト … 307
ドロレプタン … 237	ビクシリン … 309
ナゼア … 238	ピシバニール … 310
ナファモスタットメシル酸塩「AY」 … 240	ビソルボン … 311
ナベルビン … 241	ビタジェクト … 312
ナルベイン … 242	ビタシミン … 313
ニカルジピン塩酸塩「日医工」 … 243	ビタメジン … 314
ニコランジル「日医工」 … 244	ヒト CRH「ニプロ」 … 316
ニトプロ … 245	ピドキサール … 317
ニトロール … 246	ピトレシン 20 … 318
ニトログリセリン「TE」 … 248	ピノルビン … 319
ネオアミユー … 249	ビムパット … 320
ネオシネジンコーワ … 250	ヒルトニン … 322
ネオパレン … 251	ファーストシン … 323
ネオビタカイン … 255	5-FU … 325
ネオフィリン … 256	ファモチジン「日新」 … 327
ネオラミン・スリービー … 259	ファンガード … 328
ノイロトロピン … 260	ファンギゾン … 331
ノーベルバール … 262	フィジオ 140 … 333
ノバスタン HI … 263	フィニバックス … 335
ノバントロン … 264	ブイフェンド … 337
ノボリン R … 266	フィルデシン … 339
ノルアドリナリン … 267	フェジン … 340
［献血］ノンスロン … 268	フエロン … 341

vii

フェンタニル「テルモ」	343
ブスコパン	344
ブプレノルフィン「日新」	345
ブライアン	346
ブリディオン	347
プリンペラン	348
フルカリック	350
フルダラ	351
フルマリン	352
プレアミン-P	353
プレセデックス「ファイザー」	355
[水溶性]プレドニン	356
プレバイミス	357
プロイメンド	359
プログラフ	364
プロジフ	365
プロスタルモン・F	366
プロスタンディン	368
プロタノールL	370
プロタミン硫酸塩「モチダ」	371
ペチジン塩酸塩「タケダ」	372
ペニシリンGカリウム	373
[献血]ベニロン-I	374
ヘパリンNa「モチダ」	375
ヘルベッサー	376
ペントシリン	377
ホスカビル	381
ホストイン	382
ホスミシンS	383
ボスミン	385
ポタコールR	386
ポララミン	388
ボルベン	389
マイトマイシン	390
マキサカルシトール「NIG」	392
マキシピーム	393
マキュエイド	395
マグセント	396
マルトス	397
マンニットールS	398
ミダゾラム「サンド」	399
ミノサイクリン塩酸塩「日医工」	400

ミラクリッド	401
ミルリーラ	402
ミルリノン「タカタ」	404
メイロン	405
メキシチール	407
メソトレキセート	408
メタボリン	411
メチコバール	412
メチルエルゴメト・リン「あすか」	413
メチレンブルー「第一三共」	414
[塩酸]メトクロプラミド「タカタ」	415
メルカゾール	416
メロペネム「明治」	417
モルヒネ塩酸塩「第一三共」	419
ラクテック	420
ラジカット	422
ラシックス	424
ラピアクタ	425
ラボナール	426
ランダ	427
リコモジュリン	428
リスモダンP	430
リトドリン塩酸塩「あすか」	431
リメタゾン	432
硫酸Mg補正液1mEq/mL	433
リンデロン	434
リン酸2カリウム「テルモ」	435
リン酸Na補正液0.5mmol/mL	436
レギュニールHCa	437
レギュニールLCa	438
レスピア	439
レボホリナート「NP」	440
レミフェンタニル「第一三共」	441
ロイコボリン	442
ロイナーゼ	443
ロピオン	444
ワイスタール	446
ワゴスチグミン	447
ワソラン	448

付録：輸液予備容量 449

薬効群別インデックス

感染症に使用する薬剤

抗菌薬

アザクタム	13
アネメトロ	30
アミカシン硫酸塩「明治」	32
エリスロシン	82
オメガシン	103
キュビシン	119
クラビット	123
クラフォラン	125
ゲンタシン	139
ザイボックス	142
ザバクサ	148
シオマリン	156
ジスロマック	158
シプロキサン	163
シベクトロ	166
ストレプトマイシン硫酸塩「明治」	173
スルバシリン	174
セファゾリンNa「オーツカ」	176
セファメジンα	177
セフタジジム「VTRS」	181
セフトリアキソンナトリウム「日医工」	182
セフメタゾン	183
ゾシン	185
ダラシンS	211
チエナム	215
テイコプラニン「明治」	218
バクトラミン	271
パズクロス	273
パニマイシン	281
ハベカシン	283
バンコマイシン塩酸塩「明治」	288
パンスポリン	291
ビクシリン	309
ファーストシン	323
フィニバックス	335
フルマリン	352
ペニシリンGカリウム	373
ペントシリン	377
ホスミシンS	383
マキシピーム	393
ミノサイクリン塩酸塩「日医工」	400
メロペネム「明治」	417
ワイスタール	446

抗ウイルス薬

アラセナ-A	35
デノシン	225
プレバイミス	357
ホスカビル	381
ラピアクタ	425

抗真菌薬

ジフルカン	161
ファンガード	328
ファンギゾン	331
ブイフェンド	337
プロジフ	365

抗悪性腫瘍薬

アクプラ	10
アクラシノン	11
アドリアシン	25
アリムタ	40
アルケラン	42
イダマイシン	53
イホマイド	56
エトポシド「サンド」	66
エピルビシン塩酸塩「NK」（注射液）	67
エピルビシン塩酸塩「NK」（注射用）	68
エンドキサン	96
オキサリプラチン「サワイ」	100
カルセド	113
カルボプラチン「NK」	116
ゲムシタビン「ホスピーラ」	138
サイメリン	144
ザノサー	147
サンラビン	152
シタラビン「NIG」	159
ダウノマイシン	202
ダカルバジン	205
タキソール	207
ドセタキセル「ニプロ」	226
トリセノックス	235
トレアキシン	236
ナベルビン	241
ノバントロン	264
ハイカムチン	269
パクリタキセル「NK」	272
ハラヴェン	287
ピシバニール	310
ピノルビン	319
5-FU	325
フィルデシン	339
フルダラ	351
マイトマイシン	390
メソトレキセート	408
ランダ	427
レボホリナート「NP」	440
ロイコボリン	442
ロイナーゼ	443

炎症・免疫に関する薬剤

副腎皮質ステロイド

ソル・コーテフ	195
ソル・メドロール	199
デキサート	222
水溶性プレドニン	356
リメタゾン	432
リンデロン	434

免疫抑制薬

サイモグロブリン	146
サンディミュン	151
シムレクト	168
プログラフ	364

抗ヒスタミン薬

アタラックス-P	18
ポララミン	388

輸液・栄養製剤等

骨・カルシウム代謝薬

エルシトニン	87
カルチコール	114
ゾメタ	189
パミドロン酸二Na「サワイ」	285
マキサカルシトール「NIG」	392

ビタミン製剤

アリナミン	37
アリナミンF	38
エルカルチンFF	86
ケイツーN	135
ネオラミン・スリービー	259
パンテノール「KCC」	293
ビタジェクト	312
ビタシミン	313
ビタメジン	314
ピドキサール	317

メタボリン………411	
メチコバール………412	

輸液・栄養製剤

アートセレブ………6	
アクチット………8	
アスパラギン酸カリウム「テルモ」………15	
アミノレバン………34	
ヴィーンD………59	
ヴィーンF………61	
エルネオパNF1号………88	
エルネオパNF2号………91	
エレメンミック………94	
塩化Na補正液2.5mEq/mL………95	
大塚食塩注10%………97	
大塚生食………98	
大塚糖液………99	
キドミン………118	
グルアセト35………130	
KCL「テルモ」………134	
ソリタ-T1号………190	
ソリタ-T2号………191	
ソリタ-T3号………192	
ソリタ-T3号G………193	
ソリタ-T4号………194	
低分子デキストランL………220	
低分子デキストラン糖………221	
ネオアミユー………249	
ネオパレン………251	
ハイカリックRF………270	
ピーエヌツイン-1号,2号,3号………297	
ビーフリード………301	
ビカーボン………305	
ビカネイト………307	
フィジオ140………333	
フルカリック………350	
プレアミン-P………353	
ポタコールR………386	
ボルベン………389	
マルトス………397	
メイロン………405	
ラクテック………420	
硫酸Mg補正液1mEq/mL………433	
リン酸2カリウム「テルモ」………435	
リン酸Na補正液0.5mmol/mL………436	

腹膜透析用薬

エクストラニール………64	
レギュニールHCa………437	
レギュニールLCa………438	

血液に作用する薬剤

血液製剤

献血グロベニン-I………133	
献血ノンスロン………268	
献血ベニロン-I………374	

造血薬

エポエチンアルファBS「JCR」………70	
エポジン………71	
グラン………126	
フェジン………340	

抗血栓薬

ウロナーゼ………62	
クリアクター………127	
グルトパ………131	
ダルテパリンNa「サワイ」………213	
ノバスタンHI………263	
ヘパリンNa「モチダ」………375	
リコモジュリン………428	

止血薬

アドナ………21	
カルバゾクロムスルホン酸ナトリウム「日医工」………115	
トラネキサム酸「NP」………233	
トランサミン………234	
プロタミン硫酸塩「モチダ」………371	

循環器に関する薬剤

降圧薬

ニカルジピン塩酸塩「日医工」………243	
ニトプロ………245	
ヘルベッサー………376	

狭心症治療薬

ジピリダモール「日医工」………160	
ニコランジル「日医工」………244	
ニトロール………246	
ニトログリセリン「TE」………248	

血管拡張薬・循環改善薬

アデホス-Lコーワ………19	
アルプロスタジルアルファデクス「タカタ」………43	
アルプロスタジル「科研」………44	
パパベリン塩酸塩「日医工」………282	
プロスタンディン………368	

心不全治療薬・昇圧薬

イノバン………54	
エホチール………72	
コアテック………140	
ジゴシン………157	
ドパミン塩酸塩「NIG」………228	
ドブトレックス………230	
ネオシネジンコーワ………250	
ノルアドリナリン………267	
ハンプ………294	

プロタノールL………370	
ボスミン………385	
ミルリーラ………402	
ミルリノン「タカタ」………404	

不整脈治療薬

アミオダロン塩酸塩「TE」………31	
アミサリン………33	
インデラル………58	
オノアクト………102	
サンリズム………154	
シベノール………167	
シンビット………170	
タンボコール………214	
メキシチール………407	
リスモダンP………430	
ワソラン………448	

利尿薬

カンレノ酸カリウム「サワイ」………117	
グリセオール………128	
ソルダクトン………197	
ダイアモックス………201	
マンニットールS………398	
ラシックス………424	

消化器に関する薬剤

消化器機能調整薬

プリンペラン………348	
塩酸メトクロプラミド「タカタ」………415	

プロトンポンプインヒビター

オメプラゾール「日医工」………105	
タケプロン………208	

H_2受容体拮抗薬

シメチジン「NP」………169	
タガメット………203	
ファモチジン「日新」………327	

肝疾患治療薬

アデラビン9号………20	
強力ネオミノファーゲンシー………120	
タチオン………209	

膵疾患治療薬

ガベキサートメシル酸塩「タカタ」………111	
ナファモスタットメシル酸塩「AY」………240	
ミラクリッド………401	

神経に関する薬剤

自律神経作用薬

アトロピン「テルモ」………27	

ブスコパン ································· 344
ワゴスチグミン ··························· 447

抗精神病薬，抗うつ薬，抗不安薬
アナフラニール ···························· 28
ジアゼパム「NIG」 ······················ 155
ジプレキサ ······························· 162
セレネース ································ 184

抗てんかん薬
アレビアチン ······························ 45
イーケプラ ································· 51
ノーベルバール ··························· 262
ビムパット ································ 320
ホストイン ································ 382

制吐薬
アロキシ ··································· 46
オンダンセトロン「F」 ··················· 109
オンダンセトロン「サンド」 ··············· 110
グラニセトロン「タカタ」 ················· 122
ナゼア ···································· 238
プロイメンド ······························ 359

パーキンソン病治療薬
アキネトン ·································· 7
ドパストン ································ 227

脳卒中治療薬
エリル ···································· 84
オザグレル Na「タカタ」 ················· 101
ラジカット ································ 422

鎮痛薬・麻薬
アセリオ ··································· 16
インダシン ································· 57
ソセゴン ································· 188

ナルベイン ································ 242
ネオビタカイン ··························· 255
ノイロトロピン ··························· 260
フェンタニル「テルモ」 ··················· 343
ブプレノルフィン「日新」 ················· 345
ペチジン塩酸塩「タケダ」 ················· 372
モルヒネ塩酸塩「第一三共」 ··········· 419
ロピオン ································· 444

麻酔時使用薬
エスラックス ······························ 65
ケタラール ································ 137
ディプリバン ······························ 219
ドロレプタン ······························ 237
ブリディオン ······························ 347
プレセデックス「ファイザー」 ············· 355
ミダゾラム「サンド」 ····················· 399
ラボナール ································ 426
レミフェンタニル「第一三共」 ··········· 441

呼吸器に作用する薬剤

去痰薬，呼吸障害改善薬，喘息治療薬
アネキセート ······························ 29
エフェドリン「ナガヰ」 ···················· 69
エラスポール ······························ 73
ドプラム ································· 231
ネオフィリン ······························ 256
ビソルボン ································ 311
レスピア ································· 439

その他

インターフェロンβ製剤
フエロン ································· 341

抗甲状腺薬
メルカゾール ······························ 416

インスリン
ノボリン R ································ 266

婦人科用薬
プロスタルモン・F ······················ 366
マグセント ································ 396
メチルエルゴメトリン「あすか」 ··········· 413
リトドリン塩酸塩「あすか」 ··············· 431

機能検査薬
アルギニン「AY」 ·························· 41
アンチレクス ······························ 50
LH-RH「ニプロ」 ·························· 85
TRH「ニプロ」 ··························· 217
ヒト CRH「ニプロ」 ······················ 316

視床下部・下垂体ホルモン薬
アトニン-O ································ 24
ピトレシン 20 ····························· 318
ヒルトニン ································ 322

中毒治療薬
セファランチン ··························· 180
デトキソール ······························ 224
パム ···································· 286
ブライアン ································ 346
メチレンブルー「第一三共」 ··········· 414

その他
ウロミテキサン ···························· 63
オルダミン ································ 108
サビーン ································· 150
マキュエイド ······························ 395

一般名インデックス

数字・欧文

5%マルトース加乳酸リンゲル液	386
d-クロルフェニラミンマレイン酸塩	388
D-マンニトール	398
L-アスパラギナーゼ	443
L-アスパラギン酸カリウム	15
L-アルギニン塩酸塩	41
l-イソプレナリン塩酸塩	370

和 文

ア 行

アクラルビシン塩酸塩	11
アジスロマイシン水和物	158
アスコルビン酸	313
アズトレオナム	13
アセタゾラミドナトリウム	201
アセトアミノフェン	16
アデノシン三リン酸二ナトリウム水和物	19
アドレナリン	385
アトロピン硫酸塩水和物	27
アミオダロン塩酸塩	31
アミカシン硫酸塩	32
アミノフィリン水和物	256
アムホテリシンB	331
アムルビシン塩酸塩	113
アルガトロバン水和物	263
アルテプラーゼ	131
アルプロスタジル	44
アルプロスタジル アルファデクス	43, 368
アルベカシン硫酸塩	283
アンピシリンナトリウム	309
イダルビシン塩酸塩	53
イホスファミド	56
イミペネム水和物・シラスタチンナトリウム	215
インスリンヒト	266
インターフェロンベータ	341
インドメタシンナトリウム	57
ウリナスタチン	401
ウロキナーゼ	62
エダラボン	422
エチレフリン塩酸塩	72
エデト酸カルシウムナトリウム水和物	346
エトポシド	66
エドロホニウム塩化物	50
エノシタビン	152
エピルビシン塩酸塩	67, 68
エフェドリン塩酸塩	69
エポエチンアルファ	70

エポエチンベータ	71
エリスロマイシンラクトビオン酸塩	82
エリブリンメシル酸塩	287
エルカトニン	87
塩化カリウム	134
塩化ナトリウム	95, 97
塩酸メトクロプラミド	348, 415
オキサリプラチン	100
オキシトシン	24
オザグレルナトリウム	101
オメプラゾールナトリウム	105
オランザピン	162
オルプリノン塩酸塩水和物	140
オンダンセトロン塩酸塩水和物	109, 110

カ 行

ガベキサートメシル酸塩	111
カルバゾクロムスルホン酸ナトリウム水和物	21, 115
カルペリチド	294
カルボプラチン	116
ガンシクロビル	225
肝臓エキス・フラビンアデニンジヌクレオチド	20
乾燥スルホ化ヒト免疫グロブリン	374
乾燥濃縮ヒトアンチトロンビンIII	268
乾燥ポリエチレングリコール処理ヒト免疫グロブリン	133
含糖酸化鉄	340
肝不全用アミノ酸製剤	34
カンレノ酸カリウム	117, 197
グラニセトロン塩酸塩	122
グリチルリチン製剤	120
クリンダマイシンリン酸エステル	211
グルコン酸カルシウム	114
グルタチオン	209
クロミプラミン塩酸塩	28
ケタミン塩酸塩	137
ゲムシタビン塩酸塩	138
ゲンタマイシン硫酸塩	139
合成バソプレシン	318
抗ヒト胸腺細胞ウサギ免疫グロブリン	146
ゴナドレリン酢酸塩	85
コルチコレリン(ヒト)	316

サ 行

酢酸リンゲル液	61
酢酸リンゲル液(ブドウ糖加)	59
サリチル酸ナトリウム・ジブカイン配合剤	255
三酸化二ヒ素	235

ジアゼパム	155
シクロスポリン	151
シクロホスファミド水和物	96
ジゴキシン	157
シスプラチン	427
ジソピラミドリン酸塩	430
シタラビン	159
ジノプロスト	366
ジピリダモール	160
シプロフロキサシン	163
ジベカシン硫酸塩	281
シベレスタットナトリウム	73
シベンゾリンコハク酸塩	167
シメチジン	169, 203
硝酸イソソルビド	246
ジルチアゼム塩酸塩	376
スガマデクスナトリウム	347
ストレプトゾシン	147
ストレプトマイシン硫酸塩	173
スルバクタムナトリウム・アンピシリンナトリウム	174
生理食塩液	98
セファゾリンナトリウム	176, 177
セファランチン	180
セフェピム塩酸塩水和物	393
セフォゾプラン塩酸塩	323
セフォタキシムナトリウム	125
セフォチアム塩酸塩	291
セフォペラゾンナトリウム・スルバクタムナトリウム	446
セフタジジム水和物	181
セフトリアキソンナトリウム水和物	182
セフメタゾールナトリウム	183
ゾレドロン酸水和物	189

タ 行

ダウノルビシン塩酸塩	202
ダカルバジン	205
タクロリムス水和物	364
タゾバクタムナトリウム・セフトロザン硫酸塩	148
タゾバクタム・ピペラシリン	185
ダプトマイシン	119
ダルテパリンナトリウム	213
炭酸水素ナトリウム	405
チアマゾール	416
チアミン塩化物塩酸塩	411
チオペンタールナトリウム	426
チオ硫酸ナトリウム水和物	224
テイコプラニン	218
デキサメタゾンパルミチン酸エステル	432

デキサメタゾンリン酸エステルナトリウム … 222
デキストラン 40 ……………………… 220, 221
デクスメデトミジン塩酸塩 ……………… 355
デクスラゾキサン ………………………… 150
テジゾリドリン酸エステル ……………… 166
ドキサプラム塩酸塩水和物 ……………… 231
ドキソルビシン塩酸塩 …………………… 25
ドセタキセル ……………………………… 226
ドパミン塩酸塩 ……………………… 54, 228
ドブタミン塩酸塩 ………………………… 230
トラネキサム酸 ……………………… 233, 234
トリアムシノロンアセトニド …………… 395
ドリペネム水和物 ………………………… 335
トリメトプリム・スルファメトキサゾール … 271
ドロペリドール …………………………… 237
トロンボモデュリン アルファ ………… 428

ナ 行

ナファモスタットメシル酸塩 …………… 240
ニカルジピン塩酸塩 ……………………… 243
ニコランジル ……………………………… 244
ニトログリセリン ………………………… 248
ニトロプルシドナトリウム水和物 ……… 245
ニフェカラント塩酸塩 …………………… 170
乳酸ビペリデン …………………………… 7
乳酸リンゲル液 …………………………… 420
ネオスチグミンメチル硫酸塩 …………… 447
ネダプラチン ……………………………… 10
濃グリセリン ……………………………… 128
ノギテカン塩酸塩 ………………………… 269
ノルアドレナリン ………………………… 267

ハ 行

パクリタキセル ……………………… 207, 272
バシリキシマブ …………………………… 168
パズフロキサシンメシル酸塩 …………… 273
パパベリン塩酸塩 ………………………… 282
パミドロン酸二ナトリウム水和物 ……… 285
パロノセトロン塩酸塩 …………………… 46
ハロペリドール …………………………… 184
バンコマイシン塩酸塩 …………………… 288
パンテノール ……………………………… 293
ビアペネム ………………………………… 103
ビダラビン ………………………………… 35
ヒドロキシエチルデンプン 130000 …… 389
ヒドロキシジン塩酸塩 …………………… 18
ヒドロコルチゾンコハク酸エステルナトリウム
………………………………………………… 195
ヒドロモルフォン塩酸塩 ………………… 242
ビノレルビン酒石酸塩 …………………… 241
ピペラシリンナトリウム ………………… 377
ピラルビシン ……………………………… 319

ピリドキサールリン酸エステル水和物 …… 317
ピルシカイニド塩酸塩水和物 …………… 154
ビンデシン硫酸塩 ………………………… 339
ファスジル塩酸塩水和物 ………………… 84
ファモチジン ……………………………… 327
フィルグラスチム ………………………… 126
フェニトインナトリウム ………………… 45
フェニレフリン塩酸塩 …………………… 250
フェノバルビタールナトリウム ………… 262
フェンタニルクエン酸塩 ………………… 343
ブチルスコポラミン臭化物 ……………… 344
ブドウ糖 …………………………………… 99
ブドウ糖・無機塩類配合剤 ……………… 6
ブプレノルフィン ………………………… 345
プラリドキシムヨウ化物 ………………… 286
フルオロウラシル ………………………… 325
フルコナゾール …………………………… 161
フルスルチアミン ……………………… 37, 38
フルダラビンリン酸エステル …………… 351
フルマゼニル ……………………………… 29
フルルビプロフェン アキセチル ……… 444
フレカイニド酢酸塩 ……………………… 214
プレドニゾロンコハク酸エステルナトリウム
………………………………………………… 356
プロカインアミド塩酸塩 ………………… 33
フロセミド ………………………………… 424
プロタミン硫酸塩 ………………………… 371
プロチレリン ……………………………… 217
プロチレリン酒石酸塩水和物 …………… 322
プロプラノロール塩酸塩 ………………… 58
プロポフォール …………………………… 219
ブロムヘキシン塩酸塩 …………………… 311
フロモキセフナトリウム ………………… 352
ベタメタゾンリン酸エステルナトリウム …… 434
ペチジン塩酸塩 …………………………… 372
ヘパリンナトリウム ……………………… 375
ペメトレキセドナトリウム水和物 ……… 40
ベラパミル塩酸塩 ………………………… 448
ペラミビル水和物 ………………………… 425
ベンジルペニシリンカリウム …………… 373
ペンタゾシン ……………………………… 188
ベンダムスチン塩酸塩 …………………… 236
ホスアプレピタントメグルミン ………… 359
ホスカルネットナトリウム水和物 ……… 381
ホスフェニトインナトリウム水和物 …… 382
ホスフルコナゾール ……………………… 365
ホスホマイシンナトリウム ……………… 383
ボリコナゾール …………………………… 337
ホリナートカルシウム …………………… 442

マ 行

マイトマイシン C ………………………… 390

マキサカルシトール ……………………… 392
マルトース加酢酸液維持液 ……………… 8
マルトース水和物 ………………………… 397
ミカファンギンナトリウム ……………… 328
ミダゾラム ………………………………… 399
ミトキサントロン塩酸塩 ………………… 264
ミノサイクリン塩酸塩 …………………… 400
ミルリノン …………………………… 402, 404
無水カフェイン …………………………… 439
メキシレチン塩酸塩 ……………………… 407
メコバラミン ……………………………… 412
メスナ ……………………………………… 63
メチルエルゴメトリンマレイン酸塩 …… 413
メチルチオニニウム塩化物水和物 ……… 414
メチルプレドニゾロンコハク酸エステル
ナトリウム ……………………………… 199
メトトレキサート ………………………… 408
メトロニダゾール ………………………… 30
メナテトレノン …………………………… 135
メルファラン ……………………………… 42
メロペネム水和物 ………………………… 417
モノエタノールアミンオレイン酸塩 …… 108
モルヒネ塩酸塩 …………………………… 419
モンテプラーゼ …………………………… 127

ヤ・ラ・ワ 行

溶連菌抽出物 ……………………………… 310
ラコサミド ………………………………… 320
ラタモキセフナトリウム ………………… 156
ラニムスチン ……………………………… 144
ラモセトロン塩酸塩 ……………………… 238
ランジオロール塩酸塩 …………………… 102
ランソプラゾール ………………………… 208
リトドリン塩酸塩 ………………………… 431
リネゾリド ………………………………… 142
硫酸マグネシウム ………………………… 433
硫酸マグネシウム水和物 ………………… 396
リン酸水素ナトリウム水和物・リン酸
二水素ナトリウム水和物 ……………… 436
リン酸チアミンジスルフィド・ピリドキシン
塩酸塩・シアノコバラミン …………… 314
リン酸二カリウム ………………………… 435
レテルモビル ……………………………… 357
レベチラセタム …………………………… 51
レボカルニチン …………………………… 86
レボドパ …………………………………… 227
レボフロキサシン ………………………… 123
レボホリナートカルシウム水和物 ……… 440
レミフェンタニル塩酸塩 ………………… 441
ロクロニウム臭化物 ……………………… 65
ワクシニアウイルス接種家兎炎症皮膚
抽出液 …………………………………… 260

謹告

編者，著者，ならびに出版社は，本書に記載されている内容について最新かつ正確であるよう最善の努力をしています．しかし，薬剤などの情報は医学の進歩や新しい知見により変わる場合があります．本書に掲載している配合変化の情報は薬剤の安定性に関するものであり，有効性や安全性について検討しているものではありません．

配合変化に関する情報は，配合した各薬剤の資料のうちいずれかにのみ記載されている場合が多く，残存率に関してはその製品の残存率のみを考慮しているものがほとんどです．そのため，実際に薬剤を使用される際は，各薬剤の情報をご確認のうえ，読者ご自身で総合的にご判断いただき，細心の注意を払われることをお願い申し上げます．

株式会社 南江堂

序　論

pH変動試験の目的と方法

　pH変動試験とは，「注射薬に酸またはアルカリを徐々に添加し，注射薬のpHを強制的に変化させることによってpH依存性の外観変化を検出する試験」であると定義される．

■ pH変動試験の目的

　現在，臨床現場で用いられている注射薬は，血管痛などを避けるために血液のpH（通常7.35〜7.45）に近くなるように調整されている．しかしながら，有効成分によっては溶解度や安定性の観点から，有効成分の性質に合わせたpHとなっている場合がある．実際に，ミノマイシンのpHは2.0〜3.5，ビソルボンのpHは2.2〜3.2となっているなど酸性に傾いている．また，アレビアチンのpHは12.0程度，ネオフィリンのpHは8.0〜10.0でありアルカリ性に傾いている．これらの注射薬を混合して使用すると，pHの大きな変化が生じる場合があり，それに伴い有効成分の析出や色調変化などの外観変化が認められることがある．このような外観変化は，注射薬のpHを酸またはアルカリを加えて変化させることによって事前に予測することができる．すなわち，pH変動試験を行う目的は，異なるpHの注射薬を混合することによってpHの変化が予測される際に外観変化などを予測し，使用可能であるかどうかの判断材料にすることである．

■ pH変動試験の方法

　pH変動試験は次の手順により行われる．

①酸性のpH変動試験用あるいはアルカリ性のpH変動試験用として注射薬10 mL[注1]をそれぞれビーカーなどに入れ，pHを測定する（図1）.

②酸性試験として0.1 mol/L塩酸試液，アルカリ性試験として0.1 mol/L水酸化ナトリウム試液を徐々[注2]に加え，pHの変化に伴う外観変化（沈殿の析出や，混濁，色調変化など）を肉眼で観察する．

③外観変化が認められた場合は，そのときのpHとそのときまでに添加した試液の量を記録する．外観変化が認められない場合には，試液を最大10 mLまで添加して，そのときのpHを記録する．

• pH変動試験の結果の表記：複数回のpH変動試験によって得られた注射薬の試料pH，最終pH，変化点のpHおよび塩酸試液・水酸化ナトリウム試液の添加量などの平均値となる結果は，帯状のpH変動スケールとして作図される．

注1 このときに用いられる注射薬について，容量が10 mL以上あるとき（例；250 mLの輸液バックなど）は10 mLを取り出して試験に供する．アンプルなど10 mLに満たない場合には数本をプールして10 mLとするか，あるいはそのまま試験に供する場合がある．なお，本書では可能な限り注射薬10 mLを試験に供している．

注2 本書では試液を0.1 mLずつ添加した．

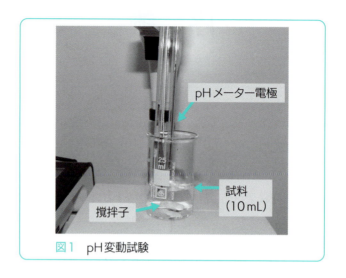

図1　pH変動試験

pH変動スケールの読み方

例として，インダシンのpH変動スケールを示す（図2）．

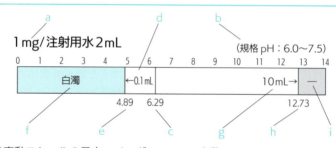

図2　pH変動スケールの見方：インダシンのpH変動スケール

a：薬剤の規格．本書におけるpH変動試験では薬剤を10mL用意して試験に供している．
b：対象薬剤のインタビューフォームに記載されている規格pH．ある程度の幅がある場合が多く，薬剤の試料pHはこの範囲内の数値を示す．
c：薬剤の測定前のpH．試料pHという．
d：塩酸試液の添加量（mL）．外観変化が認められた場合には，変化が生じた時点での添加量を記録する．
e：塩酸試液添加によって外観変化が認められた変化点のpH．
f：外観変化が認められた場合の内容．
g：水酸化ナトリウム試液の添加量（mL）．外観変化が認められなかった場合は10mLとなる．
h：水酸化ナトリウム試液10mL添加による最終pH．
i：外観変化が認められなかった場合は「－」としている．

pH変動スケールの活用方法

1 強酸性の薬剤の場合

　ビソルボンのpH変動スケールを示す（図3）．pH変動スケールによると，試験に用いた薬剤のpHが2.81であり，強酸性を示す．本剤は，酸性側では安定であり塩酸試液を10mL添加しても外観変化は認められないが，アルカリ性側では0.2mL添加することで白濁し，その変化点pHは4.71である．このことから，ビソルボンはpHが中性域を示す多くの薬剤に対して配合変化を起こしやすいことが予測される．

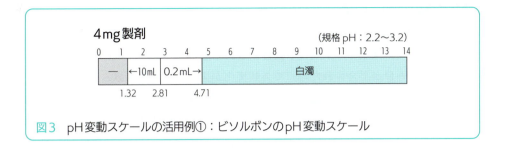

図3　pH変動スケールの活用例①：ビソルボンのpH変動スケール

2 緩衝性の強い薬剤の場合

　ダイアモックスのpH変動スケールを示す（図4）．ダイアモックスは酸性側，アルカリ性側の両方において，pHの変化がわずかであることがわかる．試料pHと最終pHの変動幅（の絶対値）を移動指数といい，この値が小さいほど緩衝性が強いことを意味している．

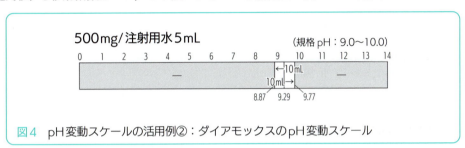

図4　pH変動スケールの活用例②：ダイアモックスのpH変動スケール

3 薬剤を混合する場合の考え方

　図5に示されるようなpH変動スケールを示す2種の薬剤の混合について考えてみる．薬剤Aの試料pH（3.0）と薬剤Bの試料pH（9.0）を混合するとpHは3.0から9.0の間を示すことが予想されるが，pH変動スケールが示すように，両薬剤の混合は必ず外観変化を起こすため配合不可となる．このような場合は，一方の薬剤の投与前後に生理食塩液などでフラッシングする必要がある．

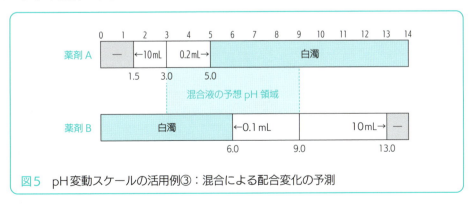

図5　pH変動スケールの活用例③：混合による配合変化の予測

4 混合順序の変更による配合変化の回避

一方，pH変動スケールを利用して配合変化を回避することも考えることができる．図6に示される薬剤C，薬剤D，薬剤Eの混合について考えるとき，C→D→Eの順で混合しようとすると，CとDが混合された時点で外観変化が生じる可能性があるが，D→E→Cの順で混合する場合は外観変化を回避できる可能性が考えられる．CとDは試料pHより混合後はpH 4.0～8.0の値をとることが予想されるが，Dについて酸性側の緩衝能が低いことから，混合液はCの試料pH（4.0）に近い値を示すと考えられるため，Dに外観変化（白濁）がみられる可能性が考えられる．一方で，DとEを混合した場合には，Dは緩衝能が強いEの影響により，混合液のpHはアルカリ側に移動するとともに，混合液はアルカリ性側に留まる力が強くなるため，この状態でCと混合しても配合変化のリスクは低くなると考えられる．このように，混合しようとする薬剤のpH変動スケールを利用することで，配合変化のリスクを下げることが可能になる．ただし，基本的には希釈などを考慮してより安全な状態で混合することが重要である．

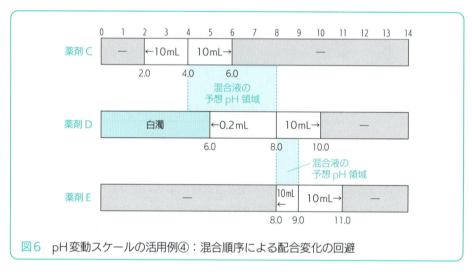

図6　pH変動スケールの活用例④：混合順序による配合変化の回避

各論
注射薬配合変化データ

アートセレブ [ブドウ糖・無機塩類配合剤] （大塚製薬工場）

脳脊髄手術用洗浄灌流液：500mL/バッグ

分類 輸液・栄養製剤（脳脊髄手術用洗浄・灌流液）

［pH変動スケール］

500mL製剤　　　　　　　　　　　　　　（規格 pH：約7.3）

0	1	2	3	4	5	6	7	8	9	10	11	12	13	14
発泡						←1.7mL		0.8mL→		白色混濁				

5.76　7.29　　9.39

📄 アートセレブ脳脊髄手術用洗浄灌流液インタビューフォーム（2015年5月改訂）

⚠ 注意事項

DEHP・PVC	フィルター	閉鎖システム
—	—	○

調剤時の注意
静脈内投与は不可.

アキネトン [乳酸ビペリデン] (住友ファーマ)

注射液：5mg/1mL/A

分類 パーキンソン病治療薬

[pH変動スケール]

5mg製剤　　　　　　　　　　　　　　　　　（規格pH：約5.0）

0	1	2	3	4	5	6	7	8	9	10	11	12	13	14

－　　←10mL　　0.06mL→　　白沈

1.18　　　　　5.20 6.20

⚠ 注意事項

DEHP・PVC	フィルター	閉鎖システム
－	－	－

[配合変化データ] (文献に基づく判定)

本品規格	配合不可	
5mg/1mL	大塚生食注 [0.9%20mL]	沈殿(6hr)
	注射用水「フソー」[20mL]	沈殿(1hr)

本品規格	配合可		
5mg/1mL	・大塚糖液5%[500mL]	・コントミン筋注[25mg/生食液500mL] ※1	・セレネース注 ※2
	・コントミン筋注[25mg/5mL] ※1	・生食液[0.9%500mL]	+フィジオゾール3号輸液[500mL]
	・コントミン筋注[25mg/生食液20mL] ※1		・光糖液20%[500mL]

※1　残存率データはないが，外観変化なし(24hr).
※2　残存率90%以上，外観変化なし(6hr).

📄 アキネトン注射液5mgインタビューフォーム (2019年7月改訂)

アクチット ［マルトース加酢酸維持液］（扶桑薬品工業）

輸液：200mL/バッグ，500mL/バッグ

分類 輸液・栄養製剤（マルトース加酢酸維持液）

[pH変動スケール]

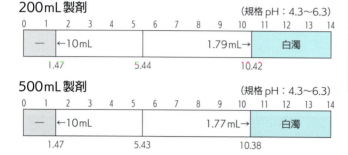

注意事項

DEHP・PVC	フィルター	閉鎖システム
―	―	―

調剤時の注意
カルシウムイオンと沈殿を生じるので，カルシウムを含む製剤と配合しないこと．

[配合変化データ（文献に基づく判定）]

配合不可

本品規格：200mL

製剤	変化
アプレゾリン注射用 [20mg/注射用水1mL]	微黄色澄明(1hr)
アラセナ-A点滴静注用 [300mg/溶解液15mL]	白濁(直後)
アレビアチン注 [250mg/5mL]	白濁(直後)
イソゾール注射用 [0.5g/注射用水20mL]	白濁(直後)
ケイツーN静注 [10mg/2mL]	淡黄色澄明(3hr)
ソルダクトン静注用 [200mg/注射用水20mL]	白濁(直後)，その後結晶析出
ファンギゾン注射用 [50mg/注射用水10mL]	黄濁(直後)
フェジン静注 [40mg/2mL]	混濁(6hr)
ラボナール注射用 [0.5g/注射用水20mL]	白濁(直後)
ロセフィン静注用 [1g/注射用水10mL]	微黄色澄明(1hr)

配合可

本品規格：200mL

- KCL補正液1mEq/mL [1mol/20mL]
- 注射用アイオナール・ナトリウム(0.2) [200mg/注射用水5mL]
- アクラシノン注射用 [20mg/注射用水5mL]
- アスパラカリウム注10mEq [1712mg/10mL]
- アデホス-Lコーワ注 [10mg/2mL]
- アドナ注（静脈用）[100mg/20mL]
- アトロピン硫酸塩注「タナベ」[0.5mg/1mL]
- アミカシン硫酸塩注射液「日医工」[200mg/2mL]
- アミサリン注 [100mg/1mL]
- アリナミンF注 [50mg/2mL]
- イノバン注 [100mg/5mL]
- インデラル注射液 [2mg/2mL]
- 注射用エフオーワイ [100mg/注射用水5mL]
- エホチール注 [10mg/1mL]
- カシワドール静注 [20mL]
- カルベニン点滴用 ※1 [0.5g/注射用水10mL]
- 強力ネオミノファーゲンシー静注 [20mL]
- キロサイド注 [20mg/1mL]
- シーパラ注 [2mL]

- シオマリン静注用 [1g/注射用水10mL]
- ジゴシン注 [0.25mg/1mL]
- セファメジンα注射用 [1g/注射用水10mL]
- セファランチン注 [10mg/2mL]
- セフメタゾン静注用 [1g/注射用水10mL]
- ソセゴン注射液 [15mg/1mL]
- ソル・コーテフ静注用 [500mg/溶解液4mL]
- ソル・メドロール静注用 [1000mg/溶解液16mL]
- タガメット注射液 [200mg/2mL]
- チアミン塩化物塩酸塩注「フソー」[50mg/1mL]
- チエナム点滴静注用 ※2 [0.5g/溶解液10mL]
- テラプチク静注 [45mg/3mL]
- トブラシン注 [60mg/15mL]
- ニコリン注射液 [500mg/10mL]
- ニドラン注射用 [50mg/注射用水10mL]
- ネオフィリン注 [250mg/10mL]
- ネオラミン・スリービー液（静注用）[10mL]
- ノルアドレナリン注 [1mg/1mL]
- 水溶性ハイドロコートン注射液 [500mg/10mL]

- パンスポリン静注用 ※3 [1g/注射用水5mL]
- パントール注射液 [500mg/2mL]
- パントシン注 [500mg/2mL]
- ビタメジン静注用 [複数成分/注射用水10mL]
- ピドキサール注 [10mg/1mL]
- フラビタン注 [5mg/1mL]
- ブレオ注射用 [15mg/注射用水5mL]
- プロタノールL注 [0.2mg/1mL]
- ペストコール静注用 ※4 [1g/注射用水5mL]
- ヘパリンCa注射液「サワイ」[20000単位/1mL]
- ヘパリンナトリウム注「ニプロ」[50000単位/10mL]
- ペプレオ注射用 [10mg/注射用水5mL]
- ペントシリン注射用 [2g/注射用水20mL]
- ホスミシンS静注用 [2g/注射用水20mL]
- ミノマイシン点滴静注用 [100mg/注射用水5mL]
- ラシックス注 [20mg/2mL]
- リンデロン注(0.4%) [4mg/1mL]
- ロイコン注射液 [20mg/2mL＋溶解液1.5mL]

- いずれも残存率データはないが，外観変化なし(24hr)．
- ※1 カルベニンの配合変化情報として，残存率90%以上(6hr)，軽微な着色あり［淡黄色澄明(3hr)］，3hr以内に投与するため

配合可とした.

※2 チエナムの配合変化情報として，残存率3hrまで90％以上，6hrでは90％未満，軽微な着色あり［淡黄色澄明（6hr）］，3hr以内に投与するため配合可とした.

※3 パンスポリンの配合変化情報として，残存率8hrまで90％以上，24hrでは90％未満，軽微な着色あり［淡黄色澄明（3hr）］，3hr以内に投与するため配合可とした.

※4 ベストコールの配合変化情報として，残存率90％以上（24hr），軽微な着色あり［淡黄色澄明（24hr）］.

アクチット輸液インタビューフォーム（2017年11月改訂）

アクプラ ［ネダプラチン］（日医工）

静注用：10mg/V，50mg/V，100mg/V
分類 抗悪性腫瘍薬（白金製剤）

［pH変動スケール］

- 規格pH：6.5〜7.5
- pH変動試験のデータなし

⚠ 注意事項

DEHP・PVC	フィルター	閉鎖システム
―	―	―

調剤時の注意

本剤を点滴静注する際，アミノ酸輸液，pH 5以下の酸性輸液（電解質補液，高カロリー輸液用基本液，5%果糖注射液など）を用いると分解が起こるので避けること．

［配合変化データ （文献に基づく判定）］

本品規格	配合不可	
100mg	イントラリポス輸液20% [500mL]	白色乳濁(直後)
	ソリタ-T1号輸液 [500mL]	89.9%(直後)
	ソリタ-T2号輸液 [500mL]	29.1%(3hr)
	ソリタ-T3号輸液 [500mL]	54.7%(3hr)
	ハイカリック液-1号 [500mL]	73.6%〜81.6%(直後)
	ハイ・プレアミン注-10% [500mL]	15.8%〜19.4%(6hr)
	フルクトラクト注 [500mL]	79.8%(直後)
	ポタコールR輸液 [500mL]	89.2%(直後)

本品規格	配合可		
100mg	・20%マンニットール注射液「YD」[500mL]	・大塚糖液5% [500mL] ※2	・ラクテックG輸液 [500mL] ※2
	・アミパレン輸液 [500mL] ※1	・プラスアミノ輸液 [500mL] ※1	・ラクテック注 [500mL]
	・ヴィーンF輸液 [500mL] ※2	・マルトス輸液10% [500mL] ※2	・リンゲル液「フソー」[500mL]
		・メイロン静注7% [500mL] ※1	

※1 残存率データはないが，外観変化なし（24hr）．
※2 残存率90%以上→90%未満（6hr→24hr），外観変化なし（4hr），4hr以内の投与であれば配合可．

📄 アクプラ静注用インタビューフォーム（2020年8月改訂）

アクラ

アクラシノン　［アクラルビシン塩酸塩］（アステラス製薬）

注射用：20mg/V

分類 抗悪性腫瘍薬（トポイソメラーゼⅡ阻害薬）

［pH変動スケール］

20mg製剤
（規格pH：5.0〜6.5）

0	1	2	3	4	5	6	7	8	9	10	11	12	13	14

−	←10mL	0.05mL→	橙赤色混濁

1.30　　　　　　5.60　7.14

⚠ 注意事項

DEHP・PVC	フィルター	閉鎖システム
−	−	−

調剤時の注意

溶解後は，できるだけ速やかに使用すること．溶解時のpHが高いと濁りを生じることがあるので，pH7以上の注射剤との配合は避けること．

［配合変化データ］（文献に基づく判定）

本品濃度	配合不可	
20mg/生食液10mL	5-FU注 [250mg/5mL]	橙色混濁(直後)
	アスパラ注射液 [10mL]	混濁(3hr)
	アミカシン硫酸塩注射液「日医工」 [100mg/1mL]	混濁(6hr)
	エクザール注射用 [10mg/生食液10mL]	微混濁(6hr)
	注射用エンドキサン [100mg/注射用水5mL]	微混濁(3hr)
	オンコビン注射用 [1mg/添付溶解液10mL]	微混濁(3hr)
	強力ネオミノファーゲンシー静注 [20mL]	微混濁(24hr)
	キロサイド注 [40mg/2mL]	混濁(3hr)
	クロロマイセチンサクシネート静注用 [1g/注射用水10mL]	黄色混濁(直後)
	コスメゲン静注用 [0.5mg/注射用水1.1mL]	微混濁(3hr)
	セフメタゾン静注用 [1g/生食液10mL]	黄色混濁(hr)
	トランサミン注 [250mg/5mL]	微混濁(3hr)
	パニマイシン注射液 [100mg/生食液2mL]	微混濁(3hr)
	ビクシリン注射用 [500mg/生食液20mL]	橙黄色混濁(直後)
	ビスラーゼ注射液 [20mg/2mL]	微混濁(24hr)
	ピドキサール注 [30mg/1mL]	混濁(24hr)
	ブレオ注射用 [15mg/生食液5mL]	微混濁(3hr)
	水溶性プレドニン [20mg/添付溶解液2mL]	橙黄色混濁(直後)
	マイトマイシン注用 [2mg/注射用水10mL]	混濁(24hr)
	注射用メソトレキセート [5mg/注射用水2mL]	橙色混濁(直後)
	ラシックス注 [20mg/2mL]	黄色混濁(直後)
	リンデロン注 [4mg/1mL]	橙黄色混濁(直後)
	レプチラーゼ注 [1単位/1mL]	微混濁(6hr)
	ロイナーゼ注用 [5000K単位/生食液5mL]	混濁(6hr)
20mg/注射用水10mL	5-FU注 [250mg/5mL]＋大塚糖液5% [500mL]	微混濁(3hr), 室温・遮光下
	5-FU注 [250mg/5mL]＋ソリタ-T3号輸液 [500mL]	微混濁(3hr), 室温・遮光下
	5-FU注 [250mg/ブドウ糖注射液5mL]＋生食液 [500mL]	微混濁(3hr)
	5-FU注 [250mg/ブドウ糖注射液5mL]＋生食液 [500mL]	微混濁(3hr), 室温・遮光下
	オンコビン注射用 [1mg/添付溶解液10mL]＋生食液 [500mL]	76.3%(24hr), 微橙黄色澄明(24hr)
	ハルトマン輸液pH8「NP」 [500mL]	微混濁(3hr)
	ハルトマン輸液pH8「NP」 [500mL]	微混濁(3hr), 室温・遮光下

11

アクラシノン

ブレオ注射用 [15mg/生食液5mL]+生食液 [500mL]	89.3%(6hr), 微橙黄色澄明(6hr)
ホスミシンS静注用 [2g/注射用水20mL] +大塚糖液5% [500mL]	微混濁(6hr), 室温・遮光下
ホスミシンS静注用 [2g/注射用水20mL] +フィジオゾール3号輸液 [500mL]	微混濁(24hr), 室温・遮光下
注射用メソトレキセート [5mg/注射用水2mL] +生食液 [500mL]	72.4%(24hr), 微橙黄色澄明(24hr)

配合可

- ❷ 5-FU注 [250mg/5mL]+EL-3号輸液[500mL] ※1
- ❷ 5-FU注 [250mg/5mL] ※1
- ❷ 5-FU注 [250mg/5mL] +ハイカリック液-2号[700mL]+プロテアミン12注射液[200mL] ※1
- ❷ 5-FU注 [250mg/5mL] ※1 +フィジオゾール3号輸液[500mL]
- ❷ EL-3号輸液[500mL] ※1
- ❶ アドナ注(静脈用) [25mg/5mL]
- ❶ アドリアシン注用 [10mg/生食液10mL]
- ❷ アドリアシン注用 [10mg/生食液10mL] ※1 +生食液[500mL]
- ❷ アドリアシン注用 [10mg/生食液10mL] ※2 +生食液[500mL]
- ❶ アリナミンF注 [50mg/20mL]
- ❶ ウロナーゼ冠動注用 [1200単位/生食液2mL]
- ❷ エクザール注射用 [10mg/生食液10mL] ※1 +生食液[500mL]
- ❷ エクザール注射用 [10mg/生食液10mL] ※2 +生食液[500mL]
- ❷ 注射用エンドキサン [100mg/注射用水5mL] ※1 +EL-3号輸液[500mL]
- ❷ 注射用エンドキサン [100mg/注射用水5mL] ※1 +大塚糖液5%[500mL]
- ❷ 注射用エンドキサン [100mg/注射用水5mL] ※1 +生食液[500mL]
- ❷ 注射用エンドキサン [100mg/注射用水5mL] ※2 +生食液[500mL]
- ❷ 注射用エンドキサン [100mg/注射用水5mL] ※1 +ソリタT3号輸液[500mL]
- ❷ 注射用エンドキサン [100mg/注射用水5mL] ※1 +ハイカリック液-2号[700mL]+プロテアミン12注射液[200mL]
- ❷ 注射用エンドキサン [100mg/注射用水5mL] ※1 +フィジオゾール3号輸液[500mL]
- ❷ 大塚糖液5% [500mL] ※1
- ❷ 大塚糖液5% [500mL] ※2
- ❷ オンコビン注射用 [1mg/添付溶解液10mL] ※1 +EL-3号輸液[500mL]
- ❷ オンコビン注射用 [1mg/添付溶解液10mL] ※1 +大塚糖液5%[500mL]
- ❷ オンコビン注射用 [1mg/添付溶解液10mL] ※1 +生食液[500mL]
- ❷ オンコビン注射用 [1mg/添付溶解液10mL] ※1 +ソリタT3号輸液[500mL]
- ❷ オンコビン注射用 [1mg/添付溶解液10mL] ※1 +ハイカリック液-2号[700mL]+プロテアミン12注射液[200mL]
- ❷ オンコビン注射用 [1mg/添付溶解液10mL] ※1 +フィジオゾール3号輸液[500mL]
- ❷ キロサイド注 [40mg/2mL]+生食液[500mL] ※1
- ❷ キロサイド注 [40mg/2mL]+生食液[500mL] ※2
- ❶ ゲンタシン注 [40mg/1mL]
- ❷ コスメゲン静注用 [0.5mg/注射用水1.1mL] ※1 +生食液[500mL]
- ❷ コスメゲン静注用 [0.5mg/注射用水1.1mL] ※2 +生食液[500mL]
- ❷ シオマリン静注用 [1g/注射用水10mL] ※1 +EL-3号輸液[500mL]
- ❷ シオマリン静注用 [1g/注射用水10mL] ※1 +大塚糖液5%[500mL]
- ❷ シオマリン静注用 [1g/注射用水10mL] ※1 ↓ソリタ T3号輸液[500mL]
- ❷ シオマリン静注用 [1g/注射用水10mL] ※1 +ハイカリック液-2号[700mL]+プロテアミン12注射液[200mL]
- ❷ シオマリン静注用 [1g/注射用水10mL] ※1 +フィジオゾール3号輸液[500mL]
- ❷ 生食液[500mL] ※1
- ❷ 生食液[500mL] ※2
- ❷ 生理食塩液「ヒカリ」[500mL] ※1
- ❷ 生理食塩液「ヒカリ」[500mL] ※2
- ❶ セファメジンα注射用 [1g/生食液5mL] ※3
- ❷ セファメジンα注射用 [1g/注射用水5mL] ※1 +EL-3号輸液[500mL]
- ❷ セファメジンα注射用 [1g/注射用水5mL] ※1 +大塚糖液5%[500mL]
- ❷ セファメジンα注射用 [1g/注射用水5mL] ※1 +ソリタ-T3号輸液[500mL]
- ❷ セファメジンα注射用 [1g/注射用水5mL] ※1 +ハイカリック液-2号[700mL]+プロテアミン12注射液[200mL]
- ❷ セファメジンα注射用 [1g/注射用水5mL] ※1 +フィジオゾール3号輸液[500mL]
- ❷ ソリタ-T3号輸液[500mL] ※1
- ❷ ソリタ-T3号輸液[500mL] ※2
- ❶ ダウノマイシン静注用 [20mg/生食液10mL]
- ❷ ダウノマイシン静注用 [20mg/生食液10mL] ※1 +生食液[500mL]
- ❷ ダウノマイシン静注用 [20mg/生食液10mL] ※2 +生食液[500mL]
- ❷ 低分子デキストランL注[250mL] ※1
- ❷ 低分子デキストランL注[250mL] ※2
- ❶ ネオラミン・スリービー液(静注用) [10mL]
- ❷ ハイカリック液-1号[700mL] ※1
- ❷ ハイカリック液-1号[700mL] ※2
- ❷ ハイカリック液-2号[700mL] ※1
- ❷ ハイカリック液-2号[700mL] ※2
- ❷ ハイカリック液-2号[700mL] ※1 +プロテアミン12注射液[200mL]
- ❷ ハルトマン輸液「NP」[500mL] ※1
- ❷ ハルトマン輸液「NP」[500mL] ※2
- ❷ パンスポリン静注用 [1g/注射用水20mL] ※1 +EL-3号輸液[500mL]
- ❷ パンスポリン静注用 [1g/注射用水20mL] ※1 +大塚糖液5%[500mL]
- ❷ パンスポリン静注用 [1g/注射用水20mL] ※1 +ソリタ-T3号輸液[500mL]
- ❷ パンスポリン静注用 [1g/注射用水20mL] ※1 +ハイカリック液-2号[700mL]+プロテアミン12注射液[200mL]
- ❷ パンスポリン静注用 [1g/注射用水20mL] ※1 +フィジオゾール3号輸液[500mL]
- ❶ パントール注射液[500mg/2mL]
- ❷ ピシバニール注射用 [1KE/添付溶解液2mL] ※1 +生食液[500mL]
- ❷ ピシバニール注射用 [1KE/添付溶解液2mL] ※2 +生食液[500mL]
- ❶ ビタメジン静注用 [1瓶/生食液20mL]
- ❶ フィジオゾール3号輸液[500mL] ※1
- ❶ フラビタン注射液[10mg/1mL]
- ❷ フルクトラクト注[500mL] ※1
- ❷ フルクトラクト注[500mL] ※2
- ❷ ブレオ注射用 [15mg/生食液5mL] ※1 +生食液[500mL]
- ❷ プロテアミン12注射液[200mL] ※1
- ❷ プロテアミン12注射液[200mL] ※4
- ❷ ペントシリン注射用 [2g/生食液10mL] ※1
- ❷ ペントシリン注射用 [2g/注射用水10mL] ※1 +EL-3号輸液[500mL]
- ❷ ペントシリン注射用 [2g/注射用水10mL] ※1 +大塚糖液5%[500mL]
- ❷ ペントシリン注射用 [2g/注射用水10mL] ※1 +ソリタ-T3号輸液[500mL]
- ❷ ペントシリン注射用 [2g/注射用水10mL] ※1 +ハイカリック液-2号[700mL]+プロテアミン12注射液[200mL]
- ❷ ペントシリン注射用 [2g/注射用水10mL] ※1 +フィジオゾール3号輸液[500mL]
- ❷ ホスミシンS静注用 [2g/注射用水20mL] ※1 +EL-3号輸液[500mL]
- ❷ ホスミシンS静注用 [2g/注射用水20mL] ※1 +ソリタ-T3号輸液[500mL]
- ❷ ホスミシンS静注用 [2g/注射用水20mL] ※1 +ハイカリック液-2号[700mL]+プロテアミン12注射液[200mL]
- ❷ マイトマイシン注用 [2mg/注射用水10mL] ※1 +生食液[500mL]
- ❷ マイトマイシン注用 [2mg/注射用水10mL] ※2 +生食液[500mL]
- ❷ 注射用メソトレキセート ※1 [5mg/注射用水2mL]+EL-3号輸液[500mL]
- ❷ 注射用メソトレキセート ※1 [5mg/注射用水2mL]+大塚糖液5%[500mL]
- ❷ 注射用メソトレキセート ※1 [5mg/注射用水2mL]+生食液[500mL]
- ❷ 注射用メソトレキセート ※1 [5mg/注射用水2mL]+ソリタ-T3号輸液[500mL]
- ❷ 注射用メソトレキセート [5mg/注射用水2mL] ※1 +ハイカリック液-2号[700mL]+プロテアミン12注射液[200mL]
- ❷ 注射用メソトレキセート [5mg/注射用水2mL] ※1 +フィジオゾール3号輸液[500mL]
- ❷ ラクテックG輸液[500mL] ※1
- ❷ ラクテックG輸液[500mL] ※2
- ❷ リンゲル液「オーツカ」[500mL] ※1
- ❷ リンゲル液「オーツカ」[500mL] ※2
- ❶ リンコシン注射液[600mg/2mL]
- ❷ ロイナーゼ注用 [5000KU/生食液5mL] ※1 +生食液[500mL]
- ❷ ロイナーゼ注用 [5000KU/生食液5mL] ※2 +生食液[500mL]

本品濃度：❶ 20mg/生食液10mL, ❷ 20mg/注射用水10mL

※1 室温・遮光下.
※2 残存率90%以上→90%未満(6hr→24hr), 外観変化なし(24 hr).
※3 配合直後は微橙黄色澄明, 外観変化なし(6hr), 24hr後に増色(橙黄色澄明).
※4 残存率92.9%(24hr), 微橙黄色澄明(24hr).

アクラシノン注射用20mg配合変化表第2版

アザクタム ［アズトレオナム］（エーザイ）

注射用：0.5g/V，1g/V
分類　抗菌薬（モノバクタム系抗菌薬）

［pH変動スケール］

0.5g/5mL　　　　　　　　　　　　　　　（規格pH：4.5～7.0）

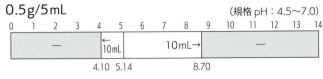

0.5g/10mL　　　　　　　　　　　　　　（規格pH：4.5～7.0）

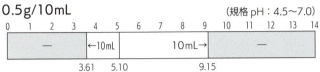

1g/10mL　　　　　　　　　　　　　　　（規格pH：4.5～7.0）

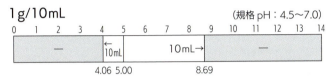

1g/20mL　　　　　　　　　　　　　　　（規格pH：4.5～7.0）

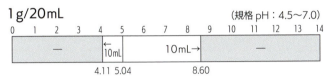

注意事項

DEHP・PVC	フィルター	閉鎖システム
―	―	―

調剤時の注意

L-システインを含む総合アミノ酸補液と配合して使用する場合は，経時的に含量（力価）が低下するので，用時調製し，溶解後は速やかに使用すること．

［配合変化データ（文献に基づく判定）］

本品濃度	配合不可		
1g/10mL	アタラックス-P注射液 [50mg/1mL]	混濁するが振ると消失(直後)
	アミノレバン点滴静注 [500mL]	69%(1hr)
	アレビアチン注 [250mg/5mL]	白濁(直後)
	注射用エフオーワイ [100mg/注射用水5mL]	混濁(直後)
	注射用サイメリン [100mg/生食液10mL]	橙変(3hr)
	ゾビラックス点滴静注用 [250mg/注射用水12.5mL]	混濁(直後)
	ソルダクトン静注用 [200mg/注射用水5mL]	白色沈殿(直後)
	チエナム点滴静注用 [0.5g/生食液100mL]	88.5%(24hr)，3hrまでチエナムの残存率が90%未満に低下，微黄色→褐色(3hr→24hr)
	テラルビシン注射用 [20mg/注射用水10mL]	結晶析出(6hr)
	ネオフィリン注 [250mg/10mL]	80%(6hr)
	水溶性ハイドロコートン注射液 [500mg/10mL]	89%(6hr)
	ピノルビン注射用 [20mg/注射用水10mL]	結晶析出(6hr)
	ファンギゾン注射用 [50mg/注射用水10mL]	黄色沈殿(直後)
	フェジン静注 [40mg/2mL]	黒褐色沈殿(直後)
	フエロン注射用 [300万I.U./生食液1mL]	残存率90%以上だが，配合直後にフエロンの残存率が72.9%に低下，外観変化なし(24hr)
	注射用フサン [10mg/注射用水10mL]	混濁するが振ると消失(直後)
	フロリードF注 [200mg/20mL]	残存率90%以上だが，6hrまでフロリードFの残存率が89%に低下，外観変化なし(24hr)

配合可

- 5-FU注 [250mg/5mL] ※1
- EL-3号輸液 [500mL]
- KN3号輸液 [500mL]
- KNMG3号輸液 [500mL]
- アネキセート注射液 [0.5mg/5mL] ※2
- アプレゾリン注射用 [20mg/注射用水2mL] ※3

アザクタム

- アクチット輸液[500mL]
- アスコルビン酸注射液[100mg/1mL]
- アデホス-Lコーワ注[20mg/2mL]
- アドナ注(静脈用)[100mg/20mL]
- アドリアシン注用[10mg/溶解液5mL]
- アミサリン注[100mg/1mL]
- アリナミンF注[50mg/20mL]
- イノバン注[100mg/5mL]
- インデラル注射液[2mg/2mL]
- ヴィーンD輸液[500mL]
- エクサシン注射液[200mg/2mL]
- エホチール注[10mg/1mL]
- エリスロシン点滴静注用[1g/200mL(注射用水20mL+生食液180mL)]
- オーツカMV注※4[4mL/ハイカリック液-3号700mL]
- 大塚塩カル注2%[0.53g/20mL]
- 大塚生食注[4.5g/500mL]
- 大塚糖液5%[25g/500mL]
- オンコビン注射用[1mg/溶解液10mL]
- ガスター注射液[20mg/生食液20mL]
- 硫酸カナマイシン注射液「明治」[1g/注射用水5mL]
- カルチコール注射液8.5%[425mg/5mL]
- キシリトール注[25g/500mL]
- 強力ネオミノファーゲンシー静注[5%ブドウ糖液5mL]
- 強力ネオミノファーゲンシー静注[生食液5mL]
- 強力ネオミノファーゲンシー静注[注射用水5mL]
- キロサイド注[60mg/3mL]
- クラフォラン注射用[1g/注射用水10mL]
- グリセオール注[500mL]
- クリニザルツ輸液[500mL]
- ケイツーN静注[10mg/2mL]※4
- ゲンタシン注[40mg/1mL]
- サヴィオゾール輸液[500mL]

- シオマリン静注用[1g/注射用水10mL]
- ジフルカン静注液[200mg/100mL]
- スルペラゾン静注用[0.5g/注射用水5mL]
- セファメジンα注射用[1g/注射用水10mL]
- セフメタゾン静注用[1g/注射用水10mL]
- ゾビラックス点滴静注用[250mg/生食液100mL]
- ソリタ-T1号輸液[500mL]
- ソリタ-T2号輸液[500mL]
- ソリタ-T3号G輸液[500mL]
- ソリタ-T3号輸液[500mL]
- ソリタ-T4号輸液[500mL]
- ソルデム3A輸液[500mL]
- ソルデム3輸液[500mL]
- ソルラクトS輸液[500mL]
- ソルラクト輸液[500mL]
- ダウノマイシン静注用[20mg/溶解液5mL]
- タガメット注射液[200mg/2mL]
- ダラシンS注射液[300mg/5%ブドウ糖液20mL]
- ダラシンS注射液[300mg/生食液20mL]
- ダラシンS注射液[300mg/注射用水20mL]
- ダラシンS注射液[600mg/5%ブドウ糖液20mL]
- ダラシンS注射液[600mg/生食液20mL]
- ダラシンS注射液[600mg/注射用水20mL]
- 注射用エンドキサン[100mg/注射用水10mL]
- 注射用水[500mL]
- 注射用フサン[10mg/ブドウ糖液500mL]
- 低分子デキストランL注[500mL]
- ドパミン塩酸塩点滴静注「ニチヤク」※5[200mg/200mL]
- ドパミン塩酸塩点滴静注「ニチヤク」※5[600mg/200mL]
- トブラシン注[60mg/1.5mL]
- トランサミン注[1g/10mL]
- ドルミカム注射液[10mg/2mL]※5
- ニコリン注射液[500mg/10mL]
- ネオラミン・スリービー液(静注用)[10mL]
- ハイカリック液-3号[700mL]

- ハベカシン注射液[50mg/注射用水2mL]
- パニマイシン注射液[100mg/注射用水2mL]
- ハルトマン輸液「NP」[500mL]
- ハルトマン輸液pH8「NP」[500mL]
- パンスポリン静注用[1g/注射用水10mL]
- パントシン注[200mg/2mL]
- ビクシリン注射用[1g/注射用水10mL]
- ピシバニール注射用[5KE/生食液2mL]
- ビソルボン注[4mg/2mL]
- ビタメジン静注用[1V/注射用水10mL]
- ピドキサール注[10mg/1mL]
- フィジオゾール3号輸液[500mL]
- プラスアミノ輸液[500mL]
- フラビタン注射液[20mg/2mL]※6
- フルクトラクト注[500mL]
- フルマリン静注用[1g/注射用水10mL]
- ブレオ注射用[15mg/生食液5mL]
- 水溶性プレドニン[20mg/注射用水2mL]
- ベストコール静注用[1g/注射用水10mL]
- ヘパリンカルシウム注「AY」[1万単位/10mL]
- ヘパリンナトリウム注「AY」[1万単位/10mL]
- ペプレオ注射用[10mg/溶解液5mL]
- ヘルベッサー注射用[50mg/生食液5mL]
- ペントシリン注射用[1g/注射用水10mL]
- ホスミシンS静注用[1g/注射用水10mL]
- マルトス輸液10%[50g/500mL]
- マンニットT注15%[500mL]
- ミノマイシン点滴静注用[100mg/注射用水5mL]
- メイセリン静注用[1g/注射用水10mL]
- ラクテックD輸液[500mL]
- ラクテックG輸液[500mL]
- ラクテック注[500mL]
- ラシックス注[20mg/2mL]
- ランダ注[10mg/20mL]
- リンゲル液「オーツカ」[500mL]
- ロイナーゼ注用[1万KU/注射用水5mL]
- ロセフィン静注用[1g/注射用水10mL]

本品濃度:1g/10mL

※1 残存率71%(24hr),外観変化なし,6hr以内の投与であれば配合可.
※2 残存率,外観変化ともに3hrまでのデータであるが,変化なし.
※3 残存率90%以上(24hr),淡黄色に変化.
※4 遮光下.
※5 残存率データはないが,外観変化なし(24hr).
※6 残存率89%(24hr),外観変化なし,6hr以内の投与であれば配合可.

アザクタム注射用インタビューフォーム(2020年9月改訂)

アスパ

アスパラギン酸カリウム「テルモ」（テルモ）

［L-アスパラギン酸カリウム］　キット：1712（10mEq）mg/10mL/シリンジ

分類 輸液・栄養製剤（Kアスパルテート製剤）

［pH変動スケール］

10mEq/10mL

(規格 pH：6.0〜7.0)

```
0   1   2   3   4   5   6   7   8   9  10  11  12  13  14
┌───────────────────┬──┬──────┬────────────────────┐
│         —         │←│10mL→ │          —          │
│                   │10mL│     │                     │
└───────────────────┴──┴──────┴────────────────────┘
        4.82      6〜7      8.85
```

⚠ 注意事項

DEHP・PVC	フィルター	閉鎖システム
—	—	—

［配合変化データ（実験に基づく判定）］

本品規格	配合可		
10mEq/10mL	• ヴィーンD輸液[500mL]	• ソルデム3A輸液[500mL]	• ラシックス注[20mg/2mL]＋生食液[500mL]

• いずれも外観変化なし（24hr），アスパラギン酸カリウムのスポットがテーリングしたためTLC未実施.

📄 注射薬のpH変動試験値一覧
　　アスパラギン酸カリウム注10mEqキット「テルモ」インタビューフォーム（2010年12月改訂）
　　山口東京理科大学実験データ

アセリオ ［アセトアミノフェン］（テルモ）

静注液：1000mg/100mL/袋

分類 鎮痛薬・麻薬（解熱鎮痛薬）

[pH変動スケール]

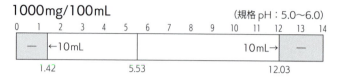

注意事項

DEHP・PVC	フィルター	閉鎖システム
—	—	—

調剤時の注意

他の注射薬との配合により，本剤の成分であるアセトアミノフェン，および配合された他剤の溶解性と安定性を保証できないため，投与に際し，本剤への他剤の混注は行わないこと．

[配合変化データ（文献に基づく判定）]

本品規格	配合不可		
1000mg/100mL	イソゾール注射用 [25mg/1mL]		淡黄色澄明→淡黄色白色沈殿 (直後→0.5hr)
	セルシン注射液 [5mg/1mL]		混合後白濁，振とう後淡黄色澄明
	ラボナール注射用 [25mg/1mL]		混合後徐々にゲル状，その後白色沈殿

本品規格	配合可
1000mg/100mL	・1％ディプリバン注 [10mg/1mL]　・アザクタム注射用 [50mg/1mL]　・アタラックス-P注射液 [50mg/1mL]　・アデホス-Lコーワ注 [0.4mg/1mL]　・アデラビン9号注 [2mL]　・アドナ注（静脈用）[5mg/1mL]　・アトロピン注0.05％シリンジ「テルモ」[0.5mg/1mL]　・アトワゴリバース静注シリンジ [2mL]　・アナフラニール点滴静注液 [0.1mg/1mL]　・アラセナ-A点滴静注用 [0.6mg/1mL]　・アルタット静注用 [3.75mg/1mL]　・アルチバ注射用 [100μg/1mL]　・アロキシ静注 [0.15mg/1mL]　・イノバン注 [3mg/1mL]　・ウテメリン注 [10mg/1mL]　・エスラックス静注 [10mg/1mL]　・エフェドリン「ナガヰ」注射液 [4mg/1mL]　・注射用エフオーワイ [0.2mg/1mL]　・注射用エラスポール [1mg/1mL]　・エリスロシン点滴静注用 [50mg/1mL]　・エルシトニン注 [40単位/1mL]　・オキファスト注 [10mg/1mL]　・オメガシン点滴 [3mg/1mL]　・オメプラール注用 [1mg/1mL]　・オノアクト点滴静注用 [10mg/1mL]　・カイトリル注 [1mg/1mL]　・ガスター注射液 [1mg/1mL]　・カルベニン点滴用 [2mL]　・静注用キシロカイン2％ [20mg/1mL]　・グラン注射液 [250μg/1mL]　・グリセオール注 [2mL]　・ケタラール静注用 [10mg/1mL]　・ゲンタシン注 [1.2mg/1mL]　・コアテック注 [1mg/1mL]　・コントミン筋注 [5mg/1mL]　・サイレース静注 [0.2mg/1mL]　・サンドスタチン皮下注用 [100μg/1mL]　・シオマリン静注用 [0.25g/1mL]　・シグマート注 [2.5mg/1mL]　・ジゴシン注 [0.25mg/1mL]　・ジフルカン静注液 [2mg/1mL]　・スルペラゾン静注用 [2mL]　・セレネース注 [5mg/1mL]　・ソセゴン注射液 [30mg/1mL]　・ゾビラックス点滴静注用 [2.5mg/1mL]　・ゾメタ点滴静注 [0.04mg/1mL]　・ソルアセトF輸液　・ソルダクトン静注用 [10mg/1mL]　・ソル・メドロール静注用 [62.5mg/1mL]　・ソルラクト輸液　・タケプロン静注用 [1.5mg/1mL]　・タチオン注射用 [4mg/1mL]　・チエナム点滴静注用 [5mg/1mL]　・デカドロン注射液 [3.3mg/1mL]　・ドプトレックス注射液 [3mg/1mL]　・トラマール注 [50mg/1mL]　・トランサミン注 [50mg/1mL]　・ドルミカム注射液 [1mg/1mL]　・ドロレプタン注射液 [2.5mg/1mL]　・ナゼア注射液 [0.15mg/1mL]　・ネオシネジンコーワ注 [5mg/1mL]　・ノイアート静注用 [50単位/1mL]　・ノバミン筋注 [5mg/1mL]　・ノルアドリナリン注 [0.1mg/1mL]　・水溶性ハイドロコートン注射液 [50mg/1mL]　・パニマイシン注射液 [1mg/1mL]　・パルクス注 [5μg/1mL]　・パンスポリン静注用 [25mg/1mL]　・ハンプ注射用 [100μg/1mL]　・ビカネイト輸液　・ファーストシン静注用 [50mg/1mL]　・フィニバックス点滴静注用 [5mg/1mL]　・フェンタニル注射液「第一三共」[0.05mg/1mL]　・注射用フサン [0.24mg/1mL]　・ブスコパン注 [20mg/1mL]　・プリディオン静注 [100mg/1mL]　・プリンペラン注射液 [5mg/1mL]　・フルカリック1号輸液　・フルカリック1号輸液 [1354mL]＋エレジェクト注シリンジ　・フルカリック2号輸液　・フルカリック2号輸液 [1003mL]＋エレジェクト注シリンジ　・フルカリック3号輸液　・フルカリック3号輸液 [1103mL]＋エレジェクト注シリンジ　・プレセデックス静注液「マルイシ」[4μg/mL]　・プロイメンド点滴静注用 [1.5mg/1mL]　・プロジフ静注液 [80mg/1mL]　・プロタノールL注 [0.01mg/1mL]　・プロタミン硫酸塩注「モチダ」[0.5mg/1mL]　・プロテアミン12注射液　・プロポフォール静注2％「マルイシ」[20mg/1mL]　・ヘパリンNa注「モチダ」[10単位/1mL]　・ペルジピン注射液 [0.2mg/1mL]　・ヘルベッサー注射用 [5mg/1mL]　・ボスミン注 [0.1mg/1mL]　・ポララミン注 [5mg/1mL]　・マンニットT注15％ [150mg/1mL]　・ミノマイシン点滴静注用 [2mg/1mL]　・ミラクリッド注射液 [200単位/1mL]　・ミリスロール注 [0.5mg/1mL]　・ミルリーラ注射液 [1mg/1mL]　・メロペン点滴用 [5mg/1mL]　・ユナシン-S静注用 [30mg/1mL]　・ラジカット注 [0.3mg/1mL]　・ラシックス注 [10mg/1mL]　・ラピアクタ点滴静注液バッグ [10mg/1mL]

アセリ

	・リンデロン注（2%）[20mg/1mL]	・ロセフィン静注用[10mg/1mL]	・ワソラン静注[0.25mg/1mL]
	・レペタン注[0.2mg/1mL]	・ロピオン静注[10mg/1mL]	

・いずれも残存率データなし，15minでの投与であるため外観変化は0.5hrまでしか確認していないが，変化なし．

［配合変化データ（実験に基づく判定）］

本品規格	配合可
1000mg/100mL	・ファモチジン静注「日新」[20mg/20mL]

・外観，TLCともに24hr変化なし．

📄 アセリオ静注液1000mgバッグ配合変化表（2017年7月作成）
　山口東京理科大学実験データ

ア

アタラックス-P [ヒドロキシジン塩酸塩]（ファイザー）

注射液：25mg/1mL/A, 50mg/1mL/A

分類 抗ヒスタミン薬

[pH変動スケール]

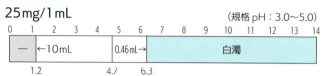

25mg/1mL （規格pH：3.0～5.0）

注意事項

DEHP・PVC	フィルター	閉鎖システム
―	―	―

[配合変化データ（文献に基づく判定）]

本品規格	配合不可		
25mg/1mL	50%ブドウ糖液 [20mL]		混合率1%, 極微濁 (3hr)
	50%ブドウ糖液 [20mL]		混合率10%, 極微濁 (3hr)
	アルギメート点滴静注 [100mL]		混合率1%, 極微濁 (3hr)
	アルギメート点滴静注 [100mL]		混合率10%, わずかに白濁 (1hr)
	エリスロシン点滴静注用 [1V]		白沈 (24hr)
	カルチコール注射液8.5% [5mL/1A]		経時的に微白濁 (24hr)
	タチオン注射用 [1A]		微白濁 (24hr)
	チオクト酸注 [25mg/5mL/1A]		白濁 (1hr)
	トリノシンS注射液 [1A]		白濁 (24hr)
	ビスラーゼ注射液 [10mg/1mL]		わずかに濁りただちに溶消 (1hr)
	ビタシミン注射液 [100mg/2mL]		白濁するがただちに溶消 (1hr)
	ピドキサール注 [1A]		白濁 (24hr)
	水溶性プレドニン [1A]		白濁 (24hr)
	リンゲル液 [500mL]		混合率10%, 微濁 (24hr)

本品規格	配合可		
25mg/1mL	・5%ブドウ糖液 [500mL] ※1※2※3	・アリナミンF注 [100mg/20mL] ※4	・プリンペラン注射液 [10mg/2mL] ※4
	・20%マンニトール注射液 ※1※2※3 [500mL]	・アルギメート点滴静注 [100mL] ※1	・マイトマイシン注用 ※4 [2mg/注射用蒸留水10mL]
	・50%ブドウ糖液 [20mL] ※1	・エホチール注 [10mg/1mL] ※4	・リンゲル液 [500mL] ※2
	・アドナ注（静脈用）[30mg/3mL] ※1	・生食液 [20mL] ※1※2※3	・ワゴスチグミン注 [0.5mg/1mL] ※1
	・アリナミンF注 [50mg/20mL] ※1	・注射用蒸留水 [20mL] ※1※2※3	
		・ビタメジン静注用 [1V/注射用蒸留水20mL]	

※1 残存率データはないが, 外観変化なし (24hr), 混合率0.5%.
※2 残存率データはないが, 外観変化なし (24hr), 混合率1%.
※3 残存率データはないが, 外観変化なし (24hr), 混合率10%.
※4 残存率データなし, 側管投与を想定し混合後1hrまで観察した結果, 外観変化なし.

アタラックス-P注射液インタビューフォーム（2021年6月改訂）
薬剤学Vol.28 (No.4) Hydroxyzine製剤の配合性（第2報）

アデホス-L コーワ [アデノシン三リン酸二ナトリウム水和物] (興和)

注：10mg/2mL/A，20mg/2mL/A，40mg/2mL/A

分類 血管拡張薬・循環改善薬（代謝賦活剤）

[pH変動スケール] （山口東京理科大学実験データ）

40mg/2mL
（規格pH：8.5〜9.5）

0	1	2	3	4	5	6	7	8	9	10	11	12	13	14

— ←10mL 10mL→ —

5.49　　9.43　10.77

注意事項

DEHP・PVC	フィルター	閉鎖システム
—	—	—

[配合変化データ （文献に基づく判定）]

本品規格	配合可		
10mg/2mL	・アクチット輸液[500mL] ※1	・ヴィーンD輸液[500mL] ※1	・フィジオゾール3号輸液[500mL] ※2
20mg/2mL	・ヴィーン3G輸液[500mL] ※3	・フィジオゾール3号輸液[500mL] ※3	
40mg/2mL	・小林糖液5%[100mL] ※3	・フィジオゾール3号輸液[500mL] ※3	

※1　残存率データはないが，外観変化なし（24hr），25±1℃ 64±4%RH.
※2　残存率データはないが，外観変化なし（24hr），5℃.
※3　残存率データはないが，外観変化なし（24hr），室温.

アデホス-Lコーワ注インタビューフォーム（2021年2月改訂）
山口東京理科大学実験データ

アデラビン9号 ［肝臓エキス・フラビンアデニンジヌクレオチド］（ヴィアトリス製薬）

注：1mL/A, 2mL/A

分類 肝疾患治療薬（肝臓抽出製剤）

［pH変動スケール］

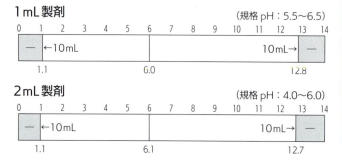

1mL製剤 （規格pH：5.5～6.5）
- ←10mL : 1.1～6.0
- 10mL→ : 12.8

2mL製剤 （規格pH：4.0～6.0）
- ←10mL : 1.1～6.1
- 10mL→ : 12.7

注意事項

DEHP・PVC	フィルター	閉鎖システム
－	－	－

調剤時の注意

フラビンアデニンヌクレオチドの中性水溶液は常温では比較的安定であるが，pH 3以下の酸性側またはpH 10以上のアルカリ性側では温度の上昇とともに分解されやすくなる．

［配合変化データ（文献に基づく判定）］

配合不可

本品濃度		
2mL＋生食液50mL	アナフラニール点滴静注液 [25mg/2mL/1A]	黄色澄明（24hr）

配合可

- ❶ 5-FU注 [250mg/5mL/1A]
- ❶ 20％フルクトン注 [4g/20mL/1A]
- ❷ EL-3号輸液 [500mL]
- ❷ KN3号輸液 [500mL]
- ❷ KN4号輸液 [500mL]
- ❷ アクチット輸液 [500mL]
- ❷ アステマリン3号MG輸液 [500mL]
- ❶ アスパラギン酸カリウム注 [10mEq/10mL/1A]
- ❷ アミノレバン点滴静注 [500mL]
- ❷ アラセナ-A点滴静注用 [300mg]＋生食液[500mL]
- ❶ イノバン注 [100mg/5mL/1A]
- ❶ イリノテカン塩酸塩点滴静注液「NK」[100mg/5mL/1A]
- ❷ ヴィーンD輸液 [500mL]
- ❶ エピルビシン塩酸塩注射用「NK」[10mg/5mL/V]
- ❶ 大塚食塩注10％ [2g/20mL/1A]
- ❷ 大塚生食注 [500mL]
- ❷ 大塚糖液5％ [500mL]
- ❷ 大塚糖液50％ [500mL]
- ❶ ガスター注射液 [20mg/2mL/1A]
- ❶ カルチコール注射液8.5％ [850mg/10mL/1A]
- ❸ カルベニン点滴用 [0.5g]＋生食液[100mL]
- ❶ カンプト点滴静注 [100mg/5mL/V]
- ❶ 強力ネオミノファーゲンシー静注 [20mL/1A]
- ❷ キリット注5％ [500mL]
- ❶ セフタジジム静注用「VTRS」[1g/生食液5mL]

- ❶ セフトリアキソンNa静注用「VTRS」[1g/生食液5mL]
- ❶ ソセゴン注射液 [30mg/1mL/V]
- ❷ ソリタ-T1号輸液 [500mL]
- ❷ ソリタ-T2号輸液 [500mL]
- ❷ ソリタ-T3号輸液 [500mL]
- ❶ ソル・コーテフ注射用 [100mg/2mL(溶解液)]
- ❶ タガメット注射液 [200mg/2mL/1A]
- ❶ タチオン注射用 [100mg/注射用水2mL]
- ❸ チエナム点滴静注用 [0.5g]＋生食液[100mL]
- ❷ 低分子デキストランL注 [500mL]
- ❷ 低分子デキストラン糖注 [500mL]
- ❶ デカドロン注射液 [6.6mg/2mL/V]
- ❶ デキサート注射液 [3.3mg/1mL/1A×2]
- ❶ テラプチク静注 [45mg/3mL/1A]
- ❶ トポテシン点滴静注 [100mg/5mL/V]
- ❶ ナイクリン注射液 [20mg/1mL/1A]
- ❶ ニコリン注射液 [250mg/2mL/1A]
- ❷ ニソリ・S注 [500mL]
- ❷ ニソリM注 [500mL]
- ❷ ニソリ輸液 [500mL]
- ❶ ネオフィリン注 [250mg/1mL/1A]
- ❶ ネオラミン・スリービー液（静注用）[10mL/1A]
- ❶ ノイロトロピン注射液 [3.6単位/3mL/1A]
- ❷ ハイカリック液-1号 [700mL]
- ❷ ハイカリック液-2号 [700mL]
- ❷ ハイカリック液-3号 [700mL]
- ❶ 塩酸バンコマイシン点滴静注用 [0.5g/注射用水10mL]

- ❶ パントシン注 [250mg/2mL/1A]
- ❸ ピーエヌツイン-1号輸液 [1000mL]
- ❸ ピーエヌツイン-2号輸液 [1100mL]
- ❸ ピーエヌツイン-3号輸液 [1200mL]
- ❶ ビソルボン注 [4mg/2mL/1A]
- ❶ ビタミンC注「フソー」[500mg/2mL/1A]
- ❶ ヒューマリンR注100単位/mL [1000単位/10mL/V]
- ❷ フィジオゾール3号輸液 [500mL]
- ❷ プラスアミノ輸液 [500mL]
- ❶ プリンペラン注射液 [10mg/2mL/1A]
- ❷ フルクトラクト注 [500mL]
- ❶ 水溶性プレドニン [10mg/生食液1mL]
- ❶ ペルサンチン注射液 [10mg/2mL/1A]
- ❶ ホスミシンS静注用 [2g/注射用水20mL]
- ❷ ポタコールR輸液 [500mL]
- ❷ マルトス輸液10％ [500mL]
- ❶ ミリスロール注 [5mg/10mL/1A]
- ❶ モリヘパミン点滴静注 [500mL]
- ❶ コナシン-S静注用 [1.5g/生食液10mL]
- ❷ ラクテックD輸液 [500mL]
- ❷ ラクテックG輸液 [500mL]
- ❷ ラクテック注 [500mL]
- ❶ ラシックス注 [20mg/2mL/1A]
- ❶ ランダ注 [50mg/20mL/V]
- ❷ リンゲル液「オーツカ」[500mL]
- ❶ リンデロン注（0.4％）[4mg/1mL/1A]
- ❶ ロセフィン静注用 [1g/生食液5mL]

本品濃度：❶ 2mL＋生食液50mL，❷ 2mL，❸ 4mL

アデラビン9号注1mL 2mL 医薬品インタビューフォーム 2016年1月改訂（第6版）

> アドナ

アドナ ［カルバゾクロムスルホン酸ナトリウム水和物］（ニプロESファーマ）

注（皮下・筋注用）：10mg/2mL/A ／ 注射液（静脈用）：25mg/5mL/A, 50mg/10mL/A, 100mg/20mL/A

分類 止血薬（血管強化・止血薬）

ア

［pH変動スケール］

・規格pH：5.5〜6.2
・pH変動試験のデータなし

⚠ 注意事項

DEHP・PVC	フィルター	閉鎖システム
―	―	―

［配合変化データ］（文献に基づく判定）

本品濃度	配合不可	
10mg/2mL	フエロン注射用 ［300万国際単位/1mL］	直後含量低下
25mg/5mL	ATP注 ［10mg/2mL］	室温3hr以降アデノシン三リン酸二ナトリウムの残存率低下
	コントミン筋注 ［0.5%5mL］	混濁（直後）
	ダントリウム静注用 ［20mg/60mL］	沈殿析出（直後）
50mg/10mL	アクチバシン注 ［2400万国際単位/注射用水10mL］ +生食液 ［100mL］	直後アルテプラーゼ力価77.5%
	イソゾール注射用 ［300mg/20mL］	懸濁
	カルチコール注射液8.5% ［10mL］	赤味を増す
	コントミン筋注 ［25mg/5mL］	結晶析出
	ネオフィリン注 ［250mg/10mL］	アミノフィリン析出の恐れ
	注射用フサン ［10mg/注射用水10mL］ +アミノレバン点滴静注 ［500mL］	1hr後メシル酸ナファモスタット含量低下
	水溶性プレドニン ［20mg］	混濁の恐れあり
100mg/20mL	注射用サイメリン ［100mg/生食液10mL］	6hr後ラニムスチン残存率90%以下, 遮光
	セファランチン注 ［10mg/2mL］	混濁
	ソルダクトン静注用 ［200mg/注射用水10mL］	混濁（直後）
	テラルビシン注射用 ［20mg/注射用水10mL］	結晶析出（直後）
	ハンプ注射用 ［1000μg/注射用水10mL］	カルペプチド直後残存率90%未満, 85.2%（1hr）, 赤色濁り（6hr）
	ビクシリン注射用 ［250mg］	アンピシリン経時的低下
―	アルギメート点滴静注 ［200mL］	混濁（3〜24hr）

配合可		
⑧ 1%塩酸プロカイン注射液 ［2mL］ ※1	⑥ アミノレバン点滴静注 ［50mL］ ※5	⑧ 注射用エフオーワイ ［100mg］ ※17 +キリット注5% ［500mL］
⑧ 5-FU注 ［250mg/5mL］ ※2	⑧ アリナミン注射液 ［10mg/2mL］ ※1	⑧ 注射用エフオーワイ ［100mg］ ※17 +ソリタ-T2号輸液 ［500mL］
⑥ 20%フルクトン注 ［50mL］ ※3	⑧ アリナミンF注 ［10mg/2mL］ ※5	⑧ 注射用エフオーワイ ［100mg］ ※18 +低分子デキストラン注 ［500mL］
⑥ 20%マンニットール注射液 ［500mL］ ※4	⑥ アリナミンF注 ［25mg/10mL］ ※11	⑥ 注射用エフオーワイ ［100mg/10mL］ ※17
② EL-3号輸液 ［500mL］ ※5	② アリナミンF注 ［50mg/20mL］ ※5	① 注射用エフオーワイ ［1000mg］ ※19 +生食液 ［500mL］
⑥ KNMG3号輸液 ［50mL］ ※5	⑩ アルガトロバン注射液 ［10mg/20mL］ ※12	① 注射用エフオーワイ ［1000mg］ ※19 +ソリタ-T3号輸液 ［500mL］
⑩ アクチット輸液 ［500mL］ ※3	⑩ イノバン注 ［100mg/5mL］ ※13	① 注射用エフオーワイ ［1000mg］ ※19 +フィジオゾール3号輸液 ［500mL］
⑧ アクラシノン注射用 ［20mg/注射用水10mL］ ※6	⑩ イノバン注 ［100mg/5mL］+生食液 ［500mL］ ※14	① 注射用エフオーワイ ［1000mg］ ※19 +ブドウ糖液5% ［500mL］
⑩ アザクタム注射用 ［1g/注射用水10mL］ ※7	⑩ イノバン注 ［100mg/5mL］ +ソリタ-T2号輸液 ［500mL］	① 注射用エフオーワイ ［1000mg］ ※19 +ポタコールR輸液 ［500mL］
⑧ アスコルビン酸注射液 ［100mg/1mL］ ※1	⑩ イノバン注 ［100mg/5mL］+ハルトマン液 ［500mL］ ※14	① 注射用エフオーワイ ［1000mg］ ※19 +ラクテックG輸液 ［500mL］
⑧ アスパラカリウム注 ［10mL］ ※1	⑩ イノバン注 ［100mg/5mL］ ※14 +フィジオゾール3号輸液 ［500mL］	⑩ エホチール注 ［10mg/1mL］ ※5
⑧ アスパラ注射液 ［1g/10mL］ ※1	⑩ イノバン注 ［100mg/5mL］ ※14 +ブドウ糖注射液5% ［500mL］	⑧ 塩化カルシウム ［2%20mL］ ※1
⑧ アデホス-Lコーワ注 ［20mg/2mL］ ※1	⑩ イノバン注 ［100mg/5mL］ ※14 +ブドウ糖注射液50% ［500mL］	⑩ 塩化ナトリウム注10% ［40mL］ ※3 +キドミン輸液 ［400mL］+ブドウ糖注射液50% ［1000mL］
⑧ アトニン-O注 ［5単位/1mL］ ※1	⑩ ヴィーンD輸液 ［500mL］ ※3	
⑧ アドリアシン注射用 ［10mg/注射用水5mL］ ※8	⑧ ヴィーンF輸液 ［500mL］ ※3	
⑧ アトロピン硫酸塩注 ［0.5mg/1mL］ ※1	⑥ ウテメリン注 ［50mg/5mL］ ※3	
⑩ アネキセート注射液 ［0.5mg/5mL］ ※9	② エクザール注射用 ［10mg/生食液10mL］ ※15	
⑩ アプレゾリン注射用 ［20mg/注射用水1mL］ ※3	② エクサシン注射液 ［200mg/2mL］ ※16	
④ アミカシン硫酸塩注射液 ［200mg/2mL］ ※10 +5%ブドウ糖液 ［100mL］		
⑤ アミカシン硫酸塩注射液 ［200mg/2mL］ ※10 +生食液 ［100mL］		

アドナ

ア

⑧ 注射用エンドキサン[100mg/5mL] ※1
⑧ 大塚糖液50%[500mL] ※5
⑧ オンコビン注射用[10mg/10mL] ※1
⑧ カシワドール静注[20mL] ※5
⑥ 硫酸カナマイシン注射液[1g/4mL] ※20
⑫ カルベニン点滴用[0.5g/生食液100mL] ※21
② キシリトール注5%[100mL] ※3
⑥ キシリトール注10%[50mL] ※5
⑧ 強力ネオミノファーゲンシー静注 ※1 [20mL]
⑥ キリット注5%[500mL] ※5
⑥ キロサイド注[20mg/1mL] ※3
⑥ クリニザルツ輸液[500mL] ※5
② グルタチオン注射用[200mg/注射用水2mL] ※5
⑧ クロロマイセチンサクシネート ※22 [250mg/10mL]
⑧ ケイツーN静注[10mg/2mL] ※5 +ブドウ糖液5%[100mL]
⑧ コスメゲン静注用[0.5mg/1.1mL] ※1
⑧ コンドロイチン硫酸ナトリウム注射液「日医工」※1 [20mg/2mL]
⑥ サヴィオゾール輸液[1000mL] ※5
⑧ シオマリン静注用[1g/注射用水2mL] ※23
⑧ ジギラノゲン注[0.4mg/2mL] ※1
③ ジゴシン注[1mL] ※24
⑥ シチコリン注[500mg/2mL] ※25
⑩ ジフルカン静注液[200mg/100mL] ※26
⑥ スルペラゾン静注用[1g/注射用水10mL] ※27
⑩ スルペラゾン静注用[2g/生食液100mL] ※28
⑧ スロンノンHI注[10mg/20mL] ※29
⑧ 生食液[100mL] ※15
⑩ 生食液[500mL] ※3
⑥ セスデン注[7.5mg/1mL] ※30
⑧ セファメジンα注射用[1g] ※1
⑩ セファランチン注[10mg/2mL] ※3 +大塚糖液5%[500mL]
⑩ セファランチン注[10mg/2mL] ※3 +サヴィオゾール輸液[500mL]
⑩ セファランチン注[10mg/2mL] ※3 +生食液[500mL]
⑩ セファランチン注[10mg/2mL] ※3 +ハイカリック液-1号
⑩ セファランチン注[10mg/2mL] ※3 +ハルトマンD液[500mL]
⑩ セファランチン注[10mg/2mL] ※3 +ハルトマン液[500mL]
⑩ セファランチン注[10mg/2mL] ※3 +ハルトマン輸液pH8「NP」[500mL]
⑩ セファランチン注[10mg/2mL] ※3 +フィジオゾール3号輸液[500mL]
⑩ セファランチン注[10mg/2mL] ※3 +モリアミンS注[500mL]
⑧ セフメタゾン静注用[1g]+生食液[250mL] ※31
⑧ セフメタゾン静注用[1g/4mL] ※32
② セルシン注射液[10mg/2mL] ※33
⑥ ソセゴン注射液[15mg/1mL] ※34
⑧ ゾビラックス点滴静注用 ※35 [300mg/注射用水15mL]+生食液[200mL]
⑦ ソリタ-T1号輸液[500mL] ※3
⑦ ソリタ-T2号輸液[500mL] ※3
⑦ ソリタ-T3号G輸液[500mL] ※3
⑦ ソリタ-T3号輸液[500mL] ※3
⑦ ソリタ-T4号輸液[500mL] ※3
⑥ ソリタックス-H輸液[100mL] ※5
⑩ ソル・メドロール静注用[500mg/8mL] ※3
② ソルラクトD輸液[500mL] ※3
② ソルラクト輸液[500mL] ※3
⑧ ダウノマイシン静注用[20mg/10mL] ※5

⑩ タガメット注射液[200mg/2mL] ※36
⑧ タチオン注射用[200mg/3mL] ※1
⑩ ダラシンS注射液[600mg/4mL] ※37
⑧ チエナム点滴静注用[0.5g/生食液100mL] ※38
⑥ 低分子デキストランL注[50mL] ※5
⑥ 低分子デキストラン糖注[50mL] ※5
⑧ デカドロン注射液[4mg/1mL] ※1
⑥ デスモプレシン静注[4μg/生食液20mL] ※39
⑥ デスモプレシン静注 ※39 [4μg/ブドウ糖液5%20mL]
⑧ テラプチク静注[45mg/3mL] ※1
⑩ ドパミン塩酸塩点滴静注液キット ※5 [200mL/200mL]
⑩ ドパミン塩酸塩点滴静注液キット ※5 [600mg/200mL]
⑧ トブラシン注[60mg/1.5mL] ※40
③ ドプラム注射液[400mg/20mL] ※41
⑧ トランサミン注5%[250mg/5mL] ※1
⑧ トランサミン注10%[10mL] ※5
⑩ トリフリード輸液[500mL] ※3
⑩ ドルミカム注射液[10mg/2mL] ※3
⑧ ニコリン注射液[100mg/2mL] ※1
⑧ ニドラン注射用[25mg/1mL] ※1
⑧ ネオラミン・スリービー液(静注用) ※3 [10mL]
② ノイロトロピン注射液[3mL] ※15
⑩ ハイカリック液-1号[700mL] ※3
⑩ 水溶性ハイドロコートン注射液[5%2mL] ※3
② ハイ・プレアミンS注-10%[100mL] ※5
② ハイ・プレアミン注-10%[100mL] ※3
⑥ パニマイシン注射液[50mg] ※42
⑥ ハベカシン注射液[100mg/2mL] ※43
⑧ ハルトマンD液[500mL] ※5
⑧ ハルトマン液[500mL] ※5
⑧ ハルトマン輸液pH8「NP」[500mL] ※5
⑧ パンスポリン静注用[1g/生食液100mL] ※44
⑧ パントール注射液[100mg/1mL] ※1
⑧ パントシン注5%[100mg/2mL] ※1
⑧ パントシン注10%[200mg/2mL] ※5
⑩ ピーエヌツイン-1号輸液[1袋] ※3
⑩ ピーエヌツイン-2号輸液[1袋] ※3
⑩ ピーエヌツイン-3号輸液[1袋] ※3
⑧ ピシバニール注射用[0.5KE/生食液2mL] ※1
⑩ ビソルボン注[4mg/2mL] ※5
⑧ ビタミンC注[100mg/1mL] ※1
⑧ ビタミンC注「フソー」[500mg/2mL] ※5
⑩ ビタメジン静注用[1V] ※45 +マルトス輸液10%[500mL]
⑩ ビタメジン静注用[1V] ※45 +ラクテックG輸液[500mL]
⑩ ビタメジン静注用[20mL] ※5
⑥ ピドキサール注[30mg/1mL] ※1
⑧ ファーストシン静注用 ※46 [1g力価/注射用水10mL]
⑧ フィジオ70輸液[500mL] ※3
⑧ フィジオゾール3号輸液[500mL] ※5
⑧ フェジン静注[40mg/2mL] ※1
⑧ 注射用フサン[10mg/注射用水10mL] ※47 +KN3号輸液
⑨ 注射用フサン[10mg/注射用水10mL] ※47 +ヴィーンD輸液[500mL]
⑧ 注射用フサン[10mg/注射用水10mL] ※47 +ソリタ-T3号輸液[500mL]
⑧ 注射用フサン[10mg/注射用水10mL] ※47 +フィジオゾール3号輸液[500mL]
⑧ 注射用フサン[10mg/注射用水10mL] ※47 +ブドウ糖注射液5%[500mL]

⑩ ブスコパン注[20mg/1mL] ※5
⑧ ブドウ糖液5%[20mL] ※1
② ブドウ糖液5%[100mL] ※5
⑩ ブドウ糖液5%[500mL] ※3
⑩ ブドウ糖液70%[350mL] ※3 +アミノレバン点滴静注[200mL]
⑩ ブドウ糖液70%[350mL] ※3 +アミパレン輸液[200mL]
⑩ フラグミン静注 ※5 [4000低分子ヘパリン国際単位/4mL]
⑧ プラスアミノ輸液[50mL] ※3
⑧ フラビタン注射液[10mg/2mL] ※1
⑧ プリンペラン注射液[50mg/10mL] ※1
② フルクトラクト注[50mL] ※3
② フルクトラクト注[500mL] ※5
⑧ フルマリン静注用[1g/注射用水2mL] ※48
② ブレオ注射用[15mg] ※5
② ブレオ注射用[30mg/5mL] ※5
⑥ 水溶性プレドニン[10mg/2mL] ※5
⑥ 水溶性プレドニン[20mg/2mL] ※1
⑩ プロスタルモン・F注射液[1mg/1mL] ※49
⑥ プロタノールL注[0.02%1mL] ※4
② ペプレオ注射用[10mg/生食液5mL] ※50
⑧ ヘルベッサー注射用[20mg/生食液20mL] ※51
⑥ ペントシリン注射用[1g/注射用水4mL] ※3
⑩ ペントシリン注射用[1g/注射用水4mL] ※52 +ブドウ糖液5%[100mL]
⑩ ペントシリン注射用[1g/注射用水4mL] ※53 +ブドウ糖液5%[100mL]
⑧ ホスミシンS静注用 ※54 [1g/注射用水20mL]
⑥ ポタコールR輸液[50mL] ※5
⑥ ポタコールR輸液[500mL] ※5
⑥ マイトマイシン注用[2mg/注射用水5mL] ※55
⑥ マルトス輸液10%[50mL] ※5
⑩ マンニットT15%[500mL] ※1
⑩ ミノマイシン点滴静注[100mg/5mL] ※56
⑩ ミノマイシン点滴静注用 ※57 [100mg/注射用水5mL]+ブドウ糖注射液5%[500mL]
⑧ ミラクリッド注射液[5万単位] ※58
② ミリスロール注[5mg/10mL] ※59
⑩ ミルリーラ注射液[10mg/10mL] ※60
⑩ メイセリン静注用[1g/注射用水20mL] ※61
⑧ メキシチール点滴静注[125mg/5mL] ※5
⑧ 注射用メソトレキセート[5mg/2mL] ※5
⑧ メチエフ注[40mg/1mL] ※1
⑧ メチコバール注射液[500μg/1mL] ※5
⑪ メロペン点滴用[0.5g] ※62
⑧ モノフィリン注[200mg/2mL] ※1
② モリアミンS注[200mL] ※5
⑩ モリヘパミン点滴静注[500mL] ※3
⑥ ラクテックD輸液[50mL] ※5
⑥ ラクテックG輸液[50mL] ※5
⑥ ラクテック注[50mL] ※5
⑧ ラクテック注[500mL] ※1
② ラクトリンゲルS注[100mL] ※5
② ラクトリンゲル液[100mL] ※5
⑧ ラシックス注[20mg/2mL] ※1
② リプラス3号輸液[100mL] ※3
② リンゲル液[100mL] ※5
⑧ リンコシン注射液[300mg/1mL] ※1
⑥ リンデロン注[4mg/1mL] ※5
⑧ レプチラーゼ注[1単位/1mL] ※1
⑧ ロイコン注射液[20mg/2mL] ※1
⑧ ロイナーゼ注用[5000K単位/注射用水2mL] ※63
⑧ ロピオン静注[50mg/5mL] ※64

本品濃度： ❶1A，❷10mg/2mL，❸10mg/2mL×5A，❹10mg/5%ブドウ糖注射液100mL，❺10mg/生食液100mL，❻25mg/5mL，❼50mg，❽50mg/10mL，❾50mg/10mL×2A，❿100mg/20mL，⓫100mg/生食液100mL，⓬記載なし

• いずれも残存率データなし.

アドナ

※1 外観変化なし（5hr）.
※2 外観変化なし（24hr），フルオロウラシル力価変化なし.
※3 外観変化なし（24hr），pH変化なし.
※4 外観変化なし（6hr），pH変化なし.
※5 外観変化なし（24hr）.
※6 24hr pH変化なくアクラルビシン安定.
※7 24hr pH変化なくアズトレオナム安定.
※8 外観変化なし（24hr），24hr ドキソルビシン力価変化なし.
※9 外観変化なし（3hr），pH，フルマゼニル含量変化なし.
※10 外観変化なし（24hr），pH，アミカシン力価変化なし.
※11 外観変化なし（3hr），pH変化なし.
※12 外観変化なし（24hr），pH変化なくアルガトロバンは安定.
※13 外観変化なし（24hr），ドパミン含量変化なし.
※14 外観変化データはないが，ドパミン含量は6hr安定.
※15 外観変化なし（6hr）.
※16 外観変化なし（24hr），pH，イセパマイシン力価変化なし.
※17 外観変化なし（24hr），pH変化なくメシル酸ガベキサート安定.
※18 外観変化なし（3hr），pH変化なくメシル酸ガベキサート安定.
※19 外観変化なし（24hr），メシル酸ガベキサート残存率変化なし.
※20 外観変化なし（24hr），pH，硫酸カナマイシン力価変化なし.
※21 外観変化データはないが，カルベニン6hr残存率90%以上.
※22 外観変化なし（5hr），クロロマイセチン側のIFに「配合により橙色に呈色. この呈色は主薬間の複合体生成によると推定. 従って薬効は不変と考えられる」との記載あり.
※23 外観変化なし（24hr），pH変化なし，ラタキセフナトリウム安定.
※24 外観変化なし（3hr）.
※25 外観変化データはないが，5hrまでのシチコリンのTLC変化なし.
※26 外観変化なし（24hr），フルコナゾール残存率変化なし.
※27 外観変化なし（24hr），pH変化なし，スルペラゾン成分安定.
※28 外観変化なし（24hr），スルペラゾン力価変化なし.
※29 外観変化なし（24hr），アルガトロバン残存率変化なし.
※30 外観変化なし（5hr），pH変化なし.
※31 外観変化なし（24hr），セフメタゾール力価変化なし.
※32 外観変化なし（24hr），pH変化なくセフメタゾールは24hr安定.
※33 外観変化なし（24hr），pH変化なくジアゼパムは24hr安定.
※34 外観変化なし（24hr），ペンタゾシンは安定.
※35 外観変化なし（4hr），24hr pH，アシクロビル含量変化なし.
※36 外観変化なし（24hr），シメチジン含量変化なし.
※37 外観変化なし（24hr），pH，クリンダマイシン力価変化なし.
※38 外観変化データはないが，12hrイミペネム・シラスタチン力価変化なし.
※39 外観変化なし（1hr），デスモプレシン残存率変化なし.
※40 外観変化データはないが，トブラマイシンは24hr安定.
※41 外観変化なし（24hr），ドキサプラム残存率変化なし.
※42 外観変化なし（24hr），pH変化なくジベカシン安定.
※43 外観変化なし（24hr），pH，アルベカシン力価変化なし.
※44 外観変化なし（8hr），pH，セフォチアム力価変化なし.
※45 外観変化なし（24hr），pH変化なくビタミンは安定.
※46 24hr後に増色が認められるが，pH，セフォゾプランカ価変化なし.
※47 外観変化なし（24hr），pH変化なくメシル酸ナファモスタット安定.
※48 外観変化なし（24hr），フロモキセフナトリウム残存力価変化なし.
※49 外観変化なし（168hr）.
※50 外観変化なし（24hr），pH変化なく硫酸ペプロマイシンは安定.
※51 外観変化なし（24hr），pH，ジルチアゼム残存率変化なし.
※52 外観変化なし（24hr），ピペラシリンナトリウム力価変化なし.
※53 外観変化データはないが，24hrまで両剤の含量変化なし.
※54 外観変化なし（24hr），pH，ホスホマイシンナトリウム力価変化なし.
※55 外観変化なし（24hr），マイトマイシン力価変化なし.
※56 外観変化なし（24hr），pH変化なくミノサイクリン安定.
※57 外観変化データはないが，ミノサイクリンは24hr安定.
※58 黄褐色澄明→黄褐色（直後→24hr）.
※59 外観変化なし（24hr），pH，ニトログリセリン力価変化なし.
※60 外観変化なし（24hr），pH，ミルリノン力価変化なし.
※61 外観変化なし（24hr），セフミノクスナトリウム力価変化なし.
※62 外観変化なし（24hr），6hrまでの相手薬剤の含量90%以上［24hr後メロペネム力価低下（86.3%），pH変化なし］.
※63 外観変化なし（24hr），L-アスパラギナーゼ含量変化なし.
※64 外観変化なし（24hr），pH・粒子径・フルルビプロフェンアキセチル含量変化なし.

📄 メーカー提供データ

アトニン-O ［オキシトシン］（武田薬品工業）

注：1単位/1mL/A，5単位/1mL/A

分類 視床下部・下垂体ホルモン薬（オキシトシン製剤）

［pH変動スケール］

1単位製剤　　　　　　　　　　　　　　　（規格pH：2.5〜4.5）

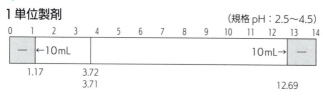

5単位製剤　　　　　　　　　　　　　　　（規格pH：2.5〜4.5）

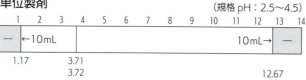

注意事項

DEHP・PVC	フィルター	閉鎖システム
—	—	—

調剤時の注意
アルカリ性溶液中では不安定で，その生理活性を失う．

［配合変化データ （文献に基づく判定）］

配合可

- ❷ 5％ブドウ糖液 [100mL]
- ❶ アドナ注（静脈用）[2mL] ※1
- ❶ アミカシン硫酸塩注射液「日医工」[2mL] ※1
- ❶ アミノレバン点滴静注 [500mL] ※1
- ❶ アリナミンF注 [2mL] ※1
- ❶ 大塚生食注 [500mL]
- ❶ 大塚糖液5％ [500mL]
- ❶ クラフォラン注射用 [0.5g/生食液10mL] ※2
- ❷ 生食液 [100mL]
- ❶ セフメタゾン静注用 [0.25g/生食液10mL] ※1
- ❶ ソリタ-T3号輸液 [200mL] ※1
- ❶ トブラシン注 [90mg/1.5mL] ※1
- ❶ トランサミン注10％ [2.5mL] ※1
- ❶ パンスポリン静注用 [250mg/生食液10mL] ※2
- ❶ ビタメジン静注用 [1V/生食液20mL] ※1
- ❶ ブスコパン注 [1mL] ※1
- ❶ ベストコール静注用 [0.5g/生食液10mL] ※2
- ❶ ペントシリン注射用 [2g/生食液10mL] ※1
- ❶ ホスミシンS静注用 [500mg/生食液10mL] ※1
- ❶ マルトス輸液10％ [250mL] ※1
- ❶❷ リンゲル液 [500mL]

本品濃度：❶ 5単位/1mL，❷ 10単位/2mL

※1 残存率データはないが，外観変化なし（24hr）．
※2 残存率データはないが，外観変化なし（6hr），6hr以内の投与であれば配合可．

📄 アトニン-O注インタビューフォーム（2020年12月改訂）

アドリアシン [ドキソルビシン塩酸塩] (サンド)

注用：10mg/V, 50mg/V
分類　抗悪性腫瘍薬（トポイソメラーゼⅡ阻害薬）

[pH変動スケール]

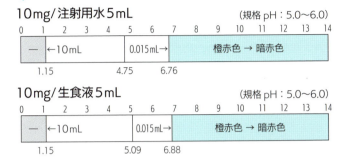

注意事項

DEHP・PVC	フィルター	閉鎖システム
—	—	—

調剤時の注意
溶解時のpHにより安定性が低下するため，注射用水または生食液に溶解する．生食液で溶解する場合は10mgあたり1mL以上で速やかに行うこと．

[配合変化データ (文献に基づく判定)]

配合不可

本品濃度		
10mg/生食液5mL	アミカシン硫酸塩注射液 [100mg/1mL]	89.1%(6hr), 赤色濁り(直後)
	セファメジンα注射用 [0.5g/注射用水5mL]	68.8%(1hr), 赤色濁り(1hr)
	ソルダクトン静注用 [200mg/5mL]	91.0%→59.5%(6hr→24hr), 暗赤色濁り(24hr)
	ダイアモックス注射用 [500mg/注射用水5mL]	暗赤色濁り(1hr)
	トブラシン注 [60mg/1.5mL]	赤色ゲル状(1hr)
	パニマイシン注射液 [50mg/1mL]	赤色ゲル状(1hr)
	パンスポリン静注用 [0.5g/注射用水5mL]	89.1%(3hr)
	ビクシリン注射用 [1g/注射用水4mL]	89.5%(1hr)
	フォリアミン注射液 [15mg/1mL]	86.0%(6hr)
	ベストコール静注用 [1g/注射用水10mL]	赤橙色沈殿(24hr)
	ホスミシンS静注用 [0.5g/注射用水10mL]	赤橙色濁り(直後)
	ラシックス注 [20mg/2mL]	47.1%(1hr), 赤色濁り(直後)
10mg/注射用水5mL	5-FU注 [250mg/5mL]	86.2%(3hr), 暗赤色濁り(24hr)
	硫酸カナマイシン注射液 [1g/1A]	88.0%(直後), 綿状赤紫色沈殿(直後)
	コスメゲン静注用 [0.5g/注射用水1.1mL]	87.1%(直後)
40mg/注射用水20mL	メイロン静注7% [20mL]	87.9%(3hr), 赤色濁り(3hr)

配合可

- ❶ 1%カルボカイン注 [200mg/20mL]
- ❶ アクラシノン注射用 [20mg/生食液10mL] ※1
- ❶ アプレゾリン注射用 [20mg/注射用水2mL] ※1
- ❷ アミゼットB輸液 [200mL]
- ❸ インジゴカルミン注 [0.4%5mL] ※1
- ❶ インデラル注射液 [2mg/2mL]
- ❹ ウログラフイン注76% [10mL]
- ❶ ウロナーゼ静注用 [60000IU/生食液5mL] ※2
- ❶ 注射用エフオーワイ [100mg/注射用水5mL]
- ❶ エホチール注 [10mg/1mL]
- ❶ カシワドール静注 [20mL]
- ❶ キシロカイン注射液1% [200mg/20mL]
- ❶ ゲンタシン注 [10mg/1mL]
- ❶ シオマリン静注用 [0.5g/注射用水10mL] ※1
- ❶ ジゴシン注 [0.25mg/1mL]
- ❶ ジプロフィリン注 [300mg/2mL]
- ❶ ズファジラン筋注 [5mg/1mL]
- ❶ スルピリン注 [250mg/1mL] ※1
- ❶ セフメタゾン静注用 [0.5g/注射用水5mL]
- ❶ ソセゴン注射液 [30mg/1mL]
- ❶ デカドロン注射液 [4mg/1mL]
- ❶ ニドラン注用 [50mg/注射用水10mL]
- ❷ ハイカリック液-1号 [700mL]
- ❷ ハイカリック液-2号 [700mL]
- ❷ ハイカリック液-3号 [700mL]
- ❶ パントール注射液 [500mg/2mL]
- ❶ パントシン注 [200mg/2mL]
- ❶ ブスコパン注 [20mg/1mL]
- ❶ プリンペラン注射液 [10mg/2mL]
- ❶ ブレオ注射用 [5mg/注射用水5mL]
- ❶ プロスタンディン注射用 [20μg/生食液5mL]
- ❶ プロタノールL注 [0.2mg/1mL]
- ❶ ペプレオ注射用 [5mg/5mL]
- ❶ ペントシリン注射用 [1g/注射用水5mL] ※1
- ❶ ポララミン注 [5mg/1mL]
- ❷ マーカイン注 [50mg/20mL]
- ❶ ランダ注 [10mg/20mL] ※3
- ❶ リンコシン注射液 [300mg/1mL]

本品濃度：❶ 10mg/生食液5mL，❷ 10mg/注射用水5mL，❸ 10mg/注射用水10mL，❹ 20mg/注射用水10mL

※1 残存率90%以上(6hr)，外観変化なし(24hr)，6hr以内の投与であれば配合可．
※2 残存率90%以上(3hr)，外観変化なし，6hr以内の投与であれば配合可．

※3 残存率90%以上（24hr），外観変化なし，IFにシスプラチンの含量が低下するとの報告があると記載あり．

アドリアシン注用インタビューフォーム（2017年9月改訂）

アトロピン「テルモ」 [アトロピン硫酸塩水和物]（テルモ）

注シリンジ：0.05％ 0.5mg/1mL/シリンジ
分類　自律神経作用薬（アトロピン製剤）

[pH変動スケール]

0.5mg/1mL　　　　　　　　　　　　　　　　（規格pH：4.0～6.0）

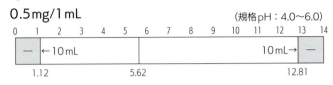

注意事項

DEHP・PVC	フィルター	閉鎖システム
—	—	—

調剤時の注意
トロパ酸とトロピンのエステルのため加水分解されやすい．アルカリ，臭素・ヨード類との配合は避ける．

[配合変化データ（文献に基づく判定）]

本品規格	配合不可	
0.5mg/1mL	カルチコール注射液8.5％ [170mg/2mL]	結晶析出(24hr)
	メチエフ注 [40mg/1mL]	結晶±(24hr)

アトロピン注0.05％シリンジ「テルモ」インタビューフォーム（2019年8月改訂）

アナフラニール [クロミプラミン塩酸塩] （アルフレッサファーマ）

点滴静注液：25mg/2mL/A

分類 抗うつ薬

[pH変動スケール]

25mg製剤　　　　　　　　　　　　　（規格pH：4.1〜5.1）

0	1	2	3	4	5	6	7	8	9	10	11	12	13	14

— ／ ←10mL ／ 0.07mL→ ／ 白濁

1.1　　　　4.6　6.2

注意事項

DEHP・PVC	フィルター	閉鎖システム
—	—	—

[配合変化データ （文献に基づく判定）]

本品容量	配合不可	
25mg/2mL	セルシン注射液 [10mg/2mL]	白濁(直後)→黄色油状物生成
	セルシン注射液 [10mg/2mL]+5%ブドウ糖液 [200mL]	注加時白濁→消失
	セルシン注射液 [10mg/2mL]+生食液 [200mL]	注加時白濁→消失
	ソリタ-T1号輸液 [250mL]	微白濁(直後)
	ホリゾン注射液 [10mg/2mL]+5%ブドウ糖液 [200mL]	注加時白濁→消失
	ラシックス注 [20mg/2mL]+5%ブドウ糖液 [250mL]	白濁(直後)
	ラシックス注 [20mg/2mL]+生食液 [250mL]	注加時白濁→消失
75mg/6mL	セルシン注射液 [10mg/2mL]+5%ブドウ糖液 [200mL]	注加時白濁→消失
	セルシン注射液 [10mg/2mL]+生食液 [200mL]	注加時白濁→消失
	ソリタ-T1号輸液 [250mL]	微白濁(直後)
	ホリゾン注射液 [10mg/2mL]+5%ブドウ糖液 [200mL]	注加時白濁→消失
	ホリゾン注射液 [10mg/2mL]+生食液 [200mL]	注加時白濁→消失
	ラシックス注 [20mg/2mL]+5%ブドウ糖液 [250mL]	白濁(直後)
	ラシックス注 [20mg/2mL]+生食液 [250mL]	注加時白濁→消失

配合可

- ❶❷ EL-3号輸液 [250mL] ※1
- ❷ アリナミンF注 [50mg/20mL] ※2 +5%ブドウ糖液 [250mL]
- ❷ アリナミンF注 [50mg/20mL]+生食液 [250mL] ※2
- ❶❷ 大塚生食注 [250mL]
- ❶❷ 大塚生食注 [500mL]
- ❶❷ 大塚糖液5% [250mL]
- ❶❷ 大塚糖液5% [500mL]
- ❷ コントミン筋注 [0.5%5mL] ※2 +5%ブドウ糖液 [250mL]
- ❷ コントミン筋注 [0.5%5mL]+生食液 [250mL] ※2
- ❶❷ ソリタ-T2号輸液 [250mL] ※1
- ❶❷ ソリタ-T3号輸液 [250mL] ※1
- ❶❷ ソリタ-T4号輸液 [250mL] ※1
- ❶❷ タガメット注射液 [200mg/2mL] +5%ブドウ糖液 [250mL]

- ❶❷ タガメット注射液 [200mg/2mL]+生食液 [250mL]
- ❶ タチオン注射用 [200mg/3mL] ※1 +生食液 [100mL]
- ❶❷ テルモ生食 [250mL]
- ❶❷ テルモ生食 [500mL]
- ❶❷ テルモ糖注5% [250mL]
- ❶❷ テルモ糖注5% [500mL]
- ❶❷ ノイロトロピン注射液 [3.6単位/3mL] +5%ブドウ糖液 [250mL]
- ❶❷ ノイロトロピン注射液 [3.6単位/3mL] +生食液 [250mL]
- ❷ ノルアドリナリン注 [0.1%1mL] ※2 +5%ブドウ糖液 [250mL]
- ❷ ノルアドリナリン注 [0.1%1mL] ※2 +生食液 [250mL]
- ❶❷ ピーエヌツイン-1号輸液 [250mL]

- ❷ ビタシミン注射液+5%ブドウ糖液 [250mL] ※2
- ❷ ビタシミン注射液+生食液 [250mL] ※2
- ❶❷ ビタメジン静注用 [1V/蒸留水20mL] +5%ブドウ糖液 [200mL]
- ❶❷ ビタメジン静注用 [1V/蒸留水20mL] +生食液 [200mL]
- ❶❷ プリンペラン注射液 [10mg/2mL] +5%ブドウ糖液 [250mL]
- ❶❷ プリンペラン注射液 [10mg/2mL] +生食液 [250mL]
- ❶❷ ポタコールR輸液 [250mL]
- ❶❷ ラクテック注 [250mL] ※1
- ❶❷ リンデロン注 [4mg/1mL]+5%ブドウ糖液 [250mL]
- ❶❷ リンデロン注 [4mg/1mL]+生食液 [250mL]

本品容量：❶ 25mg/2mL，❷ 75mg/6mL

- いずれも残存率データなし.
- ※1　外観変化なし(6hr)，6hr以内の投与であれば配合可.
- ※2　外観変化なし(3hr)，3hr以内の投与であれば配合可.

アナフラニール点滴静注液25mgインタビューフォーム（2021年4月改訂）

アネキセート [フルマゼニル] (サンド)

注射液：0.5mg/5mL/A

分類 去痰薬, 呼吸障害改善薬, 喘息治療薬 (ベンゾジアゼピン受容体拮抗薬)

[pH変動スケール]

0.5mg製剤　　　　　　　　　　（規格pH：3.0～5.0）

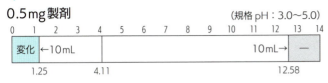

注意事項

DEHP・PVC	フィルター	閉鎖システム
—	—	—

[配合変化データ (文献に基づく判定)]

本品規格	配合不可	
0.5mg/5mL	アレビアチン注 [250mg/5mL]	わずかな混濁 (3hr)

本品規格	配合可
0.5mg/5mL	・10%EL-3号輸液 [5mL] ・20%マンニトール注射液 [50mL] ・EL-3号輸液 [5mL] ・アクチット輸液 [5mL] ・アクトシン注射用 [300mg/添付溶解液5mL] ・アザクタム注射用 [1g/注射用水10mL] ・アタラックス-P注射液 [50mg/1mL] ・アドナ注 (静脈用) [100mg/20mL] ・アミサリン注 [100mg/1mL] ・アミノレバン点滴静注 [5mL] ・アリナミンF注 [50mg/20mL] ・イソゾール注射用 [0.5g/注射用水20mL] ・イノバン注 [100mg/5mL]+生食液 [5mL] ・インデラル注射液 [2mg/2mL] ・ヴィーンD輸液 [5mL] ・ヱフェドリン「ナガヰ」注射液 [40mg/1mL] ・注射用エフオーワイ [100mg/注射用水10mL] ・大塚糖液5% [5mL] ・ガスター注射液 [20mg/2mL]+生食液 [18mL] ・カルチコール注射液8.5% [425mg/5mL] ・強力ネオミノファーゲンシー静注 [20mL] ・グリセオール注 [5mL] ・クリニザルツ輸液 [5mL] ・コントミン筋注 [25mg/5mL] ・ジゴシン注 [0.25mg/1mL] ・セフメタゾン静注用 [1g/注射用水10mL] ・セレネース注 [5mg/1mL] ・ソセゴン注射液 [30mg/1mL] ・ソリタ-T2号輸液 [5mL] ・ソリタ-T3号輸液 [5mL] ・ソリタ-T4号輸液 [5mL] ・ソル・コーテフ静注用 [500mg/添付溶解液4mL] ・ソルダクトン静注用 [200mg/注射用水10mL]	・タガメット注射液 [200mg/2mL] ・タチオン注射用 [200mg/添付溶解液3mL] ・チエナム点滴静注用 [0.5g/注射用水100mL] ・低分子デキストランL注 [5mL] ・デカドロン注 [6.6mg/2mL] ・デフィブラーゼ点滴静注液 [10単位/1mL] ・テラプチク静注 [45mg/3mL] ・ドグマチール筋注 [50mg/2mL] ・ドブトレックス注射液 [100mg/5mL] 　+生食液 [10mL] ・トブラシン注 [60mg/1.5mL] ・トランサミン注 [1g/10mL] ・ドルミカム注 [10mg/2mL] ・ドロレプタン注射液 [25mg/10mL] ・ニコリン注射液 [500mg/10mL] ・ニトロール注 [5mg/10mL] ・ネオシネジンコーワ注 [1mg/1mL] ・ネオフィリン注 [250mg/10mL] ・ノルアドリナリン注 [1mg/1mL] ・ハイスコ皮下注 [0.5mg/1mL] ・パニマイシン注射液 [100mg/注射用水10mL] ・ハベカシン注射液 [100mg/2mL] ・ハルトマン輸液「NP」 [5mL] ・ハルトマン輸液pH8「NP」 [5mL] ・塩酸バンコマイシン点滴静注用 [0.5g/注射用水10mL] ・パンスポリン静注用 [1g/注射用水10mL] ・注射用ビクシリンS [1g/注射用水10mL] ・ビソルボン注 [4mg/2mL] ・ビタシミン注射液 [500mg/1mL] ・ビタメジン静注用 [1瓶/生食液10mL] ・ファンギゾン注射用 [50mg/注射用水10mL] ・フィジオゾール3号輸液 [5mL] ・プラスアミノ輸液 [5mL] ・フラビタン注射液 [20mg/2mL]	・水溶性プレドニン [20mg/添付溶解液2mL] ・プロスタンディン注射用 [20μg/生食液10mL] ・プロタノールL注 [0.2mg/1mL] ・プロタミン硫酸塩注「モチダ」 [100mg/10mL] ・ベストコール静注用 [1g/注射用水10mL] ・ペルジピン注射液 [2mg/2mL] ・ヘルベッサー注射用 [10mg/注射用水10mL] ・ホスミシンS静注用 [1g/注射用水10mL] ・ボスミン注 [1mg/1mL] ・ポタコールR輸液 [5mL] ・マルトス輸液10% [5mL] ・ミラクリッド注射液 [5000単位/生食液10mL] ・ミリスロール注 [5mg/10mL] ・メイセリン静注用 [1g/添付溶解液20mL] ・メイロン静注8.4% [50mL] ・メキシチール点滴静注 [125mg/5mL] ・注射用メソトレキセート [50mg/注射用水10mL] ・ラクテックD輸液 [5mL] ・ラクテックG輸液 [5mL] ・ラクテック注 [5mL] ・ラシックス注 [20mg/2mL] ・ラボナール注射用 [0.5g/注射用水20mL] ・リスモダンP静注 [50mg/5mL] ・リンコシン注射液 [300mg/1mL] ・リンデロン注 [4mg/1mL] ・レペタン注 [0.2mg/1mL] ・レボトミン筋注 [25mg/1mL] ・ロセフィン静注用 [1g/注射用水10mL] ・ロルファン注射液 [1mg/1mL] ・ワソラン静注 [5mg/2mL]

・いずれも3hrまでのデータであるが, 残存率90%以上 (ガスター注射液のみ24hrのデータ), 外観変化なし.

アネキセート注射液0.5mg配合変化表
アネキセート注射液0.5mg インタビューフォーム (2021年9月改訂)

アネメトロ　[メトロニダゾール]（ファイザー）

点滴静注液：500mg/100mL/V

分類 抗菌薬（ニトロイミダゾール系抗菌薬）

[pH変動スケール]（山口東京理科大学実験データ）

50mg/10mL　　　　　　　　　　　　　　　　　（規格pH：4.5〜6.0）

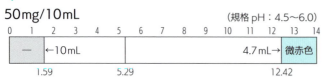

注意事項

DEHP・PVC	フィルター	閉鎖システム
―	―	―

[配合変化データ（文献に基づく判定）]

本品規格	配合不可	
500mg/100mL	ファンギゾン注射用 [50mg/注射用水10mL] +5%ブドウ糖液 [500mL]	浮遊物あり（直後）
	プロテアミン12注射液 [100mL]	83.7%（6hr）

本品規格	配合可
500mg/100mL	・20%フルクトン注 [100mL] ※1 ・20%マンニットール注射液 [100mL] ※1 ・EL-3号輸液 [100mL] ※1 ・KN3号輸液 [100mL] ※1 ・アタラックス-P注射液 [25mg/1mL] ※2 ・アデラビン9号注 [1mL] ※2 ・アドナ注（静脈用）[50mg/10mL] ※2 ・アミノレバン点滴静注 [100mL] ※1 ・アリナミンF注 [50mg/20mL] ※1 ・イパン注 [100mg/5mL] ※2 ・ウロナーゼ静注用 [6万単位/生食液10mL] ※2 ・注射用エフオーワイ [500mg/注射用水5mL] ※2 ・大塚生食注 [100mL] ※1 ・大塚糖液5% [100mL] ※1 ・ガスター注射液 [20mg/2mL] ※2 ・カンサイダス点滴静注用 [70mg/10.5mL] ※2 ・キュビシン静注用 [350mg/生食液7mL] ※2 ・強力ネオミノファーゲンシー静注 [20mL] ※2 ・キリット注5% [100mL] ※1 ・クラビット点滴静注バッグ [500mg/20mL] ※2 ・ゲンタシン注 [60mg/1.5mL] ※2 ・ザイボックス注射液 [600mg/300mL] ※1 ・ジスロマック点滴静注用 [500mg/注射用水4.8mL+5%ブドウ糖液495.2mL] ※1 ・ジフルカン静注液 [100mg/50mL] ※1 ・シプロキサン注 [200mg/100mL] ※1 ・スルペラゾン静注用 [1g/生食液100mL] ※1 ・セファメジンα注射用 [1g/注射用水3mL] ※1	・セフトリアキソンナトリウム点滴静注用バッグ「VTRS」 [1g/添付溶解液100mL] ※1 ・セフメタゾン静注用 [0.25g/注射用水2.5mL] ※1 ・ゾシン静注用 [4.5g/生食液100mL] ※1 ・ソセゴン注射液 [15mg/1mL] ※2 ・ソリタ-T1号輸液 [100mL] ※1 ・ソリタ-T2号輸液 [100mL] ※1 ・ソリタ-T3号輸液 [100mL] ※1 ・ソリタ-T4号輸液 [100mL] ※1 ・ソル・コーテフ静注用 [500mg/添付溶解液4mL] ※1 ・ソル・メドロール静注用 [125mg/添付溶解液2mL] ※1 ・タチオン注射用 [100mg/注射用水2mL] ※2 ・チエナム点滴静注用 [0.5g/生食液100mL] ※1 ・テイコプラニン点滴静注用 [200mg/生食液105mL] ※2 ・低分子デキストランL注 [100mL] ※1 ・ドブトレックス注射液 [100mg/5mL] ※2 ・トブラシン注 [60mg/1.5mL] ※1 ・トランサミン注 [250mg/5mL] ※2 ・ニコリン注射液 [250mg/2mL] ※2 ・ネオフィリン注 [250mg/10mL] ※2 ・ネオラミン・スリービー液（静注用） [10mL] ※1 ・ハイカリック液-1号 [100mL] ※1 ・ハイカリック液-2号 [100mL] ※1 ・パシル点滴静注液 [300mg/100mL] ※2 ・パニマイシン注射液 [100mg/2mL] ※1 ・ハベカシン注射液 [100mg/2mL] ※2 ・塩酸バンコマイシン点滴静注用 [0.5g/注射用水10mL]+生食液 [100mL] ※1 ・パンスポリン静注用 [1g/生食液5mL] ※1	・パントール注射液 [100mg/1mL] ※1 ・ビタメジン静注用 [1本/注射用水20mL] ※1 ・ピドキサール注 [10mg/1mL] ※1 ・ファーストシン静注用 [0.5g/生食液100mL] ※1 ・ファンガード点滴用 [50mg/生食液100mL] ※2 ・フィジオゾール3号輸液 [100mL] ※1 ・フィニバックス点滴静注用 [0.25g/生食液100mL] ※2 ・ブスコパン注 [20mg/1mL] ※2 ・プラスアミノ輸液 [100mL] ※1 ・プリンペラン注射液 [10mg/2mL] ※1 ・フルマリン静注用 [1g/生食液100mL] ※1 ・プロジフ静注液 [100mg/1.25mL] ※1 ・ヘパリンナトリウム注 [5千単位/5mL] ※2 ・ペルジピン注射液 [10mg/10mL] ※1 ・ペントシリン注射用 [2g/生食液100mL] ※1 ・ホスミシンS静注用 [2g/注射用水100mL] ※2 ・ポタコールR輸液 [100mL] ※1 ・マルトス輸液10% [100mL] ※1 ・ミラクリッド注射液 [5万単位/生食液1mL] ※2 ・メロペン点滴用 [0.25g/生食液100mL] ※1 ・モリアミンS注 [100mL] ※2 ・モリプロンF輸液 [100mL] ※1 ・ユナシン-S静注用 [1.5g/生食液100mL] ※1 ・ラクテック注 [100mL] ※1 ・ラシックス注 [20mg/2mL] ※3 ・ラクテックD輸液 [100mL] ※1 ・リンデロン注（2%）[100mg/5mL] ※2

※1　残存率90%以上，6hrまでのデータであるが，外観変化なし．
※2　残存率データなし，外観変化なし（6hr）．
※3　残存率データなし，4hr後に軽微な着色あり．

アネメトロ点滴静注液インタビューフォーム
山口東京理科大学実験データ

アミオダロン塩酸塩「TE」　[アミオダロン塩酸塩]（トーアエイヨー）

静注：150mg/3mL/A

分類 不整脈治療薬（クラスⅢ群）

[pH変動スケール]

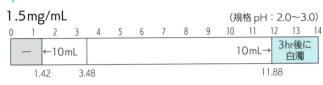

1.5mg/mL　　　　　　　　　　　　（規格pH：2.0～3.0）

| 0 | 1 | 2 | 3 | 4 | 5 | 6 | 7 | 8 | 9 | 10 | 11 | 12 | 13 | 14 |

←10mL　　　　　　　　　　　　10mL→　3hr後に白濁

1.42　　3.48　　　　　　　　　　　　11.88

注意事項

DEHP・PVC	フィルター	閉鎖システム
×	―	―

DEHPが溶出するため．

調剤時の注意

沈殿を生じるので，生食液と配合しないこと．5％ブドウ糖注射液に加えて希釈する．

[配合変化データ（文献に基づく判定）]

・いずれも5％ブドウ糖注射液で希釈．

本品濃度	配合不可	
15mg/10mL	カルチコール注射液8.5％ [10mL]	濁り(直後)
	ソルダクトン静注用 [100mg/5％ブドウ糖注射液10mL]	濁り(直後)
	ビーフリード輸液 [10mL]	濁り(直後)
	ヘパリンナトリウム注 [1万単位/10mL]	濁り(3hr)
	ラボナール注射用 [250mg/注射用水10mL]	濁り(3hr)

配合可		
❶ コアテック注 [10mg/10mL]	❶ プレセデックス静注液 [40μg/生食液10mL]	❷ ラクテック注 [10mL]
❶ ドブトレックス注射液 [20mg/5％ブドウ糖注射液10mL]	❶ ヘルベッサー注射用 [500mg/5％ブドウ糖注射液10mL]	❶ ラシックス注 [100mg/10mL]
❶ ドルミカム注射液 [50mg/10mL]	❶ 静注用マグネゾール [1g/10mL]	❶❷ リンゲル液 [10mL]
❶ ニトロール点滴静注 [5mg/10mL]	❶ ミリスロール注 [5mg/10mL]	❶ ワソラン静注 [25mg/10mL]
❶ ハンプ注射用 [2000μg/注射用水10mL]	❶ ミルリーラ注射液 [10mg/10mL]	

本品濃度：❶ 15mg/10mL，❷ 115mg/10mL

📄 アミオダロン点滴静注インタビューフォーム（2020年6月改訂版）

アミカシン硫酸塩「明治」 [アミカシン硫酸塩] (Meiji Seika ファルマ)

注射液：100mg/1mL/A，200mg/2mL/A

分類 抗菌薬（アミノグリコシド系抗菌薬）

［pH変動スケール］

200mg/2mL製剤

（規格 pH：6.0〜7.5）

0	1	2	3	4	5	6	7	8	9	10	11	12	13	14

― ←10mL　　　　　10mL→　　　　―

1.41　　　　　　　7.10　　　9.86

注意事項

DEHP・PVC	フィルター	閉鎖システム
―	―	―

調剤時の注意

β-ラクタム系製剤との混注により，両剤とも不活化されるとの報告がある．それぞれ別経路にて投与を行うこと．

［配合変化データ （文献に基づく判定）］

本品規格	配合可		
200mg/2mL	・ヴィーン3G輸液[500mL] ・ヴィーンD輸液[500mL]	・大塚生食注[100mL] ・大塚糖液5%[100mL]	・ソリタ-T3号輸液[500mL] ・フィジオゾール3号輸液[500mL]

📄 アミカシン硫酸塩注射液インタビューフォーム

アミサリン ［プロカインアミド塩酸塩］（アルフレッサファーマ）

注：100mg/1mL/A，200mg/2mL/A
分類 不整脈治療薬（Naチャネル遮断薬・クラスIa群）

[pH変動スケール]（山口東京理科大学実験データ）

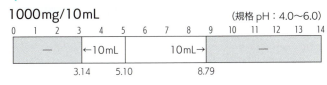

注意事項

DEHP・PVC	フィルター	閉鎖システム
―	―	―

アミノレバン [肝不全用アミノ酸製剤] (大塚製薬工場)

点滴静注：200mL/バッグ，500mL/バッグ

分類 輸液・栄養製剤（肝性脳症改善アミノ酸注射液）

［pH変動スケール］

（規格pH：5.5～6.5）

0	1	2	3	4	5	6	7	8	9	10	11	12	13	14
—			←10mL				10mL→		—					

3.11　　　5.90　　　8.74

注意事項

DEHP・PVC	フィルター	閉鎖システム
—	—	—

［配合変化データ（文献に基づく判定）］

本品規格	配合不可	
500mL	イソゾール注射用 [500mg/溶解液20mL]	白色混濁(直後)
	ソルダクトン静注用 [200mg/溶解液20mL]	白色混濁(直後)
	ファンギゾン注射用 [50mg/注射用水10mL]	微黄色混濁(直後)
	フェジン静注 [40mg/2mL]	淡褐色混濁(24hr)
	ラボナール注射用 [0.3g/溶解液12mL]	白色混濁(直後)

📄 アミノレバン点滴静注インタビューフォーム（2012年1月改訂）

アラセ

アラセナ-A　[ビダラビン]（持田製薬）

点滴静注用：300mg/V

分類 抗ウイルス薬（抗ヘルペスウイルス薬）

ア

［pH変動スケール］（山口東京理科大学実験データ）

300mg/生食液250mL　　　　　　　　（規格pH：3.0～3.7）

0	1	2	3	4	5	6	7	8	9	10	11	12	13	14

| — | ←10mL | | 10mL→ | — |

1.49　　3.38　　　　　　　　　　　　　12.52

⚠ 注意事項

DEHP・PVC	フィルター	閉鎖システム
—	—	—

［配合変化データ（文献に基づく判定）］

本品容量	配合不可	
300mg	20%マンニットール注射液「YD」[500mL]	溶解しない
	EL-3号輸液 [500mL]	溶解しない
	アクチット輸液 [500mL]	溶解しない
	アミパレン輸液 [500mL]	溶解しない
	ヴィーンD輸液 [500mL]	溶解しない
	ヴィーンF輸液 [500mL]	溶解しない
	カルベニン点滴用 [500mg]+大塚生食注 [500mL]	濁った微黄色(直後)
	クリニザルツ輸液 [500mL]	溶解しない
	ゾビラックス点滴静注用 [250mg]+大塚生食注 [500mL]	白濁(直後)
	ソル・メドロール静注用 [1g]+大塚生食注 [500mL]	白濁(直後)
	チエナム点滴静注用 [0.5g]+大塚生食注 [500mL]	わずかに白濁(直後)
	パンスポリン静注用 [1g]+大塚生食注 [500mL]	濁った微黄色(直後)
	ファンギゾン注射用 [50mg]+大塚糖液5% [500mL]	濁った黄色(直後)
	メロペン点滴用 [0.5g]+大塚生食注 [500mL]	白濁(直後)
	ラクテック注 [500mL]	溶解しない
600mg	20%マンニットール注射液「YD」[500mL]	溶解しない
	EL-3号輸液 [500mL]	溶解しない
	アクチット輸液 [500mL]	溶解しない
	ヴィーンD輸液 [500mL]	溶解しない
	ヴィーンF輸液 [500mL]	溶解しない
	ソリタ-T1号輸液 [500mL]	溶解しない
	ソリタ-T2号輸液 [500mL]	溶解しない
	ソリタ-T3号G輸液 [500mL]	溶解しない
	ソリタ-T3号輸液 [500mL]	溶解しない
	ソリタ-T4号輸液 [500mL]	溶解しない
	ソルデム3A輸液 [500mL]	溶解しない
	低分子デキストランL注 [500mL]	溶解しない
	フィジオゾール3号輸液 [500mL]	溶解しない
	ポタコールR輸液 [500mL]	溶解しない
	ラクテック注 [500mL]	溶解しない

配合可

❶ アミカシン硫酸塩注射液「日医工」[200mg]
　+大塚生食注[500mL]
❶ 献血ヴェノグロブリンIH静注 [2500mg]
　+大塚生食注[100mL]
❶ エクサシン注射液[400mg]+大塚生食注[500mL]
❶❷ キリット注5%[500mL]

❶❷ グリセオール注[500mL]
❶ サンディミュン点滴静注用[250mg]
　+大塚生食注[500mL]
❶ ジフルカン静注液[100mg]+大塚生食注[500mL]
❶ セファメジンα注射用[2g]+大塚生食注[500mL]

❶ ソリタ-T1号輸液[500mL]
❶ ソリタ-T2号輸液[500mL]
❶ ソリタ-T3号G輸液[500mL]
❶ ソリタ-T3号輸液[500mL]
❶ ソリタ-T4号輸液[500mL]

35

アラセナ-A

- ❶ ソルデム3A輸液[500mL]
- ❶ タガメット注射液[200mg]+大塚生食注[500mL]
- ❶ 注射用タゴシッド[200mg]+大塚生食注[500mL]
- ❶ 低分子デキストランL注[500mL]
- ❶❷ 低分子デキストラン糖注[500mL]
- ❶❷ デノサリン1輸液[500mL]

- ❶ ハベカシン注射液[100mg]+大塚生食注[500mL]
- ❶ 塩酸バンコマイシン点滴静注用[0.5g]
  +大塚生食注[500mL]
- ❶ ビタジェクト注キット[1セット]
  +ハイカリック液-1号[700mL]
- ❶ ファンガード点滴用[75mg]+大塚生食注[500mL]

- ❶ フィジオゾール3号輸液[500mL]
- ❶ フルマリン静注用[1g]+大塚生食注[500mL]
- ❶ プログラフ注射液[5mg]+大塚生食注[500mL]
- ❶ フロリードF注[400mg]+大塚生食注[500mL]
- ❶ ポタコールR輸液[500mL]
- ❶❷ マルトス輸液10%[500mL]

本品容量： ❶ 300mg, ❷ 600mg

持田製薬株式会社社内資料
山口東京理科大学実験データ

アリナミン ［フルスルチアミン］（武田薬品工業）

注射液：10mg/2mL/A

分類 ビタミン製剤（ビタミンB_1誘導体製剤）

［pH変動スケール］

10mg製剤 （規格pH：3.0～4.0）

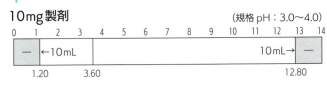

注意事項

DEHP・PVC	フィルター	閉鎖システム
—	—	—

調剤時の注意
開封後も光を遮り保存すること．

［配合変化データ（文献に基づく判定）］

本品規格	配合可
10mg/2mL	・アデホス-Lコーワ注 [20mg/2mL] ・アドナ注（静脈用）[10mg/2mL] ・安息香酸Naカフェイン注 [20%1mL] ・カルチコール注射液8.5% [5mL] ・ソリタ-T1号輸液 [100mL] ・ソリタ-T2号輸液 [100mL] ・ソリタ-T3号輸液 [100mL] ・ソリタ-T4号輸液 [100mL] ・ネオフィリン注 [250mg/10mL] ・ビスラーゼ注射液 [10mg/1mL] ・ビタシミン注射液 [100mg/1mL] ・ビタシミン注射液 [500mg/2mL] ・フレスミンS注射液 [1mg/1mL] ・水溶性プレドニン [20mg/2mL] ・モノフィリン注 [200mg/2mL] ・ラボナール注射用 [0.5g/20mL]

・いずれも残存率データはないが，外観変化なし（24hr）．

📄 アリナミンF5注／アリナミンF10注／アリナミンF25注／アリナミンF50注／アリナミンF100注／アリナミン注射液10mgインタビューフォーム（2019年2月改訂）

アリナミンF ［フルスルチアミン］（武田薬品工業）

注：5mg/1mL/A，10mg/2mL/A，25mg/10mL/A，50mg/20mL/A，100mg/20mL/A

分類 ビタミン製剤（ビタミンB_1誘導体製剤）

[pH変動スケール]

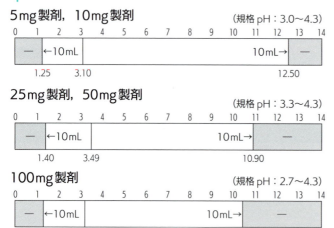

5mg製剤，10mg製剤 （規格pH：3.0～4.3）
1.25　3.10　12.50

25mg製剤，50mg製剤 （規格pH：3.3～4.3）
1.40　3.49　10.90

100mg製剤 （規格pH：2.7～4.3）
1.30　3.19　10.42

注意事項

DEHP・PVC	フィルター	閉鎖システム
−	−	−

調剤時の注意
開封後も光を遮り保存すること．

[配合変化データ（文献に基づく判定）]

本品規格	配合不可	
5mg/1mL	ビタシミン注射液 [100mg/1mL]	84%(1hr)
	ラシックス注 [20mg/2mL]	混濁
	ラボナール注射用 [0.5g/20mL]	白色沈殿後，時間経過とともに溶解・消失，24hr後に再沈殿
10mg/2mL	ビタシミン注射液 [100mg/1mL]	83%(1hr)
	モリアミンS注 [98mL]	0%(0.25hr)
	ラシックス注 [20mg/2mL]	混濁
	ラボナール注射用 [0.5g/20mL]	白色沈殿後，時間経過とともに溶解・消失，24hr後に再沈殿
25mg/10mL	タチオン注射用 [300mg]+5%ブドウ糖液 [500mL]	13.1%(1hr)
	タチオン注射用 [600mg]+5%ブドウ糖液 [500mL]	1.2%(1hr)
	ラボナール注射用 [0.5g/20mL]	白色沈殿後，時間経過とともに溶解・消失，24hr後に再沈殿
50mg/20mL	タチオン注射用 [300mg]+5%ブドウ糖液 [500mL]	25.4%(1hr)
	タチオン注射用 [600mg]+5%ブドウ糖液 [500mL]	0%(1hr)
	モリアミンS注 [80mL]	0%(0.25hr)
	ラボナール注射用 [0.5g/20mL]	白色沈殿後，時間経過とともに溶解・消失，24hr後に再沈殿
100mg/20mL	タチオン注射用 [300mg]+5%ブドウ糖液 [500mL]	28.9%(1hr)
	タチオン注射用 [600mg]+5%ブドウ糖液 [500mL]	0%(1hr)

本品規格	配合可		
5mg/1mL	・アデホス-Lコーワ注 [20mg/2mL] ・アドナ注(静脈用) [10mg/2mL] ・安息香酸Naカフェイン注 [20%1mL] ・ソリタ-T1号輸液 [100mL] ・ソリタ-T2号輸液 [100mL]	・ソリタ-T3号輸液 [100mL] ・ソリタ-T4号輸液 [100mL] ・ネオフィリン注 [250mg/10mL] ・ビスラーゼ注射液 [10mg/1mL] ・ビタシミン注射液 [500mg/2mL]	・ビタシミン注射液 [500mg/2mL] ※1 ・フレスミンS注射液 [1mg/1mL] ・水溶性プレドニン [20mg/2mL] ・モノフィリン注 [200mg/2mL]
10mg/2mL	・アデホス-Lコーワ注 [20mg/2mL] ・アドナ注(静脈用) [10mg/2mL] ・アトニン-O注 [5単位] ・アミノフィリン静注 [2.5%10mL] ・安息香酸Naカフェイン注 [20%1mL] ・カルチコール注射液8.5% [5mL]	・ソリタ-T1号輸液 [100mL] ・ソリタ-T2号輸液 [100mL] ・ソリタ-T3号輸液 [100mL] ・ソリタ-T4号輸液 [100mL] ・デトキソール静注液 [10%20mL] ・トリノシンS注射液 [10mg/2mL]	・トリノシンS注射液 [20mg/2mL] ・ナイクリン注射液 [20mg/1mL] ・ネオフィリン注 [250mg/10mL] ・ビスラーゼ注射液 [10mg/1mL] ・ビタシミン注射液 [500mg/2mL] ・ビタシミン注射液 [500mg/2mL] ※1

	・ブスコパン注[20mg/1mL] ・フレスミンS注射液[1mg/1mL]	・水溶性プレドニン[20mg/2mL] ・モノフィリン注[200mg/2mL]	
25mg/10mL	・アデホス-Lコーワ注[20mg/2mL] ・アドナ注(静脈用)[10mg/2mL] ・安息香酸Naカフェイン注[20%1mL] ・ソリタ-T1号輸液[100mL] ・ソリタ-T2号輸液[100mL]	・ソリタ-T3号輸液[100mL] ・ソリタ-T4号輸液[100mL] ・ネオフィリン注[250mg/10mL] ・ビスラーゼ注射液[10mg/1mL] ・ビタシミン注射液[100mg/1mL]	・ビタシミン注射液[500mg/2mL] ・フレスミンS注射液[1mg/1mL] ・水溶性プレドニン[20mg/2mL] ・モノフィリン注[200mg/2mL]
50mg/20mL	・アデホス-Lコーワ注[20mg/2mL] ・アドナ注(静脈用)[10mg/2mL] ・アトニン-O注[5単位] ・アミノフィリン静注[2.5%10mL] ・安息香酸Naカフェイン注[20%1mL] ・カルチコール注射液8.5%[5mL] ・ソリタ-T1号輸液[100mL] ・ソリタ-T2号輸液[100mL] ・ソリタ-T3号輸液[100mL] ・ソリタ-T4号輸液[100mL] ・デトキソール静注液[10%20mL]	・トリノシンS注射液[10mg/2mL] ・トリノシンS注射液[20mg/2mL] ・ナイクリン注射液[20mg/1mL] ・ニコリン注射液[250mg/2mL] ・ネオフィリン注[250mg/10mL] ・ビスラーゼ注射液[10mg/1mL] ・ビタシミン注射液[100mg/1mL] ・ビタシミン注射液[100mg/1mL] ※1 ・ビタシミン注射液[500mg/2mL] ・ビタシミン注射液[500mg/2mL] ※1 ・ブスコパン注[20mg/1mL]	・フレスミンS注射液[1mg/1mL] ・水溶性プレドニン[20mg/2mL] ・ペチジン塩酸塩注射液[50mg/1mL] ・ペチロルファン注射液[1mL] ・メイロン静注7%[20mL/1A] ※2 ・モノフィリン注[200mg/2mL] ・ラシックス注[20mg/2mL] ・リンコシン注射液[300mg/1mL] ・ロルファン注射液[1mg/1mL]
100mg/20mL	・アデホス-Lコーワ注[20mg/2mL] ・安息香酸Naカフェイン注[20%1mL] ・ソリタ-T1号輸液[100mL] ・ソリタ-T2号輸液[100mL] ・ソリタ-T3号輸液[100mL]	・ソリタ-T4号輸液[100mL] ・ダイアモックス注射用[500mg] ・ニコリン注射液[100mg/2mL] ・ネオフィリン注[250mg/10mL] ・ビタシミン注射液[100mg/1mL] ※1	・ビタシミン注射液[500mg/2mL] ・ビタシミン注射液[500mg/2mL] ※1 ・フェジン静注[40mg/2mL] ・フレスミンS注射液[1mg/1mL] ・モノフィリン注[200mg/2mL]

・いずれも残存率データはないが(※1,2を除く),外観変化なし(24hr).
※1 残存率90%以上(3hr).
※2 残存率90%以上(24hr).

📄 アリナミンF5注/アリナミンF10注/アリナミンF25注/アリナミンF50注/アリナミンF100注/アリナミン注射液10mgインタビューフォーム(2019年2月改訂)

アリムタ [ペメトレキセドナトリウム水和物] （日本イーライリリー）

注射用：100mg/V，500mg/V

分類 抗悪性腫瘍薬（代謝拮抗薬）

［pH変動スケール］

- 規格pH：6.6～7.8
- pH変動試験のデータなし

注意事項

DEHP・PVC	フィルター	閉鎖システム
―	―	―

［配合変化データ（文献に基づく判定）］

- 各配合薬を5％ブドウ糖注射液または生食液で溶解した5mLを混合した．

本品濃度	配合不可	
100mg/ 生食液5mL	アムホテリシンB	黄色綿状沈殿(直後)
	イリノテカン	暗色化(4hr)
	エジシル酸プロクロルペラジン	白色沈殿(直後)
	塩酸オンダンセトロン	うす霧状微小粒子形成(直後)
	グルコン酸カルシウム	白色微小粒子形成(4hr)
	塩酸クロルプロマジン	白色沈殿(直後)
	塩酸ゲムシタビン	白色沈殿(直後)
	硫酸ゲンタマイシン	白色沈殿(直後)
	シプロキサシン	若干の暗色化(4hr)
	セファゾリンナトリウム	若干の暗色化(4hr)
	セフォタキシムナトリウム	若干の暗色化(4hr)
	塩酸ドキシサイクリン	白色沈殿(直後)
	塩酸ドキソルビシン	暗赤色化(直後)
	塩酸ドブタミン	白色微小粒子形成と白色沈殿(直後)
	硫酸トブラマイシン	白色沈殿(直後)
	ドロペリドール	白色沈殿(直後)
	塩酸ミトキサントロン	暗青色沈殿(直後)
	塩酸ミノサイクリン	暗色化および褐色化(4hr)
	メトロニダゾール	暗色化および褐色化(直後)
(記載なし)	乳酸リンゲル液	濁りまたは沈殿(48hr)
	リンゲル液	濁りまたは沈殿(48hr)

配合可

- ❷ 2.5％ブドウ糖・0.45％塩化ナトリウム液※1
- ❷ 5％ブドウ糖液※1
- ❶ アシクロビル※2
- ❶ アズトレオナム※2
- ❶ 硫酸アミカシン※2
- ❶ アミノフィリン※2
- ❶ アンピシリンナトリウム※2
- ❶ アンピシリンナトリウム-スルバクタムナトリウム※2
- ❶ イホスファミド※2
- ❶ 塩化カリウム※2
- ❶ カルボプラチン※2
- ❶ ガンシクロビルナトリウム※2
- ❶ 塩酸グラニセトロン※2
- ❶ リン酸クリンダマイシン※2
- ❶ シクロホスファミド※2
- ❶ シスプラチン※2

- ❶ シタラビン※2
- ❶ ジドブジン※2
- ❶ 塩酸ジフェンヒドラミン※2
- ❶ 塩酸シメチジン※2
- ❷ 生食液※1
- ❶ セフチゾキシムナトリウム※2
- ❶ セフトリアキソンナトリウム※2
- ❶ 炭酸水素ナトリウム※2
- ❷ 注射用水※1
- ❶ リン酸デキサメタゾンナトリウム※2
- ❶ ドセタキセル※2
- ❶ トリメトプリム-スルファメトキサゾール※2
- ❶ 乳酸ハロペリドール※2
- ❶ パクリタキセル※2
- ❶ 塩酸バンコマイシン※2
- ❶ 塩酸ヒドロキシジン※2

- ❶ 硫酸ビンクリスチン※2
- ❶ 硫酸ビンブラスチン※2
- ❶ ファモチジン※2
- ❶ 塩酸ブプレノルフィン※2
- ❶ フルオロウラシル※2
- ❶ フルコナゾール※2
- ❶ 塩酸プロメタジン※2
- ❶ ヘパリンナトリウム※2
- ❶ マンニトール※2
- ❶ メスナ※2
- ❶ コハク酸メチルプレドニゾロンナトリウム※2
- ❶ 塩酸メトクロプラミド※2
- ❶ 硫酸モルヒネ※2
- ❶ 塩酸ラニチジン※2
- ❶ ロイコボリンカルシウム※2
- ❶ ロラゼパム※2

本品濃度：❶ 100mg/生食液5mL，❷ 記載なし

※1 残存率変化なし，外観変化なし(48hr)．　　　※2 残存率データはないが，外観変化なし(4hr)．

📄 アリムタ注射用インタビューフォーム（2019年6月改訂）

アルギニン「AY」 [L-アルギニン塩酸塩]（陽進堂）

点滴静注：30g/300mL/バッグ

分類 機能検査薬（下垂体機能検査薬）

[pH変動スケール]

30g/300mL （規格pH：5.0〜6.0）

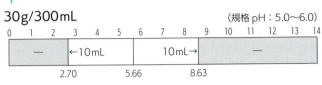

⚠ 注意事項

DEHP・PVC	フィルター	閉鎖システム
—	—	—

📄 アルギニン点滴静注30g「AY」インタビューフォーム（2017年4月改訂）

アルケラン [メルファラン] (サンド)

静注用：50mg/V

分類 抗悪性腫瘍薬（アルキル化薬）

［pH変動スケール］

- 規格pH：6.0〜7.0
- pH変動試験のデータなし

注意事項

DEHP・PVC	フィルター	閉鎖システム
―	―	―

調剤時の注意

メルファラン50mg（1V）に専用溶解液10mLを加え激しく振とうして完全に溶解し，希釈する場合は100mL以上の生食液を用いること．

［配合変化データ（文献に基づく判定）］

本品規格	配合不可	
50mg/1V	アクチット輸液 [100mL]	90%未満 (1.5hr)
	大塚糖液5% [100mL]	90%未満 (1.5hr)
	ソリタ-T1号輸液 [100mL]	90%未満 (1.5hr)
	ソリタ-T3号G輸液 [100mL]	90%未満 (1.5hr)
	ソリタ-T3号輸液 [100mL]	90%未満 (1.5hr)
	フィジオゾール3号輸液 [100mL]	90%未満 (1.5hr)
	モリアミンS注 [100mL]	90%未満 (1.5hr)

本品規格	配合可		
50mg/1V	• 生食液[20mL]	• 生食液[100mL]	• 生食液[500mL]

- いずれも1.5hr後の残存率90%以上であるが，6hr後は残存率が90%未満に低下するため1.5hr以内に投与する，外観変化なし（1.5hr）．
- 本書の基準では配合不可であるが，他に溶解液がないのでIFでは生食液で溶解して1.5hr以内に使用するように指示がある．

📄 アルケラン静注用50mgインタビューフォーム（2017年2月改訂）

アルプロスタジルアルファデクス「タカタ」

[アルプロスタジル アルファデクス]　注射用：20μg/V　　　（高田製薬）

分類　血管拡張薬・循環改善薬（プロスタグランジンE_1製剤）

［pH変動スケール］

20μg/生食液5mL　　　　　　　　　　（規格pH：4.0〜6.5）

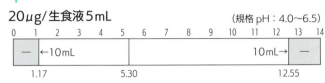

［注意事項］

DEHP・PVC	フィルター	閉鎖システム
―	△	―

正に帯電しているエンドトキシン除去能を有するフィルターでは投与初期にフィルター吸着が認められることがある。

［配合変化データ（文献に基づく判定）］

本品濃度	配合不可		
100μg/注射用水1mL	アルブミナー25％静注 [1V/50mL]		80.2%→70.9%(4hr→24hr)

配合可		
❶ カシワドール静注 [1V/20mL] ※1	❶ ノイロトロピン注射液 [1V/3mL]	❷ ランダ注 [1V/20mL]
❷ サンラビン点滴静注用 [1V/20mL] ※1	❷ 水溶性ハイドロコートン注射液 [1V/2mL]	❷ ロイナーゼ注用 [5000KU/1V/10mL]
❷ シオマリン静注用 [1V/10mL] ※2	❷ パンスポリン静注用 [1V/20mL]	❷ ロセフィン静注用 [1V/10mL]
❷ ソル・コーテフ静注用 [500mg/4mL] ※1	❷ ビタメジン静注用	
❷ ソル・メドロール静注用 [125mg/2mL] ※1	❷ ラシックス注 [1A/2mL]	

本品濃度：❶ 40μg/生食液100mL，❷ 100μg/注射用水1mL

※1　残存率データはないが，外観変化なし（24hr）．
※2　残存率90％以上（24hr），外観変化なし（4hr），24hrでは色調変化あり（黄色澄明），4hr以内の投与であれば配合可．

アルプロスタジルアルファデクス注射用20μg「タカタ」インタビューフォーム（2018年6月改訂）

アルプロスタジル「科研」 [アルプロスタジル]（科研製薬）

注：5μg/1mL/シリンジ，10μg/2mL/シリンジ

分類 血管拡張薬・循環改善薬（プロスタグランジンE_1製剤）

[pH変動スケール]

10μg/生食液5mL　　　　　　　　　（規格pH：4.5〜6.0）

```
0  1  2  3  4  5  6  7  8  9  10 11 12 13 14
   ―   ←10mL              10mL→    ―
      1.20        5.67            12.65
```

注意事項

DEHP・PVC	フィルター	閉鎖システム
－	－	－

[配合変化データ（文献に基づく判定）]

本品規格	配合不可	
10μg	低分子デキストランL注 [500mL]	残存率低下または外観変化が認められた，遮光下

本品規格	配合可		
10μg	・EL-3号輸液 [500mL]	・ソリタ-T3号G輸液 [500mL]	・ハルトマン輸液「NP」 [500mL]
	・ヴィーンD輸液 [500mL]	・ソリタ-T3号輸液 [500mL]	・ハルトマン輸液pH8「NP」 [500mL]
	・大塚糖液5% [100mL]	・ソルデム3A輸液 [500mL]	・フィジオゾール3号輸液 [500mL]
	・大塚糖液5% [500mL]	・ソルデム3輸液 [500mL]	・フルクトラクト注 [500mL]
	・大塚糖液10% [500mL]	・デノサリン1輸液 [500mL]	・ポタコールR輸液 [500mL]
	・キシリトール注5%「フソー」 [500mL]	・ハイカリック液-1号 [700mL]	・マルトス輸液10% [500mL]
	・生理食塩液バッグ「フソー」 [500mL]	・ハルトマンD液「フソー」 [500mL]	・メイロン静注7% [500mL]

・いずれもメーカー試験により残存率および外観に変化を認めなかったが，詳細な数値データなし，遮光下．

アルプロスタジル注10μgシリンジ「科研」インタビューフォーム（2020年12月改訂）

アレビ

アレビアチン ［フェニトインナトリウム］（住友ファーマ）

注：250mg/5mL/A
分類 抗てんかん薬

ア

［pH変動スケール］（山口東京理科大学実験データ）

250mg/5mL

（規格pH：約12）

0	1	2	3	4	5	6	7	8	9	10	11	12	13	14
					結晶析出						←0.8mL	10mL→	―	

11.03　12.17　12.80

⚠ 注意事項

DEHP・PVC	フィルター	閉鎖システム
―	―	―

［配合変化データ（実験に基づく判定）］

本品規格	配合不可	
250mg/5mL	5％ブドウ糖液 [25mL]＋生食液 [20mL]	結晶析出(直後), TLC変化あり(直後)
	ヴィーンD輸液 [25mL]＋生食液 [20mL]	結晶析出(直後), TLC変化あり(直後)
	ソリタ-T3号輸液 [25mL]＋生食液 [20mL]	結晶析出(直後), TLC変化あり(直後)
	ビーフリード輸液 [25mL]＋生食液 [20mL]	結晶析出(直後), TLC変化あり(直後)

📄 山口東京理科大学実験データ

アロキシ ［パロノセトロン塩酸塩］（大鵬薬品工業）

静注：0.75mg/5mL/瓶／点滴静注バッグ：0.75mg/50mL/袋

分類 制吐薬（5-HT₃受容体拮抗型制吐薬）

[pH変動スケール]

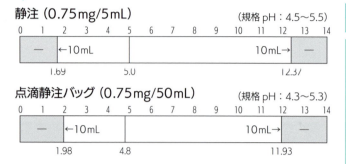

注意事項

DEHP・PVC	フィルター	閉鎖システム
―	―	―

調剤時の注意

外箱（静注）または外袋（静注バッグ）から取り出した後は，光によりわずかに分解することがあるため速やかに使用するかまたは遮光を考慮すること．30秒以上かけて緩徐に投与すること．原則として連結管を用いたタンデム方式による投与はできない．

[配合変化データ（文献に基づく判定）]

A 静注

本品規格	配合不可	
0.75mg/5mL	アタラックス-P注射液 [25mg/1mL]	わずかに白濁 (1hr)
	オルガドロン注射液 [1.9mg/0.5mL×4A]	白濁 (直後)
	ジェムザール注射用 [1.0g]＋生食液 [100mL]	わずかに濁り (24hr)
	スルペラゾン静注用 [1g]＋生食液 [100mL]	微黄色の液でわずかに濁り (24hr)
	セルシン注射液 [5mg/1mL]	白色の沈殿および黄色の固まり (直後)
	ソル・メドロール静注用 [500mg/添付溶解液8mL×4A]	無色の液でわずかに濁り (1hr)
	ソルダクトン静注用 [200mg]＋生食液 [20mL]	白濁 (直後)
	タキソール注射液 [30mg/5mL×4A]＋生食液 [250mL]	わずかに白濁 (直後)
	タキソール注射液 [100mg/16.7mL×3A]＋生食液 [500mL]	わずかに白濁 (直後)
	ノバントロン注 [10mg/5mL]	濃青色の沈殿 (3hr)
	ファンギゾン注射用 [50mg]＋5％ブドウ糖液 [500mL]	淡黄色澄明の液でわずかに濁り (3hr)
	フロリードF注 [200mg/20mL]＋生食液 [200mL]	わずかに白濁 (直後)
	ホリゾン注射液 [10mg/2mL]	白濁 (直後)
	マルタミン注射用 [1V/注射用水5mL]	黄色の液でわずかに濁り (直後)
	ラシックス注 [20mg/2mL]	白濁 (直後)

本品規格	配合可（本品＋2剤まで）		
0.75mg/5mL	・5-FU注 [250mg/5mL×3A] ※1	・アドリアシン注用 [10mg×3A]＋生食液 [30mL]	・エリスロシン点滴静注用 [500mg/注射用水10mL]＋生食液 [100mL]
	・5-FU注 [250mg/5mL×3A]＋生食液 [100mL]	・アトロピン硫酸塩注「タナベ」[0.5mg/1mL]	・エルプラット点滴静注液 [200mg/40mL]＋5％ブドウ糖液 [210mL]
	・20％マンニトール注射液「YD」[300mL]	・アトロピン硫酸塩注「タナベ」[0.5mg/1mL]＋生食液 [100mL]	・エルプラット点滴静注液 [200mg/40mL]＋5％ブドウ糖液 [460mL]
	・EL-3号輸液 [500mL]	・アミノレバン点滴静注 [500mL]	・注射用エンドキサン [500mg]＋注射用水 [25mL]
	・アイソボリン点滴静注用 [25mg×16A]＋生食液 [500mL]	・アミパレン輸液 [200mL]	・注射用エンドキサン [500mg]＋注射用水 [100mL]
	・アクラシノン注射用 [20mg]＋生食液 [10mL]	・アリナミンF注 [100mg/20mL]	・大塚生食注 [500mL]
	・アクラシノン注射用 [20mg]＋生食液 [100mL]	・アリムタ注射用 [500mg/20mL] ※2 ＋生食液 [100mL]	・大塚生食注TN [100mL]
	・アスパラカリウム注10mEq [1.712g/10mL]	・アロカリス点滴静注 [235mg/10mL]＋生食液 [50mL]	・オルガドロン注射液 [1.9mg/0.5mL×4A]＋生食液 [500mL]
	・アスパラカリウム注10mEq [1.712g/10mL]＋ソリタT3号輸液 [500mL]	・アロカリス点滴静注 [235mg/10mL]＋生食液 [250mL]	・オンコビン注射用 [1mg]＋5％ブドウ糖液 [10mL]
	・アタラックス-P注射液 [25mg/1mL]＋生食液 [50mL]	・ヴィーンD輸液 [500mL]	・オンコビン注射用 [1mg]＋5％ブドウ糖液 [250mL]
	・アタラックス-P注射液 [25mg/1mL]＋生食液 [100mL]	・エクザール注射用 [10mg]＋生食液 [10mL]	・オンコビン注射用 [1mg]＋生食液 [10mL]
	・アドリアシン注用 [10mg×2A]＋生食液 [100mL]	・エクザール注射用 [10mg]＋生食液 [250mL]	・オンコビン注射用 [1mg]＋生食液 [250mL]
		・エリスロシン点滴静注用 [500mg/注射用水10mL]＋5％ブドウ糖液 [100mL]	

アロキ

ア

- ガスター注射液[20mg/2mL]+生食液[20mL]
- カルチコール注射液8.5%[850mg/10mL]
- カルチコール注射液8.5%
  [850mg/10mL×0.5A]+生食液[100mL]
- カルチコール注射液8.5%
  [850mg/10mL×0.5A]+生食液[500mL]
- カンプト点滴静注[40mg/2mL]
  +生食液[500mL]
- キシリトール注「ヒカリ」5%[500mL]
- キロサイド注[100mg/5mL]
  +5%ブドウ糖液[250mL]
- キロサイド注[100mg/5mL]+生食液[250mL]
- ケイツーN静注[10mg/2mL]
- 小林糖液5%[500mL]
- サリンヘス輸液6%[500mL]
- サンラビン点滴静注用[250mg]
  +生食液[500mL]
- シオマリン静注用[1g]+5%ブドウ糖液[100mL]
- シオマリン静注用[1g]+生食液[100mL]
- シスプラチン注「日医工」
  [50mg/100mL×3A]+生食液[600mL]
- シスプラチン点滴静注液「ファイザー」
  [50mg/100mL×3A]+生食液[600mL]
- シスプラチン点滴静注「マルコ」
  [50mg/100mL×3A]+生食液[600mL]
- スルペラゾン静注用[1g]※1
  +5%ブドウ糖液[100mL]
- セファメジンα注射用[1g]
  +5%ブドウ糖液[100mL]
- セファメジンα注射用[1g]
  +生食液[100mL]
- ゾメタ点滴静注[4mg/5mL]+生食液[100mL]
- ソリタ-T3号輸液[500mL]
- ソル・コーテフ静注用
  [1000mg/添付溶解液8mL]+生食液[200mL]
- ソルデム3A輸液[500mL]
- ダイアモックス注射用[500mg]
  +生食液[300mL]
- ダウノマイシン静注用[20mg]
  +生食液[10mL]
- ダウノマイシン静注用[20mg]
  +生食液[100mL]
- タガメット注射液[200mg/2mL]
  +生食液[18mL]
- ダカルバジン注用[100mg]※2
  +生食液[100mL]
- タキソテール点滴静注用[112mg/11.2mL]
  +生食液[500mL]
- チエナム点滴静注用[250mg]※2
  +5%ブドウ糖液[100mL]
- チエナム点滴静注用[250mg]※2
  +生食液[100mL]
- メトトレキセート点滴静注液[50mg]
  +注射用水[20mL]

- メトトレキセート点滴静注液[50mg]
  +注射用水[100mL]
- 低分子デキストランL注[500mL]
- 低分子デキストラン糖注[500mL]
- デカドロン注射液[1.65mg/0.5mL×5A]
- デカドロン注射液[1.65mg/0.5mL×5A]
  +生食液[100mL]
- デカドロン注射液[6.6mg/2mL×4A]
  +生食液[250mL]
- デキサート注射液[1.65mg/0.5mL×5A]
  +生食液[100mL]
- デトキソール静注液[2g/20mL]
- デノサリン1輸液[500mL]
- テモダール点滴静注用
  [100mgを注射用水41mLで溶解,この液40mLと配合]
- トブラシン注[60mg/1.5mL]+生食液[100mL]
- ドロレプタン注射液[25mg/10mL]
  +5%ブドウ糖液[100mL]
- ナベルビン注[40mg/4mL]+生食液[50mL]
- ノイトロジン注[250μg/注射用水1mL]
  +生食液[100mL]
- ノバントロン注[10mg/5mL]+生食液[100mL]
- ノバントロン注[20mg/10mL]
  +5%ブドウ糖液[250mL]
- ノバントロン注[20mg/10mL]+生食液[250mL]
- ハベカシン注射液[75mg/1.5mL]
  +5%ブドウ糖液[100mL]
- ハベカシン注射液[75mg/1.5mL]
  +生食液[100mL]
- パラプラチン注射液[150mg/15mL×4A]
  +5%ブドウ糖液[250mL]
- パラプラチン注射液[150mg/15mL×4A]
  +生食液[250mL]
- ハルトマン輸液pH8「NP」[500mL]
- 塩酸バンコマイシン点滴静注用
  [500mg/注射用水10mL]+5%ブドウ糖液[100mL]
- パンスポリン静注用[1g]
  +5%ブドウ糖液[100mL]
- パンスポリン静注用[1g]+生食液[100mL]
- パントシン注10%[200mg/2mL]
- ピーエヌツイン-2号輸液[1100mL]
- ビーフリード輸液[500mL]
- ビスミラー注[5mg/1mL]+生食液[50mL]
- ビスラーゼ注射液[10mg/1mL]
- ビタシミン注射液[100mg/1mL]
- ビタメジン静注用[1V/生食液20mL]
  +ソリタ-T3号輸液[200mL]
- ヒドロコルチゾンコハク酸エステルNa注射用「NIG」
  [100mg/添付溶解液2mL]
- ヒドロコルチゾンコハク酸エステルNa注射用「NIG」
  [100mg/添付溶解液2mL]+ガスター注射液[20mg/2mL]
- ピノルビン注射用[20mg×3A]
  +5%ブドウ糖液[250mL]
- フィジオゾール3号輸液[500mL]

- 注射用フィルデシン[3mg]+生食液[3mL]
- 注射用フィルデシン[3mg]+生食液[100mL]
- ブスコパン注[20mg/1mL]
- プラスアミノ輸液[500mL]
- プリンペラン注射液[10mg/2mL]
- フルカリック2号輸液[1003mL]
- フルマリン静注用[1g]+5%ブドウ糖液[100mL]
- フルマリン静注用[1g]+生食液[100mL]
- 水溶性プレドニン[10mg/添付溶解液1mL]
- プロイメンド点滴静注用[150mg]
  +生食液[100mL]
- プロイメンド点滴静注用[150mg]
  +生食液[250mL]
- フロリードF注[200mg/20mL]
  +5%ブドウ糖液[200mL]
- ペプレオ注射用[10mg]+5%ブドウ糖液[250mL]
- ペプレオ注射用[10mg]+生食液[250mL]
- ペントシリン注射用[1g]
  +5%ブドウ糖液[100mL]
- ペントシリン注射用[1g]+生食液[100mL]
- ホスミシンS静注用[2g]
  +5%ブドウ糖液[20mL]
- ポタコールR輸液[500mL]
- ポララミン注[5mg/1mL]+生食液[100mL]
- マイトマイシン注用[25mg]
  +注射用水[62.5mL]
- 静注用マグネゾール[20mL]
- ミノマイシン点滴静注用[100mg]
  +5%ブドウ糖液[100mL]
- ミノマイシン点滴静注用[100mg]
  +生食液[100mL]
- メイロン静注8.4%[5.88g/70mL]
  +生食液[100mL]
- メイロン静注8.4%[250mL]
- メチコバール注射液[500μg/1mL]
- ラクテックG輸液[500mL]
- ラクテック注[500mL]
- ラシックス注[20mg/2mL]+生食液[100mL]
- ラシックス注[20mg/2mL]+生食液[200mL]
- ラステット注[100mg/5mL]
  +5%ブドウ糖液[500mL]
- ラステット注[100mg/5mL]+生食液[500mL]
- ランダ注[50mg/100mL×3A]※3
  +5%ブドウ糖液[600mL]
- ランダ注[50mg/100mL×3A]※3
  +生食液[600mL]
- 硫酸Mg補正液1mEq/mL
  [2.46g/20mL]+5%ブドウ糖液[100mL]
- 硫酸Mg補正液1mEq/mL
  [2.46g/20mL]+生食液[100mL]
- リンデロン注(2%)[20mg/1mL]※4
- レスカルミン注[20mg/5mL]+生食液[100mL]
- ロセフィン静注用[1g]+生食液[100mL]

本品規格	配合可（本品＋3剤以上）
0.75mg/5mL	アロカリス点滴静注[235mg/10mL]+デカドロン注射液[3.3mg/1mL]+生食液[50mL] アロカリス点滴静注[235mg/10mL]+デカドロン注射液[3.3mg/1mL]+生食液[250mL]
	アロカリス点滴静注[235mg/10mL]+デカドロン注射液[3.3mg/1mL+1.65mg/0.5mL]+生食液[50mL] アロカリス点滴静注[235mg/10mL]+デカドロン注射液[3.3mg/1mL+1.65mg/0.5mL]+生食液[250mL]
	アロカリス点滴静注[235mg/10mL]+デカドロン注射液[3.3mg/1mL×3A]+生食液[50mL] アロカリス点滴静注[235mg/10mL]+デカドロン注射液[3.3mg/1mL×3A]+生食液[250mL]
	アロカリス点滴静注[235mg/10mL]+デカドロン注射液[3.3mg/1mL×3A]+アタラックス-P注射液[50mg/1mL]+生食液[100mL] アロカリス点滴静注[235mg/10mL]+デカドロン注射液[3.3mg/1mL×3A]+アタラックス-P注射液[50mg/1mL]+ブスコパン注[20mg/1mL]+生食液[100mL]
	アロカリス点滴静注[235mg/10mL]+デカドロン注射液[3.3mg/1mL×3A]+ガスター注射液[20mg/2mL]+生食液[100mL]
	アロカリス点滴静注[235mg/10mL]+デカドロン注射液[3.3mg/1mL×3A]+タガメット注射液[200mg/2mL]+生食液[100mL]
	アロカリス点滴静注[235mg/10mL]+デカドロン注射液[3.3mg/1mL×3A]+ネオレスタール注射液[10mg/1mL]+ガスター注射液[20mg/2mL]+生食液[100mL] アロカリス点滴静注[235mg/10mL]+デカドロン注射液[3.3mg/1mL×3A]+ネオレスタール注射液[10mg/1mL]+生食液[100mL] アロカリス点滴静注[235mg/10mL]+デカドロン注射液[3.3mg/1mL×3A]+ネオレスタール注射液[10mg/1mL]+タガメット注射液[200mg/2mL]+生食液[100mL]

アロキシ

アロカリス点滴静注[235mg/10mL]+デカドロン注射液[3.3mg/1mL×3A]+ネオレスタール注射液[10mg/1mL]+ブスコパン注[20mg/1mL]+生食液[100mL]
アロカリス点滴静注[235mg/10mL]+デカドロン注射液[3.3mg/1mL×3A]+ネオレスタール注射液[10mg/1mL]+プリンペラン注射液[10mg/2mL]+生食液[100mL]

アロカリス点滴静注[235mg/10mL]+デカドロン注射液[3.3mg/1mL×3A]+ブスコパン注[20mg/1mL]+ガスター注射液[20mg/2mL]+生食液[100mL]
アロカリス点滴静注[235mg/10mL]+デカドロン注射液[3.3mg/1mL×3A]+ブスコパン注[20mg/1mL]+生食液[100mL]
アロカリス点滴静注[235mg/10mL]+デカドロン注射液[3.3mg/1mL×3A]+ブスコパン注[20mg/1mL]+タガメット注射液[200mg/2mL]+生食液[100mL]

アロカリス点滴静注[235mg/10mL]+デカドロン注射液[3.3mg/1mL×3A]+プリンペラン注射液[10mg/2mL]+ガスター注射液[20mg/2mL]+生食液[100mL]
アロカリス点滴静注[235mg/10mL]+デカドロン注射液[3.3mg/1mL×3A]+プリンペラン注射液[10mg/2mL]+生食液[100mL]
アロカリス点滴静注[235mg/10mL]+デカドロン注射液[3.3mg/1mL×3A]+プリンペラン注射液[10mg/2mL]+タガメット注射液[200mg/2mL]+生食液[100mL]
アロカリス点滴静注[235mg/10mL]+デカドロン注射液[3.3mg/1mL×3A]+プリンペラン注射液[10mg/2mL]+ブスコパン注[20mg/1mL]+生食液[100mL]

アロカリス点滴静注[235mg/10mL]+デカドロン注射液[3.3mg/1mL×3A]+ポララミン注[5mg/1mL]+ガスター注射液[20mg/2mL]+生食液[100mL]
アロカリス点滴静注[235mg/10mL]+デカドロン注射液[3.3mg/1mL×3A]+ポララミン注[5mg/1mL]+生食液[100mL]
アロカリス点滴静注[235mg/10mL]+デカドロン注射液[3.3mg/1mL×3A]+ポララミン注[5mg/1mL]+タガメット注射液[200mg/2mL]+生食液[100mL]
アロカリス点滴静注[235mg/10mL]+デカドロン注射液[3.3mg/1mL×3A]+ポララミン注[5mg/1mL]+ブスコパン注[20mg/1mL]+生食液[100mL]
アロカリス点滴静注[235mg/10mL]+デカドロン注射液[3.3mg/1mL×3A]+ポララミン注[5mg/1mL]+プリンペラン注射液[10mg/2mL]+生食液[100mL]

アロカリス点滴静注[235mg/10mL]+デカドロン注射液[3.3mg/1mL×3A]+ラシックス注[20mg/2mL]+生食液[100mL]

アロカリス点滴静注[235mg/10mL]+デカドロン注射液[3.3mg/1mL×5A]+生食液[50mL]
アロカリス点滴静注[235mg/10mL]+デカドロン注射液[3.3mg/1mL×5A]+生食液[250mL]

オルガドロン注射液[1.9mg/0.5mL×4A]+ガスター注射液[20mg/2mL]+ポララミン注[5mg/1mL]+生食液[100mL]

ガスター注射液[20mg/2mL]+オルガドロン注射液[1.9mg/0.5mL×4A]+生食液[100mL]

ソル・コーテフ静注用[100mg/2mL×2A]+ガスター注射液[20mg/2mL]+生食液[50mL]

デカドロン注射液[1.65mg/0.5mL×4A]+ガスター注射液[20mg/2mL]+生食液[100mL]
デカドロン注射液[1.65mg/0.5mL×4A]+ガスター注射液[20mg/2mL]+ポララミン注[5mg/1mL]+生食液[100mL]

デカドロン注射液[3.3mg/1mL×3A]+プロイメンド点滴静注用[150mg]+生食液[100mL]
デカドロン注射液[3.3mg/1mL×3A]+プロイメンド点滴静注用[150mg]+生食液[250mL]

デキサート注射液[1.65mg/0.5mL×4A]+ガスター注射液[20mg/2mL]+ポララミン注[5mg/1mL]+生食液[100mL]

デキサート注射液[1.65mg/0.5mL×4A]+ポララミン注[5mg/1mL]+生食液[100mL]

デキサート注射液[1.65mg/0.5mL×6A]+アタラックス-P注射液[50mg/1mL]+生食液[100mL]
デキサート注射液[1.65mg/0.5mL×6A]+アタラックス-P注射液[50mg/1mL]+ブスコパン注[20mg/1mL]+生食液[100mL]

デキサート注射液[1.65mg/0.5mL×6A]+アトロピン硫酸塩注「タナベ」[0.5mg/1mL×0.5A]+生食液[100mL]

デキサート注射液[1.65mg/0.5mL×6A]+ブスコパン注[20mg/1mL]+生食液[100mL]

デキサート注射液[3.3mg/1mL×3A]+プロイメンド点滴静注用[150mg]+生食液[100mL]
デキサート注射液[3.3mg/1mL×3A]+プロイメンド点滴静注用[150mg]+生食液[250mL]

ブスコパン注[20mg/1mL]+ポララミン注[5mg/1mL]+生食液[100mL]

静注用マグネゾール[16.2mEq/20mL]+カルチコール注射液8.5%[850mg/10mL×0.5A]+生食液[100mL]

※1 残存率90%以上（24hr），外観変化なし（3hr），6hrではわずかに増色．
※2 残存率90%以上，外観変化なし（6hr），24hrではわずかに増色．
※3 残存率90%以上（24hr），わずかに増色（1hr）．
※4 残存率90%以上（24hr），わずかに着色（3hr）．

B 点滴静注バッグ

本品規格	配合不可	
0.75mg/50mL	強力ネオミノファーゲンシーP静注 [20mL]	白濁（直後）
	強力ネオミノファーゲンシーP静注 [20mL] +アタラックス-P注射液 [50mg/1mL]+ラシックス注 [20mg/2mL×2A]	白濁（直後）
	ソル・コーテフ静注用 [1000mg/添付溶解液8mL]	わずかに白濁（24hr）
	ソル・メドロール静注用 [125mg/添付溶解液2mL] +アタラックス-P注射液 [50mg/1mL]	白濁（直後）

本品規格	配合可（本品＋2剤まで）		
0.75mg/50mL	・アスパラカリウム注10mEq [1.712g/10mL]+タチオン注射用[200mg/注射用水3mL] ・アタラックス-P注射液[25mg/1mL] ・アドリアシン注用[10mg×3A/生食液15mL] ・アリナミンF注[100mg/20mL] ・アロカリス点滴静注[235mg/10mL] ・アロカリス点滴静注[235mg/10mL]+デカドロン注射液[3.3mg/1mL]	・アロカリス点滴静注[235mg/10mL]+デカドロン注射液[3.3mg/1mL×3A] ・アロカリス点滴静注[235mg/10mL]+デカドロン注射液[3.3mg/1mL×5A] ・注射用イホマイド[1g/生食液10mL] ・イリノテカン塩酸塩点滴静注液「SUN」[40mg/2mL] ・オルガドロン注射液[1.9mg/0.5mL×4A] ・ガスター注射液[20mg/2mL]	・ガスター注射液[20mg/2mL]+オルガドロン注射液[1.9mg/0.5mL×4A] ・カルセド注射用[50mg/生食液20mL] ・カンプト点滴静注[40mg/2mL] ・強力ネオミノファーゲンシーP静注[20mL] ・セルシン注射液[5mg/1mL] ・ソル・コーテフ静注用[100mg/添付溶解液2mL×2A]+ガスター注射液[20mg/2mL]

48

・ソル・メドロール静注用 [125mg/添付溶解液2mL]
・タキソール注射液 [30mg/5mL×4A]
・タキソール注射液 [100mg/16.7mL×3A]
・タキソテール点滴静注用 [2Vをそれぞれ添付溶解液(約6mL)にて溶解この液11.2mLを配合]
・チエナム点滴静注用※5 [0.5g/生食液100mL]
・デカドロン注射液 [1.65mg/0.5mL×4A] +ガスター注射液[20mg/2mL]
・デカドロン注射液 [1.65mg/0.5mL×5A]
・デカドロン注射液 [3.3mg/1mL×5A] +アタラックス-P注射液[50mg/1mL]
・デカドロン注射液 [3.3mg/1mL×5A] +ウロミテキサン注[400mg/4mL]
・デカドロン注射液 [3.3mg/1mL×5A] +セレネース注[5mg/1mL]
・デカドロン注射液 [3.3mg/1mL×5A] +ポララミン注[5mg/1mL]
・デカドロン注射液 [3.3mg/1mL×5A] +ラシックス注[40mg/4mL(2A)]

・デキサート注射液 [1.65mg/0.5mL×4A] +ポララミン注[5mg/1mL]
・デキサート注射液 [1.65mg/0.5mL×6A] +アタラックス-P注射液[50mg/1mL]
・デキサート注射液 [1.65mg/0.5mL×6A] +アトロピン硫酸塩注[タナベ][0.5mg/1mL×0.5A]
・デキサート注射液 [1.65mg/0.5mL×6A] +ブスコパン注[20mg/1mL]
・デキサート注射液 [3.3mg/1mL×2.5A]
・ニドラン注射用 [25mg/注射用水5mL]※6
・水溶性ハイドロコートン注射液 [100mg/2mL×2A]
・水溶性ハイドロコートン注射液 [100mg/2mL×2A] +ポララミン注[5mg/1mL]
・パラプラチン注射液 [150mg/15mL×4A]
・塩酸バンコマイシン [0.5g/注射用水10mL→生食液50mL]
・パントシン注 [200mg/2mL]
・ヒドロコルチゾンコハク酸エステルNa注射用「NIG」 [100mg/添付溶解液2mL]
・ヒドロコルチゾンコハク酸エステルNa静注用「NIG」 [100mg/添付溶解液2mL]+ガスター注射液[20mg/2mL]

・ブスコパン注 [20mg/1mL]
・ブスコパン注 [20mg/1mL] +ポララミン注[5mg/1mL]
・水溶性プレドニン [50mg/注射用水5mL] +ポララミン注[5mg/1mL]
・プロイメンド点滴静注用 [150mg] +生食液[100mL]
・プロイメンド点滴静注用 [150mg] +生食液[250mL]
・ホスミシンS静注用 [2g/生食液50mL]
・ポララミン注 [5mg/1mL]
・マイトマイシン注用 [10mg(5V)/注射用水25mL]
・静注用マグネゾール [16.2mEq/20mL] +カルチコール注射液8.5%[425mg/5mL]
・メチコバール注射液 [500μg/1mL]
・メロペン点滴用 [0.5g/注射用水10mL]
・ラシックス注 [20mg/2mL]
・ランダ注 [50mg/100mL×3A]
・リンデロン注(0.4%) [4mg/1mL]
・リンデロン注(0.4%) [20mg/5mL]
・ロセフィン静注用 [1g/生食液100mL]

本品規格	配合可（本品＋3剤以上）
0.75mg/50mL	アロカリス点滴静注[235mg/10mL]+デカドロン注射液[1.65mg/0.5mL×6A]+ラシックス注[20mg/2mL]
	アロカリス点滴静注[235mg/10mL]+デカドロン注射液[3.3mg/1mL+1.65mg/0.5mL]
	アロカリス点滴静注[235mg/10mL]+デカドロン注射液[3.3mg/1mL×3A]+アタラックス-P注射液[50mg/1mL]
	アロカリス点滴静注[235mg/10mL]+デカドロン注射液[3.3mg/1mL×3A]+アタラックス-P注射液[50mg/1mL]+ブスコパン注[20mg/1mL]
	アロカリス点滴静注[235mg/10mL]+デカドロン注射液[3.3mg/1mL×3A]+ガスター注射液[20mg/2mL]
	アロカリス点滴静注[235mg/10mL]+デカドロン注射液[3.3mg/1mL×3A]+タガメット注射液[200mg/2mL]
	アロカリス点滴静注[235mg/10mL]+デカドロン注射液[3.3mg/1mL×3A]+ネオレスタール注射液[10mg/1mL]
	アロカリス点滴静注[235mg/10mL]+デカドロン注射液[3.3mg/1mL×3A]+ネオレスタール注射液[10mg/1mL]+ガスター注射液[20mg/2mL]
	アロカリス点滴静注[235mg/10mL]+デカドロン注射液[3.3mg/1mL×3A]+ネオレスタール注射液[10mg/1mL]+タガメット注射液[200mg/2mL]
	アロカリス点滴静注[235mg/10mL]+デカドロン注射液[3.3mg/1mL×3A]+ネオレスタール注射液[10mg/1mL]+ブスコパン注[20mg/1mL]
	アロカリス点滴静注[235mg/10mL]+デカドロン注射液[3.3mg/1mL×3A]+ネオレスタール注射液[10mg/1mL]+プリンペラン注射液[10mg/2mL]
	アロカリス点滴静注[235mg/10mL]+デカドロン注射液[3.3mg/1mL×3A]+ブスコパン注[20mg/1mL]
	アロカリス点滴静注[235mg/10mL]+デカドロン注射液[3.3mg/1mL×3A]+ブスコパン注[20mg/1mL]+ガスター注射液[20mg/2mL]
	アロカリス点滴静注[235mg/10mL]+デカドロン注射液[3.3mg/1mL×3A]+ブスコパン注[20mg/1mL]+タガメット注射液[200mg/2mL]
	アロカリス点滴静注[235mg/10mL]+デカドロン注射液[3.3mg/1mL×3A]+プリンペラン注射液[10mg/2mL]
	アロカリス点滴静注[235mg/10mL]+デカドロン注射液[3.3mg/1mL×3A]+プリンペラン注射液[10mg/2mL]+ガスター注射液[20mg/2mL]
	アロカリス点滴静注[235mg/10mL]+デカドロン注射液[3.3mg/1mL×3A]+プリンペラン注射液[10mg/2mL]+タガメット注射液[200mg/2mL]
	アロカリス点滴静注[235mg/10mL]+デカドロン注射液[3.3mg/1mL×3A]+プリンペラン注射液[10mg/2mL]+ブスコパン注[20mg/1mL]
	アロカリス点滴静注[235mg/10mL]+デカドロン注射液[3.3mg/1mL×3A]+ポララミン注[5mg/1mL]
	アロカリス点滴静注[235mg/10mL]+デカドロン注射液[3.3mg/1mL×3A]+ポララミン注[5mg/1mL]+ガスター注射液[20mg/2mL]
	アロカリス点滴静注[235mg/10mL]+デカドロン注射液[3.3mg/1mL×3A]+ポララミン注[5mg/1mL]+タガメット注射液[200mg/2mL]
	アロカリス点滴静注[235mg/10mL]+デカドロン注射液[3.3mg/1mL×3A]+ポララミン注[5mg/1mL]+ブスコパン注[20mg/1mL]
	アロカリス点滴静注[235mg/10mL]+デカドロン注射液[3.3mg/1mL×3A]+ポララミン注[5mg/1mL]+プリンペラン注射液[10mg/2mL]
	ガスター注射液[20mg/2mL]+オルガドロン注射液[1.9mg/0.5mL×4A]+ポララミン注[5mg/1mL]
	ガスター注射液[20mg/2mL]+デカドロン注射液[1.65mg/0.5mL×4A]+ポララミン注[5mg/1mL]
	ガスター注射液[20mg/2mL]+デキサート注射液[1.65mg/0.5mL×4A]+ポララミン注[5mg/1mL]
	デカドロン注射液[3.3mg/1mL×3A]+プロイメンド点滴静注用[150mg]+生食液[100mL]
	デカドロン注射液[3.3mg/1mL×3A]+プロイメンド点滴静注用[150mg]+生食液[250mL]
	デカドロン注射液[3.3mg/1mL×5A]+静注用マグネゾール[16.2mEq/20mL]+カルチコール注射液8.5%[425mg/5mL]+ガスター注射液[20mg/2mL]
	デキサート注射液[1.65mg/0.5mL×6A]+ブスコパン注[20mg/1mL]+アタラックス-P注射液[50mg/1mL]
	デキサート注射液[3.3mg/1mL×3A]+プロイメンド点滴静注用[150mg]+生食液[100mL]
	デキサート注射液[3.3mg/1mL×3A]+プロイメンド点滴静注用[150mg]+生食液[250mL]
	水溶性プレドニン[50mg/注射用水5mL]+アタラックス-P注射液[50mg/1mL]+プリンペラン注射液[10mg/2mL]
	静注用マグネゾール[20mL]+デカドロン注射液[1.65mg/0.5mL×4A]+カルチコール注射液8.5%[425mg/5mL]

※5 残存率90%以上，外観変化なし（6hr），24hrではわずかに増色.
※6 残存率90%以上→90%未満（6hr→24hr），外観変化なし（24hr）.

📄 アロキシ静注0.75mg，アロキシ点滴静注バッグ0.75mgインタビューフォーム（2022年5月改訂）

アンチレクス [エドロホニウム塩化物]（杏林製薬）

静注：10mg/1mL/A

分類 機能検査薬（重症筋無力症診断薬）

[pH変動スケール]

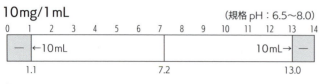

10mg/1mL　　　　　　　　　　　（規格pH：6.5〜8.0）

📄 アンチレクス静注10mgインタビューフォーム（2021年6月改訂）

⚠ 注意事項

DEHP・PVC	フィルター	閉鎖システム
—	—	—

イーケ

イーケプラ　［レベチラセタム］（ユーシービージャパン）

点滴静注：500mg/5mL

分類 抗てんかん薬

イ

［pH変動スケール］（山口東京理科大学実験データ）

500mg/5mL

（規格 pH：5.0～6.0）

0	1	2	3	4	5	6	7	8	9	10	11	12	13	14

　 ─ 　←10mL　　　　　　　　　　10mL→　 ─

1.49　　　　　　5.58　　　　　　　　　　　12.77

⚠ 注意事項

DEHP・PVC	フィルター	閉鎖システム
─	─	─

調剤時の注意

1回投与量（500～1500mg）を100mL
の生食液，乳酸リンゲル液または5%
ブドウ糖注射液で希釈すること．小児
では，成人での希釈濃度を目安に希釈
液量の減量を考慮すること．

［配合変化データ（文献に基づく判定）］

本品規格	配合不可	
500mg/5mL	20%マンニットール注射液「YD」[100mL]	3hr後に析出が認められたが，加温により溶解することからマンニトールが析出したと考えられる
	アレビアチン注 [250mg/5mL/1A]＋大塚糖液5% [100mL]	結晶析出(1hr)

本品規格	配合可		
500mg/5mL	・献血アルブミン25%静注「ベネシス」※1 [20mL]＋大塚生食注[100mL] ・献血アルブミン25%静注「ベネシス」※1 [20mL]＋大塚糖液5%[100mL] ・献血アルブミン25%静注「ベネシス」※1 [20mL]＋ラクテック注[500mL] ・アレビアチン注 [250mg/5mL/1A]＋大塚生食注[100mL] ・アレビアチン注 [250mg/5mL/1A]＋ラクテック注[500mL] ・イソゾール注射用 [500mg/添付溶解液20mL]＋大塚生食注[100mL] ・イソゾール注射用 [500mg/添付溶解液20mL]＋大塚糖液5%[100mL] ・イソゾール注射用 [500mg/添付溶解液20mL]＋ラクテック注[500mL] ・注射用エフオーワイ [100mg/注射用水5mL]＋大塚生食注[100mL] ・注射用エフオーワイ [100mg/注射用水5mL]＋大塚糖液5%[100mL] ・注射用エフオーワイ [100mg/注射用水5mL]＋ラクテック注[500mL] ・エリスロシン点滴静注用 [500mg/注射用水10mL]＋大塚生食注[100mL] ・エリスロシン点滴静注用 [500mg/注射用水10mL]＋大塚糖液5%[100mL] ・エリスロシン点滴静注用 [500mg/注射用水5mL]＋ラクテック注[500mL] ・エルネオパNF1号輸液[100mL] ・エルネオパNF2号輸液[100mL] ・大塚塩カル注2%[100mL] ・大塚生食注[100mL] ・大塚糖液5%[100mL] ・ガスター注射液[10mg/1mL/1A]＋大塚生食注[100mL] ・ガスター注射液[10mg/1mL/1A]＋大塚糖液5%[100mL] ・ガスター注射液[10mg/1mL/1A]＋ラクテック注[500mL] ・グリセオール注[100mL] ・ゲンタシン注[10mg/1mL/1A]＋大塚生食注[100mL]	・ゲンタシン注[10mg/1mL/1A]＋大塚糖液5%[100mL] ・ゲンタシン注[10mg/1mL/1A]＋ラクテック注[500mL] ・セファメジンα注射用 [0.25g/注射用水3mL]＋大塚生食注[100mL] ・セファメジンα注射用 [0.25g/注射用水3mL]＋大塚糖液5%[100mL] ・セファメジンα注射用 [0.25g/注射用水3mL]＋ラクテック注[500mL] ・セルシン注射液[5mg/1mL/1A]＋大塚生食注[100mL] ・セルシン注射液[5mg/1mL/1A]＋大塚糖液5%[100mL] ・セルシン注射液[5mg/1mL/1A]＋ラクテック注[500mL] ・ゾビラックス点滴静注用 [250mg/注射用水10mL]＋大塚生食注[100mL] ・ゾビラックス点滴静注用 [250mg/注射用水10mL]＋大塚糖液5%[100mL] ・ゾビラックス点滴静注用 [250mg/注射用水10mL]＋ラクテック注[500mL] ・ソル・コーテフ注射用 [100mg/添付溶解液2mL]＋大塚生食注[100mL] ・ソル・コーテフ注射用 [100mg/添付溶解液2mL]＋大塚糖液5%[100mL] ・ソル・コーテフ注射用 [100mg/添付溶解液2mL]＋ラクテック注[500mL] ・ソルダクトン静注用 [100mg/注射用水3mL]＋大塚生食注[100mL] ・ソルダクトン静注用 [100mg/注射用水3mL]＋大塚糖液5%[100mL] ・ソルダクトン静注用 [100mg/注射用水3mL]＋ラクテック注[500mL] ・デカドロン注射液[3.3mg/1mL/1A]＋大塚生食注[100mL] ・デカドロン注射液[3.3mg/1mL/1A]＋大塚糖液5%[100mL] ・デカドロン注射液[3.3mg/1mL/1A]＋ラクテック注[500mL] ・ドルミカム注射液[10mg/2mL/1A]＋大塚生食注[100mL]	・ドルミカム注射液[10mg/2mL/1A]＋大塚糖液5%[100mL] ・ドルミカム注射液[10mg/2mL/1A]＋ラクテック注[500mL] ・ノーベルバール静注用 [250mg/注射用水5mL]＋大塚生食注[100mL] ・ノーベルバール静注用 [250mg/注射用水5mL]＋大塚糖液5%[100mL] ・ノーベルバール静注用 [250mg/注射用水5mL]＋ラクテック注[500mL] ・注射用ビクシリンS [1V/注射用水1mL]＋大塚生食注[100mL] ・注射用ビクシリンS [1V/注射用水1mL]＋大塚糖液5%[100mL] ・注射用ビクシリンS [1V/注射用水1mL]＋ラクテック注[500mL] ・注射用フサン[10mg/注射用水1mL]＋大塚生食注[100mL] ・注射用フサン[10mg/注射用水1mL]＋大塚糖液5%[100mL] ・注射用フサン[10mg/注射用水1mL]＋ラクテック注[500mL] ・ヘパリンNa注「モチダ」[10000U/10mL/V]＋大塚生食注[100mL] ・ヘパリンNa注「モチダ」[10000U/10mL/V]＋大塚糖液5%[100mL] ・ヘパリンNa注「モチダ」[10000U/10mL/V]＋ラクテック注[500mL] ・ホストイン静注[750mg/10mL/V]＋大塚生食注[100mL] ・ホストイン静注[750mg/10mL/V]＋大塚糖液5%[100mL] ・ホストイン静注[750mg/10mL/V]＋ラクテック注[500mL] ・ボスミン注[1mL]＋大塚生食注[100mL] ・ボスミン注[1mL]＋大塚糖液5%[100mL] ・ボスミン注[1mL]＋ラクテック注[500mL] ・メイロン静注8.4%[100mL] ・ラクテック注[500mL] ・ラジカット注[30mg/20mL/1A]＋大塚生食注[100mL]

51

	・ラジカット注[30mg/20mL/1A] 　+大塚糖液5%[100mL]	・ラシックス注[20mg/2mL/1A] 　+大塚生食注[100mL]	・ラシックス注[20mg/2mL/1A] 　+ラクテック注[500mL]
	・ラジカット注[30mg/20mL/1A] 　+ラクテック注[500mL]	・ラシックス注[20mg/2mL/1A] 　+大塚糖液5%[100mL]	

※1　残存率90％以上，24hr後にわずかに減色．

📄 イーケプラ点滴静注500mgインタビューフォーム（2022年1月改訂）
　山口東京理科大学実験データ

イダマ

イダマイシン [イダルビシン塩酸塩] （ファイザー）

静注用：5mg/V

分類 抗悪性腫瘍薬（トポイソメラーゼⅡ阻害薬）

［pH変動スケール］

5mg/注射用水5mL　　　　　　　　　　　　（規格pH：5.0〜7.0）

0 1 2 3 4 5 6 7 8 9 10 11 12 13 14
— ←10mL 0.05mL→ 赤褐色混濁

1.15　　　　　　　5.87　　8.03

注意事項

DEHP・PVC	フィルター	閉鎖システム
—	—	—

調剤時の注意

1バイアル5mgに注射用水5mLを加えて溶解する．21Gまたはそれより細い針を使用すること（太い針を使用すると，ゴム栓コアが発生する可能性が高くなる）．

［配合変化データ］（文献に基づく判定）

本品濃度	配合不可	
5mg/注射用水5mL	オルガドロン注射液 [5mg/1mL/1A]	橙色沈殿（直後）
	水溶性ハイドロコートン注射液 [100mg/2mL/V]	橙色混濁（直後）
	水溶性プレドニン [20mg/1A]	橙色沈殿（直後）

配合可		
・アクチット輸液 [200mL] ※1	・キロサイド注 [20mg/1mL/1A]	・フィジオゾール3号輸液 [500mL] ※1
・アミパレン輸液 ※2	・サンラビン点滴静注用 [150mg/V]	・注射用フィルデシン [1mg/V]
・アリナミンF注 [10mg/2mL/1A]	・生理食塩液「ヒカリ」[500mL] ※1	・プラスアミノ輸液 [200mL] ※1
・ヴィーンD輸液 [500mL] ※1	・ソリタ-T1号輸液 [500mL] ※1	・プロテアミン12注射液 [200mL] ※1
・ウログラフイン注60% [20mL]	・ソリタ-T2号輸液 [500mL] ※1	・ペプシド注 [100mg/5mL/V]
・ウログラフイン注76% [20mL]	・ソリタ-T3号輸液 [500mL] ※1	・ポタコールR輸液 [250mL] ※1
・注射用エンドキサン [100mg/V]	・ソリタ-T4号輸液 [500mL] ※1	・注射用メソトレキセート [50mg/V]
・大塚生食注 [5mL] ※3	・ノバントロン注 [20mg/10mL/V]	・モリプロンF輸液 [200mL] ※2
・大塚糖液5% [5mL] ※3	・ハイカリック液-1号 [700mL] ※1	・ラクテック注 [1000mL] ※1
・大塚糖液5% [100mL] ※1	・ハイカリック液-2号 [700mL] ※1	・ロイナーゼ注用 [5000KU/V] ※4
・オンコビン注射用 [1mg/V]	・ハイカリック液-3号 [700mL] ※1	

本品濃度：5mg/注射用水5mL

※1　遮光下．
※2　残存率90%以下（24hr），IF上3hr以内での投与を推奨．
※3　本品容量：5mg
※4　残存率83.1%（24hr），外観変化なし，6hr以内の投与であれば配合可．

📄 イダマイシン静注用5mgインタビューフォーム（2021年8月改訂）

53

イノバン [ドパミン塩酸塩]（協和キリン）

注：100mg/5mL/A

分類 心不全治療薬・昇圧薬（急性循環不全改善薬）

［pH変動スケール］

- 規格pH：3.0〜5.0
- pH変動試験のデータなし

⚠ 注意事項

DEHP・PVC	フィルター	閉鎖システム
―	―	―

調剤時の注意

pH 8.0以上になると着色することがあるので，重曹のようなアルカリ性薬剤と混合しないこと．必要に応じて生食液，ブドウ糖注射液，総合アミノ酸注射液，ブドウ糖・乳酸ナトリウム・無機塩類剤などで希釈する．

［配合変化データ（文献に基づく判定）］

本品容量	配合不可	
100mg/5mL/1A	5-FU注 [250mg/5mL]	黒褐(24hr)
	アデホス-Lコーワ注 [40mg/2mL]	帯桃色(3hr)
	アレビアチン注 [250mg/5mL]	白濁(直後)
	カルベニン点滴用 [250mg/生食液100mL]	91.7%(24hr), 淡黄色澄明→黄色澄明→黄褐色澄明(直後→3hr→24hr)
	キョーフィリン静注 [0.25g/10mL]	黒褐色(6hr)
	サヴィオゾール輸液 [500mL]	黒色(24hr)
	ゾビラックス点滴静注用 [250mg/注射用水10mL]	白濁(直後)
	チエナム点滴静注用 [500mg/100mL (用法に準じて溶解)]	71.6%→45.2%(6hr→24hr), 黄微褐色澄明(24hr)
	チトゾール注用 [0.3g/15mL (用法に準じて溶解)]	白濁(直後)
	デトキソール静注液 [2g/20mL]	黒褐(24hr)
	ピドキサール注 [30mg/1mL]	白沈(24hr)
	ヒドロコルチゾンコハク酸エステルNa注射用「NIG」 [300mg/3mL (用法に準じて溶解)]	黄色(24hr)
	ファンギゾン注射用 [50mg/注射用水5mL]	白濁(直後)
	フェジン静注 [40mg/2mL]	黒濁(24hr)
	フエロン注射用 [100万IU/生食液1mL]	浮遊物(24hr)
	ベストコール静注用 [1g/5mL (用法に準じて溶解)]	褐色(3hr)
	メイロン静注7% [1.4g/20mL]	黒褐(6hr)
	ラシックス注 [20mg/2mL]	結晶(6hr)
	ラボナール注射用 [0.5g/注射用水20mL]	白濁(直後)

配合可

- ❶ EL-3号輸液 [500mL]
- ❶ アクチット輸液 [200mL]
- ❶ アクトシン注射用 [300mg/5mL(用法に準じて溶解)]
- ❶ アザクタム注射用 [1g/注射用水20mL]
- ❶ アミノレバン点滴静注 [500mL]
- ❶ アルツディスポ関節注 [25mg/2.5mL]
- ❶ 注射用イホマイド [1g/生食液または注射用水25mL]
- ❶ イントラリポス輸液10% [500mL]
- ❶ ヴィーンD輸液 [500mL]
- ❷ 大塚生食注 [100mL]
- ❶ ガスター注射液 [20mg/20mL]
- ❶ キドミン輸液 [300mL]
- ❶ 注射用サイメリン [100mg/生食液10mL] ※1
- ❶ サンラビン点滴静注用 [200mg/生食液20mL]
- ❶ スミフェロン注 [300万IU/1mL]
- ❷ 生理食塩液「フソー」 [500mL]
- ❶ ソリタ-T1号輸液 [500mL]
- ❶ ソリタ-T3号G輸液 [500mL]
- ❶ ソリタ-T3号輸液 [500mL]
- ❷ ソリタ-T3号輸液 [500mL]
- ❸ ソリタ-T4号輸液 [200mL]
- ❶ ソリタ-T4号輸液 [500mL]
- ❶ ソリタックス-H輸液 [500mL]
- ❶ ソル・メドロール静注用 ※2 [40mg/1mL(用法に準じて溶解)]
- ❷ ソルラクト輸液 [500mL] ※3
- ❶ ダカルバジン注用 [100mg/注射用水10mL] ※4
- ❶ 低分子デキストランL注 [500mL]
- ❶ テラプチク静注 [45mg/3mL]
- ❷ テルモ糖注5% [500mL]
- ❶ トロペロン注 [4mg/2mL]
- ❶ ニトロール注 [5mg/10mL]
- ❶ ハイカリック液-1号 [700mL]
- ❶ ハイカリック液-2号 [700mL]
- ❷ ハルトマン輸液pH8「NP」 [1000mL] ※3

イノバ

- ❶ ピーエヌツイン-1号輸液[1000mL]
- ❶ ピーエヌツイン-2号輸液[1100mL]
- ❶ ピーエヌツイン-3号輸液[1200mL]
- ❶ フィジオゾール3号輸液[500mL]
- ❶ 注射用フィルデシン
  [1mg/1mL(用法に準じて溶解)]
- ❶ 注射用フサン[10mg/注射用水10mL]
- ❶ プラスアミノ輸液[500mL]

- ❶ フルカリック1号輸液[903mL]
- ❶ フルカリック2号輸液[1003mL]
- ❶ フルカリック3号輸液[1103mL]
- ❶ フルマリン静注用[1g/注射用水10mL] ※1
- ❶ プロスタンディン注射用[20μg/生食液5mL]
- ❶ フロリードF注[200mg/20mL]
- ❶ ポタコールR輸液[500mL]
- ❶ ミリスロール注[5mg/10mL]

- ❶ メイセリン静注用[1g/生食液20mL] ※2
- ❶ メキシチール点滴静注[250mg/5mL] ※5
- ❶ ラクテックG輸液[500mL]
- ❶ ラクテック注[250mL]
- ❶ ラステット注[100mg/5mL]
- ❶ リスモダンP静注[50mg/5mL]
- ❷ ロセフィン静注用[1g/注射用水10mL]
- ❶ ワソラン静注[5mg/2mL]

本品容量：❶ 100mg/5mL/1A, ❷ 300mg/15mL/3A, ❸ 600mg/30mL/6A

※1 残存率90%以上，外観変化なし (6hr)，6hr以内の投与であれば配合可.
※2 残存率90%以上，軽微な着色 (24hr).
※3 保存条件5℃において，残存率90%以上 (72hr)，外観変化なし.
※4 残存率90%以上 (24hr)，軽微な着色 (6hr).
※5 現在は250mg製剤は販売されていない．濃度の異なる125mg/5mL製剤は販売があるため参考データとして記載.

📄 イノバン注50mg, 100mgインタビューフォーム (2020年9月改訂)

イホマイド [イホスファミド] (塩野義製薬)

注射用：1g/瓶

分類 抗悪性腫瘍薬（アルキル化薬）

［pH変動スケール］

・規格pH：4.5～6.5
・pH変動試験のデータなし

注意事項

DEHP・PVC	フィルター	閉鎖システム
－	－	－

［配合変化データ（文献に基づく判定）］

配合可		
・5-FU注 [250mg/5mL]	・ソリタ-T3号輸液 [500mL]	・プリンペラン注射液 [10mg/2mL]
・アプレゾリン注射用 [20mg/2mL]	・タチオン注射用 [100mg/2mL]	・プレオ注射用 [15mg/5mL]
・エクザール注射用 [10mg/10mL]	・炭酸水素Na静注7％PL「フソー」 [50mL]	・水溶性プレドニン [20mg/2mL]
・オンコビン注射用 [1mg/10mL]	・デカドロン注射液1.65mg [2mg/0.5mL]	・マイトマイシン注用 [2mg/5mL]
・キロサイド注 [20mg/1mL]	・トブラシン注 [60mg/1.5mL]	・ラシックス注 [20mg/2mL]
・シーパラ注 [2mL]	・注射用ビクシリンS [500mg/2mL]	・リンデロン注 (0.4％) [4mg/1mL]
・シオマリン静注用 [1g/4mL]	・ビタミンC注「フソー」 [500mg/2mL]	・ロイコン注射液 [20mg/2mL]

本品濃度：1g/25mL

・いずれも残存率データはないが，外観変化なし（6hr）．

📄 注射用イホマイドインタビューフォーム［2012年5月改訂（第3版）］

インダシン [インドメタシンナトリウム]（ノーベルファーマ）

静注用：1mg/V

分類 鎮痛薬・麻薬（未熟児動脈管開存症治療薬）

[pH変動スケール]（山口東京理科大学実験データ）

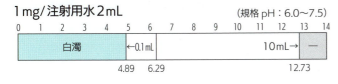

1mg/注射用水2mL　　　　　　　　　（規格pH：6.0〜7.5）

白濁　←0.1mL　　　10mL→　—
4.89　6.29　　　　　　12.73

⚠ 注意事項

DEHP・PVC	フィルター	閉鎖システム
—	—	—

調剤時の注意

1mgバイアルにつき生食液または注射用水1〜2mLを加え，よく振とうして溶解する．保存剤含有の溶液に溶解してはならない．必ず用時調製し，使用されなかった薬液は廃棄すること．

インデラル ［プロプラノロール塩酸塩］（太陽ファルマ）

注射液：2mg/2mL/A

分類 不整脈治療薬（β遮断薬・クラスⅡ群）

［pH変動スケール］(山口東京理科大学実験データ)

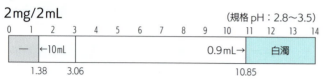

DEHP・PVC	フィルター	閉鎖システム
—	—	—

⚠ 注意事項

ヴィーンD [酢酸リンゲル液（ブドウ糖加）]（扶桑薬品工業，ニプロ）

輸液：200mL/バッグ，500mL/バッグ

分類 輸液・栄養製剤（ブドウ糖加酢酸リンゲル液）

[pH変動スケール]

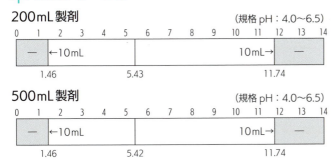

注意事項

DEHP・PVC	フィルター	閉鎖システム
—	—	—

調剤時の注意

クエン酸加血液と混合すると凝血を起こす．リン酸，炭酸を含む製剤と混合すると沈殿する．

[配合変化データ（文献に基づく判定）]

本品規格	配合不可		
200mL	アプレゾリン注射用 [20mg/注射用水1mL]	微黄色澄明(1hr)	
	アラセナ-A点滴静注用 [300mg/添付溶解液15mL]	白濁(直後)	
	アレビアチン注 [250mg/5mL]	白濁(直後)	
	イソゾール注射用 [0.5g/注射用水20mL]	白濁(直後)	
	カルベニン点滴用 [0.5g/注射用水10mL]	淡黄色澄明(3hr)	
	ケイツーN静注 [10mg/2mL]	淡黄色澄明(6hr)	
	ソルダクトン静注用 [200mg/注射用水20mL]	白濁(直後)	
	パンスポリン静注用 [1g/注射用水5mL]	淡黄色澄明(3hr)	
	ファンギゾン注射用 [50mg/注射用水10mL]	黄濁(直後)	
	フェジン静注 [40mg/2mL]	混濁(1hr)	
	ラボナール注射用 [0.5g/注射用水20mL]	白濁(直後)	
	ロセフィン静注用 [1g/注射用水10mL]	微黄色澄明(1hr)	

本品規格	配合可		
200mL	・イノバン注 [100mg/5mL] ※1 ・チエナム点滴静注用 ※2 [0.5g/添付溶解液10mL]	・ベストコール静注用 ※3 [1g/注射用水5mL]	・注射用マキシピーム ※4 [1g/注射用水10mL]
500mL	・アクラシノン注射用 [20mg/生食液10mL] ・アザクタム注射用 [1g/注射用水20mL] ・アスパラカリウム注10mEq [1712mg/10mL] ・アタラックス-P注射液 [50mg/1mL] ・アデホス-Lコーワ注 [10mg/2mL] ・アドナ注（静脈用）[100mg/20mL] ・アミサリン注 [100mg/1mL] ・アリナミンF注 [50mg/20mL] ・注射用イホマイド [1g/注射用水25mL] ・インデラル注射液 [2mg/2mL] ・注射用エフオーワイ [100mg/注射用水5mL] ・エホチール注 [10mg/1mL] ・カシワドール静注 [20mL] ・カルチコール注射液8.5% [425mg/5mL] ・強力ネオミノファーゲンシー静注 [20mL] ・キロサイド注 [60mg/3mL] ・ケタラール静注用 [200mg/20mL] ・サイレース静注 [2mg/1mL]	・サンラビン点滴静注用 [200mg/注射用水20mL] ・ジゴシン注 [0.25mg/1mL] ・スキサメトニウム注「AS」[100mg/5mL] ・セファメジンα注射用 [1g/注射用水5mL] ・セフメタゾン静注用 [1g/注射用水10mL] ・ソセゴン注射液 [30mg/1mL] ・ゾビラックス点滴静注用 [250mg/注射用水10mL] ・ソル・メドロール静注用 [1000mg/添付溶解液16mL] ・ダウノマイシン静注用 [20mg/生食液10mL] ・タガメット注射液 [200mg/2mL] ・ダカルバジン注用 [100mg/注射用水10mL] ・テラプチク静注 [45mg/3mL] ・ドパストン静注 [50mg/2mL] ・トブラシン注 [60mg/1.5mL] ・トランサミン注 [1000mg/10mL] ・トリノシンS注射液 [20mg/2mL] ・ドロレプタン注射液 [25mg/10mL] ・ナイクリン注射液 [20mg/1mL]	・ニコリンH注射液 [0.5g/2mL] ・ネオフィリン注 [250mg/10mL] ・ネオラミン・スリービー液（静注用）[10mL] ・水溶性ハイドロコートン注射液 [500mg/10mL] ・パントール注射液 [100mg/1mL] ・パントシン注10% [200mg/2mL] ・ピクシリン注射用 [1g/注射用水10mL] ・ビスラーゼ注射液 [20mg/2mL] ・ビソルボン注 [4mg/2mL] ・ビタメジン静注用 [注射用水10mL] ・ピドキサール注 [10mg/1mL] ・ヒドロコルチゾンコハク酸エステルNa注射用「NIG」[300mg/添付溶解液6mL] ・ブスコパン注 [20mg/1mL] ・フラビタン注射液 [20mg/2mL] ・プリンペラン注射液 [10mg/2mL] ・フルマリン静注用 [1g/注射用水20mL] ・ブレオ注用 [15mg/注射用水5mL] ・水溶性プレドニン [20mg/注射用水2mL]

ヴィーンD

- プロスタンディン注射用 [20μg/生食液5mL]
- プロタノールL注 [0.2mg/1mL]
- ペントシリン注射用 [1g/注射用水10mL]
- ホスミシンS静注用 [2g/注射用水20mL]
- マイトマイシン注用 [2mg/注射用水10mL]
- ミノマイシン点滴静注用 [100mg/注射用水5mL]
- ミラクリッド注射液 [25000単位/注射用水10mL]
- メイロン静注7％ [1.4g/20mL]
- 注射用メソトレキセート [50mg/注射用水12.5mL]
- メチコバール注射液 [500μg/1mL]
- ラシックス注 [20mg/2mL]
- ランダ注 [10mg/20mL]
- リンデロン注 [100mg/5mL]
- レペタン注 [0.5mg/1.5mL]
- ロイナーゼ注用 [5000IU/注射用水5mL]

- 本品規格500mLはいずれも残存率データないが，外観変化なし（24hr）．
- ※1　残存率データなし（24hr），着色（24hr）．
- ※2　チエナムの残存率90％以上→90％未満（3hr→6hr），外観変化なし→軽微な着色（3hr→6hr），3hr以内の投与であれば配合可．
- ※3　残存率データはないが，軽微な色調変化（24hr）．
- ※4　残存率データなし（24hr），淡黄色澄明（24hr）．

📄 ヴィーンD輸液インタビューフォーム（2017年11月改訂）

ヴィーンF [酢酸リンゲル液] (扶桑薬品工業, ニプロ)

輸液：500mL/バッグ

分類 輸液・栄養製剤（酢酸リンゲル液）

［pH変動スケール］

500mL製剤　　　　　　　　　　　　（規格pH：6.5～7.5）

0	1	2	3	4	5	6	7	8	9	10	11	12	13	14

－　　←10mL　　　　　　　　　　　10mL→　　－

　　1.50　　　　　　　　6.97　　　　　　　12.50

⚠ 注意事項

DEHP・PVC	フィルター	閉鎖システム
－	－	－

［配合変化データ（文献に基づく判定）］

本品規格	配合不可	
500mL	アラセナ-A点滴静注用 [300mg/溶解液15mL]	白濁(直後)
	アレビアチン注 [250mg/5mL]	結晶析出(3hr)
	シオマリン静注用 [1g/注射用水10mL]	ごくわずかに混濁(24hr)
	パンスポリン静注用 [1g/注射用水5mL]	淡黄色澄明(24hr)
	ファンギゾン注射用 [50mg/注射用水10mL]	微黄濁(直後)
	注射用フィルデシン [1mg/注射用水2mL]	ごくわずかに混濁(24hr)
	フルマリン静注用 [1g/注射用水10mL]	ごくわずかに混濁(24hr)
	ブレオ注射用 [15mg/溶解液5mL]	ごくわずかに混濁(24hr)
	ペプレオ注射用 [10mg/溶解液5mL]	ごくわずかに混濁(24hr)
	ペルジピン注射液 [25mg/25mL]	白濁(直後)
	ラステット注 [100mg/5mL]	ごくわずかに混濁(24hr)

📄 ヴィーンF輸液インタビューフォーム（2018年10月改訂）

ウロナーゼ　[ウロキナーゼ]（持田製薬）

静注用：6万単位/V ／ 冠動注用：12万単位/V

分類 抗血栓薬（線維素溶解酵素剤）

[pH変動スケール]

6万単位製剤　　　　　　　　　　　　（規格pH：6.0〜7.0）

```
0  1  2  3  4  5  6  7  8  9  10 11 12 13 14
[ — ][ ←10mL          ][        10mL→ ][ — ]
    1.35            6.54           12.45
```

注意事項

DEHP・PVC	フィルター	閉鎖システム
—	—	—

[配合変化データ（文献に基づく判定）]

本品規格	配合不可	
6万単位	デカドロン注射液 [20mg/生食液10mL]	79.4%→57%(6hr→24hr)
	フルマリン静注用 [1g/5%ブドウ糖注射液100mL]	45%(24hr)
	プロスタンディン注射用 [20μg/5%ブドウ糖注射液100mL]	結晶析出(24hr)

本品規格	配合可		
6万単位	・ソリタ-T3号輸液[200mL]	・ペントシリン注射用※1 [2g/5%ブドウ糖注射液100mL]	・ラクテック注[500mL] ※2
12万単位	・ソリタ-T3号輸液[200mL]		

※1 残存率90%以上→90%未満(6hr→24hr)，外観変化なし，6hr以内の投与であれば配合可．
※2 残存率データはないが，外観変化なし(24hr)．

ウロナーゼ静注用6万単位インタビューフォーム（2020年1月改訂）
持田製薬株式会社資料

ウロミテキサン [メスナ] (塩野義製薬)

注：100mg/1mL/管，400mg/4mL/管

分類 その他（イホスファミド，シクロホスファミド泌尿器系障害発現抑制薬）

[pH変動スケール]

400mg製剤

(規格pH：7.0〜8.0)

0	1	2	3	4	5	6	7	8	9	10	11	12	13	14

— ←10mL　10mL→ —

1.23　　　　　　　　7.52　9.16

注意事項

DEHP・PVC	フィルター	閉鎖システム
—	—	—

[配合変化データ（文献に基づく判定）]

本品規格	配合不可	
400mg/4mL	アドリアシン注用 [10mg/10mL]	赤色澄明→微濁 (24hr)
	エクザール注射用 [10mg/10mL]	無色微濁 (直後)

本品規格	配合可		
400mg/4mL	・注射用イホマイド [1g/25mL]	・大塚糖液5% [50mL]	・ハルトマン液 [850mL]
	・注射用イホマイド [2g/25mL]	・オンコビン注射用 [1mg/10mL]	・注射用フィルデシン [1mg/5mL]
	・注射用エンドキサン [100mg/5mL]	・ソリタ-T3号輸液 [50mL]	・ブレオ注射用 [15mg/15mL]
	・大塚生食注 [50mL]	・低分子デキストランL注 [50mL]	・ラステット注 [100mg/250mL]

📄 ウロミテキサン注400mgインタビューフォーム（2013年2月改訂）

エクストラニール （ヴァンティブ）

腹膜透析液：1.5L/バッグ，2L/バッグ

分類 腹膜透析用薬

［pH変動スケール］

- 規格pH：5.0〜5.7
- pH変動試験のデータなし

注意事項

DEHP・PVC	フィルター	閉鎖システム
ー	ー	ー

［配合変化データ （文献に基づく判定）］

- 本品容量は不明.

配合不可	
インスリン [2U/L]	81.7% (24hr)
インスリン [57U/L]	85.6% (24hr)

配合可		
・セファゾリン [250mg/L]	・セフタジジム静注用 [125mg/L]	・ネチルマイシン [4mg/L]
・セファゾリン [750mg/L]	・セフタジジム静注用 [500mg/L]	・ネチルマイシン [30mg/L]

📄 バクスター株式会社社内資料

エスラックス [ロクロニウム臭化物] (MSD)

静注：25mg/2.5mL/V，50mg/5.0mL/V

分類 麻酔時使用薬（非脱分極性麻酔用筋弛緩薬）

［pH変動スケール］

・規格pH：約4.0
・pH変動試験のデータなし

⚠ 注意事項

DEHP・PVC	フィルター	閉鎖システム
—	—	—

［配合変化データ（文献に基づく判定）］

本品規格	配合不可	
50mg/5.0mL	20%マンニットール注射液 [300mL]	白色針状の浮遊物(4hr)
	イソゾール注射用 [500mg/20mL]	白色の沈殿(直後)
	イノバン注 [100mg/5mL]	無色の沈殿(直後)
	ソル・メドロール静注用 [1000mg/16mL]	白色沈殿→混ぜると消失(直後)
	チエナム点滴静注用 [0.5g/100mL]	201%(24hr)，黄色澄明(24hr)
	ラシックス注 [20mg/2mL]	白色沈殿(直後)
	ラボナール注射用 [500mg/20mL]	白色沈殿(直後)

本品規格	配合可		
50mg/5.0mL	・1%ディプリバン注[500mg/50mL] ※1	・カルベニン点滴用[0.25g/100mL] ※3	・塩酸バンコマイシン点滴静注用 ※4 [0.5g/20mL]
	・アクチット輸液[200mL]	・ガスター注射液[20mg/1mL]	・パンスポリン静注用[1g/20mL] ※1
	・アタラックス-P注射液[50mg/1mL]	・静注用キシロカイン2%[100mL]	・ビカーボン輸液[500mL]
	・アトロピン硫酸塩注[0.5mg/1mL]	・ケタラール静注用[20mL]	・フルマリン静注用[1g/4mL]
	・アミカシン硫酸塩注射液[200mg/1mL]	・ジプロフィリン注[300mg/2mL]	・プロスタンディン注射用[20μg/5mL]
	・イノバン注0.3%シリンジ[50mL] ※2	・ソリタ-T1号輸液[200mL]	・ヘパリンナトリウム注[1万U/10mL]
	・イノバン注0.6%シリンジ[50mL] ※2	・ソリタ-T2号輸液[200mL]	・ペルジピン注射液[10mL]
	・ヴィーンD輸液[200mL]	・ソリタ-T3号輸液[200mL]	・ボスミン注[0.1%1mL]
	・ヱフェドリン「ナガヰ」注射液[40mg/1mL]	・ソリタ-T4号輸液[200mL]	・ポタコールR輸液[250mL]
	・注射用エフオーワイ[500mg/10mL]	・ドブトレックス注射液[100mg/5mL]	・ミリスロール注[1mg2mL]
	・大塚生食注2ポート[50mL]	・ドルミカム注射液[10mg/2mL]	・ラクテックD輸液[500mL]
	・大塚糖注20%[20mL]	・ドロレプタン注射液[25mg/10mL]	・ラクテック注[250mL]
	・オルガドロン注射液[1.9mg/0.5mL]	・ネオフィリン注[2.5%10mL]	・レペタン注[0.2mg/1mL] ※5
	・オルガラン静注[1250単位/1mL]	・ノルアドリナリン注[0.1%1mL]	

※1　残存率データはないが，外観変化なし（24hr）．
※2　アンプル製剤の濃度では沈殿を生じる．
※3　残存率90%以上（24hr），やや増色（4hr），4hr以内の投与であれば配合可．
※4　海外データでは混合により沈殿を生じるとの報告もある．
※5　残存率90%以上，配合直後にわずかに着色，その後増色なし（24hr）．

📄 エスラックス静注インタビューフォーム 2020年4月改訂（第10版）

エトポシド「サンド」 [エトポシド]（サンド）

点滴静注液：100mg/5mL/V

分類 抗悪性腫瘍薬（トポイソメラーゼⅡ阻害薬）

［pH変動スケール］

- 規格pH：5mL/生食液500mL：3.5〜4.5
  　　　　5mL/生食液250mL：3.3〜4.3
- pH変動試験のデータなし

⚠ 注意事項

DEHP・PVC	フィルター	閉鎖システム
×	×	―

調剤時の注意

結晶が析出することがあるので0.4mg/1mL濃度以下になるよう生食液などの輸液に溶解して投与する．30〜60分かけてゆっくり点滴静注する．

［配合変化データ（文献に基づく判定）］

本品規格	配合可		
100mg/5mL	• ヴィーンD輸液[500mL] • 大塚生食注[500mL] • 大塚糖液5%[500mL]	• ソリタ-T3号輸液[500mL] • ラクテックD輸液[500mL] • ラクテック注[500mL]	• リンゲル液「オーツカ」[500mL]

📄 エトポシド点滴静注液100mg「サンド」インタビューフォーム（2019年6月改訂）

エピルビシン塩酸塩「NK」 [エピルビシン塩酸塩] (日本化薬)

注射液：10mg/5mL/V, 50mg/25mL/V

分類 抗悪性腫瘍薬（トポイソメラーゼ II 阻害薬）

[pH変動スケール]

- 規格pH：2.5〜3.5
- pH変動試験のデータなし

⚠ 注意事項

DEHP・PVC	フィルター	閉鎖システム
—	—	—

調剤時の注意

冷所保存によりエピルビシン塩酸塩が自己会合を起こし，粘性が増すことがあるので，使用前20〜30分間常温に放置するか，または緩やかに振り混ぜてから使用すること．

[配合変化データ（文献に基づく判定）]

本品規格	配合不可	
10mg/5mL	ハルトマン輸液pH8「NP」[500mL]	81.9%→51.8%(6hr→24hr)

本品規格	配合可		
10mg/5mL	• 10%EL-3号輸液[500mL] • アクチット輸液[500mL] • ヴィーンD輸液[500mL] • 大塚生食注[500mL]	• 大塚糖液5%[500mL] • ソリタ-T3号輸液[500mL] • ソルラクト輸液[500mL] • プラスアミノ輸液[500mL]	• フルクトラクト注[500mL] • プロテアミン12注射液[200mL] • ラクテック注[500mL] • リンゲル液「オーツカ」[500mL]

📄 エピルビシン塩酸塩注射液10mg/5mL 50mg/25mL「NK」インタビューフォーム
ファルモルビシンRTU注射液10mgインタビューフォーム

エピルビシン塩酸塩「NK」 ［エピルビシン塩酸塩］（日本化薬）

注射用：10mg/V, 50mg/V

分類 抗悪性腫瘍薬（トポイソメラーゼⅡ阻害薬）

［pH変動スケール］

・規格pH：4.5～6.0
・pH変動試験のデータなし

注意事項

DEHP・PVC	フィルター	閉鎖システム
―	―	―

調剤時の注意

本剤は溶解時のpHにより安定性が低下することがあるので，注射用水または生食液に溶解して投与すること．

［配合変化データ（文献に基づく判定）］

本品濃度	配合不可	
10mg/ 注射用水5mL	ハルトマン輸液pH8「NP」[500mL]	81.5%→50.1%(6hr→24hr)
100mg/ 5%大塚糖注50mL	デカドロン注射液 [3.3mg/1mL]	赤色沈殿(直後)
	デカドロン注射液 [6.6mg/2mL]	赤色沈殿(直後)
100mg/ 大塚蒸留水50mL	デカドロン注射液 [3.3mg/1mL]	赤色沈殿(直後)
	デカドロン注射液 [6.6mg/2mL]	赤色沈殿(直後)
100mg/ 大塚生食注50mL	デカドロン注射液 [3.3mg/1mL]	赤色沈殿(直後)
	デカドロン注射液 [6.6mg/2mL]	赤色沈殿(直後)
配合可		

・10%EL-3号輸液[500mL]
・KN3号輸液[500mL]
・アクチット輸液[500mL]
・ヴィーンD輸液[500mL]
・大塚糖液5%[500mL]
・ソリタ-T3号輸液[500mL]
・ソルラクト輸液[500mL]
・プラスアミノ輸液[500mL]
・フルクトラクト注[500mL]
・ラクテック注[500mL]
・リンゲル液「オーツカ」[500mL]

本品濃度：10mg/注射用水5mL

📄 エピルビシン塩酸塩注射用10mg, 50mg「NK」インタビューフォーム

| | | エフェ |

ヱフェドリン「ナガヰ」 [エフェドリン塩酸塩] (日医工)

注射液：40mg/1mL/管

分類 去痰薬, 呼吸障害改善薬, 喘息治療薬 (気管支拡張・鎮咳薬/昇圧薬)

[pH変動スケール]

40mg製剤

(規格pH：4.5〜6.5)

```
 0   1   2   3   4   5   6   7   8   9  10  11  12  13  14
┌───┬───────────────────────────────────────────┬───┐
│ — │ ←10mL                         10mL→       │ — │
└───┴───────────────────────────────────────────┴───┘
   1.21                6.10                12.73
```

⚠ 注意事項

DEHP・PVC	フィルター	閉鎖システム
—	—	—

[配合変化データ (文献に基づく判定)]

本品容量	配合不可		
40mg/1mL	カルチコール注射液8.5% [8.5mg/10mL]		かすかに濁り (0.5hr)
	フェノバール注射液 [100mg/1mL]		白沈 (直後)
80mg/2mL	アキネトン注射液 [3.88mg/1mL]		針状結晶析出 (24hr)
	配合可		

- アトロピン硫酸塩注「タナベ」 [0.5mg/1mL]
- ケナコルト-A関節腔内用皮内用 [1%1.5mL]
- パパベリン塩酸塩注 [40mg/1mL]
- フストジル注射液 [50mg/2mL]
- モノフィリン注 [200mg/2mL]

本品容量：40mg/1mL

- いずれも残存率データはないが, 外観変化なし (24hr).

📄 ヱフェドリン「ナガヰ」注射液40mgインタビューフォーム (2018年12月改訂)

69

エポエチンアルファ BS「JCR」 [エポエチンアルファ]

BS注シリンジ：750IU/0.5mL/シリンジ、1500IU/1mL/シリンジ、3000IU/2mL/シリンジ／BS注：750IU/0.5mL/V （キッセイ薬品工業）
分類 造血薬（遺伝子組換えヒトエリスロポエチン製剤）

[pH変動スケール]（山口東京理科大学実験データ）

3000IU/2mL （規格pH：6.3〜6.7）

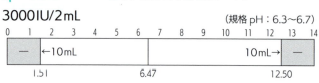

⚠ 注意事項

DEHP・PVC	フィルター	閉鎖システム
―	―	―

エポジン [エポエチンベータ]（中外製薬）

注シリンジ：750IU/0.5mL/シリンジ，1500IU/0.5mL/シリンジ，3000IU/0.5mL/シリンジ／皮下注シリンジ：24000IU/0.5mL/シリンジ
分類 造血薬（遺伝子組換えヒトエリスロポエチン製剤）

[pH変動スケール]（山口東京理科大学実験データ）
1500IU/0.5mL　　　　　　　　　　　（規格pH：6.8〜7.2）

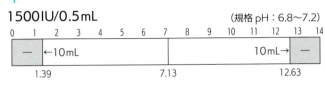

⚠️ 注意事項

DEHP・PVC	フィルター	閉鎖システム
―	―	―

調剤時の注意
本剤を投与する場合は他剤との混注を行わないこと．

エホチール ［エチレフリン塩酸塩］（サノフィ）

注：10mg/1mL/管
分類 心不全治療薬・昇圧薬（昇圧薬）

［pH変動スケール］

10mg製剤 （規格pH：5.5〜6.5）

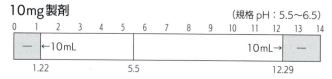

［配合変化データ（文献に基づく判定）］

本品規格	配合不可	
10mg/1mL	フェノバール注射液 [100mg/1mL/1A]	残存率データなし，外観変化あり
	ホリゾン注射液 [10mg/2mL/A]	残存率データなし，外観変化あり

📄 エホチール注10mgインタビューフォーム（2019年7月改訂）

エラス

エラスポール [シベレスタットナトリウム] (丸石製薬)

注射用：100mg/V

分類 去痰薬, 呼吸障害改善薬, 喘息治療薬 (好中球エラスターゼ阻害薬)

[pH変動スケール]

- 規格pH：7.5〜8.5
- pH変動試験のデータなし

⚠️ 注意事項

DEHP・PVC	フィルター	閉鎖システム
―	―	―

調剤時の注意
アミノ酸輸液との混注は避けること.

[配合変化データ (文献に基づく判定)]

本品容量：①300mg/生食液30mL, ②400mg/生食液40mL, ③200mg/生食液20mL, ④300mg/5%ブドウ糖液30mL, ⑤300mg/ソリタ–T3号輸液30mL, ⑥300mg/フルカリック1号輸液30mL, ⑦300mg/ドパミン塩酸塩200mgバッグ「NIG」30mL, ⑧300mg/ドパミン塩酸塩600mgバッグ「NIG」30mL, ⑨300mg/ドパミン塩酸塩200mgキット「VTRS」30mL, ⑩300mg/ドパミン塩酸塩600mgキット「VTRS」30mL, ⑪300mg/30mL(ドパミン塩酸塩200mgバッグ「ニチヤク」), ⑫300mg/30mL(ドパミン塩酸塩600mgバッグ「ニチヤク」)

- エルネオパNF1号および2号輸液は旧製品エルネオパNF1号において結晶析出 (6hr) していることから, 現製品でも析出の恐れあり.

配合不可

本品[①]+50%ブドウ糖液 [250mL]	結晶析出(直後)
本品[②]+50%ブドウ糖液 [250mL]	結晶析出(4hr)
本品[①]+50%ブドウ糖液 [500mL]	結晶析出(直後)
本品[③]+50%ブドウ糖液 [500mL]	結晶析出(直後)
本品[①]+70%ブドウ糖液 [250mL]	白濁(直後)
本品[②]+70%ブドウ糖液 [250mL]	白濁(直後)
本品[①]+70%ブドウ糖液 [500mL]	白濁(直後)
本品[③]+70%ブドウ糖液 [500mL]	白濁(直後)
本品[③]+KN3号輸液 [500mL]	残存率90%以上であるが, 配合時のpHが6.0以下であり沈殿が生じる可能性がある, 外観変化なし(24hr)
本品[①]+KNMG3号輸液 [250mL]	結晶析出(2hr)
本品[②]+KNMG3号輸液 [250mL]	残存率90%以上であるが, 配合時のpHが6.0以下であり沈殿が生じる可能性がある, 外観変化なし(24hr)
本品[①]+KNMG3号輸液 [500mL]	結晶析出(10min)
本品[③]+KNMG3号輸液 [500mL]	結晶析出(5min)
本品[①]+アクチット輸液 [250mL]	残存率90%以上であるが, 配合時のpHが6.0以下であり沈殿が生じる可能性がある, 外観変化なし(24hr)
本品[②]+アクチット輸液 [250mL]	結晶析出(6〜24hr)
本品[①]+アクチット輸液 [500mL]	残存率90%以上であるが, 配合時のpHが6.0以下であり沈殿が生じる可能性がある, 外観変化なし(24hr)
本品[③]+アクチット輸液 [500mL]	残存率90%以上であるが, 配合時のpHが6.0以下であり沈殿が生じる可能性がある, 外観変化なし(24hr)
本品[④]+アタラックス–P注射液 [100mg/5%ブドウ糖液300mL]	白濁(直後)
本品[①]+アタラックス–P注射液 [100mg/生食液300mL]	白濁(1.5hr)
本品[⑤]+アタラックス–P注射液 [100mg/ソリタ–T3号輸液300mL]	白濁(直後)
本品[①]+アタラックス–P注射液 [100mg/ラクテック注300mL]	白濁(直後)
本品[①]+アミパレン輸液 [250mL]	23%(6hr)
本品[⑤]+イノバン注 [400mg/ソリタ–T3号輸液300mL]	結晶析出(6〜24hr)
本品[④]+イノバン注 [600mg/5%ブドウ糖液300mL]	結晶析出(6〜24hr)
本品[①]+イノバン注 [600mg/生食液300mL]	結晶析出(6〜24hr)

本品[⑤]+イノバン注 [600mg/ソリタ-T3号輸液300mL]	結晶析出(6~24hr)
本品[④]+イノバン注 [1000mg/5%ブドウ糖液300mL]	結晶析出(0.5hr)
本品[①]+イノバン注 [1000mg/生食液300mL]	結晶析出(0.5hr)
本品[⑤]+イノバン注 [1000mg/ソリタ-T3号輸液300mL]	結晶析出(0.5hr)
本品[①]+ヴィーン3G輸液 [250mL]	結晶析出(6~24hr)
本品[②]+ヴィーン3G輸液 [250mL]	結晶析出(6~24hr)
本品[①]+ヴィーン3G輸液 [500mL]	結晶析出(6~24hr)
本品[③]+ヴィーン3G輸液 [500mL]	結晶析出(6~24hr)
本品[①]+ヴィーンD輸液 [250mL]	結晶析出(45min)
本品[①]+ヴィーンD輸液 [500mL]	残存率90%以上であるが, 配合時のpHが6.0以下であり沈殿が生じる可能性がある, 外観変化なし(24hr)
本品[③]+ヴィーンD輸液 [500mL]	結晶析出(6~24hr)
本品[①]+献血ヴェノグロブリンIH5%静注 [20g/生食液300mL]	白濁(直後)
本品[④]+エスラックス静注 [50mg/5%ブドウ糖液300mL]	101%(24hr), 白濁→撹拌後無色澄明(直後)
本品[①]+エスラックス静注 [50mg/生食液300mL]	101%(24hr), 白濁→撹拌後無色澄明(直後)
本品[⑤]+エスラックス静注 [50mg/ソリタ-T3号輸液300mL]	101%(24hr), 白濁→撹拌後無色澄明(直後)
本品[④]+注射用エフオーワイ [300mg/5%ブドウ糖液300mL]	白濁(直後)
本品[①]+注射用エフオーワイ [300mg/生食液300mL]	白濁(直後)
本品[⑤]+注射用エフオーワイ [300mg/ソリタ-T3号輸液300mL]	白濁(直後)
本品[⑥]+注射用エフオーワイ [300mg/フルカリック1号輸液300mL]	白濁(直後)
本品[④]+注射用エフオーワイ [2000mg/5%ブドウ糖液300mL]	白濁(直後)
本品[①]+注射用エフオーワイ [2000mg/生食液300mL]	白濁(直後)
本品[⑤]+注射用エフオーワイ [2000mg/ソリタ-T3号輸液300mL]	白濁(直後)
本品[①]+注射用エフオーワイ [2000mg/ラクテック注300mL]	白濁(直後)
本品[④]+エリスロシン点滴静注用 [200mg/5%ブドウ糖液300mL]	黄濁(直後)
本品[①]+エリスロシン点滴静注用 [200mg/生食液300mL]	黄濁(直後)
本品[⑤]+エリスロシン点滴静注用 [200mg/ソリタ-T3号輸液300mL]	残存率90%以上であるが, 配合時のpHが6.0以下であり沈殿が生じる可能性がある, 外観変化なし(24hr)
本品[①]+エリスロシン点滴静注用 [200mg/ラクテック注300mL]	黄濁(直後)
本品[④]+エリスロシン点滴静注用 [1500mg/5%ブドウ糖液300mL]	結晶析出(2hr)
本品[①]+エリスロシン点滴静注用 [1500mg/生食液300mL]	結晶析出(3hr)
本品[⑤]+エリスロシン点滴静注用 [1500mg/ソリタ-T3号輸液300mL]	結晶析出(3hr)
本品[①]+エルネオパNF1号輸液 [250mL]	結晶析出(数分)
本品[②]+エルネオパNF1号輸液 [250mL]	結晶析出(数分)
本品[①]+エルネオパNF1号輸液 [500mL]	結晶析出(6hr)
本品[③]+エルネオパNF1号輸液 [500mL]	結晶析出(6hr)
本品[①]+エルネオパNF2号輸液 [250mL]	結晶析出(数分)
本品[②]+エルネオパNF2号輸液 [250mL]	結晶析出(数分)
本品[①]+エルネオパNF2号輸液 [500mL]	結晶析出(6hr)
本品[③]+エルネオパNF2号輸液 [500mL]	結晶析出(6hr)
本品[④]+オメガシン点滴用 [1.2g/5%ブドウ糖液300mL]	残存率90%以上であるが, 配合時のpHが6.0以下であり沈殿が生じる可能性がある, 外観変化なし(24hr)
本品[①]+オメガシン点滴用 [1.2g/生食液300mL]	残存率90%以上であるが, 配合時のpHが6.0以下であり沈殿が生じる可能性がある, 外観変化なし(24hr)
本品[⑤]+オメガシン点滴用 [1.2g/ソリタ-T3号輸液300mL]	残存率90%以上であるが, 配合時のpHが6.0以下であり沈殿が生じる可能性がある, 外観変化なし(24hr)
本品[④]+オメプラール注用 [40mg/5%ブドウ糖液300mL]	淡黄色混濁(6~24hr)
本品[①]+オメプラール注用 [40mg/生食液300mL]	黄色混濁(6~24hr)
本品[⑤]+オメプラール注用 [40mg/ソリタ-T3号輸液300mL]	淡黄色混濁(6~24hr)
本品[④]+カルチコール注射液8.5% [2g/5%ブドウ糖液300mL]	結晶析出(6~24hr)

エラス

本品 [①]+カルチコール注射液8.5% [2g/生食液300mL]	結晶析出(6～24hr)
本品 [①]+カルチコール注射液8.5% [2g/ラクテック注300mL]	結晶析出(6～24hr)
本品 [⑤]+カルベニン点滴用 [2g/ソリタ-T3号輸液300mL]	残存率90%以上であるが, 配合時のpHが6.0以下であり沈殿が生じる可能性がある, 外観変化なし(24hr)
本品 [①]+キドミン輸液 [250mL]	30%(6hr)
本品 [②]+キドミン輸液 [250mL]	33%(6hr)
本品 [①]+キドミン輸液 [500mL]	25%(6hr)
本品 [③]+キドミン輸液 [500mL]	25%(6hr)
本品 [④]+強力ネオミノファーゲンシー静注 [100mL/5%ブドウ糖液300mL]	84%(6hr)
本品 [①]+強力ネオミノファーゲンシー静注 [100mL/生食液300mL]	79%(6hr)
本品 [①]+強力ネオミノファーゲンシー静注 [100mL/ラクテック注300mL]	82%(6hr)
本品 [④]+クラビット点滴静注バッグ [500mg/5%ブドウ糖液300mL]	結晶析出(直後)
本品 [①]+クラビット点滴静注バッグ [500mg/生食液300mL]	結晶析出(直後)
本品 [⑤]+クラビット点滴静注バッグ [500mg/ソリタ-T3号輸液300mL]	結晶析出(直後)
本品 [④]+クラフォラン注射用 [4g/5%ブドウ糖液300mL]	残存率90%以上であるが, 配合時のpHが6.0以下であり沈殿が生じる可能性がある, 外観変化なし(24hr)
本品 [①]+クラフォラン注射用 [4g/生食液300mL]	残存率90%以上であるが, 配合時のpHが6.0以下であり沈殿が生じる可能性がある, 外観変化なし(24hr)
本品 [⑤]+クラフォラン注射用 [4g/ソリタ-T3号輸液300mL]	残存率90%以上であるが, 配合時のpHが6.0以下であり沈殿が生じる可能性がある, 外観変化なし(24hr)
本品 [④]+ゲンタシン注 [120mg/5%ブドウ糖液300mL]	結晶析出(6hr)
本品 [⑤]+ゲンタシン注 [120mg/ソリタ-T3号輸液300mL]	結晶析出(6hr)
本品 [⑤]+コアテック注 [30mg/ソリタ-T3号輸液300mL]	残存率90%以上であるが, 配合時のpHが6.0以下であり沈殿が生じる可能性がある, 外観変化なし(24hr)
本品 [④]+シプロキサン注 [300mg/5%ブドウ糖液300mL]	結晶析出(直後)
本品 [①]+シプロキサン注 [300mg/生食液300mL]	結晶析出(直後)
本品 [⑤]+シプロキサン注 [300mg/ソリタ-T3号輸液100mL]	結晶析出(直後)
本品 [④]+シンビット静注用 [500mg/5%ブドウ糖液300mL]	結晶析出(6～24hr)
本品 [⑤]+シンビット静注用 [500mg/ソリタ-T3号輸液300mL]	残存率90%以上であるが, 配合時のpHが6.0以下であり沈殿が生じる可能性がある, 外観変化なし(24hr)
本品 [⑤]+スルペラゾン静注用 [4g/ソリタ-T3号輸液300mL]	残存率90%以上であるが, 配合時のpHが6.0以下であり沈殿が生じる可能性がある, 外観変化なし(24hr)
本品 [④]+セフメタゾン静注用 [4g/5%ブドウ糖液300mL]	結晶析出(6～24hr)
本品 [①]+セフメタゾン静注用 [4g/生食液300mL]	結晶析出(6～24hr)
本品 [⑤]+セフメタゾン静注用 [4g/ソリタ-T3号輸液300mL]	結晶析出(6～24hr)
本品 [④]+ゾシン静注用 [18g/5%ブドウ糖液300mL]	残存率90%以上であるが, 配合時のpHが6.0以下であり沈殿が生じる可能性がある, 外観変化なし(24hr)
本品 [①]+ゾシン静注用 [18g/生食液300mL]	残存率90%以上であるが, 配合時のpHが6.0以下であり沈殿が生じる可能性がある, 外観変化なし(24hr)
本品 [⑤]+ゾシン静注用 [18g/ソリタ-T3号輸液300mL]	残存率90%以上であるが, 配合時のpHが6.0以下であり沈殿が生じる可能性がある, 外観変化なし(24hr)
本品 [⑤]+ソセゴン注射液 [60mgソリタ-T3号輸液300mL]	白濁(直後)
本品 [①]+ソリタ-T1号輸液 [500mL]	残存率90%以上であるが, 配合時のpHが6.0以下であり沈殿が生じる可能性がある, 外観変化なし(24hr)
本品 [③]+ソリタ-T1号輸液 [500mL]	残存率90%以上であるが, 配合時のpHが6.0以下であり沈殿が生じる可能性がある, 外観変化なし(24hr)
本品 [①]+ソリタ-T2号輸液 [250mL]	結晶析出(1hr)
本品 [②]+ソリタ-T2号輸液 [250mL]	結晶析出(1hr)
本品 [①]+ソリタ-T2号輸液 [500mL]	結晶析出(3hr)
本品 [③]+ソリタ-T2号輸液 [500mL]	結晶析出(5hr)

本品 [①]+ソリタ-T3 号輸液 [500 mL]	残存率90%以上であるが, 配合時のpHが6.0以下であり沈殿が生じる可能性がある, 外観変化なし (24hr)
本品 [③]+ソリタ-T3 号輸液 [500 mL]	残存率90%以上であるが, 配合時のpHが6.0以下であり沈殿が生じる可能性がある, 外観変化なし (24hr)
本品 [①]+ソリタックス-H 輸液 [500 mL]	残存率90%以上であるが, 配合時のpHが6.0以下であり沈殿が生じる可能性がある, 外観変化なし (24hr)
本品 [③]+ソリタックス-H 輸液 [500 mL]	残存率90%以上であるが, 配合時のpHが6.0以下であり沈殿が生じる可能性がある, 外観変化なし (24hr)
本品 [⑤]+ソルダクトン静注用 [600 mg/ ソリタ-T3 号輸液 300 mL]	結晶析出 (6hr)
本品 [①]+ソル・メドロール静注用 [2000 mg/ 生食液 300 mL]	白濁 (6〜24hr)
本品 [⑤]+ソル・メドロール静注用 [2000 mg/ ソリタ-T3 号輸液 300 mL]	白濁 (6〜24hr)
本品 [④]+ダイアモックス注射用 [750 mg/5%ブドウ糖液 300 mL]	78% (6hr)
本品 [⑤]+ダイアモックス注射用 [750 mg/ ソリタ-T3 号輸液 300 mL]	81% (6hr)
本品 [①]+ツインパル輸液 [250 mL]	77% (6hr)
本品 [②]+ツインパル輸液 [250 mL]	77% (6hr)
本品 [①]+ツインパル輸液 [500 mL]	74% (6hr)
本品 [③]+ツインパル輸液 [500 mL]	74% (6hr)
本品 [④]+デノシン点滴静注用 [400 mg/5%ブドウ糖液 300 mL]	65%→24% (6→24hr)
本品 [①]+デノシン点滴静注用 [400 mg/ 生食液 300 mL]	73%→42% (6→24hr)
本品 [⑤]+デノシン点滴静注用 [400 mg/ ソリタ-T3 号輸液 300 mL]	62%→22% (6→24hr)
本品 [⑦]+ドパミン塩酸塩点滴静注液バッグ「NIG」 [200 mg/200 mL]	95%→88% (6→24hr), 結晶析出 (6〜24hr)
本品 [⑤]+ドパミン塩酸塩点滴静注液バッグ「NIG」 [200 mg/ ソリタ-T3 号輸液 300 mL]	残存率90%以上であるが, 配合時のpHが6.0以下であり沈殿が生じる可能性がある, 外観変化なし (24hr)
本品 [⑧]+ドパミン塩酸塩点滴静注液バッグ「NIG」 [600 mg/200 mL]	白濁 (直後)
本品 [⑤]+ドパミン塩酸塩点滴静注液バッグ「NIG」 [600 mg/ ソリタ-T3 号輸液 300 mL]	残存率90%以上であるが, 配合時のpHが6.0以下であり沈殿が生じる可能性がある, 外観変化なし (24hr)
本品 [⑨]+ドパミン塩酸塩点滴静注液バッグ「VTRS」 [200 mg/200 mL]	結晶析出 (6〜24hr)
本品 [⑤]+ドパミン塩酸塩点滴静注液バッグ「VTRS」 [200 mg/ ソリタ-T3 号輸液 300 mL]	残存率90%以上であるが, 配合時のpHが6.0以下であり沈殿が生じる可能性がある, 外観変化なし (24hr)
本品 [⑩]+ドパミン塩酸塩点滴静注液バッグ「VTRS」 [600 mg/200 mL]	結晶析出 (直後)
本品 [⑤]+ドパミン塩酸塩点滴静注液バッグ「VTRS」 [600 mg/ ソリタ-T3 号輸液 300 mL]	残存率90%以上であるが, 配合時のpHが6.0以下であり沈殿が生じる可能性がある, 外観変化なし (24hr)
本品 [⑪]+ドパミン塩酸塩点滴静注液バッグ「ニチヤク」 [200 mg/200 mL]	結晶析出 (6〜24hr)
本品 [⑤]+ドパミン塩酸塩点滴静注液バッグ「ニチヤク」 [200 mg/ ソリタ-T3 号輸液 300 mL]	残存率90%以上であるが, 配合時のpHが6.0以下であり沈殿が生じる可能性がある, 外観変化なし (24hr)
本品 [⑫]+ドパミン塩酸塩点滴静注液バッグ「ニチヤク」 [600 mg/200 mL]	結晶析出 (直後)
本品 [⑤]+ドパミン塩酸塩点滴静注液バッグ「ニチヤク」 [600 mg/ ソリタ-T3 号輸液 300 mL]	残存率90%以上であるが, 配合時のpHが6.0以下であり沈殿が生じる可能性がある, 外観変化なし (24hr)
本品 [④]+ドブトレックス注射液 [200 mg/5%ブドウ糖液 300 mL]	白濁 (直後)
本品 [①]+ドブトレックス注射液 [200 mg/ 生食液 300 mL]	結晶析出 (6〜24hr)
本品 [⑤]+ドブトレックス注射液 [200 mg/ ソリタ-T3 号輸液 300 mL]	結晶析出 (6hr)
本品 [①]+ドブトレックス注射液 [200 mg/ ラクテック注 300 mL]	結晶析出 (6〜24hr)
本品 [④]+ドブトレックス注射液 [400 mg/5%ブドウ糖液 300 mL]	白濁 (直後)
本品 [①]+ドブトレックス注射液 [400 mg/ 生食液 300 mL]	白濁 (直後)
本品 [⑤]+ドブトレックス注射液 [400 mg/ ソリタ-T3 号輸液 300 mL]	白濁 (直後)
本品 [①]+ドブトレックス注射液 [400 mg/ ラクテック注 300 mL]	白濁 (直後)
本品 [①]+トリフリード輸液 [250 mL]	結晶析出 (1hr)

本品[①]+トリフリード輸液 [500mL]	結晶析出(1.5hr)
本品[③]+トリフリード輸液 [500mL]	結晶析出(直後)
本品[⑤]+ドルミカム注射液 [20mg/ソリタ-T3号輸液300mL]	残存率90%以上であるが, 配合時のpHが6.0以下であり沈殿が生じる可能性がある, 外観変化なし(24hr)
本品[⑤]+ドルミカム注射液 [40mg/ソリタ-T3号輸液300mL]	残存率90%以上であるが, 配合時のpHが6.0以下であり沈殿が生じる可能性がある, 外観変化なし(24hr)
本品[④]+ドルミカム注射液 [80mg/5%ブドウ糖液300mL]	結晶析出(6hr)
本品[①]+ドルミカム注射液 [80mg/生食液300mL]	結晶析出(6hr)
本品[⑤]+ドルミカム注射液 [80mg/ソリタ-T3号輸液300mL]	結晶析出(6hr)
本品[④]+ドルミカム注射液 [200mg/5%ブドウ糖液300mL]	白濁(直後)
本品[①]+ドルミカム注射液 [200mg/生食液300mL]	白濁(直後)
本品[⑤]+ドルミカム注射液 [200mg/ソリタ-T3号輸液300mL]	白濁(直後)
本品[⑤]+ニトロール点滴静注 [100mg/ソリタ-T3号輸液300mL]	残存率90%以上であるが, 配合時のpHが6.0以下であり沈殿が生じる可能性がある, 外観変化なし(24hr)
本品[④]+ニトロール点滴静注 [250mg/5%ブドウ糖液300mL]	残存率90%以上であるが, 配合時のpHが6.0以下であり沈殿が生じる可能性がある, 外観変化なし(24hr)
本品[①]+ニトロール点滴静注 [250mg/生食液300mL]	結晶析出(6~24hr)
本品[⑤]+ニトロール点滴静注 [250mg/ソリタ-T3号輸液300mL]	結晶析出(6~24hr)
本品[①]+ネオアミユー輸液 [250mL]	61%(6hr)
本品[②]+ネオアミユー輸液 [250mL]	63%(6hr)
本品[①]+ネオアミユー輸液 [500mL]	57%(6hr)
本品[③]+ネオアミユー輸液 [500mL]	55%(6hr)
本品[①]+ネオパレン1号輸液 [250mL]	残存率90%以上であるが, 配合時のpHが6.0以下であり沈殿が生じる可能性がある, 外観変化なし(24hr)
本品[②]+ネオパレン1号輸液 [250mL]	残存率90%以上であるが, 配合時のpHが6.0以下であり沈殿が生じる可能性がある, 外観変化なし(24hr)
本品[①]+ネオパレン1号輸液 [500mL]	残存率90%以上であるが, 配合時のpHが6.0以下であり沈殿が生じる可能性がある, 外観変化なし(24hr)
本品[③]+ネオパレン1号輸液 [500mL]	残存率90%以上であるが, 配合時のpHが6.0以下であり沈殿が生じる可能性がある, 外観変化なし(24hr)
本品[①]+ネオパレン2号輸液 [250mL]	結晶析出(3hr)
本品[②]+ネオパレン2号輸液 [250mL]	結晶析出(3hr)
本品[①]+ネオパレン2号輸液 [500mL]	残存率90%以上であるが, 配合時のpHが6.0以下であり沈殿が生じる可能性がある, 外観変化なし(24hr)
本品[③]+ネオパレン2号輸液 [500mL]	残存率90%以上であるが, 配合時のpHが6.0以下であり沈殿が生じる可能性がある, 外観変化なし(24hr)
本品[④]+ネオフィリン注 [500mg/5%ブドウ糖液300mL]	89%→66%(6→24hr)
本品[④]+ネオラミン・スリービー液 (静注用) [10mL/5%ブドウ糖液300mL]	結晶析出(5hr)
本品[①]+ネオラミン・スリービー液 (静注用) [10mL/生食液300mL]	結晶析出(5hr)
本品[⑤]+ネオラミン・スリービー液 (静注用) [10mL/ソリタ-T3号輸液300mL]	結晶析出(3hr)
本品[①]+ハイカリックRF輸液 [250mL]	結晶析出(直後)
本品[②]+ハイカリックRF輸液 [250mL]	結晶析出(直後)
本品[①]+ハイカリックRF輸液 [500mL]	結晶析出(直後)
本品[③]+ハイカリックRF輸液 [500mL]	結晶析出(直後)
本品[①]+ハイカリック液-2号 [250mL]	白濁(直後)
本品[①]+ハイカリック液-2号 [500mL]	結晶析出(直後)
本品[③]+ハイカリック液-2号 [500mL]	結晶析出(直後)
本品[④]+パシル点滴静注液 [1000mg/5%ブドウ糖液300mL]	結晶析出(6hr)
本品[①]+パシル点滴静注液 [1000mg/生食液300mL]	結晶析出(6hr)
本品[⑤]+パシル点滴静注液 [1000mg/ソリタ-T3号輸液300mL]	結晶析出(6hr)

本品 [④]+**塩酸バンコマイシン点滴静注用** [2g/5%ブドウ糖液300mL]	白濁(直後)
本品 [①]+**塩酸バンコマイシン点滴静注用** [2g/生食液300mL]	白濁(直後)
本品 [⑤]+**塩酸バンコマイシン点滴静注用** [2g/ソリタ-T3号輸液300mL]	白濁(直後)
本品 [①]+**塩酸バンコマイシン点滴静注用** [2g/ラクテック注300mL]	白濁(直後)
本品 [⑤]+**パントール注射液** [3000mg/ソリタ-T3号輸液300mL]	結晶析出(6～24hr)
本品 [④]+**ハンプ注射用** [7000μg/5%ブドウ糖液300mL]	結晶析出(直後)
本品 [①]+**ハンプ注射用** [7000μg/生食液300mL]	結晶析出(直後)
本品 [⑤]+**ハンプ注射用** [7000μg/ソリタ-T3号輸液300mL]	結晶析出(直後)
本品 [④]+**ハンプ注射用** [14000μg/5%ブドウ糖液300mL]	結晶析出(直後)
本品 [①]+**ハンプ注射用** [14000μg/生食液300mL]	結晶析出(直後)
本品 [⑤]+**ハンプ注射用** [14000μg/ソリタ-T3号輸液300mL]	結晶析出(直後)
本品 [①]+**ピーエヌツイン-2号輸液** [250mL]	結晶析出(2hr)
本品 [④]+**ビソルボン注** [16mg/5%ブドウ糖液300mL]	白濁(直後)
本品 [①]+**ビソルボン注** [16mg/生食液300mL]	白濁(直後)
本品 [⑤]+**ビソルボン注** [16mg/ソリタ-T3号輸液300mL]	残存率90%以上であるが, 配合時のpHが6.0以下であり沈殿が生じる可能性がある, 外観変化なし(24hr)
本品 [①]+**ビソルボン注** [16mg/ラクテック注300mL]	白濁(直後)
本品 [④]+**ビタメジン静注用** [1V/5%ブドウ糖液300mL]	結晶析出(6～24hr)
本品 [①]+**ビタメジン静注用** [1V/生食液300mL]	残存率90%以上であるが, 配合時のpHが6.0以下であり沈殿が生じる可能性がある, 外観変化なし(24hr)
本品 [⑤]+**ビタメジン静注用** [1V/ソリタ-T3号輸液300mL]	結晶析出(6hr)
本品 [①]+**フィジオ35輸液** [250mL]	結晶析出(1hr)
本品 [②]+**フィジオ35輸液** [250mL]	結晶析出(1.5hr)
本品 [①]+**フィジオ35輸液** [500mL]	結晶析出(3.5hr)
本品 [③]+**フィジオ35輸液** [500mL]	結晶析出(45min)
本品 [①]+**フィジオ70輸液** [250mL]	結晶析出(1hr)
本品 [①]+**フィジオ70輸液** [500mL]	結晶析出(1.5hr)
本品 [③]+**フィジオ70輸液** [500mL]	結晶析出(1.5hr)
本品 [①]+**フィジオゾール3号輸液** [250mL]	結晶析出(2hr)
本品 [②]+**フィジオゾール3号輸液** [250mL]	結晶析出(3hr)
本品 [①]+**フィジオゾール3号輸液** [500mL]	結晶析出(1.5hr)
本品 [③]+**フィジオゾール3号輸液** [500mL]	結晶析出(20min)
本品 [⑤]+**フィニバックス点滴静注用** [1.5g/ソリタ-T3号輸液300mL]	残存率90%以上であるが, 配合時のpHが6.0以下であり沈殿が生じる可能性がある, 外観変化なし(24hr)
本品 [④]+**注射用フサン** [10mg/5%ブドウ糖液300mL]	白濁(直後)
本品 [⑤]+**注射用フサン** [10mg/ソリタ-T3号輸液300mL]	白濁(直後)
本品 [①]+**注射用フサン** [10mg/ラクテック注300mL]	白濁(直後)
本品 [④]+**注射用フサン** [240mg/5%ブドウ糖液300mL]	白濁(直後)
本品 [①]+**注射用フサン** [240mg/生食液300mL]	白濁(直後)
本品 [⑤]+**注射用フサン** [240mg/ソリタ-T3号輸液300mL]	白濁(直後)
本品 [①]+**注射用フサン** [240mg/ラクテック注300mL]	白濁(直後)
本品 [①]+**フルカリック1号輸液** [250mL]	結晶析出(0.5hr)
本品 [②]+**フルカリック1号輸液** [250mL]	結晶析出(0.5hr)
本品 [①]+**フルカリック1号輸液** [500mL]	結晶析出(0.5hr～1hr)
本品 [③]+**フルカリック1号輸液** [500mL]	結晶析出(2～4hr)
本品 [①]+**フルカリック2号輸液** [250mL]	結晶析出(6～24hr)
本品 [②]+**フルカリック2号輸液** [250mL]	結晶析出(6～24hr)
本品 [①]+**フルカリック2号輸液** [500mL]	結晶析出(6～24hr)

エラス

本品 [③]+フルカリック2号輸液 [500mL]	残存率90%以上であるが, 配合時のpHが6.0以下であり沈殿が生じる可能性がある, 外観変化なし (24hr)
本品 [①]+フルカリック3号輸液 [250mL]	結晶析出 (6~24hr)
本品 [②]+フルカリック3号輸液 [250mL]	結晶析出 (6~24hr)
本品 [①]+フルカリック3号輸液 [500mL]	残存率90%以上であるが, 配合時のpHが6.0以下であり沈殿が生じる可能性がある, 外観変化なし (24hr)
本品 [③]+フルカリック3号輸液 [500mL]	残存率90%以上であるが, 配合時のpHが6.0以下であり沈殿が生じる可能性がある, 外観変化なし (24hr)
本品 [④]+フルマリン静注用 [4g/5%ブドウ糖液 300mL]	残存率90%以上であるが, 配合時のpHが6.0以下であり沈殿が生じる可能性がある, 外観変化なし (24hr)
本品 [①]+フルマリン静注用 [4g/生食液 300mL]	残存率90%以上であるが, 配合時のpHが6.0以下であり沈殿が生じる可能性がある, 外観変化なし (24hr)
本品 [⑤]+フルマリン静注用 [4g/ソリタ-T3号輸液 300mL]	残存率90%以上であるが, 配合時のpHが6.0以下であり沈殿が生じる可能性がある, 外観変化なし (24hr)
本品 [①]+フルマリン静注用 [4g/ラクテック注 300mL]	残存率90%以上であるが, 配合時のpHが6.0以下であり沈殿が生じる可能性がある, 外観変化なし (24hr)
本品 [④]+ペルジピン注射液 [25mg/5%ブドウ糖液 300mL]	白濁 (直後)
本品 [①]+ペルジピン注射液 [25mg/生食液 300mL]	白濁 (直後)
本品 [⑤]+ペルジピン注射液 [25mg/ソリタ-T3号輸液 300mL]	白濁 (直後)
本品 [①]+ペルジピン注射液 [25mg/ラクテック注 300mL]	白濁 (直後)
本品 [④]+ヘルベッサー注射用 [250mg/5%ブドウ糖液 300mL]	ごくわずかに不溶物析出 (直後)
本品 [⑤]+ヘルベッサー注射用 [250mg/ソリタ-T3号輸液 300mL]	ごくわずかに不溶物析出 (直後)
本品 [④]+ヘルベッサー注射用 [1000mg/5%ブドウ糖液 300mL]	結晶析出 (直後)
本品 [①]+ヘルベッサー注射用 [1000mg/生食液 300mL]	結晶析出 (直後)
本品 [⑤]+ヘルベッサー注射用 [1000mg/ソリタ-T3号輸液 300mL]	結晶析出 (直後)
本品 [④]+ペントシリン注射用 [8g/5%ブドウ糖液 300mL]	残存率90%以上であるが, 配合時のpHが6.0以下であり沈殿が生じる可能性がある, 外観変化なし (24hr)
本品 [①]+ペントシリン注射用 [8g/生食液 300mL]	残存率90%以上であるが, 配合時のpHが6.0以下であり沈殿が生じる可能性がある, 外観変化なし (24hr)
本品 [⑤]+ペントシリン注射用 [8g/ソリタ-T3号輸液 300mL]	残存率90%以上であるが, 配合時のpHが6.0以下であり沈殿が生じる可能性がある, 外観変化なし (24hr)
本品 [①]+ポタコールR輸液 [250mL]	結晶析出 (1.5hr)
本品 [①]+ポタコールR輸液 [500mL]	結晶析出 (5hr)
本品 [③]+ポタコールR輸液 [500mL]	結晶析出 (1hr)
本品 [⑤]+ミルリーラ注射液 [10mg/ソリタ-T3号輸液 300mL]	残存率90%以上であるが, 配合時のpHが6.0以下であり沈殿が生じる可能性がある, 外観変化なし (24hr)
本品 [④]+ミルリーラ注射液 [60mg/5%ブドウ糖液 300mL]	結晶析出 (直後)
本品 [①]+ミルリーラ注射液 [60mg/生食液 300mL]	結晶析出 (直後)
本品 [⑤]+ミルリーラ注射液 [60mg/ソリタ-T3号輸液 300mL]	結晶析出 (直後)
本品 [①]+モリアミンS注 [250mL]	85% (6hr)
本品 [①]+モリアミンS注 [500mL]	85% (6hr)
本品 [①]+ラクテックD輸液 [250mL]	結晶析出 (1.5hr)
本品 [②]+ラクテックD輸液 [250mL]	結晶析出 (4hr)
本品 [①]+ラクテックD輸液 [500mL]	結晶析出 (45min)
本品 [③]+ラクテックD輸液 [500mL]	結晶析出 (1hr)
本品 [④]+ラボナール注射用 [0.5g/5%ブドウ糖液 300mL]	結晶析出 (6~24hr)
本品 [①]+ラボナール注射用 [0.5g/生食液 300mL]	結晶析出 (6~24hr)
本品 [⑤]+ラボナール注射用 [0.5g/ソリタ-T3号輸液 300mL]	結晶析出 (直後)
本品 [④]+ラボナール注射用 [1g/5%ブドウ糖液 300mL]	結晶析出 (6~24hr)
本品 [①]+ラボナール注射用 [1g/生食液 300mL]	結晶析出 (6~24hr)
本品 [⑤]+ラボナール注射用 [1g/ソリタ-T3号輸液 300mL]	結晶析出 (3hr)

配合可

Column 1

❷ 1%ディプリバン注[360mg/5%ブドウ糖液300mL]
❸ 1%ディプリバン注[360mg/生食液300mL]
❹ 1%ディプリバン注[360mg/ソリタ-T3号輸液300mL]
❸❺ 5%ブドウ糖液[250mL]
❶❸ 5%ブドウ糖液[500mL]
❸ 10%ブドウ糖液[250mL]
❺ 10%ブドウ糖液[250mL]※1
❶❸ 10%ブドウ糖液[500mL]
❸ 20%ブドウ糖液[250mL]※1
❺ 20%ブドウ糖液[250mL]※1
❶ 20%ブドウ糖液[500mL]※1
❸ 20%ブドウ糖液[500mL]※1
❸❺ 20%マンニットール注射液「YD」[250mL]
❶❸ 20%マンニットール注射液「YD」[500mL]
❷ K.C.L.点滴液15%[7.5g/5%ブドウ糖液300mL]
❸ K.C.L.点滴液15%[7.5g/生食液300mL]
❹ K.C.L.点滴液15%[7.5g/ソリタ-T3号輸液300mL]
❸❺ KN1号輸液[250mL]
❶❸ KN1号輸液[500mL]
❸❺ KN3号輸液[250mL]
❸ KN3号輸液[500mL]
❷ アスパラカリウム注10mEq※1[17g/5%ブドウ糖液300mL]
❸ アスパラカリウム注10mEq※1[17g/生食液300mL]
❹ アスパラカリウム注10mEq[17g/ソリタ-T3号輸液300mL]
❸ アスパラカリウム注10mEq※1[17g/ラクテック注300mL]
❷ アドナ注(静脈用)[100mg/5%ブドウ糖液300mL]
❸ アドナ注(静脈用)[100mg/生食液300mL]
❹ アドナ注(静脈用)[100mg/ソリタ-T3号輸液300mL]
❷ アミカシン硫酸塩注射液「日医工」[400mg/5%ブドウ糖液300mL]
❸ アミカシン硫酸塩注射液「日医工」[400mg/生食液300mL]
❹ アミカシン硫酸塩注射液「日医工」[400mg/ソリタ-T3号輸液300mL]
❸ アミノレバン点滴静注[250mL]※1
❸ 献血アルブミン5%静注[12.5g/生食液300mL]※1
❸ 献血アルブミン5%静注[12.5g/ソリタ-T3号輸液300mL]※1
❷ アンスロビンP注射用[3000単位/5%ブドウ糖液300mL]
❸ アンスロビンP注射用[3000単位/生食液300mL]
❹ アンスロビンP注射用[3000単位/ソリタ-T3号輸液300mL]
❸ アンスロビンP注射用[3000単位/ラクテック注300mL]
❷ イノバン注[200mg/5%ブドウ糖液300mL]※1
❸ イノバン注[200mg/生食液300mL]※1
❹ イノバン注[200mg/ソリタ-T3号輸液300mL]
❸ イノバン注[200mg/ラクテック注300mL]※1
❷ イノバン注[400mg/5%ブドウ糖液300mL]※1
❸ イノバン注[400mg/生食液300mL]※1
❸ イノバン注[400mg/ラクテック注300mL]※1
❸ イントラリポス輸液20%[500mL]
❸❺ ヴィーンF輸液[250mL]
❶❸ ヴィーンF輸液[500mL]
❷ エレメンミック注[2mL/5%ブドウ糖液300mL]
❸ エレメンミック注[2mL/生食液300mL]
❹ エレメンミック注[2mL/ソリタ-T3号輸液300mL]
❸ エレメンミック注[2mL/ラクテック注300mL]
❷ オノアクト点滴静注用[50mg/5%ブドウ糖液300mL]

Column 2

❸ オノアクト点滴静注用[50mg/生食液300mL]
❹ オノアクト点滴静注用[50mg/ソリタ-T3号輸液300mL]
❷ ガスター注射液[40mg/5%ブドウ糖液300mL]
❸ ガスター注射液[40mg/生食液300mL]
❹ ガスター注射液[40mg/ソリタ-T3号輸液300mL]
❷ 注射用カタクロット[160mg/5%ブドウ糖液300mL]
❸ 注射用カタクロット[160mg/生食液300mL]
❹ 注射用カタクロット[160mg/ソリタ-T3号輸液300mL]
❹ カルチコール注射液8.5%[2g/ソリタ-T3号輸液300mL]
❷ カルベニン点滴用[2g/5%ブドウ糖液300mL]
❸ カルベニン点滴用[2g/生食液300mL]
❸ カルベニン点滴用[2g/ラクテック注300mL]
❹ 強力ネオミノファーゲンシー静注※1[100mL/ソリタ-T3号輸液300mL]
❸❺ キリット注5%[250mL]
❶❸ キリット注5%[500mL]
❸❺ グリセオール注[250mL]
❶❸ グリセオール注[500mL]
❷ ケイツーN静注[20mg/5%ブドウ糖液300mL]
❸ ケイツーN静注[20mg/生食液300mL]
❹ ケイツーN静注[20mg/ソリタ-T3号輸液300mL]
❸ ケイツーN静注[20mg/ラクテック注300mL]
❸ ゲンタシン注[120mg/生食液300mL]
❷ コアテック注[5mg/5%ブドウ糖液300mL]
❸ コアテック注[5mg/生食液300mL]
❹ コアテック注[5mg/ソリタ-T3号輸液300mL]
❷ コアテック注[30mg/5%ブドウ糖液300mL]
❸ コアテック注[30mg/生食液300mL]
❷ ジギラノゲン注[0.4mg/5%ブドウ糖液300mL]
❸ ジギラノゲン注[0.4mg/生食液300mL]
❹ ジギラノゲン注[0.4mg/ソリタ-T3号輸液300mL]
❷ シグマート注[144mg/5%ブドウ糖液300mL]
❸ シグマート注[144mg/生食液300mL]
❹ シグマート注[144mg/ソリタ-T3号輸液300mL]
❷ ジゴシン注[0.25mg/5%ブドウ糖液300mL]
❸ ジゴシン注[0.25mg/生食液300mL]
❹ ジゴシン注[0.25mg/ソリタ-T3号輸液300mL]
❸ ジゴシン注[0.25mg/ラクテック注300mL]
❷ ジフルカン静注液[400mg/5%ブドウ糖液300mL]
❸ ジフルカン静注液[400mg/生食液300mL]
❹ ジフルカン静注液[400mg/ソリタ-T3号輸液300mL]
❸ ジフルカン静注液[400mg/ラクテック注300mL]
❷ 静注用キシロカイン2%[300mg/5%ブドウ糖液300mL]
❸ 静注用キシロカイン2%[300mg/生食液300mL]
❹ 静注用キシロカイン2%[300mg/ソリタ-T3号輸液300mL]
❷ シンビット静注用[200mg/5%ブドウ糖液300mL]
❸ シンビット静注用[200mg/生食液300mL]
❹ シンビット静注用[200mg/ソリタ-T3号輸液300mL]
❸ シンビット静注用[500mg/生食液300mL]
❷ スルペラゾン静注用[4g/5%ブドウ糖液300mL]
❸ スルペラゾン静注用[4g/生食液300mL]
❸❺ 生食液[250mL]
❶❸ 生食液[500mL]
❷ セファメジンα注射用[4g/5%ブドウ糖液300mL]
❸ セファメジンα注射用[4g/生食液300mL]
❹ セファメジンα注射用[4g/ソリタ-T3号輸液300mL]
❷ ソセゴン注射液[60mg/5%ブドウ糖液300mL]
❸ ソセゴン注射液[60mg/生食液300mL]
❸ ソセゴン注射液[60mg/ラクテック注300mL]
❸❺ ソリタ-T1号輸液[250mL]
❶❸ ソリタ-T3号輸液[250mL]

Column 3

❸ ソリタックス-H輸液[250mL]
❷ ソル・コーテフ静注用[1000mg/5%ブドウ糖液300mL]
❸ ソル・コーテフ静注用[1000mg/生食液300mL]
❹ ソル・コーテフ静注用[1000mg/ソリタ-T3号輸液300mL]
❷ ソルダクトン静注用[600mg/5%ブドウ糖液300mL]
❸ ソルダクトン静注用[600mg/生食液300mL]
❸❺ ソルデム1輸液[250mL]
❶❸ ソルデム1輸液[500mL]
❸❺ ソルデム3A輸液[250mL]
❶❸ ソルデム3A輸液[500mL]
❷ ソル・メドロール静注用[2000mg/5%ブドウ糖液300mL]
❸ ソル・メドロール静注用[2000mg/ラクテック注300mL]
❸ ダイアモックス注射用[750mg/生食液300mL]※1
❸ ダイアモックス注射用[750mg/ラクテック注300mL]※1
❷ 注射用タゴシッド[800mg/5%ブドウ糖液300mL]
❸ 注射用タゴシッド[800mg/生食液300mL]
❹ 注射用タゴシッド[800mg/ソリタ-T3号輸液300mL]
❷ ダラシンS注射液[2400mg/5%ブドウ糖液300mL]
❸ ダラシンS注射液[2400mg/生食液300mL]
❹ ダラシンS注射液[2400mg/ソリタ-T3号輸液300mL]
❸ ダラシンS注射液[2400mg/ラクテック注300mL]
❸ チエナム点滴静注用[2g/生食液300mL]※1
❸❺ 低分子デキストラン糖注[250mL]
❶❸ 低分子デキストラン糖注[500mL]
❷ ドパミン塩酸塩点滴静注液バッグ「NIG」[200mg/5%ブドウ糖液300mL]
❸ ドパミン塩酸塩点滴静注液バッグ「NIG」[200mg/生食液300mL]
❷ ドパミン塩酸塩点滴静注液バッグ「NIG」[600mg/5%ブドウ糖液300mL]※1
❸ ドパミン塩酸塩点滴静注液バッグ「NIG」[600mg/生食液300mL]
❷ トランサミン注10%[2500mg/5%ブドウ糖液300mL]
❸ トランサミン注10%[2500mg/生食液300mL]
❹ トランサミン注10%[2500mg/ソリタ-T3号輸液300mL]
❷ ドルミカム注射液[20mg/5%ブドウ糖液300mL]
❸ ドルミカム注射液[20mg/生食液300mL]
❸ ドルミカム注射液[20mg/ラクテック注300mL]
❷ ドルミカム注射液[40mg/5%ブドウ糖液300mL]
❸ ドルミカム注射液[40mg/生食液300mL]
❷ ニトロール点滴静注[100mg/5%ブドウ糖液300mL]
❸ ニトロール点滴静注[100mg/生食液300mL]
❸ ネオフィリン注[400mg/ラクテック注300mL]※1
❸ ネオフィリン注[500mg/生食液300mL]※1
❹ ネオフィリン注※1[500mg/ソリタ-T3号輸液300mL]
❷ ノルアドリナリン注[1mg/5%ブドウ糖液300mL]
❸ ノルアドリナリン注[1mg/生食液300mL]
❹ ノルアドリナリン注[1mg/ソリタ-T3号輸液300mL]
❸ ノルアドリナリン注[1mg/ラクテック注300mL]
❷ ハベカシン注射液[200mg/5%ブドウ糖液300mL]
❸ ハベカシン注射液[200mg/生食液300mL]
❹ ハベカシン注射液[200mg/ソリタ-T3号輸液300mL]
❸ ハルトマン輸液pH8「NP」[250mL]
❶❸ ハルトマン輸液pH8「NP」[500mL]
❹ パンスポリン静注用[4g/5%ブドウ糖液300mL]
❷ パンスポリン静注用[4g/生食液300mL]
❸ パンスポリン静注用[4g/ソリタ-T3号輸液300mL]
❷ パンスポリン静注用[4g/ラクテック注300mL]

エラス

❷ パントール注射液[3000mg/5%ブドウ糖液300mL]
❸ パントール注射液[3000mg/生食液300mL]
❸ パントール注射液[3000mg/ラクテック注300mL]
❸ ビーフリード輸液[250mL] ※1
❺ ビーフリード輸液[250mL] ※1
❶ ビーフリード輸液[500mL] ※1
❸ ビーフリード輸液[500mL] ※1
❸❺ ビカーボン輸液[250mL]
❶❸ ビカーボン輸液[500mL]
❷ ヒューマリンR注100単位/mL
[100単位/5%ブドウ糖液300mL]
❸ ヒューマリンR注100単位/mL
[100単位/生食液300mL]
❹ ヒューマリンR注100単位/mL
[100単位/ソリタ-T3号輸液300mL]
❸ ヒューマリンR注100単位/mL
[100単位/ラクテック注300mL]
❷ ファーストシン静注用[4g/5%ブドウ糖液300mL]
❸ ファーストシン静注用[4g/生食液300mL]
❹ ファーストシン静注用
[4g/ソリタ-T3号輸液300mL]
❸ ファンガード点滴用[300mg/100mL(生食液)]
❷ ファンガード点滴用[300mg/5%ブドウ糖液100mL]
❷ ファンガード点滴用[300mg/5%ブドウ糖液300mL]
❸ ファンガード点滴用[300mg/生食液300mL]
❹ ファンガード点滴用
[300mg/ソリタ-T3号輸液100mL]
❹ ファンガード点滴用
[300mg/ソリタ-T3号輸液300mL]
❸❺ フィジオ140輸液[250mL]
❶❸ フィジオ140輸液[500mL]
❷ フィニバックス点滴静注用
[1.5g/5%ブドウ糖液300mL]
❸ フィニバックス点滴静注用[1.5g/生食液300mL]
❸ 注射用フサン[10mg/生食液300mL]
❷ フラグミン静注
[5000国際単位/5%ブドウ糖液300mL]
❸ フラグミン静注[5000国際単位/生食液300mL]
❹ フラグミン静注
[5000国際単位/ソリタ-T3号輸液300mL]
❷ プレセデックス静注液「ファイザー」
[800μg/5%ブドウ糖液300mL]
❸ プレセデックス静注液「ファイザー」
[800μg/生食液300mL]

❹ プレセデックス静注液「ファイザー」
[800μg/ソリタ-T3号輸液300mL]
❷ 水溶性プレドニン[200mg/5%ブドウ糖液300mL]
❸ 水溶性プレドニン[200mg/生食液300mL]
❹ 水溶性プレドニン[200mg/ソリタ-T3号輸液300mL]
❷ プログラフ注射液[5mg/5%ブドウ糖液300mL]
❸ プログラフ注射液[5mg/生食液300mL]
❹ プログラフ注射液[5mg/ソリタ-T3号輸液300mL]
❸ プログラフ注射液[5mg/ラクテック注300mL]
❷ プロジフ静注液[800mg/5%ブドウ糖液300mL]
❸ プロジフ静注液[800mg/生食液300mL]
❹ プロジフ静注液[800mg/ソリタ-T3号輸液300mL]
❷ プロスタンディン点滴静注用
[500μg/5%ブドウ糖液300mL]
❸ プロスタンディン点滴静注用
[500μg/生食液300mL]
❹ プロスタンディン点滴静注用
[500μg/ソリタ-T3号輸液300mL]
❸ プロスタンディン点滴静注用
[500μg/ラクテック注300mL]
❷ ヘパリンNa注「モチダ」
[3万単位/5%ブドウ糖液300mL]
❸ ヘパリンNa注「モチダ」
[3万単位/生食液300mL]
❹ ヘパリンNa注「モチダ」
[3万単位/ソリタ-T3号輸液300mL]
❸ ヘパリンNa注「モチダ」
[3万単位/ラクテック注300mL]
❸ ヘルベッサー注射用[250mg/生食液300mL]
❸ ペントシリン注射用[8g/ラクテック注300mL]
❷ ボスミン注[1mg/5%ブドウ糖液300mL]
❸ ボスミン注[1mg/生食液300mL]
❹ ボスミン注[1mg/ソリタ-T3号輸液300mL]
❸ ボスミン注[1mg/ラクテック注300mL]
❸❺ マルトス輸液10%[250mL]
❶ マルトス輸液10%[500mL]
❸ マルトス輸液10%[500mL]
❷ ミラクリッド注射液
[30万単位/5%ブドウ糖液300mL]
❸ ミラクリッド注射液
[30万単位/生食液300mL]
❹ ミラクリッド注射液
[30万単位/ソリタ-T3号輸液300mL]
❸ ミラクリッド注射液
[30万単位/ラクテック注300mL]

❷ ミリスロール注[50mg/5%ブドウ糖液300mL]
❸ ミリスロール注[50mg/生食液300mL]
❹ ミリスロール注[50mg/ソリタ-T3号輸液300mL]
❷ ミルリーラ注射液[10mg/5%ブドウ糖液300mL]
❸ ミルリーラ注射液[10mg/生食液300mL]
❷ メイロン静注8.4% ※1
[5g/5%ブドウ糖液300mL]
❸ メイロン静注8.4%[5g/牛食液300mL]
❹ メイロン静注8.4%[5g/ソリタ-T3号輸液300mL]
❷ メロペン点滴用[2g/5%ブドウ糖液300mL]
❸ メロペン点滴用[2g/生食液300mL]
❹ メロペン点滴用[2g/ソリタ-T3号輸液300mL]
❷ ユナシン-S静注用[6g/5%ブドウ糖液300mL] ※1
❸ ユナシン-S静注用[6g/生食液300mL] ※1
❹ ユナシン-S静注用 ※1
[6g/ソリタ-T3号輸液300mL]
❸ ユナシン-S静注用[6g/ラクテック注300mL]
❸ ラクテックG輸液[250mL]
❶❸ ラクテックG輸液[500mL]
❸ ラクテック注[250mL]
❶❸ ラクテック注[500mL]
❷ ラシックス注[1000mg/5%ブドウ糖液300mL]
❸ ラシックス注[1000mg/生食液300mL]
❹ ラシックス注[1000mg/ソリタ-T3号輸液300mL]
❸ ラシックス注[1000mg/ラクテック注300mL]
❷ リコモジュリン点滴静注用
[19200U/5%ブドウ糖液300mL]
❸ リコモジュリン点滴静注用
[19200U/生食液300mL]
❹ リコモジュリン点滴静注用
[19200U/ソリタ-T3号輸液300mL]
❸ リンゲル液[250mL]
❶❸ リンゲル液[500mL]
❷ レペタン注[0.4mg/5%ブドウ糖液300mL]
❸ レペタン注[0.4mg/生食液300mL]
❹ レペタン注[0.4mg/ソリタ-T3号輸液300mL]
❸ レペタン注[0.4mg/ラクテック注300mL]
❷ ロセフィン静注用[4g/5%ブドウ糖液300mL]
❸ ロセフィン静注用[4g/生食液300mL]
❹ ロセフィン静注用[4g/ソリタ-T3号輸液300mL]
❷ ワソラン静注[5mg/5%ブドウ糖液300mL]
❸ ワソラン静注[5mg/生食液300mL]
❹ ワソラン静注[5mg/ソリタ-T3号輸液300mL]

本品濃度：❶ 200mg/生食液20mL，❷ 300mg/5%ブドウ糖液30mL，❸ 300mg/生食液30mL，❹ 300mg/ソリタ-T3号輸液30mL，❺ 400mg/生食液40mL

※1　残存率90%以上→90%未満（6hr→24hr），外観変化なし（24hr），6hr以内の投与であれば配合可.

注射用エラスポール配合試験成績（2016年07月）

エリスロシン [エリスロマイシンラクトビオン酸塩] (ヴィアトリス製薬)

点滴静注用：500mg/V

分類 抗菌薬（マクロライド系抗菌薬）

［pH変動スケール］(山口東京理科大学実験データ)

500mg/注射用水10mL

（規格pH：5.0〜7.5）

0	1	2	3	4	5	6	7	8	9	10	11	12	13	14

—	←10mL		1.5mL→	結晶析出

1.89　　　　　　　　　　7.17　8.39

(!) 注意事項

DEHP・PVC	フィルター	閉鎖システム
—	—	—

調剤時の注意

本剤を投与する場合は他剤との混注を行わないこと.

［配合変化データ（文献に基づく判定）］

混合液①：エリスロシン1g/注射用水20mL＋大塚糖液5%500mL
混合液②：エリスロシン1g/注射用水20mL＋ソリタ-T2号輸液500mL
混合液③：エリスロシン1g/注射用水20mL＋ソリタ-T3号輸液500mL

本品濃度	配合不可	
1g/注射用水20mL	ソリタ-T2号輸液 [500mL]	50%(24hr), 外観変化なし(24hr)
	ソリタ-T3号輸液 [500mL]	50%(24hr), 外観変化なし(24hr)
100mg/注射用水2mL	アドナ注（静脈用）[0.5%2mL/1A]	沈殿(3min)
	注射用エンドキサン [100mg/5mL/1A]	濁り(20min)
	静注用キシロカイン2% [10mg/2mL]	わずかに濁り（約20min後消失, 24hr後再び濁り）
	ビタミンB₁剤 [20mg/2mL]	変化ぎみ→濁りあり→沈殿(5min→10min→1hr)
	ビタミンB₂剤 [2mg/1mL]	沈殿(直後)
	ピドキサール注 [30mg/1mL]	粥状沈殿(直後)
200mg/注射用水4mL	静注用キシロカイン2% [10mg/2mL]	わずかに濁り（約20min後消失, 24hr後再び濁り）
300mg/注射用水10mL+生食液100mL	ピドキサール注 [20mg/2mL]	淡黄緑色→淡緑色(直後→0.5hr)
500mg/注射用水10mL	アリナミン注射液 [10mg2mL/1A]	50%(24hr), 外観変化なし(24hr), 室温保存
	アリナミン注射液 [10mg2mL/1A]	50%(168hr), 外観変化なし(168hr), 5℃保存
	大塚生食注 [100mL/瓶]	83.2%(24hr), 外観変化なし(24hr)
	マルトス輸液10% [500mL/袋]	50%(168hr), 外観変化なし(168hr), 5℃保存
	マルトス輸液10% [500mL/袋]	50%(24hr), 外観変化なし(24hr), 室温保存
[混合液]	混合液① [100mL]+アドナ注（静脈用）[0.5%10mL]	85%(24hr), 外観変化なし(24hr)
	混合液① [100mL]+アリナミンF注 [25mg10mL/1A]	35%(24hr), 外観変化なし(24hr)
	混合液① [100mL]+パントシン注10% [100mg/1A]	50%(24hr), 外観変化なし(24hr)
	混合液① [100mL]+ビタメジン静注用 [1瓶]	15%(24hr), 外観変化なし(24hr)
	混合液② [100mL]+アドナ注（静脈用）[0.5%10mL]	50%(24hr), 外観変化なし(24hr)
	混合液② [100mL]+アリナミンF注 [25mg10mL/1A]	40%(24hr), 外観変化なし(24hr)
	混合液② [100mL]+タチオン注射用 [200mg/1A]	50%(24hr), 外観変化なし(24hr)
	混合液② [100mL]+トランサミン注5% [5mL/1A]	70%(24hr), 外観変化なし(24hr)
	混合液② [100mL]+ニコリン注射液 [5%2mL/1A]	60%(24hr), 外観変化なし(24hr)
	混合液② [100mL]+パントシン注10% [100mg/1A]	40%(24hr), 外観変化なし(24hr)
	混合液② [100mL]+ビタシミン注射液 [100mg/1A]	60%(24hr), 外観変化なし(24hr)
	混合液② [100mL]+ビタメジン静注用 [1瓶]	40%(24hr), 外観変化なし(24hr)
	混合液② [100mL]+水溶性プレドニン [20mg/1A]	60%(24hr), 外観変化なし(24hr)
	混合液② [100mL]+ラシックス注 [20mg/1A]	50%(24hr), 外観変化なし(24hr)
	混合液③ [100mL]+アドナ注（静脈用）[0.5%10mL]	50%(24hr), 外観変化なし(24hr)
	混合液③ [100mL]+アリナミンF注 [25mg10mL/1A]	50%(24hr), 外観変化なし(24hr)

混合液③[100mL]+**タチオン注射用**[200mg/1A]	60%(24hr), 外観変化なし(24hr)
混合液③[100mL]+**トランサミン注5%**[5mL/1A]	80%(24hr), 外観変化なし(24hr)
混合液③[100mL]+**ニコリン注射液**[5%2mL/1A]	60%(24hr), 外観変化なし(24hr)
混合液③[100mL]+**パントシン注10%**[100mg/1A]	50%(24hr), 外観変化なし(24hr)
混合液③[100mL]+**ビタシミン注射液**[100mg/1A]	75%(24hr), 外観変化なし(24hr)
混合液③[100mL]+**ビタメジン静注用**[1瓶]	40%(24hr), 外観変化なし(24hr)
混合液③[100mL]+**水溶性プレドニン**[20mg/1A]	70%以上(24hr), 外観変化なし(24hr)
混合液③[100mL]+**ラシックス注**[20mg/1A]	50%以上(24hr), 外観変化なし(24hr)

配合可

❸ 20%フルクトン注[100mL] ※1
❸ EL-3号輸液[100mL] ※1
❺ アトニン-O注[1単位/1mL] ※1
❹ アリナミンF注[10mg/2mL] ※1
❶ 大塚糖液5%[500mL]
❻ オルガドロン注射液[3.8mg/1mL/1A]
❼ ケイツーN静注[10mg/1A] ※2
❼ ケイツーN静注[10mg/1A] ※3
❷ ジゴシン注[0.25mg/1mL/1A] ※1
❸ ソリタ-T4号輸液[100mL] ※1

❼ タチオン注射用[100mg/2mL] ※2
❼ タチオン注射用[100mg/2mL] ※3
❹ タチオン注射用[200mg/3mL] ※1
❺ トランサミン注10%[2.5mL] ※1
❺ トランサミン注10%[5mL] ※1
❺ トランサミン注10%[10mL] ※1
❹ パントシン注10%[200mg/2mL] ※1
❹ ビタシミン注射液[200mg2mL] ※1
❹ フラビタン注射液[10mg/2mL] ※1

• 混合液①[100mL]+タチオン注射用[200mg/1A]
• 混合液①[100mL]+トランサミン注5%[5mL/1A]
• 混合液①[100mL]+ニコリン注射液[5%2mL/1A]
• 混合液①[100mL]+ネオフィリン注[2.5%10mL/1A]
• 混合液①[100mL]+ビタシミン注射液[100mg/1A]
• 混合液①[100mL]+水溶性プレドニン[20mg/1A]
• 混合液①[100mL]+ラシックス注[20mg/1A]
• 混合液②[100mL]+ネオフィリン注[2.5%10mL/1A]
• 混合液③[100mL]+ネオフィリン注[2.5%10mL/1A]

本品濃度: ❶1g/注射用水20mL, ❷100mg/注射用水2mL, ❸300mg/注射用水6mL, ❹300mg/注射用水10mL+生食液100mL, ❺300mg/注射用水30mL, ❻300mg/注射用水80mL, ❼500mg/注射用水10mL

※1 残存率データはないが, 外観変化なし(24hr).
※2 5℃保存.
※3 室温保存.

エリスロシン点滴静注用インタビューフォーム(2017年2月改訂)
山口東京理科大学実験データ

エリル ［ファスジル塩酸塩水和物］（旭化成ファーマ）

点滴静注液：30mg/2mL/A

分類 脳卒中治療薬

[pH変動スケール]

30mg製剤

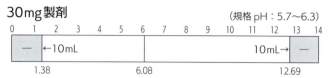

（規格pH：5.7〜6.3）

1.38　6.08　12.69

注意事項

DEHP・PVC	フィルター	閉鎖システム
—	—	—

[配合変化データ（文献に基づく判定）]

本品規格	配合不可
30mg/2mL	アレビアチン注 [250mg/5mL]　　白濁(直後)

本品規格	配合可
30mg/2mL	・アドナ注（静脈用）[100mg/20mL] ※1　・ソリタ-T3号輸液 [200mL]　・ファーストシン静注用 [1g/生食液100mL] ・イノバン注 [50mg/生食液98mL] ※1　・タガメット注射液 [200mg/2mL] ※1　・注射用フサン [10mg/注射用水10mL] ※2 ・エクサシン注射液 [400mg/2mL] ※1　・低分子デキストランL注 [250mL]　・ブドウ糖注5%PL「フソー」[100mL] ・大塚生食注 [100mL]　・トランサミン注5% [5mL] ※1　・フルマリン静注用 [1g/注射用水10mL] ※1 ・カタクロット注射液 ※1　・ニコリン注射液 [500mg/10mL] ※1　・ペルジピン注射液 [10mg/10mL] ※2 　[20mg/注射用水2mL]　・パンスポリン静注用 ※1　・ポタコールR輸液 [100mL] ・グリセオール注 [200mL]　　[1g/注射用水20mL]　・マルトス輸液10% [100mL] ・セファメジンα注射用 ※2　・ビタシミン注射液 [100mg/1mL] ※3　・ラクテック注 [100mL] 　[2g/注射用水10mL]　・ヒルトニン注射液 ※1 ・ソリタ-T2号輸液 [200mL]　　[0.5mg/注射用水10mL]

※1　残存率90%以上，6hrまでのデータであるが，外観変化なし．
※2　残存率90%以上，6hrまでのデータであるが，外観変化なし，遮光下．
※3　残存率90%以上，配合直後にわずかに着色するが，その後外観変化なし(6hr)．

📄 エリル点滴静注液30mgインタビューフォーム（2018年8月改訂）

エルエ

LH-RH「ニプロ」 [ゴナドレリン酢酸塩] (ニプロESファーマ)

注：0.1mg/1mL/A

分類 機能検査薬（下垂体機能検査薬）

［pH変動スケール］

・規格pH：4.0〜5.0
・pH変動試験のデータなし

⚠ 注意事項

DEHP・PVC	フィルター	閉鎖システム
―	―	―

［配合変化データ（文献に基づく判定）］

本品規格	配合可
0.1mg/1mL	・TRH注「ニプロ」[0.5mg/1mL]

📄 TRH, LH-RH, CRH等配合変化試験結果報告書（社内資料）

エルカルチンFF　[レボカルニチン]（大塚製薬）

静注シリンジ：1000mg/5mL/シリンジ

分類 ビタミン製剤（レボカルニチン製剤）

[pH変動スケール]（山口東京理科大学実験データ）

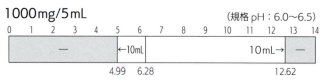

注意事項

DEHP・PVC	フィルター	閉鎖システム
―	―	―

[配合変化データ（文献に基づく判定）]

本品規格	配合可
1000mg/5mL	・KCL補正液1mEq/mL [2mL] +生食液[50mL] ・アミノレバン点滴静注 [250mL] +強力ネオミノファーゲンシー静注[10mL] ・アルギU点滴静注 [20g/200mL] ・エルネオパNF2号輸液 [5mL] ※1 ・エルネオパNF2号輸液 [100mL] ・大塚生食注 [5mL] ※1 ・大塚生食注 [100mL] ・大塚糖液5% [5mL] ※1 ・大塚糖液5% [100mL]　　・ガスター注射液 [20mg/2mL] +生食液[50mL] ・カルチコール注射液8.5% [5mL] +生食液[50mL] ・キドミン輸液 [5mL] ※1 ・キドミン輸液 [100mL] ・セファゾリンNa点滴静注用「オーツカ」[1g/生食液100mL] ・セフォタックス注射用 [0.5g/注射用水2mL] +生食液[50mL] ・ソル・メドロール静注用 [125mg/注射用水2mL] +生食液[50mL]　　・パニマイシン注射液 [50mg/1mL] +生食液[50mL] ・パンスポリン静注用 [1g/生食液100mL] ・ピクシリン注射用 [0.5g/水5mL] +生食液[50mL] ・フェジン静注 [5mL] ※1 ・注射用フサン [0.5g/水0.5mL] ※1 +大塚糖液5%[500mL] ・プリンペラン注射液 [10mg/2mL] +生食液[50mL] ・ラシックス注 [20mg/2mL] +生食液[50mL] ・ロセフィン注射用 [1g/生食液100mL]

※1　残存率90%以上、1hrまでしか観察していないが、外観変化なし。

エルカルチンFF静注1000mgシリンジインタビューフォーム（2020年11月改訂）
山口東京理科大学実験データ

エルシトニン　[エルカトニン]（旭化成ファーマ）

注：10単位/A，20S/A，20Sデイスポ/シリンジ，40単位/A
分類　骨・カルシウム代謝薬（合成カルシトニン誘導体製剤）

[pH変動スケール]

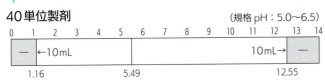

40単位製剤　（規格pH：5.0〜6.5）

注意事項

DEHP・PVC	フィルター	閉鎖システム
—	—	—

[配合変化データ（文献に基づく判定）]

本品規格	配合不可	
40単位/1mL	テルモ糖注5% [500mL]	70%以下 (1hr)，外観変化なし (6hr)
	ラシックス注 [20mg/生食液500mL]	87.9% (6hr)，外観変化なし (6hr)

本品規格	配合可		
40単位/1mL	・アドリアシン注用 [10mg/生食液500mL]※1	・生理食塩液「フソー」[500mL]※3※4	・水溶性ハイドロコートン注射液※1 [100mg/生食液500mL]
	・注射用エンドキサン※1 [100mg/生食液500mL]	・ソセゴン注射液 [15mg/生食液500mL]※1	・レペタン注 [0.2mg/生食液500mL]※1
	・大塚生食注 [500mL]※2	・ソリタ-T3号輸液 [500mL]※5	
	・オンコビン注射用 [1mg/生食液500mL]※1	・ソルダクトン静注用※1 [100mg/生食液500mL]	

※1　残存率90%以上 (6hr)，外観変化なし，6hr以内の投与であれば配合可．
※2　残存率85〜90% (1hr)，外観変化なし (6hr)，残存率低下は容器への吸着であるため，配合後速やかに使用すること．
※3　ガラスボトル，残存率90%以上 (6hr)，外観変化なし (6hr)，6hr以内の投与であれば配合可．
※4　プラスチックバッグ，残存率90%以上 (1hr)，外観変化なし (6hr)，残存率低下は容器への吸着であるため，配合後速やかに使用すること．
※5　プラスチックバッグ，残存率85〜90% (1hr)，外観変化なし (6hr)，残存率低下は容器への吸着であるため，配合後速やかに使用すること．

エルシトニン注40単位インタビューフォーム（2018年8月改訂）

エルネオパNF1号 （大塚製薬工場）

輸液：1000mL/バッグ，1500mL/バッグ，2000mL/バッグ

分類 輸液・栄養製剤（高カロリー輸液用アミノ酸・糖・電解質・総合ビタミン・微量元素液）

[pH変動スケール]

（規格pH：約5.2）

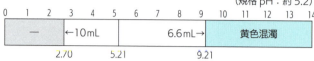

注意事項

DEHP・PVC	フィルター	閉鎖システム
×	—	—

[配合変化データ（文献に基づく判定）]

A 直接配合実験

本品容量	配合不可	
1000mL	アレビアチン注 [250mg/5mL]	黄白色混濁（直後）
	ソルダクトン静注用 [200mg/注射用水20mL]	黄白色混濁（直後）
	チトゾール注用 [0.5g/溶解液20mL]	黄白色混濁（直後）
	ファンギゾン注射用 [50mg/注射用水10mL]	黄色混濁（直後）
	プロタミン硫酸塩注「モチダ」 [100mg/10mL]	黄色混濁（6hr）
	ラボナール注射用 [0.3g/溶解液12mL]	黄白色混濁（直後）

配合可

- 5-FU注 [1000mg/20mL]
- 20%マンニットール注射液「YD」 [300mL]
- K.C.L.点滴静15% [20mL]
- KCL補正液1mEq/mL [20mL]
- アクトシン注射用 [300mg/溶解液5mL]
- アスパラカリウム注 [10mEq/10mL]
- アスパラ注射液 [10mL]
- アタラックス-P注射液 [50mg/1mL]
- アデホス-Lコーワ注 [40mg/2mL]
- アデラビン9号注 [2mL]
- アドナ注（静脈用）[100mg/20mL]
- アドリアシン注用 [10mg/注射用水5mL]
- アナフラニール点滴静注液 [25mg/2mL]
- アプレゾリン注射用 [20mg/生食液1mL]
- アミカシン硫酸塩注射液「日医工」[200mg/2mL]
- アミサリン注 [200mg/2mL]
- アミノフィリン静注「日新」[250mg/10mL]
- アルタット静注用 [75mg/生食液20mL]
- 献血アルブミン20%静注「JB」[10g/50mL]
- イスコチン注 [100mg/2mL]
- 注射用エフオーワイ [500mg/注射用水10mL]
- 注射用エラスポール [300mg/生食液5mL]
- エリスロシン点滴静注用 [500mg/注射用水20mL]
- 塩化Ca補正液 [1mEq/1mL(20mL)]
- 塩化Na補正液 [1mEq/1mL(20mL)]
- 塩化Na補正液 [2.5mEq/1mL(20mL)]
- 大塚塩カル注2% [20mL]
- オキシファスト注 [50mg/5mL]
- オメガシン点滴用 [0.3g/生食液100mL]
- オメプラール注用 [20mg/生食液20mL]
- オンコビン注射用 [1mg/注射用水10mL]
- カイトリル注 [3mg/3mL]
- ガスター注射液 [20mg/2mL]
- 注射用カタクロット [40mg/5mL]
- カルチコール注射液8.5% [10mL]
- カルチコール注射液8.5% [30mL]
- カルベニン点滴用 [0.25g/生食液100mL]

- 静注用キシロカイン2% [5mL]
- 強力ネオミノファーゲンシー静注 [40mL]
- キロサイド注 [60mg/3mL]
- クラビット点滴静注バッグ [500mg/20mL]
- クラフォラン注射用 [1g/注射用水4mL]
- グルカゴンGノボ注射用 [1mg/溶解液1mL]
- ゲンタシン注 [60mg/1.5mL]
- シグマート注 [48mg/生食液20mL]
- ジゴシン注 [0.25mg/1mL]
- ジフルカン静注液 [200mg/100mL]
- スルペラゾン静注用 [1g/注射用水10mL]
- スロンノンHI注 [10mg/2mL]
- セファメジンα注射用 [2g/注射用水7mL]
- セファランチン注 [10mg/2mL]
- セフメタゾン静注用 [2g/注射用水20mL]
- セレネース注 [5mg/1mL]
- ゾシン静注 [4.5g/生食液100mL]
- ソセゴン注射液 [30mg/1mL]
- ゾビラックス点滴静注用 [250mg/注射用水10mL]
- ソル・コーテフ静注用 [1000mg/溶解液8mL]
- ソル・メドロール静注用 [500mg/溶解液8mL]
- ソル・メドロール静注用 [1000mg/溶解液16mL]
- ダイアモックス注射用 [500mg/生食液5mL]
- タガメット注射液 [200mg/2mL]
- タケプロン静注用 [30mg/生食液5mL]
- 注射用タゴシッド [200mg/生食液5mL]
- タチオン注用 [200mg/注射用水3mL]
- ダラシンS注射液 [600mg/4mL]
- チエナム点滴静注用 [0.5g/輸液10mL]
- デカドロン注射液 [3.3mg/1mL]
- テラプチク静注 [45mg/3mL]
- ドパストン静注 [50mg/2.5mL]
- ドブトレックスキット点滴静注用 [600mg/200mL]
- ドブラム注射液 [400mg/20mL]
- トランサミン注10% [10mL]
- ドルミカム注射液 [10mg/2mL]
- ニコリン注射液 [500mg/10mL]

- ネオファーゲン静注 [80mL]
- ネオフィリン注 [250mg/10mL]
- ノイロトロピン注射液 [3.6ノイロトロピン単位/3mL]
- ノバスタンHI注 [30mg/6mL]
- ノルアドリナリン注 [1mg/1mL]
- バクトラミン注
- パズクロス点滴静注液 [300mg/100mL]
- パパベリン塩酸塩注「日医工」[40mg/1mL]
- ハベカシン注射液 [200mg/4mL]
- 塩酸バンコマイシン点滴静注用 [0.5g/注射用水10mL]
- パンスポリン静注用 [1g/注射用水5mL]
- パントール注射液 [100mg/1mL]
- パントシン注 [200mg/2mL]
- ハンプ注射用 [1000μg/注射用水10mL]
- 注射用ビクシリンS [1g/注射用水10mL]
- ビソルボン注 [4mg/2mL]
- ヒューマリンR注100単位/mL [1000単位/10mL]
- ファーストシン静注用 [1g/注射用水20mL]
- ファンガード点滴用 [75mg/生食液10mL]
- フィニバックス点滴静注用 [0.25g/生食液100mL]
- フェジン静注 [40mg/2mL]
- フェンタニル注射液「第一三共」[0.25mg/5mL]
- 注射用フサン [50mg/注射用水5mL]
- ブスコパン注 [20mg/1mL]
- フラグミン静注 [5000単位/5mL]
- プリンペラン注射液 [10mg/2mL]
- フルマリン静注用 [1g/注射用水4mL]
- プレセデックス静注液「ファイザー」 [200μg/2mL]
- 水溶性プレドニン [50mg/注射用水5mL]
- プロスタルモン・F注射液 [2000μg/2mL]
- プロスタンディン点滴静注用 [500μg/生食液5mL]
- フロリードF注 [200mg/20mL]
- 注射用ペニシリンGカリウム [100万単位/注射用水10mL]

エルネ

- ヘパリンNa注「モチダ」[10000単位/10mL]
- ペルジピン注射液 [25mg/25mL]
- ヘルベッサー注射用 [250mg/生食液5mL]
- ペントシリン注射用 [2g/注射用水10mL]
- ホストイン静注 [750mg/10mL]
- ホスミシンS静注用 [2g/注射用水20mL]
- ホリゾン注射液 [10mg/2mL]
- マイトマイシン注用 [10mg/注射用水25mL]
- 静注用マグネゾール [16.2mEq/20mL]
- ミノマイシン点滴静注用 [100mg/注射用水5mL]
- ミラクリッド注射液 [10万単位/2mL]
- ミリスロール注 [50mg/100mL]

- メイセリン静注用 [1g/注射用水20mL]
- メイロン静注7% [20mL]
- メイロン静注7% [40mL]
- メイロン静注8.4% [20mL]
- メキシチール点滴静注 [125mg/5mL]
- メロペン点滴用 [0.5g/注射用水10mL]
- モルヒネ塩酸塩注射液「第一三共」 [700mg/5mL]
- ユナシン-S静注用 [3g/注射用水20mL]
- ラジカット注 [30mg/20mL]
- ラシックス注 [100mg/10mL]
- ラステット注 [100mg/5mL]

- 硫酸Mg補正液 [1mEq/1mL(20mL)]
- リン酸2カリウム注「テルモ」[20mEq/20mL]
- リン酸2カリウム注「テルモ」[40mEq/40mL]
- リン酸Na補正液 [0.5mmoL/1mL(20mL)]
- リン酸Na補正液 [0.5mmoL/1mL(40mL)]
- リン酸Na補正液 [0.5mmoL/1mL(60mL)]
- リン酸Na補正液 [0.5mmoL/1mL(80mL)]
- リンデロン注(0.4%) [20mg/5mL]
- レペタン注 [0.3mg/1.5mL]
- ワゴスチグミン注 [2mg/4mL]
- ワソラン静注 [5mg/2mL]

本品容量：輸液1袋（1000mL）

いずれも残存率データはないが, 外観変化なし（24hr）.

B 側管投与を想定した実験

本品容量	配合不可	
5mL	アレビアチン注 [250mg/5mL]	白色不溶物（直後）
25mL	アレビアチン注 [250mg/5mL]+5%糖液 [20mL]	白色結晶析出（糖液にて希釈時）
105mL	アレビアチン注 [250mg/5mL]+5%糖液 [100mL]	白色結晶析出（糖液にて希釈時）
20mL	イソゾール注射用 [0.5g/溶解液20mL]	白色不溶物（直後）
40mL	イソゾール注射用 [0.5g/溶解液20mL]+5%糖液 [20mL]	白色不溶物（直後）
120mL	イソゾール注射用 [0.5g/溶解液20mL]+5%糖液 [100mL]	白色不溶物（直後）
10mL	ゾビラックス点滴静注用 [250mg/注射用水10mL]	白色不溶物（直後）
30mL	ゾビラックス点滴静注用 [250mg/注射用水10mL]+5%糖液 [20mL]	白色不溶物（直後）
110mL	ゾビラックス点滴静注用 [250mg/注射用水10mL]+5%糖液 [100mL]	白色不溶物（3hr）
20mL	ソルダクトン静注用 [200mg/注射用水20mL]	白色不溶物（直後）
40mL	ソルダクトン静注用 [200mg/注射用水20mL]+5%糖液 [20mL]	白色不溶物（直後）
120mL	ソルダクトン静注用 [200mg/注射用水20mL]+5%糖液 [100mL]	白色不溶物（直後）
36mL	ソル・メドロール静注用 [1000mg/溶解液16mL]+5%糖液 [20mL]	白色不溶物（3hr）
116mL	ソル・メドロール静注用 [1000mg/溶解液16mL]+5%糖液 [100mL]	白色不溶物（1hr）
5mL	タケプロン静注用 [30mg/生食液5mL]	白色不溶物（直後）
25mL	タケプロン静注用 [30mg/生食液5mL]+5%糖液 [20mL]	白色不溶物（直後）
20mL	チトゾール注用 [0.5g/溶解液20mL]	白色不溶物（直後）
40mL	チトゾール注用 [0.5g/溶解液20mL]+5%糖液 [20mL]	白色不溶物（直後）
120mL	チトゾール注用 [0.5g/溶解液20mL]+5%糖液 [100mL]	白色不溶物（直後）
5mL	バクトラミン注 [5mL]	白色不溶物（直後）
25mL	バクトラミン注 [5mL]+5%糖液 [20mL]	白色不溶物（0.5hr）
105mL	バクトラミン注 [5mL]+5%糖液 [100mL]	白色不溶物（2hr）
1mL	パパベリン塩酸塩注「日医工」 [40mg/1mL]	白色不溶物（直後）
10mL	ファンギゾン注射用 [50mg/注射用水10mL]	黄色不溶物（直後）
30mL	ファンギゾン注射用 [50mg/注射用水10mL]+5%糖液 [20mL]	黄色不溶物（直後）
110mL	ファンギゾン注射用 [50mg/注射用水10mL]+5%糖液 [100mL]	黄色不溶物（直後）
10mL	ペルジピン注射液 [10mg/10mL]	白色不溶物（3hr）
2mL	ホリゾン注射液 [10mg/2mL]	白色不溶物（直後）
22mL	ホリゾン注射液 [10mg/2mL]+5%糖液 [20mL]	白濁（糖液にて希釈時）
10mL	ラシックス注 [100mg/10mL]	白色不溶物（直後）
12mL	ラボナール注射用 [0.3g/溶解液12mL]	白色不溶物（直後）
32mL	ラボナール注射用 [0.3g/溶解液12mL]+5%糖液 [20mL]	白色不溶物（直後）
112mL	ラボナール注射用 [0.3g/溶解液12mL]+5%糖液 [100mL]	白色不溶物（直後）
	配合可	

⑬ アセリオ静注液 [1000mg/100mL]　❷ イノバン注 [100mg/5mL]　⑫ イノバン注0.6%シリンジ [300mg/50mL]

89

エルネオパNF1号

❷ オキファスト注[50mg/5mL]
❹ オノアクト点滴静注用[150mg]+5%糖液[15mL]
⓭ オノアクト点滴静注用[150mg]+5%糖液[100mL]
❸ ゾシン静注用[4.5g/注射用水10mL]
❿ ゾシン静注用[4.5g/注射用水10mL]+5%糖液[20mL]
⓱ ゾシン静注用[4.5g/注射用水10mL]+5%糖液[100mL]
❺ ソル・メドロール静注用[1000mg/溶解液16mL]
⓰ タケプロン静注用[30mg/生食液5mL]+5%糖液[100mL]
㉑ チエナム点滴静注用[0.5g]
❷ ドブトレックス注射液[100mg/5mL]
⓳ ドブトレックス点滴静注用[600mg/200mL]
❻ ドプラム注射液[400mg/20mL]
⓫ ドプラム注射液[400mg/20mL]+5%糖液[20mL]
⓲ ドプラム注射液[400mg/20mL]+5%糖液[100mL]
❶ ドルミカム注射液[10mg/2mL]
❽ ドルミカム注射液[10mg/2mL]+5%糖液[20mL]

⓯ ドルミカム注射液[10mg/2mL]+5%糖液[100mL]
❸ ネオフィリン注[250mg/10mL]
⓴ ノルアドリナリン注[1mg/1mL]+5%糖液[250mL]
❼ パパベリン塩酸塩注「日医工」[40mg/1mL]+5%糖液[20mL]
⓮ パパベリン塩酸塩注「日医工」[40mg/1mL]+5%糖液[100mL]
⓱ 塩酸バンコマイシン点滴静注用[0.5g/注射用水10mL]+5%糖液[100mL]
❶ ビソルボン注[4mg/2mL]
❽ ビソルボン注[4mg/2mL]+5%糖液[20mL]
⓯ ビソルボン注[4mg/2mL]+5%糖液[100mL]
⓭ フィニバックス点滴静注用[0.5g/生食液100mL]
❶ フェジン静注[40mg/2mL]
❽ フェジン静注[40mg/2mL]+5%糖液[20mL]
⓯ フェジン静注[40mg/2mL]+5%糖液[100mL]
❶ フェンタニル注射液「第一三共」[0.1mg/2mL]
❿ ペルジピン注射液[10mg/10mL]+5%糖液[20mL]

⓱ ペルジピン注射液[10mg/10mL]+5%糖液[100mL]
⓯ ホリゾン注射液[10mg/2mL]+5%糖液[100mL]
⓭ ミリスロール注[50mg/100mL]
❻ メイロン静注7%[20mL]
⓫ メイロン静注7%[20mL]+5%糖液[20mL]
⓲ メイロン静注7%[20mL]+5%糖液[100mL]
㉑ メロペン点滴用[0.5g]
❷ モルヒネ塩酸塩注射液「第一三共」[200mg/5mL]
❸ ユナシン-S静注用[3g/5%糖液10mL]
⓭ ユナシン-S静注用[3g/生食液100mL]
❿ ラシックス注[100mg/10mL]+5%糖液[20mL]
⓱ ラシックス注[100mg/10mL]+5%糖液[100mL]
❷ ラステット注[100mg/5mL]
❾ ラステット注[100mg/5mL]+5%糖液[20mL]
⓰ ラステット注[100mg/5mL]+5%糖液[100mL]

本品容量： ❶ 2mL，❷ 5mL，❸ 10mL，❹ 15mL，❺ 16mL，❻ 20mL，❼ 21mL，❽ 22mL，❾ 25mL，❿ 30mL，⓫ 40mL，⓬ 50mL，⓭ 100mL，⓮ 101mL，⓯ 102mL，⓰ 105mL，⓱ 110mL，⓲ 120mL，⓳ 200mL，⓴ 251mL，㉑ 等量

- いずれも残存率データなし，側管投与を想定して3hrまで外観変化確認し変化なし．

📄 エルネオパNF1号輸液インタビューフォーム（2020年9月改訂）
　エルネオパNF1号輸液配合変化表

エルネオパNF2号 (大塚製薬工場)

輸液：1000mL/バッグ、1500mL/バッグ、2000mL/バッグ

分類 輸液・栄養製剤（高カロリー輸液用アミノ酸・糖・電解質・総合ビタミン・微量元素液）

[pH変動スケール]

（規格 pH：約5.4）

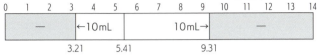

3.21　　5.41　　9.31

注意事項

DEHP・PVC	フィルター	閉鎖システム
×	—	—

[配合変化データ（文献に基づく判定）]

A 直接配合実験

本品容量	配合不可	
1000mL	アレビアチン注 [250mg/5mL]	黄白色混濁(直後)
	ソルダクトン静注用 [200mg/注射用水20mL]	黄白色混濁(直後)
	チトゾール注用 [0.5g/溶解液20mL]	黄白色混濁(直後)
	ファンギゾン注射用 [50mg/注射用水10mL]	黄白色混濁(直後)
	プロタミン硫酸塩注「モチダ」[100mg/10mL]	黄色混濁(6hr)
	ラボナール注射用 [0.3g/溶解液12mL]	黄白色混濁(直後)

配合可

- 5-FU注 [1000mg/20mL]
- 20%マンニットール注射液「YD」[300mL]
- K.C.L.点滴液15% [20mL]
- KCL補正液1mEq/mL [20mL]
- アクトシン注射用 [300mg/溶解液5mL]
- アスパラカリウム注 [10mEq/10mL]
- アスパラ注射液 [10mL]
- アタラックス-P注射液 [50mg/1mL]
- アデホス-Lコーワ注 [40mg/2mL]
- アデラビン9号注 [2mL]
- アドナ注（静脈用）[100mg/20mL]
- アドリアシン注射用 [10mg/注射用水5mL]
- アナフラニール点滴静注液 [25mg/2mL]
- アプレゾリン注射用 [20mg/生食液1mL]
- アミカシン硫酸塩注射液「日医工」[200mg/2mL]
- アミサリン注 [200mg/2mL]
- アミノフィリン静注「日新」[250mg/10mL]
- アルタット静注用 [75mg/生食液20mL]
- 献血アルブミン20%静注「JB」[10g/50mL]
- イスコチン注 [100mg/2mL]
- 注射用エフオーワイ [500mg/注射用水10mL]
- 注射用エラスポール [300mg/生食液10mL]
- エリスロシン点滴静注用 [500mg/注射用水10mL]
- 塩化Ca補正液 [1mEq/1mL/20mL]
- 塩化Na補正液 [1mEq/1mL/20mL]
- 塩化Na補正液 [2.5mEq/1mL/20mL]
- 大塚塩カル注2% [20mL]
- オキファスト注 [50mg/5mL]
- オメガシン点滴用 [0.3g/生食液100mL]
- オメプラール注用 [20mg/生食液20mL]
- オンコビン注射用 [1mg/注射用水10mL]
- カイトリル注 [3mg/3mL]
- ガスター注射液 [20mg/2mL]
- 注射用カタクロット [40mg/5mL]
- カルチコール注射液8.5% [10mL]
- カルチコール注射液8.5% [30mL]
- カルベニン点滴用 [0.25g/生食液100mL]

- 静注用キシロカイン2% [5mL]
- 強力ネオミノファーゲンシー静注 [40mL]
- キロサイド注 [60mg/3mL]
- クラビット点滴静注バッグ [500mg/20mL]
- クラフォラン注射用 [1g/注射用水4mL]
- グルカゴンGノボ注射用 [1mg/溶解液1mL]
- ゲンタシン注 [60mg/1.5mL]
- シグマート注 [48mg/生食液20mL]
- ジゴシン注 [0.25mg/1mL]
- ジフルカン静注液 [200mg/100mL]
- スルペラゾン静注用 [1g/注射用水10mL]
- スロンノンHI注 [10mg/2mL]
- セファメジンα注射用 [2g/注射用水7mL]
- セファランチン注 [10mg/2mL]
- セフメタゾン注射用 [2g/注射用水20mL]
- セレネース注 [5mg/1mL]
- ゾシン静注用 [4.5g/生食液100mL]
- ソセゴン注射液 [30mg/1mL]
- ゾビラックス点滴静注用 [250mg/注射用水10mL]
- ソル・コーテフ注用 [1000mg/溶解液8mL]
- ソル・メドロール静注用 [500mg/溶解液8mL]
- ソル・メドロール静注用 [1000mg/溶解液16mL]
- ダイアモックス注射用 [500mg/生食液5mL]
- タガメット注射液 [200mg/2mL]
- タケプロン静注用 [30mg/生食液5mL]
- 注射用タゴシッド [200mg/生食液5mL]
- タチオン注射用 [200mg/注射用水3mL]
- ダラシンS注射液 [600mg/4mL]
- チエナム点滴静注用 [0.5g/輸液10mL]
- デカドロン注射液 [3.3mg/1mL]
- テラプチク静注 [45mg/3mL]
- ドパストン静注 [50mg/20mL]
- ドブトレックスキット点滴静注用 [600mg/100mL]
- ドプラム注射液 [400mg/20mL]
- トランサミン注10% [10mL]
- ドルミカム注射液 [10mg/2mL]
- ニコリン注射液 [1500mg/30mL]

- ネオファーゲン静注 [80mL]
- ネオフィリン注 [250mg/10mL]
- ノイロトロピン注射液 [3.6ノイロトロピン単位/3mL]
- ノバスタンHI注 [10mg/2mL]
- ノルアドリナリン注 [1mg/1mL]
- パクトラミン注 [5mL]
- パズクロス点滴静注液 [300mg/100mL]
- パパベリン塩酸塩注「日医工」[40mg/1mL]
- ハベカシン注射液 [200mg/4mL]
- 塩酸バンコマイシン点滴静注用 [0.5g/注射用水10mL]
- パンスポリン静注用 [1g/注射用水5mL]
- パントール注射液 [100mg/1mL]
- パントシン注 [200mg/2mL]
- ハンプ注射用 [1000μg/注射用水10mL]
- 注射用ビクシリンS [1g/注射用水10mL]
- ビソルボン注 [4mg/2mL]
- ヒューマリンR注100単位/mL [1000単位/10mL]
- ファーストシン静注用 [1g/注射用水20mL]
- ファンガード点滴用 [75mg/生食液10mL]
- フィニバックス点滴静注用 [0.25g/生食液100mL]
- フェジン静注 [40mg/2mL]
- フェンタニル注射液「第一三共」[0.25mg/5mL]
- 注射用フサン [50mg/注射用水5mL]
- ブスコパン注 [20mg/1mL]
- フラグミン静注 [5000単位/5mL]
- プリンペラン注射液 [10mg/2mL]
- フルマリン静注用 [1g/注射用水4mL]
- プレセデックス静注液「ファイザー」[200μg/2mL]
- 水溶性プレドニン [50mg/注射用水5mL]
- プロスタルモン・F注射液 [2000μg/2mL]
- プロスタンディン点滴静注用 [500μg/生食液5mL]
- フロリードF注 [200mg/20mL]
- 注射用ペニシリンGカリウム [100万単位/注射用水10mL]

エルネオパNF2号

- ヘパリンNa注「モチダ」[10000単位/10mL]
- ペルジピン注射液[25mg/25mL]
- ヘルベッサー注射用[250mg/生食液5mL]
- ペントシリン注射用[2g/注射用水10mL]
- ホストイン静注[750mg/10mL]
- ホスミシンS静注用[2g/注射用水20mL]
- ホリゾン注射液[10mg/2mL]
- マイトマイシン注用[10mg/注射用水25mL]
- 静注用マグネゾール[16.2mEq/20mL]
- ミノマイシン点滴静注用[100mg/注射用水5mL]
- ミラクリッド注射液[10万単位/2mL]
- ミリスロール注[50mg/100mL]

- メイセリン静注用[1g/注射用水20mL]
- メイロン静注7%[20mL]
- メイロン静注7%[40mL]
- メイロン静注8.4%[20mL]
- メイロン静注8.4%[40mL]
- メキシチール点滴静注[125mg/5mL]
- メロペン点滴用[0.5g/注射用水10mL]
- モルヒネ塩酸塩注射液「第一三共」[200mg/5mL]
- コナシン-S静注用[3g/注射用水20mL]
- ラジカット注[30mg/20mL]
- ラシックス注[100mg/10mL]

- ラステット注[100mg/5mL]
- 硫酸Mg補正液[1mEq/1mL(20mL)]
- リン酸2カリウム注「テルモ」[20mEq/20mL]
- リン酸2カリウム注「テルモ」[40mEq/40mL]
- リン酸Na補正液[0.5mmoL/1mL(20mL)]
- リン酸Na補正液[0.5mmoL/1mL(40mL)]
- リン酸Na補正液[0.5mmoL/1mL(60mL)]
- リン酸Na補正液[0.5mmoL/1mL(80mL)]
- リンデロン注(0.4%)[20mg/5mL]
- レペタン注[0.3mg/1.5mL]
- ワゴスチグミン注[2mg/4mL]
- ワソラン静注[5mg/2mL]

本品容量：輸液1袋(1000mL)

- いずれも残存率データはないが，外観変化なし(24hr).

B 側管投与を想定した実験

本品容量	配合不可	
5mL	アレビアチン注 [250mg/5mL]	白色不溶物(直後)
25mL	アレビアチン注 [250mg/5mL]+5%糖液 [20mL]	白色結晶析出(糖液にて希釈時)
105mL	アレビアチン注 [250mg/5mL]+5%糖液 [100mL]	白色結晶析出(糖液にて希釈時)
20mL	イソゾール注射用 [0.5g/溶解液20mL]	白色不溶物(直後)
40mL	イソゾール注射用 [0.5g/溶解液20mL]+5%糖液 [20mL]	白色不溶物(直後)
120mL	イソゾール注射用 [0.5g/溶解液20mL]+5%糖液 [100mL]	白色不溶物(直後)
10mL	ゾビラックス点滴静注用 [250mg/注射用水10mL]	白色不溶物(直後)
30mL	ゾビラックス点滴静注用 [250mg/注射用水10mL]+5%糖液 [20mL]	白色不溶物(直後)
110mL	ゾビラックス点滴静注用 [250mg/注射用水10mL]+5%糖液 [100mL]	白色不溶物(3hr)
20mL	ソルダクトン静注用 [200mg/注射用水20mL]	白色不溶物(直後)
40mL	ソルダクトン静注用 [200mg/注射用水20mL]+5%糖液 [20mL]	白色不溶物(直後)
120mL	ソルダクトン静注用 [200mg/注射用水20mL]+5%糖液 [100mL]	白色不溶物(直後)
36mL	ソル・メドロール静注用 [1000mg/溶解液16mL]+5%糖液 [20mL]	白色不溶物(3hr)
116mL	ソル・メドロール静注用 [1000mg/溶解液16mL]+5%糖液 [100mL]	白色不溶物(1hr)
5mL	タケプロン静注用 [30mg/生食液5mL]	白色不溶物(直後)
25mL	タケプロン静注用 [30mg/生食液5mL]+5%糖液 [20mL]	白色不溶物(直後)
20mL	チトゾール注用 [0.5g/溶解液20mL]	白色不溶物(直後)
40mL	チトゾール注用 [0.5g/溶解液20mL]+5%糖液 [20mL]	白色不溶物(直後)
120mL	チトゾール注用 [0.5g/溶解液20mL]+5%糖液 [100mL]	白色不溶物(直後)
2mL	ドルミカム注射液 [10mg/2mL]	白色不溶物(直後)
5mL	バクトラミン注 [5mL]	白色不溶物(直後)
25mL	バクトラミン注 [5mL]+5%糖液 [20mL]	白色不溶物(0.5hr)
105mL	バクトラミン注 [5mL]+5%糖液 [100mL]	白色不溶物(2hr)
1mL	パパベリン塩酸塩注 [40mg/1mL]	白色不溶物(直後)
2mL	ビソルボン注 [4mg/2mL]	白色不溶物(直後)
10mL	ファンギゾン注射用 [50mg/注射用水10mL]	黄色不溶物(直後)
30mL	ファンギゾン注射用 [50mg/注射用水10mL]+5%糖液 [20mL]	黄色不溶物(直後)
110mL	ファンギゾン注射用 [50mg/注射用水10mL]+5%糖液 [100mL]	黄色不溶物(直後)
10mL	ペルジピン注射液 [10mg/10mL]	白色不溶物(直後)
2mL	ホリゾン注射液 [10mg/2mL]	白色不溶物(直後)
22mL	ホリゾン注射液 [10mg/2mL]+5%糖液 [20mL]	白濁(糖液にて希釈時)
10mL	ラシックス注 [100mg/10mL]	白色不溶物(2hr)
12mL	ラボナール注射用 [0.3g/溶解液12mL]	白色不溶物(直後)
32mL	ラボナール注射用 [0.3g/溶解液12mL]+5%糖液 [20mL]	白色不溶物(直後)
112mL	ラボナール注射用 [0.3g/溶解液12mL]+5%糖液 [100mL]	白色不溶物(直後)

配合可

- ⑬ アセリオ静注液[1000mg/100mL]
- ② イノバン注[100mg/5mL]
- ⑫ イノバン注[300mg/50mL]
- ② オキファスト注[50mg/5mL]
- ④ オノアクト点滴静注用[150mg]+5%糖液[15mL]
- ⑬ オノアクト点滴静注用[150mg]+5%糖液[100mL]
- ③ ゾシン静注用[4.5g/注射用水10mL]
- ⑩ ゾシン静注用[4.5g/注射用水10mL]+5%糖液[20mL]
- ⑰ ゾシン静注用[4.5g/注射用水10mL]+5%糖液[100mL]
- ⑤ ソル・メドロール静注用[1000mg/溶解液16mL]
- ⑯ タケプロン静注用[30mg/生食5mL]+5%糖液[100mL]
- ㉑ チエナム点滴静注用[0.5g]
- ② ドブトレックス注射液[100mg/5mL]
- ⑲ ドブトレックス点滴静注用[600mg/200mL]
- ⑥ ドプラム注射液[400mg/20mL]
- ⑪ ドプラム注射液[400mg/20mL]+5%糖液[20mL]

- ⑱ ドプラム注射液[400mg/20mL]+5%糖液[100mL]
- ⑧ ドルミカム注射液[10mg/2mL]+5%糖液[20mL]
- ⑮ ドルミカム注射液[10mg/2mL]+5%糖液[100mL]
- ⑩ ネオフィリン注[250mg/10mL]
- ⑳ ノルアドリナリン注[1mg/1mL]+5%糖液[20mL]
- ⑦ パパベリン塩酸塩注「日医工」[40mg/1mL]
- ⑭ パパベリン塩酸塩注「日医工」[40mg/1mL]+5%糖液[100mL]
- ⑰ 塩酸バンコマイシン点滴静注用[0.5g/注射用水10mL]+5%糖液[100mL]
- ⑧ ビソルボン注[4mg/2mL]+5%糖液[20mL]
- ⑮ ビソルボン注[4mg/2mL]+5%糖液[100mL]
- ⑬ フィニバックス点滴静注用[0.5g/生食液100mL]
- ① フェジン静注[40mg/2mL]
- ⑧ フェジン静注[40mg/2mL]+5%糖液[20mL]
- ⑮ フェジン静注[40mg/2mL]+5%糖液[100mL]
- ① フェンタニル注射液「第一三共」[0.1mg/2mL]
- ⑰ ペルジピン注射液[10mg/10mL]+5%糖液[20mL]

- ④ ペルジピン注射液[10mg/10mL]+5%糖液[100mL]
- ⑮ ホリゾン注射液[10mg/2mL]+5%糖液[100mL]
- ⑬ ミリスロール注[50mg/100mL]
- ⑥ メイロン静注7%[20mL]
- ⑪ メイロン静注7%[20mL]+5%糖液[20mL]
- ⑱ メイロン静注7%[20mL]+5%糖液[100mL]
- ㉑ メロペン点滴用[0.5g]
- ② モルヒネ塩酸塩注射液「第一三共」[200mg/5mL]
- ⑩ ユナシン-S静注用[3g/5%糖液10mL]
- ⑬ ユナシン-S静注用[3g/生食液100mL]
- ⑰ ラシックス注[100mg/10mL]+5%糖液[20mL]
- ④ ラシックス注[100mg/10mL]+5%糖液[100mL]
- ② ラステット注[100mg/5mL]
- ⑨ ラステット注[100mg/5mL]+5%糖液[20mL]
- ⑯ ラステット注[100mg/5mL]+5%糖液[100mL]

本品容量： ① 2mL, ② 5mL, ③ 10mL, ④ 15mL, ⑤ 16mL, ⑥ 20mL, ⑦ 21mL, ⑧ 22mL, ⑨ 25mL, ⑩ 30mL, ⑪ 40mL, ⑫ 50mL, ⑬ 100mL, ⑭ 101mL, ⑮ 102mL, ⑯ 105mL, ⑰ 110mL, ⑱ 120mL, ⑲ 200mL, ⑳ 250mL, ㉑ 等量

- いずれも残存率データなし，側管投与を想定して3hrまで外観変化確認し変化なし．

エルネオパNF2号輸液インタビューフォーム（2020年9月改訂）
エルネオパNF2号輸液配合変化表

エレメンミック （陽進堂）

注：2mL/管

分類 輸液・栄養製剤（高カロリー輸液用微量元素製剤）

[pH変動スケール]

（規格pH：4.5〜6.0）

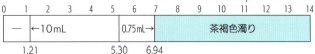

注意事項

DEHP・PVC	フィルター	閉鎖システム
—	—	—

調剤時の注意

直接高カロリー静脈栄養輸液に添加すること（他の注射剤との直接混合は，沈殿などの配合変化を起こすことがある）．本剤とビタミン剤（B_2およびC剤，配合剤）をシリンジ内で直接混合した場合，沈殿によりフィルターの目詰まりが生じることがあるので，シリンジ内で混合しないこと．

[配合変化データ（文献に基づく判定）]

- 本品容量は不明．

配合不可	
ピーエヌツイン-1号輸液+**ソルダクトン静注用** [200mg]	淡黄褐色白濁(直後)
ピーエヌツイン-1号輸液+**ファンギゾン注射用** [50mg]	黄濁(直後)
ピーエヌツイン-2号輸液+**ソルダクトン静注用** [200mg]	淡黄褐色白濁(直後)
ピーエヌツイン-2号輸液+**ファンギゾン注射用** [50mg]	黄濁(直後)
ピーエヌツイン-3号輸液+**ソル・コーテフ静注用** [500mg]	淡黄褐色白色結晶析出(24hr)
ピーエヌツイン-3号輸液+**ソルダクトン静注用** [200mg]	淡黄褐色白濁(直後)
ピーエヌツイン-3号輸液+**ファンギゾン注射用** [50mg]	黄濁(直後)

配合可		
• ピーエヌツイン-1号輸液	• ピーエヌツイン-2号輸液	• ピーエヌツイン-3号輸液

- いずれも残存率データはないが，外観変化なし(24hr)．

エレメンミック注インタビューフォーム（2013年7作成）

塩化Na補正液2.5mEq/mL ［塩化ナトリウム］（大塚製薬工場）

注：20mL/A

分類 輸液・栄養製剤（補正用電解質液）

［pH変動スケール］

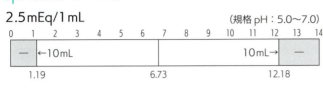

2.5mEq/1mL （規格pH：5.0〜7.0）

塩化Na補正液2.5mEq/mLインタビューフォーム（2016年12月改訂）

⚠ 注意事項

DEHP・PVC	フィルター	閉鎖システム
—	—	—

調剤時の注意

電解質の補正用製剤であるため，必ず希釈して使用すること．

エンドキサン [シクロホスファミド水和物] (塩野義製薬)

注射用：100mg/瓶，500mg/瓶
分類 抗悪性腫瘍薬 (アルキル化薬)

[pH変動スケール]

- 規格pH：4.0～6.0
- pH変動試験のデータなし

⚠ 注意事項

DEHP・PVC	フィルター	閉鎖システム
―	―	―

調剤時の注意

静脈内等へのワンショット投与の場合には，溶液が低張となるため注射用水を使用しないこと.

[配合変化データ (文献に基づく判定)]

本品濃度	配合不可	
500mg/ 生食液25mL	ベプシド注 [100mg/5mL]+生食液 [250mL]	わずかに結晶析出 (3hr)
	ロイナーゼ注用 [10000KU/注射用水2mL]+生食液 [200mL]	白濁 (24hr)

配合可		
• 5-FU注 [250mg/5mL]	• コスメゲン静注用 [0.5mg(力価)/注射用水1.1mL]	• パラプラチン注射液 [450mg/45mL]
• アドリアシン注用 [10mg/生食液5mL]	• 注射用サイメリン [100mg/生食液10mL]	• 注射用フィルデシン [3mg/注射用水3mL]
• オンコビン注射用 [1mg/注射用水10mL]	• ダウノマイシン静注用 [20mg(力価)/生食液10mL]	• 注射用メソトレキセート [50mg/注射用水2mL]
• キロサイド注 [200mg/10mL]	• ナベルビン注 [40mg/4mL]	

本品濃度：500mg/生食液25mL

📄 注射用エンドキサンインタビューフォーム (2019年6月改訂)

大塚食塩注10% ［塩化ナトリウム］（大塚製薬工場）

注10%：20mL/A

分類 輸液・栄養製剤（塩化ナトリウム注射液）

［pH変動スケール］

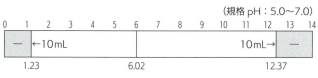

📄 大塚食塩注10%インタビューフォーム（2016年12月改訂）

⚠ 注意事項

DEHP・PVC	フィルター	閉鎖システム
—	—	—

調剤時の注意

希釈して使用すること．

大塚生食 ［生理食塩液］（大塚製薬工場）

注：20mL/A，50mL/バッグ，50mL/ボトル，250mL/ボトル，500mL/ボトル，1000mL/ボトル

分類 輸液・栄養製剤（生理食塩液）

［pH変動スケール］

（規格pH：4.5〜8.0）

```
0   1   2   3   4   5   6   7   8   9   10  11  12  13  14
    ←10mL                              10mL→
    1.36              6.15                    12.9
```

📄 株式会社大塚製薬工場社内データ（2020年12月改訂）

⚠ 注意事項

DEHP・PVC	フィルター	閉鎖システム
―	―	―

大塚糖液 [ブドウ糖]（大塚製薬工場）

5%, 10%, 20%, 40%, 50%, 70%

分類 輸液・栄養製剤（ブドウ糖注射液）

[pH変動スケール]

注意事項

DEHP・PVC	フィルター	閉鎖システム
－	－	－

5%　　（規格pH：3.5～6.5）
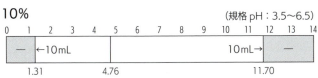

10%　　（規格pH：3.5～6.5）
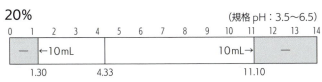

20%　　（規格pH：3.5～6.5）
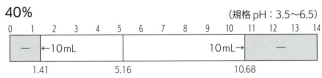

40%　　（規格pH：3.5～6.5）
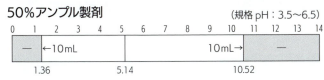

50%アンプル製剤　　（規格pH：3.5～6.5）
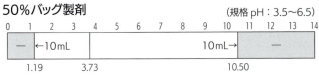

50%バッグ製剤　　（規格pH：3.5～6.5）
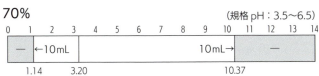

70%　　（規格pH：3.5～6.5）

0　1　2　3　4　5　6　7　8　9　10　11　12　13　14

←10mL　　　　　　　　10mL→

1.14　3.20　　　　　　　10.37

📄 大塚糖液インタビューフォーム（2020年8月改訂）

オキサリプラチン「サワイ」 [オキサリプラチン]（沢井製薬）

点滴静注液：50mg/10mL/V，100mg/20mL/V，200mg/40mL/V

分類 抗悪性腫瘍薬（白金製剤）

[pH変動スケール]

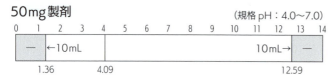

50mg製剤 （規格pH：4.0～7.0）

注意事項

DEHP・PVC	フィルター	閉鎖システム
—	○	○

調剤時の注意

本剤を15℃以下で保存した場合，結晶を析出することがある．析出した場合は振とうするなどして，溶解させた後に使用すること．本剤のような白金化合物はアルミニウムとの接触により分解することが報告されているため，調製時あるいは投与時にアルミニウムが用いられている機器（注射針など）は使用しないこと．静脈内投与に際し，薬液が血管外に漏れると注射部位に硬結・壊死を起こすことがあるので，薬液が血管外に漏れないように慎重に投与すること．

[配合変化データ（文献に基づく判定）]

本品濃度	配合不可	
100mg/20mL	5-FU注 [400mg/8mL]+5%ブドウ糖液 [250mL]	87.2%(3hr)
140mg/28mL	大塚生食注 [250mL]	85.5%(3hr)

配合可

- ① アイソボリン点滴静注用 [250mg/5%ブドウ糖液250mL]
- ① イリノテカン塩酸塩点滴静注液「サワイ」[150mg/7.5mL]+5%ブドウ糖液250mL]
- ③ 大塚糖液5% [250mL]
- ④ 大塚糖液10% [500mL]
- ① カイトリル注 [3mg/3mL]+5%ブドウ糖液250mL]
- ① カンプト点滴静注 [150mg/7.5mL]+5%ブドウ糖液[250mL]
- ② キシリトール注5%「フソー」[200mL]
- ① グラニセトロン静注液「サワイ」[3mg/3mL]+5%ブドウ糖液[250mL]
- ② ソリタ-T3号輸液 [200mL] ※1
- ② ソルデム3A輸液 [200mL] ※1
- ① デカドロン注射液 [6.6mg/2mL]+5%ブドウ糖液[250mL]
- ③ マルトス輸液10% [250mL]
- ① レボホリナート点滴静注用「サワイ」[250mg/5%ブドウ糖液250mL]

本品濃度： ❶ 100mg/20mL，❷ 110mg/22mL，❸ 140mg/28mL，❹ 280mg/56mL

※1 残存率90%以上→90%未満（6hr→24hr），外観変化なし（24hr）．

オキサリプラチン点滴静注液「サワイ」インタビューフォーム（2022年4月改訂）

オザグレルNa「タカタ」 [オザグレルナトリウム] (高田製薬)

点滴静注：20mg/1mL/V，40mg/2mL/V，80mg/4mL/V／点滴静注バッグ：80mg/200mL/バッグ

分類 脳卒中治療薬

[pH変動スケール]

80mg/4mL (規格pH：7.7〜8.7)

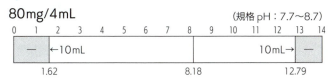

⚠ 注意事項

DEHP・PVC	フィルター	閉鎖システム
—	—	—

調剤時の注意

電解質液または糖液で希釈する．調製時にカルシウムを含む輸液で希釈すると白濁することがあるので，カルシウムを含む輸液（リンゲル液など）を希釈に用いるときは，本剤80mgあたり300mL以上の輸液で使用すること．

[配合変化データ (文献に基づく判定)]

本品規格	配合可		
80mg/4mL	・20％マンニットール注射液「YD」[500mL] ・大塚蒸留水[500mL] ・大塚生食注[500mL] ・大塚糖液5％[500mL] ・ガスター注射液[10mg/1mL/1A]+蒸留水[500mL]	・セファメジンα注射用[0.25g/注射用水5mL]+蒸留水[500mL] ・ソリタ-T3号輸液[500mL] ・ソル・メドロール静注用[40mg/注射用水5mL]+蒸留水[500mL] ・パンスポリン※1[0.25g/注射用水5mL]+蒸留水[500mL]	・フィジオ35輸液[250mL] ・フルマリン静注用[0.5g/注射用水5mL]+蒸留水[500mL] ・ポタコールR輸液[500mL] ・ラクトリンゲルM注[200mL] ・ラシックス注[20mg/2mL/1A]+蒸留水[500mL] ・リンデロン注[4mg/1mL/1A]+蒸留水[500mL]

※1 かすかに微黄色澄明 (24hr).

📄 オザグレルNa点滴静注80mg「タカタ」インタビューフォーム (2020年9月改訂)

オノアクト ［ランジオロール塩酸塩］（小野薬品工業）

点滴静注用：50mg/V，150mg/V

分類 不整脈治療薬（β遮断薬・クラスⅡ群）

[pH変動スケール]（山口東京理科大学実験データ）

50mg/注射用水5mL （規格pH：5.5〜6.5）

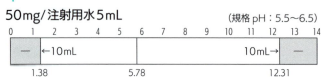

1.38　　5.78　　12.31

注意事項

DEHP・PVC	フィルター	閉鎖システム
ー	○	ー

調剤時の注意
輸液以外の薬剤の場合は別の経路で投与すること．

[配合変化データ（文献に基づく判定）]

配合可

- 5％ブドウ糖液 [10mL]
- 5％ブドウ糖液 [100mL]
- 20％マンニットール注射液「YD」[10mL]
- 20％マンニットール注射液「YD」[100mL]
- KN3号輸液 [10mL]
- KN3号輸液 [100mL]
- アクチット輸液 [10mL]
- アクチット輸液 [100mL]
- ヴィーンD輸液 [10mL]
- ヴィーンD輸液 [100mL]
- ヴィーンF輸液 [10mL]
- ヴィーンF輸液 [100mL]
- グリセオール注 [10mL]
- グリセオール注 [100mL] ※1
- 生食液 [10mL]
- 生食液 [100mL]
- ソリタ-T3号輸液 [10mL]
- ソリタ-T3号輸液 [100mL]
- 低分子デキストランL注 [10mL]
- 低分子デキストランL注 [100mL]
- トリフリード輸液 [10mL]
- トリフリード輸液 [100mL]
- ハルトマン輸液「NP」[10mL]
- ハルトマン輸液「NP」[100mL]
- フィジオ35輸液 [10mL]
- フィジオ35輸液 [100mL]
- フィジオゾール3号輸液 [10mL]
- フィジオゾール3号輸液 [100mL]
- フルカリック2号輸液 [10mL]
- フルカリック2号輸液 [100mL]
- フルクトラクト注 [10mL]
- フルクトラクト注 [100mL]
- ポタコールR輸液 [10mL]
- ポタコールR輸液 [100mL]
- ラクテックG輸液 [10mL]
- ラクテックG輸液 [100mL]
- ラクテック注 [10mL]
- ラクテック注 [100mL]
- リプラス3号輸液 [10mL]
- リプラス3号輸液 [100mL]

本品容量：100mg

※1　残存率90％以上→90％未満（4hr→24hr），外観変化なし，4hr以内の投与であれば配合可．

📄 オノアクト点滴静注用50mgインタビューフォーム（2020年6月改訂）
山口東京理科大学実験データ

オメガシン [ビアペネム] (Meiji Seikaファルマ)

点滴用：0.3g/V ／ 点滴バッグ：0.3g/100mL/バッグ

分類 抗菌薬（カルバペネム系抗菌薬）

[pH変動スケール]

0.3g/15mL　　　　　　　　　　　（規格pH：4.5〜5.8）

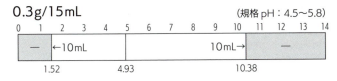

注意事項

DEHP・PVC	フィルター	閉鎖システム
—	—	—

調剤時の注意

使用にあたっては，生食液，ブドウ糖注射液などに溶解する．ただし，注射用水は溶液が等張とならないので使用しないこと．L-システインおよびL-シスチンを含むアミノ酸製剤と配合するとビアペネムの力価が低下するので，配合しないこと．溶解後は速やかに使用すること．やむをえず保存を必要とする場合でも，室温保存で6hr以内に点滴静脈内注射を終了すること．生食液に溶解し，冷蔵庫中（8℃以下）で保存した場合は，24hr以内に点滴静脈内注射を終了すること．

[配合変化データ（文献に基づく判定）]

本品濃度	配合不可	
0.3g	アミノレバン点滴静注 [200mL]	87.6% (0.25hr)
	ビーフリード輸液 [1000mL]	87.7% (4hr)
	モリアミンS注 [200mL]	79.6% (0.25hr)
0.3g/生食液15mL	アミパレン輸液 [200mL]	4.4%→1.8% (1hr→6hr)
	モリプロンF輸液 [200mL]	25.0%→0.7% (1hr→6hr)
0.3g/生食液100mL	アミノレバン点滴静注 [100mL]	87.0% (0.75hr)
	モリアミンS注 [100mL]	83.6% (0.5hr)
0.3g/注射用水15mL	アデホス-Lコーワ注 [40mg/2mL/1A]	86.1%→76.2% (2→24hr)
	アデホス-Lコーワ注 [40mg/2mL/1A]＋生食液 [100mL]	88.0% (2hr)
	アデホス-Lコーワ注 [40mg/2mL/1A]＋生食液 [500mL]	89.4% (3hr)
	ゾビラックス点滴静注用 [250mg/注射用水10mL]	41.2% (1hr), 白沈 (1hr)
	ゾビラックス点滴静注用 [250mg/注射用水10mL]＋生食液 [100mL]	47.5% (1hr)
	ゾビラックス点滴静注用 [250mg/注射用水10mL]＋生食液 [500mL]	55.2% (1hr)
	ネオフィリン注 [250mg/10mL/1A]	80.8% (0.08hr)
	ネオラミン・スリービー液（静注用）[10mL/1A]	88.5% (6hr)
	水溶性ハイドロコートン注射液 [500mg/10mL/V]	89.3% (3hr)
	ハベカシン注射液 [100mg/2mL/1A]	88.3% (6hr)
	ミノマイシン点滴静注用 [100mg/注射用水5mL]	86.4% (2hr)
	ミノマイシン点滴静注用 [100mg/注射用水5mL]＋生食液 [100mL]	85.3% (6hr)
配合可		

❷ EL-3号輸液 [500mL]
❸ アスパラカリウム注 [1.712g/10mL/1A] ※1
❸ アドリアシン注用 [10mg/注射用水5mL] ※2
❹ アミカシン硫酸塩注射液「日医工」[200mg/2mL/1A]＋生食液 [50mL]
❸ イノバン注 [100mg/5mL/1A] ※1
❶ 注射用エフオーワイ [500mg/V] ※3 ＋5%ブドウ糖液 [500mL]

オメガシン

オ

- ❶ 注射用エフオーワイ[500mg/V] ※3
  +生食液[500mL]
- ❸ 注射用エフオーワイ ※3
  [500mg/注射用水5mL]
- ❷ 大塚生食注[100mL] ※4
- ❷ 大塚生食注[500mL]
- ❷ 大塚糖液5%[100mL] ※1
- ❷ 大塚糖液5%[500mL] ※2
- ❸ 強力ネオミノファーゲンシー静注 ※5
  [20mL/1A]
- ❷ キリット注5%[500mL]
- ❸ ジフルカン静注液[100mg/50mL/V] ※1
- ❸ スルペラゾン静注用[1g/注射用水10mL] ※1
- ❸ セファメジンα注射用[1g/注射用水10mL] ※1
- ❸ ソセゴン注射液[30mg/1mL/1A] ※1
- ❶ ソリタ-T1号輸液[500mL] ※2
- ❶ ソリタ-T2号輸液[500mL]
- ❶ ソリタ-T3号輸液[500mL]
- ❷ ソリタ-T3号輸液[500mL] ※2
- ❶ ソリタ-T4号輸液[500mL]
- ❶ タガメット注射液[200mg/2mL/1A] ※4
- ❺ 注射用タゴシッド[200mg/V]+生食液[100mL]
- ❸ ダラシンS注射液
- ❸ チエナム点滴静注用[0.5g/生食液100mL] ※6

- ❶ 注射用ナファモスタット「MEEK」
  [50mg/V]+5%ブドウ糖液[100mL]
- ❶ 注射用フサン[50mg/V]+5%ブドウ糖液[100mL]
- ❸ ドブトレックス注射液[100mg/5mL/1A] ※1
- ❹ トブラシン注[60mg/1.5mL/1A]+生食液[50mL]
- ❺ ネオパレン1号輸液[100mL] ※7
- ❶ ネオパレン1号輸液[1000mL] ※2
- ❺ ネオパレン2号輸液[100mL] ※7
- ❶ ネオパレン2号輸液[1000mL] ※2
- ❸ ネオラミン・スリービー液(静注用) ※8
  [10mL/1A]+生食液[100mL]
- ❸ ノバントロン注[20mg/10mL/V] ※2
- ❸ 水溶性ハイドロコートン注射液 ※2
  [500mg/10mL/V]+生食液[100mL]
- ❸ ハベカシン注射液[100mg/2mL/1A]
  +生食液[100mL]
- ❸ パラプラチン注射液[450mg/45mL/V] ※4
- ❸ 塩酸バンコマイシン点滴静注用 ※1
  [0.5g/注射用水10mL]
- ❸ パンスポリン静注用[1g/注射用水20mL] ※2
- ❺ ビーフリード輸液[100mL] ※7
- ❸ ビタメジン静注用[1瓶/注射用水20mL] ※9
- ❶ ファンガード点滴用[50mg/V] ※1
  +5%ブドウ糖液[100mL]

- ❶ ファンガード点滴用[50mg/V] ※10
  +生食液[100mL]
- ❶ フィジオ70輸液[250mL]
- ❷ フィジオゾール3号輸液[500mL] ※2
- ❷ プラスアミノ輸液[500mL] ※2
- ❸ プリンペラン注射液[10mg/2mL/1A] ※1
- ❸ フルマリン静注用[1g/注射用水10mL] ※4
- ❸ 水溶性プレドニン[50mg/注射用水5mL] ※4
- ❷ 献血ベニロン-I静注用 ※2
  [2500mg/注射用水50mL]
- ❸ ペントシリン注射用[1g/注射用水20mL] ※1
- ❸ ミノマイシン点滴静注用 ※2
  [100mg/注射用水5mL]+生食液[500mL]
- ❸ メイセリン静注用[1g/注射用水20mL] ※1
- ❸ メソトレキセート点滴静注液
  [50mg/生食液500mL]
- ❸ メソトレキセート点滴静注液
  [50mg/注射用水2mL]
- ❶ ラクテックG輸液[250mL] ※2
- ❶ ラクテックG輸液[500mL] ※2
- ❶ ラクテック注[500mL]
- ❸ ラシックス注[100mg/10mL/1A] ※1
- ❷ リンゲル液「オーツカ」[500mL]

本品濃度：❶ 0.3g, ❷ 0.3g/生食液15mL, ❸ 0.3g/注射用水15mL, ❹ 0.3g/生食液50mL, ❺ 0.3g/生食液100mL

- ※1 残存率90%以上→90%未満(6hr→24hr), 微黄色(24hr), 6hr以内の投与であれば配合可.
- ※2 残存率90%以上→90%未満(6hr→24hr), 外観変化なし(24hr), 6hr以内の投与であれば配合可.
- ※3 残存率90%以上(6hr), 外観変化なし, 6hr以内の投与であれば配合可.
- ※4 残存率90%以上(24hr), 微黄色(24hr).
- ※5 残存率90%以上→90%未満(6hr→24hr), 淡黄色(24hr), 6hr以内の投与であれば配合可.
- ※6 残存率90%以上(24hr), 淡黄色(24hr).
- ※7 側管投与を想定し2hrまでの配合変化を確認し, 残存率, 外観ともに変化なし.
- ※8 残存率90%以上→90%未満(6hr→24hr), 淡黄紅色(24hr), 6hr以内の投与であれば配合可.
- ※9 残存率90%以上→90%未満(6hr→24hr), 淡黄赤色(24hr), 6hr以内の投与であれば配合可.
- ※10 残存率90%以上(24hr), 微黄色(1hr).

📄 オメガシン点滴用0.3gインタビューフォーム(2020年4月改訂)

オメプラゾール「日医工」 ［オメプラゾールナトリウム］（日医工）

注射用：20mg/V

分類 プロトンポンプインヒビター

［pH変動スケール］

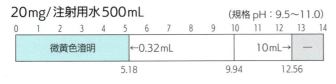

20mg/注射用水500mL （規格pH：9.5〜11.0）

注意事項

DEHP・PVC	フィルター	閉鎖システム
—	—	—

調剤時の注意
投与時，生食液または5％ブドウ糖注射液以外の溶解液，輸液，補液および他剤との混合注射は避けること．

［配合変化データ（文献に基づく判定）］

- 残存率はIF記載の含量をもとに判定した．

本品濃度		配合不可	
20mg/5％ブドウ糖注射液20mL	ビソルボン注 [4mg/2mL]	96.21%(直後), 白色懸濁(直後)	
	ビタシミン注射液 [500mg/2mL]	90.80%(3hr), 結晶析出(3hr)	
	プリンペラン注射液 [10mg/2mL]	78.93%(24hr), 微黄色結晶析出(24hr)	
20mg/生食液20mL	EL-3号輸液 [500mL]	84.83%(0.5hr), 微褐色澄明(15min)	
	アクチット輸液 [100mL]	94.11%(直後), 微褐色澄明(直後)	
	アクチット輸液 [500mL]	61.65%(1hr), 紫色澄明(1hr)	
	アザクタム注射用 [1g/注射用水20mL]	90.49%(直後), 淡褐色澄明(直後)	
	アスコルビン酸注「NP」 [0.5g/2mL]	92.18%(1hr), 結晶析出(1hr)	
	アデラビン9号注 [2mL]	84.88%(6hr)	
	アミノレバン点滴静注 [500mL]	85.09%(0.5hr)	
	アミパレン輸液 [100mL]	78.35%(1hr)	
	アミパレン輸液 [500mL]	73.67%(1hr)	
	イノバン注0.1％シリンジ [50mL]	89.44%(3hr), 微黄色澄明(3hr)	
	ヴィーン3G輸液 [500mL]	81.87%(0.5hr), 微褐色澄明(15min)	
	ヴィーンD輸液 [200mL]	79.58%(0.5hr)	
	エレメンミック注 [2mL]	0.74%(直後), 橙色懸濁(直後)	
	強力ネオミノファーゲンシー静注 [20mL]	87.95%(1hr)	
	ソリタ-T1号輸液 [500mL]	87.78%(0.5hr), 微褐色澄明→淡褐色澄明(15min→0.5hr)	
	ソリタ-T3号G輸液 [200mL]	88.42%(0.5hr), 微赤色澄明(0.5hr)	
	ソリタ-T3号輸液 [500mL]	76.13%(1hr), 微紫色澄明(1hr)	
	ソリタックス-H輸液 [500mL]	92.96%(0.5hr), 微褐色澄明→淡褐色澄明(15min→0.5hr)	
	ソル・メドロール静注用 [40mg/添付溶解液1mL]	98.59%→98.08%(3hr→6hr), 微黄色澄明→淡褐色澄明(3hr→6hr)	
	ソルラクトD輸液 [500mL]	89.13%(3hr), 微黄色澄明(3hr)	
	ドパミン塩酸塩点滴静注液200mg「NIG」 [200mL]	87.40%(0.5hr)	
	ドブトレックス注射液 [100mg/5mL]	86.79%(直後), 白濁(直後)	
	トランサミン注5％ [250mg/5mL]	91.64%(24hr), 微黄色結晶析出(24hr)	
	ドルミカム注射液 [10mg/2mL]	86.23%(直後), 白色懸濁(直後)	
	ネオパレン2号輸液 [1000mL]	73.97%(0.5hr)	
	ネオラミン・スリービー液（静注用） [10mL]	78.00%(直後)	
	ハイカリックRF輸液 [1000mL]	90.91%(直後), 微黄色澄明(直後)	
	ハイカリック液-1号 [100mL]	79.15%(直後), 微黄色澄明(直後)	

105

オメプラゾール「日医工」

	ハイカリック液-1号 [500mL]	72.11%(直後), 微黄色澄明(直後)
	パニマイシン注射液 [100mg/2mL]	80.88%(1hr), 結晶析出(1hr)
	パントール注射液 [500mg/2mL]	94.06%(6hr), 結晶析出(6hr)
	ピーエヌツイン-2号輸液 [1100mL]	65.85%(0.5hr)
	ビソルボン [4mg/2mL]	96.21%(直後), 白色懸濁(直後)
	ビタシミン注射液 [500mg/2mL]	74.62%(3hr), 結晶析出(3hr)
	ビタミンC注「フソー」 [500mg/2mL]	95.39%(3hr), 結晶析出(3hr)
	ビタメジン静注用 [1V/生食液20mL]	83.52%→45.54%(直後→0.5hr), 赤色澄明→赤褐色懸濁→紫色懸濁(直後→15min→0.5hr)
	ヒューマリンR注100単位/mL [1000単位/10mL]	97.24%(0.5hr), 不溶物析出(0.5hr)
	フィジオゾール3号輸液 [100mL]	82.88%(直後), 微褐色澄明(直後)
	フィジオゾール3号輸液 [500mL]	81.02%(直後), 微黄色澄明(直後)
	注射用フサン [50mg/V]+5%ブドウ糖液 [500mL]	77.78%(0.5hr), 微褐色澄明→淡褐色澄明(15min→0.5hr)
	ブスコパン注 [20mg/1mL]	98.76%(24hr), 淡褐黄色微濁(24hr)
	プリンペラン注射液 [10mg/2mL]	87.51%(24hr), 微黄色結晶析出(24hr)
	フルカリック2号輸液 [1003mL]	73.44%(0.5hr)
	水溶性プレドニン [50mg/注射用水5mL]	98.12%(1hr), 微褐色澄明(1hr)
	ホスミシンS静注用 [1g/注射用水20mL]	89.66%(0.5hr), 微紫色微濁(0.5hr)
	ポタコールR輸液 [100mL]	90.22%(直後), 無色澄明→橙色(直後→5min)
	ポタコールR輸液 [500mL]	85.66%(直後), 微黄色澄明→淡黄色→褐色(直後→5min→10min)
	マルタミン注射用 [1V/生食液50mL]	68.20%(0.5hr)
	リプラス3号輸液 [500mL]	72.01%(0.5hr), 微褐色澄明→淡褐色澄明(15min→0.5hr)
20mg/生食液100mL	ビタシミン注射液 [500mg/2mL]	63.03%(24hr), 薄紫色不溶物析出(24hr)

配合可

❸ KN1号輸液 [500mL]
❸ 注射用アイオナール・ナトリウム(0.2) ※1 [200mg/注射用水4mL]
❸ アスパラカリウム注10mEq [10mL] ※2
❸ アデホス-Lコーワ注 [20mg/2mL] ※3
❶ アドナ注 [100mg/2mL]
❷ アドナ注 [100mg/2mL]
❸ アドナ注 [100mg/2mL]
❹ アドナ注 [100mg/2mL]
❸ イソゾール注射用 [0.5mg/添付溶解液20mL]
❸ ヴィーンF輸液 [500mL] ※4
❸ 注射用エフオーワイ [100mg/V] ※5 +5%ブドウ糖液 [500mL]
❸ 大塚蒸留水 [500mL]
❸ 大塚糖液10% [20mL] ※6
❸ 大塚糖液20% [20mL] ※6
❸ 大塚糖液50% [20mL] ※7
❸ オルガドロン注射液 [3.8mg/1mL] ※1
❸ カルチコール注射液8.5% [10mL] ※7
❸ キシリトール注5%「フソー」 [500mL]
❶ 強力ネオミノファーゲンシー静注 ※8 [20mL/5mL]
❹ 強力ネオミノファーゲンシー静注 ※4 [20mL/5mL]
❶ グリセオール注 [200mL] ※9

❷ グリセオール注 [200mL] ※9
❸ グリセオール注 [200mL] ※9
❹ グリセオール注 [200mL] ※9
❸ ジプロフィリン注 [300mg/2mL] ※1
❸ 生理食塩液PL「フソー」 [500mL]
❶ セファメジンα注射用 ※10 [1g/5%ブドウ糖注射液100mL]
❸ セファメジンα注射用 [1g/生食液100mL] ※9
❹ セファメジンα注射用 [1g/生食液100mL] ※9
❸ ソリタ-T3号輸液 [100mL] ※9
❷ ソル・コーテフ注射用 ※2 [100mg/添付溶解液2mL]
❸ ソルダクトン静注用 [200mg/注射用水20mL] ※1
❸ ソルデム2輸液 [500mL] ※7
❶ ソル・メドロール静注用 ※11 [40mg/添付溶解液1mL]
❹ ソル・メドロール静注用 ※1 [40mg/添付溶解液1mL]
❸ チエナム点滴静注用 [0.5g/生食液100mL] ※5
❶ トランサミン注5% [250mg/5mL] ※7
❹ トランサミン注5% [250mg/5mL] ※1
❶ ニコリン注射液 [500mg/10mL] ※7
❷ ニコリン注射液 [500mg/10mL] ※1
❸ ネオフィリン注 [250mg/10mL]

❸ 水溶性ハイドロコートン注射液 ※1 [500mg/10mL]
❸ ビクシリン注射用 [1g/注射用水3mL] ※7
❷ プリンペラン注射液 [10mg/2mL]
❸ プリンペラン注射液 [10mg/2mL]
❸ プロスタルモン・F注射液 [1000μg/1mL] ※3
❸ ヘパリンNa注5千単位/5mL「モチダ」 ※1 [5mL]
❶ ペントシリン注射用 ※12 [2g/5%ブドウ糖注射液100mL]
❷ ペントシリン注射用 ※12 [2g/5%ブドウ糖注射液100mL]
❸ ペントシリン注射用 [2g/生食液100mL] ※8
❹ ペントシリン注射用 [2g/生食液100mL] ※8
❸ マルトス輸液10% [500mL] ※1
❸ ミラクリッド注射液 [25000単位/KN1号輸液500mL]
❸ ラクテックG輸液 [500mL]
❶ ラクテック注 [100mL]
❶ ラクテック注 [500mL]
❸ ラクテック注 [100mL]
❸ ラクテック注 [500mL]
❸ ラシックス注 [20mg/2mL] ※1
❸ リンデロン注 [20mg/2mL] ※7
❸ ロセフィン静注用 [1g/注射用水20mL] ※13

本品濃度：❶ 20mg/5%ブドウ糖注射液20mL，❷ 20mg/5%ブドウ糖注射液100mL，❸ 20mg/生食液20mL，❹ 20mg/生食液100mL

※1 残存率90%以上(24hr)，微黄色澄明(24hr).
※2 残存率90%以上(3hr)，微黄色澄明(3hr)，3hr以内の投与であれば配合可.
※3 残存率90%以上(24hr)，淡黄色澄明(24hr).
※4 残存率90%以上(6hr)，外観変化なし(6hr)，6hr以内の投与であれば配合可.
※5 残存率90%以上→90%未満(6hr→24hr)，淡黄色澄明(24hr)，6hr以内の投与であれば配合可.
※6 残存率90%以上(24hr)，淡黄色澄明(24hr).
※7 残存率90%以上(6hr)，微黄色澄明(6hr)，6hr以内の投与であれば配合可.

※8　残存率90%以上（3hr），外観変化なし（3hr），3hr以内の投与であれば配合可.
※9　残存率90%以上→90%未満（6hr→24hr），微黄色澄明（24hr），6hr以内の投与であれば配合可.
※10　残存率90%以上→90%未満（6hr→24hr），微褐色澄明（24hr），6hr以内の投与であれば配合可.
※11　残存率90%以上（3hr），橙色澄明→微黄色澄明（直後→3hr），3hr以内の投与であれば配合可.
※12　残存率90%以上→90%未満（3hr→6hr），微黄色澄明（6hr），3hr以内の投与であれば配合可.
※13　残存率90%以上（24hr），淡黄色澄明→淡黄色澄明→淡褐色澄明（直後→6hr→24hr），6hr以内の投与であれば配合可.

オメプラゾール注射用20mg「日医工」医薬品インタビューフォーム2020年4月改訂（第10版）

オルダミン [モノエタノールアミンオレイン酸塩] （あすか製薬, 武田薬品工業）

注射用：1g/V

分類 その他（食道静脈瘤硬化療法・胃静脈瘤退縮薬）

[pH変動スケール]

・規格pH：8.5〜9.5
・pH変動試験のデータなし

注意事項

DEHP・PVC	フィルター	閉鎖システム
—	—	—

調剤時の注意

気泡が溶液の表面に集結するので，表面の気泡を避けるように注意して注射筒に吸引する.

[配合変化データ（文献に基づく判定）]

本品規格	配合不可	
1g/10g	オプチレイ320注 [10mL]	白濁あり（2層化）(24hr), 37℃
	オプチレイ320注 [10mL]	白濁あり（2層化）(24hr), 40℃
	オプチレイ350注 [10mL]	白濁あり（2層化）(24hr), 35℃
	オプチレイ350注 [10mL]	白濁あり（2層化）(24hr), 37℃
	オプチレイ350注 [10mL]	白濁あり（2層化）(24hr), 40℃
	生食液 [10mL]	室温：無色澄明（ゲル状） 37℃：白色混濁（ゲル状, 24hr）
	プロスコープ300注 [10mL]	白濁あり(24hr), 25℃
	プロスコープ300注 [10mL]	白濁あり(24hr), 37℃
	プロスコープ370注 [10mL]	わずかな濁り(24hr), 25℃
	プロスコープ370注 [10mL]	わずかな濁り(24hr), 37℃

本品規格	配合可		
1g/10g	・イオパミロン注300[10mL] ・イオパミロン注370[10mL] ・イオメロン300注[10mL] ・イオメロン350注[10mL]	・イオメロン400注[10mL] ・オプチレイ320注[10mL] ※1 ・オプチレイ350注[10mL] ※2 ・オムニパーク300注[10mL]	・オムニパーク350注[10mL] ・注射用水[10mL]

※1　配合1hr後から無色澄明だが液上部に層ができ，ゆらぎがみえる，24hr後にわずかな濁りが認められる，35℃，6hr以内の投与であれば配合可.

※2　配合1hr後から無色澄明だが液上部に層ができ，ゆらぎがみえる，25℃，6hr以内の投与であれば配合可.

📄 オルダミン注射用1gインタビューフォーム（2017年9月改訂）

オンダンセトロン「F」　[オンダンセトロン塩酸塩水和物]（富士製薬工業）

注射液：2mg/1mL/A，4mg/2mL/A
分類 制吐薬（5-HT$_3$受容体拮抗型制吐薬）

[pH変動スケール]

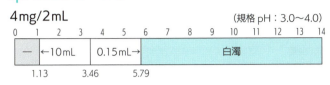

注意事項

DEHP・PVC	フィルター	閉鎖システム
—	—	—

調剤時の注意
本剤は光により着色するので，使用直前に遮光袋から取り出し，着色したものは使用しないこと．

[配合変化データ（文献に基づく判定）]

配合不可（本品規格 4mg/2mL）

薬剤	変化
5-FU注 [250mg/5mL×2]+生食液 [250mL]	微濁→消失（直後）
硫酸カナマイシン注射液「明治」[1g/4mL] +生食液 [500mL]	白濁（直後）
デトキソール静注液 [2g/20mL]	白濁（直後）
注射用ビクシリンS [500mg]+注射用水 [5mL]	白濁（直後）
メイロン静注8.4% [50mL]	白濁・浮遊物（直後）

配合可（本品規格 4mg/2mL）

- 20％マンニットール注射液 [300mL]
- EL-3号輸液 [500mL]
- アクラシノン注射用 [20mg]+生食液 [10mL]
- アスコルビン酸注射液「日医工」[100mg/1mL×3]+生食液 [250mL]
- アスパラカリウム注10mEq [10mL]+生食液 [500mL]
- アドリアシン注用 [10mg×3]+注射用水 [20mL]
- アミカシン硫酸塩注射液「F」[200mg/2mL]+生食液 [500mL]
- アミノレバン点滴静注 [200mL]
- 注射用イホマイド [1g]+生食液 [25mL]
- ヴィーンD輸液 [500mL]
- 注射用エンドキサン [500mg]+生食液 [25mL]
- 大塚生食注 [100mL]
- 大塚糖液5% [100mL]
- オンコビン注射用 [1mg]+生食液 [10mL]
- ガスター注射液 [20mg/2mL]+生食液 [20mL]
- キロサイド注 [100mg/5mL]
- 注射用サイメリン [100mg]+生食液 [10mL]
- シオマリン静注用 [8mg/2mL]+生食液 [100mL]
- シオマリン静注用 [1g]+生食液 [10mL] ※1
- セファメジンα注射用 [1g]+注射用水 [10mL]
- セフメタゾン静注用 [1g]+注射用水 [10mL]
- ソリタ-T3号輸液 [200mL]
- ソルダクトン静注用 [200mg/10mL（注射用水）]+生食液 [500mL]
- ソルデム3A輸液 [500mL]
- ダイアモックス注射用 [500mg/10mL（注射用水）]+生食液 [500mL]
- タガメット注射液 [200mg/2mL]
- チエナム点滴静注用 [500mg] ※2 +生食液 [500mL]
- 低分子デキストランL注 [500mL]
- デカドロン注射液 [8mg/2mL]+生食液 [100mL]
- デキサート注射液 [8mg/2mL]+生食液 [100mL]
- テラルビシン注射用 [20mg]+注射用水 [10mL]
- ノバントロン注 [10mg/5mL]
- ハイカリック液-1号 [700mL]
- ハベカシン注射用 [100mg/2mL]+生食液 [500mL]
- パラプラチン注射液 [150mg/15mL]
- ハルトマン輸液pH8「NP」[500mL]
- 塩酸バンコマイシン点滴静注用 [500mg]+生食液 [10mL]
- パンスポリン静注用 [500mg]+注射用水 [5mL]
- ビクシリン注射用0.25g [1g/注射用水10mL]+生食液 [500mL]
- 注射用フィルデシン [3mg]+生食液 [3mL]
- プラスアミノ輸液 [200mL]
- プリンペラン注射液 [10mg/2mL]
- フルマリン静注用 [1g]+注射用水 [10mL]
- ブレオ注射用 [15mg]+生食液 [5mL]
- プロタミン硫酸塩注「モチダ」[100mg/10mL]
- ヘパリンナトリウム注「F」[5000単位/5mL]
- ペプレオ注射用 [10mg]+生食液 [5mL]
- ペントシリン注射用 [2g]+注射用水 [10mL]
- ホスミシンS静注用 [1g/注射用水10mL] +生食液 [250mL]
- ポタコールR輸液 [250mL]
- マイトマイシン注用 [2mg×3] ※3 +注射用水 [15mL]
- 静注用マグネゾール [20mL]
- マルトス輸液10% [250mL]
- メイセリン静注用 [1g]+注射用水 [20mL]
- メイロン静注8.4% [50mL]+生食液 [500mL]
- 注射用メソトレキセート [50mg]+生食液 [20mL]
- ラクテックD輸液 [500mL]
- ラクテックG輸液 [500mL]
- ラクテック注 [500mL]
- ラシックス注 [20mg/2mL]+生食液 [500mL]
- ラステット注 [100mg/5mL]+生食液 [500mL]
- ランダ注 [25mg/50mL]+生食液 [100mL]
- ロイナーゼ注用 [10000KU]+注射用水 [10mL]

※1 残存率90％以上（4hr），外観変化なし（24hr）．
※2 淡黄色澄明→黄色澄明（直後→24hr）．
※3 青紫色澄明→紫色澄明（直後→24hr）．

オンダンセトロン注射液2mg「F」・4mg「F」（2018年4月改訂）

オンダンセトロン「サンド」

注射液：4mg/2mL/A

分類 制吐薬（5-HT$_3$受容体拮抗型制吐薬）

［pH変動スケール］

4mg/2mL （規格pH：3.0〜4.0）

0	1	2	3	4	5	6	7	8	9	10	11	12	13	14

― ←10mL 0.6mL→ 結晶析出，白濁

1.40　3.48　5.57

［注意事項］

DEHP・PVC	フィルター	閉鎖システム
―	―	―

［配合変化データ（文献に基づく判定）］

本品規格	配合可
4mg/2mL	・20%マンニットール注射液[100mL]　・ラシックス注[20mg/2mL]+生食液[100mL]

📄 オンダンセトロン注射液2mg「サンド」・4mg「サンド」（2017年2月改訂）

ガベキサートメシル酸塩「タカタ」 [ガベキサートメシル酸塩]

注射用：100mg/V，500mg/V （高田製薬）
分類 膵疾患治療薬（膵疾患治療薬/DIC治療薬）

[pH変動スケール]

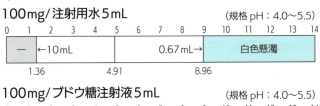

100mg/注射用水5mL （規格pH：4.0～5.5）
←10mL：1.36〜4.91／0.67mL→：8.96／白色懸濁

100mg/ブドウ糖注射液5mL （規格pH：4.0～5.5）
←10mL：1.35〜4.32／0.37mL→：8.92／白色懸濁

100mg/リンゲル液5mL （規格pH：4.0～5.5）
←10mL：1.60〜5.42／0.67mL→：9.36／白色懸濁

注意事項

DEHP・PVC	フィルター	閉鎖システム
―	―	―

[配合変化データ（文献に基づく判定）]

本品容量	配合不可	
100mg	アミノレバン点滴静注 [200mL]	72.0%(1hr)，なし(24hr)
	モリプロンF輸液 [200mL]	45.8%(1hr)，なし(24hr)
300mg	強力ネオミノファーゲンシー静注 [5mL]＋大塚糖液5%[500mL]	白濁(直後)
	強力ネオミノファーゲンシー静注 [5mL]＋ソリタ-T3号輸液[500mL]	白濁(直後)
	強力ネオミノファーゲンシー静注 [5mL]＋ラクテックG輸液[500mL]	ごくわずかに白色浮遊物(直後)
	スルペラゾン静注用 [1g]＋大塚糖液5%[500mL]	白色，懸濁(直後)
	スルペラゾン静注用 [1g]＋ソリタ-T3号輸液[500mL]	白色，懸濁(直後)
	スルペラゾン静注用 [1g]＋ラクテックG輸液[500mL]	白色，懸濁(直後)
	ソル・コーテフ注射用 [100mg/添付溶解液2mL]＋大塚糖液5%[500mL]	83.1%(6hr)
	ソル・コーテフ静注用 [500mg/添付溶解液4mL]＋大塚糖液5%[500mL]	白濁振とう後無色澄明(直後)
	ソル・コーテフ静注用 [500mg/添付溶解液4mL]＋ソリタ-T3号輸液[500mL]	白濁振とう後無色澄明(直後)
	ソル・コーテフ静注用 [500mg/添付溶解液4mL]＋ラクテックG輸液[500mL]	白濁振とう後無色澄明(直後)
	ソル・メドロール静注用 [500mg/添付溶解液8mL]＋大塚糖液5%[500mL]	白濁(直後)
	ソル・メドロール静注用 [500mg/添付溶解液8mL]＋ソリタ-T3号輸液[500mL]	白濁(直後)
	ソル・メドロール静注用 [500mg/添付溶解液8mL]＋ラクテックG輸液[500mL]	わずかに白濁(直後)
	チエナム点滴静注用 [0.5g]＋大塚糖液5%[500mL]	84.0%(6hr)
	ファーストシン静注用 [1g]＋大塚糖液5%[500mL]	53.6%(6hr)
	ファーストシン静注用 [1g]＋ラクテックG輸液[500mL]	88.5%(6hr)
	ファンギゾン注射用 [50mg/注射用水500mL]＋大塚糖液5%[500mL]	淡黄色わずかに懸濁，沈殿(3hr)
	ファンギゾン注射用 [50mg/注射用水500mL]＋ソリタ-T3号輸液[500mL]	淡黄色わずかに懸濁，沈殿(3hr)
	ファンギゾン注射用 [50mg/注射用水500mL]＋ラクテックG輸液[500mL]	淡黄色わずかに懸濁，沈殿(3hr)
	メイロン静注8.4% [20mL]＋大塚糖液5%[500mL]	わずかに白色沈殿(直後)
	メイロン静注8.4% [20mL]＋ソリタ-T3号輸液[500mL]	わずかに白色沈殿(直後)
	メイロン静注8.4% [20mL]＋ラクテックG輸液[500mL]	わずかに白色沈殿(直後)
	リンデロン注（0.4%） [20mg/5mL]＋大塚糖液5%[500mL]	68.6%(6hr)
	リンデロン注（0.4%） [20mg/5mL]＋ラクテックG輸液[500mL]	86.8%(6hr)

ガベキサートメシル酸塩「タカタ」

500mg	ラシックス注 [200mg/20mL]+大塚糖液5% [500mL]	白濁(直後)
	ラシックス注 [200mg/20mL]+ソリタ-T3号輸液 [500mL]	白濁(直後)
	ラシックス注 [200mg/20mL]+ラクテックG輸液 [500mL]	白濁(直後)

配合可

❷ アネキセート注射液[0.5mg/5mL] +大塚糖液5%[500mL]
❷ アネキセート注射液[0.5mg/5mL] +ソリタ-T3号輸液[500mL]
❷ アネキセート注射液[0.5mg/5mL] +ラクテックG輸液[500mL]
❸ 大塚糖液5%[500mL]※1※2※3※4
❷ ガスター注射液[20mg/生食液2mL] +大塚糖液5%[500mL]
❷ ガスター注射液[20mg/生食液2mL] +ソリタ-T3号輸液[500mL]
❷ ガスター注射液[20mg/生食液2mL] +ラクテックG輸液[500mL]
❷ シオマリン静注用[1g]+大塚糖液5%[500mL]
❷ シオマリン静注用[1g]+ソリタ-T3号輸液[500mL]
❷ シオマリン静注用[1g]+ラクテックG輸液[500mL]
❷ セルシン注射液[5mg/1mL]+大塚糖液5%[500mL]
❷ セルシン注射液[5mg/1mL] +ソリタ-T3号輸液[500mL]
❷ セルシン注射液[5mg/1mL] +ラクテックG輸液[500mL]
❶ 生理食塩液「フソー」[5mL]
❷ 生理食塩液「フソー」[500mL]
❷ ソセゴン注射液[15mg/1mL]+大塚糖液5%[500mL]
❷ ソセゴン注射液[15mg/1mL] +ソリタ-T3号輸液[500mL]
❷ ソセゴン注射液[15mg/1mL] +ラクテックG輸液[500mL]
❷ ソセゴン注射液[30mg/1mL]+大塚糖液5%[500mL]
❷ ソセゴン注射液[30mg/1mL] +ソリタ-T3号輸液[500mL]
❷ ソセゴン注射液[30mg/1mL] +ラクテックG輸液[500mL]
❸ ソリタ-T3号輸液[500mL]※1※2※3※4

❷ ソル・コーテフ注射用[100mg/添付溶解液2mL] +ソリタ-T3号輸液[500mL]
❷ ソル・コーテフ注射用※5 [100mg/添付溶解液2mL]+ラクテックG輸液[500mL]
❷ チエナム点滴静注用[0.5g] +ソリタ-T3号輸液[500mL]
❷ チエナム点滴静注用[0.5g]※6 +ラクテックG輸液[500mL]
❷ ドブトレックス注射液[100mg/5mL] +大塚糖液5%[500mL]
❷ ドブトレックス注射液[100mg/5mL] +ソリタ-T3号輸液[500mL]
❷ ドブトレックス注射液[100mg/5mL] +ラクテックG輸液[500mL]
❷ ドルミカム注射液[10mg/2mL] +大塚糖液5%[500mL]
❷ ドルミカム注射液[10mg/2mL] +ソリタ-T3号輸液[500mL]
❷ ドルミカム注射液[10mg/2mL] +ラクテックG輸液[500mL]
❷ ナロキソン塩酸塩静注[0.2mg/1mL] +大塚糖液5%[500mL]
❷ ナロキソン塩酸塩静注[0.2mg/1mL] +ソリタ-T3号輸液[500mL]
❷ ナロキソン塩酸塩静注[0.2mg/1mL] +ラクテックG輸液[500mL]
❷ ネオラミン・スリービー液(静注用)[10mL] +大塚糖液5%[500mL]
❷ ネオラミン・スリービー液(静注用)[10mL] +ソリタ-T3号輸液[500mL]
❷ ネオラミン・スリービー液(静注用)[10mL] +ラクテックG輸液[500mL]
❷ 塩酸バンコマイシン点滴静注用[0.5g] +大塚糖液5%[500mL]
❷ 塩酸バンコマイシン点滴静注用[0.5g] +ソリタ-T3号輸液[500mL]

❷ 塩酸バンコマイシン点滴静注用[0.5g] +ラクテックG輸液[500mL]
❷ パンスポリン静注用[1g]※7 +大塚糖液5%[500mL]
❷ パンスポリン静注用[1g]※7 +ソリタ-T3号輸液[500mL]
❷ パンスポリン静注用[1g]※7 +ラクテックG輸液[500mL]
❷ 光糖液20%[500mL]
❷ 光糖液50%[500mL]
❷ ファーストシン静注用[1g]※5 +ソリタ-T3号輸液[500mL]
❷ ブスコパン注[20mg/1mL]+大塚糖液5%[500mL]
❷ ブスコパン注[20mg/1mL]+ソリタ-T3号輸液 [500mL]
❷ ブスコパン注[20mg/1mL] +ラクテックG輸液[500mL]
❷ プリンペラン注射液[10mg/2mL] +大塚糖液5%[500mL]
❷ プリンペラン注射液[10mg/2mL] +ソリタ-T3号輸液[500mL]
❷ プリンペラン注射液[10mg/2mL] +ラクテックG輸液[500mL]
❷ フルマリン静注用[1g]+大塚糖液5%[500mL]
❷ フルマリン静注用[1g]+ソリタ-T3号輸液[500mL]
❷ フルマリン静注用[1g]+ラクテックG輸液[500mL]
❷ リンデロン注(0.4%)[20mg/5mL]
❷ ロイナーゼ注用[5000KU/注射用水2mL] +大塚糖液5%[500mL]
❷ ロイナーゼ注用[5000KU/注射用水2mL] +ソリタ-T3号輸液[500mL]
❷ ロイナーゼ注用[5000KU/注射用水2mL] +ラクテックG輸液[500mL]

本品容量：❶ 100mg, ❷ 300mg, ❸ 2000mg

※1 0 lx, 23±1℃.
※2 400 lx, 23±1℃.
※3 800 lx, 23±1℃.
※4 1200 lx, 23±1℃.
※5 残存率90%以上→90%未満（6hr→24hr），6hr以内の投与であれば配合可.
※6 残存率90%以上→90%未満（6hr→24hr），微黄色澄明（24hr），6hr以内の投与であれば配合可.
※7 残存率変化なし（24hr），6hrまで微黄色，24hrでは黄色.

ガベキサートメシル酸塩注射用インタビューフォーム（2020年10月改訂）

カルセド [アムルビシン塩酸塩] (日本化薬)

注射用：20mg/V，50mg/V

分類 抗悪性腫瘍薬（トポイソメラーゼⅡ阻害薬）

[pH変動スケール]

- 規格pH：2.4〜3.0
- pH変動試験のデータなし

⚠ 注意事項

DEHP・PVC	フィルター	閉鎖システム
―	―	―

調剤時の注意

静脈内投与により，ときに血管痛，静脈炎などを起こすことがある．生食液，5％ブドウ糖注射液で溶解した場合，25℃において3hrまで安定，30℃において1.5hrまで安定．溶解後は速やかに使用する．濁りが認められた場合は使用しない．

[配合変化データ (文献に基づく判定)]

本品濃度	配合不可	
2mg/1mL	10%EL-3号輸液	黄赤色濁り(1hr)
	ソリタ-T3号輸液	黄赤色濁り(1hr)
	ハルトマン輸液pH8「NP」	黄赤色濁り(直後)
	メイロン	黄赤色濁り(直後)
	モリアミンS注	黄赤色濁り(直後)
	リンゲル液	黄赤色濁り(24hr)

📄 カルセド注射用インタビューフォーム（2022年4月改訂）

カルチコール ［グルコン酸カルシウム］（日医工）

注射液：8.5％5mL/管，8.5％10mL/管

分類 骨・カルシウム代謝薬（カルシウム補給薬）

［pH変動スケール］（山口東京理科大学実験データ）

5mL製剤 （規格pH：6.0〜8.2）

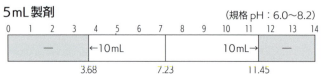

［配合変化データ（文献に基づく判定）］

本品容量	配合不可	
10mL	アスパラ注射液 [10mL]	微濁 (直後)
	アトロピン硫酸塩注「タナベ」[0.5mg/1mL]	微白濁 (直後)
	アリナミンF注 [5mg/1mL]	微濁 (直後)
	ヱフェドリン「ナガヰ」注射液 [40mg/1mL]	微濁 (0.5hr)
	オルガトロン注射液 [3.8mg/1mL]	白沈 (直後)
	ビスラーゼ注射液 [20mg/2mL]	微白濁 (5min)
30mL	ビーフリード輸液 [30mL]	白濁 (10min)
	メイロン静注8.4% [30mL]	白濁 (直後)

配合可

- ❸ アスパラカリウム注10mEq [2mLに生食液を加え50mLに希釈し30mL分取]
- ❸ アドナ注(静脈用)100mg [30mL]
- ❸ イノバン注100mg [30mL]
- ❸ ヴィーンD輸液 [30mL]
- ❸ ヴィーンF輸液 [30mL]
- ❸ エルネオパNF2号輸液 [30mL]
- ❸ エレメンミック注 [30mL/ハイカリックRF輸液250mL]
- ❶ 大塚生食注 [20mL]
- ❶ 大塚生食注 [500mL]
- ❶ 大塚糖液5% [500mL]
- ❸ ガスター注射液20mg [4mLに生食液を加え40mLに希釈し30mL分取]
- ❸ ソリタ-T1号輸液 [30mL]
- ❸ ソリタ-T2号輸液 [30mL]
- ❸ ソリタ-T3号輸液 [30mL]
- ❸ ソリタ-T4号輸液 [30mL]
- ❶ 注射用水PL「フソー」[20mL]
- ❸ ネオパレン2号輸液 [30mL]
- ❸ ハイカリックRF輸液 [30mL]
- ❶ 光糖液20% [500mL]
- ❸ ビタジェクト注キット [30mL/ハイカリックRF輸液250mL]
- ❸ ビタメジン静注用 [2Vに生食液を加え40mLに溶かし30mL分取]
- ❸ ヒューマリンR注100単位/mL [1.5mL]
- ❸ フィジオ35輸液 [30mL]
- ❶ ブドウ糖注5%PL「フソー」[20mL]
- ❶ ブドウ糖注20%PL「フソー」[20mL]
- ❸ フルカリック2号輸液 [30mL]
- ❷ ヘパリンNa注5千単位/5mL「モチダ」[25mL]
- ❸ ラクテック注 [30mL]
- ❹ ラシックス注 [40mg/4mL]
- ❸ 硫酸Mg補正液1mEq/mL [10mLに生食液50mLを加え30mL分取]

本品容量：❶ 5mL，❷ 25mL，❸ 30mL，❹ 47mL

📄 カルチコール注射液インタビューフォーム（2023年5月改訂）
山口東京理科大学実験データ

注意事項

DEHP・PVC	フィルター	閉鎖システム
―	―	―

カルバゾクロムスルホン酸ナトリウム「日医工」

［カルバゾクロムスルホン酸ナトリウム水和物］　静注液：25mg/5mL/管, 50mg/10mL/管, 100mg/20mL/管　（日医工）
分類　止血薬（血管強化・止血薬）

［pH変動スケール］

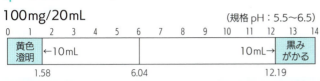

注意事項

DEHP・PVC	フィルター	閉鎖システム
—	—	—

［配合変化データ（文献に基づく判定）］

配合可

- ヴィーンD輸液 [500mL]
- 大塚生食注 [500mL]
- 大塚糖液5％ [500mL]
- ソリタ-T3号輸液 [500mL]
- ソルデム3A輸液 [500mL]
- ビーフリード輸液 [500mL]
- フルカリック1号輸液 [903mL]
- フルカリック2号輸液 [1003mL]
- ポタコールR輸液 [500mL]

本品濃度：100mg/20mL

カルバゾクロムスルホン酸ナトリウム静注液「日医工」インタビューフォーム（2019年3月改訂）

カルボプラチン「NK」 [カルボプラチン] （日本化薬）

静注液：50mg/5mL/V, 150mg/15mL/V, 450mg/45mL/V

分類 抗悪性腫瘍薬（白金製剤）

［pH変動スケール］

・規格pH：5.5～6.5
・pH変動試験のデータなし

⚠ 注意事項

DEHP・PVC	フィルター	閉鎖システム
―	―	―

［配合変化データ（文献に基づく判定）］

本品容量	配合不可	
100mg/10mL	プラスアミノ輸液 [90mL]	78.8%(2hr)
150mg/15mL	ネオパレン2号輸液 [15mL]	88.9%(3hr)
	フルカリック2号輸液 [15mL]	残存率90%以上だが, イオウを含むアミノ酸（メチオニンおよびシスチン）輸液中で分解が起こる, 外観変化なし（3hr）
	ミキシッドH輸液 [15mL]	89.7%(3hr)
250mg/25mL	プラスアミノ輸液 [75mL]	89.3%(1hr)

配合可		
❶ 5%ブドウ糖液[50mL]	❸ 生食液[75mL]	❶ ビカーボン輸液[50mL]
❸ 5%ブドウ糖液[75mL]	❷ 生食液[90mL]	❶ フィジオ140輸液[50mL]
❷ 5%ブドウ糖液[90mL]	❶ ソリタ-T3号輸液[50mL]	❶ ポタコールR輸液[50mL]
❶ アクチット輸液[50mL]	❸ ソリタ-T3号輸液[75mL]	❸ ポタコールR輸液[75mL]
❸ アクチット輸液[75mL]	❷ ソリタ-T3号輸液[90mL]	❷ ポタコールR輸液[90mL]
❷ アクチット輸液[90mL]	❶ 注射用水[50mL]	❶ ラクテック注[50mL]
❶ ヴィーンD輸液[50mL]	❶ ハルトマン輸液「NP」[50mL]	❸ ラクテック注[75mL]
❶ 生食液[50mL]	❶ ハルトマン輸液pH8「NP」[50mL]	❷ ラクテック注[90mL]

本品容量： ❶ 60mg/6mL, ❷ 100mg/10mL, ❸ 250mg/25mL

📄 カルボプラチン点滴静注液インタビューフォーム（2022年9月改訂）

カンレノ酸カリウム「サワイ」 [カンレノ酸カリウム]（沢井製薬）

静注用：100mg/V，200mg/V

分類 利尿薬（抗アルドステロン薬/水分・電解質代謝改善薬）

[pH変動スケール]

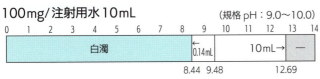

注意事項

DEHP・PVC	フィルター	閉鎖システム
—	—	—

[配合変化データ（文献に基づく判定）]

本品規格	配合不可		
200mg	KN3号輸液 [500mL]		白濁, 結晶析出 (直後)
	アクチット輸液 [200mL]		白濁, 結晶析出 (直後)
	アミノレバン点滴静注 [200mL]		白濁, 結晶析出 (直後)
	ヴィーン3G輸液 [500mL]		白濁, 結晶析出 (直後)
	ヴィーンD輸液 [500mL]		白濁, 結晶析出 (直後)
	大塚糖液50% [20mL]		81.9%(直後), 微黄色澄明(直後)
	グリセオール注 [200mL]		白濁 (1hr)
	ソリタ-T1号輸液 [500mL]		白濁, 結晶析出 (直後)
	ソリタ-T3号輸液 [500mL]		白濁, 結晶析出 (直後)
	ソルデム3A輸液 [500mL]		白濁, 結晶析出 (直後)
	ソルラクト輸液 [500mL]		白濁, 結晶析出 (直後)
	ノルアドリナリン注 [1mg/1mL]		橙色, 結晶析出 (24hr)
	フィジオ35輸液 [500mL]		白濁, 結晶析出 (直後)
	ポタコールR輸液 [500mL]		白濁, 結晶析出 (直後)
	マルトス輸液10% [500mL]		結晶析出 (2hr)
	モリヘパミン点滴静注 [200mL]		結晶析出 (1hr)
	ラクテックD輸液 [500mL]		白濁, 結晶析出 (直後)

本品規格	配合可		
100mg	・大塚蒸留水 [10mL]	・大塚生食注 [10mL]	・大塚糖液5% [10mL]
200mg	・大塚蒸留水 [20mL]	・大塚糖液5% [20mL]	・ビカーボン輸液 [500mL]
	・大塚生食注 [20mL]	・ネオフィリン注 [250mg/10mL]	・ラシックス注 [100mg/10mL]

📖 カンレノ酸カリウム静注用インタビューフォーム（2021年5月改訂）
　沢井製薬(株) 社内資料 [配合変化試験成績] カンレノ酸カリウム静注用200mg「サワイ」（2011年11作成）

キドミン （大塚製薬工場）

輸液：200mL/バッグ，300mL/バッグ

分類 輸液・栄養製剤（腎不全用アミノ酸注射液）

［pH変動スケール］

200mL製剤，300mL製剤

（規格pH：6.5〜7.5）

0	1	2	3	4	5	6	7	8	9	10	11	12	13	14

—	←10mL	10mL→	—

3.60　　　　　6.93　8.76

注意事項

DEHP・PVC	フィルター	閉鎖システム
—	—	—

［配合変化データ （文献に基づく判定）］

本品容量	配合不可	
300mL	アレビアチン注 [250mg/5mL]	白色混濁(直後)
	ヒューマリンR注100単位/mL [1000単位/10mL]	白色混濁(6hr)
	ファンギゾン注射用 [50mg/注射用水10mL]	微黄色混濁(直後)

配合可

- KCL補正液キット [20mEq(50mL)]
- KN1号輸液 [500mL] ※1
- KN3号輸液 [500mL] ※1
- アスパラカリウム注 [10mEq(10mL)] ※1
- アデラビン9号注 [1mL]
- アドナ注(静脈用) [100mg/20mL]
- アリナミンF注 [50mg/20mL] ※1
- イバン注 [50mg/2.5mL]
- 注射用エフオーワイ [500mg/注射用水10mL] ※1
- エホチール注 [1%(1mL)] ※1
- エレメンミック注 [2mL]
- 塩化Ca補正液 [1mEq/1mL(20mL)] ※1
- 塩化Na補正液 [1mEq/1mL(20mL)] ※1
- オーツカMV注
- 大塚塩カル注2% [20mL] ※1
- 大塚糖液5% [500mL] ※1
- 大塚糖液10% [500mL] ※1
- 大塚糖液50% [500mL] ※1
- 大塚糖液70% [350mL] ※1
- オメガシン点滴用 [0.3g/生食液10mL] ※1
- ガスター注射液 [20mg/2mL] ※1

- カルチコール注射液8.5% [5mL] ※1
- 強力ネオミノファーゲンシー静注 [5mL] ※1
- シーパラ注 [2mL]
- セレネース注 [5mg/1mL] ※1
- ゾビラックス点滴静注用 ※1 [250mg/生食液10mL]
- ダラシンS注射液 [300mg/2mL] ※1
- チエナム点滴静注用 [0.5g/生食液100mL] ※2
- ドブトレックス注射液 [100mg/5mL] ※1
- トランサミン注10% [10mL] ※1
- トリフリード輸液 [500mL] ※1
- ドルミカム注射液 [10mg/2mL] ※1
- ニトロール点滴静注 [5mg/10mL] ※1
- ネオフィリン注 [250mg/10mL] ※1
- ネオラミン・スリービー液(静注用) [10mL]
- ノルアドリナリン注 [1mg/1mL] ※1
- ハイカリックRF輸液 [700mL] ※1
- パンスポリン静注用 [1g/注射用水10mL] ※1
- パントール注射液 [500mg/2mL] ※1
- ビソルボン注 [4mg/2mL] ※1
- ビタメジン静注用 [注射用水20mL]

- ヒューマリンR注100単位/mL [100単位/1mL]
- ファーストシン静注用 [1g/輸液10mL] ※1
- 注射用フサン [50mg/注射用水5mL] ※1
- フラグミン静注 [5000単位(5mL)] ※1
- プリンペラン注射液 [10mg/2mL] ※1
- ヘパリンNa注「モチダ」 [10000単位(10mL)] ※1
- ホスミシンS静注用 [0.5g/注射用水10mL] ※1
- ポタコールR輸液 [500mL] ※1
- ミノマイシン点滴静注用 [100mg/注射用水5mL]
- ミラクリッド注射液 [5万単位/1mL] ※1
- メイロン静注7% [20mL] ※1
- メロペン点滴用 [0.5g/注射用水10mL] ※1
- モルヒネ塩酸塩注射液「第一三共」 ※1 [10mg/1mL]
- ユナシン-S静注用 [1.5g/注射用水10mL] ※1
- ラクテック注 [500mL] ※1
- ラシックス注 [100mg/10mL] ※1
- 硫酸Mg補正液 [0.5mmol/1mL(20mL)] ※1
- ロセフィン静注用 [1g/輸液10mL] ※1

本品容量：300mL

- いずれも残存率データなし.
- ※1　外観変化なし(24hr).
- ※2　外観変化なし(6hr)，微褐色澄明に着色(24hr)，6hr以内の投与であれば配合可.

📄 キドミン輸液インタビューフォーム2023年7月改訂（第8版）
株式会社大塚製薬工場HP（2022年9月），キドミン輸液配合変化表

キュビシン [ダプトマイシン] (MSD)

静注用：350mg/10mL/V

分類 抗菌薬（環状リポペプチド系抗菌薬）

[pH変動スケール]（山口東京理科大学実験データ）

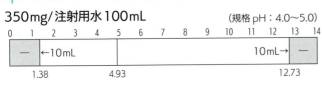

350mg/注射用水100mL　　（規格pH：4.0〜5.0）

←10mL　1.38　　4.93　　10mL→　12.73

注意事項

DEHP・PVC	フィルター	閉鎖システム
—	—	—

調剤時の注意
ブドウ糖を含む溶液で溶解または希釈するとダプトマイシン濃度が低下することが確認されている．

[配合変化データ（文献に基づく判定）]

本品規格	配合不可	
350mg	イミペネム/シラスタチン	残存率著しく低下，外観変化あり
	ブドウ糖液	ブドウ糖を含む希釈液は不適，ダプトマイシン濃度低下

本品規格	配合可		
350mg	・アズトレオナム ※1 ・ゲンタマイシン ※1 ・シプロフロキサシン ※1 ・スルバクタム/アンピシリン ※1 ・生食液 [7mL] ※2 ・セフタジジム ※1	・セフトリアキソン ※1 ・ドパミン ※1 ・ドリペネム ※1 ・乳酸リンゲル液 ※2 ・ピペラシリン ※1 ・フルコナゾール ※1	・ヘパリン ※1 ・ミカファンギン ※1 ・メロペネム ※1 ・リドカイン ※1 ・レボフロキサシン ※1

※1 残存率および外観変化について具体的なデータはないが，IFでは2hrまで残存率および外観に変化なしの記載あり，2hr以内の投与であれば配合可．

※2 残存率および外観変化について具体的なデータはないが，IFでは配合可の記載あり．

キュビシン静注用350mgインタビューフォーム（2020年12月改訂）
山口東京理科大学実験データ

強力ネオミノファーゲンシー [グリチルリチン製剤]

静注：5mL/A，20mL/A／静注シリンジ：20mL/筒，40mL/筒

（ミノファーゲン製薬）

分類 肝疾患治療薬（肝臓疾患用薬/アレルギー用薬）

[pH変動スケール]

20mL製剤　　　　　　　　　　　　（規格pH：6.0～7.0）

0	1	2	3	4	5	6	7	8	9	10	11	12	13	14

ゲル化	←10mL	10mL→	―

4　　　　6.4　　　　9.4

注意事項

DEHP・PVC	フィルター	閉鎖システム
―	―	―

[配合変化データ（文献に基づく判定）]

本品容量		配合不可
20mL	アタラックス-P注射液 [25mg/1mL]	白濁（その後澄明に戻った）(直後)
	アタラックス-P注射液 [50mg/1mL]	白濁（その後澄明に戻った）(直後)
	アドリアシン注用 [10mg/注射用水5mL]	沈殿, 色調変化(3hr)
	イソゾール注射用 [0.5g/20mL]	白濁→結晶析出(直後→1hr)
	エレメンミック注 [2mL]	色調変化(直後)
	硫酸カナマイシン注射液 [1g/4mL]	白濁（撹拌すると澄明に戻った）(直後)
	コントミン筋注 [25mg/5mL]	白濁→結晶析出(直後→1hr)
	セファランチン注 [5mg/1mL]	白濁（撹拌すると澄明に戻った）(直後)
	セルシン注射液 [5mg/1mL]	白濁（撹拌すると澄明に戻った）(直後)
	ソセゴン注射液 [30mg/1mL]	白濁（撹拌すると澄明に戻った）(直後)
	ソル・コーテフ静注用 [500mg/注射用水4mL]	沈殿(1hr)
	ノルアドリナリン注 [1mg/1mL]	色調変化(6hr)
	パントール注射液 [500mg/2mL]	色調変化(6hr)
	パントシン注10% [2mL]	色調変化(6hr)
	ビタメジン静注用 [1瓶/注射用水20mL]	色調変化(1hr)
	ピドキサール注 [10mg/1mL]	色調変化(6hr)
	ヒドロコルチゾンコハク酸エステルNa注射用「NIG」[100mg/生食液2mL]	少量の沈殿(24hr)
	ヒドロコルチゾンコハク酸エステルNa静注用「NIG」[500mg/生食液6mL]	少量の沈殿(24hr)
	ヒドロコルチゾンコハク酸エステルNa静注用「NIG」[1000mg/生食液10mL]	少量の沈殿(24hr)
	フェジン静注 [40mg/2mL]	濁り(1hr)
	フォリアミン注射液 [15mg/1mL]	わずかに濁り(24hr)
	注射用フサン [10mg/5%ブドウ糖液500mL]	白濁→白沈(直後→6hr)
	フラビタン注 [5mg/1mL]	色調変化(6hr)
	プリンペラン注射液 [10mg/2mL]	わずかに濁り(24hr)
	ラボナール注射用 [0.3g/12mL注射用水]	白色結晶析出(直後)
40mL	ハイカリック液-1号 [700mL]	白濁(2hr)
	ハイカリック液-2号 [700mL]	白濁(2hr)
	ハイカリック液-3号 [700mL]	白濁(1hr)
	プラスアミノ輸液 [500mL]	白濁(24hr)
	ミノマイシン点滴静注用 [100mg/注射用水5mL]	液の一部に濁り（ただちに澄明に戻った）(直後)
60mL	アタラックス-P注射液 [25mg/1mL]	白濁（その後澄明に戻った）(直後)
	アタラックス-P注射液 [50mg/1mL]	白濁（その後澄明に戻った）(直後)
	ハイカリック液-1号 [700mL]	白濁(2hr)

キョウ

	ハイカリック液-2号 [700mL]	白濁 (2hr)
	ハイカリック液-3号 [700mL]	白濁 (1hr)
	プラスアミノ輸液 [500mL]	白濁 (24hr)
	ミノマイシン点滴静注用 [100mg/注射用水5mL]	液の一部に濁り (ただちに澄明に戻った) (直後)
80mL	アタラックス-P注射液 [25mg/1mL]	白濁 (その後澄明に戻った) (直後)
	アタラックス-P注射液 [50mg/1mL]	白濁 (その後澄明に戻った) (直後)
	ハイカリック液-1号 [700mL]	白濁 (1hr)
	ハイカリック液-2号 [700mL]	白濁 (1hr)
	ハイカリック液-3号 [700mL]	白濁 (1hr)
	プラスアミノ輸液 [500mL]	白濁 (24hr)
	ミノマイシン点滴静注用 [100mg/注射用水6mL]	液の一部に濁り (ただちに澄明に戻った) (直後)
100mL	アタラックス-P注射液 [25mg/1mL]	白濁 (その後澄明に戻った) (直後)
	アタラックス-P注射液 [50mg/1mL]	白濁 (その後澄明に戻った) (直後)
	ハイカリック液-1号 [700mL]	白濁 (直後)
	ハイカリック液-2号 [700mL]	白濁 (直後)
	ハイカリック液-3号 [700mL]	白濁 (直後)
	プラスアミノ輸液 [500mL]	白濁 (24hr)
	ミノマイシン点滴静注用 [100mg/注射用水7mL]	液の一部に濁り (ただちに澄明に戻った) (直後)

配合可

- ❶ 5-FU注 [250mg/5mL]
- ❶❷❸❹❺ EL-3号輸液 [500mL]
- ❶❷❸❹❺ KN3号輸液 [500mL]
- ❶❷❸❹❺ KNMG3号輸液 [200mL]
- ❶❷❸❹❺ KNMG3号輸液 [500mL]
- ❶ アスパラカリウム注10mEq [1712mg/10mL]
- ❶ アデホス-Lコーワ注 [20mg/2mL]
- ❶ アデラビン9号注 [1mL]
- ❶❷❸❹❺ アドナ注 (静脈用) [100mg/20mL]
- ❶ アミニック輸液 [200mL]
- ❶❷❸❺ アミノレバン点滴静注 [200mL]
- ❶❷❸❹❺ アミパレン輸液 [200mL]
- ❶❷❸❹❺ アミパレン輸液 [300mL]
- ❶❷❸❹❺ アミパレン輸液 [400mL]
- ❶ 安息香酸Naカフェイン注「フソー」20% [200mg/1mL]
- ❶ イスコチン注 [100mg/2mL]
- ❶❷❸❹❺ ヴィーンD輸液 [500mL]
- ❶❷❸❹❺ 注射用エフオーワイ [100mg/5%ブドウ糖液500mL]
- ❶ 塩化カルシウム注2%「NP」 [400mg/20mL]
- ❶ 注射用エンドキサン [100mg/生食液5mL]
- ❶ オーツカMV注 [1セット]
- ❷ 大塚生食注 [250mL]
- ❷ 大塚糖液5% [250mL] ※1
- ❶ カルチコール注射液8.5% [5mL]

- ❶ ジギラノゲン注 [0.4mg/2mL]
- ❶ スキサメトニウム注「マルイシ」 [100mg/5mL]
- ❶ セファメジンα注射用 [1g/注射用水10mL] ※2
- ❶❷❸❹❺ ソリタ-T1号輸液 [200mL]
- ❶❷❸❹❺ ソリタ-T1号輸液 [500mL]
- ❶❷❸❹❺ ソリタ-T2号輸液 [200mL]
- ❶❷❸❹❺ ソリタ-T2号輸液 [500mL]
- ❶❷❸❹❺ ソリタ-T3号輸液 [200mL]
- ❶❷❸❹❺ ソリタ-T3号輸液 [500mL]
- ❶ ソリタ-T4号輸液 [500mL]
- ❷ ソリタックス-H輸液 [500mL]
- ❶❷❸❹❺ ソルデム3A輸液 [500mL]
- ❷ ソルラクト輸液 [500mL]
- ❷ タガメット注射液 [200mg/2mL]
- ❶ タチオン注射用 [200mg/注射用水3mL]
- ❶❷❸❹❺ ダラシンS注射液 [300mg/2mL]
- ❶❷❸❹❺ デカドロン注射液 [3.3mg/1mL]
- ❶ トランサミン注5% [5mL]
- ❶ ニコリン注射液 [100mg/2mL]
- ❷ ネオアミユー輸液 [200mL]
- ❶ ネオフィリン注 [250mg/10mL]
- ❶❷❸❹❺ ネオラミン・スリービー液 (静注用) [10mL]
- ❶❷ ノイロトロピン注射液 [3.6単位/3mL]
- ❶ ハイカリック液-1号 [700mL]
- ❶ ハイカリック液-2号 [700mL]

- ❶ ハイカリック液-3号 [700mL]
- ❶❷❸❹❺ ハイ・プレアミンS注-10% [20mL]
- ❶❷❸❹❺ ハイ・プレアミン注-10% [20mL]
- ❶❷❸❹❺ ピーエヌツイン-1号輸液 [1000mL]
- ❶❷❸❹❺ ピーエヌツイン-2号輸液 [1100mL]
- ❶❷❸❹❺ ピーエヌツイン-3号輸液 [1200mL]
- ❶❷❸❹❺ 光糖液20% [500mL]
- ❶❷❸❹❺ フィジオ35輸液 [500mL]
- ❶ フィジオゾール3号輸液 [500mL]
- ❶ ブスコパン注 [20mg/1mL]
- ❶ プラスアミノ輸液 [500mL]
- ❶ ブレオ注射用 [15mg/注射用水5mL]
- ❶ 水溶性プレドニン [10mg/注射用水1mL]
- ❶ プロスタルモン・F注射液 [1mg/1mL]
- ❶ ヘパリンNa注「モチダ」 [5千単位/5mL]
- ❶ ペントシリン注射用 [2g/注射用水10mL]
- ❶❷❸❹❺ ポタコールR輸液 [250mL]
- ❶ ポララミン注 [5mg/1mL]
- ❶ マイトマイシン注用 [2mg/注射用水5mL]
- ❶ 静注用マグネゾール [20mL]
- ❶ マンニットT注15% [500mL]
- ❶ メイロン静注7% [20mL]
- ❶ ラクテックG輸液 [500mL]
- ❶ ラクテック注 [500mL]
- ❶ リンゲル液「オーツカ」 [500mL]
- ❶ リンデロン注 (0.4%) [4mg/1mL]

本品容量： ❶ 20mL, ❷ 40mL, ❸ 60mL, ❹ 80mL, ❺ 100mL

- いずれも残存率データはないが (※1を除く), 外観変化なし (24hr).
- ※1 残存率90%以上→90%未満 (3hr→6hr), 外観変化なし (24hr), 3hr以内の投与であれば配合可.
- ※2 残存率データなし, 配合直後に色調変化が認められるが, その後元の色調に戻る.

📄 強力ネオミノファーゲンシー静注シリンジ インタビューフォーム (2018年1月改訂)

グラニセトロン「タカタ」 [グラニセトロン塩酸塩]（高田製薬）

点滴静注バッグ：3mg/50mL/バッグ，3mg/100mL/バッグ

分類 制吐薬（5-HT$_3$受容体拮抗型制吐薬）

[pH変動スケール]（山口東京理科大学実験データ）

3mg/100mL （規格pH：5.0～7.0）

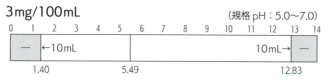

注意事項

DEHP・PVC	フィルター	閉鎖システム
―	―	―

調剤時の注意
フロセミド注の原液およびジアゼパム注との配合は沈殿が生じる場合があるので，避けること．

[配合変化データ（文献に基づく判定）]

本品規格	配合可
3mg/100mL	・アスパラカリウム注10mEq [1712mg/10mL]＋タチオン注用 [200mg/注射用水3mL] ・ガスター注射液 [20mg/2mL]＋デカドロン注射液 [6.6mg/2mL] ・ガスター注射液 [20mg/2mL]＋デカドロン注射液 [6.6mg/2mL]＋ポララミン注 [5mg/1mL] ・デカドロン注射液 [6.6mg/2mL] ・デキサート注射液 [6.6mg/2mL] ・静注用マグネゾール [20mL]＋デカドロン注射液 [6.6mg/2mL]＋カルチコール注射液8.5% [425mg/5mL] ・リンデロン注（2%） [20mg/1mL]

📄 グラニセトロン点滴静注バッグ3mg/100mL「NK」インタビューフォーム（2014年9月改訂）
山口東京理科大学実験データ

クラビット [レボフロキサシン] (第一三共)

点滴静注バッグ：500mg/100mL/バッグ／点滴静注：500mg/20mL/V

分類 抗菌薬（キノロン系抗菌薬）

[pH変動スケール]

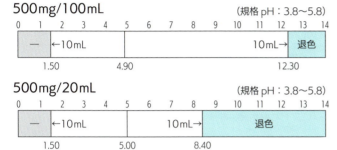

500mg/100mL （規格pH：3.8〜5.8）
←10mL 10mL→ 退色
1.50 4.90 12.30

500mg/20mL （規格pH：3.8〜5.8）
←10mL 10mL→ 退色
1.50 5.00 8.40

注意事項

DEHP・PVC	フィルター	閉鎖システム
—	—	—

[配合変化データ (文献に基づく判定)]

本品規格	配合不可	
500mg/100mL	イソゾール注射用 [0.5g/注射用水20mL]	淡黄色白濁の液体 (直後)
	イントラリポス輸液20% [250mL]	白色乳濁の液体 (24hr)
	オメプラール注用 [20mg/生食液20mL]	微橙黄色澄明の液体と黒色沈殿 (24hr)
	ケイツーN静注 [10mg/2mL]	黄色微濁の液体 (24hr)
	スルペラゾン静注用 [1g/注射用水10mL]	淡黄色白濁の液体 (直後)
	ソルダクトン静注用 [200mg/注射用水20mL]	白濁の液体 (直後)
	タケプロン静注用 [30mg/生食液20mL]	淡黄色微濁の液体 (直後)
	注射用タゴシッド [200mg/生食液105mL]	淡黄色白濁の液体 (直後)
	ビスラーゼ注射液 [20mg/2mL]	橙黄色濁った液体 (直後)
	ヒューマリンR注100単位/mL [1000単位/10mL]	白濁の液体 (直後)
	ファンガード点滴用 [75mg/生食液100mL]	淡黄色白濁の液体 (直後)
	ファンギゾン注射用 [50mg/注射用水10mL] +5%ブドウ糖液 [500mL]	淡黄色澄明の液体と黄色沈殿 (24hr)
	フラグミン静注 [5000単位/5mL]	白濁の液体 (直後)
	ヘパリンNa注「モチダ」 [10000単位/10mL]	白濁の液体 (直後)
	ヘパリンNaロック用 [100単位/1mL]	微黄色白濁の液体 (直後)
	ラシックス注 [100mg/10mL]	淡黄色白濁の液体 (直後)
	ラボナール注射用 [0.5g/注射用水20mL]	微黄色白濁の液体 (直後)

本品規格	配合可
500mg/100mL	・5-FU注 [250mg/5mL] ・K.C.L.点滴液 [4mEq/注射用水100mL] ・KN1号輸液 [500mL] ・KN3号輸液 [500mL] ・アクチット輸液 [500mL] ・アクラシノン注射用 [20mg/生食液10mL] ・アザクタム注射用 [1g/注射用水20mL] ・アスパラカリウム注 [10mEq液/10mL] +注射用水 [250mL] ・アタラックス-P注射液 [50mg/1mL] +生食液 [100mL] ・アドナ注（静脈用） [100mg/20mL] ・アドリアシン注用 [10mg/注射用水1mL] ・アミカシン硫酸塩注射液「日医工」 [200mg/注射用水100mL] ・アミニック輸液 [200mL]　・アミノレバン点滴静注 [500mL] ・アミパレン輸液 [400mL] ・アリナミンF注 [100mg/20mL] ・アンカロン注 [100mg/2mL] +5%ブドウ糖液 [80mL] ・イスコチン注 [100mg/2mL] ※1 ・イノバン注 [200mg/10mL] ・ヴィーン3G輸液 [500mL] ・ヴィーンD輸液 [500mL] ・ヴィーンF輸液 [1000mL] ・献血ヴェノグロブリンIH5%静注 [5000mg/100mL] ・エクサシン注射液 [400mg/2mL] +生食液 [100mL] ・注射用エフオーワイ [500mg/5%ブドウ糖液250mL] ・注射用エラスポール [100mg/生食液250mL]　・エリスロシン点滴静注用 [500mg/注射用水10mL] +生食液 [90mL] ・エルネオパNF1号輸液 [1000mL(混合時)] ・エルネオパNF2号輸液 [1000mL(混合時)] ・エレメンミック注 [2mL/1100mL(ピーエヌツイン-2号輸液)] ・注射用エンドキサン [500mg/生食液25mL] ・大塚生食注 [1000mL] ・大塚糖液5% [5g/100mL] ・オメガシン点滴用 [300mg/生食液100mL] ・オンコビン注射用 [1mg/注射用水10mL] ・ガスター注射液 [20mg/2mL]+生食液 [20mL] ・カルチコール注射液8.5% [425mg/5mL] ・カルベニン点滴用 [500mg/生食液100mL] ・キサンボン注射用 [40mg/5%ブドウ糖液100mL] ・静注用キシロカイン2% [100mg/5mL]

クラビット

- キドミン輸液[300mL]
- 強力ネオミノファーゲンシー静注[40mg/20mL]
- キリット注5%[15g/300mL]
- キロサイド注[200mg/10mL]+生食液[20mL]
- グラン注射液[75μg/0.3mL]+生食液[100mL]
- グリセオール注[500mL]
- ゲンタシン注[60mg/生食液1.5mL]
- コアテック注[5mg/5mL]
- ザイボックス注射液[600mg/300mL]
- サヴィオゾール輸液[500mL]
- サンリズム注射液[50mg/5mL]
- シオマリン静注用[1g/注射用水10mL]
- ジギラノゲン注[0.4mg/2mL]
- ジゴシン注[0.25mg/1mL]
- シスプラチン点滴静注「マルコ」[50mg/100mL]+生食液[500mL]
- ジフルカン静注液[200mg/100mL]
- スロンノンHI注[10mg/2mL]+生食液[200mL]
- セファメジンα注射用[2g/注射用水10mL]
- セファランチン注[10mg/2mL]
- セフメタゾン静注用[2g/注射用水20mL]
- セレネース注[5mg/1mL]
- ゾビラックス点滴静注用[250mg/生食液100mL]
- ソリタ-T1号輸液[500mL]
- ソリタ-T2号輸液[500mL]
- ソリタ-T3号輸液[500mL]
- ソリタ-T4号輸液[500mL]
- ソル・コーテフ静注用[1000mg/注射用水8mL]
- ソル・メドロール静注用[1000mg/注射用水16mL]
- ダウノマイシン静注用[20mg/生食液10mL]
- タガメット注射液[200mg/2mL]+生食液[20mL]
- タチオン注射用[200mg/注射用水3mL]
- ダラシンS注射液[600mg/4mL]+生食液[100mL]
- チエナム点滴静注用[0.5g/生食液100mL]
- 低分子デキストランL注[500mL]
- デカドロン注射液[6.6mg/2mL]
- ドパミン塩酸塩点滴静注「武田テバ」[200mg/200mL]
- ドパミン塩酸塩点滴静注「武田テバ」[600mg/200mL]
- ドブトレックス注射液[100mg/5mL]+生食液[100mL]
- ドブラム注射液[400mg/20mL]
- トランサミン10%注[1g/10mL]
- トリフリード輸液[1000mL]

- ドルミカム注射液[10mg/2mL]
- ナイクリン注射液[50mg/1mL]
- ニコリン注射液[500mg/10mL]
- ニトロール点滴静注[100mg/200mL]
- ネオアミユー輸液[200mL]
- ネオパレン1号輸液[2000mL(混合時)]
- ネオパレン2号輸液[2000mL(混合時)]
- ネオフィリン注[250mg/10mL]+生食液[100mL]
- ノイトロジン注[250μg/注射用水1mL]
- ノイロトロピン注[3.6単位/3mL]
- ノルアドリナリン注[1mg/1mL]+牛脊液[250mL]
- ハイカリックRF輸液[250mL]
- ハイカリック液-1号[700mL]
- ハイカリック液-2号[700mL]
- 水溶性ハイドロコートン注射液[500mg/10mL]
- パニマイシン注射液[100mg/2mL]+生食液[100mL]
- ハベカシン注射液[200mg/4mL]+生食液[100mL]
- ハルトマン輸液pH8「NP」[1000mL]
- 塩酸バンコマイシン点滴静注用[0.5g/注射用水10mL]+生食液[100mL]
- パンスポリン静注用[1g/注射用水20mL]
- パントール注射液[250mg/1mL]
- パントシン注[200mg/2mL]
- ピーエヌツイン-1号輸液[1000mL(混合時)]
- ピーエヌツイン-2号輸液[1100mL(混合時)]
- ピーエヌツイン-3号輸液[1200mL(混合時)]
- ビーフリード輸液[1000mL(混合時)]
- ビカーボン輸液[500mL] ※2
- ビクシリン注射用[2g/生食液20mL]
- ビソルボン注[4mg/2mL]
- ビタシミン注射液[500mg/2mL]
- ビタメジン静注用[各成分/注射用水20mL]
- ピドキサール注[30mg/1mL]
- ファーストシン静注用[1g/5%ブドウ糖液100mL]
- フィジオ35輸液[500mL]
- フィジオ140輸液[500mL]
- フィジオゾール3号輸液[500mL]
- フィニバックス点滴静注用[0.25g/生食液100mL]
- ブイフェンド静注用[200mg/注射用水19mL]+生食液[21mL]
- 注射用フサン[10mg/5%ブドウ糖液500mL]

- ブスコパン注[20mg/1mL]
- プラスアミノ輸液[500mL]
- フラビタン注射液[20mg/2mL]
- プリンペラン注射液[10mg/2mL]
- フルカリック1号輸液[903mL(混合時)]
- フルカリック2号輸液[1003mL(混合時)]
- フルカリック3号輸液[1103mL(混合時)]
- フルクトラクト注[500mL]
- フルマリン静注用[1g/注射用水10mL]
- フレスミンS注射液[1000μg/1mL]
- 水溶性プレドニン[50mg/注射用水5mL]
- プログラフ注射液[5mg/1mL]+生食液[100mL]
- プロジフ静注液[400mg/5mL]
- フロリードF注[200mg/20mL]+生食液[50mL]
- ペルサンチン注射液[10mg/2mL] ※2
- ペルジピン注射液[10mg/10mL]+生食液[100mL]
- ヘルベッサー注射用[250mg/生食液5mL]
- ペントシリン注射用[2g/注射用水10mL]
- ホスミシンS静注用[2g/注射用水20mL]
- ボスミン注[1mg/1mL]+生食液[4mL]
- ポタコールR輸液[500mL]
- マイトマイシン注用 ※3 [10mg/注射用水25mL]
- マルトス輸液10%[50g/500mL]
- マンニットールS注射液[500mL]
- ミノマイシン点滴静注用[100mg/5%ブドウ糖液100mL]
- ミラクリッド注射液[100000単位/2mL]
- ミリスロール注[50mg/100mL]
- メイセリン静注用[1g/注射用水20mL] ※4
- メイロン静注7%[17.5g/250mL]
- メイロン静注8.4%[21g/250mL]
- メキシチール点滴静注[125mg/20mL]
- メタボリンG注射液[20mg/20mL]
- メチコバール注射液[500μg/1mL]
- メロペン点滴用[0.5g/生食液100mL] ※5
- モリプロンF輸液[200mL]
- モリヘパミン点滴静注[500mL]
- ユナシン-S静注用[1.5g/注射用水10mL]
- ラクテックD輸液[500mL]
- ラクテックG輸液[1000mL]
- ラクテック注[250mL]
- リンゲル液「オーツカ」[500mL]
- リンコシン注射液[1.5g/5mL]+生食液[250mL]
- リンデロン注(2%)[100mg/5mL]
- ロイコボリン注[3mg/1mL]
- ロセフィン静注用[1g/生食液100mL]

※1 残存率90%以上（24hr），外観変化なし（3hr），24hrでは淡黄色澄明から黄色澄明にやや増色.
※2 残存率90%以上（24hr），外観変化なし（3hr），24hrでは淡黄色澄明から微黄色澄明にやや退色.
※3 残存率90%以上（24hr），配合直後は微青紫色澄明，1hr後に淡紫色澄明，24hr後に紫色澄明に増色.
※4 残存率90%以上（24hr），外観変化なし（3hr），24hrでは淡黄色澄明から黄色澄明にやや増色.
※5 残存率90%以上（24hr），外観変化なし（1hr），3hrでは淡黄色澄明から微黄色澄明にやや退色.

📄 クラビット点滴静注バッグ500mg/100mL インタビューフォーム（2019年11月改訂）

クラフォラン ［セフォタキシムナトリウム］（サノフィ）

注射用：0.5g/V，1g/V
分類 抗菌薬（セフェム系抗菌薬）

［pH変動スケール］

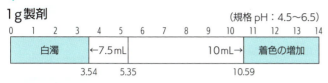

［注意事項］

DEHP・PVC	フィルター	閉鎖システム
―	―	―

［配合変化データ（文献に基づく判定）］

配合不可	
5-FU注	色調変化(24hr), 力価低下(6hr)
アクラシノン注射用	微濁(直後)
アリナミンF注射液	色調変化(24hr), 力価低下(24hr)
イノバン注	力価低下(5hr), pH低下(24hr)
注射用エフオーワイ	色調変化(5hr), 力価低下(24hr)
注射用エンドキサン	色調変化(24hr), 力価低下(24hr)
カルチコール注射液	色調変化(24hr), 力価低下(24hr)
コントミン	結晶析出(直後)
セファランチン注射液	白沈(直後)
ソリタ-T3号輸液	力価低下(6hr)
ソル・コーテフ	結晶析出(24hr), 力価低下(24hr)
ソルダクトン	沈殿析出(3hr)
タチオン注射用	色調変化(24hr), 力価低下(24hr)
チエナム点滴静注用	88.4%(12hr)
注射用テラルビシン	結晶析出(直後)
ドプラム注	10.4%(直後), 沈殿析出(直後)
トランサミン注	色調変化(24hr), 力価低下(24hr)
ニコリン注射液	色調変化(24hr), 力価低下(24hr)
ネオフィリン注	色調変化(24hr), 力価低下(6hr), pH低下(6hr)
塩酸バンコマイシン点滴静注用0.5g	黄色濁り(6hr)
ヒドロコルチゾンコハク酸エステルNa静注用「NIG」	色調変化(24hr後)
フィジオゾール	力価低下(24hr)
フェジン	混濁(24hr), 力価低下(24hr)
プリンペラン注射液	色調変化(24hr), 力価低下(24hr)
マイトマイシン注用	色調変化(5hr)
メイロン	色調変化(6hr), 力価低下(24hr)
ラシックス注20mg	色調変化(24hr), 力価低下(24hr)
リンデロン注	力価低下(24hr), pH低下(24hr)
ロイコン注射液	色調変化(24hr), 力価低下(24hr)

・配合容量は不明．

クラフォラン注射用インタビューフォーム（2019年4月改訂）

グラン ［フィルグラスチム］（協和キリン）

注射液・シリンジ：75μg/0.3mL，150μg/0.6mL，300μg/0.7mL

分類 造血薬（G-CSF製剤）

［pH変動スケール］

- 規格pH：3.7～4.3
- pH変動試験のデータなし

注意事項

DEHP・PVC	フィルター	閉鎖システム
―	×	―

［配合変化データ（文献に基づく判定）］

配合可
❷ 生食液[100mL] ※1　　❶ ブドウ糖注5%[100mL] ※2 ❸ ブドウ糖注5%[100mL]　　❷ ブドウ糖注5%[100mL] ※3

本品容量：❶ 75μg，❷ 300μg，❸ 1200μg

※1　残存率95.1%→89.5%→87.7%（3hr→6hr→24hr），外観変化なし（24hr），6hr以内の投与であれば配合可.
※2　残存率90.6%→89.0%→80.7%（1hr→3hr→6hr），外観変化なし（24hr），3hr以内の投与であれば配合可.
※3　残存率90.6%→87.3%（6hr→24hr），外観変化なし（24hr），6hr以内の投与であれば配合可.

📄 グランインタビューフォーム（2020年9月改訂）

クリアクター [モンテプラーゼ] （エーザイ）

クリア

静注用：40万IU/V，80万IU/V

分類 抗血栓薬 [血栓溶解剤（静注用 rt-PA 製剤）]

［pH 変動スケール］

・規格pH：4.8～5.4
・pH変動試験のデータなし

⚠ 注意事項

DEHP・PVC	フィルター	閉鎖システム
―	―	―

［配合変化データ（文献に基づく判定）］

本品濃度	配合不可	
80万/生食液10mL	イオメロン350注 [71.44%50mL/V]	90.4%（直後）
160万/生食液20mL	大塚糖液 [25g/500mL]	89.5%（直後）
	セフメタゾン静注用 [1g/1V]	白濁（直後）
	ソルダクトン静注用 [100mg/1A]	81.5%（6hr），白濁（直後）
	フルマリン静注用 [1g/1V]	71.9%（6hr）
	ラシックス注 [100mg/10mL/1A]	90.6%（直後），白濁（直後）

配合可		
・アクトシン注射用 [300mg/5mL/1A]	・キシロカイン注射液0.5% [50mg/10mL/V] ※1	・ミリスロール注 [1mg/2mL/1A]
・アトロピン硫酸塩注「タナベ」 [0.5mg/1mL/1A]	・シグマート注 [2mg/1V/生食液10mL]	・メキシチール点滴静注 [125mg/5mL/1A]
・イオパミロン注370 [75.52%20mL/V]	・ニトプロ持続静注用 [6mg/2mL/1A] ※2	・リスモダンP静注 [50mg/5mL/1A]
・大塚糖液 [1g/20mL] ※1	・ニトロール点滴静注 [5mg/10mL/1A]	
・オムニパーク350注 [75.49%20mL/V]	・ボスミン注 [1mg/1mL/1A] ※2	

本品濃度：160万IU/生食液20mL

※1 残存率90%以上→90%未満（6hr→24hr），外観変化なし（24hr），6hr以内の投与であれば配合可．
※2 残存率90%以上→不明（6hr→24hr），外観変化なし（24hr），6hr以内の投与であれば配合可．

📑 クリアクター静注用インタビューフォーム（2019年9月改訂）

グリセオール ［濃グリセリン，果糖の配合剤］（太陽ファルマ）

注：200mL/袋，300mL/袋，500mL/袋
分類 利尿薬（頭蓋内圧亢進・頭蓋内浮腫治療薬／眼圧降下薬）

［pH変動スケール］（山口東京理科大学実験データ）

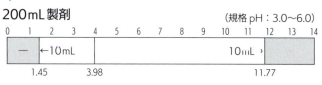

注意事項

DEHP・PVC	フィルター	閉鎖システム
—	—	—

調剤時の注意
寒冷期には体温程度に温めて使用すること．

［配合変化データ（文献に基づく判定）］

・配合容量は不明．

配合不可	
K.C.L.	24hrまでに外観変化, pH変動, 残存率低下のいずれかが起こる
アデラビン9号注	24hrまでに外観変化, pH変動, 残存率低下のいずれかが起こる
アドナ注	24hrまでに外観変化, pH変動, 残存率低下のいずれかが起こる
アプレゾリン	24hrまでに外観変化, pH変動, 残存率低下のいずれかが起こる
アレビアチン	90%未満(1hr), 混濁・沈殿・結晶析出等(1hr)
イソゾール	24hrまでに外観変化, pH変動, 残存率低下のいずれかが起こる
イノバン	24hrまでに外観変化, pH変動, 残存率低下のいずれかが起こる
イントラリポス	24hrまでに外観変化, pH変動, 残存率低下のいずれかが起こる
ケイツーN	24hrまでに外観変化, pH変動, 残存率低下のいずれかが起こる
サイメリン	24hrまでに外観変化, pH変動, 残存率低下のいずれかが起こる
シオマリン	24hrまでに外観変化, pH変動, 残存率低下のいずれかが起こる
セフォタックス	24hrまでに外観変化, pH変動, 残存率低下のいずれかが起こる
セフメタゾン	24hrまでに外観変化, pH変動, 残存率低下のいずれかが起こる
セルシン	90%未満(1hr), 混濁・沈殿・結晶析出等(1hr)
ゾビラックス	24hrまでに外観変化, pH変動, 残存率低下のいずれかが起こる
ソル・コーテフ	ソル・コーテフの配合変化情報では6hrで沈殿を起こす
ソルダクトン	90%未満(1hr), 混濁・沈殿・結晶析出等(1hr)
チトゾール	24hrまでに外観変化, pH変動, 残存率低下のいずれかが起こる
ネオフィリン注	24hrまでに外観変化, pH変動, 残存率低下のいずれかが起こる
ネオラミン・スリービー液	24hrまでに外観変化, pH変動, 残存率低下のいずれかが起こる
パンスポリン	24hrまでに外観変化, pH変動, 残存率低下のいずれかが起こる
ビクシリン	24hrまでに外観変化, pH変動, 残存率低下のいずれかが起こる
ビスラーゼ注射液	24hrまでに外観変化, pH変動, 残存率低下のいずれかが起こる
ビタメジン	ビタメジンの配合変化情報では6hrでシアノコバラミンの残存率が89.3%
ピドキサール注	24hrまでに外観変化, pH変動, 残存率低下のいずれかが起こる
ヒドロコルチゾンコハク酸エステルNa静注用「NIG」	24hrまでに外観変化, pH変動, 残存率低下のいずれかが起こる
ファンギゾン	90%未満(1hr), 混濁・沈殿・結晶析出など(1hr)
フラビタン	24hrまでに外観変化, pH変動, 残存率低下のいずれかが起こる
水溶性プレドニン	24hrまでに外観変化, pH変動, 残存率低下のいずれかが起こる
ベストコール	24hrまでに外観変化, pH変動, 残存率低下のいずれかが起こる
ミノマイシン	24hrまでに外観変化, pH変動, 残存率低下のいずれかが起こる
ラボナール	24hrまでに外観変化, pH変動, 残存率低下のいずれかが起こる
ロセフィン	24hrまでに外観変化, pH変動, 残存率低下のいずれかが起こる

グリセ

配合可

- セファメジン ※1
- チエナム ※2

※1 セファメジンの配合変化情報では残存率90％以上，24hrまで外観変化がないことから配合可と判断した.

※2 チエナムの配合変化情報では残存率90％以上（6hr），6hr以内の投与であれば配合可.

グリセオール注インタビューフォーム（2018年4月改訂）
山口東京理科大学実験データ

グルアセト35 （扶桑薬品工業）

注：250mL/バッグ，500mL/バッグ

分類 輸液・栄養製剤（ブドウ糖加維持液）

［pH変動スケール］

（規格pH：4.7〜5.3）

0	1	2	3	4	5	6	7	8	9	10	11	12	13	14
—	←10mL			1.8mL →				白濁						

1.52　　5.07　　7.87

注意事項

DEHP・PVC	フィルター	閉鎖システム
—	—	—

［配合変化データ（文献に基づく判定）］

本品規格	配合不可
500mL	ソル・コーテフ静注用 [500mg/V]　　白色結晶析出 (6hr)

本品規格	配合可
500mL	・アスパラギン酸カリウム注「テルモ」[10mEq/10mL/キット]　・強力ネオミノファーゲンシー静注 [20mL/1A]　・ドパミン塩酸塩点滴静注 [100mg/5mL/1A] ・アデラビン9号注　・サブビタン静注 [5mL/1A]　・トラネキサム酸注 [1000mg/10mL/1A] ・アドナ注 (静脈用) [50mg/10mL/1A]　・シチコリン注 [1000mg/4mL/1A]　・パンテチン注 [2mL/1A] ・アリナミンF注 [50mg/20mL/1A]　・ジプロフィリン注 [300mg/2mL]　・ビタC注 [500mg/2mL/1A] ・カシワドール静注 [20mL/1A]　・タガメット注射液 [200mg/2mL/1A]　・プリンペラン注射液 [10mg/2mL/1A] ・ガスター注射液 [20mg/2mL]　・炭酸水素ナトリウム [1.4g/20mL/1A]

・いずれも残存率データはないが，外観変化なし (24hr).

📄 グルアセト35注インタビューフォーム（2020年1月改訂）
　グルアセト35注配合変化表（2015年4月改訂）

グルト

グルトパ [アルテプラーゼ] (田辺三菱製薬)

注：600万IU/瓶，1200万IU/瓶，2400万IU/瓶

分類 抗血栓薬 [血栓溶解剤（静注用 rt-PA 製剤）]

[pH変動スケール]

・規格pH：6.8〜7.8
・pH変動試験のデータなし

⚠ 注意事項

DEHP・PVC	フィルター	閉鎖システム
－	－	－

[配合変化データ（文献に基づく判定）]

本品規格	配合不可	
2400万IU/ 注射用水40mL	EL-3号輸液 [500mL]	わずかに微粒子を認める(6hr)
	KN3号輸液 [200mL]	わずかに微粒子を認める(3hr)
	アクチット輸液 [200mL]	わずかに微粒子を認める(6hr)
	アドナ注（静脈用）[50mg/10mL]	わずかに微粒子を認める(直後)
	アミサリン注 [100mg/1mL]	わずかに微粒子を認める(1hr)
	アミノレバン点滴静注 [500mL]	わずかに微粒子を認める(24hr)
	イノバン注 [100mg/5mL]	わずかに微粒子を認める(24hr)
	インデラル注射液 [2mg/2mL]	わずかに微粒子を認める(24hr)
	ヴィーンD輸液 [200mL]	わずかに微粒子を認める(6hr)
	大塚糖液 [5g/100mL]	わずかに微粒子を認める(1hr)
	静注用キシロカイン2% [100mg/5mL]	わずかに微粒子を認める(直後)
	グリセオール注 [300mL]	わずかに微粒子を認める(24hr)
	クリニザルツ輸液 [500mL]	わずかに微粒子を認める(6hr)
	セルシン注射液 [10mg/2mL]	わずかに微粒子を認める(直後)
	ソリタ-T2号輸液 [200mL]	わずかに微粒子を認める(6hr)
	ソリタ-T3号G輸液 [200mL]	わずかに微粒子を認める(直後)
	ソリタ-T3号輸液 [200mL]	わずかに微粒子を認める(3hr)
	低分子デキストランL注 [500mL]	白濁(直後)
	ドブトレックス注射液 [100mg/5mL]	わずかに微粒子を認める(直後)
	ニコリンH注射液 [1g/4mL]	わずかに微粒子を認める(24hr)
	ニトロール点滴静注 [5mg/10mL]	わずかに微粒子を認める(3hr)
	ノルアドリナリン注 [1mg/1mL]	わずかに微粒子を認める(3hr)
	フィジオゾール3号輸液 [500mL]	わずかに微粒子を認める(3hr)
	プラスアミノ輸液 [500mL]	わずかに微粒子を認める(24hr)
	プリンペラン注射液 [10mg/2mL]	わずかに微粒子を認める(24hr)
	プロタノールL注 [1mg/5mL]	わずかに微粒子を認める(6hr)
	ヘパリンNa注「モチダ」[10000単位/10mL]	白濁(直後)
	ペルジピン注射液 [10mg/10mL]	白濁(直後)
	ヘルベッサー注射用 [10mg/生食液5mL]	わずかに微粒子を認める(6hr)
	ヘルベッサー注射用 [50mg/生食液5mL]	わずかに微粒子を認める(1hr)
	ポタコールR輸液 [250mL]	わずかに微粒子を認める(6hr)
	ホリゾン注射液 [10mg/2mL]	わずかに微粒子を認める(直後)
	マンニットールS注射液 [500mL]	わずかに微粒子を認める(直後)
	ミリスロール注 [25mg/50mL]	わずかに微粒子を認める(直後)
	メキシチール点滴静注 [125mg/5mL]	わずかに微粒子を認める(1hr)
	ラクテックG輸液 [250mL]	わずかに微粒子を認める(24hr)
	ラクテック注 [250mL]	わずかに微粒子を認める(1hr)
	ラジカット注 [30mg/20mL]	わずかに微粒子を認める(1hr)

グルトパ

	ラジカット点滴静注バック [30mg/100mL]	わずかに微粒子を認める(1hr)
	リスモダンP静注 [50mg/5mL]	わずかに微粒子を認める(直後)

本品規格	配合可
2400万IU/ 注射用水40mL	・ガスター注射液[20mg/2mL]

📄 グルトパ注インタビューフォーム（2019年12月改訂）

グロベ

献血グロベニン-I [乾燥ポリエチレングリコール処理ヒト免疫グロブリン]

静注用：500mg/瓶，2.5g/瓶，5g/瓶
（武田薬品工業）

分類 血液製剤（静注用人免疫グロブリン製剤）

ケ

［pH変動スケール］

・規格pH：6.4〜7.2
・pH変動試験のデータなし

⚠ 注意事項

DEHP・PVC	フィルター	閉鎖システム
―	―	―

調剤時の注意

高分子の蛋白製剤であることから，酸・アルカリ性のどちらでも変性することが考えられ，副作用や効力低下の原因となるため，中性域（pH 4〜8）の輸液・補液以外との混合注射を避けること．

［配合変化データ（文献に基づく判定）］

本品規格	配合不可	
500mg	ファンガード点滴用 [75mg]	白濁(直後)

本品規格	配合可		
500mg	・KN3号輸液[500mL] ・ヴィーンD輸液[200mL] ・ヴィーンF輸液[500mL] ・大塚生食注[1000mL] ・大塚糖液5％[500mL] ・カルベニン点滴用[0.5g] ・クラビット点滴静注バッグ[500mg/20mL] ・ザイボックス注射液[600mg] ・生理食塩液PL「フソー」[500mL] ・ゾシン静注用[4.5g]	・ソリタ-T1号輸液[500mL] ・ソリタ-T2号輸液[500mL] ・ソリタ-T3号G輸液[200mL] ・ソリタ-T4号輸液[500mL] ・ソルデム1輸液[500mL] ・ソルデム2輸液[500mL] ・ソルデム3輸液[500mL] ・パレプラス輸液[500mL] ・塩酸バンコマイシン点滴静注用[0.5g] ・ビーフリード輸液[500mL]	・ファーストシン静注用[1g] ・フィジオゾール3号輸液[500mL] ・フィニバックス点滴静注用[0.5g] ・水溶性プレドニン[50mg] ・ヘパリンナトリウム注「AY」 　[1万単位/10mL] ・メロペン点滴用[0.5g] ・ラクテックG輸液[250mL] ・ラクテック注[500mL]

📄 献血グロベニン-I静注用インタビューフォーム（2023年3月改訂）

KCL「テルモ」 [塩化カリウム] (テルモ)

注キット：10mEq/10mL/シリンジ，20mEq/20mL/シリンジ

分類 輸液・栄養製剤（補正用電解質液）

[pH変動スケール]（山口東京理科大学実験データ）

10mEq/10mL，20mEq/20mL　　　　　　（規格pH：5.0〜6.5）

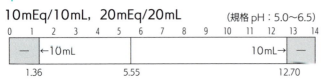

注意事項

DEHP・PVC	フィルター	閉鎖システム
—	—	—

調剤時の注意

40mEq/L以下に希釈し，投与速度は20mEq/hrを超えないこと．

[配合変化データ]（実験に基づく判定）

本品規格	配合可		
20mEq/20mL	・イノバン注 [100mg/5mL]＋生食液 [500mL] ・ヴィーンD輸液 [500mL]	・ガベキサートメシル酸塩注射用 [100mg(凍結乾燥品)]＋5％ブドウ糖液 [500mL]	・ラシックス注 [20mg/2mL]＋生食液 [500mL] ・硫酸Mg補正液 [1mEq/1mL, 20mL]＋生食液 [500mL]

・外観変化なし（24hr），KCLはUVを吸収し検出が困難であるためTLC未実施．

KCL注キットインタビューフォーム（2017年11月改訂）
山口東京理科大学実験データ

ケイツーN [メナテトレノン]（エーザイ）

静注：10mg/2mL/A
分類 ビタミン製剤（ビタミンK₂製剤）

[pH変動スケール]

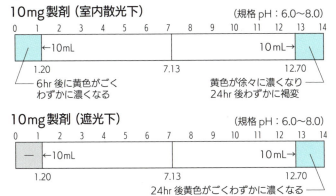

注意事項

DEHP・PVC	フィルター	閉鎖システム
×	※	—

※ファイナルフィルターを使用し点滴静注すると，通常より早くフィルターの目詰まりを起こす可能性あり．

調剤時の注意
遮光カバーを用いること．

[配合変化データ（文献に基づく判定）]

本品容量	配合不可	
10mg/2mL	10%EL-3号輸液 [100mL]	90%未満(3hr)
	KN3号輸液 [500mL]	90%未満(1hr)
	アミゼットB輸液 [200mL]	90%未満(1hr)
	アミノレバン点滴静注 [200mL]	90%未満(1hr)
	アミパレン輸液 [200mL]	90%未満(1hr)
	ヴィーンD輸液 [200mL]	90%未満(1hr)
	ヴィーンF輸液 [500mL]	90%未満(1hr)
	エルネオパNF2号輸液 [1000mL]	90%未満(1hr)
	エレメンミック注 [2mL]＋5%ブドウ糖液 [100mL]	配合禁忌，混濁(直後)
	エレメンミック注 [2mL]＋ハイカリック液-2号 [100mL]	配合禁忌，混濁(直後)
	大塚糖液5% [100mL]	90%未満(3hr)
	キシリトール注射液 [100mL]	90%未満(3hr)
	強力ネオミノファーゲンシー静注 [5mL]＋ハイカリック液-2号 [100mL]	配合禁忌，白濁(直後)
	強力ネオミノファーゲンシー静注 [20mL]＋ハイカリック液-2号 [100mL]	配合禁忌，白濁(直後)
	生理食塩液バッグ「フソー」[250mL]	90%未満(1hr)
	ソリタ-T1号輸液 [200mL]	90%未満(1hr)
	ソリタ-T2号輸液 [200mL]	90%未満(1hr)
	ソリタ-T3号輸液 [100mL]	90%未満(3hr)
	ソルデム1輸液 [200mL]	90%未満(1hr)
	ソルデム3A輸液 [200mL]	90%未満(1hr)
	ソル・メドロール静注用 [125mg/2mL]＋ハイカリック液-2号 [100mL]	原則配合禁忌，粒子径増大，外観変化
	低分子デキストランL注 [50g/500mL]	白濁(直後)
	低分子デキストランL注 [500mL]	配合禁忌，白濁(直後)
	低分子デキストラン糖注 [500mL]	原則配合禁忌（粒子径に大きな変化は認められないが，配合条件等により変化する可能性あり）
	ネオパレン2号輸液 [1000mL]	90%未満(1hr)

ケイツー N

	ハイカリック液-1号 [700mL]	90%未満(1hr)
	ハイカリック液-2号 [700mL]	90%未満(1hr)
	ピーエヌツイン-1号輸液 [1000mL]	90%未満(1hr)
	ピーエヌツイン-2号輸液 [1100mL]	90%未満(1hr)
	ビーフリード輸液 [500mL]	90%未満(1hr)
	フィジオゾール3号輸液 [100mL]	90%未満(3hr)
	フラグミン静注 [5000単位/5mL] ＋ハイカリック液-2号 [100mL]	配合禁忌(配合直後粒子径増大, 6hr後に巨大な紐状の凝集体形成)
	プラスアミノ輸液 [200mL]	90%未満(1hr)
	フルカリック1号輸液 [903mL]	90%未満(3hr)
	プロテアミン12注射液 [200mL]	90%未満(3hr)
	ヘパリンCa注射液「サワイ」 [20000IU/20mL]	白濁(直後)
	ヘパリンCa注射液「サワイ」 [20000IU/20mL] ＋ハイカリック液-2号 [700mL]	白濁(直後)
	ヘパリンCa注射液「サワイ」 [20000IU/20mL] ＋ハルトマン輸液pH8「NP」 [1000mL]	微白濁(直後)
	ヘパリンCa注射液「サワイ」 [20000IU/20mL] ＋フィジオゾール3号輸液 [1000mL]	微白濁(直後)
	ヘパリンNa注「モチダ」 [20000IU/20mL] ＋ハイカリック液-2号 [100mL]	配合禁忌. 白濁(24hr)
	ヘパリンNa注「モチダ」 [20000IU/20mL] ＋ハイカリック液-2号 [700mL]	白濁(直後)
	ヘパリンNa注「モチダ」 [20000IU/20mL] ＋ハルトマン輸液pH8「NP」 [1000mL]	微白濁(直後)
	ヘパリンNa注「モチダ」 [20000IU/20mL] ＋フィジオゾール3号輸液 [1000mL]	極微白濁(直後)
	ポタコールR輸液 [250mL]	90%未満(1hr)
	マルトス輸液10% [100mL]	90%未満(3hr)
	モリプロンF輸液 [200mL]	90%未満(3hr)
	ラクテック注 [250mL]	90%未満(1hr)
20mg/4mL	大塚食塩注10% [40mL]	90%未満(3hr)
	大塚糖液10% [40mL]	90%未満(3hr)
	大塚糖液20% [40mL]	90%未満(3hr)
	大塚糖液50% [40mL]	90%未満(3hr)
30mg/6mL	ラシックス注 [60mg/6mL]	90%未満(3hr)

配合可		
❶ エルネオパNF1号輸液 [1000mL] ※1	❸ ビタシミン注射液 [2000mg/8mL] ※1	❷ ペルジピン注射液 [20mg/20mL] ※1
❷ ネオラミン・スリービー液(静注用) ※1 [20mL]	❷ ビタメジン静注用 [2V] ※2	❷ ラシックス注 [200mg/20mL] ※1
	❶ ヘパリンNa注「モチダ」 [20000IU/20mL] ※3	

本品容量：❶ 10mg/2mL，❷ 20mg/4mL，❸ 40mg/8mL

※1　残存率90%以上，外観変化なし(3hr)，IF上は規格値外と記載されているが本書の基準に則って判定，3hr以内の投与であれば配合可.

※2　残存率90%以上(3hr)，澄明度がやや高くなる，3hr以内の投与であれば配合可.

※3　残存率データないが，外観変化なし(24hr)，遮光下.

📄 ケイツーN静注インタビューフォーム (2013年5月改訂)

ケタラール [ケタミン塩酸塩]（第一三共）

静注用：50mg/5mL/A，200mg/20mL/V／筋注用：500mg/10mL/V

分類 麻酔時使用薬（全身麻酔薬）

[pH変動スケール]

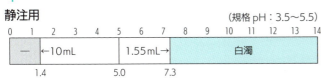

注意事項

DEHP・PVC	フィルター	閉鎖システム
—	—	—

[配合変化データ（文献に基づく判定）]

本品容量	配合不可	
10mg/1mL 200mg/20mL	ラシックス注 [20mg/1mL]	白濁（直後）
	クロロマイセチンサクシネート静注用 [250mg/10mL]	白濁（直後）
	セルシン注射液 [2mL]	わずかに黄色油状の沈殿，上層は変化なし（6hr）
	デカドロン注射液 [6.6mg/2mL]	わずかに白色の沈殿物，上層はごく薄い白色の懸濁液（24hr）
	ネオフィリン注 [10mL]	23.2%（1hr），白濁後，速やかに白色沈殿を生成（直後）
	ネオフィリン注 [10mL]+生食液 [100mL]	79.8%（6hr），わずかに無色の結晶析出，液は無色澄明（1hr）
	リンデロン注 [1mL]	白濁（直後）
	配合可	

- ❷ アトロピン硫酸塩注「フソー」[1mL]
- ❶ アプレゾリン注射用 [20mg/1mL] ※1
- ❶ アミサリン注 [10%2mL] ※1
- ❷ インデラル注射液 [2mg/2mL] ※2
- ❷ ヴィーンD輸液 [500mL]
- ❷ 注射用エフオーワイ [1V]+5%ブドウ糖液 [500mL]
- ❶ エホチール注 [10mg/1mL] ※1
- ❷ 大塚糖液5% [100mL]
- ❷ サンドスタチン皮下注用 [1mL]
- ❶ 生食液 [20mL] ※1
- ❷ 生食液 [20mL] ※2
- ❷ 生食液 [100mL]
- ❷ セルシン注射液 [2mL]+生食液 [100mL]
- ❷ セレネース注 [1mL]
- ❷ タチオン注射用 [100mg/2mL] ※2
- ❷ デカドロン注射液 [6.6mg/2mL]+生食液 [100mL]
- ❷ テラプチク静注 [45mg/3mL] ※2
- ❷ ドルミカム注射液 [2mL]
- ❶ ノルアドリナリン注 [1mg/1mL] ※1
- ❷ ノルアドリナリン注 [1mg/1mL] ※2
- ❷ ハイカリック液-1号 [700mL]
- ❷ ハイカリック液-2号 [700mL]
- ❷ ハイカリック液-3号 [700mL]
- ❷ ピーエヌツイン-1号輸液 [1000mL]
- ❷ ピーエヌツイン-2号輸液 [1100mL]
- ❷ ピーエヌツイン-3号輸液 [1200mL]
- ❷ ビタメジン静注用 [1V]+生食液 [20mL]
- ❶ ビタメジン静注用 [5mL] ※1
- ❷ ビタメジン静注用 [20mL] ※2
- ❷ ブスコパン注 [20mg/1mL] ※2
- ❷ ブドウ糖注5% [20mL] ※1
- ❷ ブドウ糖注20% [20mL] ※2
- ❶ プロタノールL注 [0.2mg/1mL] ※1
- ❷ ペルサンチン注射液 [2mL] ※1
- ❶ リンゲル液 [20mL] ※1
- ❷ リンゲル液 [500mL] ※2
- ❷ リンデロン注 [1mL]+生食液 [100mL]
- ❶ レラキシン注用 [200mg/10mL] ※1
- ❷ レラキシン注用 [200mg/10mL] ※2

本品容量：❶ 10mg/1mL，❷ 200mg/20mL

※1 麻酔時の配合を想定し1hrまで観察している．残存率データはないが，外観変化なし．
※2 残存率データはないが，外観変化なし（24hr）．

ケタラール静注用インタビューフォーム（2020年2月改訂）

ゲムシタビン「ホスピーラ」 [ゲムシタビン塩酸塩]（ファイザー）

点滴静注用：200mg/V，1g/V
分類　抗悪性腫瘍薬（代謝拮抗薬）

[pH変動スケール]

1g製剤　　　　　　　　　　　　　　　　（規格pH：2.7〜3.3）

2.04　3.03 3.60

注意事項

DEHP・PVC	フィルター	閉鎖システム
—	—	—

[配合変化データ（文献に基づく判定）]

本品規格	配合不可	
1g	ラステット注 [100mg/5mL/V]	微黄色澄明→析出（直後→3hr）

本品規格	配合可		
1g	・大塚生食注 [500mL] ・大塚糖液5% [500mL] ・大塚糖液10% [500mL] ・大塚糖液50% [500mL]	・カイトリル注 [3mg/1A] ・ソリタ-T3号輸液 [500mL] ・デカドロン注射液 [1.65mg/0.5mL/1A] ・トポテシン点滴静注 [100mg/5mL/V]	・パラプラチン注射液 [450mg/45mL/V] ・プリンペラン注射液 [10mg/2mL/1A] ・ラクテックG輸液 [500mL]

ゲムシタビン点滴静注用「ホスピーラ」インタビューフォーム（2022年4月改訂）

ゲンタシン　[ゲンタマイシン硫酸塩]（高田製薬）

注：10mg/1mL/A，40mg/1mL/A，60mg/1.5mL/A
分類 抗菌薬（アミノグリコシド系抗菌薬）

[pH変動スケール]

40mg製剤　　　　　　　　　　　　　（規格pH：4.0〜6.0）

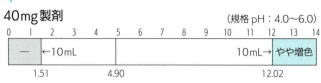

注意事項

DEHP・PVC	フィルター	閉鎖システム
―	―	―

[配合変化データ（文献に基づく判定）]

本品規格	配合不可
60mg	ヘパリンナトリウム注 [10000U/10mL]　　88.2%→59.4%(6hr→24hr), 白濁(直後)

本品規格	配合可
60mg	・5-FU注[500mg/100mL]　・キシロカイン注射液2%[5mL]　・水溶性プレドニン[20mg/2mL] ・EL-3号輸液[500mL]　・キロサイド注[20mg/1mL]　・プロタミン12注射液[12%200mL] ・アドナ注(静脈用)[50mg/10mL]　・セファメジンα注射用[1g]　・ペプレオ注射用[10mg] ・アリナミンF注[50mg/20mL]　・セフメタゾン静注用[1g]　・ペントシリン注射用[1g] ・献血アルブミン20%静注[20mL]　・ソリタ-T3号G輸液[500mL]　・ポララミン注[5mg/1mL] ・注射用エンドキサン[100mg]　・ソリタ-T3号輸液[500mL]　・マイトマイシン注用[2mg] ・大塚生食注[500mL]　・トランサミン注[1g/10mL]　・ラクテック注[500mL] ・大塚糖液5%[500mL]　・ピシバニール注射用[1KE/2mL]　・リンゲル液「フソー」[500mL] ・カルチコール注射液8.5%[10mL]　・フラビタン注射液[20mg/2mL]　・リンデロン注(0.4%)[2mg/0.5mL]
(記載なし)	20%フルクトン注

📄 ゲンタシン注インタビューフォーム（2021年4月改訂）
　ゲンタシン注添付文書（2020年10月改訂）

コアテック ［オルプリノン塩酸塩水和物］（エーザイ）

注：5mg/5mL/A／注SB：9mg/150mL

分類 心不全治療薬・昇圧薬（急性心不全治療薬）

[pH変動スケール]

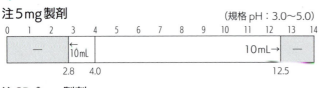

注5mg製剤 （規格pH：3.0～5.0）
2.8 4.0 / 12.5

注SB 9mg製剤 （規格pH：3.0～5.0）
2.1 3.9 / 10.5

注意事項

DEHP・PVC	フィルター	閉鎖システム
—	—	—

[配合変化データ（文献に基づく判定）]

A コアテック注5mg

配合不可

本品容量		
5mg/5mL	オメプラール注用 [20mg/1V]	84.1%(24hr), 淡黄色澄明(24hr)
	スルペラゾン静注用 [0.25g/V]	極微黄色微白濁(24hr)
	ソル・コーテフ静注用 [500mg/1V]	18.6%(24hr)
	ソルダクトン静注用 [100mg/10mL]	結晶析出(直後)
	ソルダクトン静注用 [100mg/100mL]	結晶析出(2hr)
	デカドロン注射液 [3.3mg/1mL]	10.5%(24hr), 白色沈殿(3hr)
	パニマイシン注射液 [100mg/2mL]	15.7%(24hr), 白色沈殿(3hr)
	ハベカシン注射液 [100mg/2mL]	19.2%(24hr), 白色沈殿(3hr)
	フルマリン静注用 [1g/1V]	73.5%→3.9%(6hr→24hr), 微黄変(24hr)
	水溶性プレドニン [20mg/1A]	84.1%(24hr), 微量白色沈殿(24hr)
	ホリゾン注射液 [10mg/2mL]	微黄色白濁(直後)
	リンデロン注 [4mg/1mL]	1.8%(24hr), 白色沈殿(3hr)
10mg/10mL	フルマリン静注用 [1g/1V]	87.6%→54.7%(6hr→24hr)
20mg/20mL	フルマリン静注用 [1g/1V]	70.2%(24hr)

配合可

- 20%マンニットール注射液「YD」[500mL]
- アクトシン注射用 [300mg/5mL]
- アトロピン硫酸塩注 [0.5mg/1mL]
- アミサリン注 [100mg/1mL]
- 献血アルブミン25%静注 [5g/20mL]
- イノバン注 [100mg/5mL]
- インデラル注射液 [2mg/2mL]
- 注射用エフオーワイ [100mg/1V]
- ガスター注射液 [20mg/2mL]
- キシリトール注5%「フソー」[500mL]
- 強力ネオミノファーゲンシー静注 [20mL/1A]
- クリアクター静注用 [80万IU/10mL]
- クリニザルツ輸液 [500mL]
- グルトパ注 [600万IU/10mL]
- ゲンタシン注 [10mg/1mL]
- シグマート注 [12mg/1V]
- ジゴシン注 [0.25mg/1mL]
- セフメタゾン静注用 [1g/1V]
- ソリタ-T1号輸液 [200mL]
- ソリタ-T2号輸液 [200mL]
- ソリタ-T3号輸液 [200mL]
- ソリタ-T4号輸液 [200mL]
- ドルミカム注射液 [10mg/2mL]
- ニコリン注射液 [500mg/10mL]
- ニトロール点滴静注 [5mg/10mL]
- ニトロール点滴静注 [50mg/100mL]
- ノルアドリナリン注 [1mg/1mL]
- パンスポリン静注用 [0.25g/1V]
- ハンプ注射用 [1000μg/1V]
- ピクシリン注射用 [1g/1V]
- ブドウ糖注5%「フソー」[500mL]
- プロスタンディン注射用 [20μg/1V]
- プロタノールL注 [0.2mg/1mL]
- ヘパリンナトリウム注「AY」[10000単位/10mL]＋生食液 [100mL]
- ヘルベッサー注射用 [10mg/1V]
- ペントシリン注射用 [2g/1V]
- ホスミシンS静注用 [1g/1V]
- ボスミン注 [1mg/1mL]
- ミリスロール注 [1mg/2mL]
- メイセリン静注用 [1g/1V]
- メイロン静注7% [250mL]
- メキシチール点滴静注 [125mg/5mL]
- モリアミンS注 [200mL]
- ラクテック注 [250mL]
- ラシックス注 [100mg/10mL]
- ラボナール注射用 [0.5g/1A]
- リスモダンP静注 [50mg/5mL]
- ワソラン静注 [5mg/2mL]

本品容量：5mg/5mL

コアテ

B コアテック注 SB 9mg

本品容量	配合不可	
9mg/150mL	オメプラール注用 [20mg/1V]	黒紫色沈殿 (24hr)
	ソルダクトン静注用 [100mg/10mL]	微細沈殿 (直後)

配合可

- 20%フルクトン注 [4g/20mL]
- アクトシン注射用 [300mg/5mL]
- アトロピン硫酸塩注 [0.5mg/1mL]
- アミサリン注 [100mg/1mL]
- 献血アルブミン25%静注 [12.5g/50mL]
- イノバン注 [100mg/5mL]
- インデラル注射液 [2mg/2mL]
- 注射用エフオーワイ [100mg/1V]
  +5%ブドウ糖液 [500mL]
- 大塚生食注 [4.5g/500mL]
- ガスター注射液 [20mg/2mL]
- キシリトール注5%「フソー」 [200mL]
- 強力ネオミノファーゲンシー静注 [20mL/1A]
- クリアクター静注用 [80万IU/10mL]
- クリニザルツ輸液 [500mL]
- グルトパ注 [600万IU/10mL]
- ゲンタシン注 [10mg/1mL]
- シグマート注 [12mg/1V]
- ジゴシン注 [0.25mg/1mL]
- スルペラゾン静注用 [0.25g/1V]
- セフメタゾン静注用 [1g/1V]

- ソリタ-T1号輸液 [200mL]
- ソリタ-T2号輸液 [200mL]
- ソリタ-T3号輸液 [200mL]
- ソリタ-T4号輸液 [200mL]
- ソル・コーテフ静注用 [500mg/1V]
- デカドロン注射液 [3.3mg/1mL]
- ドブトレックス注射液 [100mg/5mL]
- ドルミカム注射液 [10mg/2mL]
- ニコリン注射液 [500mg/10mL]
- ニトロール点滴静注 [5mg/10mL]
- ニトロール点滴静注 [50mg/100mL]
- ネオフィリン注 [250mg/10mL]
- ノルアドリナリン注 [1mg/1mL]
- パニマイシン注射液 [100mg/2mL]
- ハベカシン注射液 [100mg/2mL]
- パンスポリン静注用 [0.25g/1V]
- ハンプ注射用 [1000μg/1V]
- ビクシリン注射用 [1g/1V]
- ブドウ糖5%バック「フソー」 [500mL]
- フルマリン静注用 [1g/1V]
- 水溶性プレドニン [20mg/1A]

- プロスタンディン注射用 [20μg/1V]
- プロタノールL注 [0.2mg/1mL]
- ヘパリンナトリウム注「AY」 [10000単位/10mL]
- ペルサンチン注射液 [10mg/2mL]
- ペルジピン注射液 [10mg/10mL]
- ヘルベッサー注射用 [10mg/1V]
- ペントシリン注射用 [2g/1V]
- ホスミシンS静注用 [1g/1V]
- ボスミン注 [1mg/1mL]
- ホリゾン注射液 [10mg/2mL]
- ミリスロール注 [1mg/2mL]
- メイセリン静注用 [1g/1V]
- メイロン静注7% [250mL]
- メキシチール点滴静注 [125mg/5mL]
- モリアミンS注 [200mL]
- ラクテック注 [250mL]
- ラシックス注 [100mg/10mL]
- ラボナール注射用 [0.5g/1A]
- リスモダンP静注 [50mg/5mL]
- リンデロン注 [4mg/1mL]
- ワソラン静注 [5mg/2mL]

本品容量：9mg/150mL

📄 コアテック注インタビューフォーム（2020年11月改訂）

141

ザイボックス　[リネゾリド]（ファイザー）

注射液：600mg/300mL/バッグ

分類 抗菌薬（オキサゾリジノン系抗菌薬）

[pH変動スケール]

600mg製剤　　　（規格pH：4.4～5.2）

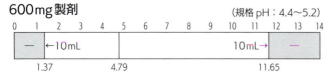

1.37　　4.79　　11.65

注意事項

DEHP・PVC	フィルター	閉鎖システム
—	—	—

[配合変化データ（文献に基づく判定）]

本品容量	配合不可	
40mg/20mL	注射用エラスポール100 [20mL（※1，全量：100mL）]	微褐色，わずかに白色結晶(24hr)
	ヒューマリンR注100単位/mL [20mL（※1，全量：20mL）]	白色混濁(直後)
（記載なし）	アレビアチン注250mg	沈殿など
	エリスロシン点滴静注用	沈殿など
	コントミン筋注10mg	沈殿など
	コントミン筋注25mg	沈殿など
	コントミン筋注50mg	沈殿など
	セルシン注射液5mg	沈殿など
	セルシン注射液10mg	沈殿など
	バクトラミン注	沈殿など
	ファンギゾン注射用50mg	沈殿など
	ベナンバックス注用300mg	沈殿など
	ホリゾン注射液10mg	沈殿など
	ロセフィン静注用0.5g	沈殿など
	ロセフィン静注用1g	沈殿など

配合可

- アスパラカリウム注10mEq ※5 [20mL（※1，全量：250mL）]
- アミノレバン点滴静注 [20mL] ※6
- イノバン注50mg [20mL（※1，全量：250mL）] ※6
- ヴィーンF輸液 [20mL] ※5
- 注射用エフオーワイ500 ※7 [20mL（※1，全量：250mL）]
- エレメンミック注 [20mL（※1，全量：250mL）]
- 大塚塩カル注2% [20mL] ※7
- 大塚生食注 [20mL] ※7
- 大塚糖液5% [20mL] ※7
- ガスター注射液10mg [20mL（※1，全量：20mL）]
- カルベニン点滴用0.25g ※7 [20mL（※1，全量：50mL）]
- キドミン輸液 [20mL] ※6
- クラフォラン注用 ※7 [20mL（※2，全量：100mL）]
- シオマリン静注用 ※7 [1g/20mL（※1，全量：50mL）]
- スルペラゾン静注用 ※7 [20mL（※1，全量：50mL）]

- セフメタゾン静注用 ※7 [0.5g/20mL（※1，全量：50mL）]
- ソリタ-T3号輸液 [20mL] ※5
- ソルデム1輸液 [20mL] ※5
- ドパミン塩酸塩点滴静注「KCC」※6 [20mL（※1，全量：100mL）]
- ドルミカム注射液 ※5 [10mg/20mL（※1，全量：20mL）]
- ネオパレン1号輸液 [20mL]
- ネオフィリン注250mg ※6 [20mL（※1，全量：50mL）]
- ネオラミン・スリービー液（静注用） [20mL（※1，全量：20mL）]
- ヘパリンNa注5千単位/5mL「モチダ」※5 [20mL（※1，全量：250mL）]
- ハイカリック液-1号 [20mL] ※5
- ハベカシン注射液 [20mL（※1，全量：100mL）] ※7
- パンスポリン静注用0.5g ※7 [20mL（※1，全量：50mL）]
- ハンプ注射用 [20mL（※3，全量：100mL）] ※5

- ビーフリード輸液 [20mL] ※6
- 注射用ビクシリンS500 ※7 [20mL（※1，全量：50mL）]
- ビソルボン注 [20mL（※1，全量：100mL）] ※7
- ファーストシン静注用 ※7 [0.5g/20mL（※1，全量：50mL）]
- ファンガード点滴用25mg ※5 [20mL（※1，全量：50mL）]
- 注射用フサン10 [20mL（※1，全量：50mL）] ※5
- フルカリック1号輸液 [20mL]
- フルマリン静注用 ※7 [0.5g/20mL（※1，全量：50mL）]
- ベストコール静注用 ※7 [0.5g/20mL（※1，全量：50mL）]
- ミラクリッド注射液 ※7 [20mL（※4，全量：250mL）]
- メロペン点滴用 [20mL（※1，全量：50mL）] ※8
- ラクテック注 [20mL] ※7
- ラシックス注 [20mg/20mL（※1，全量：20mL）] ※5

本品容量：40mg/20mL

※1　1Aまたは1Vを大塚生食注で溶解（または希釈）．
※2　1Vを注射用水5mLで溶解後，大塚生食注で希釈．
※3　1Vを注射用水10mLで溶解後，大塚生食注で希釈．
※4　アンプル2本（50000単位）を大塚生食注で希釈．

※5 残存率90％以上 (24hr), 微褐色澄明に着色 (24hr).
※6 残存率90％以上 (24hr), 微黄色澄明に着色 (24hr).
※7 側管投与を想定し混合後4hrまで観察した結果, 残存率90％以上, 外観変化なし, 4hr以内の投与であれば配合可.
※8 残存率90％以上 (24hr), 淡黄色澄明に着色 (24hr).

ザイボックス注射液600 mgインタビューフォーム (2021年6月改訂)

サイメリン [ラニムスチン] (ニプロESファーマ)

注射用：50mg/V，100mg/V

分類 抗悪性腫瘍薬（アルキル化薬）

[pH変動スケール]

- 規格pH：4.0～6.0
- pH変動試験のデータなし

⚠ 注意事項

DEHP・PVC	フィルター	閉鎖システム
－	－	－

調剤時の注意

他剤と配合した場合は変化することがあるので注意すること．とくに中性～アルカリ性を示す薬剤との配合では分解しやすく，また構造上アミノ基を有する化合物を含む薬剤との配合では反応生成物が認められることがあるので注意すること．

[配合変化データ（文献に基づく判定）]

本品濃度	配合不可	
100mg/ 生食液10mL	1%カルボカイン注 [20mL]	87.9%(3hr), 外観変化なし(3hr)
	5%ブドウ糖液 [500mL]	90%以上→88.6%(3hr→6hr), 外観変化なし(3hr)
	5-FU注 [250mg/5mL]	66.6%(1hr), 着色(直後)
	20%マンニットール注射液「YD」 [500mL]	90%以上→89.7%(3hr→6hr), 外観変化なし(3hr)
	KN1号輸液 [500mL]	90%以上→89.8%(3hr→6hr), 外観変化なし(3hr)
	KN2号輸液 [500mL]	90%以上→89.7%(3hr→6hr), 外観変化なし(3hr)
	KNMG3号輸液 [500mL]	90%以上→89.7%(3hr→6hr), 外観変化なし(3hr)
	アクチット輸液 [500mL]	90%以上→86.2%(3hr→6hr), 外観変化なし(3hr)
	アクラシノン注射用 [20mg/注射用水10mL]	90%以上→89.6%(3hr→6hr), 外観変化なし(3hr)
	アザクタム注射用 [1g/注射用水10mL]	95.4%(3hr), 混濁, 変色等(3hr)
	アスパラカリウム注 [17.12%, 10mL]	78.5%(3hr), 外観変化なし(1hr)
	アデラビン9号注 [1mL]	90%以上→89.2%(3hr→6hr), 外観変化なし(3hr)
	アドナ注（静脈用） [100mg/20mL]	90%以上→88.7%(3hr→6hr), 外観変化なし(3hr)
	アミノレバン点滴静注 [500mL]	88.3%(3hr), 外観変化なし(3hr)
	アリナミンF注 [50mg/20mL]	90%以上→89.2%(3hr→6hr), 外観変化なし(3hr)
	ヴィーンD輸液 [500mL]	90%以上→88.6%(3hr→6hr), 外観変化なし(3hr)
	ウロナーゼ静注用 [6万単位/生食液10mL]	89.4%(1hr), 外観変化なし(1hr)
	エクザール注射用 [10mg/生食液10mL]	90%以上→89.1%(3hr→6hr), 外観変化なし(3hr)
	注射用エフオーワイ [100mg/注射用水5mL]	90%以上→89.7%(3hr→6hr), 外観変化なし(3hr)
	オンコビン注射用 [1mg/添付溶解液10mL]	90%以上→89.2%(3hr→6hr), 外観変化なし(3hr)
	強力ネオミノファーゲンシー静注 [20mL]	81.5%(3hr), 外観変化なし(3hr)
	キロサイド注 [20mg/1mL]	90%以上→86.8%(3hr→6hr), 外観変化なし(4hr)
	サンラビン点滴静注用 [250mg/注射用水25mL]	89.0%(1hr)
	シオマリン静注用 [1g/注射用水10mL]	90%以上→84.3%(3hr→6hr), 外観変化なし(3hr)
	生食液 [500mL]	90%以上→88.3%(3hr→6hr), 外観変化なし(3hr)
	セフメタゾン静注用 [1g/注射用水10mL]	90%以上→89.9%(3hr→6hr), 外観変化なし(3hr)
	ゾビラックス点滴静注用 [250mg/注射用水10mL]	0%(1hr), 着色(直後)
	ソリタ-T1号輸液 [500mL]	90%以上→88.6%(3hr→6hr), 外観変化なし(3hr)
	ソリタ-T3号G輸液 [500mL]	90%以上→89.2%(3hr→6hr), 外観変化なし(3hr)
	ソリタ-T3号輸液 [500mL]	90%以上→89.0%(3hr→6hr), 外観変化なし(3hr)

ソリタ-T4号輸液 [500mL]	90%以上→88.5%(3hr→6hr), 外観変化なし(3hr)	
ソル・コーテフ静注用 [500mg/添付溶解液4mL]	83.6%(1hr), 混濁, 変色等(1hr)	
ソルダクトン静注用 [200mg/注射用水2mL]	48.4%(1hr), 混濁, 変色等(1hr)	
ダイアモックス注射用 [500mg/注射用水5mL]	3.2%(1hr), 着色(直後)	
ダントリウム静注用 [20mg/注射用水60mL]	36.1%(1hr), 混濁, 変色等(1hr)	
低分子デキストランL注 [500mL]	90%以上→89.2%(3hr→6hr), 外観変化なし(3hr)	
ドパストン静注 [25mg/10mL]	94.8%(3hr), 混濁, 変色等(3hr)	
トブラシン注 [60mg/1.5mL]	90%以上→88.8%(3hr→6hr), 外観変化なし(3hr)	
トランサミン注 [1g/10mL]	82.3%(1hr), 混濁, 変色等(1hr)	
ニコリン注射液 [500mg/10mL]	88.6%(1hr), 外観変化なし(1hr)	
ネオフィリン注 [0.25mg/10mL]	20.9%(1hr), 着色(直後)	
ノルアドレナリン注 [1mg/1mL]	95.1%(3hr), 混濁, 変色等(3hr)	
パニマイシン注射液 [100mg/注射用水2mL]	75.0%(3hr), 外観変化なし(3hr)	
パンスポリン静注用 [1g/注射用水10mL]	83.9%(3hr), 混濁, 変色等(3hr)	
パントシン注 [200mg/2mL]	90%以上→83.1%(3hr→6hr), 外観変化なし(3hr)	
ビタメジン静注用 [注射用水20mL]	90%以上→89.6%(3hr→6hr), 外観変化なし(3hr)	
ピドキサール注 [10mg/1mL]	83.6%(3hr), 外観変化なし(3hr)	
水溶性プレドニン [20mg/添付溶解液2mL]	84.6%(3hr), 外観変化なし(1hr)	
ベストコール静注用 [1g/注射用水10mL]	88.6%(1hr), 混濁, 変色等(1hr)	
ヘパリンNa注「モチダ」 [5千単位/5mL]	85.8%(1hr)	
ポタコールR輸液 [500mL]	90%以上→88.4%(3hr→6hr), 外観変化なし(3hr)	
マイトマイシン注用 [2mg/注射用水5mL]	98.1%→90%以上(3hr→1hr), 混濁, 変色等(3hr)	
マルトス輸液10% [500mL]	90%以上→89.7%(3hr→6hr), 外観変化なし(3hr)	
ミノマイシン点滴静注用 [100mg/注射用水5mL]	94.9%(3hr), 混濁, 変色等(3hr)	
ミラクリッド注射液 [5万単位/注射用水10mL]	90%以上→85.2%(3hr→6hr), 外観変化なし(3hr)	
メイセリン静注用 [1g/注射用水20mL]	90%以上→88.6%(3hr→6hr), 外観変化なし(3hr)	
注射用メソトレキセート [5mg/注射用水2mL]	81.6%(1hr), 混濁, 変色等(3hr)	
ラクテックG輸液 [500mL]	81.5%(3hr), 外観変化なし(3hr)	
ラクテック注 [500mL]	81.1%(3hr), 外観変化なし(3hr)	
ラシックス注 [100mg/10mL]	68.9%(1hr), 着色(直後)	
ランダ注 [10mg/20mL]	90%以上→87.0%(3hr→6hr), 外観変化なし(3hr)	
リンゲル液 [500mL]	90%以上→89.2%(3hr→6hr), 外観変化なし(3hr)	
ロイコン注射液 [1%0.2mL+添付溶解液1.5mL]	86.0%(3hr), 外観変化なし(3hr)	
ロセフィン静注用 [1g/注射用水10mL]	90%以上→79.8%(3hr→6hr), 外観変化なし(3hr)	

配合可

- アタラックス-P注射液[50mg/1mL]
- アドリアシン注用[10mg/生食液10mL]
- イノバン注[100mg/5mL]
- 注射用イホマイド[1g/注射用水25mL]
- 注射用エンドキサン[100mg/注射用水5mL]
- グリセオール注[300mL]
- ゲンタシン注[60mg/1.5mL]
- コスメゲン静注用[0.5mg/注射用水1.1mL]
- ジゴシン注[0.25mg/1mL]
- スミフェロン注[3×106単位/生食液1mL]
- セファメジンα注射用[1g/注射用水10mL]
- セファランチン注[10mg/2mL]
- セレネース注[5mg/1mL]

- ソセゴン注射液[30mg/1mL]
- ソリタ-T2号輸液[500mL]
- ダウノマイシン静注用[20mg/生食液10mL]
- ダカルバジン注用[100mg/注射用水10mL]
- 低分子デキストラン糖注[500mL]
- テラプチク静注[45mg/3mL]
- ネオラミン・スリービー液(静注用)[10mL]
- ノバミン筋注[5mg/1mL]
- パントール注射液[250mg/1mL]
- ピシバニール注射用[1KE/添付溶解液2mL]
- フィジオゾール3号輸液[500mL]
- 注射用フィルデシン[3mg/注射用水3mL]
- フエロン注射用[3×106単位/生食液1mL]

- 注射用フサン[10mg/注射用水10mL]
- ブスコパン注[2%, 1mL]
- プラスアミノ輸液[500mL]
- プリンペラン注射液[10mg/2mL]
- フルクトラクト注[500mL]
- ブレオ注射用[15mg/生食液10mL]
- プロスタンディン注射用[20μg/生食液5mL]
- ペプレオ注射用[10mg/生食液10mL]
- ラクテックD輸液[500mL]
- リンコシン注射液[600mg/2mL]
- ロイナーゼ注用[5千単位/注射用水5mL]
- ワゴスチグミン注[0.5mg/1mL]

本品濃度：100mg/生食液10mL

- いずれも6hrまでしか観察していないが, 残存率90%以上, 外観変化なし, 6hr以内の投与であれば配合可.

📄 注射用サイメリンインタビューフォーム (2017年10月改訂)

サイモグロブリン [抗ヒト胸腺細胞ウサギ免疫グロブリン] (サノフィ)

点滴静注用：25mg/V

分類 免疫抑制薬

[pH変動スケール]

- 規格pH：6.5〜7.2
- pH変動試験のデータなし

ⓘ 注意事項

DEHP・PVC	フィルター	閉鎖システム
―	○	―

調剤時の注意

急激な振とう溶解を避ける．点滴静注する際，インラインフィルターを使用する．

[配合変化データ (文献に基づく判定)]

配合可	
• 5%ブドウ糖液	• 生食液

- 配合容量は不明．

📄 サイモグロブリン点滴静注用インタビューフォーム (2015年3月改訂)

ザノサー [ストレプトゾシン] (ノーベルファーマ)

点滴静注用：1g/V

分類 抗悪性腫瘍薬 (アルキル化薬)

[pH変動スケール]

・規格pH：3.5〜4.5
・pH変動試験のデータなし

注意事項

DEHP・PVC	フィルター	閉鎖システム
―	―	―

[配合変化データ (文献に基づく判定)]

本品規格	配合不可		
1g	**5-FU注** [250mg/5mL]		100.0%→77.2%(直後→1hr), 気泡(直後)
	プリンペラン注射液 [10mg/2mL]		100.4%(6hr), 赤みを帯びた黄色澄明(3hr)
	水溶性プレドニン [10mg/注射用水1mL]		99.9%(6hr), 白色沈殿(直後)
	ラシックス注 [20mg/2mL]		99.9%(6hr), 白色沈殿(直後)

本品規格	配合可		
1g	・アドリアシン注用[10mg/注射用水1mL]	・デカドロン注射液[3.3mg/1mL]	・リンデロン注[4mg/1mL]
	・アロキシ静注[0.75mg/5mL]	・ナゼア注射液[0.3mg/2mL]	
	・カイトリル注[3mg/3mL]	・マイトマイシン注用[10mg/注射用水8.3mL]	

・いずれも残存率90%以上 (6hr)，外観変化なし，6hr以内の投与であれば配合可.

📄 ザノサー点滴静注用インタビューフォーム (2020年10月改訂)

ザバクサ [タゾバクタムナトリウム・セフトロザン硫酸塩] (MSD)

配合点滴静注用：1.5g/V

分類 抗菌薬（β-ラクタマーゼ阻害薬配合セフェム系抗菌薬）

[pH変動スケール]

- 規格pH：4.8〜7.0
- pH変動試験のデータなし

⚠️ 注意事項

DEHP・PVC	フィルター	閉鎖システム
―	―	―

[配合変化データ (文献に基づく判定)]

本品濃度	配合不可	
1V/注射用水10mL/ 5%ブドウ糖注射液 100mL	アムホテリシンB	あり（濁度増またはpH変動）(2hr)
	アムホテリシンBリポソーム製剤	あり（濁度増またはpH変動）(2hr)
	イミペネム／シラスタチン	あり（濁度増またはpH変動）(2hr)
	カスポファンギン	あり（濁度増またはpH変動）(2hr)
	シクロスポリン	あり（濁度増またはpH変動）(2hr)
	ニカルジピン塩酸塩	あり（濁度増またはpH変動）(2hr)
	ヒトアルブミン	あり（濁度増またはpH変動）(2hr)
	フェニトインナトリウム	あり（濁度増またはpH変動）(2hr)
	プロポフォール	あり（濁度増またはpH変動）(2hr)
	メチルプレドニゾロンコハク酸エステルナトリウム	あり（濁度増またはpH変動）(2hr)
1V/注射用水10mL/ 生食液100mL	アムホテリシンB	あり（濁度増またはpH変動）(2hr)
	アムホテリシンBリポソーム製剤	あり（濁度増またはpH変動）(2hr)
	カスポファンギン	あり（濁度増またはpH変動）(2hr)
	シクロスポリン	あり（濁度増またはpH変動）(2hr)
	ニカルジピン塩酸塩	あり（濁度増またはpH変動）(2hr)
	ヒトアルブミン	あり（濁度増またはpH変動）(2hr)
	フェニトインナトリウム	あり（濁度増またはpH変動）(2hr)
	プロポフォール	あり（濁度増またはpH変動）(2hr)

配合可

- ①② アジスロマイシン
- ①② アズトレオナム
- ①② アドレナリン
- ①② アミオダロン塩酸塩
- ①② アミカシン硫酸塩
- ①② アンピシリンナトリウム/スルバクタムナトリウム
- ② イミペネム／シラスタチン
- ①② エスモロール塩酸塩
- ①② エソメプラゾール
- ①② エルネオパNF1号輸液
- ①② エルネオパNF2号輸液
- ①② 塩化カリウム
- ①② 塩化カルシウム
- ①② オクトレオチド
- ①② オンダンセトロン
- ①② グルコン酸カルシウム
- ①② ゲンタマイシン
- ①② コリスチメタン酸（コリスチン）
- ①② ジゴキシン
- ①② ジフェンヒドラミン塩酸塩
- ①② シプロフロキサシン
- ①② ジルチアゼム塩酸塩
- ①② セファゾリン
- ①② セフェピム
- ①② セフタジジム
- ①② セフトリアキソン

- ①② タクロリムス
- ①② タゾバクタム/ピペラシリン
- ①② ダプトマイシン
- ①② 炭酸水素ナトリウム
- ①② チゲサイクリン
- ①② デキサメタゾンリン酸エステルナトリウム
- ①② デクスメデトミジン
- ①② ドキシサイクリン
- ①② ドパミン塩酸塩
- ①② ドブタミン塩酸塩
- ①② トブラマイシン
- ①② ドリペネム
- ①② ナロキソン塩酸塩
- ①② ニトログリセリン
- ①② ニトロプルシドナトリウム水和物
- ①② ネオパレン1号輸液
- ①② ネオパレン2号輸液
- ①② ノルアドレナリン注
- ①② バンコマイシン
- ①② ヒドロコルチゾンコハク酸エステルナトリウム
- ①② ヒドロモルフォン塩酸塩
- ①② ファモチジン
- ① フィルグラスチム
- ①② フェニレフリン
- ①② フェンタニル
- ①② フロセミド

- ①② ベクロニウム臭化物
- ①② ペチジン塩酸塩
- ①② 注射用ペニシリンGカリウム
- ①② ヘパリンナトリウム注
- ①② ホスフェニトインナトリウム水和物
- ①② ホスホマイシンナトリウム
- ①② ボリコナゾール
- ①② マンニットールS注射液
- ①② ミカファンギンナトリウム
- ①② ミダゾラム
- ①② ミルリノン
- ①② メスナ
- ② メチルプレドニゾロンコハク酸エステルナトリウム
- ①② メトクロプラミド
- ①② メトロニダゾール
- ①② メロペネム
- ①② モルヒネ硫酸塩水和物
- ①② ラニチジン
- ①② リドカイン塩酸塩
- ①② リネゾリド
- ①② 硫酸マグネシウム
- ①② リン酸カリウム
- ①② リン酸ナトリウム
- ①② レボフロキサシン
- ①② ロクロニウム臭化物
- ①② ロラゼパム

ザバク

本品濃度：❶1V/注射用水10mL/5%ブドウ糖注射液100mL，❷1V/注射用水10mL/生食液100mL

• いずれも側管投与を想定し2hrまで観察．残存率データはないが，外観変化およびpH変化なし，2hr以内の投与であれば配合可．

ザバクサ配合点滴静注用インタビューフォーム（2020年11月改訂）

サ

サビーン [デクスラゾキサン] (キッセイ薬品工業)

点滴静注用：500mg/V

分類 その他（組織障害抑制薬）

［pH変動スケール］

- 規格pH：1.4〜1.8
- pH変動試験のデータなし

⚠ 注意事項

DEHP・PVC	フィルター	閉鎖システム
―	―	―

［配合変化データ（文献に基づく判定）］

配合可		
❶❷ 5%ブドウ糖液[500mL] ※1	❶❷ 生食液[500mL] ※1	❶❷ ラクテック注[500mL] ※2

本品濃度：❶ 500mg/注射用水25mL，❷ 2000mg/注射用水100mL

- いずれも残存率の数値は不明だがIFに規格適合との記載あり.
- ※1 外観変化なし（3hr），添付文書に記載されている2.5hr以内の投与であれば配合可.
- ※2 2hr後まで類縁物質の検出は規格内であるが，3hr後は規格不適合，外観変化なし（3hr），2hr以内の投与であれば配合可.

📄 サビーンインタビューフォーム（2020年3月改訂）

サンデ

サンディミュン [シクロスポリン] (ノバルティスファーマ)

点滴静注用：250mg/5mL/A

分類 免疫抑制薬

[pH 変動スケール]

250mg/5mL ＋ 生食液 500mL　　　　　　　(規格 pH：4.5〜7.0)

```
0   1   2   3   4   5   6   7   8   9  10  11  12  13  14
┌───┬──────────────────────┬──────────────────────┬───┐
│ — │←10mL                 │         10mL→        │ — │
└───┴──────────────────────┴──────────────────────┴───┘
    1.58                  6.67                 12.50
```

⚠ 注意事項

DEHP・PVC	フィルター	閉鎖システム
×	○	—

調剤時の注意
シリコンオイルが塗布されたシリンジ内で希釈しない．ポリカーボネート製の輸液セットの使用はできるだけ避ける．

[配合変化データ (文献に基づく判定)]

本品容量	配合不可	
25mg/0.5mL	献血アルブミン静注「タケダ」[50mL]	黄褐色わずかに混濁(24hr)
250mg/5mL	デノシン点滴静注用 [500mg/生食液500mL]	白濁(24hr)
	ファンギゾン注射用 [50mg/5%ブドウ糖液500mL]	淡黄褐色混濁(直後)
	ファンギゾン注射用 [50mg/生食液500mL]	淡黄褐色混濁(直後)

配合可

- ❶ 5%ブドウ糖液 [500mL]
- ❶ アザクタム注射用 [1g/5%ブドウ糖液500mL]
- ❶ アザクタム注射用 [1g/生食液500mL]
- ❶ 注射用エフオーワイ [100mg/5%ブドウ糖液500mL]
- ❶ 注射用エフオーワイ [100mg/生食液500mL]
- ❶ カルチコール注射液8.5% [10mL/5%ブドウ糖液500mL]
- ❶ カルチコール注射液8.5% [10mL/生食液500mL]
- ❶ グラン注射液 [75μg/5%ブドウ糖液500mL]
- ❶ グラン注射液 [75μg/生食液500mL]
- ❶ ジフルカン静注液 [50mg/5%ブドウ糖液500mL]
- ❶ ジフルカン静注液 [50mg/生食液500mL]
- ❶ 生食液 [500mL]

- ❶ セフメタゾン静注用 ※1 [2g/5%ブドウ糖液500mL]
- ❶ セフメタゾン静注用 [2g/生食液500mL] ※1
- ❶ ゾビラックス点滴静注用 [250mg/5%ブドウ糖液500mL]
- ❶ ゾビラックス点滴静注用 [250mg/生食液500mL]
- ❶ ソリタ-T1号輸液 [500mL]
- ❷ ソリタ-T3号G輸液 [200mL]
- ❶ ソリタ-T4号輸液 [500mL]
- ❶ ソル・メドロール静注用 [40mg/5%ブドウ糖液500mL]
- ❶ ソル・メドロール静注用 [40mg/生食液500mL]
- ❶ チエナム点滴静注用 ※2 [0.25g/5%ブドウ糖液500mL]

- ❶ チエナム点滴静注用 [0.25g/生食液500mL] ※3
- ❶ デノシン点滴静注用 [500mg/5%ブドウ糖液500mL]
- ❶ パルクス注 [1mL/5%ブドウ糖液500mL]
- ❶ パルクス注 [1mL/生食液500mL]
- ❶ 注射用フサン [10mg/5%ブドウ糖液500mL]
- ❶ 注射用フサン [10mg/生食液500mL]
- ❶ フロリードF注 [200mg/5%ブドウ糖液500mL]
- ❶ フロリードF注 [200mg/生食液500mL]
- ❶ メイロン静注 [50mL/5%ブドウ糖液500mL]
- ❶ メイロン静注 [50mL/生食液500mL]
- ❶ ラシックス注 [20mg/5%ブドウ糖液500mL]
- ❶ ラシックス注 [20mg/生食液500mL]

本品容量：❶ 250mg/5mL，❷ 500mg/10mL

※1　残存率90%以上 (24hr)，微黄白色澄明から淡黄白色澄明にやや増色 (24hr).
※2　残存率90%以上 (24hr)，淡黄赤色澄明にやや着色 (24hr).
※3　残存率90%以上 (24hr)，微黄白色澄明にやや着色 (24hr).

📄 サンディミュン点滴静注用インタビューフォーム (2020年2月改訂)

サンラビン ［エノシタビン］（旭化成ファーマ）

点滴静注用：150mg/V，200mg/V，250mg/V

分類 抗悪性腫瘍薬（代謝拮抗薬）

［pH変動スケール］

（規格pH：5.5〜7.0）

0	1	2	3	4	5	6	7	8	9	10	11	12	13	14
微白濁		← 5.2mL								10mL→		—		

2.09　　　　　　　　6.96　　　　　　11.40

注意事項

DEHP・PVC	フィルター	閉鎖システム
×	—	—

［配合変化データ（文献に基づく判定）］

配合不可

本品規格			
150mg/15mL	低分子デキストラン糖注 [500mL]		混濁 (24hr)
200mg/20mL	低分子デキストラン糖注 [500mL]		混濁 (24hr)
250mg/25mL	セフメタゾン静注用 [2g]		白濁 (24hr)
	低分子デキストラン糖注 [500mL]		混濁 (24hr)

配合可

150mg/15mL
- アドナ注(静脈用) [0.5%20mL]
- アドリアシン注用 [10mg]
- アリナミンF注 [50mg20mL]
- エクザール注射用 [10mg]
- 注射用エンドキサン [100mg]
- 大塚生食注 [500mL]
- オンコビン注射用 [1mg]
- ゲンタシン注 [40mg]
- ジギラノゲン注 [0.02%2mL]
- セファメジンα注射用 [1g]
- ソセゴン注射液 [30mg]
- ソリタ-T3号輸液 [500mL]
- ダウノマイシン静注用 [20mg]
- タチオン注射用 [200mg]
- トブラシン注 [60mg]
- トランサミン注5% [5mL]
- パニマイシン注射液 [50mg]
- パントシン注 [100mg]
- ビクシリン注射用 [1g]
- ピドキサール注 [10mg]
- フィジオゾール3号輸液 [500mL]
- ブドウ糖注5%PL「フソー」 [500mL]
- フラビタン注射液 [10mg]
- ヘパリンナトリウム注「AY」 [5000U]
- ペプシド注 [100mg5mL]
- メイロン静注7% [20mL]
- 注射用メソトレキセート [50mg]
- メチコバール注射液 [0.5mg] ※1
- ラクテックG輸液 [500mL]
- リンゲル液「オーツカ」 [500mL]
- リンコシン注射液 [600mg2mL]
- ロイナーゼ注用 [10000KU]

200mg/20mL
- アドナ注(静脈用) [0.5%20mL]
- アドリアシン注用 [10mg]
- アリナミンF注 [50mg20mL]
- エクザール注射用 [10mg]
- 注射用エンドキサン [100mg]
- 大塚生食注 [500mL]
- オンコビン注射用 [1mg]
- ゲンタシン注 [40mg]
- ジギラノゲン注 [0.02%2mL]
- セファメジンα注射用 [1g]
- ソセゴン注射液 [30mg]
- ソリタ-T3号輸液 [500mL]
- ダウノマイシン静注用 [20mg]
- タチオン注射用 [200mg]
- トブラシン注 [60mg]
- トランサミン注5% [5mL]
- パニマイシン注射液 [50mg]
- パントシン注 [100mg]
- ビクシリン注射用 [1g]
- ピドキサール注 [10mg]
- フィジオゾール3号輸液 [500mL]
- ブドウ糖注5%PL「フソー」 [500mL]
- フラビタン注射液 [10mg]
- ヘパリンナトリウム注「AY」 [5000U]
- ペプシド注 [100mg5mL]
- メイロン静注7% [20mL]
- 注射用メソトレキセート [50mg]
- メチコバール注射液 [0.5mg] ※1
- ラクテックG輸液 [500mL]
- リンゲル液「オーツカ」 [500mL]
- リンコシン注射液 [600mg2mL]
- ロイナーゼ注用 [10000KU]

250mg/25mL
- アクラシノン注射用 [20mg]
- アドナ注(静脈用) [0.5%20mL]
- アドリアシン注用 [10mg]
- アリナミンF注 [50mg20mL]
- 注射用イホマイド [1g]
- エクザール注射用 [10mg]
- エクサシン注射液 [200mg2mL]
- 注射用エフオーワイ [100mg]
- エルシトニン注 [40エルカトニン単位]
- 注射用エンドキサン [100mg]
- 大塚生食注 [500mL]
- オンコビン注射用 [1mg]
- カイトリル注 [3.0mg3mL]
- クラフォラン注射用 [1g]
- ゲンタシン注 [40mg]
- ゲンタシン注 [60mg]
- シオマリン静注用 [1g]
- ジギラノゲン注 [0.02%2mL]
- セファメジンα注射用 [1g]
- セフォタックス注射用 [1g]
- ソセゴン注射液 [30mg]
- ソリタ-T3号輸液 [200mL]
- ソリタ-T3号輸液 [500mL]
- ソル・メドロール静注用 [500mg]
- ダウノマイシン静注用 [20mg]
- タチオン注射用 [200mg]
- チエナム点滴静注用 [250mg]
- チエナム点滴静注用 [500mg]
- トブラシン注 [60mg]
- トブラシン注 [90mg]
- トランサミン注5% [5mL]
- ノバントロン注 [20mg/10mL]
- パニマイシン注射液 [50mg]
- パニマイシン注射液 [100mg]
- パンスポリン静注用 [1g]
- パントシン注 [100mg]
- ビクシリン注射用 [1g]
- ピドキサール注 [10mg]
- フィジオゾール3号輸液 [500mL]
- 注射用フィルデシン [1mg]
- ブドウ糖注5%PL「フソー」 [500mL]
- フラビタン注射液 [10mg]
- プリンペラン注射液 [0.5%2mL]
- 水溶性プレドニン [10mg]
- 水溶性プレドニン [20mg]
- 水溶性プレドニン [50mg]
- ベストコール静注用 [1g]
- ヘパリンナトリウム注「AY」 [5000U]
- ペプシド注 [100mg5mL]
- ホスミシンS静注用 [2g]
- ポタコールR輸液 [500mL]
- メイロン静注7% [20mL]
- 注射用メソトレキセート [50mg]
- メチコバール注射液 [0.5mg] ※1
- ラクテックG輸液 [500mL]
- リンゲル液「オーツカ」 [500mL]
- リンコシン注射液 [600mg2mL]

・ロイナーゼ注用[10000KU]

※1 遮光下.

サンラビン点滴静注用インタビューフォーム（2021年3月改訂）

サンリズム ［ピルシカイニド塩酸塩水和物］（第一三共）

注射液：50mg/5mL/A

分類 不整脈治療薬（Naチャネル遮断薬・クラスIc群）

［pH変動スケール］（山口東京理科大学実験データ）

50mg/5mL （規格 pH：4.8～6.5）

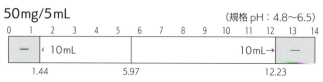

1.44　5.97　12.23

注意事項

DEHP・PVC	フィルター	閉鎖システム
—	—	—

［配合変化データ（文献に基づく判定）］

本品規格	配合不可		
50mg/5mL	セルシン注射液 [10mg/2mL]		白濁(直後)

本品規格	配合可		
50mg/5mL	・EL-3号輸液 [5mL] ・EL-3号輸液 [500mL] ・KN3号輸液 [500mL] ・アドナ注（静脈用）[25mg/5mL] ・イノバン注 [100mg/5mL] ・ウロナーゼ静注用 [6万U/生食液10mL] ・大塚糖液5% [5mL] ・大塚糖液5% [500mL] ・キシロカイン静注 [100mg/5mL] ・グリセオール注 [500mL] ・ジゴシン注 [0.25mg/1mL] ・生食液 [5mL] ・生食液 [500mL] ・セファメジンα注用 [1g/生食液100mL] ・ソリタ-T1号輸液 [500mL] ・ソリタ-T2号輸液 [5mL]	・ソリタ-T2号輸液 [500mL] ・ソリタ-T3号輸液 [500mL] ・ソルダクトン静注用 [100mg/注射用水10mL] ・低分子デキストランL注 [500mL] ・ドブトレックス注射液 [100mg/5mL] ・ドルミカム注射液 [10mg/2mL] ・ニトロール点滴静注 [5mg/10mL] ・ネオフィリン注 [250mg/10mL] ・ノルアドレナリン注 [1mg/1mL] ・ハイカリック液-1号 [500mL] ・ハイカリック液-2号 [500mL] ・ハイカリック液-3号 [500mL] ・ハルトマン輸液pH8「NP」[5mL] ・ハルトマン輸液pH8「NP」[500mL] ・フィジオゾール3号輸液 [5mL] ・フィジオゾール3号輸液 [500mL]	・プロタノールL注 [1mg/5mL] ・プロテアミン12注射液 [500mL] ・ヘパリンナトリウム注 [1万U/10mL] ・ペントシリン注射用 [1g/注射用水4mL] ・ポタコールR輸液 [500mL] ・マンニットT注15% [5mL] ・マンニットT注15% [500mL] ・ミリスロール注 [5mg/10mL] ・メキシチール点滴静注 [125mg/5mL] ・モリプロンF輸液 [500mL] ・ラクテックD輸液 [500mL] ・ラクテック注 [5mL] ・ラクテック注 [500mL] ・ラシックス注 [20mg/2mL] ・リンゲル液 [5mL] ・リンゲル液 [500mL]

📄 サンリズム注射液50インタビューフォーム（2019年5月改訂）
　山口東京理科大学実験データ

ジアゼパム「NIG」　[ジアゼパム]（日医工，武田薬品工業）

注射液：5mg/1mL/A，10mg/2mL/A
分類 抗不安薬

［pH変動スケール］

10mg製剤　　　　　　　　　　　　　　　（規格pH：6.0〜7.0）

```
 0  1  2  3  4  5  6  7  8  9  10  11  12  13  14
[     白濁        ←1.9mL              2.8mL→ 白濁]
                 4.74  6.47                 12.64
```

📄 ジアゼパム注射液10mg「NIG」インタビューフォーム2023年2月改訂版（第9版）

⚠ 注意事項

DEHP・PVC	フィルター	閉鎖システム
—	—	—

シオマリン ［ラタモキセフナトリウム］（塩野義製薬）

静注用：1g/瓶

分類 抗菌薬（セフェム系抗菌薬）

[pH変動スケール]

1g/注射用水10mL　　　　　　　　（規格pH：5.0〜7.0）

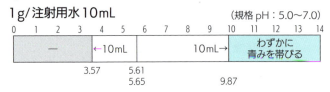

注意事項

DEHP・PVC	フィルター	閉鎖システム
—	—	—

調剤時の注意
点滴静注を行う場合，注射用水を用いると溶液が等張とならないため，用いないこと．

[配合変化データ（文献に基づく判定）]

本品濃度	配合不可		
1g/注射用水2mL	ネオフィリン注 [250mg/10mL]		極微黄色澄明→極微黄色針状結晶 (3hr)
1g/注射用水5mL	ソルダクトン静注用 [200mg]		結晶析出 (3hr)
1g/注射用水10mL	注射用エフオーワイ [100mg]		白濁 (直後)
2g/注射用水20mL	ミノマイシン点滴静注用 [200mg/10mL]		混濁するもただちに消失 (直後)

配合可

- ❸ 5-FU注 [250mg/5mL] ※1
- ❻ EL-3号輸液 [100mL]
- ❶ KN1号輸液 [500mL]
- ❶ KN2号輸液 [500mL]
- ❶ KN3号輸液 [500mL]
- ❶ KN4号輸液 [500mL]
- ❶ KNMG3号輸液 [500mL] ※2
- ❺ アクチット輸液 [500mL]
- ❺ アスパラカリウム注 [10mL]
- ❺ アタラックス-P注射液 [50mg/1mL]
- ❸ アドナ注（静脈用）[50mg/10mL]
- ❷ アミカシン硫酸塩注射液 [200mg/2mL] ※1
- ❸ アミサリン注 [200mg/2mL]
- ❸ アリナミンF注 [10mg/2mL]
- ❸ アリナミンF注 [50mg/20mL]
- ❸ エクザール注用 [10mg]
- ❸ エホチール注 [10mg/1mL] ※1
- ❸ 注射用エンドキサン [100mg]
- ❶ 大塚糖液5% [500mL]
- ❸ オンコビン注用 [1mg]
- ❸ 強力ネオミノファーゲンシー静注 [20mL]
- ❶ キリット注5% [500mL]
- ❸ キロサイド注 [20mg/1mL]
- ❸ クラフォラン注射用 [1g]
- ❸ ケイツーN静注 [10mg/2mL]
- ❷ ゲンタシン注 [40mg/1mL] ※1
- ❸ コスメゲン静注用 [0.5mg]
- ❸ ジギラノゲン注 [0.4mg/2mL]
- ❸ セファランチン注 [10mg/2mL]
- ❸ ソセゴン注射液 [15mg/1mL]
- ❺ ソリタ-T2号輸液 [100mL]
- ❺ ソリタ-T3号輸液 [500mL] ※1
- ❺ ソリタ-T4号輸液 [100mL]
- ❸ ソル・コーテフ静注用 [500mg]
- ❸ ソル・コーテフ注射用 [100mg]
- ❸ タガメット注射液 [200mg/2mL]
- ❸ タチオン注射用 [100mg]
- ❸ 低分子デキストランL注 [100mL]
- ❶ 低分子デキストラン糖注 [500mL]
- ❸ デカドロン注射液 [1.65mg/0.5mL]
- ❸ テラプチク静注 [45mg/2mL]
- ❺ テルモ糖注50% [500mL]
- ❸ トブラシン注 [60mg]
- ❸ トランサミン注 [250mg/5mL]
- ❸ ナイクリン注射液 [20mg/1mL]
- ❸ ニコリン注射液 [500mg/10mL]
- ❺ ネオラミン・スリービー液（静注用）[10mL]
- ❺ ハイカリック液-1号 [700mL]
- ❺ ハイカリック液-2号 [700mL]
- ❷ パニマイシン注射液 [100mg/2mL] ※1
- ❹ 塩酸バンコマイシン点滴静注用 [0.5g/5mL]
- ❸ パントール注射液 [50mg/1mL]
- ❷ ビクシリン注射用 [1g/生食液4mL]
- ❺ ピツルボン注 [4mg/2mL]
- ❸ ビタメジン静注用 [100mg]
- ❸ ピドキサール注 [10mg/1mL]
- ❻ ブドウ糖注5%PL「フソー」[100mL]
- ❶ プラスアミノ輸液 [500mL]
- ❸ フラビタン注 [5mg/1mL]
- ❸ プリンペラン注射液 [10mg/2mL]
- ❶ フルクトラクト注 [500mL]
- ❸ 水溶性プレドニン [20mg/1mL]
- ❸ プロテアミン12注射液 [200mL] ※1
- ❷ ペントシリン注射用 [1g/生食液4mL]
- ❺ ホスミシンS静注用 [2g/10mL]
- ❺ ホスミシンS静注用 [4g/20mL]
- ❶ ポタコールR輸液 [500mL]
- ❻ マルトス輸液10% [100mL]
- ❸ メイロン静注7% [1.4g/20mL] ※3
- ❶ ラクテックD輸液 [500mL]
- ❶ ラクテックG輸液 [100mL]
- ❶ ラクテック注
- ❺ リンゲル液「フソー」[100mL]
- ❸ リンデロン注 [4mg/1mL]
- ❸ ロイナーゼ注用 [5000KU]

本品濃度： ❶ 1g，❷ 1g/生食液4mL，❸ 1g/注射用水2mL，❹ 1g/注射用水5mL，❺ 1g/注射用水10mL，❻ 1g/当該配合薬剤2mL

※1　残存率90%以上→90%未満 (6hr→24hr)，外観変化なし (24hr)，6hr以内の投与であれば配合可．
※2　残存率90%以上→90%未満 (6hr→24hr)，微々黄色澄明にわずかに着色 (24hr)，6hr以内の投与であれば配合可．
※3　残存率90%以上→90%未満 (3hr→6hr)，外観変化なし (24hr)，3hr以内の投与であれば配合可．

📄 シオマリン静注用1gインタビューフォーム（2019年10月改訂）

ジゴシン ［ジゴキシン］（太陽ファルマ）

注：0.25mg/1mL/A

分類 心不全治療薬・昇圧薬（心不全治療薬/不整脈治療薬）

［pH変動スケール］

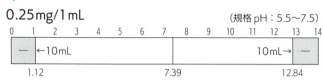

0.25mg/1mL　　　　　　　　　　　　（規格pH：5.5〜7.5）

1.12　　　7.39　　　12.84

！注意事項

DEHP・PVC	フィルター	閉鎖システム
—	—	—

［配合変化データ（文献に基づく判定）］

本品規格	配合可
0.25mg/1mL	・5％ブドウ糖液[10mL]　・生食液[10mL]　・ビーフリード輸液[500mL] ・5％ブドウ糖液[100mL]　・生食液[100mL]　・ビソルボン注[4mg/2mL] ・アミサリン注[100mg/1mL]　・ソリタ-T3号輸液[200mL]　・フルカリック1号輸液[903mL] ・アミパレン輸液[200mL]　・ソルデム1輸液[200mL]　・フルカリック2号輸液[1003mL] ・イノバン注[50mg/2.5mL] ※1　・ソルラクトS輸液[250mL]　・フルカリック3号輸液[1103mL] ・エレメンミック注[2mL]　・ドブトレックス注射液[100mg/5mL] ※2　・ポタコールR輸液[500mL] ・ガスター注射液[10mg/1mL]　・トリフリード輸液[200mL]　・モリヘパミン点滴静注[200mL] ・キドミン輸液[200mL]　・ネオフィリン注[250mg/10mL]　・ラシックス注[20mg/2mL] ・シグマート注[12mg/生食液4.8mL]　・ピーエヌツイン-3号輸液[1200mL]　・ロセフィン静注用[1g/注射用水10mL] ※3 ・シグマート注[12mg/生食液12mL]

※1　残存率90％以上（24hr），わずかに黄色を帯びた澄明（24hr）．
※2　残存率89.5％（24hr）と90％をわずかに下回るのみ，わずかに黄色を帯びた澄明に着色（24hr）．
※3　残存率90％以上（24hr），淡黄色澄明から黄色澄明にやや増色（24hr）．

📄 ジゴシン注0.25mgインタビューフォーム（2018年5月改訂）

ジスロマック ［アジスロマイシン水和物］（ファイザー）

点滴静注用：500mg/V

分類 抗菌薬（マクロライド系抗菌薬）

［pH変動スケール］

500mg製剤 （規格pH：6.2〜6.8）

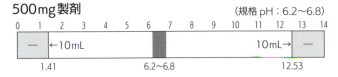

1.41　　6.2〜6.8　　12.53

注意事項

DEHP・PVC	フィルター	閉鎖システム
—	—	—

調剤時の注意

国内第Ⅰ相試験で，注射液濃度が2.0mg/1mLの場合，注射部位疼痛の発現頻度が上昇したため，1.0mg/1mLを超える投与は原則として行わないこと．

［配合変化データ（文献に基づく判定）］

本品濃度	配合不可	
500mg/生食液500mL	パシル点滴静注液 [500mg/100mL]	無色澄明→白色沈殿 (3hr)

配合可

- ③ 5%ブドウ糖注射液 ※1 ※2 ※3
- ③ KN1号輸液 ※2
- ③ KN3号輸液 ※2
- ③ KNMG3号輸液 ※2
- ③ アクチット輸液 ※2
- ① エルネオパNF1号輸液 [1000mL] ※4
- ① エルネオパNF2号輸液 [1000mL] ※4
- ② キュビシン静注用 [350mg] ※4
- ② クラビット点滴静注バッグ [500mg/100mL] ※4
- ② スルペラゾン静注用 [1g/100mL] ※4
- ③ 生食液 ※1 ※2 ※3
- ① 生食液 [250mL] ※4
- ① 生食液 [500mL] ※4
- ② セファメジンα点滴用キット [1g/100mL] ※4
- ② ゾシン静注用 [2.25g/100mL] ※4
- ③ ソリタ-T1号輸液 ※2
- ③ ソリタ-T3号G輸液 ※2
- ③ ソリタ-T3号輸液 ※2
- ③ ソルデム1輸液 ※2
- ③ ソルデム3AG輸液 ※2
- ③ ソルデム3A輸液 ※2
- ② 注射用タゴシッド [200mg] ※4
- ① 注射用蒸留水 [500mL] ※4
- ③ デノサリン1輸液 ※2
- ③ トリフリード輸液 ※2
- ① ネオパレン1号輸液 [1000mL] ※4
- ① ネオパレン2号輸液 [1000mL] ※4
- ② バンコマイシン塩酸塩点滴静注用 ※4 [0.5g]
- ② パンスポリン静注用1gバッグS [100mL] ※5
- ① ビーフリード輸液 [500mL] ※4
- ② ファーストシン静注用1gキットS ※6 [100mL]
- ③ フィジオ35輸液 ※2
- ① フルカリック1号輸液 [903mL] ※4
- ① フルカリック2号輸液 [1003mL] ※4
- ① フルカリック3号輸液 [1103mL] ※4
- ② メロペン点滴用キット [0.5g/100mL] ※4
- ② コナシン-Sキット静注用1.5g [100mL] ※4
- ③ リプラス1号輸液 ※2
- ② ロセフィン点滴静注用バッグ [1g/100mL] ※4

本品濃度： ❶ 500mg，❷ 500mg/生食液500mL，❸ 500mg/注射用水4.8mL

- ※1 アジスロマイシン濃度0.5mg/1mLに希釈．
- ※2 アジスロマイシン濃度1mg/1mLに希釈．
- ※3 アジスロマイシン濃度2mg/1mLに希釈．
- ※4 残存率90%以上（6hr），外観変化なし（6hr），6hr以内の投与であれば配合可．
- ※5 残存率90%以上（6hr），1hr後に微黄色澄明，6hr後に淡黄色澄明にやや色調変化，6hr以内の投与であれば配合可．
- ※6 残存率90%以上（6hr），6hr後に淡黄色澄明にやや増色，6hr以内の投与であれば配合可．

📄 ジスロマック点滴静注用500mgインタビューフォーム（2020年6月改訂）

シタラビン「NIG」 [シタラビン]（日医工，武田薬品工業）

点滴静注液：400mg/20mL/V，1g/50mL/V

分類 抗悪性腫瘍薬（代謝拮抗薬）

[pH変動スケール]

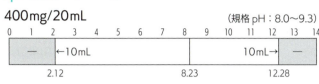

400mg/20mL　　（規格pH：8.0〜9.3）

2.12　　8.23　　12.28

注意事項

DEHP・PVC	フィルター	閉鎖システム
—	○	—

[配合変化データ（文献に基づく判定）]

配合可

- ❶ アクチット輸液 [40mL]
- ❷ ヴィーン3G輸液 [50mL]
- ❷ ヴィーンD輸液 [50mL]
- ❷ ヴィーンF輸液 [50mL]
- ❷ 大塚生食注 [50mL]
- ❷ 大塚糖液5％ [2.5g/50mL]
- ❷ カイトリル注 [3mg/3mL] +生食液 [50mL]
- ❷ グラニセトロン点滴静注バッグ「NIG」[3mg/50mL]
- ❷ ソリタ-T3号輸液 [50mL]
- ❷ ソルダクトン静注用 [200mg/生食液50mL]
- ❶ ピーエヌツイン-2号輸液 [40mL]
- ❷ フィジオゾール3号輸液 [50mL]
- ❶ フルカリック2号輸液（1003mL）[40mL]
- ❷ フロセミド注「NIG」[20mg/2mL] +生食液 [50mL]
- ❷ ポタコールR輸液 [50mL]
- ❷ ラクテックG輸液 [50mL]
- ❷ ラシックス注 [20mg/2mL] +生食液 [50mL]

本品濃度：❶ 0.8g/40mL，❷ 1g/50mL

シタラビン点滴静注液400mg「NIG」インタビューフォーム（2022年5月改訂）

ジピリダモール「日医工」 [ジピリダモール]（日医工）

静注液：10mg/2mL/管
分類 狭心症治療薬

[pH変動スケール]

10mg製剤 （規格pH：2.5〜3.5）

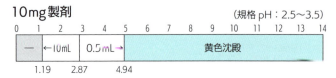

注意事項

DEHP・PVC	フィルター	閉鎖システム
—	—	—

調剤時の注意
化学的性質により配合変化を起こしやすいので，他の薬剤との混合注射はしないこと．なお，ブドウ糖注射液とは混合注射が可能である．

[配合変化データ（文献に基づく判定）]

本品規格	配合可		
10mg/2mL	・ヴィーンD輸液[500mL] ・大塚生食注[500mL] ・大塚糖液5%[500mL]	・ソリタ-T3号輸液[500mL] ・ソルデム3A輸液[500mL] ・ビーフリード輸液[500mL] ※1	・フルカリック1号輸液[903mL] ・フルカリック2号輸液[1003mL] ・ポタコールR輸液[500mL]

※1 残存率90%以上→90%未満(8hr→24hr)，外観変化なし(24hr)，8hr以内の投与であれば配合可．

ジピリダモール静注液10mg「日医工」インタビューフォーム（2016年7月改訂）

ジフルカン ［フルコナゾール］（ファイザー）

静注液：50mg/50mL/V, 100mg/50mL/V, 200mg/100mL/V
分類 抗真菌薬（アゾール系抗真菌薬）

［pH変動スケール］（山口東京理科大学実験データ）

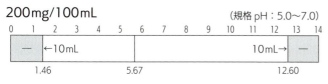

注意事項

DEHP・PVC	フィルター	閉鎖システム
―	―	―

調剤時の注意
本剤は生食液に溶解してあるため，注射用アムホテリシンBと併用すると白濁を生じるので混注を避けること．

［配合変化データ（文献に基づく判定）］

本品規格	配合不可		
200mg/100mL	ファンギゾン注射用 [1A]		黄沈（直後）

本品規格	配合可		
200mg/100mL	・5-FU注 [1A] ・大塚糖液5% [1ボトル] ・アクチット輸液 [1ボトル] ・アクラシノン注射用 [1A] ・アザクタム注射用 [1g/1A] ・アタラックス-P注射液 [1A] ・アドリアシン注用 [1A] ・アミカシン硫酸塩注射液「日医工」[1A] ・アミサリン注 [1A] ・アリナミンF50注 [1A] ・アリナミンF注 [1A] ・イオパミロン注370 [1A] ・イソビスト注240 [1A] ・インデラル注射液2mg [1A] ・ヴィーンD輸液 [1ボトル] ・エクザール注射用 [1A] ・注射用エフオーワイ [1A] ・オムニパーク180注 [1A] ・オムニパーク240注 [1A] ・オムニパーク300注 [1A] ・オンコビン注射用 [1A] ・カンワドール静注 [1A] ・ガスター注射液 [1A] ・強力ネオミノファーゲンシー静注 [1A] ・グリセオール注 [1ボトル] ・献血グロベニン-I静注用 [1A] ・サンディミュン点滴静注用 [1A] ・シオマリン静注用 [1g/1A] ・スミフェロン注 [300万IU/1A] ・スルペラゾン静注用1g [1A] ・生食液（大塚）[1ボトル]	・セフメタゾン静注用 [1g/1A] ・ソセゴン注射液 [30mg/1A] ・ゾビラックス点滴静注用 [1A] ・ソル・コーテフ静注用 [1A] ・ソルダクトン静注用200mg [1A] ・ソルデム3A輸液 [1ボトル] ・ダウノマイシン静注用 [1A] ・タガメット注射液 [200mg/1A] ・チエナム点滴静注用 [0.5g/1A] ・低分子デキストランL注 [1ボトル] ・低分子デキストラン糖注 [1ボトル] ・トブラシン注 [1A] ・ナイクリン注射液 [20mg/1A] ・ネオラミン・スリービー液（静注用）[1A] ・ノバントロン注 [1A] ・ノルアドレナリン注 [1A] ・水溶性ハイドロコートン注射液 [1A] ・パニマイシン注射液 [1A] ・パントール注射液 [250mg/1A] ・光糖液10% [1ボトル] ・注射用ピクシリンS1000 [1A] ・ピクシリン注射用 [1A] ・ビソルボン注 [1A] ・ビタメジン静注用 [1A] ・ピドキサール注 [1A] ・ヒドロコルチゾンコハク酸エステルNa静注用 [500mg/1A] ・ピノルビン注射用 [1A] ・注射用フィルデシン [1A] ・フェジン静注 [1A] ・フエロン注射用 [1A]	・注射用フサン [1A] ・ブスコパン注 [1A] ・フラビタン注射液 [10mg/1A] ・フラビタン注射液 [20mg/1A] ・プリンペラン注射液 [1A] ・フルマリン静注用 [1g/1A] ・ブレオ注用 [1A] ・水溶性プレドニン20mg [1A] ・プロスタルモン・F注射液1000 [1A] ・フロリードF注 [1A] ・ベストコール静注用 [1g/1A] ・献血ベニロン-I静注用 [1A] ・ペルサンチン注射液 [1A] ・ペントシリン注射用2g [1A] ・ホスミシンS静注用 [1A] ・ポタコールR輸液 [1ボトル] ・ホリゾン注射液10mg [1A] ・マイトマイシン注用 [1A] ・マンニットールS注射液 [1ボトル] ・ミノマイシン点滴静注用 [1A] ・ミラクリッド注射液 [1A] ・注射用メソトレキセート [5mg/1A] ・メチコバール注射液 [500μg/1A] ・ラクテック注 [1ボトル] ・ラクトリンゲルS注「フソー」[1ボトル] ・ラシックス注 [1A] ・ラステット注 [1A] ・リンゲル液 [1ボトル] ・リンデロン注 [1A] ・レペタン注 [1A] ・ロセフィン静注用 [1g/1A] ・ワゴスチグミン注 [0.5mg/1A]

・いずれも24hrまで残存率の数値データはないが，IFでは変化なしと記載されている，外観変化なし（24hr）．

ジフルカン静注液200mgインタビューフォーム（2020年9月改訂）
山口東京理科大学実験データ

ジプレキサ ［オランザピン］（日本イーライリリー）

筋注用：10mg/V
分類 抗精神病薬

［pH変動スケール］

- 規格pH：5.3〜5.9
- pH変動試験のデータなし

注意事項

DEHP・PVC	フィルター	閉鎖システム
―	―	―

調剤時の注意

本剤は注射用水で溶解する．ジアゼパムの注射剤と混合すると沈殿が起こるため混合しないこと．ハロペリドールの注射剤と混合するとpHが低下し本剤が分解されるため混合しないこと．

［配合変化データ（文献に基づく判定）］

- 配合容量は不明．

配合不可	
ジアゼパム	沈殿
ハロペリドール	pHが低下し本剤が分解される
プロメタジン	混濁

配合可

- ビペリデン ※1

※1　残存率データなし，外観およびpHに変化なし．

ジプレキサ筋注用10mgインタビューフォーム（2020年2月改訂）

シプロキサン　[シプロフロキサシン]（バイエル薬品）

注：200mg/100mL/バッグ，400mg/200mL/バッグ

分類 抗菌薬（キノロン系抗菌薬）

[pH変動スケール]

200mg（原液）　　　　　　　　　　　（規格pH：3.9〜4.5）

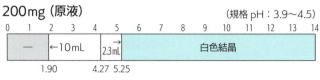

200mg（希釈液）　　　　　　　　　　（規格pH：3.9〜4.5）

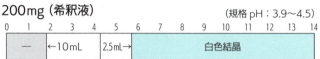

注意事項

DEHP・PVC	フィルター	閉鎖システム
—	—	—

調剤時の注意

原則として，点滴静注に際しては，生食液，ブドウ糖注射液または補液で希釈すること．とくにアルカリ性の溶液と配合しないこと（本剤のpHは3.9〜4.5の範囲である）．

[配合変化データ（文献に基づく判定）]

本品容量	配合不可		
200mg/100mL	5-FU注 [5mL]	62.0%(直後), 白色沈殿(直後)	
	アミパレン輸液 [100mL]	22.6%(24hr), 白色沈殿(1hr)	
	スルペラゾン静注用 [1g/生食液10mL]	87.4%(直後), 白色沈殿(直後)	
	ソルダクトン静注用 [200mg/生食液5mL]	45.2%(直後), 白色沈殿(直後)	
	ネオフィリン注250mg [10mL]	24.2%(直後), 白色沈殿(直後)	
	パンスポリン静注用 [1g/生食液10mL]	76.5%(3hr), 白色沈殿(1hr)	
	ビスラーゼ注射液 [10mg/1mL]	黄色沈殿(直後)	
	ファンギゾン注射用 [50mg/生食液10mL]	黄色沈殿(直後)	
	フォリアミン注射液 [1mL]	黄色沈殿(直後)	
	フラグミン静注 [5000単位/5mL＋生食液]	72.6%(直後), 白濁沈殿(直後)	
	ヘパリンナトリウム注N1万単位「AY」 [5千単位/5mL]	75.0%(直後), 白色沈殿(直後)	
	ホスミシンS静注用 [1g/生食液10mL]	9.5%(直後), 白色沈殿(直後)	
	ラシックス注 [20mg/2mL]	白色沈殿(24hr)	
300mg/150mL	1%ディプリバン注 [20mL/生食液100mL]	白色懸濁(直後)	
	アミゼットB輸液 [100mL]	結晶析出(3hr)	
	アミゼットB輸液 [200mL]	結晶析出(3hr)	
	アミニック輸液 [100mL]	83.4%(直後), 白色沈殿(直後)	
	アミニック輸液 [300mL]	白色沈殿(3hr)	
	アミパレン輸液 [100mL]	白色沈殿(1hr)	
	アミパレン輸液 [200mL]	白色沈殿(3hr)	
	アムビゾーム点滴静注用 [50mg/注射用水12mL] ＋5%ブドウ糖液 [100mL]	黄色懸濁(直後)	
	アレビアチン注250mg [5mL/生食液100mL]	43.7%(直後), 結晶析出(直後)	
	ヴィーンF輸液 [100mL]	わずかに白色　針状浮遊物(24hr)	
	注射用エラスポール [100mg/生食液100mL]	99.9%(24hr), わずかに白色析出物(直後)	
	オメプラール注用 [20mg/生食液20mL]＋生食液 [100mL]	微黄色澄明→微褐色の濁り(3hr→24hr)	
	オルガラン静注1250単位 [1mL/生食液100mL]	83.5%(直後), 結晶析出(直後)	
	キドミン輸液 [100mL]	白色沈殿(1hr)	
	キドミン輸液 [300mL]	白色沈殿(1hr)	
	強力ネオミノファーゲンシー静注 [20mL/生食液100mL]	白色沈殿(直後)	
	ゾシン静注用 [4.5g/生食液100mL]	超微量の結晶析出(3hr)	

ゾビラックス点滴静注用 [250mL/生食液10mL]＋生食液 [100mL]	22.7%(直後), 白色沈殿(直後)
ソル・コーテフ静注用 [500mg/溶解液4mL]＋生食液 [100mL]	白色沈殿(24hr)
注射用タゴシッド [200mg/生食液5mL]＋生食液 [100mL]	白色懸濁(直後)
ダラシンS注射液 [300mg/2mL/生食液100mL]	白色沈殿(3hr)
ツインパル輸液 [100mL]	結晶析出(3hr)
ネオアミユー輸液 [100mL]	白色沈殿(1hr)
ネオアミユー輸液 [200mL]	白色沈殿(1hr)
水溶性ハイドロコートン注射液 [500mg/10mL/生食液100mL]	白色沈殿(直後)
パレセーフ輸液 [100mL]	微量の結晶析出(3hr)
パレセーフ輸液 [500mL]	超微量の結晶析出(3hr)
ビーフリード輸液 [100mL]	わずかに結晶析出(3hr)
ビカーボン輸液 [100mL]	58.8%(直後), 結晶析出(直後)
ビカーボン輸液 [500mL]	結晶析出(3hr)
ファーストシン静注用 [1g/生食液20mL]＋生食液 [100mL]	白色沈殿(3hr)
ファンガード点滴用 [50mg/生食液100mL]	白濁沈殿(直後)
ファンギゾン注射用 [50mg/5%ブドウ糖液10mL]＋5%ブドウ糖液 [500mL]	黄色の濁り(直後)
フラグミン静注5000単位 [5mL/生食液100mL]	83.0%(直後), 白濁沈殿(直後)
プロジフ静注液 [2.5mL/生食液100mL]	結晶析出(1hr)
プロテアミン12注射液 [100mL]	白色沈殿(24)
メイロン静注7% [50mL]	白色沈殿(1hr)
メロペン点滴用 [0.5g/生食液10mL]＋生食液 [100mL]	白色沈殿(直後)
モリプロンF輸液 [100mL]	白色沈殿(3hr)
モリプロンF輸液 [200mL]	白色沈殿(24hr)
モリヘパミン点滴静注 [100mL]	白色沈殿(直後)
モリヘパミン点滴静注 [500mL]	白色沈殿(3hr)
ユナシン−S静注用 [1.5g/生食液10mL]＋生食液 [100mL]	71.7%(直後), 白色沈殿(直後)
ロセフィン静注用 [1g/生食液10mL]＋生食液 [100mL]	白色懸濁(直後)

配合可

- ❷ K.C.L.点滴液15% [20mL/生食液100mL]
- ❶❷ KN3号輸液 [100mL]
- ❷ KN3号輸液 [200mL]
- ❷ KNMG3号輸液 [100mL]
- ❷ KNMG3号輸液 [200mL]
- ❶❷ アクチット輸液 [100mL]
- ❷ アクチット輸液 [200mL]
- ❷ アクラシノン注射用 [20mg/生食液10mL] ＋生食液 [100mL]
- ❶ アザクタム注射用 [1g/生食液10mL] ＋生食液 [100mL]
- ❷ アスパラカリウム注 [10mEq/10mL/生食液100mL]
- ❶ アドナ注 (静脈用) [0.5%50mg/10mL]
- ❷ アドナ注 (静脈用) [50mg/10mL/生食液100mL]
- ❷ アドリアシン注用 [10mg/生食液1mL] ＋生食液 [100mL]
- ❶ アミカシン硫酸塩注射液「日医工」 [200mg/2mL]
- ❷ アミカシン硫酸塩注射液「日医工」 [200mg/生食液2mL]＋生食液 [100mL]
- ❶❷ アミノレバン点滴静注 [100mL]
- ❷ アミノレバン点滴静注 [200mL]
- ❷ アラセナ−A点滴静注用 [300mg/生食液500mL]
- ❶ アリナミンF50注 [20mL]
- ❶ イノバン注 [100mg/5mL]
- ❷ インデラル注射液 [2mg/2mL/生食液100mL]
- ❷ ヴィーン3G輸液 [100mL]
- ❷ ヴィーン3G輸液 [500mL]
- ❷ ヴィーンD輸液 [100mL]
- ❷ ヴィーンD輸液 [500mL]
- ❷ ヴィーンF輸液 [500mL]
- ❶ 献血ヴェノグロブリンIH5％静注 [2.5g/50mL]
- ❶ ウロナーゼ静注用 [6万単位/1V生食液10mL]
- ❶ エクサシン注射液200 [2mL]
- ❷ エリスロシン点滴静注用 [0.5g/注射用水10mL] ＋生食液 [100mL]
- ❷ エレメンミック注 [2mL/生食液100mL]
- ❷ 注射用エンドキサン [100mg/注射用水5mL] ＋生食液 [100mL]
- ❶ オーツカMV注 [1セット]
- ❷ 大塚食塩注10% [20mL/生食液100mL]
- ❶❷ 大塚生食注 [100mL]
- ❶❷ 大塚糖液5% [100mL]
- ❷ 大塚糖液50% [100mL]
- ❷ 大塚糖液50% [500mL]
- ❷ オメガシン点滴用 [0.3g/生食液100mL]
- ❷ オンコビン注射用 [1mg/生食液10mL] ＋生食液 [100mL]
- ❶ ガスター注射液 [20mg/生食液5mL]
- ❷ ガスター注射液 [20mg/生食液20mL]
- ❷ カルチコール注射液8.5% [5mL/生食液100mL]
- ❶ カルベニン点滴用 [0.5g/生食液10mL]
- ❷ 静注用キシロカイン2% [5mL/生食液100mL]
- ❷ 強力ネオミノファーゲンシー静注 [5mL/生食液100mL]
- ❷ キリット注5% [100mL]
- ❷ キリット注5% [300mL]
- ❷ キロサイド注 [20mg/1mL/生食液100mL]
- ❷ キロサイド注 [60mg/3mL/生食液100mL]
- ❷ キロサイド注 [200mg/10mL/生食液100mL]
- ❷ グラン注射液75 [0.3mL]
- ❷ グリセオール注 [100mL]
- ❷ グリセオール注 [200mL]
- ❶ ケイツーN静注 [10mg/1mL]
- ❶ ゲンタシン注40 [1mL]
- ❷ コアテック注 [5mg/5mL/生食液100mL]
- ❷ ザイボックス注射液 [600mg/300mL]
- ❶❷ サヴィオゾール輸液 [100mL]
- ❷ サヴィオゾール輸液 [500mL]
- ❷ サンディミュン点滴静注用 [5mL/生食液100mL]
- ❷ サンリズム注射液 [5mL/生食液100mL]
- ❷ シオマリン静注用 [1g/生食液10mL] ＋生食液 [100mL]
- ❶ ジギラノゲン注 [0.4mg/2mL]
- ❷ ジゴシン注 [0.25mg/1mL/生食液100mL]
- ❶ ジフルカン静注液 [100mg/50mL]
- ❷ セファメジンα注用 [1g/生食液10mL]＋生食液 [100mL]
- ❷ セファランチン注10mg [2mL/生食液100mL]
- ❶ セフメタゾン静注用 [1g/生食液10mL]
- ❷ セレネース注 [5mg/1mL/生食液100mL]
- ❷ ソリタ−T1号輸液 [100mL]
- ❷ ソリタ−T1号輸液 [500mL]
- ❶❷ ソリタ−T3号輸液 [100mL]
- ❷ ソリタ−T3号輸液 [200mL]
- ❷ ソリタ−T4号輸液 [100mL]
- ❷ ソリタ−T4号輸液 [500mL]

シプロ

❷ ソルデム3A輸液[100mL]
❷ ソルデム3A輸液[200mL]
❶ ソル・メドロール静注用40mg[1V/生食液10mL]
❷ ソルラクト輸液[100mL]
❷ ソルラクト輸液[250mL]
❷ ダウノマイシン静注用[20mg/生食液10mL] +生食液[100mL]
❶ タガメット注射液[200mg/2mL]
❷ チエナム点滴静注用[0.5g/生食液100mL] ※1
❷ ツインパル輸液[1000mL]
❶ 低分子デキストランL注[100mL]
❷ ドブトレックスキット点滴静注用[600mg/200mL/生食液100mL]
❶ ドブトレックス注射液[100mg/5mL]
❷ ドプラム注射液[20mL/生食液100mL]
❷ ドプラム注射液400mg[20mL/生食液100mL]
❶ トランサミン注5%[5mL]
❷ トリフリード輸液[100mL]
❷ トリフリード輸液[500mL]
❶ ナイクリン注射液[20mg/1mL]
❷ ネオパレン1号輸液[100mL]
❷ ネオパレン1号輸液[1000mL]
❷ ネオパレン2号輸液[100mL]
❷ ネオパレン2号輸液[1000mL]
❶ ネオラミン・スリービー液(静注用)[10mL]
❶ ノイトロジン注[100μg/1mL]
❷ ノイロトロピン注射液[1.2単位/1mL/生食液100mL]
❷ ノイロトロピン注射液[3.6単位/3mL/生食液100mL]
❷ ノルアドリナリン注[1mg/1mL/生食液100mL]
❷ ハイカリックRF輸液[100mL]
❷ ハイカリックRF輸液[500mL]
❶❷ ハイカリック液-1号[100mL]
❷ ハイカリック液-1号[700mL]
❶❷ ハイカリック液-2号[100mL]
❷ ハイカリック液-2号[700mL]
❷ パニマイシン注射液[100mg/2mL/生食液100mL]
❶ ハベカシン注射液[100mg/2mL]
❶❷ ハルトマン輸液pH8「NP」[100mL]
❷ ハルトマン輸液pH8「NP」[500mL]

❶ 塩酸バンコマイシン点滴静注用[0.5g/生食液10mL]
❷ 塩酸バンコマイシン点滴静注用[0.5g/生食液10mL]+生食液[100mL]
❶ パントシン注10%[2mL]
❷ パントシン注10%[200mg/生食液100mL]
❶ パントール注射液[100mg/1mL]
❷ パントール注射液[100mg/生食液100mL]
❶ ハンプ注射用[1000μg/注射用水10mL]+生食液[100mL]
❷ ピーエヌツイン-1号輸液[100mL]
❷ ピーエヌツイン-2号輸液[100mL]
❷ ピーエヌツイン-3号輸液[100mL]
❶ ビソルボン注[4mg/2mL]
❷ ビタジェクト注キット[2筒1キット/生食液100mL]
❷ ビタメジン静注用[1V/生食液5mL]
❷ ビーフリード輸液[1000mL]
❷ ヒューマリンR注100単位/mL[100単位/生食液100mL]
❷ フィジオ35輸液[100mL]
❷ フィジオ35輸液[500mL]
❷ フィジオ140輸液[100mL]
❷ フィジオ140輸液[500mL]
❶❷ フィジオゾール3号輸液[100mL]
❷ フィジオゾール3号輸液[500mL]
❷ フィニバックス点滴静注用[0.25g/生食液100mL]
❷ ブイフェンド静注用[200mg/注射用水19mL]+生食液[100mL]
❶ 注射用フサン10[1V/生食液10mL]
❷ ブスコパン注[20mg/1mL/生食液100mL]
❶❷ プラスアミノ輸液[100mL]
❷ プラスアミノ輸液[200mL]
❷ フラビタン注射液[20mg/生食液100mL]
❶ プリンペラン注射液10mg[2mL]
❷ フルカリック1号輸液[100mL]
❷ フルカリック1号輸液[903mL]
❷ フルカリック2号輸液[100mL]
❷ フルカリック2号輸液[1003mL]
❷ フルカリック3号輸液[100mL]
❷ フルカリック3号輸液[1103mL]
❷ フルマリン静注用[1g/生食液10mL]

❷ フルマリン静注用[1g/生食液10mL]+生食液[100mL]
❷ フレスミンS注射液[1000μg/1mL]
❷ 水溶性プレドニン[20mg/生食液2mL]+生食液[100mL]
❷ プログラフ注射液[5mg/1mL/生食液100mL]
❷ プロジフ静注液[1.25mg/生食液100mL]
❷ プロテアミン12注射液[200mL]
❷ フロリードF注[200mg/20mL/生食液100mL]
❷ ペルサンチン注射液10mg[2mL/生食液100mL]
❶ ペントシリン注射用[1g/生食液10mL]
❷ ボスミン注[1mL/生食液100mL]
❷ ポタコールR輸液[100mL]
❷ ポタコールR輸液[500mL]
❷ マルタミン注射用[1V/注射用水5mL]
❶❷ マルトス輸液10%[100mL]
❷ マルトス輸液10%[250mL]
❷ マンニットールS注射液[100mL]
❷ マンニットールS注射液[300mL]
❶ ミノマイシン点滴静注用[100mg/生食液10mL]
❷ ミラクリッド注射液[25000単位/1V/生食液10mL]+生食液[100mL]
❷ メイセリン静注用[1g/生食液20mL]+生食液[100mL]
❷ メキシチール点滴静注[125mg/5mL/生食液100mL]
❶ メタボリンG注射液[10mg/1mL]
❶ メチコバール注射液[500μg/1mL]
❶❷ ラクテックG輸液[100mL]
❷ ラクテックG輸液[250mL]
❶❷ ラクテック注[100mL]
❷ ラクテック注[250mL]
❷ ラクテック注[500mL]
❷ リスモダンP静注[50mg/5mL/生食液100mL]
❷ リンゲル液「オーツカ」[100mL]
❷ リンゲル液「オーツカ」[500mL]
❷ リンコシン注射液[600mg/2mL/生食液100mL]
❶ リンデロン懸濁注[0.5mL/生食液100mL]
❷ ロイコボリン注[3mg/1mL/生食液100mL]

本品容量: ❶ 200mg/100mL, ❷ 300mg/150mL

※1 　残存率90%以上(24hr),3hr以降色調変化が現れる,3hr以内の投与であれば配合可.

📄 シプロキサン注200mgシプロキサン注400mgインタビューフォーム (2019年9月改訂)
　シプロキサン注400mgインタビューフォーム (2021年6月改訂)

シベクトロ [テジゾリドリン酸エステル] (MSD)

点滴静注用：200mg/V

分類 抗菌薬（オキサゾリジノン系抗菌薬）

[pH変動スケール]

- 規格pH：7.1〜7.2
- pH変動試験のデータなし

⚠️ 注意事項

DEHP・PVC	フィルター	閉鎖システム
―	―	―

[配合変化データ（文献に基づく判定）]

- 配合容量は不明.
- 「配合不可」「配合可」いずれも IF では目視検査, 濁度, pH により検討し, 変化があったものを「不適合」, 変化がなかったものを「適合性あり」と記載している（薬剤は必要に応じて生食液で希釈）.

配合不可

エスモロール塩酸塩 [1:1で配合]	沈殿(直後)
塩化カルシウム [1:1で配合]	沈殿(直後)
カスポファンギン酢酸塩 [1:1で配合]	沈殿(直後)
グルコン酸カルシウム [1:1で配合]	沈殿(直後)
ゲンタマイシン [1:1で配合]	沈殿(直後)
シクロスポリン [1:1で配合]	濁度減少(直後)
ジフェンヒドラミン塩酸塩 [1:1で配合]	濁度増加(2hr)
ドキシサイクリン [1:1で配合]	濁度増加(直後)
ドブタミン [1:1で配合]	沈殿(直後)
トブラマイシン [1:1で配合]	沈殿(直後)
ニカルジピン塩酸塩 [1:1で配合]	沈殿(直後)
ヒトアルブミン [1:1で配合]	濁度増加(直後)
フェニトインナトリウム [1:1で配合]	沈殿(直後)
注射用ペニシリンGカリウム [1:1で配合]	濁度減少(直後)
硫酸マグネシウム [1:1で配合]	沈殿(直後)

配合可

- 20%マンニットール注射液[1:1で配合]
- アジスロマイシン[1:1で配合]
- アズトレオナム[1:1で配合]
- アミオダロン塩酸塩注[1:1で配合]
- アミカシン[1:1で配合]
- アンピシリンナトリウム/スルバクタムナトリウム[1:1で配合]
- イミペネム/シラスタチン[1:1で配合]
- エソメプラゾール[1:1で配合]
- 塩化カリウム[1:1で配合]
- オンダンセトロン塩酸塩[1:1で配合]
- コリスチメタン酸（コリスチン）[1:1で配合]
- ジゴキシン[1:1で配合]
- シプロフロキサシン[1:1で配合]
- ジルチアゼム塩酸塩[1:1で配合]
- セファゾリン[1:1で配合]
- セフェピム塩酸塩[1:1で配合]
- セフタジジム静注用[1:1で配合]
- セフトリアキソン静注用[1:1で配合]
- タクロリムス[1:1で配合]
- タゾバクタム/セフトロザン[1:1で配合]
- タゾバクタム/ピペラシリン[1:1で配合]
- ダプトマイシン[1:1で配合]
- 炭酸水素ナトリウム[1:1で配合]
- チゲサイクリン[1:1で配合]
- デキサメタゾンリン酸エステルナトリウム[1:1で配合]
- デクスメデトミジン[1:1で配合]
- ドリペネム[1:1で配合]
- ナロキソン塩酸塩[1:1で配合]
- ニトログリセリン[1:1で配合]
- ノルエピネフリン[1:1で配合]
- バソプレシン[1:1で配合]
- バンコマイシン塩酸塩[1:1で配合]
- ヒドロコルチゾンコハク酸エステルナトリウム[1:1で配合]
- ヒドロモルフォン塩酸塩[1:1で配合]
- ファモチジン[1:1で配合]
- フェニレフリン塩酸塩[1:1で配合]
- フェンタニル注射液[1:1で配合]
- フロセミド[1:1で配合]
- ペチジン塩酸塩[1:1で配合]
- ヘパリンナトリウム注[1:1で配合]
- ホスフェニトインナトリウム水和物[1:1で配合]
- ミカファンギンナトリウム[1:1で配合]
- ミダゾラム[1:1で配合]
- ミルリノン[1:1で配合]
- メスナ[1:1で配合]
- メチルプレドニゾロンコハク酸エステルナトリウム[1:1で配合]
- メトクロプラミド[1:1で配合]
- メトロニダゾール[1:1で配合]
- メロペネム点滴静注用[1:1で配合]
- モルヒネ硫酸塩水和物[1:1で配合]
- リドカイン塩酸塩[1:1で配合]
- リン酸カリウム[1:1で配合]
- リン酸ナトリウム[1:1で配合]
- レボフロキサシン[1:1で配合]
- ロクロニウム臭化物[1:1で配合]
- ロラゼパム[1:1で配合]

- 残存率データはないが, 側管投与を想定し混合後2hrまで観察した結果, 外観変化なし, 2hr以内の投与であれば配合可とした.

📄 シベクトロ点滴静注用インタビューフォーム（2021年7月改訂）
Ghazi I, et al：Am J Health Syst Pharm 2016;73:1769-1776.

シベノ

シベノール [シベンゾリンコハク酸塩] (トーアエイヨー)

静注：70mg/5mL/A

分類 不整脈治療薬（Naチャネル遮断薬・クラスⅠa群）

［pH変動スケール］(山口東京理科大学実験データ)

70mg/5mL

（規格pH：5.0〜6.0）

0	1	2	3	4	5	6	7	8	9	10	11	12	13	14

—	←10mL		2.0mL→	白濁

1.79　　　　5.56　　　　10.09

注意事項

DEHP・PVC	フィルター	閉鎖システム
—	—	—

［配合変化データ（文献に基づく判定）］

配合可

- アミサリン注[1:1で配合]
- インデラル注射液[1:1で配合]
- 大塚糖液50%[1:1で配合]
- ソルラクトD輸液[1:1で配合]
- 低分子デキストランL注[1:1で配合]
- ポタコールR輸液[1:1で配合]
- ラクテックG輸液[1:1で配合]

- 配合容量は不明.

シベノール静注70mgインタビューフォーム（2019年7月改訂）
山口東京理科大学実験データ

シ

167

シムレクト [バシリキシマブ] (ノバルティスファーマ)

静注用：20mg/V

分類 免疫抑制薬

[pH変動スケール]

- 規格pH：5.7〜6.3
- pH変動試験のデータなし

⚠️ 注意事項

DEHP・PVC	フィルター	閉鎖システム
―	―	―

[配合変化データ (文献に基づく判定)]

本品規格	配合可	
20mg/ 注射用水5mL	・大塚生食注[50mL] ・大塚生食注[100mL]	・大塚糖液[50mL] ・大塚糖液[100mL]

- 2hrまでしか観察していないが，残存率，外観ともに変化なし，2hr以内の投与であれば配合可.

📄 シムレクト静注用インタビューフォーム (2021年8月改訂)

シメチジン「NP」 [シメチジン]（ニプロ）

注：200mg/2mL/A
分類 H₂受容体拮抗薬

[pH変動スケール]

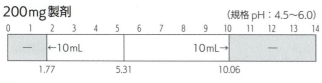

（規格 pH：4.5〜6.0）

シメチジン注200mg「NP」インタビューフォーム（2016年5月改訂）

⚠ 注意事項

DEHP・PVC	フィルター	閉鎖システム
―	―	―

シンビット　[ニフェカラント塩酸塩]（トーアエイヨー）

静注用：50mg/V

分類 不整脈治療薬（クラスⅢ群）

［pH変動スケール］（山口東京理科大学実験データ）

50mg/生食液10mL　　　（規格pH：4.0～5.5）

0	1	2	3	4	5	6	7	8	9	10	11	12	13	14

| — | ←10mL | | 0.5mL→ | | 白濁 | |

1.35　　　　　4.53　　　6.97

注意事項

DEHP・PVC	フィルター	閉鎖システム
—	—	—

調剤時の注意

できるだけ低濃度（1mg/1mL）での使用が望ましい.

［配合変化データ（文献に基づく判定）］

・各注射剤と容量比1：1で配合.

本品濃度	配合不可	
2mg/1mLに調製 （5%ブドウ糖液）	アデホス-Lコーワ注40mg	結晶析出(3hr)
	イノバン注100mg [0.8mg/1mLに調製 (5%ブドウ糖注射液)]	含量低下（測定結果なし)(3hr)
	ヴィーンF輸液	結晶析出(3hr)
	静注用キシロカイン2%	結晶析出(48hr)
	セルシン注射液10mg	白濁(直後)
	ソルダクトン静注用100mg [10mg/1mLに調製 (注射用水，生食液，5%ブドウ糖液)]	結晶析出(直後)
	ドパミン塩酸塩点滴静注液600mgバッグ「NIG」	含量低下（測定結果なし)(3hr)
	ニコリン注射液250mg	結晶析出(24hr)
	ニコリン注射液500mg	結晶析出(8hr)
	プロテアミン12注射液	結晶析出(8hr)
	メイロン静注7%	結晶析出(直後)
	メイロン静注8.4%	結晶析出(直後)
	ラシックス注100mg	白濁(直後)
	ラボナール注射用 [0.3g/注射用水12mLで調製]	結晶析出(直後)
2mg/1mLに調製 （生食液）	アデホス-Lコーワ注40mg	結晶析出(3hr)
	イノバン注100mg [0.8mg/1mLに調製 (5%ブドウ糖注射液)]	含量低下（測定結果なし)(3hr)
	ヴィーンF輸液	結晶析出(3hr)
	静注用キシロカイン2%	結晶析出(24hr)
	セルシン注射液10mg	白濁(直後)
	ソルダクトン静注用100mg [10mg/1mLに調製 (注射用水，生食液，5%ブドウ糖液)]	結晶析出(直後)
	タンボコール静注50mg	結晶析出(直後)
	ドパミン塩酸塩点滴静注液600mgバッグ「NIG」	含量低下（測定結果なし)(3hr)
	ニコリン注射液250mg	結晶析出(8hr)
	ニコリン注射液500mg	結晶析出(24hr)
	プロテアミン12注射液	結晶析出(8hr)
	メイロン静注7%	結晶析出(直後)
	メイロン静注8.4%	結晶析出(直後)
	ラシックス注100mg	白濁(直後)
	ラボナール注射用 [0.3g/注射用水12mLで調製]	結晶析出(直後)
5mg/1mLに調製 （5%ブドウ糖液）	アデホス-Lコーワ注40mg	白濁(直後)
	ヴィーンF輸液	結晶析出(直後)
	静注用キシロカイン2%	結晶析出(3hr)

170

シンビ

シグマート注 [12mg/5%ブドウ糖液40mLで調製]	結晶析出(24hr)
シグマート注 [12mg/生食液40mLで調製]	結晶析出(24hr)
セルシン注射液10mg	白濁(直後)
ソルダクトン静注用100mg [10mg/1mLに調製(注射用水，生食液，5%ブドウ糖液)]	白濁(直後)
タンボコール静注50mg	結晶析出(3hr)
ニコリン注射液250mg	結晶析出(3hr)
ニコリン注射液500mg	結晶析出(3hr)
プロテアミン12注射液	結晶析出(3hr)
ヘパリンNa注1万単位	白濁(直後)
ヘパリンNa注5千単位	白濁(直後)
メイロン静注7%	白濁(直後)
メイロン静注8.4%	白濁(直後)
ラシックス注100mg	白濁(直後)
ラボナール注射用 [0.3g/注射用水12mLで調製]	白濁(直後)

5mg/1mLに調製(生食液)

アデホス-Lコーワ注40mg	白濁(直後)
ヴィーンF輸液	結晶析出(直後)
シグマート注 [12mg/生食液40mLで調製]	結晶析出(24hr)
静注用キシロカイン2%	結晶析出(3hr)
セルシン注射液10mg	白濁(直後)
ソルダクトン静注用100mg [10mg/1mLに調製(注射用水，生食液，5%ブドウ糖液)]	白濁(直後)
タンボコール静注50mg	結晶析出(直後)
ニコリン注射液250mg	結晶析出(3hr)
ニコリン注射液500mg	結晶析出(3hr)
プロテアミン12注射液	結晶析出(3hr)
メイロン静注7%	白濁(直後)
メイロン静注8.4%	白濁(直後)
ラシックス注100mg	白濁(直後)
ラボナール注射用 [0.3g/注射用水12mLで調製]	白濁(直後)

配合可

❶❷❸❹ 20%マンニットール注射液「YD」
❶❷❸❹ KN3号輸液
❶❷❸❹ アスパラカリウム注10mEq
[カリウムとして40mEq/Lに調製(注射用水，生食液，5%ブドウ糖液)]
❶❷❸❹ アトロピン硫酸塩注0.5mg「フソー」
❶❷❸❹ アミサリン注100mg
❶❷❸❹ アミサリン注200mg
❶❷❸❹ インデラル注射液2mg
❶❷❸❹ ヴィーンD輸液
❶❷❸❹ 注射用エフオーワイ500
[0.2mg/1mLに調製(5%ブドウ糖液，リンゲル液)]
❶❷❸❹ エホチール注1mg
❶❷❸❹ オノアクト点滴静注用50mg
[10mg/1mLに調製(溶解液不明)]
❶❷❸❹ コアテック注5mg
❶❷❸❹ ジギラノゲン注0.4mg
❶❷ シグマート注※1
[12mg/5%ブドウ糖液40mLで調製]
❹ シグマート注※2
[12mg/5%ブドウ糖液40mLで調製]
❶❷ シグマート注[12mg/生食液40mLで調製]※2
❶❷❸❹ ジゴシン注0.25mg

❶❷❸❹ シベノール静注70mg
❶❷❸❹ ソリタ-T3号G輸液
❶❷❸❹ ソリタ-T3号輸液
❶❷❸❹ ソリタ-T4号輸液
❶❷❸❹ ソルラクトD輸液
❶❷❸❹ ソルラクトS輸液
❶❷❸❹ ソルラクトTMR輸液
❶ タンボコール静注50mg
❶❷❸❹ ドブトレックスキット点滴静注200mg
❶❷❸❹ ドブトレックスキット点滴静注600mg
❶❷❸❹ ドブトレックス注射液100mg
❶❷❸❹ ドルミカム注射液10mg
❶❷❸❹ ニトロール注5mg
❶❷❸❹ ニトロール点滴静注50mgバッグ
❶❷❸❹ ハイカリック液-1号
❶❷❸❹ ハイカリック液-2号
❶❷❸❹ ハイカリック液-3号
❶❷❸❹ ピトレシン注射液20
[0.2バソプレシン単位/mLに調製(5%ブドウ糖液)]
❶❷❸❹ 注射用フサン50
[10mg/1mLに調製(5%ブドウ糖液)]
❶❷❸❹ プラスアミノ輸液

❶❷❹ ヘパリンNa注1万単位
❶❷❹ ヘパリンNa注5千単位
❶❷❸❹ ペルジピン注射用10mg
[0.2mg/1mLに調製(5%ブドウ糖液，生食液)]
❶❷❸❹ ヘルベッサー注射用50
[10mg/1mLに調製(5%ブドウ糖液，生食液)]
❶❷❸❹ ボスミン注1mg
❶❷❸❹ ポタコールR輸液
❶❷❸❹ 静注用マグネゾール20mL
❶❷❸❹ マンニットールS注射液
❶❷❸❹ ミラクリッド注射液2万5千単位
❶❷❸❹ ミラクリッド注射液5万単位
❶❷❸❹ ミラクリッド注射液10万単位
❶❷❸❹ ミリスロール注50mg/100mL
❶❷❸❹ ミルリーラ注射液10mg
❶❷❸❹ メキシチール点滴静注125mg
❶❷❸❹ ラクテックD輸液
❶❷❸❹ ラクテックG輸液
❶❷❸❹ ラクテック注
❶❷❸❹ リスモダンP静注50mg
❶❷❸❹ リンゲル液「オーツカ」
❶❷❸❹ ワソラン静注5mg

本品濃度：❶2mg/1mLに調製(5%ブドウ糖液)，❷2mg/1mLに調製(生食液)，❸5mg/1mLに調製(5%ブドウ糖液)，❹5mg/1mLに調製(生食液)

・いずれも残存率データなし．※1,2を除き7日後まで外観変化なし．
※1 6日後に結晶析出(24hr以内は外観変化なし).

※2 3日後に結晶析出 (24hr以内は外観変化なし).

シンビット静注用50mgインタビューフォーム (2017年1月改訂)
山口東京理科大学実験データ

ストレプトマイシン硫酸塩「明治」(Meiji Seikaファルマ)

[ストレプトマイシン硫酸塩] 注射用：1g/V

分類 抗菌薬（アミノグリコシド系抗菌薬）

[pH変動スケール]

1g/注射用水5mL　　　　　　　　　（規格pH：4.5〜7.0）

⚠ 注意事項

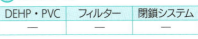

DEHP・PVC	フィルター	閉鎖システム
―	―	―

📄 ストレプトマイシン硫酸塩「明治」インタビューフォーム［2019年7月改訂（第8版）］

スルバシリン　[スルバクタムナトリウム・アンピシリンナトリウム]　(Meiji Seika ファルマ)

静注用：0.75g/V, 1.5g/V, 3g/V

分類　抗菌薬（β-ラクタマーゼ阻害薬配合ペニシリン系抗菌薬）

[pH変動スケール]

1.5g＋注射用水10mL＋生食液100mL　（規格 pH：8.0〜10.0）

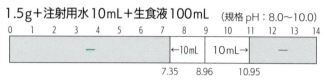

注意事項

DEHP・PVC	フィルター	閉鎖システム
—	—	—

[配合変化データ（文献に基づく判定）]

- 配合不可の残存率はアンピシリン（ABPC）とスルバクタム（SBT）の90％未満に低下したものを記載．

本品容量		配合不可
1.5g/注射用水10mL	5-FU注 [250mg/生食液100mL]	ABPC 89.3%(6hr)
	20％フルクトン注 [100mL]	SBT 87.3%(6hr), ABPC 84.1%(6hr), 淡黄色澄明(24hr)
	KN1号輸液 [100mL]	ABPC 88.6%(6hr)
	KN3号輸液 [100mL]	ABPC 87.4%(6hr)
	KN4号輸液 [100mL]	ABPC 83.8%(6hr)
	アミゼットB輸液 [100mL]	ABPC 76.7%(6hr)
	アミノレバン点滴静注 [100mL]	ABPC 62.1%(6hr)
	注射用エフオーワイ [500mg/生食液10mL]	白濁(直後)
	大塚糖液5% [100mL]	ABPC 88.7%(6hr)
	大塚糖液50% [100mL]	SBT 81.1%(6hr), ABPC 61.9%(6hr), 黄色澄明(24hr)
	ソリタ-T3号輸液 [100mL]	ABPC 87.0%(6hr)
	低分子デキストランL注 [100mL]	ABPC 84.7%(6hr)
	ネオパレン1号輸液 [100mL]	ABPC 71.4%(6hr)
	ネオフィリン注 [250mg/生食液100mL]	ABPC 77.6%(6hr)
	ハイカリック液-1号 [100mL]	ABPC 87.9%(6hr)
	ファンギゾン注射用 [50mg/5%ブドウ糖液100mL]	黄濁(3hr)
	フィジオゾール3号輸液 [100mL]	ABPC 83.6%(6hr)
	プロテアミン12注射液 [100mL]	ABPC 65.1%(6hr)
	ポタコールR輸液 [100mL]	ABPC 85.0%(6hr)
	マルトス輸液10% [100mL]	SBT 83.5%(6hr), ABPC 81.3%(6hr)
	モリプロンF輸液 [100mL]	ABPC 77.7%(6hr)
	ラクテックD輸液 [100mL]	ABPC 87.5%(6hr)
	ラクテックG輸液 [100mL]	ABPC 83.2%(6hr)
3g/注射用水20mL	EL-3号輸液 [100mL]	ABPC 88.7%(6hr)
	イノバン注 [50mg/生食液100mL]	ABPC 84.6%(6hr)
	ヴィーンD輸液 [100mL]	ABPC 86.7%(6hr)
	ペルジピン注射液 [25mg/生食液100mL]	白濁(直後)

配合可

- ❷ KCL補正液1mEq/mL ※1 [20mL/生食液100mL]
- ❶ アクチット輸液 [100mL] ※1
- ❶ アドナ注（静脈用）[100mg/生食液100mL]
- ❶ インデラル注射液 [2mg/生食液100mL]
- ❷ ヴィーンF輸液 [100mL]
- ❶ 注射用エンドキサン [500mg/生食液25mL]
- ❶ 大塚蒸留水 [100mL]
- ❶ 大塚生食注 [100mL]
- ❷ オザグレルNa点滴静注用 ※1 [80mg/生食液100mL]
- ❶ オメガシン点滴用 [0.3g/生食液20mL] ※2
- ❶ オンコビン注射用 [1mg/生食液10mL] ※2
- ❶ ガスター注射液 [20mg/生食液100mL]
- ❶ カルベニン点滴用 [0.5g/生食液10mL]
- ❶ キシリトール注5% [100mL] ※3
- ❶ 強力ネオミノファーゲンシー静注 ※1 [20mL/生食液100mL]
- ❶ クリニザルツ輸液 [100mL]
- ❶ ジフルカン静注液 [200mg/生食液100mL]
- ❷ ソルアセトF輸液 [100mL] ※1
- ❶ ソル・コーテフ静注用 [500mg/注射用水4mL]
- ❷ ソル・メドロール静注用 [500mg/注射用水8mL]
- ❶ タガメット注射液 [200mg/生食液100mL]
- ❶ ダラシンS注射液 [300mg/生食液100mL]
- ❶ チエナム点滴静注用 [0.5g/生食液10mL] ※1
- ❷ ドルミカム注射液 [10mg/生食液100mL]

スルバ

- ❷ 注射用ナファモスタット ※1 [10mg/注射用水1mL]
- ❶ ニコリン注射液 [500mg/生食液100mL] ※1
- ❷ ニトロール点滴静注 [100mL] ※1
- ❶ ハイカリック液-2号 [100mL] ※1
- ❶ ハベカシン注射液 [100mg/生食液10mL] ※1
- ❶ バンコマイシン塩酸塩点滴静注用0.5g ※1 [100mg/生食液10mL]
- ❷ ハンプ注射用 [1000μg/注射用水5mL] ※1
- ❶ ビタシミン注射液 [500mg/生食液100mL] ※4
- ❶ ビタメジン静注用 [1V/生食液20mL]

- ❷ ヒューマリンR注100単位/mL ※1 [100単位/生食液100mL]
- ❶ ブスコパン注 [20mg/生食液100mL]
- ❶ プリンペラン注射液 [10mg/生食液100mL]
- ❶ フルクトラクト注 [100mL] ※1
- ❶ 水溶性プレドニン [500mg/注射用水5mL]
- ❶ プロスタルモン・F注射液2000 [2mL/生食液100mL]
- ❷ 注射用ペニシリンGカリウム [100万単位/1V/注射用水10mL]
- ❶ ヘパリンNa注 [1万単位/生食液100mL] ※1

- ❶ ペントシリン注射用 [1g/注射用水5mL]
- ❶ ホスミシンS静注用 [2g/注射用水20mL]
- ❶ マイトマイシン注用 [2mg/注射用水5mL]
- ❶ ミノマイシン点滴静注用 ※5 [100mg/注射用水5mL]
- ❷ ミリスロール注 [25mg/生食液100mL] ※1
- ❶ メイロン静注8.4% [20mL/生食液100mL] ※1
- ❶ メロペン点滴用 [0.5g/生食液10mL]
- ❶ ラクテック注 [100mL] ※1
- ❶ ラシックス注 [20mg/生食液100mL] ※1
- ❶ リンデロン注(2%) [20mg/生食液100mL]

本品容量： ❶ 1.5g/注射用水10mL, ❷ 3g/注射用水20mL

※1　残存率90%以上→90%未満（6hr→24hr）（ABPC），外観変化なし（24hr），6hr以内の投与であれば配合可.

※2　残存率90%以上（24hr），微黄色澄明にわずかに着色（3hr）.

※3　残存率90%以上→90%未満（6hr→24hr）（ABPC，SBT），外観変化なし（24hr），6hr以内の投与であれば配合可.

※4　残存率90%以上→90%未満（6hr→24hr）（ABPC，SBT），微黄色澄明にわずかに着色（3hr），6hr以内の投与であれば配合可.

※5　残存率90%以上（24hr），24hr後に黄色澄明から黄褐色澄明にやや増色.

📄　スルバシリン静注用インタビューフォーム（2021年4月改訂）

セファゾリンNa「オーツカ」 [セファゾリンナトリウム]

点滴静注用1gバッグ：1g/100mL/キット　　　　　　　　　　　　　（大塚製薬工場）

分類 抗菌薬（セフェム系抗菌薬）

[pH変動スケール]

1g/100mL　　　　　　　　　　　（規格pH：4.5〜6.5）

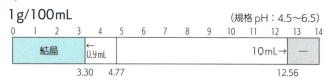

注意事項

DEHP・PVC	フィルター	閉鎖システム
―	―	―

[配合変化データ（文献に基づく判定）]

	配合不可
アミノ糖系抗生物質	混濁の可能性
ガベキサートメシル酸塩	混濁の可能性
シメチジン	混濁の可能性
ナファモスタットメシル酸塩	混濁の可能性
ファモチジン	混濁の可能性

・配合容量は不明．

　セファゾリンNa点滴静注用「オーツカ」インタビューフォーム（2021年1月改訂）

セファメジンα [セファゾリンナトリウム] (LTLファーマ)

点滴用キット：1g/バッグ, 2g/バッグ／注射用：0.25g/V, 0.5g/V, 1g/V, 2g/V／筋注用：0.25g/V, 0.5g/V

分類 抗菌薬（セフェム系抗菌薬）

[pH変動スケール]

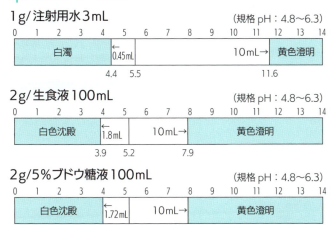

⚠ 注意事項

DEHP・PVC	フィルター	閉鎖システム
—	—	—

[配合変化データ（文献に基づく判定）]

本品容量		配合不可
0.5g	トブラシン注 [60mg/1.5mL]＋リドカイン塩酸塩注 [2mL]	白色沈殿(直後), セファメジンにリドカイン2mLで溶解したものにトブラシンを混合した場合
	ネオラミン・スリービー液（静注用）[10mL]	白色の塊(直後)
	ネオラミン・スリービー液（静注用）[20mL (2管)]	白色の塊(直後)
	注射用フサン [0.5mg/注射用水5mL]	白色沈殿(直後)
1g	大塚食塩注10％ [5mL]	白色ゲル状物質析出(直後)
	ゲンタシン注40 [40mg/1mL]＋リドカイン塩酸塩注 [3mL]	結晶析出(3hr), セファメジンにリドカイン3mLで溶解したものにゲンタシンを混合した場合
	ネオフィリン注 [250mg/10mL]＋生食液 [100mL]	88.0％(6hr), 微黄色澄明(6hr)
1g/生食液10mL	タガメット注射液 [200mg/2mL]	白濁・沈殿(1hr)
1g/生食液20mL	トブラシン注 [240mg/6mL (4管)]	白色沈殿(3hr), 条件次第で配合可となる場合もあるので「配合可」も要参照
1g/生食液100mL	アタラックス-P注射液 [50mg/1mL]	配合時白濁, 振り混ぜた後無色澄明
	パルクス注 [10μg/2mL]	配合剤自体が乳濁液のため配合後も外観変化の判定不能, 配合薬剤の添付文書に「本剤を輸液以外の他の薬剤と混和使用しないこと」の記載あり
1g/注射用水3mL	5-FU注 [250mg/5mL]	93％(3hr), 微黄色澄明(6hr)
	大塚食塩注10％ [5mL]	白色結晶(1hr)
1g/注射用水4mL	ゲンタシン注40 [40mg/1mL]	結晶析出(3hr), 条件次第で配合可となる場合もあるので「配合可」も要参照
1g/注射用水5mL	パム静注 [500mg/20mL]	白色結晶(直後)
1g/注射用水10mL	アドリアシン注用 [10mg/注射用水10mL]	混濁(2hr)
	ダウノマイシン静注用 [20mg/生食液10mL]	帯赤橙色混濁(直後)
	パニマイシン注射液 [100mg/注射用水2mL]	白色沈殿(直後)
1g/注射用水20mL	デポ・メドロール水懸注 [200mg/10mL (10管)]＋注射用水 [10mL]	白色の懸濁液, 配合薬剤の色と考えられるが, 外観変化が観察できず残存率データもないため配合不可とした
	ビソルボン注 [40mg/20mL (10管)]	白色沈殿(直後)

セファメジンα

2g	イントラリポス輸液10% [250mL]	白色不透明, 配合薬剤の色と考えられるが, 外観変化が観察できず残存率データもないため配合不可とした
	ヴィーンF輸液 [5mL]	結晶析出(6hr)
	パニマイシン注射液 [100mg]+大塚生食注 [100mL]	白色沈殿(直後)
	パニマイシン注射液 [100mg/生食液100mL]	99.1%(6hr), 白色沈殿(24hr)
2g/生食液25mL	ガスター注射液 [20mg/2mL]	白色物質析出(直後)
	タガメット注射液 [200mg/2mL]	白色沈殿(1hr)
2g/生食液100mL	パニマイシン注射液 [100mg]	99.5%(6hr), 白色沈殿(24hr)
2g/注射用水10mL	ネオフィリン注 [250mg/10mL]+アクチット輸液 [500mL]	残存率データなし, 24hrまで外観変化はないが, 輸液として生食液を用いた試験で残存率が6hr後90%未満となるため編者判断で配合不可とした

配合可

⑫ 5-FU注 [250mg/5mL] ※1
⑤ 20%フルクトン注 [100mL]
⑤ 20%マンニットール注射液「YD」[100mL]
⑭ アクチット輸液 [500mL]
⑤ アザクタム注射用 [1g] ※2 +大塚生食注 [100mL]
⑥⑨⑩ アスパラカリウム注 [1.712g/10mL]
⑭ アスパラカリウム注10mEq [1.712g/10mL] +ブドウ糖注5%PL「フソー」[20mL]
⑤ アドナ注(静脈用) [25mg/5mL]
⑪ アトロピン硫酸塩注「タナベ」※2 [0.5mg/1mL]
⑤ アミカシン硫酸塩注射液「日医工」※2 [200mg]+大塚生食注 [100mL]
⑭ アミノレバン点滴静注 [200mL]
⑭ アミパレン輸液 [200mL]
⑧ アリナミンF注 [50mg/20mL]
⑧ イノバン注 [200mg/10mL]
⑭ ヴィーンD輸液 [500mL]
⑤ ヴィーンF輸液 [5mL] ※2
⑤ ヴィーンF輸液 [500mL]
⑭ ヴィーンF輸液 [500mL] ※2
④ ウログラフイン注76% [20mL] ※2
⑫ エクザール注射用 [10mg/注射用水10mL]
⑱ エクサシン注射液 [200mg/2mL] ※2
⑤ 注射用エフオーワイ [100mg] ※2 +生食液 [500mL]
⑦ エルネオパNF1号輸液 [上室(692mL)・小室V(4mL)・小室T(4mL)・下室(300mL)]
⑫ 注射用エンドキサン [100mg/注射用水5mL]
⑨ 大塚塩カル注2% [20mL]
⑤ 大塚糖液10% [20mL] ※3
⑤ 大塚糖液20% [20mL] ※3
⑤ 大塚糖液50% [20mL] ※3
⑱ オルガドロン注射液 [1.9mg/0.5mL]
⑫ オンコビン注射用 [1mg/添付溶解液10mL]
⑱ ガスター注射液 [20mg/2mL]
⑧ 硫酸カナマイシン注射液「明治」[1g/4mL]
⑤ キシロカイン注射液1.5% [5mL]
⑧⑨ 強力ネオミノファーゲンシー静注 [20mL]
⑤ 強力ネオミノファーゲンシー静注 ※2 [20mL]
⑤ キリット注5% [100mL] ※2
⑫ キロサイド注 [20mg/1mL]
⑬ キロサイド注 [40mg/2mL] ※2
⑭ グリセオール注 [200mL]
⑫ ゲンタシン注10 [10mg/1mL]
⑱ ゲンタシン注10 [40mg/4mL(4管)] ※4
⑭ ゲンタシン注10 [40mg/4mL(4管)] ※4 +生食液 [100mL]
⑫ コスメゲン静注用 [0.5mg/注射用水10mL]
⑤ サヴィオゾール輸液 [500mL]
⑤ シーパラ注 [2mL]
⑧ シーパラ注
⑤ シオマリン静注用 [1g+大塚生食注 [100mL] ※2
⑤ ジギラノゲン注 [0.4mg]+生食液 [100mL] ※2

⑧ シグマート注 [12mg/生食液100mL]
⑨ ジゴシン注 [0.25mg/1mL]
⑤ 生食液 [10mL]
⑤ 生食液 [10mL]
② セファランチン注 [10mg/2mL]
⑤ セフメタゾン静注用 [1g] ※2 +大塚生食注 [100mL]
⑤ ソリタ-T1号輸液 [100mL]
⑭ ソリタ-T2号輸液 [200mL]
⑤ ソリタ-T3号G輸液 [250mL]
⑤ ソリタ-T3号輸液 [100mL]
⑭ ソリタ-T3号輸液 [200mL]
⑤ ソリタ-T4号輸液 [100mL]
⑭ ソリタ-T4号輸液 [200mL]
⑧ ソル・コーテフ注射用 [100mg/添付溶解液2mL]
⑦ ソルデム1輸液 [200mL]
⑤ ソルデム3A輸液 [200mL]
⑬ ソル・メドロール静注用 [1g/添付溶解液16mL]
⑤ ソルラクトD輸液 [250mL]
⑤ ソルラクトS輸液 [250mL]
⑤ ソルラクトTMR輸液 [250mL]
⑤ ソルラクト輸液 [250mL]
⑱ タガメット注射液 [200mg/2mL]
⑦ 注射用タゴシッド [200mg/生食液90mL]
⑧ タチオン注射用 [200mg/注射用水3mL]
⑩ タチオン注射用 [200mg/注射用水5mL]
⑧ ダラシンS注射液 [600mg/4mL]
⑭ チエナム点滴静注用 [0.5g] ※5 +大塚生食注 [200mL]
⑭ チエナム点滴静注用 [0.5g] ※6 +大塚生食注 [500mL]
⑰ チエナム点滴静注用 [0.5g/生食液90mL] ※5
⑫ 注射用蒸留水 [100mL]
⑭ 低分子デキストランL注 [250mL]
⑤ 低分子デキストラン糖注 [50mL]
⑨ デカドロン注射液 [3.3mg/1mL]
⑬ デカドロン注射液 [33mg/10mL] ※4 +注射用水 [10mL]
① ドグマチール筋注 [50mg/2mL] ※2 +リドカイン塩酸塩注 [2mL]
⑮⑯ トブラシン注 [60mg/1.5mL] ※7
⑱⑲ トブラシン注 [60mg/1.5mL] ※8
③ トランサミン注10% [1g/10mL] ※2
⑨ トランサミン注10% [250mg/2.5mL]
⑧ トリノシンS注射液 [20mg/2mL]
⑧ ドルミカム注射液 [10mg/2mL]
⑨ ナイクリン注射液 [20mg/1mL]
② ニコリン注射液 [10mg/2mL]
⑤ ネオパレン1号輸液 [上室(300mL)・小室(4mL)・下室(696mL)]
⑤ ネオパレン2号輸液 [上室(300mL)・小室(4mL)・下室(696mL)]
② ネオラミン・スリービー液(静注用) ※2 [20mL(2管)]
⑭ ハイカリック液-1号 [700mL]

⑭ ハイカリック液-2号 [700mL]
⑭ ハイカリック液-3号 [700mL]
⑤ ハルトマンD液「フソー」[250mL]
⑤ ハルトマン輸液「NP」[250mL]
⑦ 塩酸バンコマイシン点滴静注用 [500mg/生食液90mL]
⑤ パンスポリン静注用 [1g] ※2 +大塚生食注 [100mL]
⑥⑩ パントール注射液 [500mg/2mL]
⑭ ビーフリード輸液 [上室(150mL)・下室(350mL)]
⑧ ビカネイト輸液 [100mL]
⑧ ビカネイト輸液 [500mL]
② ビクシリン注射用 [0.25g]
④ ビクシリン注射用 [0.25g/注射用水5mL]
⑩ ビスラーゼ注射液 [20mg/2mL]
⑧ ビタジェクト注キット [A液(5mL)・B液(5mL)]
⑧⑨ ビタシミン注射液 [100mg/1mL]
④ ビタシミン注射液 [500mg/2mL] ※2
⑤ ビタメジン静注用 [1瓶]
⑤⑭ ビタメジン静注用 [1瓶] +ソリタ-T3号輸液 [200mL]
⑭ ビタメジン静注用 [1瓶] +ソリタ-T3号輸液 [500mL]
⑤ ビタメジン静注用 [1瓶] +ラクテック輸液 [100mL]
① ビタメジン静注用 [1瓶/注射用水20mL] ※2
⑪ ヒドロコルチゾンコハク酸エステルNa注射用「NIG」※2 [100mg/添付溶解液2mL]
⑬ ヒドロコルチゾンコハク酸エステルNa注射用「NIG」※4 [300mg/注射用水20mL]
⑭ ヒューマリンR注100単位/mL [1000単位/10mL]
⑧ ファンガード点滴用 [75mg/生食液10mL]
① ファンギゾン注射用 [50mg]+大塚糖液5% [250mL]
⑤ フィジオゾール3号輸液 [250mL]
⑩ フェジン静注 [40mg/2mL] ※2
① ブスコパン注 [20mg/1mL] ※2
⑤ ブドウ糖注5% [100mL]
① ブドウ糖注5%PL「フソー」[100mL] ※2
⑤ ブドウ糖注10% [100mL]
⑭ プラスアミノ輸液 [500mL]
⑧ フラビタン注 [5mg/1mL]
⑧ プリンペラン注射液 [10mg/2mL]
⑳ プリンペラン注射液 [10mg/2mL] ※3 +アクチット輸液 [500mL]
⑤ フルカリック1号輸液 [大室(700mL)・中室(200mL)・小室(3mL)]
⑤ フルカリック2号輸液 [大室(700mL)・中室(300mL)・小室(3mL)]
⑤ フルカリック3号輸液 [大室(700mL)・中室(400mL)・小室(3mL)]
⑤ フルクトラクト注 [250mL]
⑫ ブレオ注射用 [15mg/注射用水3mL]
⑬ 水溶性プレドニン [200mg/注射用水20mL] ※4

セファ

⑤ ベストコール静注用[1g] ※2
　+大塚生食注[100mL]
⑧ ヘパリンNa注「モチダ」[1万単位/10mL]
⑧ ヘパリンカルシウム注「AY」[1万単位/10mL]
⑨ ペントシリン注射用[1g]
⑤ ホスミシンS静注用[1g]
　+フルクトラクト注[200mL]
⑭ ホスミシンS静注用[2g]+大塚生食注[100mL]
⑭ ホスミシンS静注用[2g]+大塚糖液5%[500mL]
⑤ ホスミシンS静注用[2g] ※2
　+ラクテック注[500mL]
⑭ ポタコールR輸液[500mL]

⑫ マイトマイシン注用[2mg/注射用水10mL]
⑤ マルトス輸液10%[100mL]
⑨ ミノマイシン点滴静注用[100mg]
⑭ メイロン静注7%[250mL] ※8
⑫ 注射用メソトレキセート[5mg/注射用水2mL]
⑧ メタボリンG注射液[20mg/2mL]
② 輸血用チトラミン「フソー」[500mg/5mL]
⑦ ユナシン-S静注用[0.75g/生食液90mL]
⑤ ラクテックG輸液[250mL]
⑭ ラクテックG輸液[500mL]
⑤ ラクテック注[250mL]
② ラシックス注[20mg/2mL]

⑭ リハビックス-K1号輸液[500mL]
⑭ リハビックス-K2号輸液[500mL]
① リンゲル液「オーツカ」[100mL] ※2
⑤ リンゲル液「フソー」[250mL]
⑨ リンコシン注射液[600mg/2mL]
⑧ リンデロン注[4mg/1mL]
⑬ リンデロン注[20mg/5mL]+注射用水[15mL] ※4
② レプチラーゼ注[1単位/1mL]
⑧ ロイコン注射液[20mg/2mL]+添付緩衝液[1.5mL]
⑧ ロピオン静注[50mg/5mL] ※3
⑤ ワゴスチグミン注[0.5mg]+生食液[100mL] ※2

本品容量： ❶ 0.5g, ❷ 0.5g/生食液100mL, ❸ 0.5g/注射用水3mL, ❹ 0.5g/注射用水5mL, ❺ 1g, ❻ 1g/生食液5mL, ❼ 1g/生食液10mL, ❽ 1g/生食液100mL, ❾ 1g/生食液250mL, ❿ 1g/注射用水3mL, ⓫ 1g/注射用水5mL, ⓬ 1g/注射用水10mL, ⓭ 1g/注射用水20mL, ⓮ 2g, ⓯ 2g/5%ブドウ糖注射液100mL, ⓰ 2g/5%ブドウ糖注射液500mL, ⓱ 2g/生食液10mL, ⓲ 2g/生食液100mL, ⓳ 2g/生食液500mL, ⓴ 2g/注射用水10mL

※1　残存率90%以上→90%未満（6hr→24hr），外観変化なし（24hr），6hr以内の投与であれば配合可.
※2　残存率90%以上（6hr），外観変化なし（6hr），6hr以内の投与であれば配合可.
※3　残存率データはないが，外観変化なし（24hr）.
※4　残存率90%以上（3hr），外観変化なし（3hr），3hr以内の投与であれば配合可.
※5　残存率90%以上（24hr），僅微黄色澄明から微黄色澄明にわずかに増色（24hr）.
※6　残存率90%以上（24hr），僅微黄色澄明にわずかに着色（24hr）.
※7　トブラシンと5%ブドウ糖液を先に混合し，その溶液でセファメジンを溶解した場合，沈殿するので注意する.
※8　トブラシンと生食液を先に混合し，その溶液でセファメジンを溶解した場合，沈殿するので注意する.

📄 セファメジンα注射用配合変化表第5版

セファランチン [セファランチン]（化研生薬）

注：10mg/2mL/A

分類 中毒治療薬（タマサキツヅラフジ抽出アルカロイド製剤）

［pH変動スケール］

- 規格pH：2.5〜3.5
- pH変動試験のデータなし

⚠️ 注意事項

DEHP・PVC	フィルター	閉鎖システム
—	—	—

［配合変化データ（文献に基づく判定）］

本品規格	配合不可	
10mg/2mL	5-FU注	白濁, 白沈
	強力ネオミノファーゲンシー静注	白濁, 沈殿
	ソル・メドロール静注用	混合時瞬間的に混濁したが混振後ただちに消失
	ネオフィリン注	白濁, 白沈
	水溶性プレドニン	白濁, 油状物質析出
	ベストコール静注	白濁, 沈殿
	ヘパリンナトリウム注	白濁
	ホスミシンS静注用	白濁, 沈殿
	ラシックス注	白濁, 白沈

本品規格	配合可		
10mg/2mL	・アクラシノン注射用	・ダカルバジン注用	・プリンペラン注射液
	・注射用イホマイド	・ニドラン注射用	
	・サンラビン点滴静注用	・注射用フィルデシン	

- いずれも残存率データはないが，外観変化なし（24hr）.

📄 セファランチン注10mgインタビューフォーム（2019年4月改訂）

セフタジジム「VTRS」 [セフタジジム水和物]（ヴィアトリス製薬）

静注用：0.5g/V，1g/V
分類 抗菌薬（セフェム系抗菌薬）

［pH変動スケール］

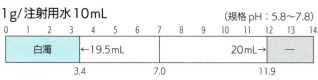

⚠ 注意事項

DEHP・PVC	フィルター	閉鎖システム
―	―	―

［配合変化データ（文献に基づく判定）］

本品濃度	配合不可	
1g/生食液5mL	塩酸バンコマイシン点滴静注用 [0.5g/2V/生食液95mL]	白濁(直後)
1g/注射用水4mL＋生食液100mL	ペルサンチン注射液 [10mg/2mL]	沈殿(直後)
1g/注射用水20mL	5-FU注 [250mg/5mL]	82.6%(6hr), 微黄色澄明(直後)
	注射用エフオーワイ100 [100mg/注射用水5mL]	白濁(直後)
	ソルダクトン静注用 [100mg/注射用水10mL]	白濁(直後)
	ソルダクトン静注用 [200mg/注射用水20mL]	白濁(直後)
	ネオフィリン注 [250mg/10mL]	89.2%(3hr), 微黄色澄明(直後)
	ビソルボン注 [4mg/2mL]	白濁(直後)
	リンデロン注 [4mg/1mL]	わずかに白濁(直後)

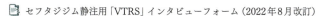

配合可

- 50%大塚糖液 [500mL]
- EL-3号輸液 [500mL]
- KN1号輸液 [500mL]
- アクチット輸液 [500mL]
- アステマリン3号MG輸液 [500mL]
- アミパレン輸液 [500mL]
- 生理食塩水「VTRS」 [500mL]
- ソリタ-T3号輸液 [500mL]
- ソリタ-T4号輸液 [500mL]
- ニソリM注 [500mL]
- ニソリ・S注 [500mL]
- ニソリ輸液 [500mL]
- ブドウ糖注射液5%「VTRS」 [500mL]
- プラスアミノ輸液 [500mL]
- ペロール注 [500mL]
- ペンライブ注 [500mL]
- メイロン静注7% [1.4g/20mL]
- マンニットールS注射液 [500mL]

本品濃度：1g/注射用水20mL

📄 セフタジジム静注用「VTRS」インタビューフォーム（2022年8月改訂）

セフトリアキソンナトリウム「日医工」 (日医工)

[セフトリアキソンナトリウム水和物] 静注用：0.5g/V, 1g/V

分類 抗菌薬（セフェム系抗菌薬）

[pH変動スケール]

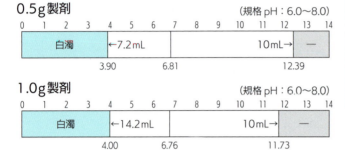

注意事項

DEHP・PVC	フィルター	閉鎖システム
ー	ー	ー

調剤時の注意

静脈内注射に際しては，注射用水，生食液またはブドウ糖注射液に溶解し，緩徐に投与する．

[配合変化データ（文献に基づく判定）]

本品濃度	配合不可		
1g/注射用水10mL	注射用エフオーワイ [500mg/注射用水5mL]	白濁	
	ドブトレックス注射液 [100mg/5mL]	白濁(直後)	
	トブラシン注 [90mg/1.5mL]	白濁	
	パニマイシン注射液 [100mg/2mL]	89.8%(24hr), 橙黄色白濁(24hr)	
	ハンプ注射用 [1000μg/注射用水10mL]	97.1%(24hr), 白色の析出物(24hr)	
	プラスアミノ輸液 [500mL]	88.4%(6hr)	
	ペルジピン注射液 [25mg/25mL]	やや黄色みがかった白色混濁(直後)	
	ペルジピン注射液 [25mg/25mL]＋生食液 [100mL]	やや黄色みがかった白色混濁(直後)	

配合可

- EL-3号輸液 [500mL] ※1
- アクチット輸液 [500mL] ※2
- 大塚糖液5% [500mL]
- シグマート注 [2mg/生食液6.7mL] ※3
- シグマート注 [48mg/生食液160mL]
- 生食液 [500mL] ※4
- ソリタ-T1号輸液 [500mL] ※5
- ソリタ-T3号輸液 [500mL] ※5
- ソル・コーテフ注射用 [100mg/2mL] ※6
- ソル・メドロール静注用 [500mg/8mL] ※6
- ドパミン塩酸塩点滴静注液バッグ「ニチヤク」[200mg/200mL]
- ドパミン塩酸塩点滴静注液バッグ「ニチヤク」[600mg/200mL]
- フィジオゾール3号輸液 [500mL] ※7
- ペルジピン注射液 [2mg/2mL] ※3
- ペルジピン注射液 [2mg/2mL]＋生食液 [8mL] ※3
- ヘルベッサー注射用 [50mg/生食液5mL] ※3
- ヘルベッサー注射用 [50mg/生食液100mL] ※8
- ミリスロール注 [1mg/2mL] ※3
- ミリスロール注 [50mg/100mL]
- ミルリーラ注射液 [22.5mg/150mL] ※9
- ラシックス注 [100mg/10mL]＋生食液 [90mL] ※8

本品濃度：1g/注射用水10mL

- ※1 残存率90%以上（24hr），6hr後に微黄色澄明に着色，24hr後に黄色澄明に増色，6hr以内の投与であれば配合可．
- ※2 残存率90%以上（24hr），微黄色澄明から黄色澄明に増色（6hr），3hr以内の投与であれば配合可．
- ※3 残存率90%以上（24hr），淡黄色澄明（直後），3hr後にやや黄色が増加，24hr後に黄色澄明に増色，3hr以内の投与であれば配合可．
- ※4 残存率90%以上（24hr），微黄色澄明に着色（24hr）．
- ※5 残存率90%以上→90%未満（6hr→24hr），微黄色澄明に着色（3hr），6hr以内の投与であれば配合可．
- ※6 残存率90%以上（24hr），黄色澄明（直後），6hr後に黄色が増加，3hr以内の投与であれば配合可．
- ※7 残存率90%以上→90%未満（6hr→24hr），微黄色澄明に着色（24hr），6hr以内の投与であれば配合可．
- ※8 残存率90%以上（24hr），淡黄色澄明（直後），24hr後にやや増色．
- ※9 残存率90%以上→90%未満（6hr→24hr），淡黄色澄明（直後），24hr後にやや増色，6hr以内の投与であれば配合可．

セフトリアキソンナトリウム静注用0.5g/1g「日医工」インタビューフォーム（2021年1月改訂）

セフメタゾン ［セフメタゾールナトリウム］（アルフレッサファーマ）

静注用：0.25g/V，0.5g/V，1g/V，2g/V／筋注用：0.5g/V
分類 抗菌薬（セフェム系抗菌薬）

［pH変動スケール］

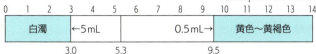

（規格pH：4.2〜6.2）

注意事項

DEHP・PVC	フィルター	閉鎖システム
—	—	—

調剤時の注意
静脈内注射は，本剤1gあたり注射用水，生食液またはブドウ糖注射液10mLに溶解し，緩徐に投与．

［配合変化データ（文献に基づく判定）］

配合可

- ❷ 5-FU注 [5mL]
- ❸ 5％ブドウ糖液 [250mL]
- ❶ 10％ブドウ糖液 [10mL]
- ❶ 20％ブドウ糖液 [10mL]
- ❶❷ アスパラカリウム注 [10mL]
- ❹ アスパラカリウム注 [10mL]
  +ラクテックG輸液 [500mL]+ソリタ-T3号輸液 [500mL]
- ❶❷ アドナ注（静脈用）[50mg/10mL]
- ❸ アドリアシン注用 [10mg/5mL]
- ❸ アリナミンF注 [10mg/2mL]
- ❶❷ アリナミンF注 [100mg/20mL]
- ❶❷ 献血アルブミネート4.4％静注 [100mL]
- ❶❷ ウログラフイン注60％ [20mL]
- ❷ 注射用エフオーワイ [100mg/5mL]
- ❷ 注射用エンドキサン [100mg/5mL]
- ❸ オルガドロン注射液 [5mg/1mL]
- ❶❷ オンコビン注射用 [1mg/10mL]
- ❸ キリット注5％ [250mL]
- ❷ キロサイド注 [40mg/2mL]
- ❶ 生食液 [20mL]
- ❸ ソリタ-T1号輸液 [250mL]
- ❸ ソリタ-T2号輸液 [250mL]
- ❸ ソリタ-T3号輸液 [250mL]
- ❸ ソリタ-T4号輸液 [250mL]
- ❷ ダウノマイシン静注用 [20mg/10mL]
- ❷ タチオン注用 [100mg/2mL]
- ❶❷ トランサミン注10％ [10mL]
- ❷❸ ニコリン注射液 [100mg/2mL]
- ❷❸ パントール注射液 [50mg/1mL]
- ❷❸ ビタシミン注射液 [100mg/1mL]
- ❹ ビタメジン静注用+5％ブドウ糖液 [500mL]
- ❶❷ ビタメジン静注用 [20mL]
- ❷❸ ブスコパン注 [20mg/1mL]
- ❷ プリンペラン注射液 [100mg/2mL]
- ❸ フルクトラクト注 [250mL]
- ❷❸ ブレオ注射用 [15mg/3mL]
- ❷❸ 水溶性プレドニン [10mg/1mL]
- ❸ ラクテックG輸液 [250mL]
- ❸ ラクテック注 [250mL]
- ❷❸ ラシックス注 [20mg/2mL]

本品濃度：❶ 1g，❷ 1g/生食液250mL，❸ 1g/注射用水4mL，❹ 記載なし

📄 セフメタゾン静注用インタビューフォーム（2019年3月改訂）

セレネース [ハロペリドール] (住友ファーマ)

注：5mg/1mL/A

分類 抗精神病薬

[pH変動スケール]

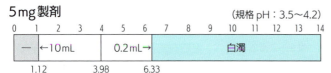

5mg製剤　（規格pH：3.5〜4.2）

←10mL　0.2mL→　白濁
1.12　3.98　6.33

注意事項

DEHP・PVC	フィルター	閉鎖システム
—	—	—

[配合変化データ（文献に基づく判定）]

本品容量		配合不可
5mg/1mL	10%食塩注「ヒカリ」[4mL]	白濁
	10%食塩注「ヒカリ」[9mL]	薄いが白濁
	10%食塩注「ヒカリ」[14mL]	ほぼ結晶溶解
	10%食塩注「ヒカリ」[19mL]	結晶溶解，振り混ぜると結晶が析出
	アキネトン注射液 [5mg/1mL] +ビタシミン注射液 [2000mg/8mL]	結晶析出 (6hr)
	アキネトン注射液 [5mg/1mL] +ビタシミン注射液 [2000mg/8mL] +ビタメジン静注用 [1V/糖液20mL]	ハロペリドールおよびビペリデンの残存率は変化ないが，5%ブドウ糖とアスコルビン酸との配合で2hr後にアスコルビン酸の残存率が90%未満となる
	アタラックス-P注射液 [25mL/1mL]	白色沈殿 (3hr)
	生食液 [0.5mL]	結晶種を加えると細かい結晶が析出 (直後)
	生食液 [1mL]	結晶種を加えると細かい結晶が析出 (直後)
	生食液 [1.5mL]	結晶種を加えると細かい結晶が析出 (直後)
	生食液 [2mL]	結晶種を加えてもすぐには結晶が析出しなかったが，一晩放置すると片鱗状の結晶（塩酸塩）が析出
	生食液 [2.5mL]	結晶種を加えてもすぐには結晶が析出しなかったが，一晩放置すると片鱗状の結晶（塩酸塩）が析出
	生食液 [3mL]	結晶種を加えてもすぐには結晶が析出しなかったが，一晩放置すると片鱗状の結晶（塩酸塩）が析出
	タガメット注射液 [200mg/2mL]	白色沈殿
	ヒベルナ注 [25mg/1mL]	微濁程度の乳濁 (1hr)，配合順序逆でも外観変化なし

配合可

- アキネトン注射液 [5mg/1mL]
- アキネトン注射液 [5mg/1mL] ※1
  +ビタシミン注射液 [2000mg/8mL] +ビタメジン静注用 [1V/蒸留水20mL]
- アキネトン注射液 [5mg/1mL] ※1
  +ビタシミン注射液 [2000mg/8mL] +ビタメジン静注用 [1V/生食液20mL]
- アキネトン注射液 [5mg/1mL] ※2
  +ビタメジン静注用 [1V/蒸留水20mL]
- アキネトン注射液 [5mg/1mL] ※2
  +ビタメジン静注用 [1V/生食液20mL]
- アキネトン注射液 [5mg/1mL] ※2
  +ビタメジン静注用 [1V/糖液20%20mL]
- アキネトン注射液 [5mg/1mL] ※3
  +フィジオゾール3号輸液 [500mL]
- アキネトン注射液 [5mg/1mL] ※3
  +ブドウ糖-電解質液 [500mL]
- 大塚蒸留水 [0.5mL]
- 大塚蒸留水 [1mL]
- 大塚蒸留水 [1.5mL]
- 大塚蒸留水 [2mL]
- 大塚生食注 [20mL]
- 大塚糖液5% [0.5mL]
- 大塚糖液5% [1mL]
- 大塚糖液5% [1.5mL]
- 大塚糖液5% [2mL]
- 大塚糖液5% [500mL]
- 大塚糖液20% [0.5mL]
- 大塚糖液20% [1mL]
- 大塚糖液20% [1.5mL]
- 大塚糖液20% [2mL]
- ガスター注射液 [20mg/生食液20mL]
- ジプロフィリン注「エーザイ」[300mg/2mL]
- ジプロフィリン注「エーザイ」[300mg/2mL] +キシリトール注 [500mL]
- ジプロフィリン注「エーザイ」[300mg/2mL] +ソルデム3輸液 [500mL]
- ジプロフィリン注「エーザイ」[300mg/2mL] +ソルラクトD輸液 [500mL]
- 生食液 [500mL]
- 光糖液20% [500mL]
- ビソルボン注 [4mg/2mL]

本品容量：5mg/1mL

※1 残存率90%以上 (24hr)，淡赤色から淡橙色へと黄色系に着色 (24hr)，ハロペリドールおよびビペリデンの残存率は変化ないが，散光下ではシアノコバラミンの残存率が低下．

※2 残存率90%以上 (6hr)，外観変化なし (6hr)，6hr以内の投与であれば配合可．

※3 ハロペリドールの残存率は変化ないが，散光下ではシアノコバラミンの残存率が低下．

セレネース注5mgインタビューフォーム（2020年8月改訂）

ゾシン ［タゾバクタム・ピペラシリン］（大鵬薬品工業）

静注用：2.25g/V，4.5g/V／配合点滴静注用バッグ：4.5g/キット
分類 抗菌薬（β-ラクタマーゼ阻害薬配合ペニシリン系抗菌薬）

[pH変動スケール]

4.5g/注射用水 20mL （規格 pH：5.7～6.0）

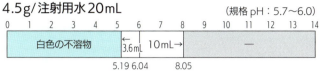

4.5g/生食液 100mL （規格 pH：5.7～5.6）

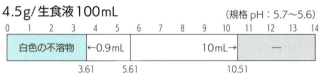

4.5g/5%ブドウ糖注射液 100mL （規格 pH：5.1～5.7）

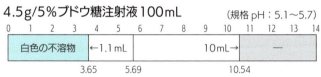

⚠ 注意事項

DEHP・PVC	フィルター	閉鎖システム
—	—	—

調剤時の注意

静脈内注射に際しては注射用水，生食液またはブドウ糖注射液に溶解し，緩徐に注射すること．

[配合変化データ（文献に基づく判定）]

A 直接配合実験

- 残存率はタゾバクタム（TAZ）とピペラシリン（PIPC）のうち，より低下したものを記載．

本品濃度	配合不可	
4.5g/生食液100mL	5-FU注 [250mg/5mL]	PIPC 89.3%(3hr)
	アミカシン硫酸塩注射液「日医工」[200mg/2mL]	ゾシンの添付文書上，アミノグリコシド系抗生物質（トブラマイシン等）の混合により，アミノグリコシド系抗生物質の活性低下をきたすので，本剤と併用する場合にはそれぞれ別投与で投与することとされている
	サンラビン点滴静注用 [250mg/注射用水 25mL]	PIPC 99.8%(6hr)，無色僅微濁の液，白色の不溶物(24hr)
	ジェムザール注射用 [1g/生食液25mL]	白色の不溶物(直後)
	トブラシン注 [90mg/1.5mL]	ゾシンの添付文書上，アミノグリコシド系抗生物質（トブラマイシン等）の混合により，アミノグリコシド系抗生物質の活性低下をきたすので，本剤と併用する場合にはそれぞれ別投与で投与することとされている
	ネオフィリン注 [250mg/10mL]	PIPC 90.7%→89.0%(3→6hr)
	パニマイシン注射液 [100mg/2mL]	ゾシンの添付文書上，アミノグリコシド系抗生物質（トブラマイシン等）の混合により，アミノグリコシド系抗生物質の活性低下をきたすので，本剤と併用する場合にはそれぞれ別投与で投与することとされている
	ハベカシン注射液 [100mg/2mL]	ゾシンの添付文書上，アミノグリコシド系抗生物質（トブラマイシン等）の混合により，アミノグリコシド系抗生物質の活性低下をきたすので，本剤と併用する場合にはそれぞれ別投与で投与することとされている
	フェジン静注 [40mg/2mL]	褐色の液，黒色沈殿(3hr)
	ミノマイシン点滴静注用 [100mg/注射用水 5mL]	PIPC 98.9%(6hr)，黄色澄明，針状結晶(24hr)
4.5g/注射用水100mL	アミゼットB輸液 [200mL]	PIPC 84.3%(3hr)
	アミノレバン点滴静注 [500mL]	TAZ 91.2%→86.3%(3→6hr)
	献血ヴェノグロブリンIH静注 [5g/100mL]	白色半澄明→白色不澄明のコロイド状(6hr→24hr)
	キドミン輸液 [200mL]	PIPC 82.8%(3hr)
	クラビット点滴静注バッグ [500mg/100mL]	淡黄色の液，白色結晶(3hr)

ゾシン

献血グロベニン-I静注用 [5000mg/添付溶解液100mL]	白色半澄明(3hr)
ドパミン塩酸塩点滴静注液「VTRS」 [600mg/200mL]	PIPC 96.9%(24hr), 微黄色の液, 極微量の結晶(24hr)
ネオアミユー輸液 [200mL]	PIPC 91.7%→87.6%(3→6hr)
メイロン静注7% [250mL]	PIPC 93.8%→87.6%(3→6hr)
モリアミンS注 [200mL]	TAZ 89.6%(3hr)
モリプロンF輸液 [200mL]	PIPC 89.8%(3hr)

配合可

- ❷ EL-3号輸液 [500mL]
- ❶ KCL補正液1mEq/mL [1.491g/20mL]
- ❷ KN1号輸液 [200mL]
- ❷ KN3号輸液 [500mL]
- ❷ アクチット輸液 [500mL]
- ❶ アザクタム注射用 [1g/注射用水10mL]
- ❶ アタラックス-P注射液 [25mg/1mL]
- ❶ アデラビン9号注 [1mL]
- ❶ アドナ注(静脈用) [50mg/10mL]
- ❶ アドリアシン注用 [10mg/注射用水1mL]
- ❶ アリナミンF注 [100mg/20mL]
- ❶ 献血アルブミン25%静注「ベネシス」 [12.5g/50mL]
- ❶ イノバン注 [50mg/2.5mL]
- ❷ ヴィーンD輸液 [500mL]
- ❶ 注射用エフオーワイ [100mg/注射用水5mL]
- ❶ 注射用エラスポール [100mg/生食液10mL]
- ❶ エレメンミック注 [2mL]
- ❶ 注射用エンドキサン [500mg/生食液25mL]
- ❶ 大塚生食注10% [20mL]
- ❷ 大塚糖液5% [250mL]
- ❶ 大塚糖液50% [20mL]
- ❷ オメガシン点滴用 [0.3g/生食液100mL]
- ❶ オルガドロン注射液 [3.8mg/1mL]
- ❶ オンコビン注射用 [1mg/生食液10mL]
- ❶ カイトリル注 [3mg/3mL]
- ❶ ガスター注射液 [20mg/2mL]+生食液[18mL]
- ❶ カルチコール注射液8.5% [850mg/10mL]
- ❷ カルベニン点滴用 [0.5g/生食液100mL] ※1
- ❷ キシリトール注5%「フソー」 [200mL]
- ❶ キュビシン注射用 [350mg/生食液7mL]
- ❶ 強力ネオミノファーゲンシー静注 [20mL]
- ❶ キロサイド注 [60mg/3mL]
- ❶ グラン注射液 [75μg/0.3mL]
- ❶ コアキシン注射用 [1g/注射用水5mL] ※2
- ❶ コントミン筋注 [25mg/5mL]
- ❷ ザイボックス注射液 [600mg/300mL]
- ❶ ジスロマック点滴静注用 [500mg/注射用水4.8mL]
- ❷ ジフルカン注射液 [200mg/100mL]
- ❷ シプロフロキサシン点滴静注「明治」 [300mg/150mL]

- ❶ スルバシリン静注用 [1g/注射用水10mL] ※3
- ❶ スルペラゾン静注用 [1g/生食液4mL]
- ❶ セファメジンα注射用 [1g/注射用水10mL]
- ❶ セファランチン注 [10mg/2mL]
- ❶ セフメタゾン静注用 [2g/注射用水20mL]
- ❶ ソセゴン注射液 [30mg/1mL]
- ❷ ソリタ-T3号輸液 [500mL]
- ❷ ソルアセトD輸液 [500mL]
- ❶ ソル・コーテフ静注用 [1g/添付溶解液8mL]
- ❷ ソルデム3A輸液 [1000mL]
- ❶ ソル・メドロール静注用 [500mg/添付溶解液8mL]
- ❶ タイガシル点滴静注用 [50mg/生食液5mL]
- ❶ ダウノマイシン静注用 [20mg/生食液10mL]
- ❶ タキソール注射液 [30mg/5mL]
- ❶ チオン注射用 [200mg/添付溶解液3mL]
- ❶ 注射用タゴシッド [200mg/注射用水3mL]
- ❶ ダラシンS注射液 [300mg/2mL]
- ❷ チエナム点滴静注用 [0.5g/生食液100mL] ※4
- ❶ テイコプラニン点滴静注用「明治」 [200mg/生食液5mL]
- ❶ トランサミン注5% [250mg/5mL]
- ❶ ドルミカム注射液 [10mg/2mL]
- ❶ ニコリン注射液 [500mg/10mL]
- ❷ ネオパレン1号輸液 [2000mL]
- ❶ ネオラミン・スリービー液(静注用) [10mL]
- ❶ ノイロトジン注 [50μg/添付溶解液1mL]
- ❶ ノバミン筋注 [5mg/1mL]
- ❷ ハイカリック液-2号 [700mL]
- ❶ 水溶性ハイドロコートン注射液 [500mg/10mL]
- ❷ パシル点滴静注液 [500mg/100mL]
- ❷ パラプラチン注射液 [450mg/45mL]
- ❷ バンコマイシン塩酸塩点滴静注用「MEEK」 [0.5g/生食液100mL] ※5
- ❶ パンスポリン静注用 [1g/注射用水20mL] ※6
- ❶ パントール注射液 [100mg/1mL]
- ❶ ハンプ注射用 [1000μg/注射用水10mL]
- ❷ ピーエヌツイン-2号輸液 [1100mL]
- ❷ ビーフリード輸液 [1000mL]
- ❶ ビクシリン注射用 [1g/注射用水4mL] ※3
- ❶ ピシバニール注射用 [5KE/添付溶解液2mL]
- ❶ ビソルボン注 [4mg/2mL]

- ❶ ビタミン注射液 [100mg/1mL]
- ❶ ビタミンC注「フソー」 [500mg/2mL] ※7
- ❶ ビタメジン静注用 [注射用水20mL]
- ❶ ヒューマリンR注100単位/mL [1000単位/10mL]
- ❶ ファーストシン静注用 [1g/注射用水20mL] ※8
- ❷ ファンガード点滴用 [75mg/生食液100mL]
- ❷ フィジオゾール3号輸液 [500mL]
- ❶ フィニバックス点滴静注用 [0.25g/注射用水20mL]
- ❶ 注射用フサン [10mg/注射用水10mL]
- ❶ フラグミン静注 [5000単位/5mL]
- ❶ プラスアミノ輸液 [500mL]
- ❶ フラビタン注射液 [100mg/1mL]
- ❶ プリンペラン注射液 [10mg/2mL]
- ❷ フルカリック1号輸液 [903mL]
- ❷ フルカリック2号輸液 [1003mL]
- ❷ フルカリック3号輸液 [1103mL] ※9
- ❷ フルクトラクト注 [500mL]
- ❶ フルマリン静注用 [1g/注射用水10mL]
- ❶ ブレオ注射用 [15mg/生食液5mL]
- ❶ 水溶性プレドニン [50mg/注射用水5mL]
- ❶ プロジフ静注液 [252.3mg/2.5mL]
- ❶ ベストコール注用 [1g/注射用水20mL] ※2
- ❶ ヘパリンナトリウム注「ニプロ」 [1万単位/10mL]
- ❶ ペプレオ注射用 [10mg/生食液5mL]
- ❶ ホスミシンS静注用 [2g/生食液20mL]
- ❷ ポタコールR輸液 [500mL]
- ❶ マイトマイシン注用 [2mg/注射用水5mL] ※10
- ❷ マンニットールS注射液 [300mL]
- ❷ メソトレキセート点滴静注液 [200mg/8mL]
- ❷ メロペン点滴用 [0.5g/生食液100mL]
- ❷ ラクテックG輸液 [250mL]
- ❷ ラクテック注 [250mL]
- ❶ ラシックス注 [100mg/10mL]
- ❶ リコモジュリン点滴静注用 [1280U/生食液2mL]
- ❶ リンデロン注 [20mg/1mL]
- ❶ レプチラーゼ注 [1単位/1mL]
- ❷ ロセフィン静注用 [1g/注射用水10mL] ※6

本品濃度：❶ 4.5g/生食液100mL, ❷ 4.5g/注射用水20mL

※1 残存率90%以上(24hr), 微黄色澄明(直後), 24hr後に帯褐黄色澄明に増色, 6hr以内の投与であれば配合可.
※2 残存率90%以上(24hr), 6hr後に微黄色澄明に着色, 24hr後に淡黄色澄明にやや増色.
※3 残存率90%以上→90%未満(6hr→24hr), 外観変化なし(24hr), 6hr以内の投与であれば配合可.
※4 残存率90%以上(24hr), 淡黄色澄明に着色(24hr).
※5 残存率90%以上, 外観変化なし(24hr), 塩酸バンコマイシン点滴静注用の添付文書によると生食液溶解時のpHが2.5～4.5であることから, 配合濃度や配合方法によってはpHが酸性側に推移し本剤の沈殿が生じる可能性が考えられる.
※6 残存率90%以上(24hr), 3hr後に微黄色澄明に着色, 24hr後に淡黄色澄明にやや増色, 添付文書に配合後は速やかに使用することとの記載あり.
※7 残存率90%以上→90%未満(6hr→24hr), 外観変化なし(24hr), 6hr以内の投与であれば配合可.
※8 残存率90%以上(24hr), 淡黄色澄明から無色澄明に減色(24hr).
※9 残存率90%以上→90%未満(6hr→24hr), 外観変化なし(24hr), 6hr以内の投与であれば配合可.
※10 残存率90%以上(24hr), 微紫色澄明に着色(24hr).

B 側管投与を想定した実験

本品濃度	配合不可	
4.5g/生食液100mL	イトリゾール注1% [200mg/20mL]	白色不透明(直後)
	カンサイダス点滴静注用 [70mg/注射用水10.5mL]	わずかに黄みを帯びた白色半透明(1hr)

配合可

- EL-3号輸液[500mL]
- KN1号輸液[200mL]
- KN3号輸液[500mL]
- アクチット輸液[500mL]
- アミゼットB輸液[200mL]
- アミノレバン点滴静注[500mL]
- アムビゾーム点滴静注用[50mg/注射用水12mL]
- イノバン注[50mg/5%ブドウ糖液50mL]
- ヴィーンD輸液[500mL]
- 大塚糖液5%[250mL]
- オメガシン点滴用[0.3g/生食液100mL]
- カルベニン点滴用[0.5g/生食液100mL]
- キシリトール注5%「フソー」[200mL]
- キドミン輸液[200mL]
- ザイボックス注射液[600mg/300mL]
- ジフルカン静注液[200mg/100mL]

- ソリタ-T3号輸液[500mL]
- ソルアセトD輸液[500mL]
- ソルデム3A輸液[1000mL]
- チエナム点滴静注用[0.5g/生食液100mL]
- ドパミン塩酸塩点滴静注液「VTRS」[600mg/200mL]
- ネオアミユー輸液[200mL]
- ネオパレン1号輸液[2000mL]
- ハイカリック液-2号[700mL]
- パシル点滴静注液[500mg/100mL]
- バンコマイシン塩酸塩点滴静注用「MEEK」※11[0.5mg/生食液100mL]
- ピーエヌツイン-2号輸液[1100mL]
- ビーフリード輸液[1000mL]
- ファンガード点滴用[75mg/生食液100mL]
- フィジオゾール3号輸液[500mL]
- ブイフェンド静注用[200mg/注射用19mL]

- プラスアミノ輸液[500mL]
- フルカリック1号輸液[903mL]
- フルカリック2号輸液[1003mL]
- フルカリック3号輸液[1103mL]
- フルクトラクト注[500mL]
- プログラフ注射液[5mg/1mL]
- ヘパフラッシュ[10単位/5mL]
- ヘパリンNa注「モチダ」[1万単位/10mL]
- ポタコールR輸液[500mL]
- マンニットールS注射液[300mL]
- メイロン静注7%[250mL]
- メロペン点滴用[0.5g/生食液100mL]
- モリアミンS注[200mL]
- モリプロンF輸液[200mL]
- ラクテックG輸液[250mL]
- ラクテック注[250mL]

本品濃度:4.5g/生食液100mL

- いずれも側管からの混合を想定し3hrまでしか検証していないが,残存率90%以上,外観変化なし.

※11 添付文書に生食液溶解時のpHが2.5〜4.5であることから配合濃度や配合方法によってはpHが酸性側に推移し本剤の沈殿が生じる可能性が考えられるとの記載あり.

📋 ゾシン静注用インタビューフォーム(2020年11月改訂)

ソセゴン ［ペンタゾシン］（丸石製薬）

注射液：15mg/1mL/A，30mg/1mL/A

分類 鎮痛薬・麻薬［オピオイド鎮痛薬（非麻薬）］

［pH変動スケール］

15mg製剤 （規格pH：3.5〜5.5）

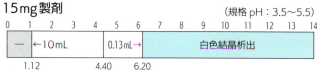

30mg製剤 （規格pH：3.5〜5.5）

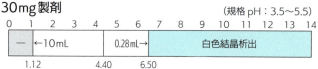

注意事項

DEHP・PVC	フィルター	閉鎖システム
記載なし	記載なし	記載なし

調剤時の注意
バルビタール系薬剤と同じ注射筒で使用すると沈殿を生じるので，同じ注射筒で混ぜないこと．

［配合変化データ（文献に基づく判定）］

配合不可

本品規格		
15mg/1mL	強力ネオミノファーゲンシー静注 [100mL]	配合直後に混濁するが，振り混ぜると消失
	スルペラゾン静注用 [1g/生食液100mL]	配合直後に混濁するが，振り混ぜると消失，白濁(6hr)
30mg/1mL	デカドロン注射液 [3.3mg/1mL]	白色沈殿(直後)
	ネオフィリン注 [250mg/10mL]	白濁(直後)，白色沈殿(24hr)
	ビクシリン注射用 [2g/生食液100mL]	結晶析出(直後)
	フェノバール注射液 [100mg/1mL]	白濁(直後)，白色沈殿(3hr)，遮光下
	水溶性プレドニン [50mg/生食液5mL]	白色沈殿(直後)
	マイトマイシン注用 [2mg/添付溶解液5mL]	100.4%(24hr)，赤紫色澄明(6hr)
	ラシックス注 [100mg/10mL]	白濁(直後)，白色沈殿(24hr)
	リンデロン注 [100mg/5mL]	結晶析出(直後)

配合可

本品規格			
15mg/1mL	・アタラックス-P注射液 [25mg/1mL] 　+アトロピン硫酸塩注[タナベ] [0.5mg/1mL]	・アタラックス-P注射液 [25mg/1mL] 　+生食液 [100mL]	・セスデン注 [7.5mg/1mL]
30mg/1mL	・アクチット輸液 [500mL] ・アタラックス-P注射液 [25mg/1mL] ・アタラックス-P注射液 [25mg/1mL] 　+アトロピン硫酸塩注[タナベ] [0.5mg/1mL] ・アドナ注(静脈用) [25mg/5mL] ・アトロピン硫酸塩注 [0.5mg/1mL]※1 ・アナフラニール点滴静注液 [25mg/2mL] 　+生食液 [250mL] ・アネキセート注射液 [0.5mg/5mL] ・アプレゾリン注射用※2 　[20mg/注射用水1mL] ・アミパレン輸液 [200mL] ・アリナミンF注 [25mg/10mL]※1 ・ヴィーンD輸液 [500mL] ・エホチール注 [10mg/1mL]※1 ・注射用エンドキサン 　[100mg/注射用水5mL] ・大塚糖液5% [20mL] ・大塚糖液20% [20mL] ・ガスター注射液 [20mg/2mL]+生食液 [18mL] ・コントミン筋注 [10mg/2mL]※1	・セレネース注 [5mg/1mL] ・ソリタ-T3号輸液 [500mL] ・ソリタックス-H輸液 [200mL] ・ソルデム1輸液 [1mL] ・ソルデム1輸液 [4mL] ・ソルデム1輸液 [10mL] ・ソルデム1輸液 [200mL] ・ソルデム3A輸液 [200mL] ・タチオン注射用 [200mg/注射用水3mL] ・トランサミン注 [250mg/5mL] ・トリフリード輸液 [500mL] ・ドルミカム注射液 [10mg/2mL] ・ネオアミユー輸液 [200mL] ・ノルアドリナリン注 [1mg/1mL]※1 ・ハイカリック液-1号 [700mL] ・ハイカリック液-2号 [700mL] ・ハイカリック液-3号 [700mL] ・ハイスコ皮下注 [0.5mg/1mL]※1 ・パントール注射液 [100mg/1mL] ・ピーエヌツイン-1号輸液 　[Ⅰ層(800mL)・Ⅱ層(200mL)]	・ピーエヌツイン-2号輸液 　[Ⅰ層(800mL)・Ⅱ層(300mL)] ・ピーエヌツイン-3号輸液 　[Ⅰ層(800mL)・Ⅱ層(400mL)] ・ビタシミン注射液 [100mg/1mL] ・ビタメジン静注用 [1瓶/注射用水20mL] ・ブスコパン注 [20mg/1mL] ・フラビタン注射液 [10mg/1mL]※1 ・プリンペラン注射液 [10mg/2mL] ・フルクトラクト注 [500mL] ・ブレオ注射用 [15mg/添付溶解液10mL] ・ペルジピン注射液 [10mg/10mL]※1 ・ボスミン注 [1mg/1mL]※1 ・ポララミン注 [5mg/1mL]※1 ・ミルリーラ注射液 [10mg/10mL] ・モリヘパミン点滴静注 [500mL] ・ラクテックG輸液 [100mL] ・リンゲル液 [500mL] ・ワゴスチグミン注 [0.5mg/1mL]※1

※1 残存率90%以上(24hr)，微黄色澄明に着色(24hr)．
※2 遮光下．

ソセゴン注射液15mg，30mgインタビューフォーム（2020年6月改訂）

ゾメタ

ゾメタ ［ゾレドロン酸水和物］（ノバルティスファーマ）

点滴静注：4mg/5mL/V，4mg/100mL/ボトル

分類 骨・カルシウム代謝薬（骨吸収抑制薬）

［pH変動スケール］

・規格pH：6.0〜7.0
・pH変動試験のデータなし

⚠ 注意事項

DEHP・PVC	フィルター	閉鎖システム
―	―	―

調剤時の注意

カルシウムおよびマグネシウムを含有する点滴用液と混合しないこと．

［配合変化データ（文献に基づく判定）］

本品規格	配合可		
4mg/5mL	・5-FU注[750mg]+生食液[500mL] ・KCL補正液1mEq/mL[20mL] 　+生食液[100mL] ・アドリアシン注用[60mL]+生食液[500mL] ・アミカシン硫酸塩注射液[200mg] 　+生食液[100mL] ・アリナミンF注[20mL]+生食液[100mL] ・アレビアチン注[250mg]+生食液[100mL] ・エルシトニン注[40単位]+生食液[500mL] ・注射用エンドキサン[600mg] 　+生食液[500mL] ・大塚糖液5%[100mL] ・オンコビン注射用[1mg]+生食液[100mL] ・カイトリル注[2mg]+生食液[100mL] ・カルベニン点滴用[500mg]※1 　+生食液[100mL] ・カンプト点滴静注[60mg]※2 　+生食液[500mL] ・キリット注5%[500mL] ・ジェムザール注射用[1.5g]+生食液[100mL] ・ジフルカン静注液[100mL]	・生食液[100mL] ・セファメジンα注射用[2g] 　+生食液[100mL] ・ゾビラックス点滴静注用[250mg] 　+生食液[100mL] ・ソリタ-T1号輸液[200mL] ・ソリタ-T2号輸液[200mL] ・ソリタ-T3号輸液[200mL] ・ソリタ-T4号輸液[200mL] ・ソル・コーテフ静注用[500mg] 　+5%ブドウ糖液[500mL] ・タガメット注射液[200mg]+生食液[100mL] ・タキソール注射液[260mg]+生食液[500mL] ・タキソテール点滴静注用[90mg] 　+生食液[500mL] ・ダラシンS注射液[300mg]+生食液[100mL] ・チエナム点滴静注用[500mg] 　+生食液[100mL] ・注射用水[100mL] ・デカドロン注射液[1mL]+生食液[100mL] ・ナベルビン注40[37.5mL]+生食液[100mL]	・ネオラミン・スリービー液（静注用） 　[10mL]+生食液[500mL] ・ハーセプチン注射用[200mg] 　+生食液[250mL] ・ハベカシン注射液[100mg]+生食液[100mL] ・パラプラチン注射液[150mg] 　+生食液[500mL] ・バンコマイシン塩酸塩点滴静注用 　[0.5g]+生食液[100mL] ・パントール注射液[2mL]+生食液[100mL] ・フラビタン注射液[2mL×2] 　+5%ブドウ糖液[500mL] ・プリンペラン注射液[10mg] 　+生食液[100mL] ・フルクトラクト注[200mL] ・フルマリン静注用[1g]+生食液[500mL] ・水溶性プレドニン[50mg]+生食液[100mL] ・ラシックス注[20mg]+生食液[100mL] ・ランダ注[20mg]+生食液[100mL] ・リンデロン注[5mL]+生食液[500mL]

※1　残存率90%以上→90%未満（6hr→24hr），淡黄色澄明にやや増色（24hr），6hr以内の投与であれば配合可．

※2　遮光下．

📄 ゾメタ点滴静注4mg/100mL，4mg/5mLインタビューフォーム（2019年9月改訂）

ソリタ-T1号（陽進堂）

輸液：200mL/バッグ，500mL/バッグ

分類 輸液・栄養製剤［輸液用電解質液（開始液）］

［pH変動スケール］

200mL製剤，500mL製剤　　（規格pH：3.5〜6.5）

1.45　　5.17　　12.1

注意事項

DEHP・PVC	フィルター	閉鎖システム
—	—	—

［配合変化データ（文献に基づく判定）］

本品規格		配合不可	
500mL	アプレゾリン注射用20mg [常用量の5倍]		褐色(1hr)
	セルシン注射液10mg [常用量の5倍]		白濁(直後)
	ソルダクトン静注用100mg [常用量の5倍]		結晶析出(直後)
	ファンギゾン注射用50mg [常用量の5倍]		沈殿(直後)
	フェノバール注射液100mg [常用量の5倍]		白濁(直後)
	マイトマイシン注用2mg [常用量の5倍]		褐色(24hr)

本品規格	配合可		
500mL	② アスパラカリウム注10mEq	② ジゴシン注0.25mg	② フェジン静注40mg
	② アデホス-Lコーワ注10mg	② セファメジンα注射用1g	② フォリアミン注射液
	② アデラビン9号注2mL	① セフメタゾン静注用1g	② ブスコパン注20mg
	② アドナ注10mg	② ダウノマイシン静注用20mg	② プリンペラン注射液10mg
	② アドリアシン注用10	② トランサミン注10%	② ブレオ注射用
	② アミサリン注100mg	② ナイクリン注射液	② 水溶性プレドニン20mg
	② アリナミンF50注	② ニコリン注射液500mg	② プロタノールL注0.2mg
	② 安息香酸Naカフェイン注10%「フソー」	② ネオシネジンコーワ注1mg	① ベストコール静注用
	② イソゾール注射用0.5g	② ネオフィリン注250mg	① ホスミシンS静注用2g ※1
	② エホチール注10mg	② ネオラミン・スリービー液(静注用)	① ミノマイシン点滴静注用
	② カルチコール注射液8.5%10mL	② パニマイシン注射液100mg	② メイロン静注7%
	② 静注用キシロカイン0.5%	① パンスポリン静注用1g	② メタボリンG注射液10mg
	② 強力ネオミノファーゲンシー静注	② 注射用ピクシリンS500	② ラシックス注20mg
	② ケタラール静注用50mg	② ビクシリン注射用	② リンコシン注射液300mg
	② ゲンタシン注60	② ビクシリン注射用1g	② リンデロン注2mg
	② コスメゲン静注用0.5mg	② ビタシミン注射液100mg	① ロセフィン静注用1g ※2
	① シオマリン静注用1g	② ビタメジン静注用	

相手薬容量：① 常用量，② 常用量の5倍

- いずれも残存率データはないが（※1,2を除く），外観変化なし(24hr)．

※1 外観変化なし(24hr)，24hr後にホスミシンの残存率が89.6%とわずかに90%未満となるが，3hr以内であれば配合可と判断した．

※2 外観変化なし(24hr)，24hr後のロセフィンの残存率が90%未満となるが，後発医薬品のセフトリアキソンの配合試験の結果が6hrまでは90%以上であることから，本配合も6hr以内であれば可とした．

配合変化表（ソリタ，ソリタ-S，ソリタ-T1号，ソリタ-T2号，ソリタ-T3号，ソリタ-T3号G，ソリタ-T4号）株式会社陽進堂資料
ソリタ-T1号輸液インタビューフォーム（2016年2月改訂）

ソリタ-T2号 （陽進堂）

輸液：200mL/バッグ，500mL/バッグ

分類 輸液・栄養製剤［輸液用電解質液（脱水補給液）］

［pH変動スケール］

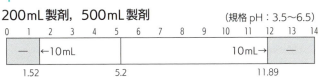

注意事項

DEHP・PVC	フィルター	閉鎖システム
―	―	―

［配合変化データ（文献に基づく判定）］

本品規格	配合不可		
500mL	アプレゾリン注射用20mg ［常用量の5倍］		褐色(1hr)
	イソゾール注射用0.5g ［常用量の5倍］		沈殿(直後)
	セルシン注射液10mg ［常用量の5倍］		白濁(直後)
	ファンギゾン注射用50mg ［常用量の5倍］		沈殿(直後)
	フェジン静注40mg ［常用量の5倍］		沈殿(24hr)
	フェノバール注射液100mg ［常用量の5倍］		白濁(直後)，沈殿(24hr)
	マイトマイシン注2mg ［常用量の5倍］		褐色(24hr)
	ロセフィン静注用1g ［常用量］		81.8%(24hr)

本品規格	配合可		
500mL	② アスパラカリウム注10mEq	① シオマリン静注用1g	② ビタシミン注射液100mg
	② アデホス-Lコーワ注10mg	② ジゴシン注0.25mg	② ビタメジン静注用
	② アデラビン9号注2mL	① セファメジンα注射用1g	② フォリアミン注射液
	② アドナ注10mg	① セフメタゾン静注用1g	② ブスコパン注20mg
	② アドリアシン注用10	② ダウノマイシン静注用20mg	② プリンペラン注射液10mg
	② アミサリン注100mg	② トランサミン注10%	② ブレオ注射用
	② アリナミンF50注	② ナイクリン注射液	② 水溶性プレドニン20mg
	② 安息香酸Naカフェイン注10%「フソー」	② ニコリン注射液500mg	② プロタノールL注0.2mg
	② エホチール注10mg	② ネオシネジンコーワ注1mg	① ベストコール静注用
	② 注射用エリスロマイシン	② ネオフィリン注250mg	① ホスミシンS静注用2g
	② カルチコール注射液8.5%10mL	② ネオラミン・スリービー液（静注用）	① ミノマイシン点滴静注用
	② 静注用キシロカイン0.5%	② パニマイシン注射液100mg	② メイロン静注7%
	② 強力ネオミノファーゲンシー静注	① パンスポリン静注用1g	② メタボリンG注射液10mg
	② ケタラール静注用50mg	② 注射用ビクシリンS500	② リンコシン注射液300mg
	② ゲンタシン注60	② ビクシリン注射用1g	② リンデロン注2mg
	② コスメゲン静注用0.5mg	① ビクシリン注射用2g	

相手薬容量：① 常用量，② 常用量の5倍

- いずれも残存率データはないが，外観変化なし(24hr)．

配合変化表（ソリタ，ソリタ-S，ソリタ-T1号，ソリタ-T2号，ソリタ-T3号，ソリタ-T3号G，ソリタ-T4号）株式会社陽進堂資料
ソリタ-T2号輸液インタビューフォーム（2016年2月改訂）

ソリタ-T3号 (陽進堂)

輸液：200mL/バッグ，500mL/バッグ

分類 輸液・栄養製剤［輸液用電解質液（維持液）］

[pH変動スケール]

200mL製剤，500mL製剤　　　　　　　　　（規格pH：3.5～6.5）

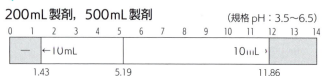

1.43　　　5.19　　　　　　11.86

注意事項

DEHP・PVC	フィルター	閉鎖システム
―	―	―

[配合変化データ（文献に基づく判定）]

本品規格	配合不可	
500mL	アプレゾリン注射用20mg [常用量の5倍]	褐色(1hr)
	セルシン注射液10mg [常用量の5倍]	白濁(直後)
	ソルダクトン静注用200mg [200mg/5%ブドウ糖20mL]	白色結晶(直後)
	ファンギゾン注射用50mg [常用量の5倍]	沈殿(直後)
	フェノバール注射液100mg [常用量の5倍]	白濁(直後)
	フェノバール注射液100mg [常用量の5倍]	沈殿(24hr)
	マイトマイシン注用2mg [常用量の5倍]	褐色(24hr)
	ラボナール注射用 [1A]	わずかに濁り(直後)

本品規格	配合可
200mL	①エレメンミック注
500mL	⑭アスパラカリウム注10mEq　⑭ジゴシン注0.25mg　⑬ピドキサール注 ⑭アデホス-Lコーワ注10mg　⑭セファメジンα注射用1g　⑭フェジン静注40mg ⑭アデラビン9号注2mL　⑬セフメタゾン静注用1g　⑭フォリアミン注射液 ⑭アドナ注10mg　⑭ダウノマイシン静注用20mg　⑭ブスコパン注20mg ⑭アドリアシン注用10　⑭タガメット注射液200mg　⑭プリンペラン注射液10mg ⑭アミサリン注100mg　⑭トランサミン注10%　⑭ブレオ注射用 ⑬アリナミンF注　⑬⑭ナイクリン注射液　⑭水溶性プレドニン20mg ⑭アリナミンF50注　⑭ニコリン注射液500mg　⑭プロタノールL注0.2mg ⑬アリナミン注射液　⑭ネオシネジンコーワ注1mg　⑬ベストコール静注用 ⑭安息香酸Naカフェイン注10%「フソー」　⑪⑭ネオフィリン注250mg　⑤ヘパリンナトリウム注N5千単位/5mL「AY」※1 ⑭イソゾール注射用0.5g　⑭ネオラミン・スリービー液(静注用)　⑬ホスミシンS静注用2g ⑭エホチール注10mg　⑬バイオゲン注射液　②マルタミン注射用 ⑭注射用エリスロマイシン　⑭パニマイシン注射液100mg　⑭ミノマイシン点滴静注用 ①エレメンミック注　⑬パンスポリン静注用1g　⑫ミリスロール注 ⑭カルチコール注射液8.5%10mL　⑪⑬パントール注射液100mg　⑭メイロン静注7% ⑭静注用キシロカイン0.5%　③パントシン注200mg　⑥⑦⑧⑨⑩メイロン静注8.4% ⑭強力ネオミノファーゲンシー静注　⑬ビオチン注射液　⑬⑭メタボリンG注射液10mg ⑬ケイツー注　⑭注射用ビクシリンS500　⑬メタボリン注射液 ⑭ケタラール静注用50mg　⑭ビクシリン注射用1g　①④ラシックス注20mg ⑭ゲンタシン注60　⑬ビクシリン注射用2g　⑭リンコシン注射液300mg ⑭コスメゲン注射用0.5mg　⑬ビスラーゼ注射液　⑭リンデロン注2mg ⑬シーパラ注　⑭ビタシミン注射液100mg　⑭静注用ロイコマイシン ⑬シオマリン静注用1g　⑭ビタメジン静注用　⑬ロセフィン静注用1g※2

相手薬容量：①1A，②1V/ナノピア水5mL，③2A，④3A，⑤5mL，⑥8.4%20mL×1A，⑦8.4%20mL×2A，⑧8.4%20mL×3A，⑨8.4%20mL×4A，⑩8.4%20mL×5A，⑪10mL・1A，⑫50mL・1V，⑬常用量，⑭常用量の5倍

- いずれも残存率データはないが（※2を除く），外観変化なし（24hr）（ミリスロール注はデータなし）．
- ※1　残存率および外観変化のデータはないが，2週間後のヘパリンの力価低下を認めない，24hr以内であれば配合可．
- ※2　24hr後のロセフィンの残存率が90%未満となるが，後発医薬品のセフトリアキソンの配合試験の結果が6hrまでは90%以上であることから，本配合も6hr以内であれば可とした．

配合変化表（ソリタ，ソリタ-S，ソリタ-T1号，ソリタ-T2号，ソリタ-T3号，ソリタ-T3号G，ソリタ-T4号）株式会社陽進堂資料
ソリタ-T3号輸液インタビューフォーム（2016年2月改訂）

ソリタ

ソリタ-T3号G （陽進堂）

輸液：200mL/バッグ，500mL/バッグ

分類 輸液・栄養製剤［輸液用電解質液（維持液7.5％糖加）］

［pH変動スケール］

200mL製剤，500mL製剤　　　　　　　（規格pH：3.5〜6.5）

0	1	2	3	4	5	6	7	8	9	10	11	12	13	14

－　　←10mL　　　　　　　　　　　10mL→　　　－

1.42　　　　　　5.14　　　　　　　　　　11.58

注意事項

DEHP・PVC	フィルター	閉鎖システム
－	－	－

［配合変化データ （文献に基づく判定）］

本品規格	配合不可	
500mL	アプレゾリン注射用20mg［常用量の5倍］	褐色(1hr)
	セルシン注射液10mg［常用量の5倍］	白濁(直後)
	ファンギゾン注射用50mg［常用量の5倍］	沈殿(直後)
	フェノバール注射液100mg［常用量の5倍］	白濁(直後)
	マイトマイシン注用2mg［常用量の5倍］	褐色(24hr)
	メイロン静注7％［常用量の5倍］	褐色(直後)

本品規格	配合可		
500mL	⑧ アスパラカリウム注10mEq	⑦ シオマリン静注用1g	⑧ ビタシミン注射液100mg
	⑧ アデホス-Lコーワ注10mg	⑧ ジゴシン注0.25mg	⑧ ビタメジン静注用
	⑧ アデラビン9号注2mL	⑧ シチコリンH注1000mg/4mL「日医工」	⑧ ピドキサール注
	⑧ アドナ注10mg	⑧ セファメジンα注射用1g	⑧ フェジン静注40mg
	⑦ アドリアシン注射用10	⑧ セフメタゾン注射用1g	⑧ フォリアミン注射液
	⑧ アミサリン注100mg	⑧ ダウノマイシン静注用20mg	⑧ ブスコパン注20mg
	⑧ アリナミンF50注	⑦ タケスリン静注用	⑧ プリンペラン注射液10mg
	⑦ アリナミンF注	⑧ トランサミン注10％	⑧ プレオ注射用
	⑦ アリナミン注射液	⑦⑧ ナイクリン注射液	⑧ 水溶性プレドニン20mg
	⑧ 安息香酸Naカフェイン注10％「フソー」	⑧ ニコリン注射液500mg	⑧ プロタノールL注0.2mg
	⑧ イソゾール注射用0.5g	⑧ ネオシネジンコーワ注1mg	⑦ ベストコール静注用
	⑦ エポセリン静注用	⑧ ネオフィリン注250mg	① ヘパリンナトリウム注N5千単位/5mL「AY」※1
	⑧ エホチール注10mg	⑧ ネオラミン・スリービー液（静注用）	⑧ ホスミシンS静注用2g
	⑦ 注射用エリスロマイシン	⑦ バイオゲン注射液	⑧ ミノマイシン点滴静注用
	⑧ カルチコール注射液8.5％10mL	⑧ パニマイシン注射液100mg	②③④⑤⑥ メイロン静注8.4％
	⑧ 静注用キシロカイン0.5％	⑦ パンスポリン静注用1g	⑦⑧ メタボリンG注射液10mg
	⑧ 強力ネオミノファーゲンシー静注	⑦ パントール注射液100mg	⑦ メタボリン注射液
	⑦ ケイツー注	⑦ ビオチン注射液	⑧ リンコシン注射液300mg
	⑧ ケタラール静注用50mg	⑧ 注射用ビクシリンS500	⑧ リンデロン注2mg
	⑧ ゲンタシン注60	⑧ ビクシリン注射用1g	⑧ 静注用ロイコマイシン
	⑧ コスメゲン静注用0.5mg	⑦ ビクシリン注射用2g	⑦ ロセフィン静注用1g※2
	⑧ シーパラ注	⑦ ビスラーゼ注射液	

相手薬容量：① 0.5mL，② 8.4%20mL×1A，③ 8.4%20mL×2A，④ 8.4%20mL×3A，⑤ 8.4%20mL×4A，⑥ 8.4%20mL×5A，⑦ 常用量，⑧ 常用量の5倍

- いずれも残存率データはないが（※2を除く），外観変化なし（24hr）.
- ※1　残存率および外観変化のデータはないが，2週間後のヘパリンの力価低下を認めない，24hr以内であれば配合可.
- ※2　24hr後にロセフィンの残存率が87.4％とやや90％未満となるが，3hr以内であれば配合可と判断した.

📄 配合変化表（ソリタ，ソリタ-S，ソリタ-T1号，ソリタ-T2号，ソリタ-T3号，ソリタ-T3号G，ソリタ-T4号）株式会社陽進堂資料
ソリタ-T3号G輸液インタビューフォーム（2016年2月改訂）

ソリタ-T4号 （陽進堂）

輸液：200mL/バッグ，500mL/バッグ

分類 輸液・栄養製剤［輸液用電解質液（術後回復液）］

[pH変動スケール]

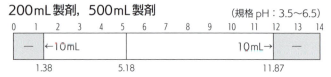

注意事項

DEHP・PVC	フィルター	閉鎖システム
ー	ー	ー

[配合変化データ （文献に基づく判定）]

本品規格	配合不可		
500mL	アプレゾリン注射用20mg	[常用量の5倍]	褐色(1hr)
	セルシン注射液10mg	[常用量の5倍]	白濁(直後)
	ソルダクトン静注用100mg	[常用量の5倍]	結晶析出(直後)
	ファンギゾン注射用50mg	[常用量の5倍]	沈殿(直後)
	フェノバール注射液100mg	[常用量の5倍]	白濁(直後)
	マイトマイシン注用2mg	[常用量の5倍]	褐色(24hr)

本品規格	配合可		
500mL	⑤ アスパラカリウム注10mEq	⑤ ジゴシン注0.25mg	⑤ ビタメジン静注用
	⑤ アデホス-Lコーワ注10mg	⑤ セファメジンα注射用1g	⑤ フェジン静注40mg
	⑤ アデラビン9号注2mL	④ セフメタゾン静注用1g	⑤ フォリアミン注射液
	⑤ アドナ注10mg	⑤ ダウノマイシン静注用20mg	⑤ ブスコパン注20mg
	⑤ アドリアシン注用10	⑤ デカドロン注射液※1	⑤ プリンペラン注射液10mg
	⑤ アミサリン注100mg	① ドブトレックス注射液100mg	⑤ ブレオ注射用
	⑤ アリナミンF50注	⑤ トランサミン注10%	⑤ 水溶性プレドニン20mg
	⑤ 安息香酸Naカフェイン注10%「フソー」	⑤ ナイクリン注射液	⑤ プロタノールL注0.2mg
	⑤ イソゾール注射用0.5g	⑤ ニコリン注射液500mg	④ ベストコール静注用
	⑤ エホチール注10mg	⑤ ネオシネジンコーワ注1mg	④ ホスミシンS静注用2g
	⑤ 注射用エリスロマイシン	⑤ ネオフィリン注250mg	④ ミノマイシン点滴静注用
	⑤ カルチコール注射液8.5%10mL	⑤ ネオラミン・スリービー液（静注用）	⑤ メイロン静注7%
	⑤ 静注用キシロカイン0.5%	⑤ パニマイシン注射液100mg	⑤ メイロン静注8.4%
	⑤ 強力ネオミノファーゲンシー静注	④ パンスポリン静注用1g	⑤ メタボリンG注射液10mg
	⑤ ケタラール静注用50mg	⑤ 注射用ビクシリンS500	⑤ ラシックス注20mg
	⑤ ゲンタシン注60	⑤ ビクシリン注射用1g	⑤ リンコシン注射液300mg
	⑤ コスメゲン静注用0.5mg	⑤ ビクシリン注射用2g	⑤ リンデロン注2mg
	④ シオマリン静注用1g	⑤ ビタシミン注射液100mg	④ ロセフィン静注用1g※2

相手薬容量：① 3A，② 4mg・1A/生食液20mLに溶解，③ 8.4%20mL×4A，④ 常用量，⑤ 常用量の5倍

- いずれも残存率データはないが（※2を除く），外観変化なし(24hr)（※1を除く）.

※1 残存率データはないが，外観変化なし(4hr)，4hr以内であれば配合可.
※2 外観変化なし(24hr)，24hr後にロセフィンの残存率が89.6%とわずかに90%未満となるが，3hr以内であれば配合可と判断した．

配合変化表（ソリタ，ソリタ-S，ソリタ-T1号，ソリタ-T2号，ソリタ-T3号，ソリタ-T3号G，ソリタ-T4号）株式会社陽進堂資料
ソリタ-T4号輸液インタビューフォーム（2016年2月改訂）

ソル・コーテフ ［ヒドロコルチゾンコハク酸エステルナトリウム］（ファイザー）

注射用：100mg/V／静注用：250mg/V, 500mg/V

分類 副腎皮質ステロイド

[pH変動スケール]（山口東京理科大学実験データ）

250mg/注射用水2mL （規格pH：7.0～8.0）

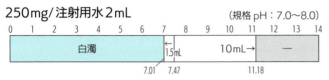

[配合変化データ（文献に基づく判定）]

本品容量	配合不可		
100mg/添付溶解液	KN2号輸液 [500mL]	析出 (6hr)	
	KNMG3号輸液 [500mL]	析出 (6hr)	
	アクラシノン注射用 [20mg/1V]+生食液 [10mL]	懸濁(橙色)(直後)	
	アタラックス-P注射液 [50mg/1mL]	析出(直後)	
	アデホス-Lコーワ注 [20mg/2mL]	88.6% (6hr)	
	アドナ注（静脈用）[25mg/5mL]	100%(1hr), 沈殿(3hr)	
	アドリアシン注用 [10mg/1V]+生食液 [1mL]	沈殿(赤色)(直後)	
	アリナミンF注 [50mg/20mL]	沈殿(直後)	
	エホチール注 [10mg/1mL]	沈殿(6hr)	
	エレメンミック注 [2mL]	懸濁(暗褐色)(直後)	
	オンコビン注射用 [1mg/1V]+生食液 [10mL]	沈殿(1hr)	
	カイトリル注 [3mg/3mL]	沈殿(3hr)	
	ガスター注射液 [20mg/2mL]	沈殿(1hr)	
	カルチコール注射液8.5% [5mL]	懸濁(直後)	
	強力ネオミノファーゲンシー静注 [20mL]	沈殿(3hr)	
	グリセオール注 [500mL]	沈殿(6hr)	
	ザイボックス注射液 [600mg/300mL]	析出(1hr)	
	注射用サイメリン [50mg/生食液10mL]	沈殿(6hr)	
	サンラビン点滴静注用 [200mg/1V]+注射用水 [20mL]	沈殿(3hr)	
	ジフルカン静注液 [200mg/100mL]	沈殿(直後)	
	スルペラゾン静注用 [1g/1V]+生食液 [5mL]	沈殿(1hr)	
	セファメジンα注射用 [1g/1V]+生食液 [10mL]	沈殿(淡黄色)(3hr)	
	ゾシン静注用 [4.5g/1V]+生食液 [20mL]	沈殿(3hr)	
	ダラシンS注射液 [300mg/2mL]	沈殿(6hr)	
	ドブトレックス注射液 [100mg/5mL]	懸濁(直後)	
	トランサミン注 [250mg/5mL]	沈殿(3hr)	
	トリノシンS注射液 [20mg/2mL]	沈殿(6hr)	
	トリフリード輸液 [500mL]	析出(24hr)	
	ナイクリン注射液 [50mg/1mL]	沈殿(3hr)	
	ネオフィリン注 [250mg/10mL]	沈殿(微黄色)(1hr)	
	ノイロトロピン注射液 [3.6単位/1A]	沈殿(3hr)	
	パンスポリン静注用 [1g/1V]+生食液 [20mL]	沈殿(1hr)	
	パントール注射液 [250mg/1mL]	沈殿(3hr)	
	ビスラーゼ [20mg/2mL]	沈殿(3hr)	
	ファンガード点滴用 [75mg/1V]+生食液 [100mL]	析出(3hr)	

注意事項

DEHP・PVC	フィルター	閉鎖システム
—	—	—

プラスアミノ輸液 [500mL]	析出(24hr)
フラビタン注射液 [10mg/1mL]	沈殿(3hr)
フルクトラクト注 [500mL]	析出(24hr)
フルマリン静注用 [1g/生食液4mL]	析出(6hr)
ポタコールR輸液 [500mL]	析出(24hr)
ミノマイシン点滴静注用 [100mg/1V]+生食液 [100mL]	沈殿(黄色)(直後)
メイロン静注8.4% [250mL]	沈殿(6hr)
ユナシン-S静注用 [1.5g/1V]+生食液 [10mL]	89%(3hr), 沈殿(6hr)
ラクテックD輸液 [500mL]	析出(24hr)
ラシックス注 [100mg/10mL]	沈殿(1hr)
ロイコン注射液 [20mg/2mL+添付の緩衝液]	沈殿(3hr)
ロセフィン静注用 [1g/1V]+注射用水 [10mL]	沈殿(黄色)(直後)

配合可

- KN1号輸液[500mL]
- KN3号輸液[500mL]
- アクチット輸液[500mL]
- アミゼットB輸液[500mL] ※1
- アムビゾーム点滴静注用[50mg/注射用水12mL] +5%ブドウ糖液[100mL]
- イトリゾール注1%[200mg/20mL+添付の希釈液]
- ヴィーンD輸液[500mL]
- ヴィーンF輸液[500mL]
- 大塚生食注[500mL]
- 大塚生食注[100mL]
- 大塚糖液5%[500mL]
- キリット注5%[500mL]
- シプロキサン注[300mg]

- ソリタ-T1号輸液[500mL]
- ソリタ-T2号輸液[500mL]
- ソリタ-T3号G輸液[500mL]
- ソリタ-T3号輸液[500mL]
- ソリタ-T4号輸液[500mL]
- ソリタックス-H輸液[500mL] ※2
- ソルデム1輸液[500mL]
- ソルデム3AG輸液[500mL]
- ソルラクトD輸液[500mL]
- ソルラクトS輸液[500mL]
- ソルラクトTMR輸液[500mL]
- タチオン注射用[100mg/1A]+注射用水[2mL]
- ピーエヌツイン-1号輸液[500mL]
- ビーフリード輸液[500mL]

- フィジオ35輸液[500mL]
- フィジオ70輸液[500mL]
- ブイフェンド静注用[200mg/1V]+注射用水[19mL]
- フルカリック1号輸液[500mL]
- フルカリック3号輸液[500mL]
- プロジフ静注液[400mg/2.5mL]
- ポララミン注[5mg/1mL]
- マンニットT注15%[500mL]
- メロペネム点滴静注用「ファイザー」※1 [0.5g/1V]+生食液[100mL]
- メロペン点滴用[0.5g/1V]+生食液[100mL] ※1
- ラクテックG輸液[500mL]
- ラクテック注[500mL]

本品容量：100mg/添付溶解液

※1　残存率90%以上→90%未満（6hr→24hr），外観変化なし（24hr），6hr以内の投与であれば配合可.

※2　残存率90%以上（24hr），微黄色澄明にわずかに着色（3hr）.

ソル・コーテフ静注用インタビューフォーム（2020年3月改訂）（第13版）
山口東京理科大学実験データ

ソルダ

ソルダクトン　[カンレノ酸カリウム]（ファイザー）

静注用：100mg/A，200mg/A

分類 利尿薬（抗アルドステロン薬／水分・電解質代謝改善薬）

［pH変動スケール］

・規格pH：9.0〜10.0
・pH変動試験のデータなし

⚠ 注意事項

DEHP・PVC	フィルター	閉鎖システム
－	－	－

調剤時の注意

1日量として600mgを超えないこと．原則として2週間を超えないこと．用時調製すること．

［配合変化データ（文献に基づく判定）］

本品容量	配合不可	
200mg/ 生食液10mL	EL-3号輸液 [500mL/V]	白濁(直後)
	KN2号輸液 [500mL/V]	白濁(直後)
	KN3号輸液 [500mL/V]	白濁(直後)
	KN4号輸液 [500mL/V]	白濁(直後)
	アクチット輸液 [200mL/V]	白濁(直後)
	アクチット輸液 [500mL/V]	白濁(直後)
	アスパラカリウム注 [17.12%10mL/1A]	白濁(直後)
	アミカシン硫酸塩注射液 [200mg/1A]＋生食液 [100mL]	白濁(直後)
	アミノレバン点滴静注 [200mL/袋]	白濁(直後)
	イノバン注 [100mg/5mL/1A]＋生食液 [100mL]	溶解黒色(24hr)
	ヴィーンD輸液 [500mL/V]	白濁(直後)
	キシロカイン [10%10mL/1A]	白濁(直後)
	強力ネオミノファーゲンシー静注 [20mL/1A]	白濁(直後)
	ゲンタシン注 [40mg/1mL/1A]	白濁(直後)
	ストレプトマイシン硫酸塩注射用 [1g/V]＋注射用水 [5mL]	白濁(直後)
	セファメジンα注射用 [2g/V]＋注射用水 [10mL]	結晶析出(3hr)
	セフメタゾン静注用 [1g/V]＋注射用水 [5mL]	白濁(直後)
	ソリタ-T3号輸液 [500mL/V]	白濁(直後)
	タチオン注射用 [200mg/1A]＋注射用水 [5mL/1A]	白濁(直後)
	ネオラミン・スリービー液（静注用）[10mL/1A]	白濁(直後)
	ハイカリック液-1号 [700mL/袋]	白濁(直後)
	ハイカリック液-2号 [700mL/袋]	白濁(直後)
	ハイカリック液-3号 [700mL/袋]	白濁(直後)
	ハイカリックRF輸液 [250mL/袋]	白濁(直後)
	パンスポリン静注用 [250mg/V]＋注射用水 [10mL]	白濁(直後)
	パンスポリン静注用 [500mg/V]＋注射用水 [10mL]	白濁(直後)
	パンスポリン静注用 [バッグG 1g/キット]＋5%ブドウ糖液 [100mL]	白濁(直後)
	パンスポリン静注用 [バッグS 1g/キット]＋生食液 [100mL]	白濁(直後)
	ピーエヌツイン-1号輸液 [1000mL/袋]	白濁(直後)
	ピーエヌツイン-2号輸液 [1100mL/袋]	白濁(直後)
	ピーエヌツイン-3号輸液 [1200mL/袋]	白濁(直後)
	ビタメジン静注用 [10mL]＋注射用水 [10mL]	白濁(直後)
	フィジオゾール3号輸液 [500mL/V]	白濁(直後)

プラスアミノ輸液 [500mL/V]		白濁(直後)
ペントシリン注射用 [2g/V]+注射用水 [5mL]		結晶析出(1hr)
ホスミシンS静注用 [1g/V]		白濁(直後)
ホスミシンS静注用 [4g/V]		2層に分離(直後)
ポタコールR輸液 [500mL/V]		白濁(直後)
ミノマイシン点滴静注用 [100mg/V]+注射用水 [5mL]		白濁(直後)
モリヘパミン点滴静注 [200mL/袋]		白濁(1hr)
ラクテックD輸液 [500mL/V]		白濁(直後)
リスモダンP静注 [5mL/1A]+生食液 [100mL]		白濁(直後)
リプラス1号輸液 [500mL/V]		白濁(直後)
リプラス3号輸液 [500mL/V]		白濁(直後)
リンコシン注射液 [300mg/1mL/1A]		白濁(直後)

配合可

- 5-FU注 [250mg/5mL/1A]
- 5%ブドウ糖液 [20mL/1A]
- 5%ブドウ糖液 [100mL/V]
- KN1号輸液 [500mL/V]
- アデホス-Lコーワ注 [10mg/2mL/1A]
- アデホス-Lコーワ注 [40mg/2mL/1A]
- アデラビン9号注 [1mL/1A]
- アドナ注(静脈用) [0.5%2mL/1A]
- アリナミンF注 [5mg/1A]
- 大塚蒸留水 [20mL/1A]
- 大塚生食注 [20mL/1A]
- 大塚生食注 [100mL/V]
- 大塚糖液5% [20mL/1A]
- 大塚糖液10% [20mL/1A]

- 大塚糖液20% [20mL/1A]
- 大塚糖液50% [20mL/1A]
- カルチコール注射液8.5% [2mL/1A]
- キリット注5% [500mL/V]
- ソル・コーテフ静注用 [500mg/V]+添付溶解液 [4mL]
- ソルデム3AG輸液 [500mL/V]
- ソルデム3A輸液 [500mL/V]
- ソルラクトS輸液 [500mL/V]
- ソルラクト輸液 [500mL/V]
- ドグマチール筋注 [50mg/2mL/1A]
- ニコリン注射液 [25%2mL/1A]
- ノイロトロピン注射液 [1mL/1A]
- ハルトマン輸液pH8「NP」 [500mL/V]

- ピシバニール注射用 [0.2KE/2mL/1A]+生食液 [100mL]
- ブレオ注射用 [5mg/1A]+生食液 [100mL]
- ペプレオ注射用 [10mg/1A+注射用水]
- マイトマイシン注用 [2mg/1A]+生食液 [100mL]
- マルトス輸液10% [500mL/V]
- マンニットT注15% [500mL/V]
- ラクテックG輸液 [500mL/V]
- ラクテック注 [500mL/V]
- ラシックス注 [20mg/2mL/1A]
- ラシックス注 [100mg/10mL/1A]
- リンゲル液 [500mL/V]

本品容量： 200mg/生食液10mL

📄 ソルダクトン静注用インタビューフォーム (2020年9月改訂第9版)

ソルメ

ソル・メドロール [メチルプレドニゾロンコハク酸エステルナトリウム]（ファイザー）

静注：40mg/V，125mg/V，500mg/V，1000mg/V

分類 副腎皮質ステロイド

［pH変動スケール］

（規格pH：7.0〜8.0）

0 1 2 3 4 5 6	7 8	9 10 11 12	13 14
結晶析出	←10mL	10mL→	白沈

6.10　7.0〜8.0　　　　　　　11.7

⚠️ 注意事項

DEHP・PVC	フィルター	閉鎖システム
—	—	—

［配合変化データ（文献に基づく判定）］

本品規格	配合不可	
125mg/ 添付溶解液	KNMG3号輸液 [500mL]	析出(24hr)
	アスパラカリウム注 [10mEq]	沈殿(24hr)
	アドナ注（静脈用）[25mg/5mL]	析出(1hr)
	イスコチン注 [100mg/2mL]	沈殿(3hr)
	イトリゾール注1% [200mg+添付の希釈液]	沈殿(1hr)
	イノバン注 [200mg]	沈殿(3hr)
	注射用エラスポール [100mg/1V]+注射用水 [10mL]	沈殿(6hr)
	カイトリル注 [3mg/3mL]	析出(1hr)
	ガスター注射液 [20mg/2mL]	沈殿(3hr)
	ザイボックス注射液 [600mg/300mL]	析出(1hr)
	ジフルカン静注液 [200mg/100mL]	沈殿(24hr)
	シプロキサン注 [300mg]	析出(3hr)
	ダラシンS注射液 [300mg/2mL]	沈殿(6hr)
	デカドロン注射液 [1.65mg/2mL]	沈殿(24hr)
	ネオフィリン注 [250mg/10mL]	析出(1hr)
	ネオラミン・スリービー液（静注用）[10mL]	沈殿(淡紅色)(直後)
	ノイロトロピン注射液 [3.6単位/1A]	析出(1hr)
	パンスポリン静注用 [1g/1V]+生食液 [20mL]	沈殿(6hr)
	ハンプ注射用 [1000μg/1V]+注射用水 [10mL]	懸濁(3hr)
	ビタシミン注射液 [500mg/2mL]	析出(1hr)
	ビタメジン静注用 [1V]+生食液 [20mL]	沈殿(淡赤色)(直後)
	フィジオ35輸液 [500mL]	析出(24hr)
	フィジオゾール3号輸液 [500mL]	析出(6hr)
	ブイフェンド静注用 [200mg/1V]+注射用水 [19mL]	沈殿(6hr)
	プリンペラン注射液 [10mg/2mL]	沈殿(3hr)
	フルカリック1号輸液 [500mL]	析出(6hr)
	フルクトラクト注 [500mL]	析出(6hr)
	フルマリン静注用 [1g/1V]+生食液 [4mL]	沈殿(1hr)
	プロジフ静注液 [400mg/2.5mL]	沈殿(3hr)
	ベナンバックス注用 [300mg/1V]+注射用水 [3mL]+生食液 [50mL]	沈殿(白色)(直後)
	ポタコールR輸液 [500mL]	析出(24hr)
	ミノマイシン点滴静注用 [100mg/1V]+生食液 [100mL]	沈殿(黄色)(直後)
	ユナシン-S静注用 [1.5g/1V]+生食液 [10mL]	87.6%(6hr)，淡黄色澄明(24hr)
	ラクテックD輸液 [500mL]	析出(24hr)
	ロセフィン静注用 [1g/1V]+注射用水 [10mL]	沈殿(1hr)

500mg/ 添付溶解液	キロサイド N 注 [1g/50mL]	沈殿(1hr)
	ジェムザール注射用 [1g/1V]+生食液 [25mL]	沈殿(直後)
	ランダ注 [50mg/100mL]	沈殿(3hr)

本品規格	配合可		
125mg/ 添付溶解液	• KN1号輸液 [500mL] • KN3号輸液 [500mL] • アクチット輸液 [500mL] • アムビゾーム点滴静注用 　[50mg/1V注射用水12mL]+5%ブドウ糖液[100mL] • ヴィーン3G輸液 [500mL] • ヴィーンD輸液 [500mL] • ヴィーンF輸液 [500mL] • 大塚生食注 [500mL] ※1 • 大塚糖液5% [500mL] • キドミン輸液 [500mL] • 強力ネオミノファーゲンシー静注 　[20mL] • スルペラゾン静注用 [1g/1V] ※2 　+生食液[10mL] • セファメジンα注射用 [1g/1V] 　+生食液[10mL]	• ゾシン静注用 [4.5g/1V]+生食液[20mL] • ソリタ-T1号輸液 [500mL] • ソリタ-T3号G輸液 [500mL] • ソリタ-T3号輸液 [500mL] • ソルデム1輸液 [500mL] • ソルデム3AG輸液 [500mL] • ソルデム3A輸液 [500mL] • ソルデム3PG輸液 [500mL] • ソルデム3輸液 [500mL] • ソルデム4輸液 [500mL] • ソルラクトS輸液 [500mL] • ソルラクトTMR輸液 [500mL] • タチオン注射用 [200mg/1A]+注射用水 [3mL] • トリフリード輸液 [500mL] • ネオパレン1号輸液 [500mL] • ビーフリード輸液 [500mL]	• ファンガード点滴用 [75mg/1V] 　+生食液[100mL] • フィニバックス点滴静注用 [0.25g] 　+生食液[20mL] • フルカリック3号輸液 [500mL] • ヘパリンナトリウム注N1万単位「AY」 　[10mL] • ポララミン注 [5mg/1mL] • メロペネム点滴静注用「ファイザー」 ※3 　[0.5g/1V]+生食液[100mL] • メロペン点滴用 [0.5g/1V] ※3 　+生食液[100mL] • ラクテックG輸液 [500mL] • ラクテック注 [500mL] • ラシックス注 [100mg/10mL] • リプラス3号輸液 [500mL]
500mg/ 添付溶解液	• パラプラチン注射液 [450mg/45mL]	• ベプシド注 [100mg/5mL]	• ラステット注 [100mg/5mL]

※1　残存率90%以上→90%未満（6hr→24hr），外観変化なし（24hr），6hr以内の投与であれば配合可.
※2　残存率90%以上（24hr），淡黄色澄明から黄色澄明にやや増色（24hr），6hr以内の投与であれば配合可.
※3　残存率90%以上→90%未満（6hr→24hr），微黄色澄明にわずかに着色（24hr），6hr以内の投与であれば配合可.

📄 ソル・メドロール静注用インタビューフォーム（2020年3月改訂）（第16版）

ダイアモックス ［アセタゾラミドナトリウム］（三和化学研究所）
注射用：500mg/V
分類 利尿薬（炭酸脱水酵素阻害薬）

［pH変動スケール］（山口東京理科大学実験データ）

500mg/注射用水5mL　　　　　　（規格pH：9.0〜10.0）

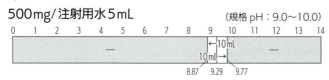

⚠ 注意事項

DEHP・PVC	フィルター	閉鎖システム
―	―	―

ダウノマイシン ［ダウノルビシン塩酸塩］（Meiji Seikaファルマ）

静注用：20mg/V

分類 抗悪性腫瘍薬（トポイソメラーゼⅡ阻害薬）

［pH変動スケール］

20mg/生食液4mL （規格pH：5.0〜6.5）

| 0 | 1 | 2 | 3 | 4 | 5 | 6 | 7 | 8 | 9 | 10 | 11 | 12 | 13 | 14 |

— ←10mL　0.125mL→　暗赤色
　　1.47　　　　5.68　7.17

📖 ダウノマイシン静注用インタビューフォーム（2021年2月改訂）

⚠ 注意事項

DEHP・PVC	フィルター	閉鎖システム
—	—	—

タガメ

タガメット　[シメチジン]（住友ファーマ）

注射液：200mg/2mL/A

分類 H₂受容体拮抗薬

[pH変動スケール]（山口東京理科大学実験データ）

200mg/2mL　　　　　　　　　　　　　（規格 pH：4.5〜6.0）

0	1	2	3	4	5	6	7	8	9	10	11	12	13	14

— | ←10mL | | 10mL→ | — |

1.43　　　　　　　　5.53　6.55

⚠注意事項

DEHP・PVC	フィルター	閉鎖システム
—	—	—

[配合変化データ（文献に基づく判定）]

本品規格	配合不可	
200mg/2mL	20%マンニットール注射液 [500mL]	残存率記載なし，外観変化あり (24hr)
	K.C.L.点滴液15% [20mL＋生食液 100mL]	24hrまで残存率が90%未満かつ中間点での残存率がわからないため配合不可と判定
	アレビアチン注 [5mg/生食液100mL]	残存率90%未満または外観変化あり (1hr)
	イソゾール注射用 [500mg/20mL]＋注射用水 [100mL]	残存率90%未満または外観変化あり (1hr)
	カルベニン点滴用 [0.5g]＋生食液 [100mL]	残存率記載なし，外観変化あり (6hr)
	シオマリン静注用 [1g]＋生食液 [100mL]	残存率記載なし，外観変化あり (6hr)
	スルペラゾン静注用 [0.5g/注射用水 5mL]	残存率90%未満または外観変化あり (1hr)
	セファメジンα注射用 [1g/注射用水 10mL]	残存率90%未満または外観変化あり (1hr)
	ゾビラックス点滴静注用 [250mg]＋生食液 [100mL]	残存率90%未満または外観変化あり (1hr)
	ソルダクトン静注用 [100mg/注射用水 10mL]＋ソリタ-T3号輸液	残存率記載なし，外観変化あり (6hr)
	ソルダクトン静注用 [200mg/注射用水 10mL]	残存率90%未満または外観変化あり (1hr)
	ソル・メドロール静注用 [125mg/2mL]	残存率90%未満または外観変化あり (1hr)
	チエナム点滴静注用 [1g/生食液100mL]	残存率記載なし，外観変化あり (6hr)
	パンスポリン静注用 [1g/生食液100mL]	残存率90%未満または外観変化あり (1hr)
	フィブロガミンP静注用 [添付溶解液4mL]	残存率90%未満または外観変化あり (1hr)
	フルマリン静注用 [1g/注射用水10mL]	24hrまで残存率が90%未満かつ中間点での残存率がわからないため配合不可と判定
	ベプシド注 [5mL]＋生食液 [100mL]	残存率90%未満または外観変化あり (1hr)
	ラシックス注 [20mg/2mL]	残存率90%未満または外観変化あり (1hr)
	ロセフィン静注用 [1g/注射用水10mL]	24hrまで残存率が90%未満かつ中間点での残存率がわからないため配合不可と判定

本品規格	配合可		
200mg/2mL	・5-FU注 [250mg/5mL] ・EL-3号輸液 [500mL] ・注射用アイオナール・ナトリウム（0.2）[200mg/4mL]＋生食液[100mL] ・アクチット輸液 [500mL] ・アクプラ静注用 [10mg/V]＋生食液 [100mL] ・アザクタム注射用 [1g/注射用水10mL] ・アスパラカリウム注 [10mL]＋生食液[100mL] ・アタラックス-P注射液 [50mg/1mL] ・アデホス-Lコーワ注 [40mg/2mL]＋生食液[100mL] ・アデラビン9号注 [1mL]＋生食液[100mL] ・アドナ注（静脈用）[100mg/20mL] ・アドリアシン注用 [10mg/V]＋生食液[100mL] ・アトロピン硫酸塩注 [1mL]＋生食液[100mL] ・アナフラニール点滴静注液 [2mL]＋生食液[100mL]	・アミカシン硫酸塩注射液「日医工」[200mg]＋生食液[100mL] ・アミパレン輸液 [200mL] ・アリナミンF50注 [50mg/20mL] ・アルギメート点滴静注 [200mL] ・イノバン注 [5mL]＋生食液[100mL] ・インデラル注射液 [2mg/2mL] ・ヴィーンD輸液 [500mL] ・ウテメリン注 [5mL]＋5%ブドウ糖液[100mL] ・注射用エフォーワイ [100mg/注射用水10mL] ・エレメンミック注 [2mL]＋生食液[100mL] ・注射用エンドキサン [100mg/注射用水10mL] ・オーツカMV注 [IV]＋生食液[100mL] ・大塚糖液5% [500mL] ・オルガドロン注射液 [2.5mg/0.5mL] ・カイトリル注 [3mL]＋生食液[100mL]	・カルチコール注射液8.5% [2mL]＋生食液[100mL] ・キシリトール注射液（10%）[500mL] ・強力ネオミノファーゲンシー静注 [20mL] ・グリセオール注 [500mL] ・クリニザルツ輸液 [500mL] ・ゲンタシン注 [60mg/1.5mL]＋生食液[100mL] ・サイレース静注 [1mL]＋生食液[100mL] ・シーパラ注 [2mL]＋生食液[100mL] ・シグマート注 [2mg]＋生食液[100mL] ・ジフルカン静注液 [50mg/50mL]＋生食液[100mL] ・スルペラゾン静注用 [1g/注射用水10mL]＋ソリタ-T3号輸液 [500mL] ・セファメジンα点滴用キット [2g]＋生食液[100mL]

203

- セフォタックス注射用 [1g] +生食液[100mL]
- セフメタゾン静注用 [1g] +生食液[100mL]
- セルシン注射液 [1mL] +生食液[100mL]
- セレネース注 [1mL] +生食液[100mL]
- ソリタ-T1号輸液 [200mL]
- ソリタ-T2号輸液 [200mL]
- ソリタ-T3号G輸液 [500mL]
- ソリタ-T3号輸液 [500mL]
- ソリタ-T4号輸液 [200mL]
- ソル・コーテフ静注用 [500mg/添付溶解液4mL]
- ソルデム3AG輸液 [500mL]
- ソルデム3A輸液 [500mL]
- ソルデム3輸液 [500mL]
- ソル・メドロール静注用 [500mg/添付溶解液8mL]
- ソルラクトTMR輸液 [500mL]
- ソルラクト輸液 [500mL]
- ダイアモックス注射用 [500mg] +生食液[100mL]
- ダウノマイシン静注用 [20mg/注射用水10mL]
- ダカルバジン注用 [100mg] +生食液[100mL]
- タチオン注射用 [200mg/添付溶解液3mL]
- ダラシンS注射液 [4mL] +生食液[100mL]
- 低分子デキストランL注 [500mL]
- デカドロン注射液 [2mL] +生食液[100mL]
- ドブトレックス注射液 [5mL] +生食液[100mL]
- トブラシン注 [60mg] +生食液[100mL]
- ドプラム注射液 [20mL] +生食液[100mL]
- トポテシン点滴静注 [2mL] +生食液[100mL]
- トランサミン注10% [1g/10mL]
- ドルミカム注射液 [2mL] +生食液[100mL]
- ドロレプタン注射液 [10mL] +生食液[100mL]
- ナゼア注射液 [2mL] +生食液[100mL]
- ニコリン注射液 [250mg] +生食液[100mL]
- ネオフィリン注 [250mg/10mL]
- ネオラミン・スリービー液 (静注用) [10mL]
- 水溶性ハイドロコートン注射液 [2mL] +生食液[100mL]
- パニマイシン注射液 [100mg/注射用水4mL]
- ハベカシン注射液 [1.5mL] +生食液[100mL]
- パラプラチン注射液 [5mL] +生食液[100mL]
- ハルトマンD液「フソー」 [500mL]
- ハルトマン輸液「NP」 [500mL]
- ハルトマン輸液pH8「NP」 [500mL]
- 塩酸バンコマイシン点滴静注用 [0.5g] +生食液[100mL]
- パントール注射液 [250mg1mL]
- ピーエヌツイン-1号輸液 [1000mL]
- ピーエヌツイン-2号輸液 [1100mL]
- ピーエヌツイン-3号輸液 [1200mL]
- ビクシリン注射用 [1g] +生食液[100mL]
- ピシバニール注射用0.2KE [2mL/2mL] +生食液[100mL]
- ビソルボン注 [4mg/2mL]
- ビタシミン注射液 [500mg2mL]
- ビタメジン静注用 [注射用水10mL]
- ピドキサール注 [30mg] +生食液[100mL]
- ピノルビン注射用 [10mg] +生食液[100mL]
- ファーストシン静注用 [1g] +生食液[100mL]
- フィジオゾール3号輸液 [500mL]
- 注射用フィルデシン [1mg] +生食液[100mL]
- フェジン静注 [40mg/2mL] +5%ブドウ糖液[100mL]
- 注射用フサン [10mg/注射用水10mL]
- ブスコパン注 [1mL] +生食液[100mL]
- フラグミン静注 [5mL] +生食液[100mL]
- プラスアミノ輸液 [500mL]
- フラビタン注射液 [20mg2mL]
- プリンペラン注射液 [10mg/2mL]
- フルクトラクト注 [200mL]
- ブレオ注射用 [5mg] +生食液[100mL]
- 水溶性プレドニン [50mg] +生食液[100mL]
- フロリードF注 [20mL] +生食液[100mL]
- ベストコール静注用 [1g] +生食液[100mL]
- 献血ベニロン-I静注用 [2.5g/注射用水50mL]
- ヘパリンカルシウム注 [10000IU/10mL]
- ヘパリンナトリウム注 [5000IU] +生食液[100mL]
- ベプシド注 [5mL] +生食液[500mL]
- ペプレオ注射用 [5mg] +生食液[100mL]
- ペルジピン注射液 [2mL] +生食液[100mL]
- ヘルベッサー注射用 [5mL] +生食液[100mL]
- ペントシリン注射用 [1g/注射用水10mL]
- ホスミシンS静注用 [4g/注射用水20mL]
- ポタコールR輸液 [500mL]
- ポララミン注 [1mL] +生食液[100mL]
- ホリゾン注射液 [10mg/2mL]
- マイトマイシン注用 [2mg] +生食液[100mL]
- マルタミン注射用 [1V] +生食液[100mL]
- マルトス輸液10% [500mL]
- ミノマイシン点滴静注用 [100mg] +生食液[100mL]
- ミラクリッド注射液 [50000U/注射用水10mL]
- メイセリン静注用 [1g/注射用水20mL]
- メイロン静注8.4% [20mL] +生食液[100mL]
- 注射用メソトレキセート [5mg] +生食液[100mL]
- メチコバール注射液 [500μg/1mL] +生食液[100mL]
- メロペン点滴用 [0.5g] +生食液[100mL]
- モリプロンF輸液 [200mL]
- ラシックス注 [20mg/2mL] +ソリタ-T3号輸液 [500mL]
- ランダ注 [10mg/20mL]
- リスモダンP静注 [5mL] +生食液[100mL]
- リンコシン注射液 [2mL] +生食液[100mL]
- リンデロン注 [1mL] +生食液[100mL]
- レプチラーゼ注 [2mL] +生食液[100mL]
- レペタン注 [1mL] +生食液[100mL]
- ロイナーゼ注用 [5000KU/V] +生食液[100mL]
- ワソラン静注 [2mL] +生食液[100mL]

タガメット注射液200mgインタビューフォーム (2020年5月改訂)
山口東京理科大学実験データ

ダカル

ダカルバジン [ダカルバジン]（サンド）

注用：100mg/V

分類 抗悪性腫瘍薬（アルキル化薬）

［pH変動スケール］

- 規格pH：3.0〜4.0
- pH変動試験のデータなし

⚠ 注意事項

DEHP・PVC	フィルター	閉鎖システム
－	－	－

調剤時の注意

水に対する溶解性が低く他剤と混合すると結晶が析出しやすい．本剤の水溶液はアルカリの添加により主薬が析出する恐れがある．溶解後は遮光することが望ましい．

［配合変化データ（文献に基づく判定）］

本品容量	配合不可	
100mg/ 注射用水10mL	5-FU注 [250mg/5mL]	沈殿(1hr)
	EL-3号輸液 [500mL]	黄色澄明(24hr)
	アプレゾリン注射用 [20mg/注射用水2m]	微橙色澄明→橙色澄明(24hr)
	アミゼットB輸液 [200mL]	微黄色→淡黄緑色(6hr)
	イノバン注 [100mg/5mL]	黄色澄明(24hr)
	注射用イホマイド [1g/注射用水25mL]	89.4%→86.6%(6→24hr)
	カシワドール静注 [200mg/20mL]	結晶(1hr)
	強力ネオミノファーゲンシー静注 [20mL]	白濁(直後)
	ゲンタシン注 [40mg/1mL]	黄色澄明(6hr)
	シオマリン静注用 [1g/注射用水10mL]	濁り(1hr)
	セファメジンα注射用 [0.5g/注射用水5mL]	結晶(6hr)
	セフメタゾン静注用 [0.5g/注射用水5mL]	濁り→結晶(24hr)
	ソセゴン注射液 [30mg/1mL]	結晶(24hr)
	ソル・コーテフ静注用 [500mg/4mL]	白色析出物(直後)
	ソルダクトン静注用 [200mg/注射用水2mL]	白濁(直後)
	ダイアモックス注射用 [500mg/注射用水5mL]	淡黄色澄明→白濁(1hr)
	トブラシン注 [60mg/1.5mL]	微黄色澄明→黄色澄明(24hr)
	トランサミン注10% [1g/10mL]	結晶(1hr)
	ニドラン注射用 [50mg/注射用水10mL]	濁り(24hr)
	ネオフィリン注 [0.25mg/10mL]	66.6%(1hr), 結晶(1hr)
	パンスポリン静注用 [1g/注射用水5mL]	沈殿(1hr)
	ビクシリン注射用 [1g/注射用水4mL]	結晶(直後)
	ビタメジン静注用 [1V/注射用水10mL]	濁り(3hr)
	フォリアミン注射液 [15mg/1mL]	沈殿(直後)
	水溶性プレドニン [5mg/注射用水2mL]	沈殿(直後)
	プロタノールL注 [0.2mg/1mL]	微黄色澄明→黄色澄明(6hr)
	ベストコール静注用 [1g/注射用水10mL]	濁り(直後)
	ペントシリン注射用 [1.0g/注射用水5mL]	沈殿(1hr)
	ホスミシンS静注用 [2g/注射用水10mL]	結晶(直後)
	ポララミン注 [5mg/1mL]	結晶(24hr)
	メイロン静注 [1400mg/20mL]	結晶(1hr)

205

	ラシックス注 [20mg/2mL]	沈殿 (直後)
100mg/ 注射用水5mL	オンコビン注射用 [0.5mg/添付溶解液5mL ※1] +ニドラン注射用 [50mg/注射用水10mL]+5%ブドウ糖液 [30mL]	室温, 室内散光下
	オンコビン注射用 [0.5mg/添付溶解液5mL ※1] +ニドラン注射用 [50mg/注射用水10mL]+大塚生食注 [30mL]	室温, 室内散光下

配合可

- 1%カルボカイン注 [10mL/2V]
- 5%ブドウ糖液 [250mL] ※2
- アクラシノン注射用 [20mg/注射用水10mL]
- アドリアシン注用 [10mg/注射用水5mL]
- アミカシン硫酸塩注射液 ※3
  [100mg/注射用水1mL]
- インデラル注射液 [2mg/2mL] ※4
- 注射用エフオーワイ [100mg/注射用水5mL]
- エホチール注 [10mg/1mL] ※5
- 注射用エンドキサン [100mg/注射用水5mL] ※6
- オンコビン注射用 [1mg/添付溶解液10mL]

- キシロカイン注射液1% [10mL/2V]
- サヴィオゾール輸液 [500mL]
- ジゴシン注 [0.25mg/1mL]
- スルピリン注 [500mg/2mL] ※7
- 生食液 [25mL] ※2
- パントール注射液 [500mg/2mL]
- パントシン注10% [200mg/2mL] ※4
- フィジオゾール3号輸液 [500mL]
- 注射用フィルデシン [3mg/注射用水3mL]
- ブスコパン注 [20mg/1mL] ※8
- プリンペラン注射液 [10mg/2mL] ※9

- ブレオ注射用 [15mg/注射用水5mL] ※6
- プロスタンディン注射用 [20μg/生食液5mL] ※4
- ペプレオ注射用 [5mg/生食液5mL] ※6
- マーカイン注0.25% [10mL/2V]
- マイトマイシン注用 [2mg/注射用水5mL] ※10
- ラクテックG輸液 [500mL] ※11
- ランダ注 [10mg/20mL]
- リンゲル液 [500mL]
- リンコシン注射液 [300mg/1mL] ※12
- リンデロン注 [4mg/1mL] ※13

本品容量：10mg/注射用水10mL

- ※1 試験当時に添付されていた溶解液10mLで溶解.
- ※2 残存率90%以上，外観変化なし（12hr），12hr以内の投与であれば配合可.
- ※3 残存率90%以上（24hr），24hr後に淡赤色澄明に着色，6hr以内の投与であれば配合可.
- ※4 残存率90%以上（24hr），24hr後に微橙色澄明にわずかに着色.
- ※5 残存率90%以上（24hr），3hr後に微橙色澄明にわずかに着色.
- ※6 残存率90%以上（24hr），24hr後に微黄色澄明にわずかに着色.
- ※7 残存率90%以上（24hr），1hr後に微黄色澄明にわずかに着色，3hr後に淡黄色澄明にやや増色.
- ※8 残存率90%以上（24hr），6hr後に微橙色澄明にわずかに着色.
- ※9 残存率90%以上（24hr），24hr後に微黄色澄明から淡黄色澄明にやや増色.
- ※10 残存率90%以上（24hr），1hr後に青紫色澄明から紫色澄明にやや増色.
- ※11 残存率90%以上→90%未満（6hr→24hr），外観変化なし（24hr），6hr以内の投与であれば配合可.
- ※12 残存率90%以上（24hr），6hr後に微黄色澄明にわずかに着色.
- ※13 残存率90%以上（24hr），1hr後に微黄色澄明にわずかに着色，24hr後に淡黄色澄明にやや増色.

📄 ダカルバジン注用インタビューフォーム（2019年7月改訂）

タキソール [パクリタキセル]（チェプラファーム）

注射液：30mg/5mL/V，100mg/16.7mL/V

分類 抗悪性腫瘍薬（タキサン系微小管阻害薬）

［pH変動スケール］

- 規格pH：4.3〜6.3
- pH変動試験のデータなし

⚠ 注意事項

DEHP・PVC	フィルター	閉鎖システム
×	○	×

［配合変化データ（文献に基づく判定）］

配合可		
❶❷ アクチット輸液[500mL]	❶❷ 生食液[500mL]	❶❷ プラスアミノ輸液[500mL]
❶❷ ヴィーンD輸液[500mL]	❶❷ ソリタ-T3号輸液[500mL]	❶❷ マルトス輸液10%[500mL]
❶❷ ヴィーンF輸液[500mL]	❶❷ ピーエヌツイン-2号輸液[1100mL]	❶❷ ラクテックG輸液[500mL]
❶❷ 大塚糖液5%[500mL]	❶❷ フィジオゾール3号輸液[500mL]	❶❷ ラクテック注[500mL]

本品濃度：❶ 120mg/20mL，❷ 300mg/50mL

📄 タキソール注射液インタビューフォーム（2018年2月改訂）

タケプロン ［ランソプラゾール］（武田薬品工業）

静注用：30mg/V
分類　プロトンポンプインヒビター

[pH変動スケール]（山口東京理科大学実験データ）

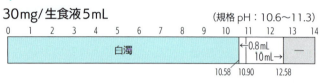

注意事項

DEHP・PVC	フィルター	閉鎖システム
○	—	—

タチオ

タチオン [グルタチオン]（日本ジェネリック）

注射用：100mg/管，200mg/管
分類 肝疾患治療薬（グルタチオン製剤）

[pH変動スケール]（山口東京理科大学実験データ）

100mg/注射用水2mL （規格pH：5.0〜7.0）

0	1	2	3	4	5	6	7	8	9	10	11	12	13	14

—	←10mL	10mL→	—

3.50　　5.69　　8.77

⚠ 注意事項

DEHP・PVC	フィルター	閉鎖システム
—	—	—

[配合変化データ（文献に基づく判定）]

	配合不可		
[本品規格] 200mg	ネオラミン・スリービー液（静注用）[10mL（1管）]	77.0%(3hr), 淡黄色澄明(24hr), 遮光下	
	ビタメジン静注用 [1瓶]	64.1%(3hr)	
[本品濃度] 200mg/ 注射用水3mL	アザクタム注射用 [1g/注射用水10mL]	77.5%(3hr), 遮光下	
	アレビアチン注 [250mg/5mL]	白濁(直後)	
	エホチール注 [10mg/1mL]	3hrで黄色に着色, 遮光下	
	カルベニン点滴用 [0.5g]	67.8%(3hr), 赤褐色澄明(24hr)	
	ドルミカム注射液 [10mg/2mL]	白色結晶析出(24hr)	
	パントシン注5% [100mg/2mL]	76.5%(3hr)	
	ビタメジン静注用 [1瓶]	71.9%(6hr)	
	ピドキサール注 [30mg/1mL]	遮光下, ピドキサール注のIFにリン酸ピリドキサールの含量が低下するとの記載あり	
	フルマリン静注用 [1g]	80.4%(24hr), 微黄色澄明(24hr)	
	ペルサンチン注射液 [10mg/2mL]	白色沈殿(24hr)	

	配合可		
[本品規格] 200mg	・アミノレバン点滴静注 [500mL] ・大塚生食注 [3mL] ・大塚糖液5% [3mL]	・強力ネオミノファーゲンシー静注 [20mL(1管)] ・ハイカリック液-1号 [700mL]	・パントール注射液 [250mg/1mL] ※1 ・ピーエヌツイン-1号輸液 [I 層(800mL)・II 層(200mL)]
[本品濃度] 200mg/ 注射用水3mL	・アクチット輸液 [500mL] ・アクラシノン注射用 ※2 [20mg/生食液10mL] ・アデホス-Lコーワ注 [40mg/2mL] ※2 ・アデラビン9号注 [1mL(1管)] ・アドナ注（静脈用）[50mg/10mL] ・アネキセート注射液 [0.5mg/5mL] ・アミカシン硫酸塩注射液「日医工」 [200mg/2mL] ・アリナミンF注 [10mg/2mL] ・イバン注 [100mg/5mL] ・注射用イホマイド [1g/注射用水25mL] ・ヴィーンD輸液 [500mL] ・ヴィーンF輸液 [500mL] ・ウテメリン注 [50mg/5mL] ・エクザール注射用 [10mg] ※2 ・エリスロシン点滴静注用 [500mg] ・エレメンミック注 [2mL(1管)] ・注射用エンドキサン [100mg] ・大塚生食注 [500mL] ・大塚糖液5% [500mL] ・オンコビン注射用 [1mg] ・カシワドール静注 [20mL(1管)] ・ガスター注射液 [20mg/2mL] ・強力ネオミノファーゲンシー静注 [5mL(1管)]	・強力ネオミノファーゲンシー静注 [20mL(1管)] ・キロサイド注 [20mg/1mL] ・グリセオール注 [500mL] ・クリニザルツ輸液 [500mL] ・ケイツーN静注 [10mg/2mL] ・サリンヘス輸液6% [500mL] ・シーパラ注 [2mL(1管)] ・ジフルカン静注液 [200mg/100mL] ・ジプロフィリン注「エーザイ」 [300mg/2mL] ・スルペラゾン静注用 [1g] ・セファメジンα注射用 [1g] ・セフメタゾン静注用 [1g] ※1 ・ソリタックス-H輸液 [500mL] ・ソル・コーテフ静注用 [133.7mg] ・ダラシンS注射液 [600mL/4mL] ・低分子デキストランL注 [500mL] ・低分子デキストラン糖注 [500mL] ・デカドロン注射液 [3.3mg/1mL] ※2 ・テラルビシン注射用 [20mg] ・ドパミン塩酸塩点滴静注「VTRS」 [600mg/200mL] ・トリフリード輸液 [500mL] ・ニコリン注射液 [100mg/2mL] ・ノイロトロピン注射液 [3.6単位/3mL] ※2 ・ノバントロン注 [20mg/10mL] ・パニマイシン注射液 [100mg(1管)]	・ハルトマンD液「小林」 [500mL] ・ハルトマン輸液「NP」 [500mL] ※1 ・ハルトマン輸液pH8「NP」 [500mL] ・ビタミンC注「フソー」 [500mg/2mL] ※1 ・フラビタン注射液 [10mg/1mL] ※2 ・プリンペラン注射液 [10mg/2mL] ・フルクトラクト注 [500mL] ・プレオ注射用 [15mg] ・水溶性プレドニン [20mg] ・水溶性プレドニン [20mg] ※2 ・ホスミシンS静注用 [1g] ・ポタコールR輸液 [500mL] ・マイトマイシン注用 [2mg(1瓶)] ・静注用マグネゾール [20mL(1管)] ・マルトス輸液10% [250mL] ・ミラクリッド注射液 [5万単位(1管)] ・ミリスロール注 [5mg/10mL] ※2 ・ミルリーラ注射液 [10mg/10mL] ・注射用メソトレキセート [5mg] ・メキシチール点滴静注 [125mg/5mL] ・メチコバール注射液 [500μg/1mL] ※3 ・ラクテックD輸液 [250mL] ・ラクテックG輸液 [500mL] ・ラクテック注 [500mL] ・ランダ注 [10mg/20mL] ・リンゲル液「オーツカ」 [500mL]

209

タチオン

• リンコシン注射液[300mg/1mL]

※1 残存率90%以上→90%未満（6hr→24hr），外観変化なし，6hr以内の投与であれば配合可.

※2 遮光下.

※3 残存率90%以上→90%未満（6hr→24hr），24hr後に淡赤色澄明から微赤色澄明にわずかに減色，6hr以内の投与であれば配合可，遮光下.

📄 タチオン注射用200mgの配合変化試験（2017年1月改訂）
山口東京理科大学実験データ

ダラシンS [クリンダマイシンリン酸エステル] （ファイザー）

注射液：300mg/2mL/A，600mg/4mL/A

分類 抗菌薬（リンコマイシン系抗菌薬）

[pH変動スケール]（山口東京理科大学実験データ）

600mg/4mL

（規格pH：6.0〜7.0）

```
0  1  2  3  4  5  6  7  8  9  10  11  12  13  14
         —        ←10mL            —
                  10mL→
              6.03  6.43 7.12
```

注意事項

DEHP・PVC	フィルター	閉鎖システム
—	—	—

[配合変化データ（文献に基づく判定）]

本品規格	配合不可	
600mg/4mL	イノバン注 [100mg/5mL]	結晶固 (1hr)
	注射用エフオーワイ [100mg/注射用水5mL]	白濁 (直後)
	ゾシン静注用 [4.5g/生食液10mL]	84.8% (6hr)
	ソル・コーテフ静注用 [500mg/溶解液4mL]	結晶析 (24hr)
	チエナム点滴静注用 [500mg]+小林糖液5% [500mL]	黄色 (24hr)
	チエナム点滴静注用 [500mg]+生食液「小林」[500mL]	黄色 (24hr)
	チエナム点滴静注用 [500mg]+リンゲル液 [500mL]	黄色 (24hr)
	チエナム点滴静注用 [500mg/生食液100mL]	黄色 (24hr)
	トブラシン注 [60mg/1.5mL]	白濁 (直後)
	ネオフィリン注 [2.5%10mL]	結晶析 (2hr)
	ビソルボン注 [0.2%2mL]	白濁 (直後)

本品規格	配合可		
600mg/4mL	・2%カルボカイン注 [10mL] ・5-FU注 [250mg/5mL] ・EL-3号輸液 [500mL] ・アクチット輸液 [500mL] ・アタラックス-P注射液 [50mg/1mL] ・アドナ注（静脈用）[0.5%20mL] ・アドリアシン注用 [10mg/注射用水5mL] ・アミノレバン点滴静注 [500mL] ・アリナミンF注 [50mg/20mL] ・イノバン注 [100mg/5mL]+小林糖液5% [500mL] ・イノバン注 [100mg/5mL]+生食液「小林」[500mL] ・イノバン注 [100mg/5mL]+リンゲル液 [500mL] ・注射用エフオーワイ [100mg/注射用水5mL]+生食液「小林」[500mL] ・注射用エフオーワイ [100mg/注射用水5mL]+リンゲル液 [500mL] ・エホチール注 [1%1mL] ・注射用エンドキサン [500mg/注射用水25mL] ・オンコビン注射用 [1mg/注射用水10mL] ・カルチコール注射液8.5% [10mL] ・カルベニン点滴用 [0.5g/生食液100mL] ・キシロカイン [2%5mL] ・グラン注射液 [75μg/0.3mL] ・グリセオール注 [500mL] ・ゲンタシン注60 [60mg/1.5mL] ・小林糖液5% ・ザイボックス注射液 [600mg/200mL] ・シーパラ注 [2mL] ・シグマート注 [2mg] ・ジフルカン静注液 [50mg/50mL] ・スルペラゾン静注用 [1g/注射用水5mL]	・生食液「小林」[500mL] ・セファメジンα注射用 [1g/注射用水3mL] ・セファランチン注 [10mg/2mL] ・セフメタゾン静注用 [1g/注射用水10mL] ・ソセゴン注射液 [15mg/1mL] ・ソリタ-T3号輸液 [500mL] ・ソル・コーテフ静注用 [500mg/溶解液4mL]+小林糖液5% [500mL] ・ソル・コーテフ静注用 [500mg/溶解液4mL]+生食液「小林」[500mL] ・ソル・コーテフ静注用 [500mg/溶解液4mL]+リンゲル液 [500mL] ・ソルデム1輸液 [500mL] ・ソルデム3A輸液 [200mL] ・ソル・メドロール静注用 [500mg/溶解液8mL] ・ソルラクトD輸液 [500mL] ・ダウノマイシン静注用 [20mg/生食液10mL] ・タチオン注射用 [100mg/溶解液2mL] ・低分子デキストランL注 [500mL] ・低分子デキストラン糖注 [500mL] ・トブラシン注 [60mg/1.5mL]+リンゲル液 [500mL] ・トリノシンS注射液 [20mg/2mL] ・ネオフィリン注 [2.5%10mL]+小林糖液5% [500mL] ・ネオフィリン注 [2.5%10mL]+生食液「小林」[500mL] ・ネオフィリン注 [2.5%10mL]+リンゲル液 [500mL] ・ネオラミン・スリービー液（静注用）[10mL] ・ノイトロジン注 [100μg/溶解液1mL] ・ノルアドレナリン注 [0.1%1mL]	・ハイカリック液-1号 [700mL] ・ハイカリック液-2号 [700mL] ・ハイカリック液-3号 [700mL] ・塩酸バンコマイシン点滴静注用 [0.5g/注射用水10mL] ・パンスポリン静注用 [1g/注射用水5mL] ・パントール注射液 [250mg/1mL] ・ビーフリード輸液 [500mL] ・ピシバニール注射用 [2.8mg/注射用水2mL] ・ビスラーゼ注射液 [20mg/2mL] ・ビソルボン注 [0.2%3mL]+小林糖液5% [501mL] ・ビソルボン注 [0.2%2mL]+生食液「小林」[500mL] ・ビソルボン注 [0.2%4mL]+リンゲル液 [502mL] ・ビタメジン静注用 [100mg/注射用水20mL] ・ファーストシン静注用 [1g] ※1 ・フィジオゾール3号輸液 [500mL] ・プラスアミノ輸液 [500mL] ・フラビタン注射液 [10mg/1mL] ・フルカリック3号輸液 [1103mL] ・フルクトラクト注 [500mL] ・フルマリン静注用 [1g/注射用水5mL] ・ブレオ注射用 [5mg/5mL] ・フロリードF注 [200mg/20mL] ・ベストコール静注用 [1g/注射用水5mL] ・ペントシリン注射用 [1g/注射用水5mL] ・ホスミシンS静注用 [1g/注射用水20mL] ・ポタコールR輸液 [500mL] ・マルトス輸液10% [500mL] ・メイロン静注8.4% [50mL] ・注射用メトトレキセート [5mg/注射用水5mL]

211

ダラシンS

- メロペン点滴用[0.5g]
- ユナシン-S静注用[1.5g/生食液10mL]
- ラクテックD輸液[500mL]
- ラクテックG輸液[500mL]
- ラクテック注[500mL]
- ラシックス注[20mg/2mL]
- ランダ注[10mg/20mL]
- リハビックス-K1号輸液[500mL]
- リハビックス-K2号輸液[500mL]
- リンゲル液[500mL]
- リンデロン注[20mg/1mL]
- ロイコン注射液[20mg/2mL]
- ロセフィン静注用[1g/生食液10mL]

※1 ダラシンは残存率90%以上（24hr），24hr後に淡黄色澄明にやや増色，ファーストシンは残存率90%以上→90%未満（6hr→24hr），6hr以内の投与であれば配合可.

📄 ダラシンS注射液300mgダラシンS注射液600mgインタビューフォーム（2021年1月改訂）
山口東京理科大学実験データ

ダルテ

ダルテパリンNa「サワイ」 [ダルテパリンナトリウム] (沢井製薬)

静注：5000単位/5mL/V

分類 抗血栓薬（低分子ヘパリン製剤）

［pH変動スケール］

5000単位/5mL

（規格 pH：5.0〜7.5）

0	1	2	3	4	5	6	7	8	9	10	11	12	13	14

| — | ←10mL | | | | | | | 10mL→ | | | | | — | |

1.3　　　　　　　　6.6　　　　　　　　12.7

⚠ 注意事項

DEHP・PVC	フィルター	閉鎖システム
—	—	—

調剤時の注意

本剤は，抗ヒスタミン薬と混合すると反応し沈殿を生じる恐れがあるので混注は避けること．

［配合変化データ（文献に基づく判定）］

本品容量	配合不可	
4000単位/4mL	注射用エフオーワイ [500mg]＋5%ブドウ糖液 [100mL]	白濁(直後)
	ガベキサートメシル酸塩注射用「サワイ」[500mg]＋5%ブドウ糖液 [100mL]	白濁(直後)
	注射用フサン [50mg]＋5%ブドウ糖液 [100mL]	白色沈殿(直後)
	ナファモスタットメシル酸塩注射用「SW」[50mg]＋5%ブドウ糖液 [100mL]	白色沈殿(直後)

配合可

- ❶ 5-FU注 [250mg/5mL]
- ❶ アタラックス-P注射液 [25mg/1mL]＋生食液 [250mL]
- ❶ アミカシン硫酸塩注射液「サワイ」[200mg]＋生食液 [500mL]
- ❶ アミカシン硫酸塩注射液「日医工」[200mg]＋生食液 [500mL]
- ❶ ヴィーンD輸液 [500mL]
- ❶ 大塚生食注 [500mL]
- ❶ 大塚糖液5% [500mL]
- ❶ カルベニン点滴用 [0.5g/生食液100mL]
- ❶ 強力ネオミノファーゲンシー静注 [40mL]
- ❶ クリンダマイシンリン酸エステル注射液「サワイ」[600mg/4mL]
- ❶ スルペラゾン静注用 [1g/注射用水10mL]

- ❶ セフォセフ静注用 [1g/注射用水10mL]
- ❶ ソリタ-T1号輸液 [500mL]
- ❶ ソリタ-T3号輸液 [500mL]
- ❶ ソル・メドロール静注用 [500mg/溶解液8mL]
- ❶ ダラシンS注射液 [600mg/4mL]
- ❶ チエナム点滴静注用 [500mg/生食液100mL]
- ❶ ドブタミン塩酸塩点滴静注液「サワイ」[100mg/5mL]＋生食液 [100mL]
- ❶ ドブトレックス注射液 [100mg/5mL]＋生食液 [100mL]
- ❶ トランサミン注 [1g/10mL]
- ❶ ネオフィリン注 [250mg/10mL]
- ❶ ネオラミン・スリービー液(静注用) [10mL]
- ❶ パンスポリン静注用 [1g/注射用水10mL]

- ❶ ピーエヌツイン-2号輸液 [1100mL]
- ❶ ファモチジン静注液「サワイ」[20mg/注射用水20mL]
- ❷ フルカリック1号輸液 [903mL]
- ❶ フルマリン静注用 [1g/注射用水10mL]
- ❶ ポタコールR輸液 [500mL]
- ❶ ポララミン注 [5mg/1mL]
- ❶ ミノサイクリン塩酸塩点滴静注用「サワイ」[100mg/生食液100mL]
- ❶ ミノマイシン点滴静注用 [100mg/生食液100mL]
- ❶ 注射用メソトレキセート [10mg/注射用水10mL]
- ✕ メチコバール注射液 [500μg/1mL]
- ❶ ラシックス注 [20mg/2mL]
- ❶ ランダ注 [10mg/20mL]

本品容量：❶ 4000単位/4mL，❷ 5000単位/5mL

📄 ダルテパリンNa静注5000単位/5mL「サワイ」インタビューフォーム（2020年4月改訂）

タンボコール [フレカイニド酢酸塩] (エーザイ)

静注：50mg/5mL/A

分類 不整脈治療薬 (Naチャネル遮断薬・クラスⅠc群)

[pH変動スケール]

200mg/20mL

(規格pH：5.3〜5.9)

0	1	2	3	4	5	6	7	8	9	10	11	12	13	14

微量の浮遊物	←0.5mL / 2.0mL→	白濁，白色沈殿

5.4　5.6　　　7.3

⚠ 注意事項

DEHP・PVC	フィルター	閉鎖システム
－	－	－

調剤時の注意

本剤を希釈して使用する場合は，希釈液としてブドウ糖液のみを使用すること．

[配合変化データ (文献に基づく判定)]

本品容量	配合不可	
10mL (50mg/5mL×2A)	大塚生食注 [10mL]	白濁(直後)
	ソリタ-T1号輸液 [10mL]	白色結晶析出(2hr)
	ソリタ-T2号輸液 [10mL]	白色結晶析出(2hr)
	ソリタ-T3号輸液 [10mL]	白色結晶析出(24hr)
	ラクテック注 [10mL]	白色沈殿(直後)
	リンゲル液「オーツカ」 [10mL]	白濁(直後)
15mL (50mg/5mL×3A)	アミサリン注 [100mg/1mL×3A]	白色沈殿(直後)
	イノバン注 [50mg/2.5mL×3A]	白色沈殿(6hr)
	キシロカイン [20mg/1mL×3A]	白色沈殿(直後)
	コアテック注 [5mg/5mL×3A]	白色結晶析出(6hr)
	シグマート注 [2mg/1V×3A]	白色沈殿(直後)
	シベノール静注 [70mg/5mL×3A]	白色沈殿(直後)
	ニトロール点滴静注 [5mg/10mL×3A]	浮遊物生成(直後)
	ミルリーラ注射液 [10mg/10mL×3A]	浮遊物生成(直後)
	メキシチール点滴静注 [125mg/5mL×3A]	白色沈殿(直後)
	ラシックス注 [100mg/10mL×3A]	白色沈殿(直後)
	リスモダンP静注 [50mg/5mL×3A]	浮遊物(6hr)

配合可

❶ 20%フルクトン注 [10mL]
❷ インデラル注射液 [2mg/2mL×3A]
❶ 大塚糖液5% [10mL]
❶ 大塚糖液20% [10mL]
❷ ジゴシン注 [0.25mg/1mL×3A]

❷ ジプロフィリン注「エーザイ」 [300mg/2mL×3A]
❷ ドブトレックス注射液 [100mg/5mL×3A]
❶ フィジオゾール3号輸液 [10mL]
❶ プラスアミノ輸液 [10mL]
❷ ヘルベッサー注射用 [50mg/1A×3A]

❶ マンニットT注15% [10mL]
❷ ミリスロール注 [1mg/2mL×3A]
❷ ワソラン静注 [5mg/2mL×3A]

本品容量：❶ 10mL(50mg/5mL×2A)，❷ 15mL(50mg/5mL×3A)

📄 タンボコール静注50mgインタビューフォーム (2019年5月改訂)

チエナム ［イミペネム水和物・シラスタチンナトリウム］（MSD）

点滴静注用：0.5g/V／点滴静注用キット：0.5g/キット／筋注用：0.5g/V

分類 抗菌薬（カルバペネム系抗菌薬）

[pH変動スケール]

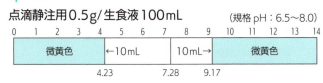

注意事項

DEHP・PVC	フィルター	閉鎖システム
—	—	—

調剤時の注意
溶解後は速やかに使用すること．なお，やむをえず保存を必要とする場合でも室温保存で4hr以内に使用すること．

[配合変化データ（文献に基づく判定）]

配合不可

[本品規格] 0.5g	アミノレバン点滴静注 [500mL]	90％未満 (3hr)
	ダイアニールPD-2 4.25腹膜透析液 [1000mL]	90％未満 (3hr)
	ピーエヌツイン-1号輸液 [500mL]	90％未満 (3hr)
	プラスアミノ輸液 [500mL]	90％未満 (3hr)
	フルクトラクト注 [500mL]	90％未満 (3hr)
	メイロン静注 [100mL]	90％未満 (3hr)
	ラクテックD輸液 [500mL]	90％未満 (3hr)
[本品濃度] 0.5g/ 生食液100mL	5-FU注	90％未満 (3hr)
	EL-3号輸液 [500mL]	90％未満 (3hr)
	アザクタム注射用	90％未満 (3hr)
	イノバン注 [200mg]	90％未満 (3hr)
	強力ネオミノファーゲンシー静注	90％未満 (3hr)
	ゾビラックス点滴静注用	90％未満 (3hr)
	ネオフィリン注	90％未満 (3hr)
	ネオラミン・スリービー液（静注用）	90％未満 (3hr)
	ミノマイシン点滴静注用	90％未満 (3hr)

配合可

- ❶5％フルクトン注 [100mL] ※1
- ❶20％ブドウ糖液 [100mL]
- ❶アクチット輸液 [500mL] ※1
- ❷アスパラカリウム注10mEq ※2
- ❷アタラックス-P注射液
- ❷アドナ注（静注用）
- ❷アドリアシン注 ※2
- ❷アプレゾリン注射用 ※2
- ❷アリナミンF注 [50mg] ※2
- ❷インデラル注射液 [2mg] ※2
- ❶ヴィーンD輸液 [100mL] ※1
- ❷注射用エフオーワイ ※2
- ❷エホチール注射液 ※2
- ❷注射用エンドキサン ※2
- ❶大塚生食注 [100mL] ※2
- ❶大塚糖液5％ [100mL] ※2
- ❷オンコビン
- ❷カイトリル注 ※2
- ❷ガスター ※2
- ❶キリット注5％ [100mL] ※2
- ❷キロサイド注 ※2
- ❷グリセオール注 ※2

- ❷ゲンタシン注60 [60mg/1.5mL] ※2
- ❷シオマリン静注用 [1g] ※2
- ❷ジゴシン注 ※2
- ❷ジフルカン静注液 ※2
- ❷スルペラゾン静注用
- ❷セファランチン注射液
- ❷セフメタゾン静注用 [1g] ※2
- ❷セルシン注 ※2
- ❶ソリタ-T3号輸液 [100mL] ※1
- ❷ソル・コーテフ静注用 [250mg] ※2
- ❷ソル・メドロール静注用 [125mg] ※2
- ❷タガメット注射液 ※2
- ❷ダラシンS注射液 [600mg/4mL] ※2
- ❷低分子デキストランL注 [500mL] ※2
- ❶低分子デキストラン糖注 [500mL] ※2
- ❷デカドロン注射液 ※2
- ❷トブラシン注 ※2
- ❷ニコリン注射液 ※2
- ❷水溶性ハイドロコートン注射液 [500mg] ※1
- ❷注射用パニマイシン ※2
- ❷ハベカシン注射液
- ❷ハルトマン輸液pH8「NP」 [500mL] ※1

- ❷塩酸バンコマイシン点滴静注用 [0.5g] ※2
- ❷パンスポリン静注用 [1g] ※2
- ❷パントール注射液 [500mg] ※2
- ❷パントシン注10％ ※2
- ❷ピシバニール注射用 [1KE] ※2
- ❷ビスラーゼ注射液 [20mg/2mL] ※2
- ❷ビタシミン注射液 [500mg] ※2
- ❷ビタメジン静注用 ※1
- ❷注射用フィルデシン [1mg] ※2
- ❷フエロン ※2
- ❷ブスコパン注射液 ※2
- ❷フラビタン注射液 [20mg/2mL] ※2
- ❷プリンペラン注射液 ※2
- ❷フルマリン静注 ※2
- ❷ブレオ
- ❷水溶性プレドニン [50mg] ※2
- ❷ベニロン
- ❷ペプレオ注射用 [5mg] ※2
- ❷ペントシリン注射用 [1g] ※2
- ❷ホスミシンS静注用 ※2
- ❶ポタコールR輸液 [500mL] ※1
- ❷マルトス輸液10％ [100mL] ※2

チエナム

- ❷ ミラクリッド注射液 ※2
- ❷ 注射用メソトレキセート [50mg] ※2
- ❷ メタボリン注射液 ※2
- ❷ メチエフ注射液 ※2
- ❷ メチコバール注射液 ※2
- ❶ ラクテックG輸液 [500mL] ※1
- ❶ ラクテック注 [500mL] ※1
- ❷ ラシックス注 ※2
- ❷ ランダ注 ※2

本品規格・本品濃度：❶ 0.5g，❷ 0.5g/生食液100mL

※1　残存率90％以上→90％未満（3hr→6hr），外観変化データなし，3hr以内の投与であれば配合可．

※2　残存率90％以上（6hr），外観変化データなし．6hr以内の投与であれば配合可．

📄 チエナム点滴静注用0.5gチエナム点滴静注用キット0.5gインタビューフォーム（2019年12月改訂）

TRH「ニプロ」 ［プロチレリン］（ニプロ ES ファーマ）

注：0.5mg/1mL/A

分類 機能検査薬（下垂体機能検査薬）

［pH変動スケール］

・規格pH：5.5〜6.5
・pH変動試験のデータなし

⚠ 注意事項

DEHP・PVC	フィルター	閉鎖システム
―	―	―

［配合変化データ（文献に基づく判定）］

本品規格	配合可
0.5mg/1mL	LH-RH注「ニプロ」[0.1mg/1mL]
	LH-RH注「ニプロ」[0.1mg/1mL]+ノボリンR注[5U/0.125mL]
	LH-RH注「ニプロ」[0.1mg/1mL]+ノボリンR注[5U/0.125mL]+コートロシン注射用[0.25mg/生食液2mL]
	LH-RH注「ニプロ」[0.1mg/1mL]+ヒトCRH静注用「ニプロ」[0.1mg/生食液1mL]+GRF（Human）[0.1mg/1mL]

・残存率データなし，外観変化なし（24hr）.

📄 メーカー提供資料［TRH, LH-RH, CRH等配合変化試験結果報告書ニプロ ES ファーマ株式会社（2018年7月）]

テイコプラニン「明治」 [テイコプラニン] (Meiji Seika ファルマ)

点滴静注用：200mg/V，400mg/V
分類 抗菌薬（グリコペプチド系抗菌薬）

[pH変動スケール]

200mg/注射用水5mL　　　　　　　（規格pH：7.2〜7.8）

0	1	2	3	4	5	6	7	8	9	10	11	12	13	14

白濁　←0.65mL　　10mL→　―
　　　5.45　7.43　　　　　12.52

注意事項

DEHP・PVC	フィルター	閉鎖システム
―	―	―

[配合変化データ（文献に基づく判定）]

配合不可

本品濃度：200mg/注射用水5mL

献血ヴェノグロブリンIH5％静注	[2.5g/50mL]+生食液[100mL]	白濁(直後)
注射用エフオーワイ	[500mg/注射用水10mL]+生食液[100mL]	白濁(直後)
献血グロベニン-I静注用	[2500mg/50mL]+生食液[100mL]	わずかな白濁(直後)
ネオフィリン注	[250mg/10mL]+生食液[100mL]	88.2％(24hr)、わずかな白濁(24hr)
ファンギゾン注射用	[50mg/注射用水10mL]+生食液[100mL]	濁りが生じた(直後)
ミノマイシン点滴静注用	[100mg/注射用水5mL]+生食液[100mL]	濁りが生じた(1hr)

配合可

- 5-FU注 [250mg/5mL]+生食液[100mL]
- KN3号輸液 [100mL]
- アクチット輸液 [100mL]
- アンスロビンP500注射用 [500IU/添付溶解液10mL]+生食液[100mL]
- ヴィーンD輸液 [100mL]
- 注射用エンドキサン [500mg/注射用水5mL]+生食液[100mL]
- オーツカMV注 [1V/水性注射液4mL]+生食液[100mL]
- 大塚生食注 [100mL]
- 大塚糖液5％ [100mL]
- ガスター注射液 [20mg/2mL]+生食液[100mL]
- キリット注5％ [100mL]
- スルペラゾン静注用 [0.5g/注射用水5mL]+生食液[100mL]
- ソリタ-T3号輸液 [100mL]
- ソル・メドロール静注用※1 [125mg/添付溶解液2mL]+生食液[100mL]
- ニソリ輸液 [100mL]
- ハベカシン注射液 [100mg/2mL]+生食液[100mL]
- パンスポリン静注用※2 [1g/注射用水5mL]+生食液[100mL]
- ピーエヌツイン-1号輸液 [100mL]
- ピーエヌツイン-2号輸液 [100mL]
- ピーエヌツイン-3号輸液 [100mL]
- ファーストシン静注用 [0.5g/注射用水10mL]+生食液[100mL]
- フィジオゾール3号輸液 [100mL]
- ブレオ注射用 [15mg/注射用水5mL]+生食液[100mL]
- ペントシリン注射用 [1g/注射用水4mL]+生食液[100mL]
- ホスミシンS静注用 [1g/注射用水5mL]+生食液[100mL]
- ポタコールR輸液 [100mL]
- マルトス輸液10％ [100mL]
- メロペン点滴用 [0.25g/注射用水5mL]+生食液[100mL]
- モリアミンS注 [100mL]
- ラクテックG輸液 [100mL]
- ラクテック注 [100mL]
- ラシックス注 [20mg/2mL]+生食液[100mL]
- リンゲル液「オーツカ」 [100mL]

本品濃度：200mg/注射用水5mL

※1　残存率データはないが，外観変化なし(24hr)．
※2　残存率90％以上→90％未満(6hr→24hr)，外観変化なし(24hr)，6hr以内の投与であれば配合可．

テイコプラニン「明治」インタビューフォーム（2016年6月改訂）

ディプリバン [プロポフォール] （サンド）

注：1%（200mg/20mL/A, 500mg/50mL/V, 1g/100mL/V）／キット：1%（200mg/20mL/シリンジ, 500mg/50mL/シリンジ）

分類 麻酔時使用薬（全身麻酔・鎮静用薬）

［pH変動スケール］

- 規格pH：7.0〜8.5
- pH変動試験のデータなし

⚠ 注意事項

DEHP・PVC	フィルター	閉鎖システム
×	×	―

［配合変化データ（文献に基づく判定）］

配合可
・ブドウ糖加乳酸リンゲル液　　・生食液

- 配合容量は不明.
- 三方活栓を用いて本剤および輸液を以下の速度で流したが，速度による差は認められなかった.
  - 本剤5mL/hr＋輸液12mL/hr
  - 本剤99mL/hr＋輸液300mL/hr
  - 本剤99mL/hr＋輸液600mL/hr
  - 本剤720mL/hr＋輸液0mL/hr
- いずれも側管投与を想定した試験を実施し，配合直後における外観変化なし，含量の顕著な変化なし（残存率不明）.

📄 ディプリバンインタビューフォーム（2018年3月改訂）

低分子デキストランL [デキストラン40] (大塚製薬工場)

注：250mL/バッグ，500mL/バッグ

分類 輸液・栄養製剤（血漿増量・体外循環灌流液）

[pH変動スケール]

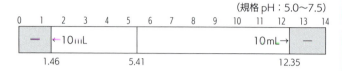

（規格pH：5.0〜7.5）

注意事項

DEHP・PVC	フィルター	閉鎖システム
—	—	—

調剤時の注意

カルシウム塩を含有するため，クエン酸加血液と混合すると凝血を起こす恐れがあるので注意．リン酸イオンおよび炭酸イオンと沈殿を生じるので，リン酸塩または炭酸塩を含む製剤と配合しないこと．

[配合変化データ (文献に基づく判定)]

本品規格	配合不可	
500mL	ケイツーN静注 [10mg/2mL/1A]	白色混濁(直後)
	ファンギゾン注射用 [50mg/注射用水10mL]	微黄色混濁(直後)
	メイロン静注7% [20mL/1A]	白色混濁(24hr)
	ラボナール注射用 [0.3g/注射用水12mL]	白色混濁(直後)
	リプル注 [5μg/1mL/1A]	リプル自体が白濁しているが，リプルの添付文書にデキストラン製剤等との混和を避けることと記載されている

本品規格	配合可
500mL	・アデホス-Lコーワ注 [40mg/2mL/1A] ・エリル点滴静注液 [30mg/2mL/1A] ・塩化Ca補正液1mEq/mL [20mL/1A] ・大塚塩カル注2% [20mL/1A] ・カルチコール注射液8.5% [10mL/1A] ・キサンボン注射用 [20mg/注射用水2mL] ・静注用キシロカイン2% [5mL/1A] ・グリセオール注 [200mL] ・セルシン注射液 [10mg/2mL/1A] ・ソル・コーテフ静注用 [500mg/溶解専用4mL] ・ソル・メドロール静注用 [125mg/注射用水2mL] ・チトゾール注用 [0.5g/注射用水20mL] ・ニコリンH注射液 [1g/4mL/1A] ・ネオラミン・スリービー液（静注用）[10mL/1A] ・ノバスタンHI注 [10mg/2mL/1A] ・水溶性ハイドロコートン注射液 [500mg/10mL/V] ・ビタメジン静注用 [1V/注射用水20mL] ・プリンペラン注射液 [10mg/2mL/1A] ・プロスタンディン点滴静注用 [500μg/V] ・ヘパリンNa注「モチダ」[1万単位/10mL/V] ・ミノマイシン点滴静注用 [100mg/注射用水5mL] ・メチコバール注射液 [500μg/1mL/1A] ・ラジカット注 [30mg/20mL/1A] ・硫酸Mg補正液1mEq/mL [20mL/1A] ・リン酸Na補正液0.5mmoL/mL [20mL/1A]

・いずれも残存率データはないが，外観変化なし (24hr).

低分子デキストランL配合変化表（株式会社大塚製薬工場）(2020年1月)

低分子デキストラン糖 ［デキストラン40］（大塚製薬工場）

注：500mL/バッグ

分類 輸液・栄養製剤（血流改善・体外循環灌流液）

[pH変動スケール]

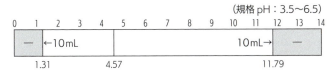

（規格pH：3.5〜6.5）

注意事項

DEHP・PVC	フィルター	閉鎖システム
—	—	—

調剤時の注意

保存中の温度変化による局部的濃縮のため不溶性デキストランを析出することがある（鱗片状または凝縮物）．このような場合には使用しないこと．

[配合変化データ（文献に基づく判定）]

本品規格	配合不可	
500mL	ファンギゾン注射用 [50mg/注射用水10mL]	微黄色混濁 (24hr)

低分子デキストラン糖インタビューフォーム（2011年4月改訂）

デキサート ［デキサメタゾンリン酸エステルナトリウム］（富士製薬工業）

注射液：1.65mg/0.5mL/A，3.3mg/1mL/A，6.6mg/2mL/V

分類 副腎皮質ステロイド

［pH変動スケール］

3.3mg/1mL　　　　　　　　　　　（規格pH：7.0〜8.5）

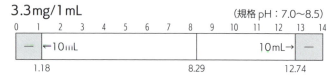

注意事項

DEHP・PVC	フィルター	閉鎖システム
—	—	—

［配合変化データ（文献に基づく判定）］

本品容量	配合不可	
0.5mL 1mL	スベニールディスポ関節注 [25mL/2.5mL]	粘稠度低下 (24hr)
	エクザール注射用 [10mg/注射用水10mL]	白色浮遊物 (直後)
	エリスロシン点滴静注用 [500mg/注射用水10mL]	白濁・凝固 (直後)
	セレネース注 [5mg/1mL]	白濁・凝固 (直後)
	ソセゴン注射液 [30mg/1mL]	白濁沈殿 (直後)
	ビソルボン注 [4mg/2mL]	白濁 (直後)
	ヒベルナ注 [25mg/1mL]	白濁 (直後)
	プロタノールL注 [0.2mg/1mL×2]	67.3% (24hr)
	ホリゾン注射液 [10mg/2mL]	淡黄色澄明一時白濁 (直後)
	マーカイン注0.5% [1mL]	白濁 (直後)
	レペタン注 [0.2mg/1mL]	析出 (直後)
	ロイコン注射液 [20mg/緩衝液3.5mL]	白沈 (24hr)

配合可

- ❷ 0.5%塩酸メピバカイン注「NM」[2mL]
- ❷ 1%塩酸メピバカイン注「NM」[2mL]
- ❸ 5-FU注 [250mg/5mL]
- ❸ 20%マンニットール注射液「YD」[500mL]
- ❸ アクチット輸液 [200mL]
- ❸ アスパラカリウム注10mEq [1712mg/10mL]
- ❹ アタラックス-P注射液 [25mg/1mL/生食液50mL]
- ❹ アタラックス-P注射液 [50mg/1mL/生食液50mL]
- ❸ アドナ注（静脈用）[50mg/10mL]
- ❸ アレベール吸入用0.125% [1mL]
- ❸ イスコチン注 [100mg/2mL]
- ❸ 注射用エンドキサン [100mg/5mL]
- ❸ 大塚生食注 [50mL]
- ❸ 大塚糖液5% [50mL]
- ❹ オムニパーク240注 [2mL]
- ❹❺❼ カイトリル注 [1mg/1mL]
  +ガスター注射液 [20mg/2mL]+生食液 [100mL]
- ❸ カイトリル注 [1mg/1mL/生食液50mL]
- ❸ カイトリル注 [3mg/100mL]
- ❹ カイトリル注 [3mg/100mL]
  +タガメット注射液 [200mg/2mL]
- ❸ ガスター注射液 [10mg/1mL/生食液50mL]
- ❸ ガスター注射液 [20mg/2mL]
- ❸ 0.5%カルボカイン注 [1mL]
- ❸ 1%カルボカイン注 [1mL]
- ❸ 2%カルボカイン注 [1mL]
- ❶ キシリトール注5%「フソー」[200mL]
- ❸ 静注用キシロカイン0.5% [1mL]
- ❸ 静注用キシロカイン1% [1mL]
- ❸ 静注用キシロカイン2% [1mL]
- ❻ キシロカイン液「4%」[33mL] ※1
  +ボスミン注 [2mL]
- ❸ キシロカイン注射液「0.5%」エピレナミン(1:100000)含有 [1mL]
- ❸ 強力ネオミノファーゲンシー静注 [20mL]
- ❸ キロサイド注 [20mg/1mL×2]
- ❸ グリセオール注 [500mL]
- ❸ クロロマイセチンサクシネート静注用 [1g/添付溶解液11mL]
- ❸ コスメゲン静注用 [0.5mg/添付溶解液1.1mL]
- ❸ サンドスタチン皮下注用 [50μg/1mL]
- ❸ シオマリン静注用 [1g/注射用水10mL]
- ❸ ジプロフィリン注「エーザイ」[300mg/2mL]
- ❸ ズファジラン筋注 [5mg/1mL×2]
- ❸ スルペラゾン静注用 [1g/生食液50mL] ※2
- ❸ セファメジンα注射用 [1g/注射用水10mL]
- ❸ セフォタックス注射用 [500mg/生食液50mL] ※2
- ❸ ゾビラックス点滴静注用 [250mg/生食液50mL]
- ❸ ソリタ-T1号輸液 [200mL]
- ❸ ソリタ-T2号輸液 [200mL]
- ❸ ソリタ-T3号輸液 [200mL]
- ❶ ソリタ-T4号輸液 [200mL]
- ❸ ソル・コーテフ静注用 [500mg/4mL] ※3
- ❸ ソルデム3AG輸液 [200mL]
- ❸ ダウノマイシン静注用 [20mg/生食液10mL]
- ❹ タガメット注射液 [200mg/生食液100mL]
- ❹ タガメット注射液 [200mg/2mL]
  +ランダ注 [25mg/50mL]+生食液 [100mL]
- ❸ タキソール注射液 [1mL]
- ❸ タチオン注射用 [100mg/注射用水2mL]
- ❷ 低分子デキストランL注 [500mL]
- ❸ 低分子デキストラン糖注 [500mL]
- ❸ テトカイン注用「杏林」[20mg/20mL]
- ❸ トランサミン注10% [1g/10mL]
- ❸ ナゼア注射液 [0.3mg/2mL/生食液100mL]
- ❸ ニコリン注射液 [500mg/10mL]
- ❸ ネオパレン2号輸液 [1000mL]
- ❸ ネオフィリン注 [250mg/10mL]
- ❸ ネオラミン・スリービー液（静注用）[10mL]
- ❸ ノイロトロピン注射液 [1.2単位/1mL]
- ❸ ノイロトロピン注射液 [3.6単位/3mL]
- ❹ ノルアドリナリン注 [1mg/1mL]
- ❸ ハイカリック液-1号 [700mL]
- ❸ ハイカリック液-2号 [700mL]
- ❽ パニマイシン注射液 [100mg/2mL×5A] ※4
  +生食液 [50mL]
- ❸ ハルトマン輸液pH8「NP」[500mL]
- ❸ パンスポリン静注用 [1g/生食液50mL]
- ❸ ピーエヌツイン-1号輸液 [1000mL]
- ❸ ピーエヌツイン-2号輸液 [1100mL]
- ❸ ピーエヌツイン-3号輸液 [1200mL]
- ❸ ビーフリード輸液 [500mL]
- ❹ ビクシリン注射用 [1g/4mL]
- ❸ ビタメジン静注用 [1瓶/注射用水20mL]
- ❸ ピドキサール注 [10mg/1mL×2]
- ❸ ファモチジン静注液「サワイ」[10mg/生食液50mL]
- ❸ 注射用フサン [10mg/5%ブドウ糖液500mL]
- ❸ ブスコパン注 [20mg/1mL]+生食液 [50mL]
- ❸ プラスアミノ輸液 [200mL]
- ❸ プリンペラン注射液 [10mg/2mL/生食液50mL]
- ❹ フルカリック1号輸液 [903mL]

デキサ

④ フルカリック2号輸液[1003mL]
④ フルカリック3号輸液[1103mL]
③ フルクトラクト注[200mL]
③ フルコナゾール静注液「F」[200mg/100mL]
③ フルマリン静注用[1g/100mL] ※2
③ フロリードF注[200mg/20mL]

③ ベネトリン吸入液[1mL]
③ ホスミシンS静注用[500mg/ブドウ糖液50mL]
③ ポララミン注[5mg/1mL]
③ マイトマイシン注用[2mg/注射用水4mL]
③ モリプロンF輸液[200mL]
④ ラクテックG輸液[500mL]

④ ラクテック注[500mL]
③ ラシックス注[20mg/2mL]
④ ランダ注[10mg/20mL]+キロサイドN注[400mg/20mL]
③ リンゲル液「フソー」[500mL]

本品容量：❶ 0.2mL，❷ 0.5mL，❸ 1mL，❹ 2mL，❺ 4mL，❻ 5mL，❼ 8mL，❽ 8.8mL

※1　残存率データはないが，外観変化なし（24hr）.
※2　残存率90％以上（24hr），4hrまでは外観変化なし，24hr後に微黄色澄明から黄色澄明に増色，4hr以内の投与であれば配合可.
※3　残存率90％以上（24hr），24hr後に微黄色澄明にわずかに着色.
※4　残存率90％以上（24hr），4hr後に微褐色澄明にわずかに着色.

📄 デキサートインタビューフォーム（2020年9月改訂）

デトキソール ［チオ硫酸ナトリウム水和物］（日医工）

静注液：2g/20mL/V

分類 中毒治療薬（シアン・ヒ素中毒解毒薬）

［pH変動スケール］

2g製剤 （規格pH：7.5〜8.5）

注意事項

DEHP・PVC	フィルター	閉鎖システム
—	—	—

📄 デトキソール静注液インタビューフォーム（2022年4月改訂）

デノシン ［ガンシクロビル］（田辺三菱製薬）

点滴静注用：500mg/V

分類 抗ウイルス薬（抗ヘルペスウイルス薬）

［pH変動スケール］

- 規格pH：10.8〜11.4
- pH変動試験のデータなし

⚠ 注意事項

DEHP・PVC	フィルター	閉鎖システム
—	—	—

調剤時の注意

本剤希釈用の補液としては，生食液，5％ブドウ糖液，リンゲル液あるいは乳酸リンゲル液を使用することが望ましいが，その希釈溶液の濃度は10mg/mLを超えないこと．

［配合変化データ（文献に基づく判定）］

本品容量：500mg/注用用水10mL

配合不可

ガベキサートメシル酸塩注射用「タカタ」 [100mg/注射用水5mL] ＋ハルトマンD液 [500mL]

24hr外観，ガンシクロビル含量に変化はないが，メシル酸ガベキサートの分解によるものと推測されるpHの低下が認められる（8.46→8.22）

配合可

- アクチット輸液 [500mL]
- キリット注5％ [500mL]
- 生食液 [100mL]
- ソリタ-T1号輸液 [500mL]
- ソリタ-T3号輸液 [500mL]
- 注射用水 [500mL]
- ハルトマンD液 [500mL]
- フィジオゾール3号輸液 [500mL]
- プラスアミノ輸液 [500mL]
- ポタコールR輸液 [250mL]
- ラクテックG輸液 [250mL]

本品容量：500mg/注射用水10mL

 デノシン点滴静注用インタビューフォーム（2022年3月改訂）

ドセタキセル「ニプロ」 [ドセタキセル] (ニプロ)

点滴静注：20mg/1mL/V，80mg/4mL/V
分類 抗悪性腫瘍薬（タキサン系微小管阻害薬）

[pH変動スケール]

80mg/5%ブドウ糖液250mL （規格pH：3.0〜4.5）

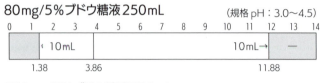

200mg/5%ブドウ糖液250mL （規格pH：3.0〜4.5）

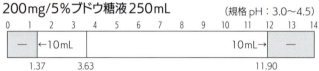

80mg/生食液250mL （規格pH：3.0〜4.5）

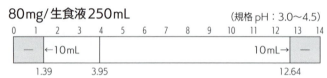

200mg/生食液250mL （規格pH：3.0〜4.5）

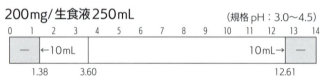

注意事項

DEHP・PVC	フィルター	閉鎖システム
―		

[配合変化データ （文献に基づく判定）]

本品規格	配合不可
80mg/4mL	20%マンニットール注射液「YD」[300mL]　　結晶確認(22hr)

本品規格	配合可
80mg/4mL	・KCL注20mEqキット「テルモ」[20mL] 　+大塚生食注[250mL] ・KN3号輸液[500mL] ・YDソリタ-T1号輸液[500mL] ・アクチット輸液[500mL] ・アロキシ静注0.75mg[5mL] 　+大塚生食注[250mL] ・ヴィーンD輸液[500mL] ・大塚生食注[250mL] ・大塚生食注[500mL] ・大塚糖液5%[250mL] ・大塚糖液5%[500mL] ・カイトリル注3mg[3mL] 　+大塚生食注[250mL] ・ガスター注射液20mg[2mL] 　+大塚生食注[250mL] ・ソリタ-T3号輸液[500mL] ・デカドロン注射液6.6mg[2mL] 　+大塚生食注[250mL] ・デキサート注射液6.6mg[2mL] 　+大塚生食注[250mL] ・プリンペラン注射液10mg[2mL] 　+大塚生食注[250mL] ・プロイメンド点滴静注用[150mg] 　+大塚生食注[250mL] ・マルトス輸液10%[500mL] ・ラクテック注[500mL] ・ラシックス注[20mg/2mL] 　+大塚生食注[250mL] ・硫酸Mg補正液1mEq/mL[20mL] 　+大塚生食注[250mL]

ドセタキセル点滴静注2017年3月ニプロ株式会社資料
ドセタキセル点滴静注2015年4月ニプロ株式会社資料

ドパストン ［レボドパ］（大原薬品工業）

静注：25mg/10mL/管，50mg/20mL/管
分類 パーキンソン病治療薬

［pH変動スケール］

25mg/10mL製剤　　　　　　　　　　　（規格pH：2.5〜4.5）

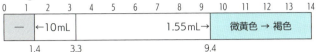

注意事項

DEHP・PVC	フィルター	閉鎖システム
—	—	—

調剤時の注意
アルカリ溶液中で分解し，着色（褐色〜黒色）するので，アルカリ性注射剤との混合は避けること．

［配合変化データ（文献に基づく判定）］

本品容量	配合不可	
50mg/20mL	ネオパレン2号輸液 [1000mL]	89.4%→64.3%(1hr→24hr)，淡褐色に変化(24hr)
	ハルトマン輸液pH8「NP」[500mL]	本書の判定基準では「6hrまで配合可」であるが，添付文書上アルカリ溶液中で分解との記載があるため
	ピスルシン静注用1.5g	54.9%→5.3%(1hr→24hr)，黄色澄明な液体(24hr)
	ピドキサール注30mg [1mL]	96.3%→83.2%→70.8%(1hr→6hr→24hr)
	ユナシン-S静注用1.5g	45.7%→5.2%(1hr→24hr)，黄色澄明な液体(24hr)
	ラクテックG輸液 [500mL] +KCL注20mEqキット「テルモ」[20mL]	緑黒色濁り(24hr)
	ラシックス注 [20mg/2mL]	白色懸濁(直後)
100mg/40mL	ラクテックG輸液 [500mL] +KCL注20mEqキット「テルモ」[20mL]	緑黒色濁り(24hr)

配合可

- ❶ EL-3号輸液 [500mL] ※1
- ❶ EL-3号輸液 [500mL] ※2
- ❶ KNMG3号輸液 [500mL]
- ❶ アクチット輸液 [500mL] ※1
- ❶ アドナ注（静脈用）[25mg/5mL]
- ❶ ヴィーン3G輸液 [200mL]
- ❶ ヴィーンD輸液 [500mL]
- ❶ ヴィーンF輸液 [500mL] ※1
- ❶ エレメンミック注 [2mL]
- ❶ 大塚糖液5% [100mL]
- ❶ 大塚糖液5% [100mL] ※2
- ❶ ガスター注射液 [20mg/2mL]
- ❶ スルペラゾン静注用 [1g/100mL]
- ❶ 生食液 [100mL]
- ❶ 生食液 [100mL] ※2
- ❶ セファメジンα注射用 [1g/3〜3.5mL]
- ❶ ソリタ-T1号輸液 [500mL]
- ❶ ソリタ-T2号輸液 [500mL]
- ❶ ソリタ-T3号輸液 [500mL]
- ❶ ソリタ-T4号輸液 [200mL]
- ❶ ソリタックス-H輸液 [500mL] ※1
- ❶ トリフリード輸液 [1000mL]
- ❶ ネオラミン・スリービー液（静注用）※3 [10mL]
- ❶ ハイカリック液-1号 [700mL]
- ❶ ハイカリック液-2号 [700mL]
- ❶ ハイカリック液-3号 [700mL]
- ❶ 塩酸バンコマイシン点滴静注用 [0.5g/110mL]
- ❶ パンスポリン静注用1g [粉末]
- ❶ ピーエヌツイン-1号輸液 [1000mL]
- ❶ ピーエヌツイン-2号輸液 [1100mL]
- ❶ ピーエヌツイン-3号輸液 [1200mL]
- ❶ ビーフリード輸液 [500mL]
- ❶ ビタシミン注射液 [100mg/1mL]
- ❶ ビタメジン静注用 [20mL]
- ❶ ヒューマリンR注100単位/mL [10mL]
- ❶ フィジオ35輸液 [500mL]
- ❶ フィジオゾール3号輸液 [500mL]
- ❶ フラビタン注射液 [10mg/1mL]
- ❶ プリンペラン注射液 [10mg/2mL]
- ❶ フルマリン静注用1g [粉末]
- ❶ 水溶性プレドニン [20mg/1〜5mL]
- ❶ ミキシッド [900mL]
- ❶ ラクテックD輸液 [500mL]
- ❶ ラクテックG輸液 [250mL] ※2
- ❶ ラクテックG輸液 [500mL] ※1
- ❶❷ ラクテックG輸液 [500mL] ※4
+KCL注20mEqキット「テルモ」[20mL]
- ❶ ラクテック注 [500mL] ※1
- ❶ フルカリック2号輸液 [1003mL] ※5
- ❶ ヘパリンNa注「モチダ」[1万単位/10mL]
- ❶ ポタコールR輸液 [500mL]

本品容量：❶ 50mg/20mL，❷ 100mg/40mL

- ※1　残存率90%以上(24hr)，24hr後にわずかに黒褐色に着色．
- ※2　遮光下．
- ※3　残存率90%以上(24hr)，24hr後に淡紅色から茶褐色に変化．
- ※4　24hrまで残存率データはないが，外観変化なし，遮光下．
- ※5　残存率90%以上(24hr)，24hr後に黄色から淡褐色にやや変化．

📄 ドパストン静注インタビューフォーム（2021年2月改訂）

ドパミン塩酸塩「NIG」 [ドパミン塩酸塩]（日医工，武田薬品工業）

点滴静注液バッグ：200mg/200mL/バッグ，600mg/200mL/バッグ

分類 心不全治療薬・昇圧薬（急性循環不全改善薬）

[pH変動スケール]

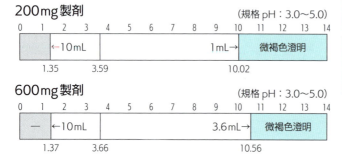

注意事項

DEHP・PVC	フィルター	閉鎖システム
―	―	―

調剤時の注意

pH 8.0以上になると着色することがある．

[配合変化データ（文献に基づく判定）]

配合不可

本品規格		
200mg/200mL	アレビアチン注 [250mg/5mL/A]	微赤色→微赤褐色（直後→24hr）
	ソルダクトン静注用 [200mg/5%ブドウ糖液2mL]	結晶（直後）
	チエナム点滴静注用 [0.5g/生食液100mL]	100%→83.8%（直後→3hr），わずかに微黄（6hr）
	ファンギゾン注射用 [50mg/注射用水10mL]	黄沈殿（24hr）
600mg/200mL	アレビアチン注 [250mg/5mL/A]	白沈（直後）
	ソルダクトン静注用 [200mg/5%ブドウ糖液2mL]	結晶白沈（直後）
	ファンギゾン注射用 [50mg/注射用水10mL]	黄沈殿（24hr）

配合可

200mg/200mL
- 20%マンニットール注射液「YD」[20W/V%, 100mL]
- アクトシン注射用 [300mg/添付溶解液5mL]
- アザクタム注射用 [1g/注射用水10mL] ※1
- アドナ注（静注用）[100mg/20mL/A]
- アミサリン注 [100mg/1mL/A]
- アルギメート点滴静注 [200mL] ※2
- インデラル注射液 [2mg/2mL/A]
- エフェドリン「ナガヰ」注射液 [40mg/1mL/A]
- 注射用エフオーワイ [100mg/注射用水5mL]
- カシワドール静注 [200mg/20mL/A]
- カルチコール注射液8.5% [850mg/10mL/A]
- グリセオール注 [200mL] ※2
- ゲンタシン注 [60mg/1.5mL/A]
- シオマリン静注用 [1g/注射用水10mL]
- ジゴキシン注 [0.25mg/1mL/A]
- スキサメトニウム注「マルイシ」[40mg/2mL/A]
- セフメタゾン静注用 ※1 [1g/注射用水10mL]
- ゾビラックス点滴静注用 ※3 [250mg/注射用水10mL]
- ソル・メドロール静注用 ※4 [40mg/添付溶解液1mL]
- タチオン注射用 [200mg/添付溶解液3mL]
- デカドロン注射液 [2mg/0.5mL/A]
- デトキソール静注液 [20mL/A] ※5
- テラプチク静注 [45mg/3mL/A]
- ドブトレックス注射液 [100mg/5mL/A]
- トブラシン注 [60mg/1.5mL/A]
- トランサミン注10% [1g/10mL/A] ※6
- ニコリン注射液 [500mg/10mL/A] ※4
- ニトロール注 [5mg/10mL/A]
- ネオシネジンコーワ注 [5mg/1mL/A]
- ネオフィリン注 [250mg/10mL/A] ※7
- ネオラミン・スリービー液（静注用）[10mL/A]
- ノルアドレナリン注 [1mg/1mL/A]
- 水溶性ハイドロコートン注射液 [500mg/10mL/V]
- 注射用パニマイシン ※4 [100mg/注射用水5mL]
- パンスポリン静注用 ※8 [1g/注射用水10mL]
- ピクシリン注射用 [2g/注射用水5mL] ※9
- ピソルボン注 [4mg/2mL/A]
- ピタシミン注射液 [500mg/2mL/A]
- ビタメジン静注用 [注射用水20mL]
- ヒドロコルチゾンコハク酸エステルNa静注用 ※10 [500mg/添付溶解液6mL]
- 注射用フサン [10mg/5%ブドウ糖液5mL]
- 水溶性プレドニン [20mg/添付溶解液1mL]
- プロスタルモン・F注射液 ※11 [1mg/1mL/A]
- プロタノールL注 [0.25mg/1mL/A]
- フロリードF注 [200mg/20mL/A]
- ベストコール静注用 ※12 [1g/注射用水10mL]
- ヘパリンNa注 [5000U/5mL/A]
- ヘパリンカルシウム注「AY」[10000U/10mL/V]
- ペントシリン注射用 [1g/注射用水10mL]
- ボスミン注 [1mg/1mL/A]
- ホリゾン注射液 [10mg/2mL/A]
- ミラクリッド注射液 [25000U/生食液5mL]
- ミリスロール注 [5mg/10mL/A]
- メイセリン静注用 [1g/注射用水10mL]
- メイロン静注7% [20mL/A] ※13
- メキシチール点滴静注 [125mg/5mL/A]
- ラシックス注 [20mg/2mL/A]
- リスモダンP静注 [50mg/5mL/A]
- リンコシン注射液 [600mg/2mL/V]
- リンデロン注 [4mg/1mL/A]
- ワソラン静注 [5mg/2mL/A]

600mg/200mL
- 20%マンニットール注射液「YD」[20W/V%, 100mL]
- アクトシン注射用 [300mg/添付溶解液5mL]
- アザクタム注射用 [1g/注射用水10mL] ※1
- アドナ注（静注用）[100mg/20mL/A]
- アミサリン注 [100mg/1mL/A]
- アルギメート点滴静注 [200mL]
- インデラル注射液 [2mg/2mL/A]
- エフェドリン「ナガヰ」注射液 [40mg/1mL/A]
- 注射用エフオーワイ [100mg/注射用水5mL]
- カシワドール静注 [200mg/20mL/A]
- カルチコール注射液8.5% [850mg/10mL/A]
- グリセオール注 [200mL]

ドパミ

- ゲンタシン注[60mg/1.5mL/A]
- シオマリン静注用[1g/注射用水10mL]
- ジゴキシン注[0.25mg/1mL/A]
- スキサメトニウム注「マルイシ」[40mg/2mL/A]
- セフメタゾン静注用[1g/注射用水10mL]
- ゾビラックス点滴静注用※14[250mg/注射用水10mL]
- ソル・メドロール静注用[40mg/添付溶解液1mL]
- タチオン注射用[200mg/添付溶解液3mL]
- チエナム点滴静注用※15[0.5g/生食液100mL]
- デカドロン注射液[2mg/0.5mL/A]
- デトキソール静注液[20mL/A]
- テラプチク静注[45mg/3mL/A]
- ドブトレックス注射液[100mg/5mL/A]
- トブラシン注[60mg/1.5mL/A]
- トランサミン注10%[1g/10mL/A]
- ニコリン注射液[500mg/10mL/A]

- ニトロール注5mg[5mg/10mL/A]
- ネオシネジンコーワ注[5mg/1mL/A]
- ネオフィリン注[250mg/10mL/A]
- ネオラミン・スリービー液（静注用）[10mL/A]
- ノルアドレナリン注[1mg/1mL/A]
- 水溶性ハイドロコートン注射液[500mg/10mL/V]
- 注射用パニマイシン[100mg/注射用水5mL]
- パンスポリン静注用※8[1g/注射用水10mL]
- ビクシリン注射用[2g/注射用水5mL]
- ビソルボン注[4mg/2mL/A]
- ビタシミン注射液[500mg/2mL/A]
- ビタメジン静注用[/注射用水20mL]
- ヒドロコルチゾンコハク酸エステルNa静注用[500mg/添付溶解液6mL]
- 注射用フサン[10mg/5%ブドウ糖液5mL]
- 水溶性プレドニン[20mg/添付溶解液1mL]
- プロスタルモン・F注射液[1mg/1mL/A]

- プロタノールL注[0.25mg/1mL/A]
- フロリードF注[200mg/20mL/A]
- ベストコール静注用※1[1g/注射用水10mL]
- ヘパリンNa注[5000U/5mL/A]
- ヘパリンカルシウム注「AY」[10000U/10mL/V]
- ペントシリン注射用[1g/注射用水10mL]
- ボスミン注[1mg/1mL/A]
- ホリゾン注射液[10mg/2mL/A]
- ミラクリッド注射液[25000U/生食液5mL]
- ミリスロール注[5mg/10mL/A]
- メイセリン静注用[1g/注射用水10mL]
- メイロン静注7%[20mL/A]※16
- メキシチール点滴静注[125mg/5mL/A]
- ラシックス注[20mg/2mL/A]
- リスモダンP静注[50mg/5mL/A]
- リンコシン注射液[600mg/2mL/V]
- リンデロン注[4mg/1mL/A]
- ワソラン静注[5mg/2mL/A]

※1　残存率90%以上（24hr），微黄色（24hr）.
※2　残存率90%以上（24hr），わずかに微青色（24hr）.
※3　残存率90%以上（24hr），淡赤紫色→淡赤紫色→淡赤褐色（直後→6hr→24hr）.
※4　残存率90%以上（24hr），わずかに微青色（3hr）.
※5　残存率90%以上（24hr），わずかに微紫色（直後）.
※6　残存率90%以上（24hr），わずかに微紫色（3hr）.
※7　残存率90%以上（24hr），わずかに微紅色→わずかに微紅色→微紅色（直後→6hr→24hr）.
※8　残存率90%以上（24hr），淡黄色（3hr）.
※9　残存率90%以上（24hr），わずかに淡赤色→淡暗赤色（直後→6hr）.
※10　残存率90%以上（24hr），わずかに微青色（直後）.
※11　残存率90%以上（24hr），わずかに微黄色（24hr）.
※12　残存率90%以上（24hr），わずかに淡黄色→微黄色（6hr→24hr）.
※13　残存率90%以上（24hr），わずかに微赤色→わずかに微赤色→微赤褐色（直後→6hr→24hr）.
※14　残存率90%以上（24hr），わずかに黄色（24hr）.
※15　残存率90%以上→90%未満（6hr→24hr），わずかに微黄色→淡黄色（6hr→24hr），6hr以内の投与であれば配合可.
※16　残存率90%以上（24hr），わずかに微赤色（24hr）.

📄 ドパミン塩酸塩点滴静注液バッグ「NIG」インタビューフォーム

229

ドブトレックス [ドブタミン塩酸塩] (共和薬品工業)

注射液：100mg/5mL/A／キット点滴静注用：200mg/200mL/袋，600mg/200mL/袋

分類 心不全治療薬・昇圧薬（急性循環不全改善薬／心臓疾患診断補助薬）

[pH変動スケール]（山口東京理科大学実験データ）

100mg/5mL 製剤

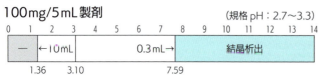

（規格pH：2.7〜3.3）

注意事項

DEHP・PVC	フィルター	閉鎖システム
―	―	―

[配合変化データ（文献に基づく判定）]

配合不可

本品濃度			
200mg/5%ブドウ糖40mL	献血アルブミン25%静注「ベネシス」[12.5g/50mL]	94.9%→87.2%(6hr→24hr), 灰褐色澄明(直後)	
200mg/5%ブドウ糖80mL	ヘパリンナトリウム注N1万単位「AY」[10mL]	乳白色・白色浮遊物(直後)	
200mg/5%ブドウ糖90mL	チエナム点滴静注用 [500mg]	91.2%→77.6%(6hr→24hr), 微赤黄色澄明(24hr)	
	メロペン点滴用 [500mg]	61.9%→41.2%(6hr→24hr), 微黄色＋白濁物(24hr)	
200mg/生食液40mL	献血アルブミン25%静注「ベネシス」[12.5g/50mL]	95.0%→87.3%(6hr→24hr), 灰褐色澄明(直後)	
200mg/生食液90mL	チエナム点滴静注用 [500mg]	93.9%→85.0%(6hr→24hr), 微赤黄色澄明(24hr)	
	メロペン点滴用 [500mg]	69.8%→45.2%(6hr→24hr), 無色＋白濁物(24hr)	

配合可

- ❷❾ K.C.L.点滴液15% [20mL]
- ❸⓾ 硝酸イソソルビド注「タカタ」[5mg/10mL]
- ❼⑭ フルマリン静注用 [1g] ※3
- ❸⓾ アスパラカリウム注10mEq [10mL]
- ❺⑫ スロンノンHI注 [10mg/2mL]
- ❻⑬ フレスミンS注射液 [1000μg/1mL]
- ❼⑭ アデール点滴静注用 [5mg]
- ❹⑪ トランサミン注5% [5mL]
- ❻⑬ プロスタルモン・F注射液1000 [1mL]
- ❻⑬ アミサリン注 [100mg/1mL]
- ❺⑫ ドルミカム注射液 [10mg/2mL]
- ⓾ ヘパリンナトリウム注N1万単位/10mL「AY」[10mL]
- ❺⑫ インデラル注射液 [2mg/2mL]
- ❸⓾ ニトプロ持続静注液 [30mg/10mL]
- ❸⓾ ペルジピン注射液 [10mg/10mL]
- ❻⑬ オザグレルNa点滴静注「タカタ」[20mg/1mL]
- ❻⑬ ノルアドリナリン注 [1mg/1mL]
- ❸⓾ ヘルベッサー注射用10 [10mg]
- ❻⑬ ガスター注射液 [10mg/1mL]
- ❼⑭ ヒドロコルチゾンコハク酸エステルNa静注用「NIG」[100mg]
- ❻⑬ ボスミン注 [1mg/1mL]
- ❼⑭ ガベキサートメシル酸塩注射用「タカタ」[500mg]
- ❼⑭ フィニバックス点滴静注用 [250mg] ※2
- ❶❽ ミリスロール注 [25mg/50mL]
- ❼⑭ クリアクター静注用 [40万国際単位] ※1
- ⑭ 注射用フサン10 [10mg]
- ❹⑪ リンデロン注（0.4%）[20mg/5mL]
- ❼ 注射用フサン10 [10mg] ※1

本品濃度： ❶ 200mg/5%ブドウ糖40mL, ❷ 200mg/5%ブドウ糖70mL, ❸ 200mg/5%ブドウ糖80mL, ❹ 200mg/5%ブドウ糖85mL, ❺ 200mg/5%ブドウ糖88mL, ❻ 200mg/5%ブドウ糖89mL, ❼ 200mg/5%ブドウ糖90mL, ❽ 200mg/生食液40mL, ❾ 200mg/生食液70mL, ⓾ 200mg/生食液80mL, ⑪ 200mg/生食液85mL, ⑫ 200mg/生食液88mL, ⑬ 200mg/生食液89mL, ⑭ 200mg/生食液90mL

※1 残存率90%以上（24hr），配合液は泡立ちを認める．
※2 残存率90%以上（24hr），24hr後に淡黄色澄明にやや着色．
※3 残存率90%以上（24hr），24hr後に微黄色澄明にやや着色．

📄 ドブトレックス注射液インタビューフォーム（2022年9月改訂）
山口東京理科大学実験データ

ドプラム [ドキサプラム塩酸塩水和物] （キッセイ薬品工業）

注射液：400mg/20mL/V

分類 去痰薬, 呼吸障害改善薬, 喘息治療薬（呼吸促進薬）

［pH変動スケール］

400mg製剤

（規格 pH：2.9～4.4）

0	1	2	3	4	5	6	7	8	9	10	11	12	13	14

—	←10mL	0.5mL→	白沈

1.4　　4.1　5.8

注意事項

DEHP・PVC	フィルター	閉鎖システム
—	—	—

［配合変化データ（文献に基づく判定）］

本品濃度	配合不可	
150mg/2mL	アプニション静注 [15mg/3mL]	白色結晶析出 (3hr)
	カルチコール注射液8.5% [5mL/1A]	白色結晶析出 (9hr)
	ダラシンS注射液 [300mg/2mL]	白色結晶析出 (24hr)
	デカドロン注射液 [6.6mg/2mL]	白色結晶析出 (24hr)
	リンデロン注 [4mg/1mL]	白色結晶析出 (24hr)
	レスピア静注・経口液 [60mg/3mL]	白色結晶析出 (9hr)
	ロセフィン静注用 [0.5g/1V]	黄褐色澄明 (24hr)
300mg/4mL	ホスミシンS静注用 [1g/1V]	白濁 (直後)
	メロペン点滴用 [0.25g/1V]	白色結晶析出 (6hr)
400mg/20mL	アスパラカリウム注10mEq [10mL]	91%→72%(6→24hr), 白色沈殿 (直後)
	ケイツーN静注 [10mg/2mL]	88%(6hr)
	シオマリン静注用 [1g]	83%(直後), 白色沈殿 (直後)
	セフォタックス注射用	84%(24hr), 黄白色沈殿 (直後)
	セフメタゾン静注用 [1g/1V]	52%(直後), 白色沈殿 (直後)
	ソル・コーテフ静注用 [500mg/1V]	72%→68%(直後→24hr), 白濁 (直後)
	ソルダクトン静注用 [200mg/1A]	47%(直後), 白濁 (直後)
	ソル・メドロール静注用 [40mg/1V]	75%→79%(直後→24hr), 白濁 (直後)
	デカドロン注射液	白色沈殿 (直後)
	ネオフィリン注 [250mg/10mL]	24%(直後), 白濁 (直後)
	ネオラミン・スリービー液（静注用）[10mL/1管]	83%(6hr)
	水溶性ハイドロコートン注射液	55%→53%(直後→24hr), 白濁 (直後)
	パンスポリン静注用 [1g/1V]	88%(直後), 白色沈殿 (直後)
	注射用ビクシリンS [100mg/1V]	72%(直後), 白色沈殿 (直後)
	ビソルボン注 [4mg/2mL]	89%→88%(3→24hr)
	フォリアミン注射液 [1mL/1管]	86%(24hr), 黄色沈殿 (直後)
	水溶性プレドニン [10mg/1管]	白色沈殿 (直後)
	ベストコール静注用 [0.5g/1V]	46%(直後), 白色沈殿 (直後)
	ペントシリン注射用 [1g/1V]	白濁 (直後)
	ホリゾン注射液 [10mg/2mL]	白濁 (直後)
	ミノマイシン点滴静注用 [100mg/1V]	87%→75%(6→24hr)
	ラシックス注	71%(直後), 白濁 (直後)
	ラボナール注射用	4%→2%(直後→24hr), 白色沈殿 (直後)
3000mg/40mL	チエナム点滴静注用 [0.25g/1V]	白色結晶析出 (24hr)

配合可		
❸ 10%EL-3号輸液 [500mL]	❸ 20%フルクトン注 [20mL/1A]	❸ アタラックス-P注射液 [25mg/1mL]

ドプラム

- ❸ アドナ注
- ❸ アミカシン硫酸塩注射液「日医工」
- ❸ アミノレバン点滴静注
- ❸ イスコチン注[100mg/2mL]
- ❸ イノバン注
- ❸ 注射用エンドキサン
- ❶ 大塚塩カル注2%[20mg/1管]
- ❶ 大塚糖液5%[20mg/1管]
- ❸ 大塚糖液20%[20mL/1A]
- ❸ オンコビン注射用[1mg/1V]
- ❸ キシロカイン注ポリアンプ2%
- ❸ キリット注5%
- ❸ ケタフール静注用[200mg/20mL] ※1
- ❸ シーパラ注[2mL/1管]

- ❸ ジゴシン注[0.25mg/1mL] ※1
- ❶ スルペラゾン静注用[0.5g/1V] ※2
- ❷ ゾシン静注用
- ❸ ソリタ-T3号G輸液
- ❸ タガメット注射液[200mg/2mL]
- ❸ ドグマチール筋注[50mg/2mL]
- ❸ ドブトレックス注射液[100mg/5mL] ※1
- ❸ トブラシン注
- ❸ トランサミン ※1
- ❸ ハイカリック液-2号[700mL]
- ❸ ハルトマン輸液pH8「NP」
- ❸ ピシバニール注射用0.2KE
- ❸ ビタメジン静注用 ※1
- ❶ ピドキサール注[10mg/1mL]

- ❸ フラビタン注[5mg/1mL] ※1
- ❸ プリカニール皮下注[0.2mg/1mL]
- ❶ フルマリン静注用[1g] ※3
- ❶ ヘパリンナトリウム注N1万単位「AY」[10mL]
- ❸ ボスミン注[1mg/1mL]
- ❸ ポタコールR輸液[500mL] ※1
- ❸ メソトレキセート点滴静注液[50mg/1V]
- ❸ メチコバール注射液[500μg/1mL] ※1
- ❶ ユナシン-S静注用[0.75g/1V] ※4
- ❸ ラクテック注
- ❸ リンコシン注射液
- ❸ ロ・イナ　ゼ注用

本品濃度： ❶ 150mg/2mL, ❷ 300mg/4mL, ❸ 400mg/20mL

※1 残存率90%以上→90%未満（9hr→24hr），外観変化なし（24hr），9hr以内の投与であれば配合可.
※2 残存率90%以上（24hr），3hr後に微黄色澄明にわずかに着色.
※3 残存率データはないが，外観変化なし（24hr）.
※4 残存率データなし，9hr後に微黄色澄明から淡黄色澄明にやや増色.

📄 ドプラム注射液インタビューフォーム（2023年5月改訂）

トラネキサム酸「NP」 [トラネキサム酸]（ニプロ）

注：10%（1g/10mL/A）／注シリンジ：10%（1g/10mL/シリンジ）
分類 止血薬（抗プラスミン薬）

[pH変動スケール]

1gアンプル製剤　　　　　　　　　（規格pH：7.0〜8.0）

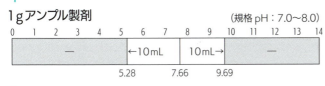

📄 トラネキサム酸注「NP」インタビューフォーム（2016年3月改訂）

注意事項

DEHP・PVC	フィルター	閉鎖システム
—	—	—

トランサミン [トラネキサム酸] (第一三共)

注：5%（250mg/5mL/A），10%（250mg/2.5mL/A，1g/10mL/A）

分類 止血薬（抗プラスミン薬）

[pH変動スケール]

・規格pH：7.0〜8.0
・pH変動試験のデータなし

⚠ 注意事項

DEHP・PVC	フィルター	閉鎖システム
―	―	―

[配合変化データ（文献に基づく判定）]

本品濃度	配合不可		
5%5mL	ドロレプタン注射液 [25mg/10mL]		室温でドロペリドール析出の恐れ
	ニドラン注射用 [50mg/注射用水10mL]		結晶析出（室温直後）
	ビクシリン注射用 [250mg]		配合薬品を直接トランサミン注で溶解した場合，配合薬品成分が経時的に分解する
5%10mL	ビクシリン注射用 [250mg]		配合薬品を直接トランサミン注で溶解した場合，配合薬品成分が経時的に分解する
10%10mL	アタラックス-P注射液		混濁（室温直後）
	セルシン注射液 [10mg/2mL]		分離（室温直後）
	ビソルボン注 [4mg/2mL]		混濁（室温直後）

配合可

- ❶ 20%フルクトン注 [50mL]
- ❶ EL-3号輸液 [500mL]
- ❷ アデホス-Lコーワ注 [40mg/2mL] ※1
- ❹ アデラビン9号注 [1mL] ※2
- ❹ アドナ注（静脈用）[50mg/10mL]
- ❶ アドリアシン注用 [10mg/2mL]
- ❶❹ アミサリン注 [2mL] ※1
- ❶ アリナミンF注 [25mg/10mL] ※2
- ❹ アリナミンF注 [50mg/20mL]
- ❶ アルギメート点滴静注 [100mL]
- ❶ イスコチン注 [100mg/2mL] ※1
- ❺ インデラル注射液 [同量比]
- ❹ 注射用エフオーワイ [100mg/注射用水10mL]
- ❹ エホチール注 [10mg/1mL]
- ❹ 注射用エンドキサン [100mg/注射用水5mL]
- ❶ オルガドロン注射液 [5mg/1mL]
- ❶ カシワドール静注 [20mL]
- ❹ カルチコール注射液8.5% [5mL]
- ❹ 強力ネオミノファーゲンシー静注 [5mL]
- ❹ キロサイド注 [20mg/1mL]
- ❶ サヴィオゾール輸液 [1000mL]
- ❶ セスデン注 [7.5mg/1mL] ※3

- ❹ セフメタゾン静注用 [1g]
- ❶ タチオン注射用 [100mg/注射用水2mL] ※3
- ❹ タチオン注射用 [200mg/注射用水3mL]
- ❹ 低分子デキストランL注 [50mL]
- ❶ 低分子デキストラン糖注 [50mL]
- ❶ 低分子デキストラン糖注 [100mL]
- ❶ デカドロン注射液 [2mg/0.5mL]
- ❶ トブラシン注 [60mg/1.5mL]
- ❹ ニコリン注射液 [100mg/2mL] ※2
- ❶ ネオラミン・スリービー液（静注用）[10mL]
- ❸ パニマイシン注射液 [50mg/1mL]
- ❶ ハルトマンD液 [500mL]
- ❶ ハルトマン輸液 [500mL]
- ❶ ハルトマン輸液pH8「NP」[500mL]
- ❶ パントール注射液 [50mg/1mL] ※2
- ❶❹ パントシン注10% [2mL]
- ❹ ビクシリン注射用 [250mg/注射用水2mL]
- ❹ ビタシミン注射液 [500mg/2mL]
- ❹ ビタメジン静注用 [1V/20mL]
- ❶ ビタメジン静注用 [1V/注射用水10mL]
- ❹ ピドキサール注 [30mg/1mL] ※2

- ❹ ヒドロコルチゾンコハク酸エステルNa注射用「NIG」※4 [100mg/2mL]
- ❹ ブスコパン注 [20mg/1mL]
- ❶❹ ブドウ糖注5% [10mL] ※1
- ❶ ブドウ糖注5% [200mL]
- ❶❹ ブドウ糖注20% [10mL] ※1
- ❶❹ ブドウ糖注40% [10mL] ※1
- ❶❹ ブドウ糖注50% [10mL] ※1
- ❸ ブレオ注射用 [15mg]
- ❶ プロスタルモン・F注射用 [1mL]
- ❹ プロタノールL注 [0.2mg/1mL] ※4
- ❶ ボスミン注 [1mg/1mL] ※1
- ❶ ポタコールR輸液 [50mL]
- ❶ マルトス輸液10% [50mL]
- ❶ ラクテックG輸液 [50mL]
- ❶ ラクトリンゲル [100mL]
- ❶ ラクトリンゲルS注 [100mL]
- ❶ リプラス1号輸液 [100mL]
- ❶ リプラス3号輸液 [100mL]
- ❶ リンゲル液
- ❹ リンコシン注射液 [600mg/2mL]
- ❹ ロイコン注射液 [20mg/3.5mL]

本品濃度： ❶ 5%5mL，❷ 5%10mL，❸ 10%2.5mL，❹ 10%10mL，❺ 記載なし

・いずれも残存率データなし．
※1　外観変化なし（1hr）．
※2　外観変化なし（3hr）．
※3　外観変化なし（5hr）．
※4　外観変化なし（6hr）．

📄 トランサミン注インタビューフォーム（2016年9月改訂）

トリセノックス [三酸化二ヒ素] (日本新薬)

点滴静注：12mg/6mL/V

分類 抗悪性腫瘍薬（分化誘導薬）

［pH変動スケール］

- 規格pH：7.5〜8.5
- pH変動試験のデータなし

注意事項

DEHP・PVC	フィルター	閉鎖システム
―	―	―

［配合変化データ (文献に基づく判定)］

配合可
❶❷❸ 5%ブドウ糖液[250mL]　　❶❷❸ 生食液[250mL]

本品濃度：❶ 3mg/3mL，❷ 25mg/25mL，❸ 50mg/50mL

- いずれも室温保存および冷所保存.

📄 トリセノックス注インタビューフォーム（2020年4月改訂）

トレアキシン [ベンダムスチン塩酸塩] (シンバイオ製薬)

点滴静注用：25mg/V，100mg/V ／点滴静注液：100mg/4mL/V

分類 抗悪性腫瘍薬（アルキル化薬）

［pH変動スケール］

- 規格pH（点滴静注用25mgを注射用水10mLに溶解したとき）：2.5〜3.5
- pH変動試験のデータなし

⚠ 注意事項

DEHP・PVC	フィルター	閉鎖システム
—	—	—

［配合変化データ（文献に基づく判定）］

本品濃度	配合不可	
200mg/ 注射用水80mL	メイロン静注 [170mL]	70.6%(1hr)

配合可		
❶ アロキシ静注 [0.75mg] ※1	❶ デカドロン注射液 [6.6mg] ※1	❷ ラクテック注 [170mL] ※2
❶ カイトリル注 [3mg] ※1	❶ ナゼア注射液 [0.3mg] ※1	❶ リツキサン点滴静注 [10mg/1mL] ※1
❷ ソルデム3A輸液 [170mL] ※2	❷ ビーフリード輸液 [170mL] ※2	
❶ ソル・メドロール静注用 [500mg] ※1	❶ ポララミン注 [5mg] ※1	

本品濃度：❶ 100mg/注射用水40mL＋生食液210mL，❷ 200mg/注射用水80mL

※1 残存率90%以上，外観変化なし，他剤との配合は推奨されないため，輸液ライン中での接触を想定し配合後10minまでの試験データ．

※2 残存率90%以上，外観変化なし，残存率・外観変化ともに4hrまでのデータであるが，添付文書上，溶解後3hr以内に投与することと記載されている．

📄 トレアキシン点滴静注インタビューフォーム（2021年4月改訂）

ドロレプタン [ドロペリドール] (アルフレッサファーマ)

注射液：25mg/10mL/V

分類 麻酔時使用薬（麻酔用神経遮断薬）

[pH変動スケール]

（規格pH：2.5～4.5）

0	1	2	3	4	5	6	7	8	9	10	11	12	13	14

—	←10mL	1.3mL→	白濁

1.4　　3.3　　5.9

⚠ 注意事項

DEHP・PVC	フィルター	閉鎖システム
—	—	—

[配合変化データ（文献に基づく判定）]

本品規格	配合不可	
25mg/10mL	アドナ注（静脈用）[50mg/10mL/1A]	沈殿および濁り
	ケナコルト-A筋注用関節腔内水懸注 [40mg/V]	固まり(直後)
	セルシン注射用 [10mg/2mL/1A]	白濁(直後)
	ラボナール注射用 [12mL/1A]	白濁(直後)
	レラキシン注用 [200mg/V]	結晶微量析出(3hr)

本品規格	配合可		
25mg/10mL	• 5%ブドウ糖液[100mL]	• ソリタ-T2号輸液[500mL]	• ビタメジン静注用[20mL/V]※1
	• 5%ブドウ糖液[500mL]※1	• ソリタ-T3号輸液[500mL]	• フィジオ35輸液[500mL]
	• EL-3号輸液[500mL]	• ソリタックス-H輸液[500mL]	• フィジオゾール3号輸液[500mL]
	• アクチット輸液[500mL]	• トランサミン注5%[250mg/5mL/1A]※1	• ブスコパン注[20mg/1mL/1A]※1
	• アタラックス-P注射液[25mg/1mL/1A]※1	• ニコリン注射液[100mg/2mL/1A]※1	• ポタコールR輸液[500mL]
	• アトロピン硫酸塩注[0.5mg/1mL/1A]※1	• ノルアドリナリン注[1mg/1mL/1A]※1	• モルヒネ塩酸塩[5mL]
	• ヴィーンD輸液[500mL]	• ハイカリック液-1号[700mL]	• ラクテックD輸液[500mL]
	• ヴィーンF輸液[500mL]	• ハイカリック液-2号[700mL]	• ラクテックG輸液[500mL]
	• コントミン筋注[10mg/2mL]※1	• ハイカリック液-3号[700mL]	• ラクテック注[500mL]
	• 生食液[100mL]	• ピーエヌツイン-1号輸液[1000mL]	• リンゲル液[500mL]
	• 生食液[500mL]※1	• ピーエヌツイン-2号輸液[1100mL]	
	• ソリタ-T1号輸液[500mL]	• ピーエヌツイン-3号輸液[1200mL]	

※1 残存率データはないが，外観変化なし(3hr).

📄 ドロレプタン注射液インタビューフォーム（2021年1月改訂）

ナゼア

[ラモセトロン塩酸塩] (LTL ファーマ)

注射液：0.3mg/2mL/A

分類 制吐薬 (5-HT$_3$受容体拮抗型制吐薬)

[pH変動スケール]

0.3mg/2mL　　　　　　　　　　　　　　　　　(規格 pH：4.0～5.0)

```
0  1  2  3  4  5  6  7  8  9  10  11  12  13  14
┌──┬─────────────────────────────┬──┐
│ ─│← 10mL              10ml →    │ ─│
└──┴─────────────────────────────┴──┘
   1.19        4.53              12.66
```

注意事項

DEHP・PVC	フィルター	閉鎖システム
─	─	─

[配合変化データ (文献に基づく判定)]

本品規格	配合不可	
0.3mg/2mL	グラン注射液150 [300μg/1.2mL (2A)]	微濁 (24hr)
	ラシックス注100mg [20mg/2mL (0.2管)]	6.8%(直後), 白濁(直後)

本品規格	配合可		

0.3mg/2mL

- 5-FU注 [750mg(3管)/15mL]
- EL-3号輸液 [500mL]
- アイソボリン点滴静注用 [25mg/生食液500mL]
- アクチット輸液 [500mL] +ビタメジン静注用[1瓶]
- アクプラ静注用 [100mg/生食液300mL]
- アクラシノン注射用 [20mg/注射用水10mL]
- アスパラカリウム注10mEq [1.712g/10mL]
- アタラックス-P注射液 [50mg/1mL] +生食液[50mL]
- アタラックス-P注射液 [20mg/2mL] +デカドロン注射液[20mg/5mL]+生食液[50mL]
- アドリアシン注用 [30mg(3管)/生食液30mL]
- アミカシン硫酸塩注射液「日医工」 [200mg/2mL]
- アミノレバン点滴静注 [500mL]
- アルタット静注用 [75mg/生食液20mL]
- イダマイシン静注用 [20mg/注射用水20mL]
- 注射用イホマイド [3g(3管)/生食液75mL]
- 注射用イホマイド [3g(3管)/注射用水75mL]
- ヴィーンD輸液 [500mL]
- ヴィーンF輸液 [500mL]
- ウロミテキサン注 [400mg/4mL]
- エクザール注射用 [20mg(2管)/生食液20mL]
- エクザール注射用 [20mg(2管)/注射用水20mL]
- 注射用エンドキサン [500mg/注射用水25mL]
- 大塚生食注 [0.9%500mL]
- オンコビン注射用 [9mg(9管)/5%ブドウ糖液225mL]
- オンコビン注射用 [9mg(9管)/生食液225mL]
- ガスター注射液 [20mg/2mL]+生食液[18mL]
- ガスター注射液20mg [50mg/1mL] +デカドロン注射液[20mg/5mL]+生食液[50mL]
- カルセド注射用50mg [50mg/生食液20mL]
- カルベニン点滴用 [0.5g/生食液100mL] ※1
- カルベニン点滴用 [0.5g/生食液100mL] ※2 +生食液[500mL]
- 強力ネオミノファーゲンシー静注 [20mL]
- キロサイド注 [100mg/5mL] +5%ブドウ糖液[250mL]
- キロサイド注 [100mg/5mL]+生食液[250mL]

- グラン注射液150 [300μg/1.2mL (2A)] +生食液[500mL]
- コスメゲン静注用 [0.5mg/注射用水1.1mL]
- 小林糖液5% [100mL]
- 注射用サイメリン [100mg/生食液10mL]
- 注射用サイメリン [100mg/生食液10mL] ※3
- 注射用サイメリン [100mg/生食液10mL] +生食液[500mL]
- サンラビン点滴静注用 [150mg/注射用水300mL]
- ジェムザール注射用 [1g/生食液25mL]
- ジフルカン静注液 [100mg/50mL]
- スルペラゾン静注用 [1g/生食液20mL]
- セフメタゾン静注用 ※3 [1g/注射用水10mL]
- セファメジンα注射用 ※4 [2g/注射用水20mL]
- セファメジンα注射用 ※3 [2g/注射用水20mL]+生食液[500mL]
- ゾビラックス点滴静注用 [250mg/注射用水100mL]
- ソリタ-T3号輸液 [500mL]
- ソリタ-T3号輸液 [500mL] +トポテシン点滴静注[100mg/5mL]
- ソル・コーテフ注射用 [100mg/添付溶解液2mL]
- ソルダクトン静注用 [200mg/生食液20mL]
- ソルデム3A輸液 [500mL]
- ソル・メドロール静注用 [2g(4管)/注射用水32mL]
- ダイアモックス注射用 [750mg(1.5管)/生食液300mL]
- ダウノマイシン静注用 [60mg(3管)/生食液100mL]
- ダウノマイシン静注用 [100mg(5管)/生食液100mL]
- タガメット注射液 [200mg/2mL] +生食液[18mL]
- ダカルバジン注用 ※5 [200mg(2管)/注射用水20mL]
- タキソール注射液 [100mg/16.7mL] +生食液[500mL]
- タキソテール点滴静注用 [80mg/2mL] +添付溶解液[6mL]+生食液[500mL]
- ダラシンS注射液 [300mg/4mL]
- チエナム点滴静注用 ※2 [500mg/生食液100mL]

- チエナム点滴静注用 [500mg/生食液100mL] +生食液[500mL]
- 低分子デキストランL注 [500mL]
- デカドロン注射液 [6.6mg/2mL]
- デトキソール静注液 [2g/20mL]
- トポテシン点滴静注 [100mg/5mL]
- ナベルビン注 [40mg/4mL]+生食液[50mL]
- ニドラン注射用 ※6 [100mg(2管)/注射用水20mL]
- ノバントロン注 [20mg/10mL] +5%ブドウ糖液[250mL]
- ノバントロン注 [20mg/10mL]+生食液[250mL]
- ハイカムチン注射用 [1.1mg/生食液100mL]
- ハベカシン注射液 [100mg/2mL]
- パラプラチン注射液 [600mg/60mL(4管)] +5%ブドウ糖液[240mL]
- パラプラチン注射液 [600mg/60mL(4管)] +生食液[240mL]
- バンコマイシン塩酸塩点滴静注用 [0.5g/注射用水10mL]
- パンスポリン静注用 [1g/注射用水10mL]
- ビクシリン注射用 [1g/注射用水10mL] ※6
- ビクシリン注射用 [1g/注射用水10mL] +生食液[500mL]
- ビタメジン静注用 [1瓶/注射用水20mL]
- ヒドロコルチゾンコハク酸エステルNa注射用「NIG」 [100mg/添付溶解液2mL]
- ピノルビン注射用 [60mg(3管)/5%ブドウ糖液240mL]
- ファンガード点滴用 [75mg/生食液10mL]
- フィジオゾール3号輸液 [500mL]
- 注射用フィルデシン [3mg/生食液3mL]
- ブスコパン注 [20mg/1mL]
- プラスアミノ輸液 [500mL]
- ブリプラチン注 [150mg/300mL(3管)] +生食液[300mL]+5%ブドウ糖液[300mL]
- ブリプラチン注 [150mg/300mL(3管)] +生食液[600mL]
- プリンペラン注射液 [10mg/2mL]
- フルマリン静注用 [1g/注射用水10mL] ※6
- フルマリン静注用 [1g/注射用水10mL] +生食液[500mL]
- ブレオ注射用 [30mg/5%ブドウ糖液240mL]
- ブレオ注射用 [30mg/生食液240mL]
- 水溶性プレドニン [20mg/注射用水2mL]
- ヘパリンNa注「モチダ」 [1万単位/10mL] +生食液[1000mL]

ナゼア

- ペプレオ注5mg
  [10mg(2管)/5%ブドウ糖液240mL]
- ペプレオ注5mg[10mg(2管)/生食液240mL]
- ペントシリン注射用[2g/注射用水10mL]
  +生食液[500mL]
- ホスミシンS静注用
  [2g/5%ブドウ糖液20mL]
- ホスミシンS静注用[2g/注射用水20mL]
- ポタコールR輸液[500mL]
- ポララミン注[5mg/1mL]
- マイトマイシン注用
  [26mg(13瓶)/注射用水65mL]

- 静注用マグネゾール[20mL]
- ミノマイシン点滴静注用 ※3
  [100mg/注射用水5mL]
- ミラクリッド注射液[10万単位/生食液2mL]
- メイロン静注8.4%[50mL]
- 注射用メソトレキセート
  [50mg/注射用水20mL]
- ユナシン-S静注用 ※6
  [1.5g/注射用水10mL]
- ユナシン-S静注用[1.5g/注射用水10mL]
  +生食液[500mL]
- ラクテックD輸液[250mL]
- ラクテックG輸液[500mL]

- ラクテック注[500mL]
- ラシックス注[20mg/2mL]+生食液[100mL]
- ラシックス注100mg[20mg/2mL(0.2管)]
  +生食液[198mL]
- ラステット注[100mg/5mL]
  +5%ブドウ糖液[250mL]
- ラステット注[100mg/5mL]+生食液[250mL]
- ランダ注[150mg/300mL(3管)]+生食液[300mL]
  +5%ブドウ糖液[300mL]
- ランダ注[150mg/300mL(3管)]+生食液[600mL]
- リンデロン注[2mg/0.5mL]
- ロイナーゼ注用[1万K単位/生食液100mL]

※1　残存率90%以上（24hr），外観変化なし（6hr），24hr後に微黄色澄明から黄色澄明に増色，6hr以内の投与であれば配合可.
※2　残存率90%以上（24hr），24hr後に微黄色澄明にわずかに着色.
※3　遮光下.
※4　残存率90%以上→90%未満（6hr→24hr），外観変化なし（24hr），遮光下，6hr以内の投与であれば配合可.
※5　残存率90%以上（24hr），外観変化なし（6hr），24hr後に淡赤色に着色，6hr以内の投与であれば配合可.
※6　残存率90%以上→90%未満（6hr→24hr），外観変化なし（24hr），6hr以内の投与であれば配合可.

📄 ナゼア注射液0.3mg配合変化表

ナファモスタットメシル酸塩「AY」(陽進堂)

[ナファモスタットメシル酸塩]　注射用：10mg/V, 50mg/V, 100mg/V, 150mg/V
分類　膵疾患治療薬（膵疾患治療薬/DIC治療薬）

[pH変動スケール]

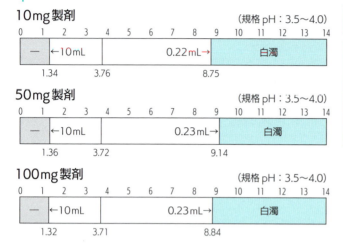

注意事項

DEHP・PVC	フィルター	閉鎖システム
―	―	―

調剤時の注意

生食液または無機塩類を含有する溶液をバイアルに直接加えないこと（白濁あるいは結晶が析出する場合がある）．塩基性注射剤と配合すると，加水分解が起こる．

[配合変化データ（文献に基づく判定）]

本品濃度	配合不可		
10mg/注射用水5mL	ツインパル輸液 [500mL]	9.4%(6hr)	
	ネオパレン2号輸液 [500mL]	44.3%(6hr)	
	ピーエヌツイン-2号輸液 [500mL]	93.5%→81.2%(6hr→24hr)	
	ビーフリード輸液	33.8%(6hr)	
	フルカリック2号輸液 [500mL]	95.5%→79.7%(6hr→24hr)	
120mg/注射用水5mL	ツインパル輸液 [500mL]	12.8%(6hr)	
	ネオパレン2号輸液 [500mL]	46.6%(6hr)	
	ピーエヌツイン-2号輸液 [500mL]	白色沈殿(直後)	
	ビーフリード輸液	白色沈殿(直後)	
	フィジオ35輸液 [500mL]	白色沈殿(24hr)，薄い濃度では配合可となる場合もある	
	フルカリック2号輸液 [500mL]	95.1%→82.4%(6hr→24hr)	

配合可

- ❶❷ KN3号輸液 [500mL]
- ❶❷ KN4号輸液 [500mL]
- ❶❷ ヴィーン3G輸液 [500mL]
- ❶❷ ヴィーンD輸液 [500mL]
- ❶❷ ヴィーンF輸液 [500mL]
- ❶❷ 大塚蒸留水 [500mL]
- ❶❷ 大塚糖液5% [500mL]
- ❶❷ 生食液PL「フソー」[500mL]
- ❶❷ ソリタ-T1号輸液 [500mL]
- ❶❷ ソリタ-T2号輸液 [500mL]
- ❶❷ ソリタ-T3号G輸液 [500mL]
- ❶❷ ソリタ-T3号輸液 [500mL]
- ❶❷ ソリタ-T4号輸液 [500mL]
- ❶❷ ソリタックス-H輸液 [500mL] ※1
- ❶❷ ソルデム1輸液 [500mL]
- ❶❷ ソルデム3AG輸液 [500mL]
- ❶❷ ソルデム3A輸液 [500mL]
- ❶❷ ソルデム6輸液 [500mL]
- ❶ フィジオ35輸液 [500mL]
- ❶❷ フィジオ70輸液 [500mL]
- ❶❷ フィジオゾール3号輸液 [500mL]
- ❶❷ フルクトラクト注 [500mL]
- ❶❷ ポタコールR輸液 [500mL]
- ❶❷ マルトス輸液10% [500mL]
- ❶❷ ラクテックD輸液 [500mL]
- ❶❷ ラクテックG輸液 [500mL]
- ❶❷ リナセートD輸液 [500mL]

本品濃度：❶ 10mg/注射用水5mL，❷ 120mg/注射用水5mL

※1　残存率90%以上→90%未満(6hr→24hr)，外観変化なし(24hr)，6hr以内の投与であれば配合可．

ナファモスタットメシル酸塩「AY」インタビューフォーム（2020年12月改訂）

ナベルビン [ビノレルビン酒石酸塩]（協和キリン）

注：10mg/1mL/瓶，40mg/4mL/瓶
分類 抗悪性腫瘍薬（ビンカアルカロイド系微小管阻害薬）

［pH変動スケール］

・規格pH：3.3〜3.8
・pH変動試験のデータなし

⚠ 注意事項

DEHP・PVC	フィルター	閉鎖システム
―	―	―

［配合変化データ（文献に基づく判定）］

本品規格	配合不可	
40mg/4mL	5-FU注+生食液[100mL]	微粒子(直後)
	スルペラゾン静注用+生食液あるいは5%ブドウ糖液[100mL]	外観変化あり(直後)
	ソル・メドロール静注用500mg+生食液あるいは5%ブドウ糖液[100mL]	外観変化あり(直後)
	ベストコール静注用+生食液あるいは5%ブドウ糖液[100mL]	外観変化あり(直後)
	マイトマイシンC+注射用水[100mL]	力価が著明に低下
	メイロン静注8.4%+生食液あるいは5%ブドウ糖液[100mL]	経時的に外観変化あり

本品規格	配合可
40mg/4mL	・シスプラチン点滴静注用「ファイザー」 　+生食液[500mL]

📄 ナベルビン注インタビューフォーム（2019年7月改訂）

ナルベイン [ヒドロモルフォン塩酸塩] （第一三共）

注：2mg/1mL/A， 20mg/2mL/A

分類 鎮痛薬・麻薬 [オピオイド鎮痛薬（麻薬）]

［pH変動スケール］

・規格pH：3.5〜4.5
・pH変動試験のデータなし

注意事項

DEHP・PVC	フィルター	閉鎖システム
—	—	—

調剤時の注意
ブドウ糖を含有する輸液に希釈して用いる場合，遮光すること．

［配合変化データ（文献に基づく判定）］

本品容量	配合不可		
2mg/1mL	イノバン注 [100mg/1管]＋生食液 [50mL]	69.7%（直後）	
	タケプロン静注用 [30mg/1V]＋生食液 [50mL]	92.7%（24hr）, 微黄色, 結晶析出（24hr）	
	ドブトレックス注射液 [100mg/1管]＋生食液 [50mL]	74.2%（直後）	
	ネオフィリン注 [250mg/1袋]	86.5%（24hr）	
	ノバミン筋注 [5mg/1管]＋生食液 [50mL]	80.4%（直後）	
	ヒベルナ注 [25mg/1管]	78.6%（直後）	
	ヒベルナ注 [25mg/1管]	76.4%（直後）, 遮光下	
	プリンペラン注射液 [10mg/1管]＋生食液 [50mL]	72.4%（直後）	
	メロペン点滴用 [0.5g/1V]＋生食液 [50mL]	82.8%（直後）, 淡黄色澄明（24hr）	
	メロペン点滴用 [0.5g/1V]＋生食液 [50mL]	78.4%（直後）, 微黄色澄明（24hr）, 遮光下	

配合可

- ❶ アセリオ静注液 [1000mg/1V]＋生食液 [50mL]
- ❶ アタラックス-P注射液 [50mg/1管] ＋生食液 [50mL]
- ❶ イミグラン注3 [1管]＋生食液 [50mL]
- ❶ イントラリポス輸液20% [1袋]
- ❶ 大塚蒸留水 [20mL/1管]
- ❷❸ 大塚生食注 [50mL/1本]
- ❶ 大塚生食注 [500mL/1袋]
- ❶ 大塚糖液5% [500mL/1袋] ※1
- ❶ 大塚糖液5% [500mL/1袋] ※2
- ❶ オキファスト注 [50mg/1管]
- ❶ ガスター注射液 [20mg/1管]＋生食液 [50mL]
- ❶ 静注用キシロカイン2% [1管]＋生食液 [50mL]
- ❶ ケタラール静注用 [200mg/1V]＋生食液 [50mL]
- ❶ サンドスタチン皮下注用 [100μg/1管] ＋生食液 [50mL]
- ❶ セレネース注 [5mg/1管]＋生食液 [50mL]
- ❶ ソマバート皮下注用 [10mg/注射用水1mL] ＋生食液 [50mL]
- ❶ ゾメタ点滴静注 [4mg/5mL]＋生食液 [50mL]
- ❶ ソルダクトン静注用 [100mg/1管]＋生食液 [50mL]
- ❶ ソルダクトン静注用 [100mg/1管] ※1 ＋生食液 [50mL]

- ❶ ソルデム3輸液 [1袋]
- ❶ ソル・メドロール静注用 [125mg/注射用水2mL] ＋生食液 [50mL]
- ❶ タガメット注射液 [200mg/1管]＋生食液 [50mL]
- ❶ タケプロン静注用 [30mg/1V]＋生食液 [50mL] ※2
- ❶ デカドロン注射液 [1.65mg/1管]＋生食液 [50mL]
- ❶ トラベルミン注 [1管]＋生食液 [50mL]
- ❶ トランサミン注10% [1管]＋生食液 [50mL]
- ❶ ドルミカム注射液 [10mg/1管]＋生食液 [50mL]
- ❶ ネオパレン1号輸液 [1袋] ※1
- ❶ ネオパレン2号輸液 [1袋] ※1
- ❶ ネオフィリン注 [250mg/1袋] ※1
- ❶ ノルアドリナリン注 [1mg/1管]＋生食液 [250mL]
- ❶ ハイスコ皮下注 [0.5mg/1管]＋生食液 [50mL]
- ❶ ハロペリドール注「ヨシトミ」 [5mg/1管] ＋生食液 [50mL]
- ❶ ハンプ注射用 [1000/1V]＋生食液 [50mL]
- ❶ ピーエヌツイン-1号輸液 [1袋]
- ❶ ピーエヌツイン-2号輸液 [1袋]
- ❶ ピーエヌツイン-3号輸液 [1袋]
- ❶ ビーフリード輸液 [1袋] ※1
- ❶ ビタメジン静注用 [1V]＋生食液 [50mL]

- ❶ フェンタニル注射液 [0.25mg/1管]
- ❶ ブスコパン注 [20mg/1管]＋生食液 [50mL]
- ❶ フルカリック1号輸液 [1袋] ※1
- ❶ フルカリック2号輸液 [1袋] ※1
- ❶ フルカリック3号輸液 [1袋] ※1
- ❶ フルマリン静注用 [1g/1瓶]＋生食液 [50mL] ※2
- ❶ フルマリン静注用 [1g/1瓶]＋生食液 [50mL] ※3
- ❶ 水溶性プレドニン [50mg/1管]＋生食液 [50mL]
- ❶ ヘパリンナトリウム注 [1万単位/10mL] ＋生食液 [50mL]
- ❶ ボスミン注 [1mg/1管]＋生食液 [50mL]
- ❶ マルタミン注射用 [1V]＋生食液 [50mL]
- ❶ マルタミン注射用 [1V]＋生食液 [50mL] ※1
- ❶ メイロン静注7% [1袋]
- ❶ メイロン静注7% [1袋] ※1
- ❶ モルヒネ塩酸塩 [50mg/1管]
- ❶ ラシックス注 [20mg/1管]＋生食液 [50mL]
- ❶ リンデロン注 [4mg/1管]＋生食液 [50mL]
- ❶ ロピオン静注 [50mg/1管]＋生食液 [50mL]

本品容量：❶ 2mg/1mL， ❷ 10mg/5mL， ❸ 100mg/10mL

※1 遮光下．
※2 残存率90%以上（24hr），24hr後に微黄色澄明にわずかに着色，遮光下．
※3 残存率90%以上（24hr），24hr後に淡黄色澄明にやや着色．

📄 ナルベイン注インタビューフォーム（2021年7月改訂）

ニカルジピン塩酸塩「日医工」　[ニカルジピン塩酸塩]（日医工）

注射液：2mg/2mL/管，10mg/10mL/管，25mg/25mL/管
分類 降圧薬（カルシウム拮抗薬）

[pH変動スケール]

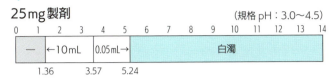

注意事項

DEHP・PVC	フィルター	閉鎖システム
—	—	—

調剤時の注意
点滴静注する場合，配合する輸液によってはpHが高い等の原因で本剤が析出することがある．

[配合変化データ（文献に基づく判定）]

配合不可

本品規格		
10mg/10mL	KN3号輸液 [40mL]	微黄色澄明（壁面に黄色物）(24hr)
	KN4号輸液 [40mL]	微黄色澄明（壁面に黄色物）(24hr)
	アミノレバン点滴静注 [40mL]	白濁(直後)
	ヴィーンD輸液 [40mL]	微黄色澄明（壁面に黄色物）(直後)
	ヴィーンF輸液 [100mL]	微黄色懸濁(直後)
	ソリタ-T1号輸液 [40mL]	微黄色澄明（壁面に黄色物）(24hr)
	ソリタ-T3号G輸液 [40mL]	微黄色澄明（壁面に黄色物）(24hr)
	ソリタ-T3号輸液 [40mL]	微黄色澄明（壁面に黄色物）(24hr)
	ソリタ-T4号輸液 [40mL]	微黄色澄明（壁面に黄色物）(24hr)
	ネオアミユー輸液 [40mL]	白濁(直後)
	ラクテックG輸液 [40mL]	白濁(直後)
	ラクテック注 [40mL]	白濁(直後)

配合可

本品規格			
10mg/10mL	・10%EL-3号輸液 [100mL]	・ソリタ-T2号輸液 [40mL]	・プラスアミノ輸液 [40mL]
	・KN1号輸液 [40mL]	・ハイカリックRF輸液 [40mL]	・ポタコールR輸液 [40mL]
	・KN2号輸液 [40mL]	・ハイカリック液-1号 [40mL]	・マルトス輸液10% [40mL]
	・アクチット輸液 [40mL]	・ハイカリック液-2号 [40mL]	・リンゲル液「オーツカ」 [100mL]
	・大塚生食注 [40mL]	・ハイカリック液-3号 [40mL]	
	・大塚糖液5% [40mL]	・フィジオゾール3号輸液 [100mL]	

ニカルジピン塩酸塩注射液インタビューフォーム（2019年3月改訂）
ニカルジピン塩酸塩注射液インタビューフォーム（2021年12月改訂）

ニコランジル「日医工」 [ニコランジル]（日医工）

点滴静注用：2mg/V，12mg/V，48mg/V
分類 狭心症治療薬

［pH変動スケール］

48mg製剤（生食液で0.03％に調整） （規格pH：7.0〜8.0）

0	1	2	3	4	5	6	7	8	9	10	11	12	13	14

— ←10mL　　　　　　　　　　10ml→ —

1.37　　　　　　　6.80　　　　　　　12.62

48mg製剤（5％ブドウ糖液で0.03％に調整） （規格pH：7.0〜8.0）

0	1	2	3	4	5	6	7	8	9	10	11	12	13	14

— ←10mL　　　　　　　　　　10mL→ —

1.36　　　　　　　7.20　　　　　　11.92

注意事項

DEHP・PVC	フィルター	閉鎖システム
—	—	—

［配合変化データ（文献に基づく判定）］

配合可		
・ヴィーンD輸液[500mL]	・ソリタ-T3号輸液[500mL]	・フルカリック1号輸液[500mL]
・大塚生食注[500mL]	・ソルデム3A輸液[500mL]	・フルカリック2号輸液[500mL]
・大塚糖液5％[500mL]	・ビーフリード輸液[500mL]	・ポタコールR輸液[500mL]

本品濃度：48mg/生食液5mL

📄 ニコランジル点滴静注用「日医工」インタビューフォーム（2018年9月改訂）

ニトプ

ニトプロ [ニトロプルシドナトリウム水和物]（丸石製薬）

持続静注液：6mg/2mL/A，30mg/10mL/A

分類 降圧薬（血圧降下薬）

［pH変動スケール］

・規格pH：4.5〜5.5
・pH変動試験のデータなし

注意事項

DEHP・PVC	フィルター	閉鎖システム
―	―	―

調剤時の注意

本剤は強力な降圧作用を有するので，必ず希釈して用いること．

［配合変化データ（文献に基づく判定）］

本品規格	配合可		
30mg/10mL	・5％ブドウ糖液[40mL] ・20％マンニトール注射液[40mL] ・生食液[40mL]	・ソリタ-T1号輸液[40mL] ・ソリタ-T3号輸液[40mL] ・ソリタ-T4号輸液[40mL]	・注射用蒸留水[40mL] ・低分子デキストランL注[40mL] ・ポタコールR輸液[40mL]

📄 ニトプロ持続静注液インタビューフォーム（2015年3月改訂）

245

ニトロール [硝酸イソソルビド] (エーザイ)

注：5mg/10mL/A／点滴静注バッグ：50mg/100mL/袋，100mg/200mL/袋

分類 狭心症治療薬

[pH変動スケール]

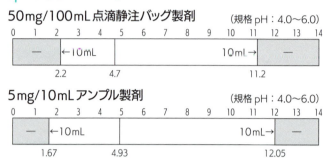

注意事項

DEHP・PVC	フィルター	閉鎖システム
×	—	—

[配合変化データ（文献に基づく判定）]

本品容量		配合不可
5mg/10mL	K.C.L.点滴液15％ [3g/20mL]	81％(6hr)
	K.C.L.点滴液15％ [3g/20mL]＋5％ブドウ糖液 [100mL]	残存率データはないが、直接配合した場合、6hrまで残存率が81％、外観変化なし(24hr)
	K.C.L.点滴液15％ [3g/20mL]＋生食液 [100mL]	残存率データはないが、直接配合した場合、6hrまで残存率が81％、外観変化なし(24hr)
	アクチバシン注 [2400万国際単位/添付溶解液]	微粒子発生→青白色(直後→3hr)
	グルトパ注 [2400万国際単位/添付溶解液]	微粒子発生→青白色(直後→3hr)
	セルシン注射液 [10mg/2mL]	混濁(直後)
	ソルダクトン静注用 [100mg]＋注射用水 [5mL]	89％(6hr), わずかな混濁(1hr)
	フィジオゾール3号輸液 [500mL]	86％(6hr)
	ラシックス注 [100mg/10mL]	結晶析出(3hr)
50mg/100mL	ヒューマリンR注100単位/mL [1000単位]	微白濁(直後)
	ラシックス注 [100mg/10mL]	微白濁(直後)

配合可

- ❶ EL-3号輸液 [500mL]
- ❶ KN3号輸液 [500mL]
- ❶ アクトシン注射用 [300mg/添付溶解液5mL]
- ❶ アスコルビン酸注射液 [100mg/1mL]
- ❶ アスコルビン酸注射液 [100mg/1mL] ＋5％ブドウ糖液 [100mL]
- ❶ アスコルビン酸注射液 [100mg/1mL] ＋生食液 [100mL]
- ❶ アスパラカリウム注10mEq [1712mg/10mL]
- ❶ アネキセート注射液 [0.5mg/5mL] ※1
- ❸ アプレゾリン注射用 [20mg/注射用水1mL]
- ❶ アプレゾリン注射用 [20mg/注射用水2mL]
- ❶ アミサリン注 [100mg/1mL]
- ❶ アミパレン輸液 [400mL] ※2
- ❶ 献血アルブミン5％静注 [5g/100mL]
- ❶❸ イノバン注 [100mg/5mL]
- ❶❸ インデラル注射液 [2mg/2mL]
- ❶ ヴィーンF輸液 [500mL] ※2
- ❸ 注射用エフオーワイ [100mg]
- ❶ 注射用エフオーワイ [500mg/注射用水5mL]
- ❶ エレメンミック注 [2mL] ※3
- ❶ オーツカMV注 [4mL] ※3 ＋ハイカリック液-3号 [700mL]
- ❶ 大塚生食注 [500mL]
- ❶ 大塚糖液5％ [25g/500mL]
- ❸ オノアクト点滴静注用 [50mg/注射用水5mL]
- ❸ 静注用キシロカイン2％ [100mg/5mL]
- ❸ キシロカイン注ポリアンプ2％ [200mg/10mL]
- ❶ キリット注5％ [25g/500mL]
- ❸ グリセオール注 [200mL]
- ❷ グリセオール注 [300mL]
- ❶ クリニザルツ輸液 [500mL]
- ❶❸ コアテック注 [5mg/5mL]
- ❶ サイレース静注 [2mg/1mL]
- ❶ シオマリン静注用 [1g/注射用水10mL]
- ❸ シグマート注 [12mg/生食液10mL]
- ❸ シグマート注 [12mg/生食液40mL]
- ❶❸ ジゴシン注 [0.25mg/1mL]
- ❶ シベノール静注 [70mg/5mL]
- ❶ ズファジラン筋注 [5mg/1mL]
- ❶ ソリタ-T1号輸液 [500mL]
- ❶ ソリタ-T2号輸液 [500mL]
- ❶ ソリタ-T3号輸液 [500mL]
- ❶ ソリタ-T4号輸液 [500mL]
- ❶ ソル・コーテフ静注用 [500mg] ※2
- ❶ タガメット注射液 [200mg/2mL] ※3 ＋生食液 [20mL]
- ❶ 低分子デキストランL注 [500mL]
- ❶ 低分子デキストラン糖注 [500mL]
- ❶ ドパミン塩酸塩点滴静注「ニチヤク」 [200mg/200mL]
- ❶ ドパミン塩酸塩点滴静注「ニチヤク」 [600mg/200mL]
- ❸ ドブトレックス注射液 [100mg/5mL]
- ❶ ネオフィリン注 [250mg/10mL]
- ❶ ノルアドリナリン注 [1mg/1mL]
- ❶ ハイカリック液-3号 [700mL] ※3
- ❶ 水溶性ハイドロコートン注射液 ※2 [500mg/10mL]
- ❶ ハルトマン-G3号輸液 [500mL] ※2
- ❶❸ ハンプ注用 [1000μg/注射用水10mL]
- ❶ ピーエヌツイン-1号輸液 [1000mL] ※2
- ❶ ピーエヌツイン-2号輸液 [1100mL] ※2
- ❶ ピーエヌツイン-3号輸液 [1200mL] ※2
- ❶ ビソルボン注 [4mg/2mL] ※3
- ❶ 注射用フサン [10mg/5％ブドウ糖液500mL] ※4
- ❶ 注射用フサン [50mg/注射用水10mL] ＋5％ブドウ糖液 [500mL]
- ❶ プリンペラン注射液 [10mg/2mL]
- ❶ フルマリン静注用 [1g/注射用水4mL] ※3
- ❶ プロテアミン12注射液 [200mL] ※2

ニトロ

- ❶ ヘパリンNa注「モチダ」[5000単位/5mL]
- ❸ ヘパリンNa注「モチダ」[10000単位/10mL]
- ❶ ペルジピン注射液[10mg/10mL]
- ❶ ペルジピン注射液[10mg/10mL] ※5
  +生食液[100mL]
- ❶ ヘルベッサー注射用[50mg/生食液5mL] ※3
- ❶ ホスミシンS静注用[1g/注射用水20mL] ※2
- ❶ ボスミン注[1mg/1mL]
- ❶ ポタコールR輸液[500mL]
- ❶ マルトス輸液10%[50g/500mL]

- ❶ ミノマイシン点滴静注用 ※2
  [100mg/5%ブドウ糖液500mL]
- ❶ ミノマイシン点滴静注用 ※2
  [100mg/注射用水5mL]
- ❶ ミリスロール注[5mg/10mL]
- ❶ ミリスロール注[5mg/10mL] ※5
  +5%ブドウ糖液[100mL]
- ❶ ミリスロール注[5mg/10mL]+生食液[100mL] ※5
- ❶❸ ミルリーラ注射液[10mg/10mL]

- ❶ メイセリン静注用[1g/注射用水20mL] ※3
- ❶ メイロン静注8.4%[1.68g/20mL]
- ❶ メキシチール点滴静注[125mg/5mL]
- ❸ ラシックス注[20mg/2mL]
- ❸ ラシックス注[40mg/4mL]
- ❶ リスモダンP静注[50mg/5mL]
- ❶ リンゲル液「オーツカ」[500mL]
- ❶ ワソラン静注[5mg/2mL]

本品容量： ❶ 5mg/10mL, ❷ 10mg/20mL, ❸ 50mg/100mL

※1　残存率データはないが，外観変化なし（24hr）.
※2　残存率，外観変化ともに3hrまで変化なし.
※3　残存率データはないが，外観変化なし（24hr），遮光下.
※4　残存率データはないが，50mg製剤の場合，残存率90％以上，外観変化なし（24hr）.
※5　残存率データはないが，外観変化なし（24hr），希釈せずに直接配合した場合は残存率変化なし.

ニトロール注5mgインタビューフォーム（2016年6月改訂）
ニトロール点滴静注50mgバッグインタビューフォーム（2015年10月改訂，2021年8月改訂）

ニトログリセリン「TE」 [ニトログリセリン]（トーアエイヨー）

静注：1mg/2mL/管, 5mg/10mL/管／静注シリンジ：25mg/50mL/シリンジ／点滴静注バッグ：25mg/50mL/バッグ, 50mg/100mL/バッグ

分類 狭心症治療薬／血圧降下薬

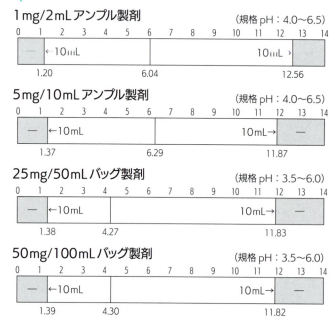

注意事項

DEHP・PVC	フィルター	閉鎖システム
×	—	—

調剤時の注意

pH 10以上のアルカリ性溶液あるいは還元物質（アスコルビン酸等）を含む溶液で希釈しない（速やかにニトログリセリン含量が低下する）．

[配合変化データ（文献に基づく判定）]

本品規格	配合可		
5mg/10mL	・5%ブドウ糖液[500mL] ・20%マンニットール注射液[500mL] ・グリセオール注[300mL]	・生食液[500mL] ・ソリタ-T3号輸液[500mL] ・低分子デキストラン糖注[500mL]	・リンゲル液[500mL]
50mg/100mL	・アトロピン硫酸塩注[0.5mg/1mL] ・アプレゾリン注射用[20mg] ・イノバン注[200mg/10mL] ・インデラル注射液[2mg/2mL] ・注射用エフオーワイ[500mg] ・注射用エラスポール[100mg] ・ガスター注射液[20mg/2mL] ・静注用キシロカイン2%[100mg/5mL] ・強力ネオミノファーゲンシー静注[5mL]	・サイレース静注[2mg/1mL] ・シグマート注[12mg] ・ジゴシン注[0.25mg/1mL] ・シベノール静注[70mg/5mL] ・ズファジラン筋注[5mg/1mL] ・セファメジンα注射用[2g] ・ドブトレックス注射液[100mg/5mL] ・ドルミカム注射液[10mg/2mL] ・ニトロプ持続静注用[6mg/2mL] ・ノルアドレナリン注[1mg/1mL]	・プロタノールL注[1mg/5mL] ・ヘパリンNa注[5000単位/5mL] ・ペルジピン注射液[10mg/10mL] ・ヘルベッサー注射用[50mg] ・ミルリーラ注射液[10mg/10mL] ・メキシチール点滴静注[125mg/5mL] ・メロペン点滴用[0.5g] ※1 ・ラシックス注[100mg/10mL] ・ラステット注[100mg/5mL] ・ワソラン静注[5mg/2mL]
25mg/50mL	・アプレゾリン注射用[20mg] ・イノバン注[200mg/10mL] ・注射用エフオーワイ[500mg] ・注射用エラスポール[100mg] ・ガスター注射液[20mg/2mL]	・シグマート注[12mg] ・セファメジンα注射用[2g] ・ドブトレックス注射液[100mg/5mL] ・ドルミカム注射液[10mg/2mL] ・ニトロプ持続静注用[6mg/2mL]	・ヘパリンNa注[5000単位/5mL] ・ペルジピン注射液[10mg/10mL] ・ミルリーラ注射液[10mg/10mL] ・ラシックス注[100mg/10mL]

※1 残存率90％以上（24hr），外観変化なし（6hr），24hr後に淡黄色澄明にやや増色．

ニトログリセリン静注「TE」インタビューフォーム（2020年4月改訂）

ネオアミユー （陽進堂）

輸液：200mL/袋

分類 輸液・栄養製剤（腎不全用総合アミノ酸注射液）

［pH変動スケール］

200mL製剤

（規格 pH：6.6～7.6）

0	1	2	3	4	5	6	7	8	9	10	11	12	13	14
			—			←10mL		10mL→				—		

5.07　　　7.17　　8.93

注意事項

DEHP・PVC	フィルター	閉鎖システム
—	—	—

［配合変化データ （文献に基づく判定）］

本品規格	配合不可	
200mL	ソルダクトン静注用 [200mg/20mL]+50%ブドウ糖注射液 [300mL]	沈殿(1hr)
	ファンギゾン注射用 [50mg/10mL]+50%ブドウ糖注射液 [300mL]	混濁(直後)

本品規格	配合可		
200mL	• EL-3号輸液 [500mL] +50%ブドウ糖注射液 [300mL] • アクチット輸液 [500mL] +50%ブドウ糖注射液 [300mL] • アザクタム注射用 [1g/10mL] +50%ブドウ糖注射液 [300mL] • アスパラカリウム注10mEq [1.712g/10mL]+50%ブドウ糖注射液 [300mL] • アリナミンF注 [50mg/20mL] +50%ブドウ糖注射液 [300mL] • エスポー注射液 [3000IU/2mL] +50%ブドウ糖注射液 [300mL] • 注射用エフオーワイ [100mg/5mL] +50%ブドウ糖注射液 [300mL] • エレメンミック注 [2mL] +50%ブドウ糖注射液 [300mL] • 大塚生食注 [100mL] +50%ブドウ糖注射液 [300mL] • 大塚糖液50% [500mL] • ゲンタシン注 [10mg/10mL] +50%ブドウ糖注射液 [300mL]	• シオマリン静注用 [1g/5mL] +50%ブドウ糖注射液 [300mL] • スルペラゾン静注用 [1g/10mL] +50%ブドウ糖注射液 [300mL] • セフメタゾン静注用 [1g/10mL] +50%ブドウ糖注射液 [300mL] • ソリタ-T3号輸液 [500mL] +50%ブドウ糖注射液 [300mL] • ネオラミン・スリービー液（静注用） [10mL]+50%ブドウ糖注射液 [300mL] • ハイカリック液-3号 [700mL] • パニマイシン注射液 [50mg/1mL] +50%ブドウ糖注射液 [300mL] • ビクシリン注射用 [1g/4mL] +50%ブドウ糖注射液 [300mL] • ビスラーゼ注射液 [20mg/2mL] +50%ブドウ糖注射液 [300mL] • ビタメジン静注用 [10mL] +50%ブドウ糖注射液 [300mL] • フィジオゾール3号輸液 [500mL] +50%ブドウ糖注射液 [300mL]	• フォリアミン注射液 [15mg/1mL] +50%ブドウ糖注射液 [300mL] • フラビタン注射液 [20mg/2mL] +50%ブドウ糖注射液 [300mL] • ベストコール静注用 [1g/5mL] +50%ブドウ糖注射液 [300mL] • ヘパリンNa注「モチダ」 [1万単位/10mL] +50%ブドウ糖注射液 [300mL] • ペントシリン注射用 [1g/4mL] +50%ブドウ糖注射液 [300mL] • ホスミシンS静注用 [2g/20mL] +50%ブドウ糖注射液 [300mL] • ミノマイシン点滴静注用 [100mg/5mL] +50%ブドウ糖注射液 [300mL] • ミラクリッド注射液 [5万単位/2mL] +50%ブドウ糖注射液 [300mL] • ラクテック注 [500mL] +50%ブドウ糖注射液 [300mL] • ラシックス注 [20mg/2mL] +50%ブドウ糖注射液 [300mL]

• いずれも残存率データはないが，外観変化なし (24hr).

📄 ネオアミユー輸液インタビューフォーム（2017年3月改訂）

ネオシネジンコーワ ［フェニレフリン塩酸塩］（興和）

注：1mg/1mL/A，5mg/1mL/A
分類 心不全治療薬・昇圧薬（昇圧薬）

[pH変動スケール]（山口東京理科大学実験データ）

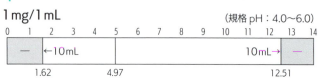

DEHP・PVC	フィルター	閉鎖システム
─	─	─

ネオパレン（大塚製薬工場）

1号輸液：1000mL/バッグ，1500mL/バッグ／2号輸液：1000mL/バッグ，1500mL/バッグ

分類 輸液・栄養製剤（高カロリー輸液用アミノ酸・糖・電解質・総合ビタミン液）

［pH変動スケール］

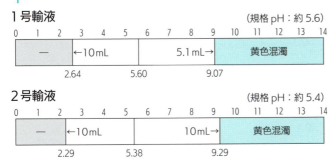

⚠ 注意事項

DEHP・PVC	フィルター	閉鎖システム
×	—	—

［配合変化データ（文献に基づく判定）］

A 1号輸液

本品容量	配合不可		
1000mL	アレビアチン注 [250mg/5mL]		黄白色混濁(直後)
	オメプラゾール注射用 [20mg/生食液20mL]		オメプラゾール注射用「日医工」の配合変化データとして，ネオパレン2号輸液と配合した場合，オメプラゾールの含量低下が認められるため，ネオパレン1号輸液も配合不可と判定した
	ソルダクトン静注用 [200mg/注射用水10mL]		黄白色混濁(直後)
	チトゾール注用 [0.5g/注射用水20mL]		黄白色混濁(直後)
	ファンギゾン注射用 [50mg/注射用水10mL]		黄色混濁(直後)
	マイトマイシン注用 [10mg/注射用水25mL]		黄色澄明→黄褐色澄明(直後→24hr)
	ラボナール注射用 [0.3g/注射用水12mL]		黄白色混濁(直後)
等量	イソゾール注射用 [0.5g/注射用水20mL]		白色不溶物(直後)
	イソゾール注射用 [0.5g/注射用水20mL]+5％糖液 [20mL]		白色不溶物(直後)
	イソゾール注射用 [0.5g/注射用水20mL]+5％糖液 [100mL]		白色不溶物(直後)
	タケプロン静注用 [30mg/生食液5mL]+5％糖液 [100mL]		白色不溶物(15min)
	ドルミカム注射液 [10mg/2mL]		白色不溶物(直後)
	バクトラミン注 [5mL]		白色不溶物(直後)
	バクトラミン注 [5mL]+5％糖液 [20mL]		白色不溶物(直後)
	パパベリン塩酸塩注「日医工」 [40mg/1mL]+5％糖液 [20mL]		白色不溶物(3hr)
	ビソルボン注 [4mg/2mL]		白色不溶物(直後)
	ファンギゾン注射用 [50mg/注射用水10mL]		黄色不溶物(直後)
	ファンギゾン注射用 [50mg/注射用水10mL]+5％糖液 [20mL]		黄色不溶物(直後)
	ファンギゾン注射用 [50mg/注射用水10mL]+5％糖液 [100mL]		黄色不溶物(直後)
	ペルサンチン注射液 [10mg/2mL]		白色不溶物(直後)
	ペルサンチン注射液 [10mg/2mL]+5％糖液 [20mL]		白色不溶物(15min)
	ペルジピン注射液 [10mg/10mL]		白色不溶物(直後)
	ホリゾン注射液 [10mg/2mL]		白色不溶物(直後)
	ホリゾン注射液 [10mg/2mL]+5％糖液 [20mL]		白色針状結晶析出(糖液にて希釈時)
	ラシックス注 [100mg/10mL]		白色不溶物(2hr)
	ラボナール注射用 [0.3g/注射用水12mL]		白色不溶物(直後)
	ラボナール注射用 [0.3g/注射用水12mL]+5％糖液 [20mL]		白色不溶物(直後)

ネオパレン

ラボナール注射用 [0.3g/注射用水12mL]＋5%糖液 [100mL]　　白色不溶物(直後)

配合可

❶ 5-FU注 [250mg/5mL]
❶ K.C.L.点滴液15% [2mol/L(20mL)]
❶ アクトシン注射用 [300mg/注射用水5mL]
❶ アスパラカリウム注 [10mEq/10mL]
❶ アスパラ注射液 [10mL]
❶ アタラックス-P注射液 [50mg/1mL]
❶ アデホス-Lコーワ注 [40mg/2mL]
❶ アデラビン9号注 [2mL]
❶ アドナ注(静脈用) [100mg/20mL]
❶ アドリアシン注 [10mg/注射用水5mL]
❶ アナフラニール点滴静注液 [25mg/2mL]
❶ アプレゾリン注射用 [20mg/生食1mL]
❷ アプレゾリン注射用 [20mg/生食1mL] ※1
❷ アプレゾリン注射用 [20mg/生食1mL] ※1 ＋生食液[20mL]
❷ アプレゾリン注射用 [20mg/生食1mL] ※1 ＋生食液[100mL]
❶ アミサリン注 [200mg/2mL]
❶ アルタット静注用 [75mg/生食液20mL]
❶ イスコチン注 [100mg/2mL]
❶ 注射用エフオーワイ [500mg/注射用水10mL]
❶ 注射用エラスポール [100mg/生食液10mL×3V]
❶ エリスロシン点滴静注用 [500mg/輸液10mL]
❶ エレメンミック注 [2mL]
❶ 塩化Ca補正液 [1mEq/mL(20mL)]
❶ 塩化Na補正液 [1mEq/mL(20mL)]
❶ 大塚塩カル2% [20mL]
❶ オルガドロン注射液 [3.8mg/1mL]
❶ オンコビン注射用 [1mg/注射用水10mL]
❶ カイトリル注 [3mg/3mL]
❶ ガスター注射液 [20mg/2mL]
❶ 注射用カタクロット [40mg/注射用水2mL]
❶ カルチコール注射液8.5% [10mL]
❶ カルチコール注射液8.5% [10mL×3A]
❶ カルベニン点滴用 [0.25g/生食液100mL]
❶ 静注用キシロカイン2% [5mL]
❶ 強力ネオミノファーゲンシー静注 [20mL]
❷ 強力ネオミノファーゲンシー静注 ※1 [20mL]
❶ 強力ネオミノファーゲンシー静注 [20mL×4A]
❶ キロサイド注 [60mg/3mL]
❶ クラビット点滴静注バッグ [500mg/20mL]
❶ グルカゴンGノボ注射用 [1mg/注射用水1mL]
❶ ゲンタシン注 [60mg/1.5mL]
❶ ジギラノゲン注 [0.4mg/2mL]
❶ シグマート注 [48mg/生食液5mL]
❶ ジゴシン注 [0.25mg/1mL]
❶ ジフルカン静注液 [200mg/100mL]
❶ スルペラゾン静注用 [1g/注射用水10mL]
❶ スロンノンHI注 [10mg/2mL]
❶ セファメジンα注射用 [1g/注射用水10mL]
❷ セファランチン注 [10mg/2mL] ※1 ＋5%糖液[100mL]
❶ セフメタゾン静注用 [2g/注射用水20mL]
❶ セレネース注 [5mg/1mL]
❷ ゾシン静注用 [4.5g/5%糖液20mL] ※1
❶ ゾシン静注用 [4.5g/生食液100mL]
❶ ソセゴン注射液 [30mg/1mL]

❶ ゾビラックス点滴静注用 [250mg/注射用水10mL]
❷ ゾビラックス点滴静注用 ※1 [250mg/注射用水10mL]＋5%糖液[100mL]
❶ ソル・コーテフ静注用 [500mg/注射用水4mL]
❶ ソル・メドロール静注用 [1000mg/注射用水16mL]
❶ ダイアモックス注射用 [500mg/注射用水5mL]
❶ タガメット注射液 [200mg/2mL]
❶ タケプロン静注用 [30mg/生食液5mL]
❶ 注射用タゴシッド [200mg/生食液5mL]
❶ タチオン注射用 [200mg/注射用水3mL]
❶ ダラシンS注射液 [600mg/4mL]
❶ チエナム点滴静注用 [0.5g/生食液100mL]
❶ デカドロン注射液 [3.3mg/1mL]
❶ テラプチク静注 [45mg/3mL]
❶ ドパストン静注 [50mg/20mL]
❷ ドブトレックス注射液 [100mg/5mL]
❷ ドブトレックス注射液 [100mg/5mL] ※1
❷ ドブトレックス注射液 [100mg/5mL] ※1 ＋5%糖液[20mL]
❷ ドブトレックス注射液 [100mg/5mL] ※1 ＋5%糖液[100mL]
❶ ドプラム注射液 [400mg/20mL]
❶ トランサミン注10% [10mL]
❷ ドルミカム注射液 [10mg/2mL] ※1 ＋5%糖液[100mL]
❶ ドルミカム注射液 [10mg/注射用水12mL]
❶ ニコリン注射液 [500mg/10mL]
❶ ネオフィリン注 [250mg/10mL]
❶ ノイロトロピン注射液 [3.6単位/3mL]
❶ ノバスタンHI注 [10mg/2mL]
❶ ノルアドレナリン注 [1mg/1mL]
❶ バクトラミン注 [5mL]
❶ パズクロス点滴静注液 [300mg/100mL]
❶ パパベリン塩酸塩「日医工」 [40mg/1mL]
❷ パパベリン塩酸塩「日医工」 [40mg/1mL] ※1
❷ パパベリン塩酸塩「日医工」 [40mg/1mL] ※1 ＋5%糖液[100mL]
❶ ハベカシン注射液 [100mg/2mL]
❶ 塩酸バンコマイシン点滴静注用 [0.5g/注射用水10mL]
❶ パンスポリン静注用 [1g/注射用水5mL]
❶ パントシン10% [200mg/2mL]
❶ ピクシリン注射用 [1g/注射用水4mL]
❶ ビソルボン注 [4mg/2mL]
❷ ビソルボン注 [4mg/2mL]＋5%糖液[20mL] ※1
❷ ビソルボン注 [4mg/2mL]＋5%糖液[100mL] ※1
❶ ビタメジン静注用 [一/注射用水10mL]
❶ ファーストシン静注用 [1g/生食液20mL]
❷ ファーストシン静注用 [1g/生食液20mL] ※1
❷ ファーストシン静注用 [1g/生食液20mL] ※1 ＋5%糖液[20mL]
❷ ファーストシン静注用 [1g/生食液20mL] ※1 ＋5%糖液[100mL]
❶ ファンガード点滴用 [75mg/生食液10mL]
❶ フィニバックス点滴静注用 [0.25g/輸液10mL]
❶ フェジン静注 [40mg/2mL]
❶ フェンタニル注射液「第一三共」 [0.25mg/5mL]

❶ 注射用フサン [50mg/注射用水5mL]
❶ ブスコパン注 [20mg/1mL]
❶ フトラフール注 [400mg/10mL]
❶ フラグミン静注 [5000単位/5mL]
❶ プリンペラン注射液 [10mg/2mL]
❶ フルマリン静注用 [1g/注射用水4mL]
❶ プレセデックス静注液「ファイザー」 [200ug/2mL]
❶ 水溶性プレドニン [50mg/溶解用水5mL]
❶ プロスタンディン点滴静注用 [500μg/生食液5mL]
❶ フロリードF注 [200mg/20mL]
❶ ヘパリンNa注「モチダ」 [10000単位/10mL]
❶ ペルサンチン注射液 [10mg/2mL]
❶ ペルジピン注射液 [25mg/25mL]
❶ ヘルベッサー注射用 [250mg/生食液5mL]
❷ ペントシリン注射用 [2g/生食液10mL] ※1
❷ ペントシリン注射用 [2g/生食液10mL] ※1 ＋5%糖液[20mL]
❷ ペントシリン注射用 [2g/生食液10mL] ※1 ＋5%糖液[100mL]
❶ ペントシリン注射用 [2g/注射用水10mL]
❶ ホスミシンS静注用 [2g/注射用水20mL]
❶ ホリゾン注射液 [10mg/2mL]
❷ ホリゾン注射液 [10mg/2mL]＋5%糖液[100mL] ※1
❶ 静注用マグネゾール [16.2mEq(20mL)]
❶ ミノマイシン点滴静注用 [100mg/注射用水5mL]
❶ ミラクリッド注射液 [10万単位/2mL]
❶ ミリスロール注 [5mg/10mL]
❶ メイロン静注7% [20mL]
❷ メイロン静注7% [20mL] ※1
❷ メイロン静注7% [20mL]＋5%糖液[20mL] ※1
❷ メイロン静注7% [20mL]＋5%糖液[100mL] ※1
❶ メイロン静注7% [20mL×2A]
❶ メイロン静注8.4% [20mL]
❶ メイロン静注8.4% [20mL×2A]
❶ メキシチール点滴静注 [125mg/5mL]
❷ メロペン点滴用 [0.5g/生食液20mL] ※1 ＋5%糖液[100mL]
❶ メロペン点滴用 [0.5g/注射用水10mL]
❶ ユナシン-S静注用 [1.5g/注射用水10mL]
❶ ラジカット注 [30mg/20mL]
❶ ラシックス注 [100mg/10mL]
❷ ラシックス注 [100mg/10mL]＋5%糖液[20mL] ※1
❷ ラシックス注 [100mg/10mL]＋5%糖液[100mL] ※1
❶ ラステット注 [25mg/5mL]
❶ 硫酸Mg補正液 [1mEq/mL(20mL)]
❶ リン酸Na補正液 [0.5mmol/mL(20mL)]
❶ リンデロン注(0.4%) [20mg/5mL]
❷ リンデロン注(0.4%) [20mg/5mL] ※1
❷ リンデロン注(0.4%) [20mg/5mL] ※1 ＋5%糖液[20mL]
❷ リンデロン注(0.4%) [20mg/5mL] ※1 ＋5%糖液[100mL]
❶ レペタン注 [0.3mg/1.5mL]
❶ ロピオン静注 [50mg/5mL]
❶ ワゴスチグミン注 [0.5mg/1mL]
❶ ワソラン静注 [5mg/2mL]

本品容量：❶ 1000mL, ❷ 等量

・いずれも残存率データはないが，外観変化なし（24hr）.
※1　側管投与を想定して3hrまで外観変化を確認し変化なし.

ネオパ

B 2号輸液

本品容量	配合不可	
1000mL	アレビアチン注 [250mg/5mL]	黄白色混濁(直後)
	オメプラゾール注射用 [20mg/生食液20mL]	オメプラゾール注射用「日医工」の配合変化データとして, ネオパレン2号輸液と配合した場合, オメプラゾールの含量低下が認められるため
	ソルダクトン静注用 [200mg/注射用水10mL]	黄白色混濁(直後)
	チトゾール注用 [0.5g/注射用水20mL]	黄白色混濁(直後)
	ファンギゾン注射用 [50mg/注射用水10mL]	黄色混濁(直後)
	マイトマイシン注 [10mg/注射用水25mL]	黄色澄明→黄褐色澄明(直後→24hr)
	ラボナール注射用 [0.3g/注射用水12mL]	黄白色混濁(直後)
等量	アレビアチン注 [250mg/5mL]	白色不溶物(直後)
	アレビアチン注 [250mg/5mL]+5%糖液 [20mL]	白色針状結晶析出(糖液にて希釈時)
	アレビアチン注 [250mg/5mL]+5%糖液 [100mL]	白色針状結晶析出(糖液にて希釈時)
	イソゾール注射用 [0.5g/注射用水20mL]	白色不溶物(直後)
	イソゾール注射用 [0.5g/注射用水20mL]+5%糖液 [20mL]	白色不溶物(直後)
	イソゾール注射用 [0.5g/注射用水20mL]+5%糖液 [100mL]	白色不溶物(直後)
	ゾビラックス点滴静注用 [250mg/注射用水10mL]	白色不溶物(直後)
	ゾビラックス点滴静注用 [250mg/注射用水10mL] +5%糖液 [20mL]	白色不溶物(直後)
	ソルダクトン静注用 [200mg/注射用水10mL]	白色不溶物(直後)
	ソルダクトン静注用 [200mg/注射用水10mL] +5%糖液 [20mL]	白色不溶物(直後)
	ソルダクトン静注用 [200mg/注射用水10mL] +5%糖液 [100mL]	白色針状結晶(直後)
	タケプロン静注用 [30mg/生食液5mL]	白色不溶物(直後)
	タケプロン静注用 [30mg/生食液5mL] +5%糖液 [20mL]	白色不溶物(15min)
	タケプロン静注用 [30mg/生食液5mL]+5%糖液 [100mL]	白色不溶物(15min)
	ドルミカム注射液 [10mg/2mL]	白色不溶物(直後)
	バクトラミン注 [5mL]	白色不溶物(直後)
	バクトラミン注 [5mL]+5%糖液 [20mL]	白色不溶物(直後)
	パパベリン塩酸塩注「日医工」 [40mg/1mL] +5%糖液 [20mL]	白色不溶物(2hr)
	ビソルボン注 [4mg/2mL]	白色不溶物(直後)
	ファンギゾン注射用 [50mg/注射用水10mL]	黄色不溶物(直後)
	ファンギゾン注射用 [50mg/注射用水10mL]+5%糖液 [20mL]	黄色不溶物(直後)
	ファンギゾン注射用 [50mg/注射用水10mL]+5%糖液 [100mL]	黄色不溶物(直後)
	ペルサンチン注射液 [10mg/2mL]	白色不溶物(直後)
	ペルサンチン注射液 [10mg/2mL]+5%糖液 [20mL]	白色不溶物(15min)
	ペルジピン注射液 [10mg/10mL]	白色不溶物(直後)
	ホリゾン注射液 [10mg/2mL]	白色不溶物(直後)
	ホリゾン注射液 [10mg/2mL]+5%糖液 [20mL]	白色混濁(糖液にて希釈時)
	ラシックス注 [100mg/10mL]	白色不溶物(2hr)
	ラボナール注射用 [0.3g/注射用水12mL]	白色不溶物(直後)
	ラボナール注射用 [0.3g/注射用水12mL]+5%糖液 [20mL]	白色不溶物(直後)
	ラボナール注射用 [0.3g/注射用水12mL]+5%糖液 [100mL]	白色不溶物(直後)

配合可

- ❸ 5-FU注 [250mg/5mL]
- ❸ K.C.L.点滴液15% [2mol/L (20mL)]
- ❸ アクトシン注射用 [300mg/注射用水5mL]
- ❸ アスパラカリウム注 [10mEq/10mL]
- ❸ アスパラ注射液 [10mL]
- ❸ アタラックス-P注射液 [50mg/1mL]
- ❸ アデホス-Lコーワ注 [40mg/2mL]
- ❹ アデホス-Lコーワ注 [40mg/2mL] ※2 +5%糖液 [20mL]
- ❸ アデラビン9号注 [2mL]
- ❸ アドナ注 (静脈用) [100mg/20mL]
- ❸ アドリアシン注用 [10mg/注射用水5mL]
- ❸ アナフラニール点滴 [25mg/2mL]
- ❸ アプレゾリン注射用 [20mg/生食液1mL]
- ❸ アミサリン注 [200mg/2mL]
- ❸ アルタット静注用 [75mg/生食液20mL]
- ❸ イスコチン注 [100mg/2mL]
- ❸ 注射用エフオーワイ [500mg/注射用水10mL]
- ❸ 注射用エラスポール [100mg/生食液10mL×3V]
- ❸ エリスロシン点滴静注用 [500mg/輸液10mL]
- ❸ エレメンミック注 [2mL]
- ❸ 塩化Ca補正液 [1mEq/mL (20mL)]
- ❸ 塩化Na補正液 [1mEq/mL (20mL)]

253

ネオパレン

③ 大塚塩カル2% [20mL]
③ オルガドロン注射液 [3.8mg/1mL]
③ オンコビン注射用 [1mg/注射用水10mL]
③ カイトリル注 [3mg/3mL]
③ ガスター注射液 [20mg/2mL]
③ 注射用カタクロット [20mg/注射用水2mL]
④ 注射用カタクロット [40mg/5mL] ※2
　+5%糖液 [100mL]
③ カルチコール注射液8.5% [10mL]
③ カルチコール注射液8.5% [10mL×3A]
③ カルベニン点滴 [0.25g/生食液100mL]
① 静注用キシロカイン2% [5mL]
③ 強力ネオミノファーゲンシー静注 [20mL]
③ 強力ネオミノファーゲンシー静注 ※2 [20mL]
③ 強力ネオミノファーゲンシー静注 [20mL×4A]
③ キロサイド注 [60mg/3mL]
③ クラビット点滴静注バッグ [500mg/20mL]
③ グルカゴンGノボ注射用 [1mg/注射用水1mL]
③ ゲンタシン注 [60mg/1.5mL]
③ ジギラノゲン注 [0.4mg/2mL]
③ シグマート注 [48mg/生食液5mL]
③ ジゴシン注 [0.25mg/1mL]
③ ジフルカン静注液 [200mg/100mL]
③ スルペラゾン静注用 [1g/注射用水10mL]
③ スロンノンHI注 [10mg/2mL]
③ セファメジンα注射用 [1g/注射用水10mL]
④ セファランチン注 [10mg/2mL] ※2
　+5%糖液 [100mL]
④ セフメタゾン静注用 [1g/注射用水20mL] ※2
　+5%糖液 [20mL]
③ セフメタゾン注射用 [2g/注射用水20mL]
③ セレネース注 [5mg/1mL]
③ ゾシン静注用 [4.5g/輸液10mL]
③ ソセゴン注射液 [30mg/1mL]
③ ゾビラックス点滴静注用 [250mg/注射用水10mL]
③ ソル・コーテフ静注用 [500mg/注射用水4mL]
③ ソル・メドロール静注用 [1000mg/注射用水16mL]
③ ダイアモックス注射用 [500mg/注射用水5mL]
③ タガメット注射液 [200mg/2mL]
③ タケプロン静注用 [30mg/生食液5mL]
③ 注射用タゴシッド [200mg/生食液5mL]
③ タチオン注射用 [200mg/注射用水3mL]
③ ダラシンS注射液 [600mg/4mL]
③ チエナム点滴静注用 [0.5g/生食液100mL]
③ デカドロン注射液 [3.3mg/1mL]
③ テラプチク静注 [45mg/3mL]
③ ドパストン静注 [50mg/20mL]
③ ドブトレックス注射液 [100mg/5mL]
④ ドブトレックス注射液 [100mg/5mL] ※2
　+5%糖液 [100mL]
③ ドプラム注射液 [400mg/20mL]

③ トランサミン注10% [10mL]
③ ドルミカム注射液 [10mg/2mL]
④ ドルミカム注射液 [10mg/2mL] ※2
　+5%糖液 [20mL]
④ ドルミカム注射液 [10mg/2mL] ※2
　+5%糖液 [100mL]
③ ニコリン注射液 [500mg/10mL]
③ ネオフィリン注 [250mg/10mL]
③ ノイロトロピン注射液 [3.6単位/3mL]
③ ノバスタンHI注 [10mg/2mL]
③ ノルアドレンリン [1mg/1mL]
③ バクトラミン注 [5mL]
③ パズクロス点滴静注液 [300mg/100mL]
③ パパベリン塩酸塩注「ロ医工」 [40mg/1ml]
④ パパベリン塩酸塩注「日医工」 [40mg/1ml] ※2
④ パパベリン塩酸塩注「日医工」 [40mg/1ml] ※2
　+5%糖液 [100mL]
③ ハベカシン注射液 [100mg/2mL]
③ 塩酸バンコマイシン点滴静注用 [0.5g/注射用水10mL]
③ パンスポリン静注用 [1g/注射用水5mL]
③ パントシン注10% [200mg/2mL]
③ ビクシリン注射用 [1g/注射用水4mL]
③ ビソルボン注 [4mg/2mL]
④ ビソルボン注 [4mg/2mL]+5%糖液 [20mL] ※2
④ ビソルボン注 [4mg/2mL]+5%糖液 [100mL] ※2
③ ビタメジン静注用 [原液]
③ ヒューマリンR注100単位/mL [100単位/10mL]
④ ファーストシン静注用 [1g/生食液20mL]
④ ファーストシン静注用 [1g/生食液20mL] ※2
④ ファーストシン静注用 [1g/生食液20mL] ※2
　+5%糖液 [20mL]
④ ファーストシン静注用 [1g/生食液20mL] ※2
　+5%糖液 [100mL]
③ ファンガード点滴用 [75mg/生食液10mL]
③ フィニバックス点滴静注用 [0.25g/輸液10mL]
③ フェジン静注 [40mg/2mL]
③ フェンタニル注射液「第一三共」 [0.25mg/5mL]
③ 注射用フサン [50mg/注射用水5mL]
③ ブスコパン注 [20mg/1mL]
③ フトラフール [400mg/10mL]
③ フラグミン静注 [5000単位/5mL]
③ プリンペラン注射液 [10mg/2mL]
③ フルマリン静注用 [1g/注射用水4mL]
③ プレセデックス静注液「ファイザー」 [200μg/2mL]
③ 水溶性プレドニン [50mg/注射用水5mL]
③ プロスタルモン・F注射液 [2000μg/2mL]
③ プロスタンディン点滴静注用 [500μg/生食液5mL]
③ フロリードF注 [200mg/20mL]
③ ヘパリンNa注「モチダ」 [10000単位/10mL]
③ ペルサンチン注射液 [10mg/2mL]

④ ペルジピン注射液 [10mg/10mL] ※2
　+5%糖液 [20mL]
④ ペルジピン注射液 [10mg/10mL] ※2
　+5%糖液 [100mL]
③ ペルジピン注射液 [25mg/25mL]
③ ヘルベッサー注射用 [250mg/生食液5mL]
④ ペントシリン注射用 [2g/生食液10mL] ※2
④ ペントシリン注射用 [2g/生食液10mL] ※2
　+5%糖液 [20mL]
④ ペントシリン注射用 [2g/生食液10mL] ※2
　+5%糖液 [100mL]
③ ペントシリン注射用 [2g/注射用水10mL]
③ ホスミシンS静注用 [2g/注射用水20mL]
③ ホリゾン注射液 [10mg/2mL]
④ ホリゾン注射液 [10mg/2ml]+5%糖液 [100mL] ※2
③ 静注用マグネゾール [16.2mEq(20mL)]
③ ミノマイシン点滴静注用 [100mg/注射用水5mL]
③ ミラクリッド注射液 [10万単位/2mL]
③ ミリスロール注 [5mg/10mL]
③ メイロン静注7% [20mL]
④ メイロン静注7% [20mL] ※2
④ メイロン静注7% [20mL]+5%糖液 [20mL] ※2
④ メイロン静注7% [20mL]+5%糖液 [100mL] ※2
③ メイロン静注7% [20mL×2A]
③ メイロン静注8.4% [20mL]
③ メイロン静注8.4% [20mL×2A]
③ メキシチール点滴静注 [125mg/5mL]
④ メロペン点滴用 [0.5g/生食液20mL] ※2
④ メロペン点滴用 [0.5g/生食液20mL] ※2
　+5%糖液 [20mL]
④ メロペン点滴用 [0.5g/生食液20mL] ※2
　+5%糖液 [100mL]
③ メロペン点滴用 [0.5g/注射用水10mL]
④ コナシン-S静注用 [1.5g/注射用水10mL]
④ コナシン-S静注用 [1.5g/注射用水10mL] ※2
　+5%糖液 [100mL]
③ ラジカット注 [30mg/20mL]
③ ラシックス注 [100mg/10mL]
④ ラシックス注 [100mg/10mL]+5%糖液 [20mL] ※2
④ ラシックス注 [100mg/10mL]+5%糖液 [100mL] ※2
③ ラステット注 [100mg/5mL]
③ 硫酸Mg補正液 [1mEq/mL(20mL)]
③ リン酸Na補正液 [0.5mmol/mL(20mL)]
③ リンデロン注 (0.4%) [20mg/5mL]
④ リンデロン注 (0.4%) [20mg/5mL] ※2
④ リンデロン注 (0.4%) [20mg/5mL] ※2
　+5%糖液 [20mL]
④ リンデロン注 (0.4%) [20mg/5mL] ※2
　+5%糖液 [100mL]
③ レペタン注 [0.3mg/1.5mL]
③ ロピオン静注 [50mg/5mL]
③ ワゴスチグミン注 [0.5mg/1mL]
③ ワソラン静注 [5mg/2mL]

本品容量: ③ 1000mL, ④ 等量

• いずれも残存率データはないが, 外観変化なし (24hr)(※2を除く).

※2 側管投与を想定して3hrまで外観変化を確認し変化なし.

ネオパレン1号輸液配合変化表 (2021年10月改訂)
ネオパレン2号輸液配合変化表 (2021年10月改訂)
ネオパレン1号輸液・2号輸液インタビューフォーム (2020年9月改訂)

ネオビタカイン ［サリチル酸ナトリウム・ジブカイン配合剤］（田辺三菱製薬）

注：2mg/2mL/管，5mg/5mL/管／注シリンジ：2mg/2mL/シリンジ，5mg/5mL/シリンジ

分類 鎮痛薬・麻薬（鎮痛薬）

［pH変動スケール］

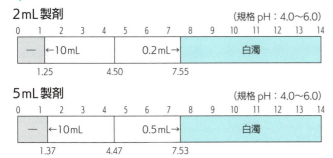

⚠ 注意事項

DEHP・PVC	フィルター	閉鎖システム
―	―	―

［配合変化データ（文献に基づく判定）］

本品規格	配合不可		
2mL/1A	オルガドロン注射液 [1.9mg/0.5mL]	白濁(直後)	
	オルガドロン注射液 [3.8mg/1mL]	白濁(直後)	
	カピステン筋注 [2%2.5mL]	白濁(直後)	
	水溶性プレドニン [10mg/1mL]	白濁(3hr)	
	水溶性プレドニン [50mg/5mL]	白濁(3hr)	
	リノロサール [2mg/0.5mL]	白濁(直後)	
	リンデロン注 [2mg/0.5mL]	白濁(直後)	
	リンデロン注 [4mg/1mL]	白濁(直後)	
5mL/1A	オルガドロン注射液 [3.8mg/1mL]	微濁(直後)	
	カピステン筋注 [2%2.5mL]	白濁(直後)	
	水溶性プレドニン [50mg/5mL]	白濁(直後)	
	リノロサール [2mg/0.5mL]	白濁(直後)	
	リンデロン注 [2mg/0.5mL]	白濁(直後)	
	リンデロン注 [4mg/1mL]	白濁(直後)	

本品規格	配合可		
2mL/1A	・0.5％カルボカイン注 [20mL] ・2％カルボカイン注 [20mL] ・アナペイン注 [2mg/1mL] ・アナペイン注 [7.5mg/1mL] ・アナペイン注 [10mg/1mL] ・エルシトニン注 [10単位/1mL] ・エルシトニン注S20 [20単位/1mL]	・キシロカイン注ポリアンプ1％ [5mL] ・ダイビタミックス注 [2mL] ・デカドロン注射液 [1.65mg/0.5mL] ・デカドロン注射液 [3.3mg/1mL] ・デカドロン注射液 [6.6mg/2mL] ・デキサート注射液 [1.65mg/0.5mL] ・デポ・メドロール水懸注 [40mg/1mL]	・ノイロトロピン注射液 [3.6単位/3mL] ・マーカイン注0.125％ [20mL] ・マーカイン注0.5％ [20mL] ・メチコバール注射液 [0.5mg/1mL] ・ロキシーン注 [0.2%1mL]
5mL/1A	・0.5％カルボカイン注 [20mL] ・2％カルボカイン注 [20mL] ・アナペイン注 [2mg/1mL] ・アナペイン注 [7.5mg/1mL] ・アナペイン注 [10mg/1mL] ・エルシトニン注 [10単位/1mL] ・エルシトニン注S20 [20単位/1mL]	・オルガドロン注射液 [1.9mg/0.5mL] ・キシロカイン注ポリアンプ1％ [5mL] ・ダイビタミックス注 [2mL] ・デカドロン注射液 [1.65mg/0.5mL] ・デカドロン注射液 [3.3mg/1mL] ・デカドロン注射液 [6.6mg/2mL] ・デキサート注射液 [1.65mg/0.5mL]	・デポ・メドロール水懸注 [40mg/1mL] ・ノイロトロピン注射液 [3.6単位/3mL] ・水溶性プレドニン [10mg/1mL] ・マーカイン注0.125％ [20mL] ・マーカイン注0.5％ [20mL] ・メチコバール注射液 [0.5mg/1mL] ・ロキシーン注 [0.2%1mL]

・いずれも残存率データなし，外観変化データは3hrまでであるが，局所注射用であるため配合後長時間の使用は想定していない．

📄 ネオビタカイン注インタビューフォーム［2021年2月改訂（第11版）］

ネオフィリン ［アミノフィリン水和物］（エーザイ）

注：250mg/10mL/A／点滴用バッグ：250mg/250mL/袋

分類 去痰薬，呼吸障害改善薬，喘息治療薬（喘息・狭心症治療薬）

[pH変動スケール]

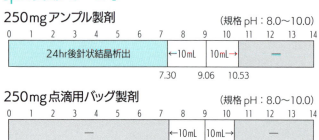

注意事項

DEHP・PVC	フィルター	閉鎖システム
—	—	—

調剤時の注意
原則として連結管（U字管）を用いたタンデム方式による投与はできない．

[配合変化データ（文献に基づく判定）]

本品容量	配合不可	
250mg/10mL	アクトシン注射用 [300mg/5mL（アクトシン注1mL対ネオフィリン注1mLで配合）]	3hr後にアクトシンの含量が90%まで低下する
	アザクタム注射用 [1g/1V/注射用水10mL]	80%(6hr)
	アプレゾリン注射用 [20mg/1A/注射用水1mL]	黄変→結晶析出(直後→24hr)
	アレビアチン注 [250mg/5mL]	白濁(直後)
	イソゾール注射用 [500mg/1V/注射用水20mL]	結晶析出(1hr)
	イノバン注 [100mg/5mL]	褐色沈殿(24hr)
	エクサシン注射液 [200mg/2mL]	白色沈殿(3hr)
	注射用エフオーワイ [100mg/1V/注射用水10mL]	67.6%(直後)
	エレメンミック注 [2mL]	赤褐色ゲル化→白色沈殿(直後→24hr)
	大塚塩カル注2% [0.53g/20mL]	沈殿(0.25hr)
	硫酸カナマイシン注射液「明治」 [1g/4mL]	白濁(0.5hr)
	カルチコール注射液8.5% [850mg/10mL]	白色沈殿(6hr)
	静注用キシロカイン2% [20mg/1mL]	白濁→油滴浮遊→沈殿生成(直後→1hr→3hr)
	クロロマイセチンサクシネート静注用 [1g/1V]	黄変(直後)
	コントミン筋注 [25mg/5mL]	白濁(直後)
	注射用サイメリン [100mg/1V/生食液100mL]	20.9%(1hr)
	スルペラゾン静注用 [1g/1V/注射用水10mL]	89%(6hr)，わずかな白濁(3hr)
	セファランチン注 [10mg/2mL]	白濁，白色沈殿生成(直後)
	ソセゴン注射液 [15mg/1mL]	白濁(直後)
	ソル・メドロール静注用 [125mg/1V/注射用水2mL]	淡黄色沈殿〜ゲル化(24hr)
	ダカルバジン注用 [100mg/1V/注射用水10mL]	66.6%(1hr)，結晶析出(1hr)
	テトカイン注用「杏林」 [20mg/1V（添付溶解液20mLで溶解，現在溶解液の添付なし）]	一時的に微白濁(直後)
	ドプラム注射液 [400mg/20mL]	混濁(直後)
	ネオラミン・スリービー液（静注用） [10mL]	淡赤色(配合薬由来)→繊維状沈殿(直後→24hr)
	ノルアドリナリン注 [1mg/1mL]	黄褐色(24hr)
	パンスポリン静注用 [1g/1V/注射用水10mL]	84.7%(24hr)
	ビソルボン注 [4mg/2mL]	白濁→白色沈殿(直後→24hr)
	ビタシミン注射液 [100mg/1mL]	濃黄色→橙色→赤色(1hr→3hr→24hr)
	ピドキサール注 [30mg/1mL]	黄色→針状晶析出(直後→3hr)

フィジオゾール3号輸液 [500mL]	微黄色澄明(直後)，その後経時的に黄色が濃くなる
注射用フサン [10mg/1V/500mL ブドウ糖液]	残存率データはなく，1hrまで外観変化はないが，フサンの含量が配合直後78.5%に低下する
フルマリン静注用 [1g/1V/4mL 注射用水]	白色結晶(3hr)，pH低下：24hr後8.51→6.66
ヘルベッサー注射用 [50mg/1V/生食液5mL]	白濁→沈殿(直後→3hr)
ペントシリン注射用 [1g/1V/4mL 注射用水]	66%(1hr)，pH低下：24hr後9.49→8.19
マイトマイシン注用 [2mg/1V]	マイトマイシン由来の微紫色が0.5hr後退色
静注用マグネゾール [20mL]	沈殿→白色沈殿(0.5hr→1hr)
ミノマイシン点滴静注用 [100mg/1V/注射用水5mL]	黄色濃くなる→緑褐色(直後→24hr)
メイセリン静注用 [1g/V]	淡黄色(1hr)，76.5%(6hr)
ロセフィン静注用 [1g/1V/注射用水10mL]	82.2%(24hr)
250mg/250mL イノバン注 [100mg/5mL]	黒褐色沈殿(24hr)

配合可

❶ 5-FU注 [250mg/5mL] ※1
❶ EL-3号輸液 [500mL] ※1
❶ アクチット輸液 [500mL] ※1
❶ アスパラカリウム注10mEq ※1 [1712g/10mL]
❶ アネキセート注射液 [0.5mg/5mL] ※2
❶ アミパレン輸液 [300mL]
❶ アリナミンF注 [25mg/10mL] ※1
❶ アリナミンF注 [50mg/20mL] ※1
❶ ヴィーンD輸液 [500mL] ※1
❶ ヴィーンF輸液 [500mL] ※1
❶ エクサシン注射液 ※1 [200mg/2mL/500mL生食液]
❶ エルネオパNF1号輸液 [1000mL]
❶ エルネオパNF2号輸液 [1000mL]
❶ エレメンミック注 [2mL] +ハイカリック液-1号 [700mL]
❶ オーツカMV注 [1号:1V/2号:4mL] ※3 +ハイカリック液-3号 [700mL]
❷ 大塚塩カル注2% [0.53g/20mL]
❶ 大塚生食注 [0.18g/20mL]
❶ 大塚糖液5% [1g/20mL]
❸ 大塚糖液5% [25g/500mL] ※4
❶ 大塚糖液10% [2g/20mL] ※5
❶ 大塚糖液20% [4g/20mL] ※5
❶ 大塚糖液40% [8g/20mL] ※5
❶ 大塚糖液50% [10g/20mL] ※6
❶ ガスター注射液 [20mg/2mL/生食液20mL] ※1
❶ 果糖注20%「フソー」 [4g/20mL] ※7
❷ カルチコール注射液8.5% [425mg/20mL]
❶ 強力ネオミノファーゲンシー静注 ※6 [20mL]
❶ コアテック注 [5mg/5mL] ※1
❶ サヴィオゾール輸液 [1000mL] ※1
❷ スルペラゾン静注用 [0.5g/1V/注射用水5mL]
❷ セファメジンα注射用 [0.25g/1V/注射用水2mL]
❷ セフメタゾン静注用 [1g/1V/注射用水10mL]
❷ セフメタゾン静注用 [1g/1V/注射用水10mL] ※1
❶ ソリタ-T1号輸液 [500mL]
❶ ソリタ-T3号輸液 [500mL] ※8
❶ ソル・コーテフ注射用 [100mg/1V/注射用水2mL/生食液100mL]

❶ ソル・コーテフ注射用 ※9 [100mg/1V/注射用水2mL]
❷ ソル・コーテフ静注用 [500mg/1V/添付溶解液4mL]
❶ ソルダクトン静注用 ※1 [200mg/1A/注射用水10mL]
❶ ソルデム1輸液 [200mL] ※10
❶ ソルデム3A輸液 [200mL] ※11
❷ ソル・メドロール静注用 [40mg/1V/添付溶解液1mL]
❷ ソル・メドロール静注用 [125mg/1V/注射用水2mL/生食液100mL]
❶ ソルラクトTMR輸液 [500mL] ※12
❶ ソルラクト輸液 [500mL]
❶ タガメット注射液 [200mg/2mL] ※1
❶ タチオン注射用 [100mg/1A] ※1
❷ ダラシンS注射液 [300mg/2mL]
❶ 低分子デキストラン糖注 [500mL] ※1
❶❷ デカドロン注射液 [3.3mg/1mL]
❶ デカドロン注射液 [3.3mg/1mL/生食液100mL]
❶ テラプチク静注 [45mg/3mL] ※1
❶ ドパミン塩酸塩点滴静注「ニチヤク」 ※13 [200mg/20mL]
❶ ドパミン塩酸塩点滴静注「ニチヤク」 ※1 [600mg/20mL]
❶ トランサミン注5% [250mg/5mL] ※1
❶ トリフリード輸液 [500mL] ※5
❶ ニコリン注射液 [100mg/2mL] ※2
❶ ニトロール点滴静注 [5mg/10mL] ※1
❶ ネオパレン1号輸液 [1000mL]
❶ ノバスタンHI注 [10mg/2mL] ※1
❶ ハイカリック液-1号 [700mL]
❶ ハイカリック液-2号 [700mL]
❶ ハイカリック液-3号 [700mL] ※1
❶ 水溶性ハイドロコートン注射液 ※1 [500mg/10mL]
❶ ハルトマン-G3号輸液 [500mL] ※1
❷ パンスポリン静注用 [0.25g/1V]
❶ パントシン注10% [200mg/2mL] ※2
❶ ピーエヌツイン-1号輸液 [1000mL] ※1
❶ ピーエヌツイン-2号輸液 [1100mL] ※1
❶ ピーエヌツイン-3号輸液 [1200mL] ※1
❶ ビーフリード輸液 [500mL]

❸ 光糖液20% [100g/500mL] ※14
❶ ビタメジン静注用 [1V/注射用水20mL]
❷ ビタメジン静注用 [107.13mg,100mg,1mg/1V/生食液20mL]
❷ ピドキサール注 [10mg/1mL]
❶ ヒドロコルチゾンコハク酸Na注射用 ※15 [100mg/1V]
❶ ヒドロコルチゾンコハク酸Na注射用 [100mg/1V/生食液100mL]
❷ ヒドロコルチゾンコハク酸Na注射用 [300mg/1V/添付溶解液6mL]
❶ フィジオ35輸液 [500mL] ※15
❷ フェジン静注 [40mg/2mL] ※1
❶ フラビタン注射液 [20mg/2mL] ※1
❶ プリンペラン注射液 [10mg/2mL/生食液2mL] ※1
❶ フルカリック1号輸液 [903mL]
❶ フルクトラクト注 [500mL] ※16
❷ フルマリン静注用 [1g/1V/注射用水5mL]
❶❷ 水溶性プレドニン [20mg/1A/注射用水2mL]
❷ 水溶性プレドニン [20mg/1A/注射用水2mL/生食液100mL]
❶ プロテアミン12注射用 [200mL] ※1
❶ ヘパリンナトリウム注「AY」 [5000単位/5mL]
❶ ペプレオ注射用 [10mg/1V/生食液5mL]
❷ ペントシリン静注用 [1g/1V/注射用水10mL]
❷ ホスミシンS静注用 [1g/1V/注射用水10mL]
❷ ホスミシンS静注用 [1g/1V/注射用水20mL] ※1
❶ ポタコールR輸液 [500mL] ※1
❷ マルトス輸液10% [300mL] ※1
❷ ミノマイシン点滴静注用 [100mg/1V/注射用水5mL]
❶ ミリスロール注 [5mg/10mL] ※1
❷ ミルリーラ注射液 [10mg/10mL] ※1
❷ メロペン点滴用バイアル [0.25g/1V/生食液5mL]
❷ ユナシン-S静注用 [0.75g/1V/注射用水10mL]
❶ ラクテックG輸液 [500mL] ※1
❶ ラクテック注 [500mL] ※1
❶ ラシックス注 [20mg/2mL]
❶ ランダ注 [10mg/20mL] ※1
❶ リメタゾン静注 [2.5mg/1mL] ※1
❶❷ リンデロン注 [4mg/1mL]
❶ リンデロン注 [4mg/1mL/生食液100mL]
❷ ロセフィン静注用 [0.5g/1V/注射用水10mL]

本品容量： ❶ 250mg/10mL，❷ 250mg/250mL，❸ 500mg/20mL

※1 残存率データはないが，外観変化なし(24hr).
※2 残存率データはないが，外観変化なし(3hr).
※3 残存率データはないが，外観変化なし(24hr)，遮光下.
※4 残存率90%以上(24hr)，外観変化なし(3hr)，6hr後に極微黄色澄明にわずかに着色.
※5 残存率データはないが，外観変化なし(17hr).
※6 残存率90%以上(24hr)，外観変化なし(6hr)，24hr後に微黄色澄明にわずかに着色.

※7 残存率90%以上（24hr），無色澄明→淡黄色→濃黄色（直後→6hr→24hr），6hr以内の投与であれば配合可.
※8 残存率90%以上（24hr），1hr後に極黄色にわずかに着色.
※9 残存率90%以上（24hr），無色澄明→極微黄色→微黄色（直後→1hr→6hr）.
※10 残存率90%以上（24hr），1hr後に微黄色にわずかに着色.
※11 残存率90%以上（24hr），外観変化なし（6hr），24hr後に極黄色澄明にわずかに着色.
※12 残存率90%以上（24hr），外観変化なし（6hr），24hr後に極微黄色澄明にわずかに着色.
※13 残存率90%以上（24hr），外観変化なし（6hr），配合直後に微黄色澄明にわずかに着色.
※14 残存率90%以上（24hr），配合直後に微紅色にわずかに着色.
※15 残存率90%以上（24hr），無色澄明→淡黄色→黄色（直後→6hr→24hr）.
※16 残存率90%以上（24hr），配合直後に無色〜極微黄色澄明にわずかに着色.

📄 ネオフィリン注250mgインタビューフォーム（2020年11月改訂）

ネオラ

ネオラミン・スリービー （日本化薬）

液：10mL/A

分類 ビタミン製剤（ビタミンB$_1$誘導体・B$_6$・B$_{12}$配合薬）

［pH変動スケール］（山口東京理科大学実験データ）

10mL製剤

（規格pH：3.0〜5.0）

0	1	2	3	4	5	6	7	8	9	10	11	12	13	14

| — | ←10mL | | 6.8mL→ | | 色調変化 |

1.37　　3.56　　　　7.54

注意事項

DEHP・PVC	フィルター	閉鎖システム
—	—	—

［配合変化データ（文献に基づく判定）］

• 成分の一つであるチアミンジスルフィド（TDS）は，チアミンをジスルフィド結合した持続型の誘導体である．活性本体はチアミンであるが，投与前に分解した場合，血中濃度持続性が下がると考えられる．有効性の減弱度合いについては不明である．

本品規格	配合不可	
10mL	アミノレバン点滴静注 [500mL]	TDSの残存率は6hrで0%であり，チアミンの残存率も6hrで90%未満である
	強力ネオミノファーゲンシー静注 [20mL]	紅色混濁(1hr)
	ビタシミン注射液 [1mL]	ヒドロキソコバラミンの残存率は1hrで10%未満（散光下，遮光下とも）
	フルカリック2号輸液 [1000mL]	ヒドロキソコバラミンの残存率は24hrで10%以下

本品規格	配合可		
10mL	• アクチット輸液 [500mL]	• ソリタ-T3号輸液 [500mL]	• ビーフリード輸液 [500mL] ※1
	• ヴィーンD輸液 [500mL]	• ソリタックス-H輸液 [500mL]	• フィジオゾール3号輸液 [500mL]
	• 大塚生食注 [100mL]	• ハイカリック液-2号 [700mL]	• メイロン静注7% [20mL]
	• 大塚糖液5% [100mL]	• ピーエヌツイン-2号輸液 [1100mL] ※1	• ラクテックD輸液 [500mL]

※1　24hr後のTDSは0%であるが，チアミンの残存率は90%以上，外観変化なし．

📄 ネオラミン・スリービー液インタビューフォーム（2013年3月改訂第14版）
　　山口東京理科大学実験データ

ネ

ノイロトロピン ［ワクシニアウイルス接種家兎炎症皮膚抽出液］（日本臓器製薬）

注射液：1.2単位/1mL/A，3.6単位/3mL/A

分類 鎮痛薬・麻薬（下行性疼痛抑制系賦活型疼痛治療薬）

［pH変動スケール］

3.6単位/3mL製剤　　　　　　　　　　　（規格pH：7.0〜8.0）

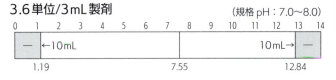

⚠ 注意事項

DEHP・PVC	フィルター	閉鎖システム
―	―	―

［配合変化データ（文献に基づく判定）］

本品規格	配合不可		
3.6単位/3mL	アタラックス-P注射液 [25mg/1mL]		白濁(直後)
	アタラックス-P注射液 [50mg/1mL]		白濁(直後)
	セルシン注射液 [5mg/1mL]		白濁(直後)
	ホリゾン注射液 [10mg/2mL]		白濁(直後)

本品規格	配合可		
3.6単位/3mL	・0.5％カルボカイン注 [100mg/20mL] ・1％ディプリバン注 [100mg/10mL] ・5-FU注 [250mg/5mL] ・KN3号輸液 [500mL] ・アクチット輸液 [500mL] ・アデホス-Lコーワ注 [20mg/2mL] ・アデラビン9号注 [1mL] ・アドナ注（静脈用）[10mg/10mL] ・アドリアシン注用 [10mg/10mL] ・アトロピン硫酸塩注「フソー」 　[0.5mg/1mL] ・アナフラニール点滴静注液 [25mg/2mL] ・アミノレバン点滴静注 [500mL] ・アリナミンF注 [10mg/2mL] ・アルプロスタジルアルファデクス注射用「AFP」 　[40μg/2瓶] ・アレビアチン注 [250mg/5mL] ・イソゾール注射用 [500mg/20mL] ・ウテメリン注 [50mg/5mL] ・エクザール注射用 [10mg/生食液10mL] ・注射用エフオーワイ 　[100mg/5％糖液500mL] ・注射用エフオーワイ 　[100mg/リンゲル液500mL] ・エホチール注 [10mg/1mL] ・エルシトニン注 [10単位/1mL] ・大塚生食注 [20mL] ・大塚糖液5％ [25g/500mL] ・オルガドロン注射液 [3.8mg/1mL] ・オンコビン注射用 [1mg/10mL] ・カシワドール静注 [20mL] ・カピステン筋注 [50mg/2.5mL] ・カルチコール注射液8.5％ [850mg/10mL] ・キシロカイン注射液「0.5％」エピレナミン(1:10000)含有 　[1mL] ・キシロカイン注射液「0.5％」エピレナミン(1:10000)含有 　[10mL] ・キシロカイン注射液「1％」エピレナミン(1:10000)含有 　[1mL] ・キシロカイン注射液「1％」エピレナミン(1:10000)含有 　[10mL] ・キシロカイン注射液「2％」エピレナミン(1:80000)含有 　[1mL]	・キシロカイン注射液「2％」エピレナミン(1:80000)含有 　[10mL] ・静注用キシロカイン0.5％ [5mg/1mL] ・静注用キシロカイン0.5％ [50mg/10mL] ・静注用キシロカイン1％ [10mg/1mL] ・静注用キシロカイン1％ [100mg/10mL] ・静注用キシロカイン2％ [20mg/1mL] ・静注用キシロカイン2％ [200mg/10mL] ・強力ネオミノファーゲンシー静注 　[2mL] ・キロサイド注 [20mg/1mL] ・クリストファン注 [20mL] ・グリセオール注 [50mL] ・クリニザルツ輸液 [500mL] ・ケタラール静注用 [200mg/2mL] ・ゲンタシン注 [40μg/1mL] ・ゲンタシン注 [60mg/1.5mL] ・コンドロイチン硫酸ナトリウム注射液「日医工」 　[200mg/20mL] ・シーパラ注 [2mL] ・シオマリン静注用 [1g/注射用水7mL] ・ジプロフィリン注「エーザイ」[300mg/2mL] ・セファメジンα注射用 　[250mg/5％糖液2.5mL] ・セファメジンα注射用 　[250mg/生食液2.5mL] ・セファメジンα注射用 　[250mg/注射用水2.5mL] ・セファランチン注 [5mg/1mL] ・セファランチン注 [10mg/2mL] ・ソセゴン注射液 [15mg/1mL] ・ゾビラックス点滴静注用 [250mg/1瓶] ・ゾビラックス点滴静注用 　[250mg/生食液10mL] ・ゾビラックス点滴静注用 　[250mg/生食液110mL] ・ゾビラックス点滴静注用 　[250mg/注射用水10mL] ・ソリタ-T3号輸液 [200mL] ・ダイビタミックス [2mL] ・ダウノマイシン静注用 　[20mg/注射用水10mL] ・タガメット注射液 [200mg/2mL] ・タチオン注射用 [200mg/注射用水3mL]	・デカドロン注射液 [1.65mg/0.5mL] ・トラベルミン注 [1mL] ・トランサミン注10％ [250mg/2.5mL] ・ドロレプタン注射液 [25mg/10mL] ・ナイクリン注射液 [50mg/1mL] ・ニコリン注射液 [100mg/2mL] ・ネオビタカイン注 [2mL] ・ネオファーゲン静注 [20mL] ・ネオフィリン注 [250mg/10mL] ・ネオラミン・スリービー液（静注用） 　[10mL] ・水溶性ハイドロコートン注射液 　[10mg/1mL] ・パシル点滴静注液 [300mg/100mL] ・パシル点滴静注液 [500mg/100mL] ・パルクス注 [5μg/1mL] ・ピーエヌツイン-1号輸液 [1000mL] ・ビーフリード輸液 [500mL] ・ピシバニール注射用 [0.2KE/生食液2mL] ・ヒスタグロビン皮下注用 [注射用水2mL] ・ビソルボン注 [4mg/2mL] ・静注用ビタノイリン [20％糖液20mL] ・ビタミンC注 [2g/10mL] ・ビタミンC注 [100mg/1mL] ・ビタミンC注 [500mg/2mL] ・ビタメジン静注用 [20％糖液20mL] ・ビタメジン静注用 [生食液20mL] ・ビタメジン静注用 [注射用水20mL] ・ピドキサール注 [30mg/1mL] ・フィジオ70輸液 [250mL] ・フィジオゾール3号輸液 [500mL] ・ブスコパン注 [20mg/1mL] ・プラスアミノ輸液 [500mL] ・フラビタン注射液 [100mg/10mL] ・ブリカニール皮下注 [0.2mg/1mL] ・プリンペラン注射液 [10mg/2mL] ・フルカリック1号輸液 [903mL] ・フルクトラクト注 [200mL] ・プレオ注射用 [5mg/生食液10mL] ・プロスタンディン注射用 　[20μg/生食液5mL] ・ホスミシンS静注用 [500mg/5％糖液10mL] ・ホスミシンS静注用 [500mg/注射用水10mL]

ノイロ

- ポタコールR輸液[250mL]
- ポタコールR輸液[500mL]
- ポララミン注[5mg/1mL]
- マーカイン注[100mg/20mL]
- メイロン静注7％[3.5g/50mL]
- 注射用メソトレキセート[5mg/注射用水2mL]
- メタボリンG注射液[20mg/2mL]
- メチコバール注射液[500μg/1mL]
- ラエンネック[2mL]
- ラクトリンゲルS注「フソー」[500mL]
- ラボナール注射用[0.3g/注射用水12mL]
- リプル注[5μg/1mL]
- リンコシン注射液[600mg/2mL]
- リンデロン注[4mg/1mL]
- レペタン注[0.3mg/1.5mL]
- ロキシーン注[2mg/1mL]
- ロピオン静注[50mg/5mL]

- いずれも残存率データなし，外観変化データ6hrまで.

ノイロトロピン注射液3.6単位インタビューフォーム第12版

ノーベルバール [フェノバルビタールナトリウム] (ノーベルファーマ)

静注用：250mg/V

分類 抗てんかん薬

[pH変動スケール]

- 規格pH：9.2〜10.2
- pH変動試験のデータなし

⚠ 注意事項

DEHP・PVC	フィルター	閉鎖システム
―	―	―

[配合変化データ (文献に基づく判定)]

本品濃度	配合不可	
250mg/生食液10mL	ネオフィリン注250mg [混合比 (1:5)]	わずかに白色沈殿(6hr)
(記載なし)	L-アスパラギン酸カリウム	具体的な混合比等は記載なし．添付文書に配合変化を起こすので混合しないことと記載されている
	アミカシン硫酸塩	具体的な混合比等は記載なし．添付文書に配合変化を起こすので混合しないことと記載されている
	注射用エリスロマイシン	具体的な混合比等は記載なし．添付文書に配合変化を起こすので混合しないことと記載されている
	ゲンタマイシン硫酸塩	具体的な混合比等は記載なし．添付文書に配合変化を起こすので混合しないことと記載されている
	ドパミン塩酸塩	具体的な混合比等は記載なし．添付文書に配合変化を起こすので混合しないことと記載されている
	ベクロニウム臭化物	具体的な混合比等は記載なし．添付文書に配合変化を起こすので混合しないことと記載されている
	メナテトレノン	具体的な混合比等は記載なし．添付文書に配合変化を起こすので混合しないことと記載されている

配合可

- 献血アルブミン25%静注「ベネシス」[※1] [混合比(1:10)]
- 注射用エフオーワイ100 [※1] [500mL(5%ブドウ糖液)で溶解，混合比(1:250)]
- 大塚塩カル注2% [混合比(1:10)] [※1]
- 大塚糖液20% [混合比(1:10)] [※1]
- カルチコール注射液8.5% [※1] [混合比(1:2.5)]
- セファメジンα注射用1g [※2] [生食液10mLで溶解，混合比(1:5)]
- ソル・コーテフ注射液100mg [※1] [混合比(1:1)]
- ソルダクトン静注用100mg [※1] [生食液10mL，混合比(1:5)]
- デカドロン注射液 [混合比(1:0.5)] [※1]
- 水溶性ハイドロコートン注射液100mg [※1] [混合比(1:1)]
- 注射用ビクシリンS [※1] [注射用水1mLで溶解，混合比(1:0.5)]
- 注射用フサン10 [※1] [500mL(5%ブドウ糖液)で溶解，混合比(1:250)]
- プレアミン-P注射液 [混合比(1:100)] [※1]
- ヘパリンNa注「モチダ」[混合比(1:2.5)] [※1]
- ヘパリンカルシウム注 [混合比(1:5)] [※1]
- ボスミン注 [混合比(1:0.5)] [※3]
- メイロン静注8.4% [混合比(1:10)] [※1]
- ラシックス注 [20mg，混合比(1:1)] [※1]

本品濃度：250mg/生食液10mL

- ※1 本剤は6hr以内に使用することとされているため，6hrまでしか観察していないが，残存率90%以上，外観変化なし．
- ※2 本剤は6hr以内に使用することとされているため，6hrまでしか観察していないが，残存率90%以上，微黄白色澄明にわずかに着色．
- ※3 本剤は6hr以内に使用することとされているため，6hrまでしか観察していないが，残存率90%以上，微黄赤色澄明にわずかに着色．

📄 ノーベルバールインタビューフォーム第9版

ノバスタンHI　[アルガトロバン水和物]（田辺三菱製薬）

注：10mg/2mL/A

分類 抗血栓薬（選択的抗トロンビン薬）

[pH変動スケール]

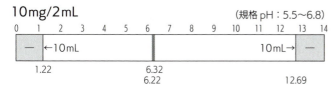

（規格pH：5.5〜6.8）

10mg/2mL
1.22　←10mL　6.32／6.22　10mL→　12.69

注意事項

DEHP・PVC	フィルター	閉鎖システム
—	—	—

[配合変化データ（文献に基づく判定）]

本品規格	配合可
10mg/2mL	・20％マンニットール注射液「YD」[300mL] ・EL-3号輸液[500mL] ・KN3号輸液[500mL] ・アクチット輸液[500mL] ・アデラビン9号注[1A] ・アドナ注（静脈用）[20mL] ・アドリアシン注用[10mg/1V] ・アミゼットB輸液[200mL] ・アミノレバン ・アリナミンF50注[20mL] ・イオパミロン注300 ・イノバン注[50mg/2.5mL] ・ヴィーンD輸液[200mL] ・ヴィーンD輸液[500mL] ・ヴィーンF輸液 ・ウログラフイン注60％[1A] ・注射用エフオーワイ100 ・注射用エフオーワイ500[500mg/1V] ・エリスロシン点滴静注用[500mg/1V] ・大塚蒸留水[500mL] ・大塚生食注[100mL]※1 ・大塚生食注[500mL]※1 ・大塚糖液5％[20mL] ・大塚糖液5％[500mL] ・オムニパーク300 ・カイトリル注[3mg/2mL] ・キサンボン注射用[20mg/1A] ・強力ネオミノファーゲンシー ・キリット注5％ ・グリセオール注[250mL] ・グルトパ注1200万 ・ケイツーN静注[1A] ・シオマリン静注用[1g/1V] ・シグマート注[2mg/1V] ・スルペラゾン静注用[0.5g/1V] ・セファメジンα注射用[1g/1V] ・セフメタゾン静注用[1g/V]※2 ・ソセゴン注射液[30mg/1mL] ・ソリタ-T1号輸液[500mL] ・ソリタ-T2号輸液[500mL] ・ソリタ-T3号輸液[200mL]※1 ・ソリタ-T3号輸液[500mL] ・ソリタ-T4号輸液[500mL] ・ソル・コーテフ静注用[500mg/1V] ・ソルダクトン静注用[100mg/1A] ・ソルデム1輸液 ・ソルデム3A輸液 ・ソルデム3輸液 ・ソル・メドロール静注用[1000mg/1V] ・タガメット注射液[200mg/2mL] ・タチオン注用[200mg/1A] ・チエナム点滴静注用[0.5g/1V]※3 ・低分子デキストランL注[250mL] ・デノサリン1輸液 ・デフィブラーゼ点滴静注液10単位[1A] ・トランサミン注10％ ・ニコリン注射液[500mg] ・ニトロール点滴静注[50mg] ・ネオフィリン注[250mg/1A] ・ネオラミン・スリービー液（静注用）[1A] ・ハイカリック液-3号[700mL] ・水溶性ハイドロコートン注射液[500mg/V] ・パニマイシン注射液[100mg] ・ハルトマン輸液pH8「NP」[500mL] ・塩酸バンコマイシン点滴静注用[0.5g/1V] ・パンスポリン静注用[1g/V] ・パントシン注10％[200mg/2mL] ・ピーエヌツイン-1号輸液[1000mL] ・ピーエヌツイン-2号輸液[1100mL] ・ビクシリン注射用[2g/V] ・ビタシミン注射液[500mg/2mL] ・ビタメジン静注用[1V] ・フィジオ35輸液 ・フィジオゾール3号輸液[500mL] ・注射用フサン10[10mg/1V] ・注射用フサン50[50mg/1V] ・フラグミン静注[5000単位/5mL] ・フラビタン注射液[20mg/2mL] ・フルカリック1号輸液 ・フルカリック2号輸液 ・フルカリック3号輸液[1103mL] ・フルマリン静注用 ・水溶性プレドニン[20mg/1V] ・プロスタンディン注用[20μg/1V] ・プロタミン12注射液[200mL] ・ヘパリンNa注「モチダ」 ・ヘパリンNa透析用250単位[20mL] ・ヘパリンナトリウム注[10mL] ・ヘパリンナトリウム注[50mL] ・ヘルベッサー注射用[10mg/1V] ・ペントシリン注射用[2g/V] ・ポタコールR輸液[500mL] ・マルトス輸液10％[500mL] ・ミノマイシン点滴静注用[100mg/1V] ・メチコバール注射液[500μg/1mL] ・コナシン-S静注用[1.5g/1V] ・ラクテックD輸液[500mL] ・ラクテックG輸液[500mL] ・ラクテック注[250mL] ・ラジカット注[30mg/20mL] ・リプル注[10μg/2mL] ・リンデロン注[4mg/1mL] ・レペタン注[0.2mg/1mL] ・ローヘパ透析用500単位[10mL/V]

- ※1を除き、いずれも遮光下．
- ※1　散光下および遮光下．
- ※2　残存率90％以上（24hr），24hr後に微黄色澄明にわずかに着色．
- ※3　残存率90％以上（24hr），外観変化なし（6hr），24hr後に黄色澄明に着色．6hr以内の投与であれば配合可．

📄 ノバスタンHIインタビューフォーム第11版

ノバントロン ［ミトキサントロン塩酸塩］（武田薬品工業）

注：10mg/5mL/V, 20mg/10mL/V

分類 抗悪性腫瘍薬（トポイソメラーゼⅡ阻害薬）

[pH変動スケール]

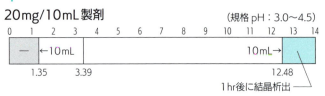

20mg/10mL製剤　（規格pH：3.0〜4.5）

←10mL　1.35　　3.39　　10mL→　12.48

1hr後に結晶析出

注意事項

DEHP・PVC	フィルター	閉鎖システム
—	—	—

[配合変化データ（文献に基づく判定）]

本品規格	配合不可	
20mg/10mL	ウログラフイン注76%［20mL］	沈殿(直後)
	サンラビン点滴静注用［250mg/注射用水25mL］	沈殿(24hr)
	ソル・コーテフ注射用［100mg/溶解液2mL］	沈殿(直後)
	パンスポリン静注用［0.25g/生食液5mL］	沈殿(24hr)
	パンスポリン静注用［0.25g/注射用水3mL］	沈殿(24hr)
	パンスポリン静注用［0.5g/生食液5mL］	沈殿(24hr)
	パンスポリン静注用［0.5g/注射用水3mL］	沈殿(24hr)
	パンスポリン静注用［1g/生食液5mL］	沈殿(24hr)
	パンスポリン静注用［1g/注射用水5mL］	沈殿(24hr)
	パンスポリン静注用［1g/5mL］+ソリタ-T3号輸液［500mL］	外観変化を認める(24hr)
	パンスポリン静注用［1g/5mL］+フィジオゾール3号輸液［500mL］	1hr以内に混濁，沈殿または力価低下
	パンスポリン静注用［1g/5mL］+ポタコールR輸液［500mL］	外観変化を認める(6hr)
	ビタシミン注射液［500mg/2mL］	沈殿(24hr)
	水溶性プレドニン［50mg/溶解液5mL］	沈殿(直後)
	水溶性プレドニン［50mg/溶解液5mL/注射用水5mL］	沈殿(直後)
	ベストコール静注用［0.5g/5%ブドウ糖液3mL］	沈殿(直後)
	ベストコール静注用［0.5g/生食液5mL］	沈殿(直後)
	ベストコール静注用［0.5g/注射用水3mL］	沈殿(直後)
	ベストコール静注用［1g/5%ブドウ糖液5mL］	沈殿(直後)
	ベストコール静注用［1g/6mL］+ソリタ-T3号輸液［500mL］	1hr以内に混濁，沈殿または力価低下
	ベストコール静注用［1g/6mL］+フィジオゾール3号輸液［500mL］	1hr以内に混濁，沈殿または力価低下
	ベストコール静注用［1g/6mL］+プラスアミノ輸液［500mL］	1hr以内に混濁，沈殿または力価低下
	ベストコール静注用［1g/6mL］+ポタコールR輸液［500mL］	1hr以内に混濁，沈殿または力価低下
	ベストコール静注用［1g/生食液5mL］	1hr以内に混濁，沈殿または力価低下
	ベストコール静注用［1g/注射用水5mL］	1hr以内に混濁，沈殿または力価低下
	メソトレキセート点滴静注液［50mg/2mL］+ソリタ-T3号輸液［500mL］	外観変化を認める(6hr)
	メソトレキセート点滴静注液［50mg/2mL］+フィジオゾール3号輸液［500mL］	1hr以内に混濁，沈殿または力価低下
	メソトレキセート点滴静注液［50mg/注射用水2mL］	沈殿(直後)
	ラシックス注［20mg/2mL］	沈殿(直後)
	リンデロン注［20mg/5mL］	沈殿(直後)

本品規格	配合可		
20mg/10mL	・5-FU注［250mg/5mL×2A］	・5-FU注［250mg/5mL×2A/5%ブドウ糖液150mL］	・5-FU注［250mg/5mL×2A/生食液150mL］
	・5-FU注［250mg/5mL×2A/5%ブドウ糖液20mL］	・5-FU注［250mg/5mL×2A/生食液20mL］	・5-FU注［250mg/5mL×2A/注射用水20mL］

ノバン

- 5-FU注 [250mg/5mL×2A/注射用水150mL]
- EL-3号輸液 [500mL]
- アクチット輸液 [500mL]
- アドリアシン注用 [10mg/生食液5mL]
- アドリアシン注用 [10mg/注射用水5mL]
- ヴィーンD輸液 [500mL]
- エクザール注射用 [10mg/生食液10mL]
- エクザール注射用 [10mg/注射用水10mL]
- 注射用エンドキサン [500mg/注射用水25mL×2V]
- 注射用エンドキサン [500mg/注射用水25mL×2V/注射用水100mL]
- 大塚糖液5% [20mL]
- オンコビン注射用 [1mg/溶解液5mL×2V]
- オンコビン注射用 [1mg/溶解液5mL×2V/5%ブドウ糖液20mL]
- オンコビン注射用 [1mg/溶解液5mL×2V/5%ブドウ糖液150mL]
- オンコビン注射用 [1mg/溶解液5mL×2V/生食液20mL]
- オンコビン注射用 [1mg/溶解液5mL×2V/生食液150mL]
- オンコビン注射用 [1mg/溶解液5mL×2V/注射用水20mL]
- オンコビン注射用 [1mg/溶解液5mL×2V/注射用水150mL]
- キロサイド注 [60mg/3mL×2A]
- キロサイド注 [60mg/3mL×2A/5%ブドウ糖液20mL]
- キロサイド注 [60mg/3mL×2A/5%ブドウ糖液150mL]
- キロサイド注 [60mg/3mL×2A/生食液20mL]
- キロサイド注 [60mg/3mL×2A/生食液150mL]
- サンラビン点滴静注用 [250mg/25mL] +ソリタ-T3号輸液 [500mL]
- サンラビン点滴静注用 [250mg/25mL] +フィジオゾール3号輸液 [500mL]

- サンラビン点滴静注用 [250mg/25mL] +プラスアミノ輸液 [500mL]
- サンラビン点滴静注用 [250mg/25mL] +ポタコールR輸液 [500mL]
- サンラビン点滴静注用 [250mg/注射用水25mL/注射用水150mL]
- 生食液「小林」 [20mL]
- ソリタ-T3号輸液 [500mL]
- ソル・コーテフ注射用 [100mg/2mL] +ソリタ-T3号輸液 [500mL]
- ソル・コーテフ注射用 [100mg/2mL] +フィジオゾール3号輸液 [500mL]
- ソル・コーテフ注射用 [100mg/2mL] +プラスアミノ輸液 [500mL]
- ソル・コーテフ注射用 [100mg/2mL] +ポタコールR輸液 [500mL]
- タチオン注射用 [100mg/溶解液2mL]
- タチオン注射用 [200mg/溶解液3mL]
- パンスポリン静注用 [1g/5mL] +プラスアミノ輸液 [500mL]
- 光糖液5% [200mL]
- ビタシミン注射液 [500mg/2mL] +ソリタ-T3号輸液 [500mL]
- ビタシミン注射液 [500mg/2mL] +フィジオゾール3号輸液 [500mL]
- ビタシミン注射液 [500mg/2mL] +プラスアミノ輸液 [500mL]
- ビタシミン注射液 [500mg/2mL] +ポタコールR輸液 [500mL]
- フィジオゾール3号輸液 [500mL]
- プラスアミノ輸液 [500mL]
- プリンペラン注射液 [10mg/2mL]
- ブレオ注射用 [5mg/5%ブドウ糖液5mL]
- ブレオ注射用 [5mg/生食液5mL]
- ブレオ注射用 [15mg/5%ブドウ糖液5mL]
- ブレオ注射用 [15mg/生食液5mL]
- ブレオ注射用 [30mg/5%ブドウ糖液5mL]

- ブレオ注射用 [30mg/生食液5mL]
- 水溶性プレドニン [50mg/5mL] +ソリタ-T3号輸液 [500mL]
- 水溶性プレドニン [50mg/5mL] +フィジオゾール3号輸液 [500mL]
- 水溶性プレドニン [50mg/5mL] +プラスアミノ輸液 [500mL]
- 水溶性プレドニン [50mg/5mL] +ポタコールR輸液 [500mL]
- 水溶性プレドニン [50mg/溶解液5mL/注射用水150mL]
- ポタコールR輸液 [500mL]
- マイトマイシン注用 [2mg/注射用水5mL]
- マルトス輸液10% [500mL]
- ミノマイシン点滴静注用 [100mg/注射用水5mL]
- 注射用メソトレキセート [50mg/2mL]+プラスアミノ輸液 [500mL]
- 注射用メソトレキセート [50mg/2mL]+ポタコールR輸液 [500mL]
- ラシックス注 [20mg/2mL] +ソリタ-T3号輸液 [500mL]
- ラシックス注 [20mg/2mL] +フィジオゾール3号輸液 [500mL]
- ラシックス注 [20mg/2mL] +プラスアミノ輸液 [500mL]
- ラシックス注 [20mg/2mL] +ポタコールR輸液 [500mL]
- リンデロン注 [20mg/5mL] +ソリタ-T3号輸液 [500mL]
- リンデロン注 [20mg/5mL] +フィジオゾール3号輸液 [500mL]
- リンデロン注 [20mg/5mL] +プラスアミノ輸液 [500mL]
- リンデロン注 [20mg/5mL] +ポタコールR輸液 [500mL]

ノバントロン注インタビューフォーム第20版

ノボリンR [インスリンヒト] (ノボ ノルディスク ファーマ)

注：100単位/1mL/V

分類 インスリン

[pH変動スケール]

- 規格pH：7.0〜7.8
- pH変動試験のデータなし

注意事項

DEHP・PVC	フィルター	閉鎖システム
―	―	―

[配合変化データ (実験に基づく判定)]

配合可

❷ ヴィーンD輸液[500mL]　　❶ ソルデム3A輸液[500mL]
❹ エルネオパNF1号輸液[1500mL]　　❸ ビーフリード輸液[500mL]

本品濃度：❶ 11単位，❷ 12単位，❸ 15単位，❹ 18単位

- 外観変化なし (24hr)，ノボリンの主薬であるインスリンは分子量が大きく分離が困難であるためTLC未実施.

📄 山口東京理科大学実験データ

ノルア

ノルアドリナリン　[ノルアドレナリン]（アルフレッサファーマ）

注：1mg/1mL/A

分類 心不全治療薬・昇圧薬（昇圧薬）

［pH変動スケール］

1mg/1mL　　　　　　　　　　　　　　　（規格pH：2.3〜5.0）

0	1	2	3	4	5	6	7	8	9	10	11	12	13	14

— | ←10mL | | | | | | | | | | 10mL→ | | — |

1.3　　　　　　　4.8　　　　　　　　　　　　11.8

注意事項

DEHP・PVC	フィルター	閉鎖システム
—	—	—

［配合変化データ（文献に基づく判定）］

本品規格	配合不可	
1mg/1mL	ストレプトマイシン硫酸塩	白濁
	セコバルビタールナトリウム [200mg/V]	白濁
	ソル・コーテフ注射用	針状結晶（直後）
	ソル・コーテフ注射用 [200mg]+5%ブドウ糖液 [500mL]	針状結晶（0.25hr）
	チオペンタールナトリウム	白濁
	フェニトインナトリウム	白濁
	フェノバルビタールナトリウム [250mg/V]	白濁（直後）
	ヨウ化ナトリウム	白濁

本品規格	配合可		
1mg/1mL	・大塚糖液5%[100mL]	・生食液[250mL] ※1	・注射用水[250mL]
	・大塚糖液5%[250mL]	・ソル・メドロール静注用 ※2	
	・生食液[100mL]	・注射用水[100mL]	

※1　残存率90%以上→90%未満（12hr→24hr），外観変化なし（24hr），12hr以内の投与であれば配合可.

※2　残存率データなし，24hr後にわずかに淡黄色に着色.

📄 ノルアドリナリンインタビューフォーム（2019年3月作成）

献血ノンスロン ［乾燥濃縮ヒトアンチトロンビンⅢ］（武田薬品工業）

注射用：500IU/瓶，1500IU/瓶

分類 血液製剤（血液凝固阻止薬）

［pH変動スケール］

- 規格pH：6.5〜8.0
- pH変動試験のデータなし

⚠ 注意事項

DEHP・PVC	フィルター	閉鎖システム
―	―	―

調剤時の注意

pH 6〜11で安定であるが，pH 5.5付近で失活するので，中性域〜アルカリ側以外の薬剤を配合すると失活する可能性あり．本剤1500IUを5%ブドウ糖液あるいは生食液100mLに直接溶解した場合，残存率90%以上，外観変化なし（24hr）．

［配合変化データ（文献に基づく判定）］

本品規格	配合不可	
1500単位/30mL	注射用エフオーワイ [1000mg/5%ブドウ糖1000mL]	90%未満(6hr以内)
	カルベニン点滴用 [0.5g/5%ブドウ糖100mL]	90%未満(6hr以内)，淡黄色から黄色に増色(時間不明)
	ソリタ-T3号輸液 [500mL]	90%未満(6hr以内)
	チエナム点滴静注用 [500mg/5%ブドウ糖100mL]	90%未満(6hr以内)，淡黄色から黄色に増色(時間不明)
	ファーストシン静注用バッグG [1g/5%ブドウ糖100mL]	90%未満(6hr以内)，黄色から淡黄色に減色(時間不明)
	フィジオゾール3号輸液 [500mL]	90%未満(6hr以内)
	ポタコールR輸液 [500mL]	90%未満(6hr以内)
	ラクテックD輸液 [500mL]	90%未満(6hr以内)

本品規格	配合可		
1500単位/30mL	・アクチット輸液 [500mL] ※1 ・ヴィーンD輸液 [500mL] ※1 ・大塚生食注 [100mL] ・大塚糖液5% [100mL] ・クラフォラン注射用 ※1 [1g/5%ブドウ糖1000mL]	・シオマリン静注用 ※1 [1g/5%ブドウ糖100mL] ・ソリタ-T3号G輸液 [500mL] ・ソリタックス-H輸液 [500mL] ・パンスポリン静注用 ※2 [1g/5%ブドウ糖100mL]	・注射用フサン [10mg/5%ブドウ糖1000mL] ※1 ・ミラクリッド注射液 [5万単位/5%ブドウ糖100mL] ・ラクテックG輸液 [250mL]

※1 残存率90%以上→90%未満（6hr→24hr），外観変化なし（24hr），6hr以内の投与であれば配合可．

※2 残存率90%以上→90%未満（6hr→24hr），淡黄色から黄色に増色（時間不明），6hr以内の投与であれば配合可．

📄 献血ノンスロン注射用インタビューフォーム（2017年9月改訂）

ハイカ

ハイカムチン [ノギテカン塩酸塩]（日本化薬）

注射用：1.1mg/V

分類 抗悪性腫瘍薬（トポイソメラーゼⅡ阻害薬）

［pH変動スケール］

- 規格pH：2.5～3.5
- pH変動試験のデータなし

注意事項

DEHP・PVC	フィルター	閉鎖システム
―	―	―

［配合変化データ（文献に基づく判定）］

本品規格	配合不可	
1.1mg	ハルトマン輸液pH8「NP」[500mL]	85.1%(6hr), 黄緑色澄明(直後)

本品規格	配合可		
1.1mg	・アクチット輸液[500mL] ・大塚生食注[100mL] ・大塚生食注[500mL] ・ソリタ-T3号輸液[500mL]	・低分子デキストランL注[500mL] ・ブドウ糖注5%「フソー」[500mL] ・プラスアミノ輸液[500mL] ・ポタコールR輸液[500mL]	・モリアミンS注[200mL] ※1 ・ラクテックG輸液[500mL] ※1 ・ラクテック注[500mL] ※1 ・リンゲル液[500mL]

※1　残存率90%以上（24hr），配合直後にわずかに黄緑色澄明.

📄 ハイカムチンインタビューフォーム（2019年2月作成）

ハイカリックRF (テルモ)

輸液：250mL/袋，500mL/袋

分類 輸液・栄養製剤（高カロリー輸液用基本液）

［pH変動スケール］

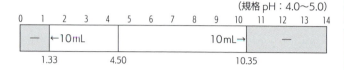

（規格pH：4.0～5.0）

注意事項

DEHP・PVC	フィルター	閉鎖システム
—	—	—

調剤時の注意

カルシウムを含有するため，クエン酸加血液を混合すると凝血を起こす恐れがあるので注意すること．炭酸イオンと沈殿を生じるので，炭酸イオンを含む製剤と混合しないこと．脂肪乳剤と混合しないこと．抗生物質やそのほか治療薬は原則として混合しないこと．

［配合変化データ（文献に基づく判定）］

配合可

- アクトシン注射用 [300mg]
- アスパラカリウム注 [1000mg]
- アスパラ注射液
  [L-アスパラギン酸カリウム500mg/L-アスパラギン酸マグネシウム500mg]
- アタラックス-P注射液 [25mg]
- アデラビン9号注
  [フラビンアデニンジヌクレオチド10mg/肝臓抽出エキス15μg]
- アドナ注 [10mg]
- イノバン注 [50mg]
- 注射用エフオーワイ [100mg]
- エポジン注 [1500IU]
- 注射用エンドキサン [100mg]
- オーツカMV注 [1セット]
- 強力ネオミノファーゲンシー [20mL]
- ケイツーN注 ※1
- ゲンタシン注 [10mg]
- ジフルカン注射液 [50mg]
- スルペラゾン静注用
  [スルバクタムナトリウム0.25g/セフォペラゾンナトリウム0.25g]
- セファメジン静注用 [0.25g]
- セフォタックス注射用 [0.5g]
- セフメタゾン静注用 [0.25g]
- ソセゴン注射液 [15mg]
- ソル・メドロール静注用 [40mg]
- タガメット注射液 [200mg]
- タチオン注射用 [100mg]
- ダラシンS注射液 [300mg]
- チエナム点滴静注用 ※2
  [イミペネム0.25g/シラスタチン0.25g]
- デカドロン注射液 [3.3mg]
- ドブトレックス注射液 [100mg]
- トランサミン注 [250mg]
- ニコリン注射液 [100mg]
- 塩酸バンコマイシン点滴静注用 [0.5g]
- パンスポリン静注用 [0.5g]
- パントール注射液 [100mg]
- ビクシリン注射用 [250mg]
- フェジン静注 [40mg]
- 注射用フサン [10mg]
- プリンペラン注射液 [10mg]
- フルマリン静注用 [0.5g]
- 水溶性プレドニン [10mg]
- プロスタルモン・F注射液50 [50μg]
- フロリードF注 [200mg]
- ペントシリン注射用 [1g]
- ホスミシンS静注用 [500mg]
- マルタミン注射用 [1V]
- ミノマイシン点滴静注用 [100mg]
- メイロン静注8.4% [20mL]
- ラシックス注 [20mg]

本品容量：1000mL

- いずれも残存率データなし．
- ※1 微黄色澄明（3hr），ケイツーNのデータとして他のTPN製剤との配合において散光下では1hrで残存率が90％未満となることから，配合後は遮光とすること．
- ※2 微黄色澄明（6hr）．

ハイカリックRF輸液インタビューフォーム（2020年7月改訂）

バクトラミン ［トリメトプリム・スルファメトキサゾール］（太陽ファルマ）

注：5mL/A（スルファメトキサゾール400mg，トリメトプリム80mg含有）
分類 抗菌薬（ST合剤）

［pH変動スケール］（山口東京理科大学実験データ）

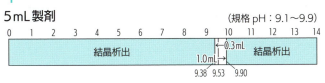

注意事項

DEHP・PVC	フィルター	閉鎖システム
―	―	―

調剤時の注意

溶解後は結晶析出が認められるため，本剤1アンプルあたり5％ブドウ糖注射液または生食液75mLに混合した場合は2hr以内，5％ブドウ糖注射液または生食液125mLに混合した場合は6hr以内に使用を終了すること．

［配合変化データ（文献に基づく判定）］

配合不可	
乳酸リンゲル液 [75mL]	明らかに結晶析出を認める（直後）
乳酸リンゲル液 [125mL]	ごくわずかに結晶を認める（直後）

本品容量：トリメトプリム80mg，スルファメトキサゾール400mg/5mL

📄 バクトラミンインタビューフォーム（2018年10月改訂）
　山口東京理科大学実験データ

パクリタキセル「NK」 [パクリタキセル] (日本化薬)

注射液：30mg/5mL/V，100mg/16.7mL/V
分類 抗悪性腫瘍薬（タキサン系微小管阻害薬）

[pH変動スケール]

・規格pH：3.0〜7.0
・pH変動試験のデータなし

⚠ 注意事項

DEHP・PVC	フィルター	閉鎖システム
×	○	―

[配合変化データ（文献に基づく判定）]

配合可		
❶❷ アクチット輸液[500mL]	❶❷ 生食液[500mL]	❶❷ フィジオゾール3号輸液[500mL]
❶❷ ヴィーンD輸液[500mL]	❶❷ ソリタ-T3号輸液[500mL]	❶❷ プラスアミノ輸液[500mL]
❶❷ ヴィーンF輸液[500mL]	❶❷ ピーエヌツイン-2号輸液	❶❷ ラクテックG輸液[500mL]
❶❷ 大塚糖液5%[500mL]	[Ⅰ層800mL+Ⅱ層300mL]	❶❷ ラクテック注[500mL]

本品濃度： ❶ 120mg/20mL，❷ 300mg/50mL

📄 パクリタキセルインタビューフォーム（2018年3月改訂）

パズクロス ［パズフロキサシンメシル酸塩］（田辺三菱製薬）

点滴静注液：300mg/100mL/袋, 500mg/100mL/袋, 1000mg/200mL/袋
分類 抗菌薬（キノロン系抗菌薬）

［pH変動スケール］

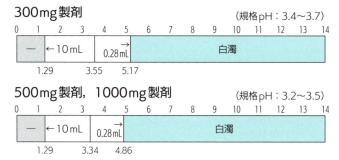

注意事項

DEHP・PVC	フィルター	閉鎖システム
—	—	—

調剤時の注意
外袋は遮光性の包材を使用しているので，使用直前まで開封しないこと．

［配合変化データ（文献に基づく判定）］

A 直接法

本品規格	配合不可		
300mg	アミカシン硫酸塩注射液「日医工」	[200mg/2mL/1A]	微濁(1hr)
	強力ネオミノファーゲンシー静注	[5mL/1A]	微濁(1hr)
	キロサイド注	[100mg/5mL/1A]	微濁(6hr)
	シオマリン静注用	[1g/生食液4mL]	微黄色微濁(24hr)
	スルペラゾン静注用	[1g/生食液10mL]	白色半澄明(直後)
	ソル・コーテフ静注用	[1g/添付溶解液8mL]	微濁(直後)
	ソル・メドロール静注用	[1g/添付溶解液16mL]	微濁(直後)
	ダラシンS注射液	[300mg/2mL/1A]	白色沈殿(1hr)
	トランサミン注	[1g/10mL/1A]	白色沈殿(1hr)
	ニコリン注射液	[500mg/10mL/1A]	微濁(1hr)
	ネオフィリン注	[250mg/10mL/1A]	ゲル状白濁(直後)
	パニマイシン注射液	[50mg/1mL/1A]	微濁(3hr)
	ビクシリン注射用	[1g/生食液10mL]	白濁(直後)
	ビタシミン注射液	[500mg/2mL/1A]	微黄色微濁(1hr)
	ファーストシン静注用	[1g/注射用水10mL]	微黄色白沈(直後)
	メロペン点滴用	[0.5g/生食液10mL]	白濁(直後)
	ラシックス注	[20mg/2mL/1A]	白濁→消失(直後)
	リンデロン注（2%）	[100mg/5mL/1A]	微濁(1hr)
500mg	アミカシン硫酸塩注射液「日医工」	[200mg/2mL/1A]	微濁(1hr)
	エクサシン注射液	[200mg/2mL/1A]	白色沈殿(24hr)
	強力ネオミノファーゲンシー静注	[5mL/1A]	微濁(1hr)
	キロサイド注	[100mg/5mL/1A]	微濁(3hr)
	シオマリン静注用	[1g/生食液4mL]	微黄色微濁(24hr)
	スルペラゾン静注用	[1g/生食液10mL]	白濁(直後)
	ソル・コーテフ静注用	[1g/添付溶解液8mL]	白濁(直後)
	ソル・メドロール静注用	[1g/添付溶解液16mL]	微濁(直後)
	ダラシンS注射液	[300mg/2mL/1A]	白色沈殿(1hr)
	トランサミン注	[1g/10mL/1A]	白濁(直後)
	ニコリン注射液	[500mg/10mL/1A]	微濁(1hr)

ネオフィリン注 [250mg/10mL/1A]	ゲル状白濁(直後)
パニマイシン注射液 [50mg/1mL/1A]	微濁(6hr)
ビクシリン注射用 [1g/生食液10mL]	白濁(直後)
ビタシミン注射液 [500mg/生食液2mL/1A]	微黄色微濁(1hr)
ファーストシン静注用 [1g/注射用水10mL]	微黄色白沈(直後)
水溶性プレドニン [50mg/生食液5mL]	微濁(24hr)
メロペン点滴用 [0.5g/生食液10mL]	白濁(直後)
ラシックス注 [20mg/2mL/1A]	白濁→消失(直後)
リンデロン注（2%）[100mg/5mL/1A]	微濁(1hr)

本品規格	配合可		
300mg	・アタラックス-P注射液 [50mg/1mL/1A] ・アドナ注（静脈用）[50mg/10mL/1A] ・イノバン注 [100mg/5mL/1A] ・エクサシン注射液 [200mg/2mL/1A] ・ゲンタシン注 [40mg/1mL/1A]	・セフメタゾン静注用 [1g/生食液10mL] ・タガメット注射液 [200mg/2mL/1A] ・ハベカシン注射液 [100mg/2mL/1A] ・パントール注射液 [500mg/2mL/1A] ・フラビタン注射液 [20mg/2mL/1A] ・フルマリン静注用 [1g/生食液4mL]	・水溶性プレドニン [50mg/生食液5mL] ・ヘパリンNa注「モチダ」[5mL/V] ・ペントシリン注射用 [1g/生食液10mL] ・マイトマイシン注用 [2mg/注射用水5mL] ・ミノマイシン点滴静注用 [100mg/注射用水5mL]
500mg	・アタラックス-P注射液 [50mg/1mL/1A] ・アドナ注（静脈用）[50mg/10mL/1A] ・イノバン注 [100mg/5mL/1A] ・注射用エフオーワイ [100mg/注射用水5mL] ・ゲンタシン注 [40mg/1mL/1A]	・セフメタゾン静注用 [1g/生食液10mL] ・タガメット注射液 [200mg/2mL/1A] ・ハベカシン注射液 [100mg/2mL/1A] ・パントール注射液 [500mg/2mL/1A] ・フラビタン注射液 [20mg/2mL/1A]	・フルマリン静注用 [1g/生食液4mL] ・ヘパリンNa注「モチダ」[5mL/V] ・ペントシリン注射用 [1g/生食液10mL] ・マイトマイシン注用 [2mg/注射用水5mL] ・ミノマイシン点滴静注用 [100mg/注射用水5mL]

B I.V.Push法（側管からの急速投与）

・IF記載の3hrまでの測定データをもとに判定.

本品規格	配合不可	
300mg	オメプラール注用 [20mg/生食液20mL]	褐色微濁(1hr)
	キロサイド注 [100mg/5mL/1A]	微濁(1hr)
	スルペラゾン静注用 [1g/生食液10mL]	微濁(直後)
	ソル・コーテフ静注用 [1g/添付溶解液8mL]	微濁(直後)
	ソルダクトン静注用 [200mg/生食液10mL]	白濁(直後)
	ソル・メドロール静注用 [1g/添付溶解液16mL]	微濁(1hr)
	タガメット注射液 [200mg/2mL/1A]	微濁(3hr)
	デカドロン注射液 [1.65mg/0.5mL/1A]	白濁(1hr)
	トランサミン注 [1g/10mL/1A]	微濁(直後)
	ドルミカム注射液 [10mg/2mL/1A]	残存率測定不能, 外観変化なし(3hr)
	ニコリン注射液 [500mg/10mL/1A]	微濁(直後)
	ノイロトロピン注射液 [3.6単位/3mL/1A]	析出(3hr)
	パンスポリン静注用 [1g/生食液20mL]	微黄色微濁(直後)
	ビクシリン注射用 [1g/生食液10mL]	微濁(1hr)
	ビタシミン注射液 [500mg/2mL/1A]	微黄色微濁(直後)
	ファーストシン静注用 [1g/注射用水10mL]	淡黄色微濁(直後)
	水溶性プレドニン [50mg/注射用水5mL]	微濁(直後)
	プロジフ静注液 [400mg/5mL/V]	白濁(1hr)
	ホスミシンS静注用 [1g/注射用水20mL]	白濁(直後)
	メソトレキセート点滴静注液 [50mg/生食液20mL]	淡黄色微濁(1hr)
	ラシックス注 [20mg/2mL/1A]	白濁(直後)
	リンデロン注（2%）[100mg/5mL/1A]	微濁(直後)
500mg	アデラビン9号注 [2mL/1A]	澄色, 結晶性沈(3hr)
	オメプラール注用 [20mg/生食液20mL]	微黄色澄明(直後)
	ガスター注射液 [20mg/2mL/1A+生食液18mL]	析出(3hr)
	キロサイド注 [100mg/5mL/1A]	白沈(1hr)

スルペラゾン静注用 [1g/生食液10mL]	白濁(直後)
ソル・コーテフ静注用 [1g/添付溶解液8mL]	白沈(1hr)
ソルダクトン静注用 [200mg/生食液10mL]	白濁(直後)
ソル・メドロール静注用 [1g/添付溶解液16mL]	白濁(直後)
タガメット注射液 [200mg/2mL/1A]	白濁(1hr)
デカドロン注射液 [1.65mg/0.5mL/1A]	白濁, ゲル化(直後)
トランサミン注 [1g/10mL/1A]	微濁(直後)
ドルミカム注射液 [10mg/2mL/1A]	残存率測定不能, 外観変化なし(3hr)
ニコリン注射液 [500mg/10mL/1A]	白濁(直後)
パンスポリン静注用 [1g/生食液20mL]	微黄色白濁(直後)
ビクシリン注射用 [1g/生食液10mL]	微濁(1hr)
ビタジェクト注キット [A液5mL, B液5mL]	黄色, 白沈(1hr)
ビタシミン注射液 [500mg/2mL/1A]	白濁(1hr)
ファーストシン静注用 [1g/注射用水10mL]	微黄色白濁(直後)
水溶性プレドニン [50mg/注射用水5mL]	微濁(直後)
プロジフ静注液 [400mg/5mL/V]	析出(直後)
ホスミシンS静注用 [1g/注射用水20mL]	白濁(直後)
メソトレキセート点滴静注液 [50mg/生食液20mL]	淡黄色微濁(1hr)
ユナシン-S静注用 [1.5g/生食液10mL]	淡黄色白沈(3hr)
ラシックス注 [20mg/2mL/1A]	白濁(直後)
リンデロン注 (2%) [100mg/5mL/1A]	白沈(直後)

本品規格	配合可		
300mg	・アザクタム注射用 [1g/生食液20mL] ・アタラックス-P注射液 [50mg/1mL/1A] ・アデラビン9号注 [2mL/1A] ・アドナ注(静脈用) [50mg/10mL/1A] ・アドリアシン注用 [10mg/生食液10mL] ・アネキセート注射液 [0.5mg/5mL/1A] ・アリナミンF注 [100mg/20mL/1A] ・ヱフェドリン「ナガヰ」注射液 [40mg/1mL/1A] ・注射用エンドキサン [500mg/25mL] ・ガスター注射液 [20mg/2mL/1A+生食液18mL] ・強力ネオミノファーゲンシー静注 [5mL/1A] ・シオマリン静注用 [1g/生食液4mL]	・ジギラノゲン注 [0.4mg/2mL/1A] ・ジフルカン静注液 [100mg/50mL/V] ・セファメジンα注射用 [1g/生食液10mL] ・セフメタゾン静注用 [1g/生食液10mL] ・ソセゴン注射液 [30mg/1mL/1A] ・ドプラム注射液 [400mg/20mL/V] ・ネオフィリン注 [250mg/10mL/1A] ・ネオラミン・スリービー液(静注用) [10mL/1A] ・バイオゲン静注 [50mg/20mL/1A] ・パントール注射液 [500mg/2mL/1A] ・ビソルボン注 [4mg/2mL/1A] ・ビタジェクト注キット [A液5mL, B液5mL]	・ビタメジン静注用 [1V/注射用水20mL] ・ブスコパン注 [20mg/1mL/1A] ・フラビタン注射液 [20mg/2mL/1A] ・プリンペラン注射液 [10mg/2mL/1A] ・フルマリン静注用 [1g/生食液4mL] ・ヘパリンNa「モチダ」 [5mL/V] ・ヘパリンNaロック用「ニプロ」 [1000単位/10mL(配合比1:1)/1] ・ヘパリンNaロック用「ニプロ」 [1000単位/10mL(配合比1:5)/1] ・ペントシリン注射用 [1g/生食液10mL] ・マイトマイシン注用 [2mg/注射用水5mL] ・ユナシン-S静注用 [1.5g/生食液10mL]
500mg	・アザクタム注用 [1g/生食液20mL] ・アタラックス-P注射液 [50mg/1mL/1A] ・アドナ注(静脈用) [50mg/10mL/1A] ・アドリアシン注用 [10mg/生食液10mL] ・アネキセート注射液 [0.5mg/5mL/1A] ・アリナミンF注 [100mg/20mL/1A] ・ヱフェドリン「ナガヰ」注射液 [40mg/1mL/1A] ・注射用エンドキサン [500mg/25mL] ・強力ネオミノファーゲンシー静注 [5mL/1A] ・シオマリン静注用 [1g/生食液4mL] ・ジギラノゲン注 [0.4mg/2mL/1A]	・ジフルカン静注液 [100mg/50mL/V] ・セファメジンα注射用 [1g/生食液10mL] ・セフメタゾン静注用 [1g/生食液10mL] ・ソセゴン注射液 [30mg/1mL/1A] ・ドプラム注射液 [400mg/20mL/V] ・ネオフィリン注 [250mg/10mL/1A] ・ネオラミン・スリービー液(静注用) [10mL/1A] ・ノイロトロピン注射液 [3.6単位/3mL/1A] ・バイオゲン静注 [50mg/20mL/1A] ・パントール注射液 [500mg/2mL/1A] ・ビソルボン注 [4mg/2mL/1A] ・ビタメジン静注用 [1V/注射用水20mL]	・ブスコパン注 [20mg/1mL/1A] ・フラビタン注射液 [20mg/2mL/1A] ・プリンペラン注射液 [10mg/2mL/1A] ・フルマリン静注用 [1g/生食液4mL] ・ヘパリンNa注「モチダ」 [5mL/V] ・ヘパリンNaロック用「ニプロ」 [1000単位/10mL(配合比1:1)/1] ・ヘパリンNaロック用「ニプロ」 [1000単位/10mL(配合比1:5)/1] ・ペントシリン注射用 [1g/生食液10mL] ・マイトマイシン注用 [2mg/注射用水5mL]

C Piggyback法 (側管からの急速投与)

本品規格	配合不可	
300mg	アクチット輸液 [500mL]	微濁(3hr)
	アスパラカリウム注 [10mL/1A]+生食液 [250mL]	析出(3hr)
	アスパラ注射液 [10%/10mL/1A]+生食液 [65mL]	析出(24hr)
	アデホス-Lコーワ注 [40mg/2mL/1A]+ブドウ糖液 [100mL]	析出(3hr)

アミカシン硫酸塩注射液「日医工」[200mg/2mL/1A]＋生食液 [100mL]	白沈(24hr)
アミカシン硫酸塩注射液「日医工」[200mg/2mL/1A]＋ソリタ-T3号輸液 [500mL]	微濁(3hr)
アミノレバン点滴静注 [200mL]	白沈(1hr)
アミパレン輸液 [300mL]	白濁(直後)
ヴィーン3G輸液 [500mL]	析出(3hr)
ヴィーンD輸液 [500mL]	微濁(3hr)
ヴィーンF輸液 [500mL]	白沈(1hr)
注射用エラスポール [100mg/注射用水5mL]＋ソリタ-T3号輸液 [500mL]	白沈(24hr)
カルベニン点滴用 [0.5g/V]＋生食液 [100mL]	淡黄色析出(24hr)
キドミン輸液 [200mL]	白沈(1hr)
キロサイド注 [100mg/5mL/1A]＋ソリタ-T3号輸液 [500mL]	白沈(3hr)
ザイボックス注射液 [600mg/300mL]	白沈(24hr)
サヴィオゾール輸液 [500mL]	白沈(24hr)
スルペラゾン静注用 [1g/生食液10mL]＋生食液 [100mL]	白濁(24hr)
スルペラゾン静注用 [1g/生食液10mL]＋ソリタ-T3号輸液 [500mL]	白濁(3hr)
ソリタ-T1号輸液 [500mL]	微濁(24hr)
ソリタックス-H輸液 [500mL]	析出(1hr)
ソル・コーテフ静注用 [1g/添付溶解液8mL]＋生食液 [100mL]	白沈(1hr)
ソル・コーテフ静注用 [1g/添付溶解液8mL]＋ソリタ-T3号輸液 [500mL]	白沈(1hr)
ソル・メドロール静注用 [1g/添付溶解液16mL]＋生食液 [100mL]	白沈(3hr)
ソル・メドロール静注用 [1g/添付溶解液16mL]＋ソリタ-T3号輸液 [500mL]	白沈(1hr)
タガメット注射液 [200mg/2mL/1A]＋ソリタ-T3号輸液 [500mL]	白沈(24hr)
注射用タゴシッド [200mg/生食液5mL]＋ソリタ-T3号輸液 [500mL]	白沈(24hr)
ダラシンS注射液 [300mg/2mL/1A]＋生食液 [100mL]	白沈(1hr)
ダラシンS注射液 [300mg/2mL/1A]＋ソリタ-T3号輸液 [500mL]	白沈(3hr)
チエナム点滴静注用 [500mg/生食液10mL]＋生食液 [100mL]	微黄色白沈(24hr)
チエナム点滴静注用 [500mg/生食液10mL]＋ソリタ-T3号輸液 [500mL]	淡黄色白沈(3hr)
トランサミン注10% [10mL/1A]＋生食液 [100mL]	白沈(1hr)
トランサミン注10% [10mL/1A]＋ソリタ-T3号輸液 [500mL]	白沈(1hr)
トリフリード輸液 [500mL]	微濁(24hr)
ニコリン注射液 [500mg/10mL/1A]＋生食液 [100mL]	白沈(1hr)
ニコリン注射液 [500mg/10mL/1A]＋ソリタ-T3号輸液 [500mL]	白沈(1hr)
ネオアミユー輸液 [200mL]	白沈(1hr)
ネオパレン1号輸液 [1000mL]	析出(3hr)
ネオパレン2号輸液 [1000mL]	析出(3hr)
パニマイシン注射液 [50mg/1mL/1A]＋ソリタ-T3号輸液 [500mL]	白沈(24hr)
ハベカシン注射液 [100mg/2mL/1A]＋生食液 [100mL]	白沈(24hr)
ハベカシン注射液 [100mg/2mL/1A]＋ソリタ-T3号輸液 [500mL]	白沈(24hr)
ハルトマン輸液pH8「NP」[500mL]	白沈(3hr)
塩酸バンコマイシン点滴静注用 [0.5g/注射用水10mL]＋ソリタ-T3号輸液 [500mL]	白沈(24hr)
パンスポリン静注用 [1g/生食液20mL]＋生食液 [100mL]	白沈(3hr)
パンスポリン静注用 [1g/生食液20mL]＋ソリタ-T3号輸液 [500mL]	微黄色白沈(3hr)
ピーエヌツイン-1号輸液 [1000mL]	析出(24hr)
ピーエヌツイン-2号輸液 [1100mL]	微濁(24hr)
ビーフリード輸液 [500mL]	析出(1hr)
ビカーボン輸液 [500mL]	白沈(1hr)
ビクシリン注射用 [1g/生食液10mL]＋生食液 [100mL]	白沈(1hr)

パズク

薬剤名	結果
ビクシリン注射用 [1g/生食液10mL]+ソリタ-T3号輸液 [500mL]	微濁(直後)
ビタシミン注射液 [500mg/2mL/1A]+生食液 [100mL]	微黄色白沈(24hr)
ビタシミン注射液 [500mg/2mL/1A]+ソリタ-T3号輸液 [500mL]	微黄色白沈(3hr)
ファーストシン静注用 [1g/注射用水10mL]+生食液 [100mL]	白沈(1hr)
ファーストシン静注用 [1g/注射用水10mL]+ソリタ-T3号輸液 [500mL]	白沈白沈(24hr)
フルカリック2号輸液 [1003mL]	白色沈殿(3hr)
フルカリック3号輸液 [1103mL]	白色沈殿(3hr)
フルクトラクト注 [500mL]	微濁(24hr)
ホスミシンS静注用 [1g/注射用水20mL]+生食液 [100mL]	白濁白沈(1hr)
ホスミシンS静注用 [1g/注射用水20mL]+ソリタ-T3号輸液 [500mL]	白濁(直後)
ポタコールR輸液 [500mL]	白沈(3hr)
ミノマイシン点滴静注用 [100mg/注射用水5mL]+ソリタ-T3号輸液 [500mL]	微黄色白沈(24hr)
メソトレキセート点滴静注液 [50mg/生食液20mL]+生食液 [100mL]	黄色黄沈(24hr)
メソトレキセート点滴静注液 [50mg/生食液20mL]+ソリタ-T3号輸液 [500mL]	淡黄色白沈(3hr)
メロペン点滴用 [500mg/生食液10mL]+生食液 [100mL]	白沈(1hr)
メロペン点滴用 [500mg/生食液10mL]+ソリタ-T3号輸液 [500mL]	白濁(1hr)
モリヘパミン点滴静注 [200mL]	白沈(1hr)
ラクテックG輸液 [500mL]	白沈(3hr)
ラクテック注 [500mL]	白沈(3hr)
ラシックス注 [20mg/1A]+ソリタ-T3号輸液 [500mL]	白沈(3hr)
リンデロン注（2%）[100mg/5mL/1A]+生食液 [100mL]	白沈(24hr)
リンデロン注（2%）[100mg/5mL/1A]+ソリタ-T3号輸液 [500mL]	白沈(3hr)
ロセフィン静注用 [1g/V]+生食液 [100mL]	微濁(3hr)

	薬剤名	結果
500mg	KN3号輸液 [500mL]	微濁(24hr)
	アクチット輸液 [500mL]	微濁(1hr)
	アスパラカリウム注 [10mL/1A]+生食液 [250mL]	析出(1hr)
	アスパラ注射液 [10%/10mL/1A]+生食液 [65mL]	析出(1hr)
	アデホス-Lコーワ注 [40mg/2mL/1A]+ブドウ糖液 [100mL]	析出(1hr)
	アミカシン硫酸塩注射液「日医工」[200mg/2mL/1A]+生食液 [100mL]	微濁(1hr)
	アミカシン硫酸塩注射液「日医工」[200mg/2mL/1A]+ソリタ-T3号輸液 [500mL]	微濁(1hr)
	アミノレバン点滴静注 [200mL]	白沈(1hr)
	アミパレン輸液 [300mL]	白濁(直後)
	イノバン注 [100mg/5mL/1A]+ソリタ-T3号輸液 [500mL]	白沈(24hr)
	ヴィーン3G輸液 [500mL]	微濁(1hr)
	ヴィーンD輸液 [500mL]	微濁(1hr)
	ヴィーンF輸液 [500mL]	白沈(1hr)
	エクサシン注射液 [200mg/2mL/1A]+ソリタ-T3号輸液 [500mL]	白沈(24hr)
	注射用エラスポール [100mg/注射用水5mL]+ソリタ-T3号輸液 [500mL]	白沈(3hr)
	カルベニン点滴用 [0.5g/V]+生食液 [100mL]	微黄色析出(3hr)
	キドミン輸液 [200mL]	白沈(1hr)
	キロサイド注 [100mg/5mL/1A]+生食液 [100mL]	白沈(24hr)
	キロサイド注 [100mg/5mL/1A]+ソリタ-T3号輸液 [500mL]	白沈(3hr)
	ゲンタシン注 [40mg/1mL/1A]+ソリタ-T3号輸液 [500mL]	白沈(3hr)
	サヴィオゾール輸液 [500mL]	白沈(24hr)
	スルペラゾン静注用 [1g/生食液10mL]+生食液 [100mL]	白濁(3hr)
	スルペラゾン静注用 [1g/生食液10mL]+ソリタ-T3号輸液 [500mL]	白沈(24hr)
	ソリタ-T1号輸液 [500mL]	微濁(3hr)

ハ

277

ソリタックス-H輸液 [500mL]	析出(1hr)
ソル・コーテフ静注用 [1g/添付溶解液8mL]+生食液 [100mL]	白沈(1hr)
ソル・コーテフ静注用 [1g/添付溶解液8mL]+ソリタ-T3号輸液 [500mL]	白沈(1hr)
ソルデム3A輸液 [200mL]	析出(3hr)
ソル・メドロール静注用 [1g/添付溶解液16mL]+生食液 [100mL]	白沈(1hr)
ソル・メドロール静注用 [1g/添付溶解液16mL]+ソリタ-T3号輸液 [500mL]	白濁→無色澄明(直後)
タガメット注射液 [200mg/2mL/1A]+ソリタ-T3号輸液 [500mL]	白沈(1hr)
注射用タゴシッド [200mg/生食液5mL]+ソリタ-T3号輸液 [500mL]	白沈(24hr)
ダラシンS注射液 [300mg/2mL/1A]+生食液 [100mL]	白沈(1hr)
ダラシンS注射液 [300mg/2mL/1A]+ソリタ-T3号輸液 [500mL]	白沈(1hr)
チエナム点滴静注用 [500mg/生食液10mL]+生食液 [100mL]	微黄色白沈(3hr)
チエナム点滴静注用 [500mg/生食液10mL]+ソリタ-T3号輸液 [500mL]	淡黄色白沈(1hr)
デカドロン注射液 [1.65mL/0.5mL/1A]+ソリタ-T3号輸液 [500mL]	白沈(3hr)
トランサミン注10% [10mL/1A]+生食液 [100mL]	白沈(1hr)
トランサミン注10% [10mL/1A]+ソリタ-T3号輸液 [500mL]	白沈(1hr)
トリフリード輸液 [500mL]	微濁(3hr)
ニコリン注射液 [500mg/10mL/1A]+生食液 [100mL]	白沈(1hr)
ニコリン注射液 [500mg/10mL/1A]+ソリタ-T3号輸液 [500mL]	白沈(24hr)
ネオアミユー輸液 [200mL]	白濁(直後)
ネオパレン1号輸液 [1000mL]	白沈(1hr)
ネオパレン2号輸液 [1000mL]	析出(1hr)
パニマイシン注射液 [50mg/1mL/1A]+ソリタ-T3号輸液 [500mL]	白沈(24hr)
ハベカシン注射液 [100mg/2mL/1A]+生食液 [100mL]	白沈(3hr)
ハベカシン注射液 [100mg/2mL/1A]+ソリタ-T3号輸液 [500mL]	白沈(3hr)
ハルトマン輸液pH8「NP」 [500mL]	白沈(3hr)
塩酸バンコマイシン点滴静注用 [0.5g/注射用水10mL] +ソリタ-T3号輸液 [500mL]	白沈(24hr)
パンスポリン静注用 [1g/生食液20mL]+生食液 [100mL]	白沈(1hr)
パンスポリン静注用 [1g/生食液20mL]+ソリタ-T3号輸液 [500mL]	微黄色白沈(1hr)
ピーエヌツイン-1号輸液 [1000mL]	微濁(1hr)
ピーエヌツイン-2号輸液 [1100mL]	微濁(1hr)
ビーフリード輸液 [500mL]	白濁(直後)
ビカーボン輸液 [500mL]	白濁(直後)
ビクシリン注射用 [1g/生食液10mL]+生食液 [100mL]	白沈(1hr)
ビクシリン注射用 [1g/生食液10mL]+ソリタ-T3号輸液 [500mL]	白濁(直後)
ビタシミン注射液 [500mg/2mL/1A]+生食液 [100mL]	白沈(1hr)
ビタシミン注射液 [500mg/2mL/1A]+ソリタ-T3号輸液 [500mL]	白沈(1hr)
ファーストシン静注用 [1g/注射用水10mL]+生食液 [100mL]	白沈(1hr)
ファーストシン静注用 [1g/注射用水10mL]+ソリタ-T3号輸液 [500mL]	微黄色白濁(直後)
フィジオ35輸液 [500mL]	無色, 白沈(1hr)
フルカリック1号輸液 [903mL]	白色沈殿(3hr)
フルカリック2号輸液 [1003mL]	白色沈殿(3hr)
フルカリック3号輸液 [1103mL]	白色沈殿(3hr)
フルクトラクト注 [500mL]	微濁(3hr)
水溶性プレドニン [50mg/生食液5mL]+生食液 [100mL]	白沈(24hr)
水溶性プレドニン [50mg/生食液5mL]+ソリタ-T3号輸液 [500mL]	白沈(1hr)
ホスミシンS静注用 [1g/注射用水20mL]+生食液 [100mL]	白濁(直後)
ホスミシンS静注用 [1g/注射用水20mL]+ソリタ-T3号輸液 [500mL]	白濁(直後)
ポタコールR輸液 [500mL]	白沈(24hr)

パズク

ミノマイシン点滴静注用 [100mg/注射用水5mL] +ソリタ-T3号輸液 [500mL]	微黄色白沈(24hr)
メイロン静注8.4% [250mL]	無色, 白沈(3hr)
メストレキセート点滴静注液 [50mg/生食液20mL]+生食液 [100mL]	黄色白沈(3hr)
メストレキセート点滴静注液 [50mg/生食液20mL] +ソリタ-T3号輸液 [500mL]	淡黄色白沈(3hr)
メロペン点滴用 [500mg/生食液10mL]+生食液 [100mL]	白沈(1hr)
メロペン点滴用 [500mg/生食液10mL]+ソリタ-T3号輸液 [500mL]	白濁(直後)
モリヘパミン点滴静注 [200mL]	白濁(直後)
ユナシン-S静注用 [1.5g/10mL]+ソリタ-T3号輸液 [500mL]	白沈(1hr)
ユナシン-S静注用 [1.5g/生食液10mL]+生食液 [100mL]	白濁後ゲル化(直後)
ラクテックD輸液 [500mL]	析出(24hr)
ラクテックG輸液 [500mL]	白沈(3hr)
ラクテック注 [500mL]	白沈(3hr)
ラシックス注 [20mg/1A]+ソリタ-T3号輸液 [500mL]	白沈(24hr)
リンデロン注（2%）[100mg/5mL/1A]+生食液 [100mL]	白沈(1hr)
リンデロン注（2%）[100mg/5mL/1A]+ソリタ-T3号輸液 [500mL]	白沈(3hr)
ロセフィン静注用 [1g/V]+生食液 [100mL]	微濁(3hr)

本品規格	配合可		
300mg	• KN1号輸液[500mL] • KN3号輸液[500mL] • イノバン注[100mg/5mL/1A]+生食液[100mL] • イノバン注[100mg/5mL/1A] +ソリタ-T3号輸液[500mL] • 献血ヴェノグロブリンIH静注 [2500mg/50mL/瓶] • エクサシン注射液[200mg/2mL/1A] +生食液[100mL] • エクサシン注射液[200mg/2mL/1A] +ソリタ-T3号輸液[500mL] • 注射用エラスポール[100mg/V] +生食液[100mL] • 注射用エラスポール[100mg/注射用水5mL] +生食液[100mL] • エリスロシン点滴静注用 [500mg/注射用水10mL+生食液90mL] • エレメンミック注[2mL/1A] +ハイカリック液-1号[700mL] • 大塚糖液5%[500mL] • 大塚糖液10%[20mL] • 大塚糖液50%[20mL] • オメガシン点滴用 ※2 [300mg/生食液100mL]+生食液[100mL] • キリット注5%[500mL] • キロサイド注[100mg/5mL/1A] +生食液[100mL]	• グリセオール注[300mL] • ゲンタシン注[40mg/1mL/1A]+生食液[100mL] • ゲンタシン注[40mg/1mL/1A] +ソリタ-T3号輸液[500mL] • シグマート注[12mg/V]+生食液[40mL] • 生理食塩液「フソー」[500mL] • ソリタ-T3号輸液[500mL] • ソルデム3A輸液[200mL] • タガメット注射液[200mg/2mL/1A] +生食液[100mL] • 注射用タゴシッド[200mg/生食液5mL] +生食液[100mL] • デカドロン注射液[1.65mg/0.5mL/1A] +生食液[100mL] • デカドロン注射液[1.65mg/0.5mL/1A] +ソリタ-T3号輸液[500mL] • ドブトレックス注射液[100mg/5mL/1A] +生食液[33.3mL] • ニトロール点滴静注[50mg/100mL/袋] • ノルアドリナリン注[1mg/1mL/1A] +生食液[250mL] • ハイカリックRF輸液[500mL] • ハイカリック液-2号[700mL] • パニマイシン注射液[50mg/1mL/1A] +生食液[100mL] • 塩酸バンコマイシン [0.5g/注射用水10mL]+生食液[100mL]	• ハンプ注射用[1000mg/注射用水10mL] +生食液[50mL] • ビタメジン静注用[1V] +ソリタ-T3号輸液[500mL] • フィジオ35輸液[500mL] • フィジオゾール3号輸液[500mL] • フィニバックス点滴静注用 [0.25g/生食液100mL]+生食液[100mL] • プラスアミノ輸液[500mL] • フルカリック1号輸液[903mL] • 水溶性プレドニン[50mg/生食液5mL] +生食液[100mL] • 水溶性プレドニン[50mg/生食液5mL] +ソリタ-T3号輸液[500mL] • プロスタンディン点滴静注用[500μg/V] +生食液[100mL] • ペルジピン注射液[25mg/25mL/1A+生食液100mL] +生食液[100mL] • マルトス輸液10%[250mL] • マンニットールS注射液[300mL] • ミノマイシン点滴静注用 [100mg/注射用水5mL]+生食液[100mL] • メイロン静注8.4%[250mL] • ラクテックD輸液[500mL] • ラジカット注[30mg/20mL/1A]+生食液[80mL] • ラシックス注[20mg/1A]+生食液[100mL]
500mg	• KN1号輸液[500mL] • イノバン注[100mg/5mL/1A]+生食液[100mL] • 献血ヴェノグロブリンIH静注 [2500mg/50mL/瓶] • エクサシン注射液[200mg/2mL/1A] +生食液[100mL] • 注射用エラスポール[100mg/V] +生食液[100mL] • 注射用エラスポール[100mg/注射用水5mL] +生食液[100mL] • エリスロシン点滴静注用 [500mg/注射用水10mL+生食液90mL] • エレメンミック注[2mL/1A] +ハイカリック液-1号[700mL] • 大塚糖液5%[500mL] • 大塚糖液10%[20mL] • 大塚糖液50%[20mL]	• オメガシン点滴用 ※1 [300mg/生食液100mL]+生食液[100mL] • キリット注5%[500mL] • グリセオール注[300mL] • ゲンタシン注[40mg/1mL/1A]+生食液[100mL] • ザイボックス注射液[600mg/300mL] • シグマート注[12mg/V]+生食液[40mL] • 生理食塩液「フソー」[500mL] • ソリタ-T3号輸液[500mL] • タガメット注射液[200mg/2mL/1A] +生食液[100mL] • 注射用タゴシッド[200mg/生食液5mL] +生食液[100mL] • デカドロン注射液[1.65mg/0.5mL/1A] +生食液[100mL] • ドブトレックス注射液[100mg/5mL/1A] +生食液[33.3mL] • ニトロール点滴静注[50mg/100mL/袋]	• ノルアドリナリン注[1mg/1mL/1A] +生食液[250mL] • ハイカリックRF輸液[500mL] • ハイカリック液-2号[700mL] • パニマイシン注射液[50mg/1mL/1A] +生食液[100mL] • 塩酸バンコマイシン[0.5g/注射用水10mL] +生食液[100mL] • ハンプ注射用[1000mg/注射用水10mL] +生食液[50mL] • ビタメジン静注用[1V] +ソリタ-T3号輸液[500mL] • フィジオゾール3号輸液[500mL] • フィニバックス点滴静注用 [0.25g/生食液100mL]+生食液[100mL] • プラスアミノ輸液[500mL] • プロスタンディン点滴静注用[500μg/V] +生食液[100mL]

ハ

パズクロス

- ペルジピン注射液[25mg/25mL/1A+生食液100mL]＋生食液[100mL]
- マルトス輸液10%[250mL]
- マンニットールS注射液[300mL]
- ミノマイシン点滴静注用[100mg/注射用水5mL]+生食液[100mL]
- ラジカット注[30mg/20mL/1A]+生食液[80mL]
- ラシックス注[20mg/1A]+生食液[100mL]

※1 残存率90%以上（3hr），微黄色澄明（24hr）.

📄 パズクロス点滴静注液インタビューフォーム（2020年6月改訂）

パニマ

パニマイシン　[ジベカシン硫酸塩]（Meiji Seika ファルマ）

注射液：50mg/1mL/A，100mg/2mL/A

分類 抗菌薬（アミノグリコシド系抗菌薬）

[pH変動スケール]

100mg/2mL 製剤
（規格 pH：5.5〜7.5）

0	1	2	3	4	5	6	7	8	9	10	11	12	13	14

—	←10mL		10mL→	—

1.43　　　　　　　6.98　　　　　　11.48

注意事項

DEHP・PVC	フィルター	閉鎖システム
—	—	—

[配合変化データ（文献に基づく判定）]

本品規格	配合不可	
50mg	フェノバール注射液 [100%1mL]	二層に分離(直後)
100mg ※1	20%マンニットール注射液「YD」[300mL]	白色析出物(直後)
	ビソルボン注 [0.2%2mL]	白濁(直後)
	フェノバール注射液 [10%1mL]	二層に分離(直後)

本品規格	配合可		
50mg	・アデホス-Lコーワ注 [10mg/1A] ・アドナ注 [0.5%10mg/5mL] ・アリナミンF注 [10mg/1A] ・キシロカイン注射液2% [500mL]	・シチコリンH注「KN」[0.5g/2mL] ・デカドロン注射液 [3.3mg/1A] ・パントール注射液 [100mg/1A] ・フラビタン注 [5mg/1A]	・水溶性プレドニン [20mg/1A] ・メタボリンG注射液 [20mg/1A]
100mg	・5-FU注 [250mg/管] ※1 ・注射用エフオーワイ [100mg] ※1 　+フルクトン注 [500mL] ・大塚生食注 [100mL] ・大塚糖液5% [100mL]	・クラフォラン注射用 [0.5g] ※1 　+注射用蒸留水 [100mL] ・セフメタゾン静注用 [0.25g] ※1 　+注射用蒸留水 [100mL] ・ネオフィリン注 [250mg/10mL] ※1	・パンスポリン注射用 [1g] ※1 ※2 　+注射用蒸留水 [100mL] ・ペントシリン注射用 [1g] ※1 ※3 　+注射用蒸留水 [100mL] ・ポララミン注 [5mg/1mL] ※1 ※4 ・マルトス輸液10% [250mL] ※1 ※5

※1　注射用パニマイシンの配合変化データより.
※2　残存率90%以上（24hr），微黄色澄明（6hr）.
※3　残存率90%以上〜90%未満（6hr→24hr），外観変化なし（24hr），6hr以内の投与であれば配合可，IFに「アミドを形成し，本剤の活性が低下する」との記載あり.
※4　残存率90%以上（4hr），外観変化なし（4hr），4hr以内の投与であれば配合可.
※5　残存率90%以上（6hr），外観変化なし（6hr），6hr以内の投与であれば配合可.

📄 Meiji作成配合変化表
パニマイシンインタビューフォーム（2020年9月改訂）

パパベリン塩酸塩「日医工」 [パパベリン塩酸塩]（日医工）

注：40mg/1mL/管

分類 血管拡張薬・循環改善薬（血管拡張・鎮痙薬）

［pH変動スケール］（山口東京理科大学実験データ）

40mg製剤

（規格pH：3.0〜5.0）

0	1	2	3	4	5	6	7	8	9	10	11	12	13	14

―	←10mL	0.52mL→	白濁

1.12　2.74　5.05

注意事項

DEHP・PVC	フィルター	閉鎖システム
―	―	―

［配合変化データ（文献に基づく判定）］

本品容量	配合不可	
80mg/2mL	**アキネトン注射液** [7.76mg/2mL]	針状結晶析出(1hr)

配合可		
・エフェドリン塩酸塩注射液[40mg/1mL] **※1**	・大塚糖液5%[500mL]	・注射用水「フソー」[20mL]
・大塚生食注[0.9%20mL]	・生食液[0.9%500mL]	・光糖液20%[500mL]

本品容量：40mg/1mL

※1　残存率データはないが，外観変化なし（24hr）.

パパベリン塩酸塩注射液インタビューフォーム（2021年5月改訂）
山口東京理科大学実験データ

ハ

ハベカシン [アルベカシン硫酸塩]（Meiji Seikaファルマ）

注射液：25mg/0.5mL/A，75mg/1.5mL/A，100mg/2mL/A，200mg/4mL/A

分類 抗菌薬（アミノグリコシド系抗菌薬）

[pH変動スケール]

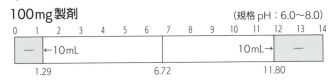

100mg製剤　　（規格pH：6.0～8.0）

1.29　6.72　11.80

注意事項

DEHP・PVC	フィルター	閉鎖システム
—	—	—

[配合変化データ（文献に基づく判定）]

配合不可

本品規格		
100mg/2mL	アドリアシン注用 [10mg/生食液5mL]	顆粒状沈殿物(直後)
	大塚塩カル注2% [4mg/20mL]	白色沈殿(6hr)
	スルペラゾン静注用 [1g/注射用水10mL]	白濁(直後)
	セファメジンα注射用 [1g/注射用水10mL]	白色沈殿(直後)
	チエナム点滴静注用 [0.5g/生食液100mL]	99.6%→89.3%(1hr→3hr)
	注射用ビクシリンS [100mg/注射用水1mL]	92.2%→83.6%(1hr→3hr)
	ビクシリン注射用 [2g/注射用水8mL]	24.8%→2.4%(1hr→3hr)
	ビソルボン注 [4mg/2mL]	白濁(直後)
	フェノバール注射液 [100mg/1mL]	白濁二層に分離(直後)
	フルマリン静注用 [1g/注射用水10mL]	97.8%→88.7%(1hr→3hr)
	ペントシリン注射用 [1g/注射用水8mL]	90.5%→83.8%(1hr→3hr)
200mg/4mL	アムビゾーム点滴静注用 [50mg/V/5%ブドウ糖液100mL]	96.8%→89.2%(6hr→24hr), 黄濁(24hr)
	ゾビラックス点滴静注用 [250mg/V/生食液100mL]	白色沈殿(3hr)
	デノシン点滴静注用 [500mg/V/生食液100mL]	白色沈殿(1hr)
	パシル点滴静注液 [500mg/生食液100mL]	白色沈殿(1hr)
	ファンガード点滴用 [50mg/V/生食液100mL]	白濁(直後)
	ペリセート400N腹膜透析液 [1000mL]	95.2%→89.7%(3hr→6hr)
	メロペン点滴 [0.5g/V/生食液100mL]	96.6%→89.9%(1hr→3hr)
	ユナシン-S静注用 [1.5g/生食液100mL]	94.0%→85.0%(1hr→3hr)

配合可

100mg/2mL
- KN3号輸液 [500mL]※1
- KN4号輸液 [500mL]※1
- アスパラカリウム注10mEq [17.12%/10mL]
- アドナ注（静脈用）[25mg/5mL]
- アリナミンF注 [10mg/2mL/1A]
- ウロナーゼ静注用 [6万単位/生食液10mL]
- 注射用エンドキサン [100mg/注射用水5mL]
- 大塚生食注 [500mL]
- クラフォラン注用※2 [0.5g/注射用水4mL]
- シオマリン静注用 [250mg/生食液4mL]※3
- セフメタゾン静注用※3 [1g/注射用水10mL]
- ソリタ-T1号輸液 [500mL]
- ソリタ-T2号輸液 [500mL]
- ソリタ-T3号輸液 [200mL]
- ソルラクト輸液 [500mL]
- ダウノマイシン静注用 [20mg/生食液10mL]
- 低分子デキストラン注 [500mL]
- ハルトマン輸液「NP」[500mL]
- パンスポリン静注用※4 [1g/注射用水10mL]
- パントール注射液 [100mg/1mL/1A]
- フィジオゾール3号輸液 [500mL]
- プラスアミノ輸液 [500mL]※1
- ブレオ注射用 [5mg/生食液5mL]
- 水溶性プレドニン [20mg/1A]
- ベストコール静注用※5 [0.5g/生食液10mL]
- ホスミシンS静注用 [1g/注射用水20mL]
- ポタコールR輸液 [500mL]
- ボララミン注 [5mg/1mL]※1
- マルトス輸液10% [500mL]
- ミノマイシン点滴静注用 [100mg/注射用水5mL]
- メイセリン静注用 [1g/注射用水10mL]
- モリアミンS注 [200mL]※1
- ラクテックG輸液 [500mL]
- ランダ注 [25mg/50mL]

200mg/4mL
- アザクタム注射用 [1g/生食液100mL]
- オメガシン点滴用 [0.3g/生食液100mL]
- カルベニン点滴用※6 [0.5g/5%ブドウ糖液100mL]
- 献血グロベニン-I静注用 [5000mg/注射用水100mL]
- 献血グロブリン「KMB」[2500mg/注射用水100mL]
- ザイボックス注射液 [600mg/ブドウ糖液300mL]
- ジフルカン静注液 [200mg/V]
- シプロキサン注 [300mg/生食液150mL]
- ダイアニール-NPD-21.5腹膜透析液※7 [1000mL]
- 注射用タゴシッド [200mg/V/生食液100mL]
- ダラシンS注射液 [300mg/A]
- バンコマイシン塩酸塩点滴静注用「MEEK」[0.5g/V/生食液100mL]

283

ハベカシン

	・塩酸バンコマイシン点滴静注用 [0.5g/V/生食液100mL] ・ビーフリード輸液 [500mL] ※7	・ファーストシン ※7 [1g/V/生食液100mL] ・フィニバックス点滴静注用 [0.25g/瓶/生食液100mL]	・ブイフェンド静注用 [200mg/V/生食液100mL] ・ロセフィン静注用 [1g/V/生食液100mL] ※8

※1　残存率90％以上（24hr），配合直後に極微黄色澄明を呈する．
※2　残存率90％（24hr），配合直後に黄色澄明を呈する．
※3　残存率90％以上→90％未満（3hr→6hr），外観変化なし（24hr），3hr以内の投与であれば配合可．
※4　残存率90％（24hr），24hr後に淡黄色澄明から黄色澄明に増色．
※5　残存率90％（24hr），配合直後に淡黄色澄明を呈する．
※6　残存率90％以上→90％未満（6hr→24hr），24hr後に微黄色澄明から淡黄褐色澄明に増色，6hr以内の投与であれば配合可．
※7　残存率90％以上→90％未満（6hr→24hr），外観変化なし（24hr），6hr以内の投与であれば配合可．
※8　残存率90％（24hr），配合直後に微黄色澄明を呈する．

ハベカシン点滴静注液インタビューフォーム（2015年9月改訂）

パミドロン酸二Na「サワイ」 [パミドロン酸二ナトリウム水和物]

点滴静注用：15mg/V，30mg/V　　　　　　　　　　　　　　　　　　　（沢井製薬）

分類　骨・カルシウム代謝薬（骨吸収抑制薬）

［pH変動スケール］

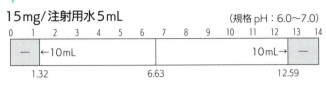

注意事項

DEHP・PVC	フィルター	閉鎖システム
—	—	—

調剤時の注意
カルシウムおよびマグネシウムを含有する点滴用液と混合しないこと．

［配合変化データ（文献に基づく判定）］

本品容量	配合不可		
45mg	20%マンニットール注射液「YD」[500mL]		白色懸濁(直後)
60mg/注射用水20mL	カルチコール注射液8.5% [1.7g/20mL]		白色懸濁(直後)
90mg	リンゲル液 [30mL]		白色沈殿(直後)

配合可

- ❶ 5%ブドウ糖液 [500mL]
- ❷ 5-FU注 [250mg/5mL] +生食液 [500mL]
- ❷ アドリアシン注用 [10mg/生食液500mL]
- ❷ ヴィーン3G輸液 [500mL] ※1
- ❷ エルシトニン注 [40単位/1mL] +生食液 [500mL]
- ❷ 注射用エンドキサン [500mg/生食液500mL]
- ❸ 大塚蒸留水 [30mL]
- ❷ 大塚生食注 [500mL]
- ❷ オンコビン注射用 [1mg/生食液500mL]
- ❷ オンダンセトロン「サワイ」[4mg/2mL] +生食液 [500mL]
- ❷ カイトリル注 [3mg/3mL] +生食液 [500mL]
- ❷ ガスター注射液 [20mg/2mL] +生食液 [500mL]
- ❷ カルボプラチン点滴静注液「サワイ」[450mg/45mL] +生食液 [500mL]
- ❷ グラニセトロン静注液「サワイ」[3mg/3mL] +生食液 [500mL]
- ❷ スルペラゾン静注用 [1V/生食液500mL]
- ❷ セフォセフ静注用 [1V/生食液500mL]
- ❷ ソリタ-T3号輸液 [500mL]
- ❷ ソル・メドロール静注用 [500mg/添付溶解液8mL] +生食液 [500mL]
- ❷ タキソテール点滴静注用 [80mg/2mL+添付溶解液6mL] +生食液 [500mL]
- ❷ チエクール点滴用 [1V/生食液500mL] ※2
- ❷ チエナム点滴静注用 [1V/生食液500mL]
- ❷ デカドロン注射液 [8mg/2mL] +生食液 [500mL]
- ❷ ナゼア注射液 [0.3mg/2mL] +生食液 [500mL]
- ❷ パクリタキセル注射液「サワイ」[100mg/16.7mL] +生食液 [500mL]
- ❷ パラプラチン注射液 [450mg/45mL] +生食液 [500mL]
- ❷ バンコマイシン塩酸塩点滴静注用「サワイ」[0.5g(力価)/生食液500mL]
- ❷ 塩酸バンコマイシン点滴静注用 [0.5g(力価)/生食液500mL]
- ❷ ファモチジン静注液「サワイ」[20mg/生食液500mL]
- ❷ フルマリン静注用 [1g(力価)/生食液500mL]
- ❷ マルトス輸液10% [500mL]
- ❷ メソトレキセート点滴静注液 [200mg/8mL] +生食液 [500mL]
- ❷ メロペン点滴用 [0.5g(力価)/生食液500mL]
- ❷ ラシックス注 [20mg/2mL] +生食液 [500mL]
- ❷ ラステット注 [100mg/5mL] +生食液 [500mL]
- ❷ ランダ注 [50mg/100mL] +生食液 [500mL]

本品容量：❶ 15mg，❷ 45mg，❸ 135mg

※1　残存率88.4%(24hr)(中間時点での残存率データなし)，外観変化なし．
※2　残存率90%以上(24hr)，6hr後に微黄色澄明を呈する．

📄 パミドロン酸二Na点滴静注用「サワイ」インタビューフォーム（2016年7月改訂）

パム ［プラリドキシムヨウ化物］（住友ファーマ）

静注：500mg/20mL/A

分類 中毒治療薬（有機リン中毒解毒薬）

［pH変動スケール］

500mg製剤 （規格pH：3.0〜5.0）

	0	1	2	3	4	5	6	7	8	9	10	11	12	13	14
	—	←10mL				0.2mL→		黄変							
		1.2			3.8			6.5							

注意事項

DEHP・PVC	フィルター	閉鎖システム
—	—	—

［配合変化データ（文献に基づく判定）］

本品規格	配合不可
500mg/20mL	メイロン静注7% [20mL]　　　　　黄変(直後)

本品規格	配合可
500mg/20mL	・KN3号輸液 [50mL] ※1　　・ブドウ糖注20% [20mL] ※2　　・マルトース輸液10% [50mL] ※1 ・低分子デキストランL注 [50mL] ※1　・ブドウ糖注20% [50mL] ※2　・ラクテックG輸液 [50mL] ※1 ・低分子デキストラン糖注 [50mL] ※1　・ポタコールR輸液 [50mL] ※1

※1　残存率データはないが，外観変化なし（24hr）。
※2　残存率データはないが，外観変化なし（3hr），3hr以内の投与であれば配合可。

📄 パム静注500mgインタビューフォーム 2022年4月改訂（第7版）

ハラヴ

ハラヴェン ［エリブリンメシル酸塩］（エーザイ）

静注：1mg/2mL/V

分類 抗悪性腫瘍薬（微小管阻害薬）

［pH変動スケール］

- 規格pH：6.0〜9.0
- pH変動試験のデータなし

⚠ 注意事項

DEHP・PVC	フィルター	閉鎖システム
－	－	－

調剤時の注意

5%ブドウ糖注射液で希釈した場合，反応生成物が検出される．希釈する場合は生食液を使用する．0.01 mg/1 mL未満の濃度に希釈しない．

［配合変化データ（文献に基づく判定）］

配合可

- アロキシ静注[0.75mg/5mL]+生食液[50mL]
- カイトリル注[3mg/1mL]+生食液[50mL]
- デカドロン注射液[6.6mg/2mL]+生食液[50mL]
- ラモセトロン塩酸塩[0.3mg/2mL]+生食液[50mL]

本品容量：4V

- いずれも残存率90%以上（6hr），外観変化なし（6hr），6hr以内の投与であれば配合可．

📄 ハラヴェン静注1mgインタビューフォーム2020年7月改訂（第7版）

ハ

バンコマイシン塩酸塩「明治」 [バンコマイシン塩酸塩]

点滴静注用：0.5g/V，1g/V　　　　　　　　　　　　　　　　（Meiji Seika ファルマ）

分類 抗菌薬（グリコペプチド系抗菌薬）

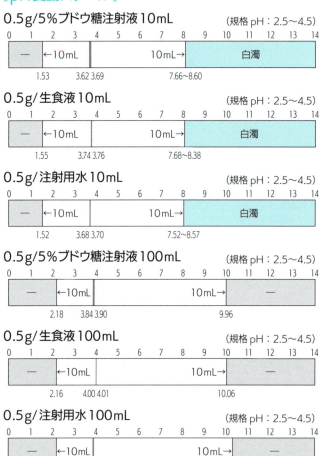

注意事項

DEHP・PVC	フィルター	閉鎖システム
—	—	—

調剤時の注意

0.5gに対し100mL以上の割合で希釈すること．筋肉注射は行わないこと．外国で急速静注により心停止を起こしたとの報告がある．

[配合変化データ（文献に基づく判定）]

配合方法①：試料溶解液に配合薬剤を加えて全量を100mLとし，配合溶液とした．

配合方法②：配合薬剤1本に生食液または注射用水適当量を加えて溶解し，薬剤溶解液とした．全量100mLの生食液バッグから試料溶解液と薬剤溶解液の容量分を抜き取り，そこに試料溶解液と薬剤溶解液を加え，配合溶液とした．

配合方法③：配合薬剤1本に添付の溶解液を加えて溶解し，薬剤溶解液とした．全量100mLの生食液バッグから試料溶解液と薬剤溶解液の容量分を抜き取り，そこに試料溶解液と薬剤溶解液を加え，配合溶液とした．

配合方法④：試料溶解液に配合薬剤を加えて配合溶液とした．ただし，以下に示した配合薬剤については，指定の溶解液または溶解法に従い薬剤溶解液を調製し，試料溶解液を薬剤溶解液に加え，配合溶液とした．
注射用エフオーワイ，サンディミュン点滴静注用250mg，セファゾリンNa点滴静注用1gバッグ「オーツカ」，パラプラチン注射液150mg，ファンギゾン注射用50mg，ミノマイシン点滴静注用100mg，ランダ注25mg/50mL，ロイナーゼ注用5000，ミラクリッド注射液5万単位

配合方法⑤：全量100mLの生食液バッグから試料溶解液と薬剤溶解液の容量分を抜き取り，そこに試料溶解液と薬剤溶解液を加え，配合溶液とした．ただし，ノルアドリナリン注1mgについては，試料溶解液に配合薬剤を加え，さらに生食液を加えて全量を250mLとしたものを配合溶液とした．

本品濃度	配合不可	
[配合方法①]	20%マンニトール注射液「YD」	結晶浮遊物 (3hr)
[配合方法②]	5-FU注250mg	白色懸濁 (3hr)

	アムビゾーム点滴静注用50mg	黄色懸濁(直後)
	ウロナーゼ静注用6万単位	白濁(直後)
	シオマリン静注用1g	配合直後に析出物を認めたが振とうすることにより溶解
	スルペラゾン静注用1g	白色懸濁(直後)
	セファメジンα注射用1g	配合直後に析出物を認めたが振とうすることにより溶解
	ゾシン静注用4.5	配合直後に析出物を認めたが振とうすることにより溶解
	ゾビラックス点滴静注用250	白色懸濁(3hr)
	タゾピペ配合静注用4.5「明治」	配合直後に析出物を認めたが振とうすることにより溶解
	パンスポリン静注用1g	微黄色懸濁(3hr)
	ファーストシン静注用1g	微黄色懸濁(直後)
	ファンガード点滴静注用50mg	白色懸濁(直後)
	ミカファンギンNa点滴静注用50mg「明治」	白色懸濁(配合直後)
	ロセフィン静注用1g	配合直後に析出物を認めたが振とうすることにより溶解
[配合方法④]	セファゾリンNa点滴静注用1gバッグ「オーツカ」	配合直後に析出物を認めたが振とうすることにより溶解
	ファンギゾン注射用50mg	黄色ごくわずかな濁り(3hr)
[配合方法⑤]	カシワドール静注	配合直後に析出物を認めたが振とうすることにより溶解
	ソル・コーテフ静注用500mg	白色懸濁(直後)
	ネオフィリン注250mg	白濁(3hr)
	フラグミン静注5000単位/5mL	配合直後に析出物を認めたが振とうすることにより溶解
	ヘパリンNa注5千単位/5mL「モチダ」	配合直後に析出物を認めたが振とうすることにより溶解

配合可

[配合方法①]	・20%フルクトン注 ・EL-3号輸液 ・KN1号輸液 ・KN2号輸液 ・KN3号輸液 ・KN4号輸液 ・アミノレバン点滴静注 ・ヴィーン3G輸液 ・ヴィーンD輸液 ・エルネオパNF1号輸液※1 ・エルネオパNF2号輸液※1 ・大塚生食注 ・大塚糖液5% ・大塚糖液50% ・キリット注5% ・ソリタ-T1号輸液	・ソリタ-T2号輸液 ・ソリタ-T3号輸液 ・ソリタ-T4号輸液 ・ソリタックス-H輸液 ・ソルアセトD輸液 ・ソルアセトF輸液 ・ソルデム3A輸液 ・低分子デキストランL注 ・低分子デキストラン糖注 ・ハイカリック液-1号 ・ハルトマンD液「フソー」 ・ピーエヌツイン-1号輸液 ・ピーエヌツイン-2号輸液 ・ピーエヌツイン-3号輸液 ・ビーフリード輸液 ・フィジオ70輸液	・フィジオゾール3号輸液 ・プラスアミノ輸液 ・フルカリック1号輸液※1 ・フルカリック2号輸液※1 ・フルカリック3号輸液※1 ・フルクトラクト注 ・プロテアミン12注射液 ・ポタコールR輸液 ・マルトス輸液10% ・モリアミンS注 ・モリプロンF輸液 ・ラクテックD輸液 ・ラクテックG輸液 ・ラクテック注 ・リンゲル液「オーツカ」
[配合方法②]	・アザクタム注射用1g※2 ・アドリアシン注用10 ・注射用イホマイド1g ・エクザール注射用10mg ・注射用エンドキサン100mg ・オンコビン注射用 ・クラフォラン注射用1g ・コスメゲン静注用0.5g ・スルバシリン静注用1.5g	・セフメタゾン静注用1g ・ダウノマイシン静注用20mg ・ハンプ注射用 ・ビタメジン静注用 ・フィニバックス点滴静注用0.25g※3 ・ブイフェンド200mg静注用 ・注射用フィルデシン1mg ・フルマリン静注用1g※4 ・ブレオ注射用5mg	・水溶性プレドニン20mg ・ベストコール静注用1g※5 ・ペントシリン注射用2g ・ホスミシンS静注用2g ・メロペネム点滴静注用0.5g「明治」※6 ・メロペン点滴用バイアル0.5g※7 ・ユナシン-S静注用1.5g
[配合方法③]	・ノイトロジン注50μg	・ヒドロコルチゾンコハク酸エステルNa静注用100mg「NIG」	
[配合方法④]	・注射用エフオーワイ100 ・サンディミュン点滴静注用250mg ・ジフルカン静注用100mg ・シプロフロキサシン点滴静注400mg/200mL「明治」	・パズクロス点滴静注液500mg ・パラプラチン注射液150mg ・ミノマイシン点滴静注用100mg ・ミラクリッド注射液5万単位	・ラピアクタ点滴静注液バッグ300mg ・ランダ注25mg/50mL ・ロイナーゼ注用5000
[配合方法⑤]	・アタラックス-P注射液 ・アミカシン硫酸塩注射液200mg「明治」 ・アミサリン注200mg ・アリナミンF50注 ・エホチール注10mg	・大塚塩カル注2% ・ガスター注射液20mg ・強力ネオミノファーゲンシー静注20mL ・キロサイド注20mg ・クラビット点滴静注500mg/20mL	・グラン注射液75 ・ケイツーN静注10mg※8 ・ゲンタシン注60 ・タガメット注射液200mg ・ダラシンS注射液300mg

バンコマイシン塩酸塩「明治」

- デカドロン注射液3.3mg
- テラプチク静注45mg
- ドブトレックス注射液100mg
- トブラシン注60mg
- トランサミン注10%
- ニコリン注射液250mg
- ネオラミン・スリービー液（静注用）

- ノルアドリナリン注1mg
- パニマイシン注射液100mg
- ハベカシン注射液100mg
- パントール注射液100mg
- ビタシミン注射液500mg
- ピドキサール注10mg ※8
- ブスコパン注20mg

- フラビタン注射液20mg
- プリンペラン注射液10mg
- プログラフ注射液5mg
- メイロン静注7％ ※9
- ラシックス注20mg

本品濃度：(配合不可・配合可ともに) 0.5g/注射用水5mL

※1　残存率90％以上（24hr），24hr後に淡黄色澄明にやや退色．
※2　残存データはないが，外観変化なし（24hr）．
※3　無色澄明→微黄色澄明（直後→24hr）．
※4　残存率90％以上（24hr），24hr後に極微黄色を呈する．
※5　残存率90％以上（24hr），極微黄色澄明→微黄色澄明→淡黄色澄明（直後→6hr→24hr），6hr以内の投与であれば配合可．
※6　残存率90％以上→90％未満（6hr→24hr），無色澄明→極微黄色澄明（直後→24hr），6hr以内の投与であれば配合可．
※7　残存率90％以上→90％未満（6hr→24hr），6hr以内の投与であれば配合可．
※8　残存率90％以上（24hr），24hr後に淡黄色澄明にやや増色．
※9　残存率90％以上（24hr），24hr後に極微黄赤色澄明を呈する．

バンコマイシン塩酸塩点滴静注用0.5 g「明治」配合変化試験表

パンスポリン　[セフォチアム塩酸塩]（武田薬品工業）

静注用：0.25g/V, 0.5g/V, 1g/V ／静注用バッグS：1g/キット／静注用バッグG：1g/キット／筋注用：0.25g/V

分類 抗菌薬（セフェム系抗菌薬）

[pH変動スケール]

静注用0.25g/注射用水10mL　（規格pH：5.7〜7.2）
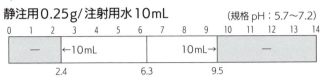

静注用0.5g/注射用水20mL　（規格pH：5.7〜7.2）
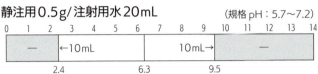

静注用1g/注射用水20mL　（規格pH：5.7〜7.2）
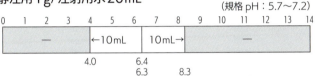

静注用バッグS 1g/生食液100mL　（規格pH：5.7〜7.2）
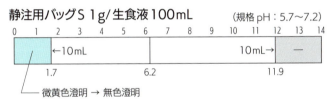

静注用バッグG 1g/5％ブドウ糖100mL　（規格pH：5.7〜7.2）
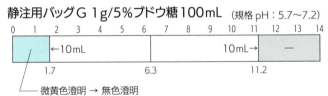

筋注用0.25g/添付溶解液3mL　（規格pH：5.7〜7.2）
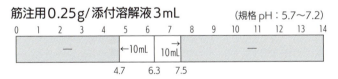

注意事項

DEHP・PVC	フィルター	閉鎖システム
—	—	—

[配合変化データ（文献に基づく判定）]

		配合不可	
[本品規格] 1g	低分子デキストランL注 [500mL]	92.8%→89.3%以上 (4hr→8hr)	
	プラスアミノ輸液 [500mL]	91.6%→84.8% (4hr→8hr)	
[本品濃度] 1g/ 生食液100mL	注射用エフオーワイ [100mg/生食液5mL]	95.6%→82.1% (8hr→24hr), 淡黄色濁り (24hr)	
	チエナム点滴静注用 [0.5g/生食液5mL]	93.7%→80.0% (8hr→24hr), 黄色澄明 (24hr)	
	ネオフィリン注 [300mg/2mL]	92.6%→81.6% (8hr→24hr), 黄色澄明 (24hr)	
	塩酸バンコマイシン点滴静注用 [0.5g/生食液5mL]	92.5%→80.7% (8hr→24hr), 淡黄色濁り・沈殿 (24hr)	
1g/ 注射用水5mL	アリナミンF注 [50mg/20mL]	93.9%→80.2% (8hr→24hr), 黄褐色澄明 (24hr)	
	ゲンタシン注 [60mg/1.5mL]	93.5%→84.4% (8hr→24hr), 黄色澄明 (24hr)	
	ソル・コーテフ静注用 [500mg/5mL]	91.9%→85.6% (8hr→24hr), ソル・コーテフの配合データに1hrで沈殿との記載あり	

	ニコリン注射液 [250mg/2mL]	92.7%→82.4%(8hr→24hr), 黄色澄明(24hr)
	パパベリン塩酸塩注 [40mg/1mL]	90.8%(24hr), 黄色沈殿(24hr)
	ビタシミン注射液 [500mg/2mL]	92.5%→78.5%(8hr→24hr), 黄色澄明(24hr)
[本品規格] 1gバッグG	アリナミンF注 [50mg/20mL]	95.1%→89.7%(4hr→8hr), 黄色澄明(24hr)
	パントール注射液 [500mg/2mL]	94.6%→88.6%(4hr→8hr)
	ビタメジン静注用 [1V/パンスポリン溶解液20mL]	93.8%→89.3%(4hr→8hr)
	フラビタン注 [5mg/1mL]	94.6%→89.6%(4hr→8hr)
	水溶性プレドニン [50mg/パンスポリン溶解液5mL]	93.8%→89.2%(4hr→8hr)
1gバッグS	アドナ注（静脈用）[50mg/10mL]	93.7%→88.3%(4hr→8hr)
	アリナミンF注 [50mg/20mL]	90.7%→74.9%(8hr→24hr), 黄色澄明(24hr)
	ケイツーN静注 [10mg/2mL]	93.2%→88.3%(4hr→8hr)
	ビタメジン静注用 [1V/パンスポリン溶解液20mL]	92.8%→88.1%(4hr→8hr)
	フラビタン注 [5mg/1mL]	94.4%→87.9%(4hr→8hr), 黄色澄明(24hr)
	水溶性プレドニン [50mg/パンスポリン溶解液5mL]	93.8%→89.2%(4hr→8hr)
	メタボリン注射液 [50mg/1mL]	93.5%→85.4%(4hr→8hr)

配合可

- ❻ 5-FU注 [250mg/5mL] ※1
- ❶ EL-3号輸液 [500mL] ※2
- ❶ KN2号輸液 [500mL] ※1
- ❶ KN3号輸液 [500mL] ※3
- ❶ KN4号輸液 [500mL] ※1
- ❶ KNMG3号輸液 [500mL] ※2
- ❶ アクチット輸液 [500mL] ※2
- ❻ アタラックス-P注射液 [50mg/1mL] ※4
- ❷ アドナ注（静脈用）[50mg/10mL] ※1
- ❹ アドナ注（静脈用）[100mg/20mL] ※1
- ❶ アミノレバン点滴静注 [500mL] ※1
- ❶ 大塚塩カル注 [400mg/20mL] ※1
- ❶ 大塚糖液5% [500mL] ※1
- ❹ 強力ネオミノファーゲンシー静注 ※3 [20mL]
- ❷ ケイツーN静注 [10mg/2mL] ※5

- ❶ サヴィオゾール輸液 [500mL] ※1
- ❶ ソリタ-T1号輸液 [500mL] ※3
- ❶ ソリタ-T2号輸液 [500mL] ※3
- ❶ ソリタ-T3号輸液 [500mL] ※3
- ❶ ソリタ-T4号輸液 [500mL] ※3
- ❶ ソリタックス-H輸液 [500mL] ※3
- ❺ ドパミン塩酸塩点滴静注「NIG」※2 [600mg/200mL]
- ❺ ドパミン塩酸塩点滴静注「ニチヤク」※2 [200mg/200mL]
- ❷ トランサミン注 [1g/10mL] ※6
- ❸ トランサミン注 [1g/10mL] ※7
- ❶ ハイカリック液-1号 [700mL] ※2
- ❶ ハイカリック液-2号 [700mL] ※2
- ❶ ハイカリック液-3号 [700mL] ※2
- ❶ ハルトマン液「コバヤシ」[500mL] ※3

- ❸ パントール注射液 [500mg/2mL] ※7
- ❻ ビソルボン注 [4mg/2mL] ※4
- ❸ ビソルボン注 [4mg/2mL] ※7
- ❷ ビソルボン注 [4mg/2mL] ※8
- ❷ ビタシミン注射液 [500mg/2mL] ※1
- ❸ ビタシミン注射液 [500mg/2mL] ※7
- ❶ フィジオゾール3号輸液 [500mL] ※3
- ❶ プロテアミン12注射液 [200mL] ※4
- ❶ ポタコールR輸液 [500mL] ※2
- ❶ マルトス輸液10% [500mL] ※3
- ❷❸ ミラクリッド注射用 ※7 [5万単位/1mL/パンスポリン溶解液5mL]
- ❷ メタボリン注射液 [50mg/1mL] ※4
- ❻ メロペン点滴用 [0.5g/生食液5mL] ※1
- ❶ ラクテックG輸液 [500mL] ※2
- ❶ ラクテック注 [500mL] ※2

本品規格・本品濃度：❶1g, ❷1gバッグG, ❸1gバッグS, ❹1g/注射用水5mL, ❺1g/注射用水10mL, ❻1g/生食液100mL

※1 残存率90%以上→90%未満（8hr→24hr），外観変化なし（24hr），8hr以内の投与であれば配合可.
※2 残存率90%以上→90%未満（8hr→24hr），8hr後に微黄色澄明から淡黄色澄明にやや増色，8hr以内の投与であれば配合可.
※3 残存率90%以上→90%未満（8hr→24hr），24hr後に微黄色澄明から淡黄色澄明にやや増色，8hr以内の投与であれば配合可.
※4 残存率90%以上→90%未満（8hr→24hr），4hr後に微黄色澄明から淡黄色澄明にやや増色，8hr以内の投与であれば配合可.
※5 残存率90%以上→90%未満（8hr→24hr），8hr後に微黄色半澄明から淡黄色半澄明にやや増色，8hr以内の投与であれば配合可.
※6 残存率90%以上→90%未満（8hr→24hr），8hr後に微黄色澄明を呈する．8hr以内の投与であれば配合可.
※7 残存率90%以上→90%未満（8hr→24hr），4hr後に微黄色澄明を呈する．8hr以内の投与であれば配合可.
※8 残存率90%以上→残存率89.8%（4hr→8hr），4hr後に微黄色澄明を呈する．8hr以内の投与であれば配合可.

📄 パンスポリンインタビューフォーム（2019年10月改訂）

パンテノール「KCC」 [パンテノール]（ネオクリティケア製薬）

注射液：100mg/1mL/管，250mg/1mL/管，500mg/2mL/管
分類 ビタミン製剤（パンテノール製剤）

[pH変動スケール]

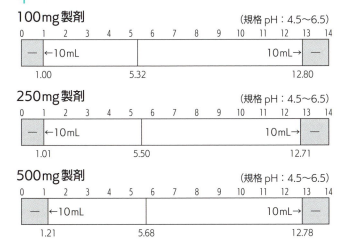

注意事項

DEHP・PVC	フィルター	閉鎖システム
―	―	―

[配合変化データ（文献に基づく判定）]

本品規格	配合不可		
500mg/2mL	強力ネオミノファーゲンシー静注 [20mL]		色調変化(6hr)
	ファーストシン静注用 [1g/注射用水10mL]		色調変化(24hr)

本品規格	配合可		
100mg/1mL	・アドナ注（静脈用）[50mg/10mL] ・イダマイシン静注用 [5mg/注射用水5mL] ・塩酸ドパミン [100mg/5mL]	・ソリタックス-H輸液 [100mL] ・ソリューゲンG注 [500mL] ・トリフリード輸液 [500mL]	・ハベカシン注射液 [100mL/2mL] ・フルクトラクト注 [500mL]
250mg/1mL	・グルアセト35注 [500mL] ・ジフルカン静注液 [200mg/100mL] ・スルペラゾン静注用 [2g/生食液100mL]	・ソリューゲンF注 [500mL] ・タガメット注射液 [200mg/2mL] ・ダラシンS注射液 [600mL/4mL]	・ドルミカム注射液 [10mg/2mL] ・フィジオ140輸液 [500mL] ・ミラクリッド注射液 [5万単位/1mL]
500mg/2mL	・5-FU注 [250mg/5mL] ・アクチット輸液 [500mL] ・アドリアシン注用 [10mg/注射用水5mL] ・アミノレバン点滴静注 [50mL] ・サイレース静注 [2mg/1mL]	・セファゾリンNa点滴静注用バッグ「オーツカ」[1g/生食液100mL] ・セファメジンα注射用 [1g/注射用水3mL] ・ダカルバジン注用 [100mg/注射用水10mL] ・水溶性ハイドロコートン注射液 [500mg/10mL]	・パンスポリン静注用 [1g/生食液100mL] ・フラグミン静注 [4000単位/4mL] ・ミリスロール注 [5mg/10mL] ・レペタン注 [0.3mg/1.5mL] ・ロセフィン静注用 [1g/注射用水10mL]

・いずれも残存率データはないが，外観変化なし(24hr).

パンテノール注「KCC」インタビューフォーム（2022年10月改訂）
パンテノール注「KCC」配合変化表（2022年7月改訂）

ハンプ ［カルペリチド］（第一三共）

注射用：1000μg/V

分類　心不全治療薬・昇圧薬（急性心不全治療薬）

[pH変動スケール]（山口東京理科大学実験データ）

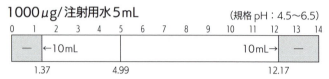

注意事項

DEHP・PVC	フィルター	閉鎖システム
―	―	―

[配合変化データ（文献に基づく判定）]

本品容量		配合不可
500μg/注射用水1mL	アミゼットB輸液 [50mL]	32.6%(直後)
	アミニック輸液 [50mL]	14.8%(直後)
	アミノレバン点滴静注 [50mL]	13.9%(直後)
	アミパレン輸液 [50mL]	5.2%(直後)
	イントラリポス輸液10% [50mL]	76.6%(直後)
	ヴィーンF輸液 [50mL]	88.5%(直後)
	ソルデム1輸液 [50mL]	91.5%(24hr), ごくわずかな不溶性異物(6hr)
	ネオパレン1号輸液 [50mL]	39.8%(直後)
	ハイカリック液-1号 [50mL]	92.5%→87.3%(6hr→24hr), ごくわずかな不溶性異物(24hr)
	ビーフリード輸液 [50mL]	14.9%(直後), ごくわずかな不溶性異物(24hr)
	プラスアミノ輸液 [50mL]	85.0%(直後)
	フルカリック1号輸液 [50mL]	17.6%(直後)
	プロテアミン12注射液 [50mL]	50.2%(直後)
	モリプロンF輸液 [50mL]	39.6%(直後)
1000μg/注射用水5mL	アンカロン注 [150mg/3mL]	81.2%(直後), 微黄色の液で不溶性異物(24hr)
	イノバン注 [50mg/2.5mL]	73.6%(直後)
	インデラル注射液 [2mg/2mL]	33.3%(直後)
	注射用エラスポール [300mg/生食液90mL]	85.5%(直後)
	オノアクト点滴静注用 [50mg/生食液5mL]	2.1%(直後)
	強力ネオミノファーゲンシー静注 [20mL]	白濁の濁り(直後)
	コアテック注 [5mg/5mL]	93.6%(24hr), ごくわずかな不溶性異物(24hr)
	コアテック注 [5mg/5mL]+生食液 [45mL]	91.7%→87.1%(6hr→24hr), ごくわずかな不溶性異物(24hr)
	ジゴシン注 [0.25mg/1mL]	97.5%(24hr), ごくわずかな不溶性異物(24hr)
	スルペラゾン静注用 [0.5mg/注射用 10mL]	23.3%(直後), 白濁(直後),
	ゾシン静注用 [2.25g/生食液100mL]	わずかな不溶性異物(24hr)
	ソセゴン注射液 [30mg/1mL]	68.9%(直後)
	ソル・コーテフ静注用 [500mg/添付溶解液4mL]	73.1%(直後)
	ソルダクトン静注用 [200mg/注射用水20mL]	86.4%(直後), 微黄色澄明→無色澄明(3→6hr)
	ダイアモックス注射用 [500mg/注射用水5mL]	92.8%→85.5%(直後→6hr)
	デカドロン注射液 [3.3mg/1mL]	88.9%(直後)
	ドブトレックス注射液 [100mg/5mL]	85.6%(直後)
	ノボリンR注 [1000単位/10mL]	75.7%(直後), 白濁(直後)
	ノルアドリナリン注 [1mg/1mL]	92.2%→88.5%(直後→1hr)
	ビタジェクト注キット [10mL]	93.2%→88.8%(6hr→24hr), 不溶性異物(6hr)
	ビタシミン注射液 [500mg/2mL]	75.8%(直後), 微黄色澄明(24hr)

ハンプ

製剤	結果
ピトレシン注射液 [20バソプレシン単位/1mL]	69.0%(直後)
ヒューマリン3/7 [1000単位/10mL]	82.5%(直後)
ヒューマリンR注100単位/mL [1000単位/10mL]	78.0%(直後), 白濁の液(直後)
ファーストシン静注用 [0.5g/注射用水10mL]	95.0%→87.9%(直後→1hr), わずかな不溶性異物(直後)
ファンガード点滴用 [25mg/生食液10mL]	0.2%(直後), 不溶性異物(直後)
フェジン静注 [1mg/0.05mL]	93.4%(直後), 茶色の濁り(直後)
フラグミン静注 [5000単位/5mL]	不溶性異物(直後)
フルマリン静注用 [1g/注射用水20mL]	微黄色澄明(24hr)
プログラフ注射液 [2mg/0.4mL]	91.6%(24hr), わずかな不溶性異物(6hr)
ヘパフラッシュ [50単位/5mL]	わずかな白濁(直後)
ヘパフラッシュ [500単位/5mL]	白色の不溶性微粒子(1hr)
ヘパフラッシュ [500単位/5mL]+生食液 [45mL]	白色の不溶性微粒子(6hr)
ヘパリンNaロック用「オーツカ」 [50単位/5mL]	白濁(直後)
ヘパリンNaロック用「オーツカ」 [50単位/5mL]+生食液 [45mL]	白色の不溶性微粒子(6hr)
ヘパリンNaロック用「オーツカ」 [500単位/5mL]	白濁(直後)
ヘパリンNaロック用「オーツカ」 [500単位/5mL]+生食液 [45mL]	白色沈殿(3hr)
ヘパリンナトリウム注「AY」 [5000単位/5mL]	白濁, 白色の不溶性異物(24hr)
ヘパリンナトリウム注「AY」 [10000単位/10mL]	白濁, 白色の不溶性異物(24hr)
ボスミン注 [1mg/1mL]	79.0%(直後)
メイロン静注7% [20mL]	90.1%→86.7%(1hr→3hr), ごくわずかな不溶性異物(6hr)
メロペン点滴用 [0.25g/生食液100mL]	88.7%(直後)
ラシックス注 [20mg/2mL]	88.2%(直後), 白濁(直後)
ラボナール注射用 [0.5g/添付溶解液20mL]	100%→73.1%(直後→1hr)
リスモダンP静注 [50mg/5mL]	94.4%, ごくわずかな不溶性異物(24hr)
レギチーン注射液 [10mg/1mL]	81.3%(直後)
レペタン注 [0.2mg/1mL]	96.7%(3hr), ごくわずかな不溶性異物(3hr)
ロセフィン静注用 [1g/10mL]	91.0%→89.2%(直後→1hr), わずかな不溶性異物(6hr)
1000μg/注射用水6.7mL　エレメンミック注 [0.1mL+R-500 33.5mL (うち3.3mLと配合)] ※1	微黄色澄明の液に白色沈殿(24hr)

配合可

❸5-FU注[250mg/5mL]※2
❶EL-3号輸液[50mL]
❻KCL注10mEqキット「テルモ」[2mL+注射用水=50mL(うち40mL)]
❶KN1号輸液[50mL]
❶KN3号輸液[50mL]
❶アクチット輸液[50mL]
❸アスパラカリウム注[10mEq/10mL]
❸アデール点滴静注用[5mg/生食液5mL]
❸アトロピン「タナベ」[0.5mg/1mL]
❸アプレゾリン注射用[20mg/注射用水1mL]
❶ヴィーンD輸液[50mL]
❸注射用エフオーワイ[100mg/注射用水5mL]
❸大塚塩カル注2%[20mL]
❷大塚生食注[5mL(直接溶解)]
❷大塚生食注[25mL]
❷大塚生食注[35mL]
❷大塚生食注[45mL]
❸ガスター注射液[20mg/生食液20mL]
❸カルチコール注射液8.5%[10mL]※2
❸カルバゾクロムスルホン酸Na静注「トーワ」[100mg/20mL]
❶キシリトール注5%「フソー」[50mL]
❸静注用キシロカイン2%[2%10mL(2A)]
❶クリニザルツ輸液[50mL]

❸ケイツーN静注10mg[10mg/2mL]※2
❸ジギラノゲン注[0.4mg/2mL]
❸シグマート注[2mg/5%ブドウ糖液6.7mL]
❸シグマート注[2mg/生食液6.7mL]
❸シンビット静注用[50mg/5%ブドウ糖液10mL]
❸シンビット静注用[50mg/生食液10mL]
❸セファメジンα注射用[1g/注射用水20mL]※3
❶ソリタ-T1号輸液[50mL]
❶ソリタ-T3号輸液[50mL]
❸タガメット注射液[200mg/2mL]
❸チエナム点滴静注用[0.5g/生食液100mL]※4
❸低分子デキストランL注[50mL]※2
❼テルモ糖注TK[5mL(直接溶解)]
❼テルモ糖注TK[10mL(直接溶解)]
❸テルモ糖注TK[45mL]
❽テルモ糖注TK[100mL(直接溶解)]
❸トランサミン注10%[1g/10mL]
❸ドルミカム注射液[10mg/2mL]
❸ニトロール点滴静注[5mg/10mL]
❷ハルトマン輸液pH8「NP」[45mL]
❸パンスポリン静注用[1g/注射用水20mL]※3
❸ビカーボン輸液[50mL]
❸ビタメジン静注用[IV/注射用水20mL]※2
❶フィジオゾール3号輸液[50mL]※2
❸フェンタニル注射液[0.1mg/2mL]

❸注射用フサン[10mg/注射用水10mL]
❸ブスコパン注[20mg/1mL]
❸プレセデックス静注液「マルイシ」[200μg/2mL]
❸プロスタンディン点滴静注用※2[500μg/生食液100mL]
❸ヘパフラッシュ[50単位/5mL]+生食液[45mL]※3
❸ペルジピン注射液[10mg/10mL]
❸ヘルベッサー注射用[50mg/生食液2.5mL]
❸ペントシリン注射用[1g/注射用水20mL]※2
❶ポタコールR輸液[50mL]※2
❶マルトス輸液10%[50mL]
❸ミノマイシン点滴静注用[100mg/5%ブドウ糖液100mL]
❸ミリスロール注[1mg/2mL]
❸ミリリーラ注射液[10mg/10mL]
❸ミルリーラ注射液[10mg/10mL]+生食液[45mL]
❸メキシチール点滴静注[125mg/5mL]
❸モルヒネ塩酸塩[10mg/1mL]
❸ユナシン-S静注用[1.5g/添付溶解液100mL]※2
❶ラクテックD輸液[50mL]※2
❻ラクテックG輸液[5mL(直接溶解)]
❸ラクテックG輸液[25mL]
❸ラクテックG輸液[35mL]
❸ラクテックG輸液[45mL]

ハンプ

⑤ ラクテック注[5mL（直接溶解）]　　　　❸ ラクテック注[45mL]　　　　❸ ワソラン静注[5mg/2mL]
❸ ラクテック注[25mL]　　　　　　　　　❸ リプル注[10μg/2mL]
❸ ラクテック注[35mL]　　　　　　　　　❸ ロルファン注射液[1mg/1mL]

本品容量：❶ 500μg/注射用水1mL，❷ 1000μg/生食液5mL，❸ 1000μg/注射用水5mL，❹ 1000μg/5mL（テルモ糖液），❺ 1000μg/5mL（ラクテック），❻ 1000μg/5mL（ラクテックG輸液），❼ 1000μg/10mL（テルモ糖液），❽ 1000μg/100mL（テルモ糖液），❾ 2000μg/注射用水10mL

※1　R-500：70％ブドウ糖液350mL＋ネオアミュー200mL＋注射用水100mL.
※2　残存率90％以上→90％未満（6hr→24hr），外観変化なし（24hr），6hr以内の投与であれば配合可.
※3　残存率データはないが，外観変化なし（24hr）.
※4　残存率データなし，24hr後に微黄色澄明を呈する

📄 ハンプ注射用インタビューフォーム（2023年7月改訂）
　　山口東京理科大学実験データ

ピーエヌツイン-1号, 2号, 3号 （陽進堂）

1号輸液：1000mL/袋／2号輸液：1100mL/袋／3号輸液：1200mL/袋

分類 輸液・栄養製剤（高カロリー輸液用糖・電解質・アミノ酸液）

［pH変動スケール］

1号輸液 （規格pH：約5.0）

←10mL　4.50mL→　白濁
2.83　4.98　7.83

2号輸液 （規格pH：約5.0）

←10mL　4.13mL→　白濁
2.92　5.10　7.84

3号輸液 （規格pH：約5.0）

←10mL　4.00mL→　白濁
3.08　5.19　7.84

注意事項

DEHP・PVC	フィルター	閉鎖システム
—	—	—

調剤時の注意
炭酸イオンおよびリン酸イオンにより沈殿を生じる場合があるので，これらのイオンを含む製剤を配合しないこと．

［配合変化データ （文献に基づく判定）］

A 1号輸液

本品規格	配合不可	
1000mL	ソル・コーテフ静注用 [500mg/4mL]	白色沈殿(6hr)
	ソル・コーテフ注射用 [200mg/4mL]	混濁(6hr)
	ソル・コーテフ注射用 [300mg/6mL]	混濁(6hr)
	ファンギゾン注射用 [50mg/10mL]	黄色沈殿(直後)
1000mL +エレメンミック	ソル・コーテフ静注用 [500mg/4mL]	微々黄色澄明→結晶析出→結晶沈殿(直後→6hr→24hr)
	ソルダクトン静注用 [200mg/20mL]	淡黄褐色白濁(直後)

本品規格	配合可
1000mL	・5-FU注 [250mg/5mL]　・キロサイド注 [60mg/3mL]　・ビクシリン注射用 [1g/10mL] ・アスパラカリウム注10mEq [10mL]　・クラフォラン注射用 [1g/20mL]　・ビスラーゼ注射液 [20mg/2mL] ・アタラックス-P注射液 [50mg/1mL]　・ゲンタシン注 [40mg/1mL]　・ビソルボン注 [4mg/2mL] ・アデホス-Lコーワ注 [20mg/2mL]　・シオマリン静注用 [1g/1mL]　・ビタメジン静注用 [20mL] ※3 ・アデラビン9号注 [1mL]　・セフォタックス注射用 [2g/20mL]　・ヒドロコルチゾンコハク酸エステルNa注射用「NIG」 [500mg/6mL] ・アドナ注（静脈用） [100mg/20mL]　・セフメタゾン注射用 [1g/1mL] ・アドリアシン注用 [10mg/5mL]　・ソセゴン注射液 [30mg/1mL]　・ヒドロコルチゾンコハク酸エステルNa注射用「NIG」 [100mg/6mL] ・アミカシン硫酸塩注射液「日医工」 [200mg/2mL]　・ソル・コーテフ注射用 [100mg/2mL] ・ソル・メドロール静注用 [50mg/4mL]　・ヒドロコルチゾンコハク酸エステルNa注射用「NIG」 [300mg/6mL] ・アリナミンF注 [50mg/20mL]　・ソル・メドロール静注用 [125mg/2mL]　・フェジン静注 [40mg/2mL] ・イノバン注 [100mg/5mL]　・ダウノマイシン静注用 [20mg/10mL]　・プリンペラン注射液 [10mg/2mL] ・ウロナーゼ静注用6万単位 [10mL]　・タガメット注射液 [200mg/2mL]　・ブレオ注用 [15mg/5mL] ・注射用エフオーワイ [100mg/5mL]　・ダカルバジン注用 [100mg/10mL] ※1　・水溶性プレドニン [20mg/2mL] ・エホチール注 [10mg/1mL]　・タチオン注射用 [100mg/2mL]　・プロスタルモン・F注射液 [1000μg/1mL] ・エレメンミック注 [2mL]　・チエナム点滴静注用 [0.5g/100mL] ※2　・ベストコール静注用 [1g/10mL] ・注射用エンドキサン [100mg/5mL]　・デカドロン注射液 [6.6mg/2mL]　・ヘパリンNa注「モチダ」 [1万単位/10mL] ・ガスター注射液 [20mg/20mL]　・ドパストン静注 [50mg/20mL] ・硫酸カナマイシン注射液「明治」 [1g/5mL]　・トブラシン注 [60mg/1.5mL]　・ヘパリンナトリウム注「AY」 [5万単位/50mL] ・トランサミン注10％ [100mg/20mL]　・ペプレオ注用 [10mg/5mL] ・カルチコール注射液8.5％ [850mg/10mL]　・ニコリン注射液 [500mg/10mL]　・ペントシリン注射用 [1g/10mL] ・強力ネオミノファーゲンシー静注 [20mL]　・ネオフィリン注 [250mg/10mL]　・ホスミシンS静注用 [2g/20mL] ・ネオラミン・スリービー液（静注用） [10mL] ※3　・ボスミン注 [1mg/1mL] ・強力ネオミノファーゲンシー静注 [40mL]　・パンスポリン静注用 [0.5g/2mL]　・マイトマイシン注用 [2mg/10mL] ※4 ・強力ネオミノファーゲンシー静注 [60mL]　・パンスポリン静注用 [1g/5mL] ※1　・静注用マグネゾール [20mL]

297

・マルタミン注射用[5mL] ・ミノマイシン点滴静注用[100mg/5mL] ・メイロン静注7%[20mL] ・メイロン静注7%[50mL] ・メイロン静注7%[100mL]	・注射用メストレキセート[5mg/2mL] ・ラシックス注[20mg/2mL] ・ラシックス注[100mg/10mL] ・ラシックス注[200mg/20mL] ・ラシックス注[300mg/30mL]	・リンコシン注射液[600mg/2mL] ・レプチラーゼ注[2単位/2mL] ・ロセフィン静注用[1g/10mL]
1000mL +エレメンミック ・5-FU注[250mg/5mL] ・アスパラカリウム注10mEq[10mL] ・アタラックス-P注射液[50mg/1mL] ・アデホス-Lコーワ注[20mg/2mL] ・アデラビン9号注[1mL] ・アドナ注(静脈用)[100mg/20mL] ・アリナミンF注[50mg/20mL] ・イノバン注[100mg/5mL] ・ウロナーゼ静注用6万単位[10mL] ・注射用エフオーワイ[100mg/5mL] ・エホチール注[10mg/1mL] ・注射用エンドキサン[100mg/5mL] ・オーツカMV注[1セット/4mL] ・ガスター注射液[20mg/20mL] ・カルチコール注射液8.5%[850mg/10mL] ・強力ネオミノファーゲンシー静注[20mL] ・キロサイド注[60mg/3mL]	・ソセゴン注射液[30mg/1mL] ・ソル・メドロール静注用[40mg/1mL] ・タガメット注射液[200mg/2mL] ・タチオン注射用[100mg/2mL] ・デカドロン注射液[6.6mg/2mL] ・ドパストン静注[50mg/20mL] ・トブラシン注[60mg/1.5mL] ・トランサミン注10%[100mg/20mL] ・ニコリン注射液[500mg/10mL] ・ネオフィリン注[250mg/10mL] ・ネオラミン・スリービー液(静注用)※3 [10mL] ・ビスラーゼ注射液[20mg/2mL] ・ビソルボン注[4mg/2mL] ・ビタメジン静注用[20mL]※3 ・ヒドロコルチゾンコハク酸エステルNa注射用「NIG」[100mg/2mL] ・プリンペラン注射液[10mg/2mL]	・水溶性プレドニン[20mg/2mL] ・水溶性プレドニン[50mg/5mL] ・プロスタルモン・F注射液[1000ug/1mL] ・ヘパリンNa注「モチダ」[1万単位/10mL] ・ヘパリンナトリウム注「AY」[5万単位/50mL] ・ホスミシンS静注用[2g/20mL] ・ボスミン注[1mg/1mL] ・ホリゾン注射液[10mg/2mL] ・マイトマイシン注用[2mg/10mL]※4 ・静注用マグネゾール[20mL] ・ミノマイシン点滴静注用[100mg/5mL] ・メイロン静注7%[20mL] ・注射用メストレキセート[5mg/2mL] ・ラシックス注[20mg/2mL] ・リンデロン注(0.4%)[20mg/5mL] ・レプチラーゼ注[2単位/2mL]

・いずれも残存率データはないが, 外観変化なし(24hr).

※1　6hr後に微黄色澄明を呈する.
※2　24hr後に微黄色澄明を呈する.
※3　24hr後に微紅色澄明から淡紅色澄明にやや増色.
※4　24hr後に微々黄色澄明から微紅色澄明にやや増色.

B 2号輸液

本品規格	配合不可	
1100mL	ソル・コーテフ静注用 [500mg/4mL]	白色沈殿(24hr)
	ソル・コーテフ注射用 [200mg/4mL]	混濁(6hr)
1100mL +エレメンミック	ソル・コーテフ静注用 [500mg/4mL]	微黄色混濁→沈殿(直後→24hr)
	ソルダクトン静注用 [200mg/20mL]	淡黄褐色白濁(直後)

本品規格	配合可		
1100mL	・5-FU注[250mg/5mL] ・アスパラカリウム注10mEq[10mL] ・アタラックス-P注射液[50mg/1mL] ・アデホス-Lコーワ注[20mg/2mL] ・アデラビン9号注[1mL] ・アドナ注(静脈用)[100mg/20mL] ・アドリアシン注[10mg/5mL] ・アミカシン硫酸塩注射液「日医工」[200mg/2mL] ・アリナミンF注[50mg/20mL] ・イノバン注[100mg/5mL] ・ウロナーゼ静注用6万単位[10mL] ・注射用エフオーワイ[100mg/5mL] ・エホチール注[10mg/1mL] ・エレメンミック注[2mL] ・注射用エンドキサン[100mg/5mL] ・ガスター注射液[20mg/20mL] ・硫酸カナマイシン注射液「明治」[1g/5mL] ・カルチコール注射液8.5%[850mg/10mL] ・強力ネオミノファーゲンシー静注[20mL] ・強力ネオミノファーゲンシー静注[40mL] ・強力ネオミノファーゲンシー静注[60mL] ・キロサイド注[60mg/3mL] ・クラフォラン注射用[1g/10mL] ・ゲンタシン注[40mg/1mL]	・シオマリン静注用[1g/10mL] ・セフォタックス注射用[2g/20mL] ・セフメタゾン注射用[1g/10mL] ・ソセゴン注射液[30mg/1mL] ・ソル・コーテフ注射用[100mg/2mL] ・ソル・コーテフ注射用[300mg/6mL] ・ソル・メドロール静注用[50mg/4mL] ・ソル・メドロール静注用[125mg/2mL] ・ダウノマイシン静注用[20mg/10mL] ・タガメット注射液[200mg/2mL] ・ダカルバジン注用[100mg/10mL]※5 ・タチオン注射用[100mg/2mL] ・チエナム点滴静注用[0.5g/100mL]※6 ・デカドロン注射液[6.6mg/2mL] ・ドパストン静注[50mg/20mL] ・トブラシン注[60mg/1.5mL] ・トランサミン注10%[100mg/20mL] ・ニコリン注射液[500mg/10mL] ・ネオフィリン注[250mg/10mL] ・ネオラミン・スリービー液(静注用)[10mL] ・パンスポリン静注用[0.5g/5mL] ・パンスポリン静注用[1g/5mL]※5 ・ピクシリン注射用[1g/10mL] ・ビスラーゼ注射液[20mg/2mL] ・ビソルボン注[4mg/2mL] ・ビタメジン静注用[20mL] ・ヒドロコルチゾンコハク酸エステルNa注射用「NIG」[100mg/2mL]	・ヒドロコルチゾンコハク酸エステルNa静注用「NIG」[300mg/6mL] ・ヒドロコルチゾンコハク酸エステルNa静注用「NIG」[500mg/6mL] ・フェジン静注[40mg/2mL] ・プリンペラン注射液[10mg/2mL] ・ブレオ注射用[15mg/5mL] ・水溶性プレドニン[20mg/2mL] ・プロスタルモン・F注射液[1000ug/1mL] ・ベストコール静注用[1g/10mL] ・ヘパリンNa注「モチダ」[10mL] ・ヘパリンナトリウム注「AY」[5万単位/50mL] ・ペプレオ注射用[10mg/5mL] ・ペントシリン注射用[1g/10mL] ・ホスミシンS静注用[2g/20mL] ・ボスミン注[1mg/1mL] ・マイトマイシン注用[2mg/10mL]※7 ・静注用マグネゾール[20mL] ・マルタミン注射用[5mL] ・ミノマイシン点滴静注用[100mg/5mL] ・メイロン静注7%[20mL] ・メイロン静注7%[50mL] ・メイロン静注7%[100mL] ・注射用メストレキセート[5mg/2mL] ・ラシックス注[20mg/2mL] ・ラシックス注[100mg/10mL] ・ラシックス注[200mg/20mL]

	• ラシックス注[300mg/30mL] • リンコシン注射液[600mg/2mL]	• レプチラーゼ注[2単位/2mL] • ロセフィン静注用[1g/10mL]	

| 1100mL
+エレメンミック | • 5-FU注[250mg/5mL]
• アスパラカリウム注10mEq[10mL]
• アタラックス-P注射液[50mg/1mL]
• アデホス-Lコーワ注[20mg/2mL]
• アデラビン9号注[1mL]
• アドナ注(静脈用)[100mg/20mL]
• アリナミンF注[50mg/20mL]
• イノバン注[100mg/5mL]
• ウロナーゼ静注用6万単位[10mL]
• 注射用エフオーワイ[100mg/5mL]
• エホチール注[10mg/1mL]
• 注射用エンドキサン[100mg/5mL]
• オーツカMV注[1セット/4mL]
• ガスター注射液[20mg/20mL]
• カルチコール注射液8.5%[850mg/10mL]
• 強力ネオミノファーゲンシー静注[20mL]
• キロサイド注[60mg/3mL] | • ソセゴン注射液[30mg/1mL]
• ソル・メドロール静注用[40mg/1mL]
• タガメット注射液[200mg/2mL]
• タチオン注射用[100mg/2mL]
• デカドロン注射液[6.6mg/2mL]
• ドパストン静注[50mg/20mL]
• トブラシン注[60mg/1.5mL]
• トランサミン注10%[100mg/20mL]
• ニコリン注射液[500mg/10mL]
• ネオフィリン注[250mg/10mL]
• ネオラミン・スリービー液(静注用)[10mL]
• ビスラーゼ注射液[20mg/2mL]
• ビソルボン注[4mg/2mL]
• ビタメジン静注用[20mL]
• ヒドロコルチゾンコハク酸エステルNa注射用「NIG」[100mg/2mL]
• プリンペラン注射液[10mg/2mL] | • 水溶性プレドニン[20mg/2mL]
• 水溶性プレドニン[50mg/5mL]
• プロスタルモン・F注射液[1000μg/1mL]
• ヘパリンNa注「モチダ」[10mL]
• ヘパリンナトリウム注「AY」[5万単位/50mL]
• ホスミシンS静注用[2g/20mL]
• ボスミン注[1mg/1mL]
• ホリゾン注射液[10mg/2mL]
• マイトマイシン注用[2mg/10mL] ※7
• 静注用マグネゾール[20mL]
• ミノマイシン点滴静注用[100mg/5mL]
• メイロン静注7%[20mL]
• 注射用メソトレキセート[5mg/2mL]
• ラシックス注[20mg/2mL]
• リンデロン注(0.4%)[20mg/5mL]
• レプチラーゼ注[2単位/2mL] |

• いずれも残存率データはないが，外観変化なし（24hr）.

※5 6hr後に微黄色澄明を呈する.
※6 24hr後に微黄色澄明を呈する.
※7 24hr後に微々黄色澄明から微紅色澄明にやや増色.

C 3号輸液

本品規格	配合不可	
1200mL	ファンギゾン注射用[50mg/10mL]	黄色沈殿(直後)
1200mL +エレメンミック	ソル・コーテフ静注用[500mg/4mL]	微黄色混濁(直後)
	ソルダクトン静注用[200mg/20mL]	淡黄褐色白濁(直後)

本品規格	配合可		
1200mL	• 5-FU注[250mg/5mL] • アスパラカリウム注10mEq[10mL] • アタラックス-P注射液[50mg/1mL] • アデホス-Lコーワ注[20mg/2mL] • アデラビン9号注[1mL] • アドナ注(静脈用)[100mg/20mL] • アドリアシン注用[10mg/5mL] • アミカシン硫酸塩注射液「日医工」[200mg/2mL] • アリナミンF注[50mg/20mL] • イノバン注[100mg/5mL] • ウロナーゼ静注用6万単位[10mL] • 注射用エフオーワイ[100mg/5mL] • エホチール注[10mg/1mL] • 注射用エンドキサン[100mg/5mL] • エレメンミック注[• ガスター注射液[20mg/20mL] • 硫酸カナマイシン注射液「明治」[1g/5mL] • カルチコール注射液8.5%[850mg/10mL] • 強力ネオミノファーゲンシー静注[20mL] • 強力ネオミノファーゲンシー静注[40mL] • 強力ネオミノファーゲンシー静注[60mL] • キロサイド注[60mg/3mL] • クラフォラン注射用[1g/10mL] • ゲンタシン注[40mg/1mL] • シオマリン静注用[1g/10mL] • セフォタックス注射用[2g/20mL]	• セフメタゾン静注用[1g/10mL] • ソセゴン注射液[30mg/1mL] • ソル・コーテフ静注用[500mg/4mL] • ソル・コーテフ注射用[100mg/4mL] • ソル・コーテフ注射用[200mg/4mL] • ソル・コーテフ注射用[300mg/6mL] • ソル・メドロール静注用[50mg/4mL] • ソル・メドロール静注用[125mg/2mL] • ダウノマイシン静注用[20mg/10mL] • タガメット注射液[200mg/2mL] • ダカルバジン注用[100mg/10mL] ※8 • タチオン注射用[100mg/2mL] • チエナム点滴静注用[0.5g/100mL] ※9 • デカドロン注射液[6.6mg/2mL] • ドパストン静注[50mg/20mL] • トブラシン注[60mg/1.5mL] • トランサミン注10%[100mg/20mL] • ニコリン注射液[500mg/10mL] • ネオフィリン注[250mg/10mL] • ネオラミン・スリービー液(静注用)[10mL] • パンスポリン静注用[0.5g/5mL] • パンスポリン静注用[1g/5mL] ※8 • ビクシリン注射用[1g/10mL] • ビスラーゼ注射液[20mg/2mL] • ビソルボン注[4mg/2mL] • ビタメジン静注用[20mL] • ヒドロコルチゾンコハク酸エステルNa静注用「NIG」[500mg/6mL] • ヒドロコルチゾンコハク酸エステルNa注射用「NIG」[100mg/2mL]	• ヒドロコルチゾンコハク酸エステルNa注射用「NIG」[300mg/6mL] • フェジン静注[40mg/2mL] • プリンペラン注射液[10mg/2mL] • ブレオ注射用[15mg/5mL] • 水溶性プレドニン[20mg/2mL] • プロスタルモン・F注射液[1000μg/1mL] • ベストコール静注用[1g/10mL] • ヘパリンNa注「モチダ」[10mL] • ヘパリンナトリウム注「AY」[5万単位/50mL] • ペプレオ注射用[10mg/5mL] • ペントシリン注射用[1g/10mL] • ホスミシンS静注用[2g/20mL] • ボスミン注[1mg/1mL] • マイトマイシン注用[2mg/10mL] • 静注用マグネゾール[20mL] • マルタミン注射用[5mL] • ミノマイシン点滴静注用[100mg/5mL] • メイロン静注7%[20mL] • メイロン静注7%[50mL] • メイロン静注7%[100mL] • 注射用メソトレキセート[5mg/2mL] • ラシックス注[20mg/2mL] • ラシックス注[100mg/10mL] • ラシックス注[200mg/20mL] • ラシックス注[300mg/30mL] • リンコシン注射液[600mg/2mL] • レプチラーゼ注[2単位/2mL] • ロセフィン静注用[1g/10mL]
1200mL +エレメンミック	• 5-FU注[250mg/5mL] • アスパラカリウム注10mEq[10mL]	• アタラックス-P注射液[50mg/1mL] • アデホス-Lコーワ注[20mg/2mL]	• アデラビン9号注[1mL] • アドナ注(静脈用)[100mg/20mL]

299

ピーエヌツイン-1号, 2号, 3号

- アリナミンF注 [50mg/20mL]
- イノバン注 [100mg/5mL]
- ウロナーゼ静注用6万単位 [10mL]
- 注射用エフオーワイ [100mg/5mL]
- エホチール注 [10mg/1mL]
- 注射用エンドキサン [100mg/5mL]
- オーツカMV注 [1セット/4mL]
- ガスター注射液 [20mg/20mL]
- カルチコール注射液8.5% [850mg/10mL]
- 強力ネオミノファーゲンシー静注 [20mL]
- キロサイド注 [60mg/3mL]
- ソセゴン注射液 [30mg/1mL]
- ソル・メドロール静注用 [40mg/1mL]
- タガメット注射液 [200mg/2mL]
- タチオン注射用 [100mg/2mL]

- デカドロン注射液 [6.6mg/2mL]
- ドパストン静注 [50mg/20mL]
- トブラシン注 [60mg/1.5mL]
- トランサミン注10% [100mg/20mL]
- ニコリン注射液 [500mg/10mL]
- ネオフィリン注 [250mg/10mL]
- ネオラミン・スリービー液(静注用) [10mL]
- ビスラーゼ注射液 [20mg/2mL]
- ビソルボン注 [4mg/2mL]
- ビタメジン静注用 [20mL]
- ヒドロコルチゾンコハク酸エステルNa静注用「NIG」 [100mg/2mL]
- プリンペラン注射液 [10mg/2mL]
- 水溶性プレドニン [20mg/2mL]
- 水溶性プレドニン [50mg/5mL]

- プロスタルモン・F注射液 [1000μg/1mL]
- ヘパリンNa注「モチダ」 [10mL]
- ヘパリンナトリウム注「AY」 [5万単位/50mL]
- ホスミシンS静注用 [2g/20mL]
- ボスミン注 [1mg/1mL]
- ホリゾン注射液 [10mg/2mL]
- マイトマイシン注用 [2mg/10mL]
- 静注用マグネゾール [20mL]
- ミノマイシン点滴静注用 [100mg/5mL]
- メイロン静注7% [20mL]
- 注射用メソトレキセート [5mg/2mL]
- ラシックス注 [20mg/2mL]
- リンデロン注(0.4%) [20mg/5mL]
- レプチラーゼ注 [2単位/2mL]

・いずれも残存率データはないが, 外観変化なし(24hr).

※8 24hr後に微紅色澄明から淡紅色澄明にやや増色.

※9 24hr後に微々黄色澄明から微紅色澄明にやや増色.

ピーエヌツイン-1号輸液 / ピーエヌツイン-2号輸液 / ピーエヌツイン-3号輸液配合変化表
ピーエヌツイン-1号輸液 / ピーエヌツイン-2号輸液 / ピーエヌツイン-3号輸液インタビューフォーム (2020年6月改訂)

ビーフリード （大塚製薬工場）

輸液：500mLバッグ製剤，1000mLバッグ製剤
分類 輸液・栄養製剤（アミノ酸・糖・電解質・ビタミンB₁液）

[pH変動スケール]

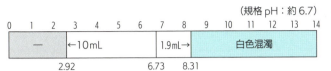

（規格pH：約6.7）

⚠ 注意事項

DEHP・PVC	フィルター	閉鎖システム
—	—	—

調剤時の注意

酸性側またはアルカリ性側で安定化されている製剤，水に難溶性の製剤，カルシウム塩またはリン酸塩を含む製剤を配合する場合は，外観変化を生じることがあるので注意すること．状況に応じて遮光カバーを用いること．

[配合変化データ （文献に基づく判定）]

本品容量	配合不可	
110mL	ドロレプタン注射液 [25mg/10mL]＋5％糖液 [100mL]	白色混濁(3hr)
500mL	5-FU注 [1500mg/30mL]	白色混濁(24hr)
	アプレゾリン注射用 [20mg/注射用水1mL]	アプレゾリンはブドウ糖液中で不安定（ビーフリードは7.5％ブドウ糖含有）
	アレビアチン注 [250mg/5mL]	白色混濁(直後)
	イソゾール注射用 [0.5g/溶解液20mL]	白色混濁(直後)
	塩化Ca補正液 [1mEq/1mL (5mL)]	白色混濁(3hr)
	塩化Ca補正液 [1mEq/1mL (20mL)]	白色混濁(直後)
	大塚塩カル注2％ [20mL]	白色混濁(6hr)
	カルチコール注射液8.5％ [30mL]	白色混濁(6hr)
	ソルダクトン静注用 [200mg/注射用水20mL]	白色混濁(1hr)
	タケプロン静注用 [30mg/生食液20mL]	白色混濁(6hr)
	チトゾール注用 [0.5g/溶解液20mL]	白色混濁(直後)
	ファンギゾン注射用 [50mg/注射用水10mL]	微黄色混濁(直後)
	ペルジピン注射液 [20mg/20mL]	白色混濁(直後)
	ラボナール注射用 [0.3g/溶解液12mL]	白色混濁(直後)
	リン酸2カリウム注 [20mEq/20mL]	白色混濁(24hr)
等量	アプレゾリン注射用 [20mg/生食液10mL]	アプレゾリンはブドウ糖液中で不安定（ビーフリードは7.5％ブドウ糖含有）
	アプレゾリン注射用 [20mg/生食液10mL]＋5％糖液 [20mL]	アプレゾリンはブドウ糖液中で不安定（ビーフリードは7.5％ブドウ糖含有）
	アプレゾリン注射用 [20mg/生食液10mL]＋5％糖液 [100mL]	アプレゾリンはブドウ糖液中で不安定（ビーフリードは7.5％ブドウ糖含有）
	アレビアチン注 [250mg/5mL]＋5％糖液 [100mL]	白色針状結晶析出(時間不明)
	イソゾール注射用 [0.5g/溶解液20mL]	白色不溶物(直後)
	イソゾール注射用 [0.5g/溶解液20mL]＋5％糖液 [20mL]	白色不溶物(直後)
	イソゾール注射用 [0.5g/溶解液20mL]＋5％糖液 [100mL]	白色不溶物(直後)
	注射用カタクロット [40mg/5mL]	白色混濁(3hr)
	セファランチン注 [10mg/2mL]	微褐色混濁(3hr)
	ゾビラックス点滴静注用 [250mg/注射用水10mL]	白色不溶物(3hr)
	ゾビラックス点滴静注用 [250mg/注射用水10mL]＋5％糖液 [20mL]	白色不溶物(3hr)

ビーフリード

ソルダクトン静注用 [200mg/ 注射用水 20mL]	白色不溶物 (直後)
ソルダクトン静注用 [200mg/ 注射用水 20mL]+5%糖液 [20mL]	白色不溶物 (直後)
ソルダクトン静注用 [200mg/ 注射用水 20mL]+5%糖液 [100mL]	白色不溶物 (2hr)
タガメット注射液 [200mg/2mL]	白色不溶物 (直後)
タガメット注射液 [200mg/2mL]+5%糖液 [20mL]	白色不溶物 (直後)
タガメット注射液 [200mg/2mL]+5%糖液 [100mL]	白色不溶物 (直後)
タケプロン静注用 [30mg/ 生食液 5mL]	白色不溶物 (直後)
タケプロン静注用 [30mg/ 生食液 5mL]+5%糖液 [20mL]	白色不溶物 (直後)
タケプロン静注用 [30mg/ 生食液 5mL]+5%糖液 [100mL]	白色不溶物 (直後)
チトゾール注用 [0.5g/ 溶解液 20mL]	白色不溶物 (直後)
チトゾール注用 [0.5g/ 溶解液 20mL]+5%糖液 [20mL]	白色不溶物 (直後)
チトゾール注用 [0.5g/ 溶解液 20mL]+5%糖液 [100mL]	白色不溶物 (直後)
ドプラム注射液 [400mg/20mL]	白色混濁 (直後)
ドルミカム注射液 [10mg/2mL]	白色不溶物 (直後)
ドロレプタン注射液 [25mg/10mL]+5%糖液 [20mL]	白色混濁 (3hr)
ネオフィリン注 [250mg/10mL]	白色混濁 (0.5hr)
バクトラミン注 [5mL]	白色混濁 (直後)
バクトラミン注 [5mL]+5%糖液 [20mL]	白色不溶物 (1hr)
パズクロス点滴静注液 [300mg/100mL]	白色混濁 (1hr)
パパベリン塩酸塩注「日医工」 [40mg/1mL]+5%糖液 [20mL]	白色不溶物 (直後)
ビソルボン注 [4mg/2mL]	白色不溶物 (直後)
ビソルボン注 [4mg/2mL]+5%糖液 [20mL]	白色不溶物 (直後)
ビソルボン注 [4mg/2mL]+5%糖液 [100mL]	白色混濁 (直後)
ファンギゾン注射用 [50mg/ 注射用水 10mL]	淡黄色不溶物 (0.5hr)
ファンギゾン注射用 [50mg/ 注射用水 10mL]+5%糖液 [20mL]	淡黄色不溶物 (直後)
ファンギゾン注射用 [50mg/ 注射用水 10mL]+5%糖液 [100mL]	微黄色不溶物 (直後)
ペルジピン注射液 [10mg/10mL]	白色混濁 (直後)
ペルジピン注射液 [10mg/10mL]+5%糖液 [20mL]	白色混濁 (直後)
ペルジピン注射液 [10mg/10mL]+5%糖液 [100mL]	白色混濁 (直後)
ホリゾン注射液 [10mg/2mL]	黄白色不溶物 (直後)
ホリゾン注射液 [10mg/2mL]+5%糖液 [20mL]	白色不溶物 (時間不明)
ラボナール注射用 [0.3g/ 溶解液 12mL]	白色不溶物 (直後)
ラボナール注射用 [0.3g/ 溶解液 12mL]+5%糖液 [20mL]	白色不溶物 (直後)
ラボナール注射用 [0.3g/ 溶解液 12mL]+5%糖液 [100mL]	白色不溶物 (直後)

配合可

- ❶ 5-FU注 [250mg/5mL]
- ❶ 5-FU注 [1250mg/25mL]
- ❶ KCL補正液1mEq/mL [20mL]
- ❶ KN3号輸液 [500mL]
- ❶ アイソボリン点滴静注用 [25mg/生食液5mL]
- ❶ アキネトン注射液 [5mg/1mL]
- ❶ アザクタム注射用 [1g/注射用水10mL]
- ❶ アスパラカリウム注 [10mEq/10mL]
- ❸ アセリオ静注液 [1000mg/100mL] ※1
- ❶ アタラックス-P注射液 [50mg/1mL]
- ❶ アデホス-Lコーワ注 [20mg/2mL]
- ❶ アデホス-Lコーワ注 [40mg/2mL]
- ❸ アデホス-Lコーワ注 [40mg/2mL] ※1
- ❸ アデホス-Lコーワ注 [40mg/2mL] ※1
  +5%糖液 [20mL]
- ❸ アデホス-Lコーワ注 [40mg/2mL] ※1
  +5%糖液 [100mL]
- ❶ アデラビン9号注 [2mL]
- ❶ アドナ (静脈用) [100mg/20mL]
- ❶ アドリアシン注用 [10mg/注射用水5mL]

- ❶ アトロピン硫酸塩注「フソー」 [0.5mg/1mL]
- ❶ アナフラニール点滴静注液 [25mg/2mL]
- ❸ アナフラニール点滴静注液 [25mg/2mL] ※1
- ❸ アナフラニール点滴静注液 [25mg/2mL] ※1
  +5%糖液 [20mL]
- ❸ アナフラニール点滴静注液 [25mg/2mL] ※1
  +5%糖液 [100mL]
- ❶ アネキセート注射液 [0.5mg/5mL]
- ❶ アミカシン硫酸塩注射液「日医工」 [200mg/2mL]
- ❶ アリナミンF注 [50mg/20mL]
- ❶ アルタット静注用 [75mg/—]
- ❶ アルブミン-ベーリング20%静注 [10.0g/50mL]
- ❶ イノバン注 [100mg/5mL]
- ❸ イノバン注 [100mg/5mL] ※1
- ❶ インデラル注射液 [2mg/2mL]
- ❶ ウテメリン注 [50mg/5mL]
- ❶ エクサシン注射液 [200mg/2mL]
- ❶ 注射用エフオーワイ [100mg/注射用水5mL]

- ❶ エホチール注 [10mg/1mL]
- ❶ 注射用エラスポール [100mg/生食液10mL]
- ❶ 注射用エラスポール [300mg/生食液10mL]
- ❶ エリスロシン点滴静注用 [500mg]
- ❶ エリル点滴静注液 [30mg/2mL]
- ❶ 塩化Na補正液 [1mEq/mL [20mL]]
- ❶ 注射用エンドキサン [100mg/注射用水5mL]
- ❶ 大塚生食注 [500mL]
- ❶ オキファスト注 [50mg/5mL]
- ❸ オキファスト注 [50mg/5mL] ※1
- ❸ オノアクト点滴静注用 ※1
  [150mg/5%糖液100mL]
- ❸ オノアクト点滴静注用 ※1
  [150mg/5%糖液100mL]
- ❶ オノアクト点滴静注用 [150mg/生食液15mL]
- ❶ カイトリル注 [3mg/3mL]
- ❶ ガスター注射液 [20mg/2mL]
- ❸ 注射用カタクロット [40mg/5mL] ※1
  +5%糖液 [20mL]

ビーフ

❸ 注射用カタクロット[40mg/5mL] ※1
+5%糖液[100mL]
❶ 注射用カタクロット[80mg/生食液5mL]
❶ カルチコール注射液8.5%[5mL]
❶ カルチコール注射液8.5%[20mL]
❸ カルベニン点滴用[0.25g/生食液100mL] ※1
❶ カルベニン点滴用 ※2
[0.5g/ビーフリード輸液10mL]
❶ キサンボン注射用[20mg/生食液5mL]
❶ 静注用キシロカイン2%[5mL]
❶ 強力ネオミノファーゲンシー静注[20mL]
❶ 強力ネオミノファーゲンシー静注[100mL]
❶ キロサイド注[60mg/3mL]
❶ クラビット点滴静注バッグ[500mg/20mL]
❶ クラフォラン注射用[1g/注射用水10mL]
❶ ケイツーN静注[500mg/2mL]
❶ ケタラール静注用[200mg/20mL]
❶ ゲンタシン注[10mg/1mL]
❶ 注射用サイメリン[100mg/生食液10mL]
❶ サイレース静注[2mg/1mL]
❶ シーパラ注[2mL]
❶ シオマリン静注用[1g/注射用水10mL]
❶ ジギラノゲン注[0.4mg/2mL]
❶ シグマート注[48mg]
❶ ジゴシン注[0.25mg/1mL]
❶ ジスロマック点滴静注用
[500mg/注射用水4.8mL]
❶ スルペラゾン静注用[1g/注射用水10mL]
❶ スロンノンHI注[10mg/2mL]
❶ セファメジンα注射用[1g/注射用水10mL]
❶ セファランチン注[10mg/2mL]
❸ セファランチン注[10mg/2mL] ※1
+5%糖液[20mL]
❸ セファランチン注[10mg/2mL] ※1
+5%糖液[100mL]
❸ セフメタゾン静注用[1g/注射用水20mL] ※1
❸ セフメタゾン静注用[1g/注射用水20mL] ※1
+5%糖液[20mL]
❸ セフメタゾン静注用[1g/注射用水20mL] ※1
+5%糖液[100mL]
❶ セフメタゾン静注用[2g/注射用水20mL]
❶ セルシン注射液[10mg/2mL]
❶ セレネース注[5mg/1mL]
❸ セレネース注[5mg/1mL] ※1
❶ セレネース注[15mg/3mL]
❸ ゾシン静注用[4.5g/5%糖液20mL] ※1
❶ ゾシン静注用[4.5g/ビーフリード輸液10mL]
❶ ソセゴン注射液[15mg/1mL]
❶ ゾビラックス点滴静注用
[250mg/注射用水10mL]
❸ ゾビラックス点滴静注用 ※1
[250mg/注射用水10mL+5%糖液100mL]
❶ ソル・コーテフ静注用[250mg/溶解液2mL]
❶ ソル・コーテフ静注用[500mg/溶解液4mL]
❶ ソル・メドロール静注用[125mg/溶解液2mL]
❸ ソル・メドロール静注用 ※1
[1000mg/溶解液16mL]
❸ ソル・メドロール静注用 ※1
[1000mg/溶解液16mL+5%糖液20mL]
❸ ソル・メドロール静注用 ※1
[1000mg/溶解液16mL+5%糖液100mL]
❶ ダウノマイシン静注用[20mg/生食液10mL]
❶ タガメット注射液[200mg/2mL]
❸ 注射用タゴシッド[200mg/ー] ※1
❸ 注射用タゴシッド[200mg/ー] ※1
+5%糖液[20mL]
❸ 注射用タゴシッド[200mg/ー] ※1
+5%糖液[100mL]
❶ 注射用タゴシッド[200mg/注射用水5mL]
❶ タチオン注射用[200mg]
❶ ダラシンS注射液[600mg/4mL]
❸ チエナム点滴静注用[0.5g/生食液100mL] ※1

❷ チエナム点滴静注用 ※2
[0.5g/ビーフリード輸液10mL]
❶ デカドロン注射液[3.3mg/1mL]
❶ ドパストン静注[25mg/10mL]
❶ ドブトレックス注射液[100mg/5mL]
❸ ドブトレックス注射液[100mg/5mL] ※1
❸ ドブトレックス注射液[100mg/5mL] ※1
+5%糖液[20mL]
❸ ドブトレックス注射液[100mg/5mL] ※1
+5%糖液[100mL]
❸ ドブトレックス点滴静注用 ※1
[600mg/200mL]
❶ トブラシン注[60mg/1.5mL]
❶ ドプラム注射液[400mg/20mL]
❸ ドプラム注射液[400mg/20mL] ※1
+5%糖液[20mL]
❸ ドプラム注射液[400mg/20mL] ※1
+5%糖液[100mL]
❶ トランサミン注10%[10mL]
❸ トランサミン注10%[10mL] ※1
❸ トランサミン注10%[10mL] ※1
+5%糖液[20mL]
❸ トランサミン注10%[10mL] ※1
+5%糖液[100mL]
❶ ドルミカム注射液[10mg/2mL]
❸ ドルミカム注射液[10mg/2mL] ※1
+5%糖液[20mL]
❸ ドルミカム注射液[10mg/2mL] ※1
+5%糖液[100mL]
❶ トロペロン注[4mg/2mL]
❶ ドロレプタン注射液[25mg/10mL]
❸ ドロレプタン注射液[25mg/10mL] ※1
❶ ナゼア注射液[0.3mg/2mL]
❶ ニコリンH注射液[1g/4mL]
❸ ニコリン注射液[500mg/10mL] ※1
❸ ニコリン注射液[500mg/10mL] ※1
+5%糖液[20mL]
❸ ニコリン注射液[500mg/10mL] ※1
+5%糖液[100mL]
❶ 乳酸Na補正液[1mEq/mL(20mL)]
❶ ネオファーゲン静注[20mL]
❶ ネオファーゲン静注[80mL]
❶ ネオフィリン注[250mg/10mL]
❸ ネオフィリン注[250mg/10mL] ※1
+5%糖液[20mL]
❸ ネオフィリン注[250mg/10mL] ※1
+5%糖液[100mL]
❶ ネオラミン・スリービー液(静注用)[2mL]
❶ ノイロトロピン注射液
[3.6ノイロトロピン単位/3mL]
❸ ノイロトロピン注射液 ※1
[3.6ノイロトロピン単位/3mL]
❸ ノイロトロピン注射液 ※1
[3.6ノイロトロピン単位/3mL+5%糖液20mL]
❸ ノイロトロピン注射液 ※1
[3.6ノイロトロピン単位/3mL+5%糖液100mL]
❶ ノバスタンHI注[10mg/2mL]
❶ ノルアドリナリン注[1mg/1mL]
❸ ノルアドリナリン注[1mg/1mL] ※1
+5%糖液[250mL]
❶ バクトラミン注[5mL]
❸ バクトラミン注[5mL]+5%糖液[100mL] ※1
❶ パズクロス点滴静注液[300mg/100mL]
❶ パパベリン塩酸塩注「日医工」[40mg/1mL]
❸ パパベリン塩酸塩注「日医工」 ※1
[40mg/1mL]
❸ パパベリン塩酸塩注「日医工」 ※1
[40mg/1mL+5%糖液100mL]
❶ パルタンM注[0.2mg/1mL]
❸ 塩酸バンコマイシン点滴静注用 ※1
[0.5g/注射用水10mL+5%糖液100mL]
❶ 塩酸バンコマイシン点滴静注用
[0.5g/ビーフリード輸液10mL]

❶ パンスポリン[1g/注射用水10mL] ※2
❶ パントール注射液[500mg/2mL]
❶ パントシン注[200mg/2mL]
❶ ハンプ注射用[1000μg/注射用水10mL]
❶ ビーシックス注「フソー」[30mg/1mL]
❶ 注射用ピクシリンS[1g/注射用水10mL]
❶ ピクシリン注射用[1g/注射用水4mL]
❶ ビスラーゼ注射液[10mg/1mL]
❶ ビソルボン注[4mg/2mL]
❶ ビタシミン注射液[500mg/2mL]
❶ ビタメジン静注用
❶ ピドキサール注[30mg/1mL]
❶ ヒューマリンR注100単位/mL
[1000単位/10mL]
❸ ファーストシン静注用[1g/生食液20mL] ※1
❸ ファーストシン静注用[1g/生食液20mL] ※1
+5%糖液[20mL]
❸ ファーストシン静注用[1g/生食液20mL] ※1
+5%糖液[100mL]
❶ ファーストシン静注用
[1g/ビーフリード輸液10mL]
❸ ファンガード点滴用[50mg/生食液20mL] ※1
❸ ファンガード点滴用[50mg/生食液20mL] ※1
+5%糖液[20mL]
❸ ファンガード点滴用[50mg/生食液20mL] ※1
+5%糖液[100mL]
❶ ファンガード点滴用[75mg/生食液10mL]
❶ フィジオ35輸液[500mL]
❶ フィジオ140輸液[500mL]
❶ フィニバックス点滴静注用
[0.25g/生食液100mL]
❸ フィニバックス点滴静注用 ※1
[0.5g/生食液100mL]
❸ フェジン静注[40mg/2mL]
❸ フェジン静注[40mg/2mL] ※1
❸ フェジン静注[40mg/2mL]+5%糖液[20mL] ※1
❸ フェジン静注[40mg/2mL]+5%糖液[100mL] ※1
❶ フェンタニル注射液「テルモ」[0.25mg/5mL]
❸ フェンタニル注射液「テルモ」 ※1
[0.25mg/5mL]
❶ フェンタニル注射液「テルモ」[0.5mg/10mL]
❶ 注射用フサン[10mg/注射用水5mL]
❶ 注射用フサン[50mg/注射用水]
❶ ブスコパン注[20mg/1mL]
❶ フラグミン静注[5000単位/5mL]
❶ フラビタン注射液[20mg/2mL]
❶ プリンペラン注射液[10mg/2mL]
❸ プリンペラン注射液[10mg/2mL] ※1
❶ フルマリン静注用[1g/注射用水10mL]
❶ ブレオ注射用[5mg/生食液2mL]
❶ プレセデックス静注液「ファイザー」
[200μg/2mL]
❶ 水溶性プレドニン[20mg/注射用水2mL]
❶ 水溶性プレドニン[50mg/注射用水5mL]
❸ 水溶性プレドニン[50mg/注射用水5mL] ※1
❸ 水溶性プレドニン[50mg/注射用水5mL] ※1
+5%糖液[20mL]
❸ 水溶性プレドニン[50mg/溶解液5mL] ※1
+5%糖液[100mL]
❶ プロスタルモン・F注射液[1000μg/1mL]
❶ プロスタンディン注射用[20μg/生食液5mL]
❶ ベストコール静注用[1g/注射用水10mL]
❶ ヘパリンNa注「モチダ」[5000単位/5mL]
❶ ペプレオ注射用[5mg/生食液5mL]
❶ ペルジピン注射液[2mg/2mL]
❶ ペルジピン注射液[10mg/10mL]
❶ ヘルベッサー注射用[10mg/生食液10mL]
❸ ヘルベッサー注射用[50mg/生食液5mL] ※1
❸ ヘルベッサー注射用[50mg/生食液5mL] ※1
+5%糖液[20mL]
❸ ヘルベッサー注射用[50mg/生食液5mL] ※1
+5%糖液[100mL]

ビーフリード

Column 1

- ❶ ヘルベッサー注射用 [50mg/生食液10mL]
- ❶ ペントシリン注射用 [1g/注射用水10mL]
- ❸ ペントシリン注射用 [2g/生食液10mL] ※1
- ❸ ペントシリン注射用 [2g/生食液10mL] ※1 +5%糖液[20mL]
- ❸ ペントシリン注射用 [2g/生食液10mL] ※1 +5%糖液[100mL]
- ❶ ホストイン静注 [750mg/10mL]
- ❸ ホスミシンS静注用 [2g/注射用水20mL]
- ❸ ホスミシンS静注用 [2g/注射用水20mL] ※1
- ❸ ホスミシンS静注用 [2g/注射用水20mL] ※1 +5%糖液[20mL]
- ❸ ホスミシンS静注用 [2g/注射用水20mL] ※1 +5%糖液[100mL]
- ❶ ボスミン注 [1mg/1mL]
- ❶ ポタコールR輸液 [500mL]
- ❶ ホリゾン注射液 [10mg/2mL]
- ❸ ホリゾン注射液 [10mg/2mL] ※1 +5%糖液[100mL]
- ❶ マイトマイシン注用 [2mg/注射用水5mL]
- ❶ マンニットールS注射液 [300mL]
- ❶ ミノマイシン点滴静注用 [100mg/注射用水5mL]
- ❶ ミラクリッド注射液 [5万単位/注射用水10mL]
- ❶ ミラクリッド注射液 [10万単位/注射用水10mL]
- ❶ ミリスロール注 [1mg/2mL]
- ❶ ミリスロール注 [10mg/20mL]
- ❸ ミリスロール注 [50mg/100mL] ※1
- ❶ メイセリン静注用 [1g/ビーフリード輸液10mL]
- ❶ メイロン静注7% [20mL]

Column 2

- ❸ メイロン静注7% [20mL] ※1
- ❸ メイロン静注7% [20mL] ※1 +5%糖液[20mL]
- ❸ メイロン静注7% [20mL] ※1 +5%糖液[100mL]
- ❶ メイロン静注7% [60mL]
- ❶ メキシチール点滴静注 [125mg/5mL]
- ❶ メソトレキセート点滴静注液 [200mg/8mL]
- ❶ メタボリンG注射液 [10mg/1mL]
- ❶ メチコバール注射液 [500μg/1mL]
- ❸ メロペン点滴用 [0.5g/生食液20mL] ※1
- ❸ メロペン点滴用 [0.5g/生食液20mL] ※1 +5%糖液[20mL]
- ❸ メロペン点滴用 [0.5g/生食液20mL] ※1 +5%糖液[100mL]
- ❶ メロペン点滴用 [0.5g/ビーフリード輸液10mL]
- ❸ モルヒネ塩酸塩注射液「第一三共」 ※1 [200mg/5mL]
- ❶ ユナシン-S静注用 [1.5g/注射用水10mL]
- ❸ ユナシン-S静注用 [1.5g/注射用水10mL] ※1
- ❸ ユナシン-S静注用 [1.5g/注射用水10mL] ※1 +5%糖液[20mL]
- ❸ ユナシン-S静注用 [1.5g/注射用水10mL] ※1 +5%糖液[100mL]
- ❶ ラクテック注 [500mL]
- ❶ ラジカット注 [30mg/20mL]
- ❶ ラシックス注 [20mg/2mL]
- ❶ ラシックス注 [100mg/10mL]
- ❸ ラシックス注 [100mg/10mL] ※1

Column 3

- ❸ ラシックス注 [100mg/10mL] ※1 +5%糖液[20mL]
- ❸ ラシックス注 [100mg/10mL] ※1 +5%糖液[100mL]
- ❶ ラステット注 [100mg/5mL]
- ❸ ラステット注 [100mg/5mL] ※1
- ❸ ラステット注 [100mg/5mL] ※1 +5%糖液[20mL]
- ❸ ラステット注 [100mg/5mL] ※1 +5%糖液[100mL]
- ❶ 硫酸Mg補正液 [1mEq/mL(20mL)]
- ❶ リンコシン注射液 [600mg/2mL]
- ❶ リン酸2カリウム注 [20mEq/20mL]
- ❶ リン酸Na補正液 [0.5mmoL/mL(20mL)]
- ❶ リン酸Na補正液 [0.5mmoL/mL(40mL)]
- ❶ リン酸Na補正液 [0.5mmoL/mL(60mL)]
- ❶ リン酸Na補正液 [0.5mmoL/mL(80mL)]
- ❸ リンデロン注(0.4%) [20mg/5mL] ※1
- ❸ リンデロン注(0.4%) [20mg/5mL] ※1 +5%糖液[20mL]
- ❸ リンデロン注(0.4%) [20mg/5mL] ※1 +5%糖液[100mL]
- ❶ リンデロン注 [20mg/5mL]
- ❶ レプチラーゼ注 [1単位/1mL]
- ❶ レペタン注 [0.2mg/1mL]
- ❶ レペタン注 [0.3mg/1mL]
- ❶ ワゴスチグミン注 [0.5mg/1mL]
- ❶ ワソラン静注 [5mg/2mL]

本品容量： ❶ 500mL, ❷ 1000mL, ❸ 等量

- いずれも残存率データなし.
- ※1　側管投与を想定し3hrまで外観変化を確認し変化なし.
- ※2　微黄色澄明 (24hr).

📄 ビーフリード輸液配合変化表 (株式会社大塚製薬工場医療関係者向け情報サイト 2021年3月)

ビカー

ビカーボン （陽進堂）

輸液：500mL/バッグ

分類 輸液・栄養製剤（重炭酸リンゲル液）

［pH変動スケール］

500mL製剤

（規格pH：6.8〜7.8）

0	1	2	3	4	5	6	7	8	9	10	11	12	13	14

| — | ←10mL | | 10mL→ | — |

1.61　　　　　　6.81　　　　　12.36

⚠ 注意事項

DEHP・PVC	フィルター	閉鎖システム
—	—	—

調剤時の注意
品質保持のためガス不透過性の外袋に封入されているので，外袋は使用直前まで開封しないこと．

［配合変化データ （文献に基づく判定）］

Ａ 直接法

本品容量	配合不可		
100mL	シプロキサン注 [300mg/150mL]	白色懸濁 (直後)	
	ペルジピン注射液 [24g/24mL]	微黄色乳濁 (直後)	
500mL	アレビアチン注 [250mg/5mL]	白色懸濁 (直後)	
	イソゾール注射用 [500mg/注射用水20mL]	白色沈殿 (直後)	
	ソルダクトン静注用 [200mg/注射用水2mL×3]	白色懸濁 (直後)	
	ビソルボン注 [4mg/2mL]	微白色澄明 (直後)	
	ラボナール注射用 [500mg/注射用水20mL]	白色沈殿 (直後)	

配合可

- ④ 1％ディプリバン注 [200mg/20mL]
- ④ アクトシン注射用 [300mg/注射用水5mL]
- ④ アタラックス-P注射液 [50mg/1mL]
- ④ アデホス-Lコーワ注 [20mg/2mL]
- ④ アドナ注 (静脈用) [50mg/10mL]
- ④ アトニン-O注 [5U/1mL]
- ④ アトロピン硫酸塩注「タナベ」 [0.5mg/1mL]
- ④ アナフラニール点滴静注液 [25mg/2mL]
- ④ アプレゾリン注射用 [20mg]
- ④ アミカシン硫酸塩注射液「日医工」 [200mg/2mL]
- ④ アリナミンF注 [100mg/2mL]
- ④ イノバン注 [50mg/2.5mL]
- ④ インデラル注射液 [2mg/2mL]
- ④ ウロナーゼ静注用 [240000U/5％ブドウ糖注射液250mL]
- ④ ヱフェドリン「ナガヰ」注射液 [40mg/1mL]
- ④ 注射用エフオーワイ [200mg/注射用水2mL]
- ④ 注射用エフオーワイ [300mg/注射用水3mL]
- ④ 注射用エフオーワイ [400mg/注射用水4mL]
- ④ 注射用エフオーワイ [600mg/注射用水6mL]
- ④ 注射用エフオーワイ [800mg/注射用水8mL]
- ④ 注射用エフオーワイ [1000mg/注射用水10mL]
- ④ 塩化Ca補正液1mEq/mL [40mEq/40mL]
- ④ 大塚糖液50％ [58mL(糖濃度5％)]
- ❶❷ オノアクト点滴静注用 [100mg/10mL(1Vを注射用水5mLで溶解)]
- ④ カイトリル注 [3mg/3mL]
- ④ ガスター注射液 [20mg/注射用水1mL]
- ④ カルチコール注射液8.5％ [425mg/5mL]
- ④ 強力ネオミノファーゲンシー静注 [20mL]
- ④ ゲンタシン注 [40mg/1mL]
- ④ サイレース静注 [2mg/1mL]
- ④ ジギラノゲン注 [0.4mg/2mL]

- ④ ジゴシン注 [0.25mg/1mL]
- ④ シンビット静注用 [50mg/生食液10mL]
- ④ スキサメトニウム注40「マルイシ」 [20mg/1mL]
- ④ スルペラゾン静注用 [1g/注射用水10mL]
- ④ セファメジンα注射用 [1g/注射用水10mL]
- ④ セファランチン注 [10mg/2mL]
- ④ セフメタゾン静注用 [1g/注射用水10mL]
- ④ セルシン注射液 [10mg/2mL]
- ④ ソセゴン注射液 [15mg/1mL]
- ❷ ソリタ-T2号輸液 [100mL]
- ④ ソル・コーテフ注射用 [40mg/注射用水1mL]
- ④ ソル・コーテフ注射用 [100mg/2mL]
- ④ タチオン注射用 [200mg/注射用水3mL]
- ④ ダラシンS注射液 [600mg/4mL]
- ④ チアミン塩化物塩酸塩注「フソー」 [20mg/1mL]
- ④ チエナム点滴静注用 [0.5g/生食液50mL]
- ④ ドブトレックス注射液 [100mg/5mL]
- ④ ドプラム注射液 [400mg/20mL]
- ④ トランサミン注10％ [1g/10mL]
- ④ ドルミカム注射液 [10mg/2mL] ※1
- ④ ニコリン注射液 [250mg/2mL]
- ④ ニトプロ持続静注用 [30mg/10mL]
- ④ ニトロール点滴静注 [50mg/50mL]
- ④ ネオシネジンコーワ注 [1mg/1mL]
- ④ ネオフィリン注 [250mg/10mL]
- ④ ネオラミン・スリービー液 (静注用) [10mL]
- ④ ノバスタンHI注 [10mg/2mL]
- ④ ノルアドリナリン注 [1mg/1mL]
- ④ ハイスコ皮下注 [0.5mg/1mL]
- ④ パニマイシン注射液 [100mg/2mL]
- ④ ハベカシン注射液 [100mg/2mL]

- ④ 塩酸バンコマイシン点滴静注用 [500mg/注射用水10mL]
- ④ パンスポリン静注用 [250mg/注射用水10mL]
- ④ パントール注射液 [500mg/2mL]
- ④ パントシン注 [200mg/2mL]
- ④ ハンプ注射用 [1000μg/注射用水10mL]
- ④ ビクシリン注射用 [1g/生食液3mL]
- ④ ビスラーゼ注射液 [20mg/2mL]
- ④ ビタシミン注射液 [500mg/2mL]
- ④ ビタメジン静注用 [1V/注射用水20mL]
- ④ ピトレシン注射液 [20U/1mL]
- ④ ヒドロコルチゾンコハク酸エステルNa静注用「NIG」 [100mg/生食液2mL]
- ④ 注射用フサン [10mg/注射用水1mL]
- ④ 注射用フサン [20mg/注射用水2mL]
- ④ 注射用フサン [50mg/注射用水5mL]
- ④ ブスコパン注 [20mg/1mL]
- ④ プリンペラン注射液 [10mg/2mL]
- ④ フルマリン静注用 [1g/注射用水10mL]
- ④ プロタノールL注 [1mg/5mL]
- ④ ヘパリンカルシウム注「AY」 [10000U/10mL]
- ④ ヘパリンナトリウム注「AY」 [10000U/10mL]
- ④ ヘルベッサー注射用 [10mg]
- ④ ヘルベッサー注射用 [50mg/注射用水5mL]
- ④ ペントシリン注射用 [1g/注射用水10mL]
- ④ ホスミシンS静注用 [2g/生食液20mL]
- ④ ボスミン注 [1mg/1mL]
- ④ ミノサイクリン塩酸塩点滴静注用「サワイ」 [100mg/注射用水5mL]
- ④ ミラクリッド注射液 [100000U/2mL]
- ④ ミリスロール注 [5mg/10mL]
- ④ ミルリーラ注射液 [10mg/10mL]
- ④ メキシチール点滴静注 [125mg/5mL]
- ④ メロペン点滴用 [500mg/生食液10mL]

305

ヒ

❹ ラジカット注[30mg/20mL]

❸ ラジカット注[30mg/20mL＋生食液100mL]

❹ ラシックス注[20mg/2mL]

❹ リスモダンP静注[50mg/5mL]

❹ リンコシン注射液[600mg/2mL]

❹ レペタン注[0.2mg/1mL]

❹ ローヘパ透析用[5000U/10mL]

❹ ロピオン静注[50mg/5mL]

❹ ワゴスチグミン注[0.5mg/1mL]

❹ ワソラン静注[5mg/2mL]

本品容量：❶ 10mL，❷ 100mL，❸ 120mL，❹ 500mL

いずれも残存率データはないが，外観変化なし（24hr）（※1を除く）．

※1　急速に混合した場合，白濁することがある．

B I.V.Push法

・本ライン500mL/hrに側管投与．

配合不可	
ビソルボン注 [4mg/2mL]	白色懸濁(直後)
ペルジピン注射液 [2mg/2mL]	白色懸濁(直後)
配合可	

・イソゾール注射用[500mg/注射用水20mL]

・シプロキサン注[300mg/150mL]

・ドパミン塩酸塩点滴静注「武田テバ」[200mg/200mL]

・ヒドロコルチゾンコハク酸エステルNa静注用「NIG」[100mg/生食液2mL]

・ブスコパン注[20mg/1mL]

・ラジカット注[30mg/20mL]＋生食液[100mL]

・ラボナール注射用[500mg/注射用水20mL]

・いずれも残存率データなし，外観変化データは配合直後のみ．

ビカーボン輸液配合変化一覧表（2013年11月作成）
ビカーボン輸液インタビューフォーム（2017年8月改訂）

ビカネイト (大塚製薬工場)

輸液：500mL/バッグ，1000mL/バッグ

分類 輸液・栄養製剤（重炭酸リンゲル液）

[pH変動スケール]

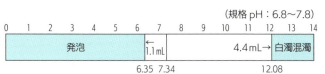

注意事項

DEHP・PVC	フィルター	閉鎖システム
ー	ー	ー

調剤時の注意

カルシウム塩を含有するため，クエン酸加血液と混合すると凝血を起こす恐れがあるので注意すること．リン酸イオンおよび炭酸イオンと沈殿を生じるので，リン酸塩または炭酸塩を含む製剤と配合しないこと．

[配合変化データ（文献に基づく判定）]

本品容量	配合不可	
500mL	アレビアチン注 [250mg/5mL]	白色混濁(直後)
	イソゾール注射用 [0.5g/添付溶解液20mL]	白色混濁(1hr)
	注射用エフオーワイ [500mg/注射用水1mL]	白色混濁(6hr)
	ダントリウム静注用 [20mg/注射用水60mL]	微黄色混濁(直後)
	パズクロス点滴静注液 [300mg/100mL]	白色混濁(6hr)
	ファンギゾン注射用 [50mg/注射用水10mL]	微黄色混濁(直後)
	注射用フサン [50mg/5%ブドウ糖液20mL]	白色混濁(6hr)
	ペルジピン注射液 [25mg/25mL]	白色混濁(直後)
	ラボナール注射用 [0.5g/添付溶解液20mL]	白色混濁(直後)
等量	アタラックス-P注射液 [50mg/1mL]	白色混濁(3hr)
	アレビアチン注 [250mg/5mL]+5%ブドウ糖液 [45mL]	白色混濁(直後)
	イソゾール注射用 [0.5g/添付溶解液20mL]	白色混濁(1hr)
	ケタラール静注用 [200mg/20mL]	白色混濁(1hr)
	セルシン注射液 [10mg/2mL]	微黄色混濁(直後)
	セレネース注 [5mg/1mL]+5%ブドウ糖液 [49mL]	白色混濁(3hr)
	タンボコール静注 [50mg/5mL]+5%ブドウ糖液 [15mL]	白色混濁(2hr)
	デカドロン注射液 [6.6mg/2mL]+生食液 [100mL]	白色混濁(3hr)
	ドブトレックス注射液 [100mg/5mL]+5%ブドウ糖液 [11mL]	白色混濁(直後)
	ドルミカム注射液 [10mg/2mL]+5%ブドウ糖液 [8mL]	白色混濁(直後)
	パシル点滴静注液 [500mg/100mL]	白色混濁(直後)
	塩酸バンコマイシン点滴静注用 [0.5g/注射用水10mL]+生食液 [100mL]	白色混濁(3hr)
	ビソルボン注 [4mg/2mL]	白色混濁(直後)
	プリンペラン注射液 [10mg/2mL]	白色混濁(3hr)
	ペルジピン注射液 [10mg/10mL]	白色混濁(直後)
	ボスミン注 [1mg/1mL]	白色混濁(直後)
	ポララミン注 [5mg/1mL]	白色混濁(3hr)
	レペタン注 [0.3mg/1.5mL]	白色混濁(直後)

配合可

- ❶ 5-FU注 [250mg/5mL]
- ❶ K.C.L.点滴液15% [20mEq/20mL]
- ❶ アタラックス-P注射液 [50mg/1mL]
- ❷ アデホス-Lコーワ注 [40mg/2mL] ※1
- ❶ アドナ注（静脈用）[100mg/20mL]
- ❶ アトニン-O注 [5単位/1mL]

ビカネイト

❶ アトロピン硫酸塩注「タナベ」[0.5mg/1mL]
❷ アトロピン硫酸塩注「タナベ」※1 [0.5mg/1mL]
❶ アミカシン硫酸塩注射液「日医工」[200mg/2mLmL]
❷ アミサリン注[100mg/1mL]※1 +5%ブドウ糖液[24mL]
❶ アリナミンF注[100mg/20mL]
❷ アルチバ静注用[5mg/生食液50mL]※1
❷ アロキシ静注[0.75mg/5mL]※1
❶ イノバン注[100mg/5mL]
❷ イノバン注[100mg/5mL]+5%ブドウ糖液[95mL]※1
❶ インデラル注射液[2mg/2mL]
❷ インデラル注射液[2mg/2mL]+5%ブドウ糖液[18mL]
❶ エクサシン注射液[400mg/2mL]
❷ エスラックス静注[25mg/2.5mL]※1
❷ ヱフェドリン「ナガヰ」注射液[40mg/1mL]※1
❷ エリスロシン点滴静注用※1 [500mg/注射用水10mL]+生食液[100mL]
❶ 塩化Ca補正液[20mEq/20mL]
❶ カイトリル注[3mg/3mL]
❶ ガスター注射液[20mg/2mL]
❷ 注射用カタクロット[40mg/5mL]※1 +生食液[100mL]
❶ カルチコール注射液8.5%[10mL]
❶ 静注用キシロカイン2%[20mg/1mL]
❷ 静注用キシロカイン2%[20mg/1mL]※1
❶ 強力ネオミノファーゲンシー静注[20mL]
❶ ケイツーN静注[10mg/2mL]
❷ サンリズム注射液[50mg/5mL]※1 +5%ブドウ糖液[45mL]
❷ シグマート注[12mg/5%ブドウ糖液12mL]※1
❶ シグマート注[48mg/生食液10mL]
❷ ジゴシン注[0.25mg/1mL]※1 +5%ブドウ糖液[95mL]
❷ シベノール静注[70mg/5mL]※1 +5%ブドウ糖液[15mL]
❷ スキサメトニウム注「マルイシ」※1 [100mg/5mL]
❷ スルペラゾン静注用[1g/生食液100mL]※1
❶ スルペラゾン静注用[1g/注射用水10mL]
❷ セファゾリンNa点滴静注用「オーツカ」※1 [1g/添付溶解液100mL]
❶ セファランチン注[10mg/2mL]
❷ セフメタゾン静注用[1g/生食液100mL]※1

❶ セルシン注射液[10mg/2mL]
❶ ゾシン静注用[4.5g]
❶ ソセゴン注射液[30mg/1mL]
❷ ゾビラックス点滴静注用※1 [250mg/生食液100mL]
❶ ソル・コーテフ静注用[1000mg/添付溶解液8mL]
❶ ソルダクトン静注用[100mg/注射用水10mL]
❶ ソルダクトン静注用[200mg/注射用水20mL]
❶ ソル・メドロール静注用[1000mg/添付溶解液16mL]
❶ 注射用タゴシッド[200mg/注射用水5mL]
❶ タチオン注射用[200mg/添付溶解液3mL]
❶ ダラシンS注射液[600mg/4mL]
❶ チエナム点滴静注用[0.5g/生食液100mL]
❷ 低分子デキストランL注[500mL]※1
❶ デカドロン注射液[3.3mg/1mL]
❶ ドパストン静注[25mg/10mL]※2
❶ ドプラム注射液[400mg/20mL]
❶ トランサミン注10%[10mL]
❶ ドルミカム注射液[10mg/2mL]
❷ ニトロール点滴静注[5mg/10mL]※1
❶ ネオフィリン注[250mg/10mL]
❶ ネオラミン・スリービー液(静注用)[10mL]
❶ ノイロトロピン注射液[3.6U/3mL]
❶ ノルアドリナリン注[1mg/1mL]
❷ バクトラミン注[5mL]+生食液[100mL]※1
❷ ハベカシン注射液[100mg/2mL]※1 +生食液[100mL]
❶ 塩酸バンコマイシン点滴静注用[0.5g/注射用水10mL]
❶ パンスポリン静注用[1g/注射用水20mL]※3
❶ パントール注射液[500mg/2mL]
❶ パントシン注10%[200mg/2mL]
❶ ハンプ注射用[1000単位/注射用水10mL]
❷ 注射用ビクシリンS[1g/生食液100mL]※1
❶ ビソルボン注[4mg/2mL]
❶ ビタシミン注射液[500mg/2mL]
❶ ヒューマリンR注100単位/mL[1000単位/10mL]
❶ ファーストシン静注用[1g/生食液20mL]
❷ ファンガード点滴用[50g/生食液100mL]※1
❷ フィニバックス点滴静注用※1 [0.25g/生食液100mL]
❷ フェンタニル注射液[0.1mg/2mL]※1
❷ 注射用フサン[10mg/5%ブドウ糖液50mL]※1

❶ ブスコパン注[20mg/1mL]
❶ フラグミン静注[5000単位/5mL]
❶ プリンペラン注射液[10mg/2mL]
❶ フルマリン静注用[1g/注射用水10mL]
❷ プロジフ静注液[100mg/1.25mL]※1 +生食液[100mL]
❶ プロスタルモン・F注射液[1000μg/1mL]
❶ プロスタンディン点滴静注用[500μg/生食液25mL]
❷ プロタノール注[0.2mg/1mL]※1 +5%ブドウ糖液[199mL]
❷ 注射用ペニシリンGカリウム※1 [100万単位/生食液100mL]
❶ ヘパリンNa注[5000単位/5mL]
❷ ヘルベッサー注射用※1 [50mg/5%ブドウ糖液16mL]
❶ ヘルベッサー注射用[250mg/生食液5mL]
❶ ペントシリン注射用[2g/注射用水8mL]
❷ ホスミシンS静注用※1 [2g/5%ブドウ糖液100mL]
❶ ホスミシンS静注用[2g/注射用水40mL]
❶ ホリゾン注射液[10mg/2mL]
❶ 静注用マグネゾール[2g/20mL]
❷ 静注用マグネゾール[2g/20mL]※1
❷ ミノマイシン点滴静注用※4 [100g/生食液100mL]
❷ ミラクリッド注射液[10万単位/2mL]
❷ ミリスロール注[5mg/10mL]※1
❶ メイロン静注7%[20mL]
❶ メイロン静注7%[40mL]
❷ メキシチール点滴静注[125mg/5mL]※1 +5%ブドウ糖液[15mL]
❶ メロペン点滴[0.5g]
❷ ユナシン-S静注用[1.5g/注射用水10mL]
❷ ラジカット注[30mg/20mL]+生食液[100mL]※1
❷ ラシックス注[20mg/2mL]※1
❶ ラシックス注[100mg/10mL]
❷ リスモダンP静注[50mg/5mL]※1 +5%ブドウ糖液[45mL]
❶ 硫酸Mg補正液[20mEq/20mL]
❶ リン酸Na補正液[10mmol/20mL]
❶ リンデロン注(2%)[100mg/5mL]
❶ ワゴスチグミン注[0.5mg/1mL]
❷ ワソラン静注[5mg/2mL]+5%ブドウ糖液[18mL]※1

本品容量：❶ 500mL, ❷ 等量

- いずれも残存率データなし.
※1 側管投与を想定して3hrまで外観変化を確認し変化なし.
※2 外観変化なし(6hr), 24hr後に微褐色澄明, 6hr以内の投与であれば配合可.
※3 微黄色澄明(3hr).
※4 側管投与を想定して3hrまで外観変化を確認し, 淡黄色澄明を呈する.

📄 ビカネイト輸液配合変化表(2022年4月作成)

ビクシリン [アンピシリンナトリウム] (Meiji Seikaファルマ)

注射用：0.25g/V, 0.5g/V, 1g/V, 2g/V
分類 抗菌薬（ペニシリン系抗菌薬）

[pH変動スケール]

1g/注射用水4mL　　　　　　　　　（規格pH：8.0〜10.0）

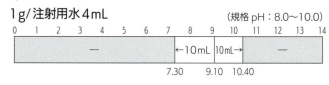

注意事項

DEHP・PVC	フィルター	閉鎖システム
—	—	—

[配合変化データ（文献に基づく判定）]

本品濃度	配合不可	
2g/注射用水5mL	KN3号輸液 [100mL]	90.4%→84.3%(3hr→6hr), 無色〜微黄色澄明(24hr)
	アミノレバン点滴静注 [100mL]	100%→87.6%(直後→1hr)
	ヴィーンD輸液 [100mL]	91.5%→85.2%(3hr→6hr), 無色〜微黄色澄明(24hr)
	ウテメリン注 [50mg/1A/5%ブドウ糖液100mL]	92.9%→87.6%(3hr→6hr)
	ソリタ-T3号輸液 [100mL]	95.1%→87.6%(1hr→3hr), 無色〜微黄色澄明(24hr)
	ソルデム1輸液 [100mL]	90.2%→85.1%(3hr→6hr)
	ソルデム3A輸液 [100mL]	95.2%→87.2%(1hr→3hr)
	ネオパレン1号輸液 [100mL]	96.2%→87.1%(1hr→3hr), 黄色澄明(24hr)
	ハイカリック液-1号 [100mL]	93.9%→88.4%(1hr→3hr), わずかな白濁(直後)
	ハイカリック液-2号 [100mL]	92.6%→86.4%(1hr→3hr), わずかな白濁(直後)
	ピーエヌツイン-2号輸液 [100mL]	89.9%(1hr)
	ビーフリード輸液 [100mL]	94.2%→85.0%(1hr→3hr)
	配合可	

- KCL補正液1mEq/mL [1V/生食液100mL]
- アザクタム注射用 [0.5g/V/生食液100mL]
- ガスター注射液 [20mg/V/生食液100mL]
- クラフォラン注射用 [1g/V/生食液100mL]
- ゲンタシン注 [40mg/1A/生食液100mL] ※1
- ソルアセトF輸液 [100mL] ※1
- デカドロン注射液 [6.6mg/V/生食液100mL]
- ハベカシン注射液 [100mg/V/生食液100mL] ※1
- バンコマイシン塩酸塩「MEEK」 ※1 [0.5g/V/生食液100mL]
- プリンペラン注射液 [10mg/1A/生食液100mL]
- ヘパリンNa注「モチダ」 [5千単位/5mL/1A/生食液100mL]
- ラクテック注 [100mL] ※1
- ラシックス注 [20mg/1A/生食液100mL]
- ロセフィン静注用 [1g/V/生食液100mL] ※1

本品濃度：2g/注射用水5mL

※1 残存率90%以上→90%未満(6hr→24hr), 外観変化なし(24hr), 6hr以内の投与であれば配合可.

ビクシリン注射用インタビューフォーム（2020年9月改訂）

ピシバニール [溶連菌抽出物] (中外製薬)

注射用：1KE/V，5KE/V

分類 抗悪性腫瘍薬 (溶連菌抽出物)

[pH変動スケール]

・規格pH：6.0～7.5
・pH変動試験のデータなし

⚠️ 注意事項

DEHP・PVC	フィルター	閉鎖システム
―	―	―

[配合変化データ (文献に基づく判定)]

配合不可	
5-FU注	沈殿(1hr)
アクラシノン	橙黄混濁(直後)
アドリアシン	沈殿(3hr)
イノバン	微濁(3hr)
イホマイド	経時的にpH低下
エクザール	沈殿(3hr)
エフオーワイ	微濁(直後)
エンドキサン	経時的にpH低下, 沈殿(3hr)
オンコビン	沈殿(6hr)
カルボカイン	沈殿(8hr)
キシロカイン	沈殿(24hr)
キロサイド	沈殿
コスメゲン	着色(直後), 沈殿(6hr)
サイメリン	経時的にpH低下, 着色(直後)
スルペラゾン	経時的にpH低下, 着色(直後)
ゾビラックス	経時的にpH低下
ソリタ-T4号輸液	沈殿(6hr)
ソルダクトン	沈殿(2hr)
ダウノマイシン	着色(直後), 沈殿(3hr)
ダカルバジン	白濁→淡褐白濁(24hr)
チエナム	経時的にpH低下, 着色(直後)
ノイロトロピン [1.2単位]	白濁
フィルデシン	沈殿(24hr)
ブレオ	沈殿(6hr)
ベストコール	淡黄微濁→燈黄微濁(24hr)
ボスミン	経時的にpH低下, 懸濁(微白濁→微浮遊物)
マイトマイシン	着色(直後), 沈殿(6hr)
メイセリン	経時的にpH低下, 白濁→淡黄白濁(3hr)
メソトレキセート	着色(直後), 沈殿(6hr)
ラステット	乳濁(直後)
レペタン	沈殿(6hr)
ロイナーゼ	経時的にpH上昇, 沈殿(6hr)
ロセフィン	着色(直後)

・配合容量は不明.

📄 ピシバニール注射用インタビューフォーム (2018年6月改訂)

ビソル

ビソルボン ［ブロムヘキシン塩酸塩］（サノフィ）

注：4mg/2mL/管

分類 去痰薬, 呼吸障害改善薬, 喘息治療薬（気道粘液溶解薬）

［pH変動スケール］

4mg製剤

（規格pH：2.2〜3.2）

0	1	2	3	4	5	6	7	8	9	10	11	12	13	14

—	←10mL	0.2mL→	白濁

1.32　　2.81　　　4.71

⚠ 注意事項

DEHP・PVC	フィルター	閉鎖システム
—	—	—

［配合変化データ（実験に基づく判定）］

本品規格	配合可		
4mg/2mL	・ヴィーンD輸液[500mL]	・生食液[100mL]	・ソルデム3A輸液[500mL]

・外観変化なし（24hr），ビソルボンのスポットが配合後の濃度では感度が足りず検出が困難であるためTLC未実施.

📄 ビソルボン注4mgインタビューフォーム
　山口東京理科大学実験データ

ヒ

ビタジェクト （テルモ）

注キット：1セット（A液・B液各5mL）
分類 ビタミン製剤（高カロリー輸液用総合ビタミン製剤）

[pH変動スケール]

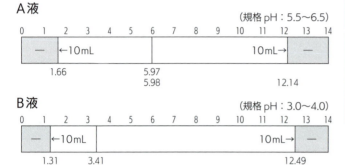

注意事項

DEHP・PVC	フィルター	閉鎖システム
×	―	―

調剤時の注意

ビタミンの光分解を防ぐため，遮光カバー（橙黄褐色ポリエチレン製カバー等）で輸液瓶または輸液バッグを被覆して使用すること．

[配合変化データ（文献に基づく判定）]

本品容量	配合不可（室温，散光下）	
1セット	ハイカリックRF輸液 [500mL]＋キドミン輸液 [200mL]	ビタミンC残存率81.1%(6hr)
	ハイカリックRF輸液 [500mL]＋ネオアミユー輸液 [200mL]	ビタミンC残存率74.7%(6hr)
	ピーエヌツイン-1号輸液 [1000mL]	ビタミンA残存率85.5%(6hr)，ビタミンK残存率88.1%(6hr)
	ピーエヌツイン-2号輸液 [1100mL]	ビタミンB_2残存率89.0%(6hr)
	ピーエヌツイン-3号輸液 [1200mL]	ビタミンK_1残存率89.5%(6hr)

配合可（室温，遮光下）

- ハイカリックRF輸液 [500mL] ※1 ＋キドミン輸液 [200mL]
- ハイカリックRF輸液 [500mL] ＋ネオアミユー輸液 [200mL]
- ピーエヌツイン-1号輸液 [1000mL]
- ピーエヌツイン-2号輸液 [1100mL]
- ピーエヌツイン-3号輸液 [1200mL]

本品容量：1セット

※1　ビタミンC残存率90%以上→90%未満（12hr→24hr），外観変化なし（24hr），12hr以内の投与であれば配合可．

ビタジェクトインタビューフォーム（2007年12月作成）

ビタシミン [アスコルビン酸]（武田薬品工業）

注射液：100mg/1mL/A，500mg/2mL/A

分類 ビタミン製剤（ビタミンC製剤）

[pH変動スケール]

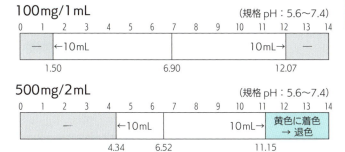

100mg/1mL （規格pH：5.6〜7.4）
←10mL：1.50　6.90　10mL→：12.07

500mg/2mL （規格pH：5.6〜7.4）
←10mL：4.34　6.52　10mL→：11.15　黄色に着色→退色

注意事項

DEHP・PVC	フィルター	閉鎖システム
—	—	—

[配合変化データ（文献に基づく判定）]

本品規格	配合不可	
100mg/1mL	5％果糖 [500mL]	84.6%(0.25hr)
	5％ブドウ糖液 [500mL]	91.9%→88.4%(1hr→2hr)
	注射蒸留水 [500mL]	90.2%→70.2%(5hr→24hr)
	フィジオゾール3号輸液 [500mL]	92.6%→87.7%(2hr→3hr)
	リンゲル液 [500mL]	92.5%→89.0%(3hr→4hr)

本品規格	配合可	
100mg/1mL	・生食液 [500mL]	・ハルトマンD液 [500mL]

ビタシミン注射液インタビューフォーム（2017年3月改訂）

ビタメジン [リン酸チアミンジスルフィド・ピリドキシン塩酸塩・シアノコバラミン]

静注用

分類 ビタミン製剤（ビタミンB_1誘導体・B_6・B_{12}配合薬）

（アルフレッサファーマ）

［pH変動スケール］

- 規格pH：約4.5
- pH変動試験のデータなし

⚠ 注意事項

DEHP・PVC	フィルター	閉鎖システム
－	－	－

調剤時の注意

投与時，ビタミンの光分解を防ぐため，遮光に留意すること．

［配合変化データ（文献に基づく判定）］

	条件	判定	
EL-3号輸液 [500mL]	遮光下	配合可	ビタミンB_{12}残存率98.6%→85.6%(6hr→24hr), 6hrまで配合可
	散光下	配合不可	ビタミンB_{12}残存率97.7%→84.5%(1hr→6hr)
アクチット輸液 [500mL]	遮光下	配合可	ビタミンB_{12}残存率96.9%→85.4%(6hr→24hr), 6hrまで配合可
	散光下	配合不可	ビタミンB_{12}残存率98.5%→80.1%(1hr→6hr)
ヴィーンD輸液 [500mL]	遮光下	配合可	ビタミンB_{12}残存率98.2%→82.1%(6hr→24hr), 6hrまで配合可
	散光下	配合不可	ビタミンB_{12}残存率97.7%→83.8%(1hr→6hr)
ヴィーンF輸液 [500mL]	遮光下	配合可	ビタミンB_{12}残存率98.5%→89.2%(6hr→24hr), 6hrまで配合可
	散光下	配合可	ビタミンB_{12}残存率90.2%→70.3%(6hr→24hr), 6hrまで配合可
大塚糖液5% [100mL]	遮光下	配合可	
	散光下	配合不可	ビタミンB_{12}残存率98.6%→85.9%(1hr→6hr)
強力ネオミノファーゲンシー [20mL]	遮光下	配合不可	ビタミンB_1残存率100%→32.7%(直後→1hr)
	散光下	配合不可	ビタミンB_1残存率91.6%→78.7%(1hr→6hr)
グリセオール注 [200mL]	遮光下	配合不可	ビタミンB_1残存率100.2%→89.3%(1hr→6hr)
	散光下	配合不可	ビタミンB_1残存率99.0%→69.7%(1hr→6hr)
生食液 [100mL]	遮光下	配合可	
	散光下	配合可	ビタミンB_{12}残存率98.6%→89.0%(1hr→6hr)
ソリタ-T1号輸液 [500mL]	遮光下	配合可	ビタミンB_{12}残存率96.8%→85.2%(6hr→24hr), 6hrまで配合可
	散光下	配合不可	ビタミンB_{12}残存率99.1%→86.5%(1hr→6hr)
ソリタ-T2号輸液 [500mL]	遮光下	配合可	ビタミンB_{12}残存率96.1%→83.3%(6hr→24hr), 6hrまで配合可
	散光下	配合不可	ビタミンB_{12}残存率99.5%→87.0%(1hr→6hr)
ソリタ-T3号輸液 [500mL]	遮光下	配合可	ビタミンB_{12}残存率96.4%→82.7%(6hr→24hr), 6hrまで配合可
	散光下	配合不可	ビタミンB_{12}残存率98.4%→88.1%(1hr→6hr)
ソリタ-T4号輸液 [500mL]	遮光下	配合可	ビタミンB_{12}残存率90.8%→77.5%(6hr→24hr), 6hrまで配合可
	散光下	配合不可	ビタミンB_{12}残存率98.3%→60.9%(1hr→6hr)
ソリタックス-H輸液 [500mL]	遮光下	配合可	ビタミンB_{12}残存率98.4%→89.3%(6hr→24hr), 6hrまで配合可
	散光下	配合不可	ビタミンB_{12}残存率98.9%→82.3%(1hr→6hr)
ソルデム3A輸液 [500mL]	遮光下	配合不可	ビタミンB_{12}残存率99.3%→89.9%(1hr→6hr)
	散光下	配合不可	ビタミンB_{12}残存率96.4%→70.7%(1hr→6hr)
ハイカリックRF輸液 [500mL]	遮光下	配合不可	ビタミンB_{12}残存率100.3%→89.8%(1hr→6hr)
	散光下	配合不可	ビタミンB_{12}残存率97.7%→67.5%(1hr→6hr)
ハイカリック液-1号 [700mL]	遮光下	配合不可	ビタミンB_{12}残存率96.7%→81.8%(6hr→24hr)
	散光下	配合不可	ビタミンB_{12}残存率96.7%→80.3%(1hr→6hr)
ハイカリック液-2号 [700mL]	遮光下	配合不可	ビタミンB_{12}残存率97.0%→80.3%(6hr→24hr)
	散光下	配合不可	ビタミンB_{12}残存率96.7%→80.8%(1hr→6hr)
ハイカリック液-3号 [700mL]	遮光下	配合不可	ビタミンB_{12}残存率96.7%→76.7%(6hr→24hr)
	散光下	配合不可	ビタミンB_{12}残存率95.9%→80.3%(1hr→6hr)

ピーエヌツイン-1号輸液 [1000mL]	遮光下	配合不可	ビタミンB$_1$残存率100%→46.5%(直後→1hr)
	散光下	配合不可	ビタミンB$_1$残存率100%→52.6%(直後→1hr)
ピーエヌツイン-2号輸液 [1000mL]	遮光下	配合不可	ビタミンB$_1$残存率100%→32.8%(直後→1hr)
	散光下	配合不可	ビタミンB$_1$残存率100%→39.2%(直後→1hr)
ピーエヌツイン-3号輸液 [1000mL]	遮光下	配合不可	ビタミンB$_1$残存率100%→24.1%(直後→1hr)
	散光下	配合不可	ビタミンB$_1$残存率100%→32.1%(直後→1hr)
ビタシミン注射液 100mg「タケダ」[1mL]	遮光下	配合可	
	散光下	配合不可	ビタミンB$_{12}$残存率99.5%→80.3%(1hr→6hr)
フィジオ35輸液 [500mL]	遮光下	配合可	ビタミンB$_{12}$残存率97.6%→81.2%(6hr→24hr), 6hrまで配合可
	散光下	配合可	ビタミンB$_{12}$残存率91.5%→46.8%(6hr→24hr), 6hrまで配合可
フィジオゾール3号輸液 [500mL]	遮光下	配合可	ビタミンB$_{12}$残存率97.5%→81.7%(6hr→24hr), 6hrまで配合可
	散光下	配合可	ビタミンB$_{12}$残存率91.0%→47.2%(6hr→24hr), 6hrまで配合可
フルカリック1号輸液 [903mL]	遮光下	配合不可	ビタミンB$_1$残存率100%→27.6%(直後→1hr)
	散光下	配合不可	ビタミンB$_1$残存率100%→26.5%(直後→1hr)
フルカリック2号輸液 [1003mL]	遮光下	配合不可	ビタミンB$_1$残存率100%→19.5%(直後→1hr)
	散光下	配合不可	ビタミンB$_1$残存率100%→19.5%(直後→1hr)
フルカリック3号輸液 [1103mL]	遮光下	配合不可	ビタミンB$_1$残存率100%→14.3%(直後→1hr)
	散光下	配合不可	ビタミンB$_1$残存率100%→14.1%(直後→1hr)
ポタコールR輸液 [500mL]	遮光下	配合可	ビタミンB$_{12}$残存率98.4%→81.1%(6hr→24hr), 6hrまで配合可
	散光下	配合可	ビタミンB$_{12}$残存率91.2%→47.3%(6hr→24hr), 6hrまで配合可
ラクテックD輸液 [500mL]	遮光下	配合可	ビタミンB$_{12}$残存率97.4%→80.8%(6hr→24hr), 6hrまで配合可
	散光下	配合不可	ビタミンB$_{12}$残存率98.3%→78.8%(1hr→6hr)
ラクテックG輸液 [500mL]	遮光下	配合可	ビタミンB$_{12}$残存率98.2%→84.6%(6hr→24hr), 6hrまで配合可
	散光下	配合不可	ビタミンB$_{12}$残存率98.5%→82.1%(1hr→6hr)
ラクテック注 [500mL]	遮光下	配合可	ビタミンB$_{12}$残存率96.9%→85.1%(6hr→24hr), 6hrまで配合可
	散光下	配合不可	ビタミンB$_{12}$残存率97.5%→88.7%(1hr→6hr)

本品容量：1V/生食液20mL

ビタメジン静注用インタビューフォーム（2020年9月作成）

ヒトCRH「ニプロ」 [コルチコレリン (ヒト)] (ニプロESファーマ)

静注用：100μg/V

分類 機能検査薬 (視床下部・下垂体・副腎皮質系ホルモン分泌機能検査薬)

[pH変動スケール]

- 規格pH：7.0〜7.6
- pH変動試験のデータなし

注意事項

DEHP・PVC	フィルター	閉鎖システム
―	―	―

[配合変化データ (文献に基づく判定)]

配合可
• TRH注「ニプロ」[0.5mg/1mL]+LH-RH注「ニプロ」[0.1mg/1mL]+GRF (Human) [0.1mg/1mL]

本品濃度：0.1mg/生食液1mL

- 残存率データなし.
- GRF (Human)：株式会社ペプチド研究所の研究用試薬.

📄 TRH，LH-RH，CRH等配合変化試験結果報告書 (社内資料)

ピドキサール ［ピリドキサールリン酸エステル水和物］（太陽ファルマ）

注：10mg/1mL/A，30mg/1mL/A
分類 ビタミン製剤（活性型ビタミンB₆製剤）

［pH変動スケール］（山口東京理科大学実験データ）

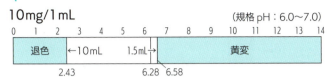

注意事項

DEHP・PVC	フィルター	閉鎖システム
—	—	—

調剤時の注意
本剤は微黄澄明液であるが，他剤と配合することにより，pHが上昇すれば黄色が強くなり，低下すれば澄明になる．

［配合変化データ（文献に基づく判定）］

配合不可	
K.C.L.点滴液15%	pH変動あり（低下），ピドキサールのIFではpH変動により色調変化が起こるとの記載があるが程度は不明
アクラシノン注射用	混濁
アスパラカリウム注10mEq	TLC変化，含量低下
アタラックス-P注射液	混濁→油状物分
アドリアシン注	綿状赤色沈殿析出
アナフラニール点滴静注液25mg+生食液	pH変動あり（低下），ピドキサールのIFではpH変動により色調変化が起こるとの記載があるが程度は不明
アプレゾリン注射用20mg	黄色ゼリー状沈殿
イノバン注	白色沈殿
注射用エフオーワイ	白濁
カルチコール注射液	沈殿
スルペラゾン静注用	pH変動あり（低下），ピドキサールのIFではpH変動により色調変化が起こるとの記載があるが程度は不明
セファランチン注10mg	白濁
セフォタックス注射用	pH変動あり（低下），ピドキサールのIFではpH変動により色調変化が起こるとの記載があるが程度は不明
タチオン注射用	リン酸ピリドキサールの含量低下，TLC変化
ネオフィリン注	HPLCの波形・TLCの変化
ノバミン筋注5mg	混濁
パパベリン塩酸塩注40mg「日医工」+5%ブドウ糖液	沈殿
パパベリン塩酸塩注40mg「日医工」+生食液	沈殿
注射用ビクシリンS500	pH変動あり（低下），ピドキサールのIFではpH変動により色調変化が起こるとの記載があるが程度は不明
ビタミンC注	pH上昇，TLC変化
ビタメジン静注用	TLC変化
ヒルナミン筋注25mg	混濁
ファンギゾン注射用	混濁→沈殿
マイトマイシン注用	配合薬剤であるマイトマイシンの力価が低下
メイロン	pH変動あり（低下），ピドキサールのIFではpH変動により色調変化が起こるとの記載があるが程度は不明
レプチラーゼ注	白色沈殿
ロイコン注射液	白色沈殿

・配合容量は不明．

ピドキサール注10mg/ピドキサール注30mgインタビューフォーム［2019年1月改訂（第3版）］
山口東京理科大学実験データ

ピトレシン20 [合成バソプレシン]（ファイザー）

注射液：20単位/1mL/A

分類 視床下部・下垂体ホルモン薬（脳下垂体後葉ホルモン薬）

[pH変動スケール]

20単位/1mL　　　　　　　　　　　　（規格pH：3.0〜4.0）

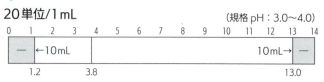

[配合変化データ（実験に基づく判定）]

本品規格	配合可
20単位/1mL	・生食液[100mL]

・外観変化なし（24hr），ピトレシンのスポットをUV照射およびニンヒドリン噴霧のどちらでも検出できなかったためTLC未実施．

　ピトレシン注射液20インタビューフォーム（2019年5月改訂）
　山口東京理科大学実験データ

ピノルビン [ピラルビシン] (日本化薬)

注射用：10mg/V, 20mg/V, 30mg/V

分類 抗悪性腫瘍薬（トポイソメラーゼⅡ阻害薬）

[pH変動スケール]

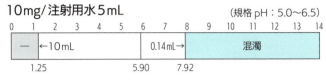

10mg/注射用水5mL　（規格pH：5.0〜6.5）

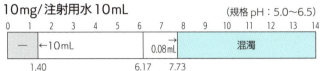

10mg/注射用水10mL　（規格pH：5.0〜6.5）

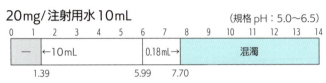

20mg/注射用水10mL　（規格pH：5.0〜6.5）

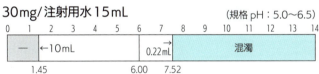

30mg/注射用水15mL　（規格pH：5.0〜6.5）

注意事項

DEHP・PVC	フィルター	閉鎖システム
—	△	

本剤を溶解した液とシリンジに塗布されているシリコンオイルが接触することで，シリンジ内にまれにシリコンオイルの浮遊物がみられることがある．その場合はフィルターを使用して投与すること．

調剤時の注意

本剤は溶解時のpHにより力価の低下および濁りを生じることがあるので，他の薬剤との混注を避け，ブドウ糖注射液，注射用水または生食液等に溶解して投与すること．

[配合変化データ（文献に基づく判定）]

本品濃度	配合不可	
30mg/注射用水15mL	5-FU注 [250mg/5mL]	41.7%(6hr), 暗赤色混濁個体析出(6hr)
	デカドロン注射液 [6.6mg/2mL]	96.1%→78.3%(6hr→24hr), 赤色混濁
	水溶性プレドニン [50mg/注射用水5mL]	90.1%(24hr), 赤色混濁個体析出(24hr)
	ヘパリンナトリウム注 [5000IU/5mL]	14.6%(6hr), 赤色混濁(直後)
	メイロン静注7% [1.4g/20mL]	92.4%→43.3%(6hr→24hr), 赤色混濁個体析出(24hr)
	注射用メソトレキセート [50mg/生食液20mL]	86.1%(6hr), 暗赤色混濁個体析出(24hr)
	ラシックス注 [20mg/2mL]	86.3%(6hr), 赤色混濁(直後)
	ランダ注 [50mg/100mL]	78.2%(6hr)
	リンデロン注 [100mg/5mL]	56.2%(6hr), 赤色混濁個体析出(6hr)

配合可

- EL-3号輸液 [100mL]
- KN3号輸液 [100mL]
- 注射用イホマイド [1g/生食液25mL]
- ヴィーンD輸液 [100mL]
- ヴィーンF輸液 [100mL]
- 注射用エンドキサン [500mg/生食液25mL] ※1
- 大塚糖液20% [100mL]
- オンコビン注射用 [1mg/生食液10mL]
- ガスター注射液 [20mg/2mL]
- グラニセトロン静注液「NK」[3mg/3mL]
- クリニザルツ輸液 [100mL]
- ソリタ-T3号輸液 [100mL]
- ビーフリード輸液 [100mL]
- プラスアミノ輸液 [100mL] ※1
- プリンペラン注射液 [10mg/2mL]
- フルクトラクト注 [500mL]
- プロテアミン12注射液 [100mL]
- ボララミン注 [5mg/1mL]
- マルトース輸液10% [100mL]
- モリアミンS注 [100mL]
- ラクテック注 [100mL]
- リンゲル液「オーツカ」[100mL]

本品濃度：30mg/注射用水15mL

※1 残存率90%以上→90%未満(6hr→24hr)，外観変化なし(24hr)，6hr以内の投与であれば配合可．

ピノルビン注射用インタビューフォーム [2018年6月（第13版）]

ビムパット [ラコサミド]（第一三共）

点滴静注：100mg/10mL/V，200mg/20mL/V

分類 抗てんかん薬

［pH変動スケール］（山口東京理科大学実験データ）

100mg/10mL

（規格pH：3.8〜5.0）

```
0   1   2   3   4   5   6   7   8   9   10  11  12  13  14
┌───┬───────────────────┬─────────────────────┬───┐
│ — │ ←10mL             │           10mL→     │ — │
└───┴───────────────────┴─────────────────────┴───┘
      1.36        4.41                  12.61
```

⚠ 注意事項

DEHP・PVC	フィルター	閉鎖システム
—	—	—

調剤時の注意

本剤は希釈なしで投与できる．希釈する場合は生食液，5％ブドウ糖注射液または乳酸リンゲル液で希釈すること．

［配合変化データ（文献に基づく判定）］

配合方法①：標準輸液のバッグから20mLを注射筒で抜き取り，ビムパット点滴静注200mg 1本（20mL）を注射筒で輸液バッグに注入して混合した．

配合方法②：標準輸液のバッグから20mLおよび他剤の内容量を注射筒で抜き取り，ビムパット点滴静注200mg 1本（20mL）と他剤1本を注射筒で輸液バッグに注入して混合した．

配合方法③：標準輸液のバッグから20mLおよび他剤を十分に溶解する量を抜き取り，他剤は十分に溶解する量の標準輸液で溶解し，バッグに注入して戻し，次にビムパット点滴静注200mg 1本（20mL）を注入して混合した．

配合不可

本品濃度		
200mg/20mL	アレビアチン注[250mg/5mL]＋テルモ糖注5%[75mL]	沈殿物の析出(1hr)．配合方法②

配合可

本品濃度		
200mg/20mL	・20％マンニトール注射液「YD」[80mL]	・大塚塩カル注2%[80mL] ・グリセオール注	・メイロン静注8.4%[80mL]
［配合方法①］	・ソルラクト輸液[480mL]	・テルモ生食[80mL]	・テルモ糖注5%[80mL]
［配合方法②］	・献血アルブミン25%静注[5g/20mL] 　＋ソルラクト輸液[460mL] ・献血アルブミン25%静注[5g/20mL] 　＋テルモ生食[60mL] ・献血アルブミン25%静注[5g/20mL] 　＋テルモ糖注5%[60mL] ・アレビアチン注[250mg/5mL] 　＋ソルラクト輸液[75mL] ・アレビアチン注[250mg/5mL] 　＋テルモ生食[75mL] ・イーケプラ点滴静注[500mg/5mL] 　＋ソルラクト輸液[475mL] ・イーケプラ点滴静注[500mg/5mL] 　＋テルモ生食[75mL] ・イーケプラ点滴静注[500mg/5mL] 　＋テルモ糖注5%[75mL] ・ガスター注射液[10mg/1mL] 　＋ソルラクト輸液[479mL] ・ガスター注射液[10mg/1mL] 　＋テルモ生食[79mL] ・ガスター注射液[10mg/1mL] 　＋テルモ糖注5%[79mL] ・グリセオール注[80mL] ・ゲンタシン注[10mg/1mL] 　＋ソルラクト輸液[479mL]	・ゲンタシン注[10mg/1mL]＋テルモ生食[79mL] ・ゲンタシン注[10mg/1mL] 　＋テルモ糖注5%[79mL] ・セルシン注射液[5mg/1mL] 　＋ソルラクト輸液[479mL] ・セルシン注射液[5mg/1mL] 　＋テルモ生食[79mL] ・セルシン注射液[5mg/1mL] 　＋テルモ糖注5%[79mL] ・デカドロン注射液[3.3mg/1mL] 　＋ソルラクト輸液[479mL] ・デカドロン注射液[3.3mg/1mL] 　＋テルモ生食[79mL] ・デカドロン注射液[3.3mg/1mL] 　＋テルモ糖注5%[79mL] ・ドルミカム注射液[10mg/2mL] 　＋ソルラクト輸液[478mL] ・ドルミカム注射液[10mg/2mL] 　＋テルモ生食[78mL] ・ドルミカム注射液[10mg/2mL] 　＋テルモ糖注5%[78mL] ・ヘパリンNa注「モチダ」[1万単位/10mL] 　＋ソルラクト輸液[470mL] ・ヘパリンNa注「モチダ」[1万単位/10mL] 　＋テルモ生食[70mL]	・ヘパリンNa注「モチダ」[1万単位/10mL] 　＋テルモ糖注5%[70mL] ・ホストイン静注[750mg/10mL] 　＋ソルラクト輸液[470mL] ・ホストイン静注[750mg/10mL] 　＋テルモ生食[70mL] ・ホストイン静注[750mg/10mL] 　＋テルモ糖注5%[70mL] ・ボスミン注[1mg/1mL] 　＋ソルラクト輸液[479mL] ・ボスミン注[1mg/1mL]＋テルモ生食[79mL] ・ボスミン注[1mg/1mL]＋テルモ糖注5%[79mL] ・ラジカット注[30mg/20mL] 　＋ソルラクト輸液[460mL] ・ラジカット注[30mg/20mL] 　＋テルモ生食[60mL] ・ラジカット注[30mg/20mL] 　＋テルモ糖注5%[60mL] ・ラシックス注[20mg/2mL] 　＋ソルラクト輸液[478mL] ・ラシックス注[20mg/2mL] 　＋テルモ生食[78mL] ・ラシックス注[20mg/2mL] 　＋テルモ糖注5%[78mL]
［配合方法③］	・イソゾール注射用[0.5g] 　＋ソルラクト輸液[480mL] ・イソゾール注射用[0.5g] 　＋テルモ糖注5%[80mL] ・イソゾール注射用[0.5g/生食液80mL] 　＋テルモ生食[80mL] ・注射用エフオーワイ[100mg] 　＋ソルラクト輸液[480mL] ・注射用エフオーワイ[100mg] 　＋テルモ生食[80mL]	・注射用エフオーワイ[100mg] 　＋テルモ糖注5%[80mL] ・エリスロシン点滴静注用[500mg] 　＋ソルラクト輸液[480mL] ・エリスロシン点滴静注用[500mg] 　＋テルモ生食[80mL] ・エリスロシン点滴静注用[500mg] 　＋テルモ糖注5%[80mL] ・セファメジンα注射用[0.25g]※1 　＋ソルラクト輸液[480mL]	・セファメジンα注射用[0.25g]※1 　＋テルモ生食[80mL] ・セファメジンα注射用[0.25g]※1 　＋テルモ糖注5%[80mL] ・ゾビラックス点滴静注用[250mg] 　＋ソルラクト輸液[480mL] ・ゾビラックス点滴静注用[250mg] 　＋テルモ生食[80mL] ・ゾビラックス点滴静注用[250mg] 　＋テルモ糖注5%[80mL]

ビムパ

- ソル・コーテフ注射用[100mg]
  +ソルラクト輸液[480mL]
- ソル・コーテフ注射用[100mg]
  +テルモ生食[80mL]
- ソル・コーテフ注射用[100mg]
  +テルモ糖注5%[80mL]
- ソルダクトン静注用[100mg]
  +ソルラクト輸液[480mL]
- ソルダクトン静注用[100mg]
  +テルモ生食[80mL]

- ソルダクトン静注用[100mg]
  +テルモ糖注5%[80mL]
- 注射用ビクシリンS
  +ソルラクト輸液[480mL]
- 注射用ビクシリンS+テルモ生食[80mL]
- 注射用ビクシリンS+テルモ糖注5%[80mL]
- 注射用フサン[100mg]
  +ソルラクト輸液[480mL]
- 注射用フサン[100mg]+テルモ生食[80mL]

- 注射用フサン[100mg]+テルモ糖注5%[80mL]
- ノーベルバール静注用[250mg]
  +ソルラクト輸液[480mL]
- ノーベルバール静注用[250mg]
  +テルモ生食[80mL]
- ノーベルバール静注用[250mg]
  +テルモ糖注5%[80mL]

※1　残存率データはないが，外観変化なし（24hr）．

📄 ビムパット点滴静注100mg，ビムパット点滴静注200mgインタビューフォーム（2021年5月改訂）
山口東京理科大学実験データ

ヒ

ヒルトニン ［プロチレリン酒石酸塩水和物］（武田薬品工業）

注射液：0.5mg/1mL/A，1mg/1mL/A，2mg/1mL/A

分類 視床下部・下垂体ホルモン薬（遷延性意識障害治療薬／脊髄小脳変性症治療薬／TSH分泌機能検査用薬）

［pH変動スケール］

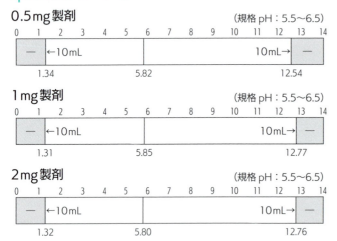

［注意事項］

DEHP・PVC	フィルター	閉鎖システム
—	—	—

［配合変化データ（文献に基づく判定）］

本品規格	配合可
0.5mg/1mL	・アドナ注（静脈用）[25mg/5mL]　・ソリタ-T3号輸液[500mL]　・フレスミンS注射液[1mg/1mL] ・アデホス-Lコーワ注[20mg/2mL]　・ニコリンH注射液[0.5g/2mL]　・マルトース輸液10%[500mL] ・アプレゾリン注射用[20mg/1mL]　・ニコリン注射液[500mg/10mL]　・モノフィリン注[200mg/2mL] ・アリナミンF注[50mg/20mL]　・ハイカリック液[700mL]　・ラシックス注[20mg/2mL] ・グリセオール注10%[200mL]　・ビタシミン注射液[500mg/2mL]　・リンデロン注[2mg/0.5mL] ・生食液[20mL]　・ブドウ糖5%[500mL]

・6hrまでしか観察していないが，いずれも残存率90％以上，外観変化なし．

ヒルトニン注射液インタビューフォーム（2016年10月改訂）

ファーストシン ［セフォゾプラン塩酸塩］（武田薬品工業）

静注用：0.5g/V、1g/V ／ 静注バッグG：1g/5%ブドウ糖液100mL/キット ／ 静注バッグS：1g/生食液100mL/キット

分類 抗菌薬（セフェム系抗菌薬）

［pH変動スケール］

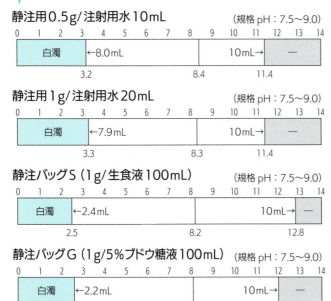

注意事項

DEHP・PVC	フィルター	閉鎖システム
―	―	―

［配合変化データ（文献に基づく判定）］

本品容量	配合不可	
1g	献血ヴェノグロブリンIH静注 [2.5g/50mL]	94.5%(24hr), 微黄色わずかな微濁→微黄色, わずかな沈殿(直後→24hr)
	献血グロベニン-I静注用 [2.5g]	90.2%(24hr), 微黄色わずかな微濁→微黄色, わずかな沈殿(直後→24hr)
	ドブトレックス注射液 [200mg/200mL]	93.9%→89.9%(6hr→24hr), 僅微黄色澄明→僅微黄色沈殿(1hr)
	献血ベニロン-I静注用 [2.5g]	91.0%(24hr), 微黄色わずかな微濁→微黄色, わずかな沈殿(24hr)
1g/生食液100mL	ケイツー N静注 [10mg/2mL]	95.7%(24hr), 乳黄白色微濁(直後)
	K.C.L.点滴液 [3g/20mL]	92.4%(24hr), 帯蛍光黄色ほとんど澄明→帯蛍光黄色沈殿(直後→6hr)
	ゾビラックス点滴静注用 [250mg]	92.4%→82.6%(1→3hr)
	ネオフィリン注 [250mg/10mL]	92.7%→85.7%(1→3hr), 僅微黄色澄明→無色澄明(24hr)
	ファンギゾン注射用 [50mg]	92.1%(24hr), 黄濁→黄濁（沈殿）(直後→3hr)
	注射用フサン [10mg]	97.4%(24hr), 僅微黄色ほとんど澄明→僅微黄色沈殿生成→白濁沈殿生成(直後→6hr→24hr)
1g/注射用水20mL	5-FU注 [250mg/5mL]	95.1%→89.8%(1hr→2hr)
	アタラックス-P注射液 [50mg/1mL]	96.1%→88.7%(6hr→ 24hr), 淡黄色白濁→黄色沈殿(直後→ 24hr)
	セファランチン注 [5mg/1mL]	90.2%(24hr), 淡黄色澄明→淡黄色沈殿→黄色沈殿(直後→ 1hr→3hr)
	タチオン注射用 [200mg]	91.6%→89.4%(2→3hr), 淡黄色澄明→黄色澄明→赤橙色澄明(直後→3→24hr)
	水溶性ハイドロコートン注射液 [500mg/10mL]	95.1%→88.7%(3→6hr)
	ビクシリン注射用 [2g]	92.5%→89.0%(3→6hr)

ファーストシン

ビソルボン注 [4mg/2mL]　　93.0%(24hr), 微黄色白濁→淡黄色白色沈殿(直後→24hr)

配合可

④ EL-3号輸液[500mL]
④ KN3号輸液[500mL]
④ KNMG3号輸液[500mL]
① アクチット輸液[200mL]
④ アクチット輸液[500mL]
③ アザクタム注射用[1g]
④ アスパラ注射液[10%10mL] ※1
③ アデホス-Lコーワ注[20mg/2mL]
④ アドナ注(静脈用)[50mg/10mL] ※2
④ アドリアシン注用[10mg/生食液10mL]
④ アミカシン硫酸塩注射液※3 [200mg/生食液100mL]
④ アミノレバン点滴静注[500mL] ※1
④ アリナミンF50注[50mg/20mL] ※1
③ イノバン注[200mg/10mL]
④ 注射用イホマイド[1g]
④ インデラル注射液[2mg/2mL]
③ ウテメリン注[50mg/5mL]
④ ウログラフイン注60%[20mL] ※1
④ 注射用エフオーワイ[100mg/生食液500mL] ※1
④ エホチール注[10mg/1mL] ※1
④ 注射用エンドキサン[100mg/注射用水5mL] ※1
④ オンコビン注射用[1mg/生食液10mL]
④ カシワドール静注[20mL] ※1
④ ガスター注射用[20mg/注射用水20mL]
③ カルベニン点滴用[0.5g]
④ 強カネオミノファーゲンシー静注※4 [20mL]
③ 強カネオミノファーゲンシー静注※5 [20mL]
④ キリット注5%[500mL]
④ キロサイド注[40mg] ※1
③ クラフォラン注射用[1g]
④ グリセオール注[500mL]
④ クリニザルツ輸液[500mL]
③ ケタラール筋注用[500mg/10mL]
③ ゲンタシン注[60mg/1.5mL]

④ サヴィオゾール輸液[500mL]
④ シオマリン静注用[1g/注射用水10mL] ※1
① ジフルカン静注液[100mg/50mL]
④ セフメタゾン静注用[2g/注射用水20mL]
④ ソセゴン注射液[30mg/1mL]
④ ソリタ-T1号輸液[500mL]
④ ソリタ-T2号輸液[500mL]
① ソリタ-T3号輸液[200mL] ※6
④ ソリタ-T4号輸液[500mL]
② ソリタックス-H輸液[500mL]
④ ソル・コーテフ静注用[500mg] ※7
④ ソルダクトン静注用[100mg/注射用水10mL]
④ ソルラクトD輸液[500mL] ※1
④ タガメット注射液[200mg/2mL] ※1
③ 注射用タゴシッド[200mg]
④ ダラシンS注射液[300mg/2mL] ※8
④ ダラシンS注射液[600mg/4mL]
④ チエナム点滴静注用[500mg/生食液100mL] ※9
④ 低分子デキストランL注[500mL]
④ テラプチク静注[45mg/3mL] ※1
① ドパミン塩酸塩点滴静注[200mL]
④ トブラシン注[60mg/1.5mL] ※8
④ トランサミン注5%[250mg/5mL]
④ トランサミン注10%[1g/10mL] ※1
④ ニコリン注射液[250mg/2mL] ※10
③ ネオラミン・スリーピー液(静注用)[10mL]
④ ハイカリック液-2号[700mL]
④ パニマイシン注射液[50mg/1mL] ※8
③ パパベリン塩酸塩注[40mg/1mL]
④ ハベカシン注射液[100mg/2mL] ※8
④ ハルトマン液[500mL]
④ パントール注射液[500mg/2mL] ※8
④ 光糖液20%[500mL] ※1
④ ビタメジン静注用[1V/注射用水10mL]
④ ピドキサール注[10mg/1mL]
③ ヒューマリンR注100単位/mL[1mL]
④ ヒルトニン注射液[0.5mg/1mL] ※9

④ フィジオゾール3号輸液[500mL]
④ ブスコパン注[20mg/1mL] ※1
④ プラスアミノ輸液[500mL]
④ フラビタン注[5mg/1mL] ※1
④ プリンペラン注射液[10mg/2mL]
④ フルクトラクト注[500mL]
④ フルマリン静注用[1g/注射用水10mL] ※11
④ ブレオ注射用[5mL/5%ブドウ糖液5mL]
④ フレスミンS注射液[1mg/1mL]
④ 水溶性プレドニン[2mg] ※12
③ プロスタルモン・F注射液[1mL]
④ ヘパリンナトリウム注「AY」[1000U/1mL] ※1
④ ペントシリン注射用[2g/注射用水10mL]
④ ホスミシンS静注用[2g/注射用水20mL] ※1
④ ポタコールR輸液[500mL]
③ ポララミン注[5mg/1mL]
④ マイトマイシン注用[2mg/注射用水10mL]
④ マルトス輸液10%[500mL] ※1
④ ミノマイシン点滴静注用[100mg/注射用水10mL]
③ ミラクリッド注射液[100000単位/2mL]
① ミリスロール注[25mg/50mL]
④ 注射用メソトレキセート※1 [50mg/注射用水20mL]
③ 注射用メソトレキセート[200mg/8mL]
④ メタボリンG注射液[20mg/2mL] ※12
④ メタボリン注射液[50mg/1mL] ※8
③ メロペン点滴用[0.5g]
① ラクテックG輸液[250mL] ※6
① ラクテック注[250mL] ※13
④ ラクテック注[500mL]
④ ラシックス注[20mg/2mL]
④ ランダ注[10mg/20mL] ※14
④ リプラス3号輸液[500mL]
④ リンゲル液[500mL]
④ リンコシン注射液[600mg/2mL] ※9
④ リンデロン注[4mg/1mL]

本品容量： ❶1g, ❷1g/生食液10mL, ❸1g/生食液100mL, ❹1g/注射用水10mL

※1　残存率90%以上→90%未満(6hr→24hr), 外観変化なし(24hr), 6hr以内の投与であれば配合可.
※2　残存率90%以上(24hr), 24hr後に橙色澄明から帯赤橙色澄明にやや増色.
※3　残存率90%以上(24hr), 3hr後に微黄色澄明から僅微黄色澄明にやや退色.
※4　残存率90%以上→90%未満(6hr→24hr), 6hr後に淡黄色澄明から微黄色澄明にやや退色, 6hr以内の投与であれば配合可.
※5　残存率90%以上(24hr), 24hr後に僅微黄色澄明から無色澄明にやや退色.
※6　残存率90%以上(24hr), 1hr後に無色澄明から僅微黄色澄明にやや増色.
※7　残存率90%以上(24hr), 24hr後に淡黄色澄明から黄色澄明にやや増色.
※8　残存率90%以上→90%未満(6hr→24hr), 24hr後に黄色澄明から淡黄色澄明にやや退色, 6hr以内の投与であれば配合可.
※9　残存率90%以上(24hr), 24hr後に微黄色澄明から淡黄色澄明にやや増色.
※10　残存率90%以上→90%未満(6hr→24hr), 24hr後に微黄色澄明から淡黄色澄明にやや増色, 6hr以内の投与であれば配合可.
※11　残存率90%以上(24hr), 1hr後に淡黄色澄明から黄色澄明にやや増色.
※12　残存率90%以上(24hr), 24hr後に黄色澄明から淡黄色澄明にやや退色.
※13　残存率90%以上→90%未満(6hr→24hr), 1hr後に無色澄明から僅微黄色澄明にやや増色, 6hr以内の投与であれば配合可.
※14　残存率90%以上→90%未満(6hr→24hr), 1hr後に淡黄色澄明から黄色澄明にやや増色, 6hr以内の投与であれば配合可.

ファーストシン静注用インタビューフォーム(2019年10月)

5-FU ［フルオロウラシル］（協和キリン）

注：250mg/5mL/瓶，1000mg/20mL/瓶

分類 抗悪性腫瘍薬（代謝拮抗薬）

［pH変動スケール］

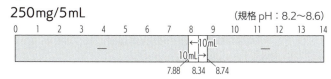

⚠ 注意事項

DEHP・PVC	フィルター	閉鎖システム
—	—	—

［配合変化データ（文献に基づく判定）］

本品容量	配合不可		
250mg/5mL	アドリアシン注用 [10mg/注射用水5mL]	暗赤色濁り (24hr)	
	アナフラニール点滴静注液 [25mg/2mL]	白濁 (直後)	
	注射用エフオーワイ [100mg/5mL]	白濁沈殿 (直後)	
	ソセゴン注射液 [30mg/1mL]	白色沈殿 (直後)	
	ニドラン注用 [50mg/10mL]	白濁 (直後)	
	ペントシリン注射用 [1g/注射用水4mL]	混合直後に白濁，すぐに澄明	
1000mg/20mL	フィジオ35輸液 [250mL]	白色沈殿 (1hr)，配合容量の違いで配合可となるケースもある	
1250mg	フィジオ35輸液 [500mL]	白色沈殿 (直後)，配合容量の違いで配合可となるケースもある	
1500mg/30mL	ビーフリード輸液 [500mL]	無色澄明→ごくわずかな微粒子 (24hr)，配合容量の違いで配合可となるケースもある	
1750mg	ハイカリック液-2号 [700mL]	白色混濁 (直後)，配合容量の違いで配合可となるケースもある	
1750mg/35mL	ビーフリード輸液 [500mL]	無色澄明→ごくわずかな微粒子→わずかな濁り (3hr→24hr)，配合容量の違いで配合可となるケースもある	
2000mg	ハイカリック液-2号 [700mL]	白色沈殿 (直後)，配合容量の違いで配合可となるケースもある	

配合可

- ❶ 20%フルクトン注 [20mL]
- ❶ アイソボリン点滴静注用 [25mg/生食液5mL]
- ❶ アスパラ注射液 [1g/1mL]
- ❶ アデラビン9号注 [1mL]
- ❶ アドナ注（静脈用）[10mg/2mL]
- ❶ アミゼットB輸液 [200mL]
- ❶ アミノレバン点滴静注 [200mL] ※1
- ❶ アミパレン輸液 [10%300mL]
- ❶ アリナミンF注 [5mg/1mL]
- ❶ ヴィーンD輸液 [500mL]
- ❿ エルネオパNF2号輸液 [1000mL]
- ❶ エレメンミック注 [2mL]
- ❶ 塩化ナトリウム注 [2g/20mL]
- ❶ 注射用エンドキサン [100mg/5mL]
- ❶ 注射用エンドキサン [100mg/注射用水5mL]
- ❾ 大塚生食注 [250mL]
- ❹ 大塚生食注 [1000mL]
- ❶ オンコビン注用 [1mg/注射用水10mL]
- ❶ カシワドール静注 [20mL]
- ❶ 強力ネオミノファーゲンシー静注 [20mL]
- ❶ ケイツーN静注 [10mg/1mL]
- ❶ ゲンタシン注 [10mg/1mL]
- ❶ シオマリン静注用 [0.5g/注射用水10mL] ※2
- ❶ セファメジンα注射用 [0.5g/注射用水5mL] ※3
- ❶ セフメタゾン静注用 [0.5g/注射用水5mL] ※4
- ❶ ソリタ-T3号輸液 [500mL] ※5
- ❶ ソリタックス-H輸液 [600mL]
- ❶ ソル・コーテフ静注用 [4mL]
- ❶ タチオン注用 [100mg/注射用水2mL]
- ❶ デカドロン注射液 [2mg/0.5mL]
- ❶ デトキソール静注液 [2g/20mL]
- ❶ テラプチク静注 [45mg/3mL]
- ❶ トブラシン注 [60mg/1.5mL]
- ❶ トランサミン注 [250mg/5mL]
- ❿ ネオパレン1号輸液 [1000mL]
- ❶ ネオラミン・スリービー液（静注用）[10mL]
- ❶ ハイカリック液-1号 [700mL]
- ❷ ハイカリック液-1号 ※5 +プロテアミン12注射液
- ❶❻❼ ハイカリック液-2号 [700mL]
- ❷ ハイカリック液-2号 ※5 +プロテアミン12注射液
- ❶ ハイカリック液-3号 [700mL]
- ❷ ハイカリック液-3号 ※5 +プロテアミン12注射液
- ❶ パニマイシン注射液 [50mg/1mL]
- ❶ パンスポリン静注用 [0.5g/注射用水5mL] ※6
- ❶ パントール注射液 [500mg/2mL]
- ❶ パントシン注 [200mg/2mL]
- ❷ ピーエヌツイン-1号輸液 [1000mL] ※5
- ❷ ピーエヌツイン-2号輸液 [1100mL] ※5
- ❷ ピーエヌツイン-3号輸液 [1200mL] ※5
- ❹❺ ビーフリード輸液 [500mL]
- ❷ ビカネイト輸液 [500mL]
- ❶ ビクシリン注射用 [1g/注射用水4mL]
- ❶ ピリドキサール注 [10mg/1mL]
- ❹ フィジオ35輸液 [500mL]
- ❷ フィジオ140輸液 [500mL]
- ❶ フォリアミン注射液 [15mg/1mL]
- ❹ ブドウ糖注5%PL「フソー」[1000mL]
- ❶ フラビタン注射液 [20mg/2mL]
- ❽ プリンペラン注射液 [10mg/2mL]
- ❶❷❸❹ フルカリック1号輸液 [903mL]
- ❶❷❸❹ フルカリック2号輸液 [1003mL]
- ❶❷❸❹ フルカリック3号輸液 [1103mL]
- ❶ ベストコール静注用 [1g/注射用水5mL] ※7
- ❶❷ ヘパリンNa注 [5000単位/生食液100mL]
- ❶ ペプレオ注用 [5mg/5mL]
- ❶ ホスミシンS静注用 [0.5g/注射用水5mL]
- ❶ マイトマイシン注用 [2mg/注射用水5mL]
- ❶ メイロン静注7% [3.5g/50mL]
- ❶ 注射用メトトレキサート [5mg/注射用水2mL]
- ❶ モルヒネ塩酸塩注射液「シオノギ」[50mg/5mL]
- ❶ ラクテックG輸液 [500mL] ※5
- ❶ ラシックス注 [20mg/2mL]
- ❶ ランダ注 [10mg/20mL]
- ❶ リンゲル液
- ❶ リンコシン注射液 [300mg/1mL]
- ❶ リンデロン注 [4mg/1mL]

本品容量： ❶ 250mg/5mL， ❷ 500mg/10mL， ❸ 750mg/15mL， ❹ 1000mg/20mL， ❺ 1250 mg/25mL， ❻ 1500mg， ❼ 1500mg/30mL， ❽ 2500mg/

50mL, ❾ 4000mg/80mL, ❿ 5000mg/100mL

※1　残存率90%以上→90%未満（6hr→24hr），外観変化なし（24hr），6hr以内の投与であれば配合可.

※2　残存率90%以上（24hr），1hr後に微黄色澄明から黄色澄明に増色．シオマリンの残存率90%以上→90%未満（6hr→24hr）のため，6hr以内の投与であれば配合可.

※3　残存率90%以上→90%未満（6hr→24hr），外観変化なし（24hr）．セファメジンの残存率90%以上→90%未満（6hr→24hr）のため，6hr以内の投与であれば配合可.

※4　残存率90%以上（24hr），1hr後に帯黄色澄明から微黄色澄明にやや退色.

※5　5℃と25℃のデータあり.

※6　残存率90%以上（24hr），1hr後に微黄色澄明から黄色澄明に増色．パンスポリンの残存率90%以上→90%未満（8hr→24hr）のため，8hr以内の投与であれば配合可.

※7　残存率90%以上（24hr），外観変化なし（24hr）．ベストコールの残存率90%以上→90%未満（6hr→24hr）のため，6hr以内の投与であれば配合可.

📄 5-FU注インタビューフォーム（2023年8月改訂）

ファモチジン「日新」 [ファモチジン]（日新製薬）

静注：10mg/10mL/管，20mg/20mL/管

分類 H_2受容体拮抗薬

[pH変動スケール]

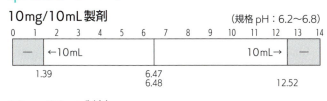

10mg/10mL製剤 （規格pH：6.2〜6.8）
1.39　6.47/6.48　12.52

20mg/20mL製剤 （規格pH：6.2〜6.8）
1.57　6.52/6.50　12.30

注意事項

DEHP・PVC	フィルター	閉鎖システム
—	—	—

[配合変化データ（文献に基づく判定）]

本品規格	配合不可	
20mg/20mL	スルペラジン静注用 [1g/生食液10mL]	白色析出物(6hr)

本品規格	配合可
20mg/20mL	・20％ブドウ糖液注射液「ニッシン」[20mL] ・アミノフィリン静注「日新」[250mg/10mL] +ラクテック注[250mL] ・アロキシ静注[0.75mg/5mL] ・カイトリル注[3mg/100mL] ・カルバゾクロムスルホン酸Na静注「日新」[100mg/20mL] ・カルバゾクロムスルホン酸Na静注「日新」[100mg/20mL] +トラネキサム酸注「日新」[1000mg/10mL] +ソリタ-T3号輸液[200mL] ・シザナリンN注[2mL] +ネオパレン2号輸液[1000mL] ・セファメジンα注射用[2g/生食液100mL] ・ソリタ-T1号輸液[500mL] ・ソリタ-T3号輸液[200mL] ・ダラシンS注射液[600mg/4mL/生食液100mL] ・低分子デキストランL注[500mL] ・低分子デキストラン糖注[500mL] ・デカドロン注射液[6.6mg/2mL] ・デキサート注射液[6.6mg/2mL] ・トラネキサム酸注「日新」[1000mg/10mL] ・ニチファーゲン注[20mL] ・ネオパレン2号輸液[1000mL] ・ハイカリック液-1号[700mL] ・ピーエヌツイン-2号輸液[1100mL] ・ビーフリード輸液[500mL] ・フィジオ35輸液[250mL] ・フルカリック2号輸液[1003mL] ・ヘパリンNa透析用250単位/mL「NS」[20mL] ・ポララミン注[5mg/1mL] ・ミノマイシン点滴静注用[100mg/生食液100mL] ・ラクテックD輸液[500mL] ・ラクテック注[500mL]

ファモチジン静注20mg「日新」配合変化表（2019年10月改訂）

ファンガード [ミカファンギンナトリウム] (サンド)

点滴用：25mg/V, 50mg/V, 75mg/V

分類 抗真菌薬（キャンディン系抗真菌薬）

[pH変動スケール]

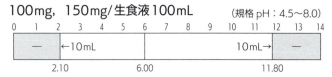

100mg, 150mg/生食液100mL　（規格 pH：4.5〜8.0）

注意事項

DEHP・PVC	フィルター	閉鎖システム
―	―	―

調剤時の注意

光により徐々に分解するので直射日光を避けて使用すること．また，調製後，点滴終了までに6hrを超える場合には点滴容器を遮光すること（点滴チューブを遮光する必要はない）．

[配合変化データ（文献に基づく判定）]

本品容量	配合不可	
50mg/生食液5mL	パズクロス点滴静注液 [500mg/100mL]	白色沈殿析出(直後)
50mg/生食液10mL	ゾビラックス点滴静注用 [1g (4V)]	100%→15.6%(直後→3hr), 遮光下
	ビクシリン注射用 [4g (2V)]	100%→66.4%(直後→1hr), 遮光下
	ミノマイシン点滴静注用 [200mg (2V)]	淡黄色の懸濁液(直後), 遮光下
50mg/生食液100mL	シプロキサン	白色沈殿析出(直後)
75mg	注射用エフオーワイ [500mg/5%ブドウ糖注射液250mL]	沈殿析出(直後), 遮光下
	注射用フサン [50mg/5%ブドウ糖注射液10mL]	沈殿析出(直後), 遮光下
75mg/5%ブドウ糖注射液10mL	アミカシン硫酸塩注射液「日医工」[200mg]	白濁・ゲル状付着物(直後)
	ドルミカム注射液 [10mg/2mL]	白濁(直後)
75mg/生食液10mL	1%ディプリバン注 [200mg/20mL]	白色の乳濁液(直後)
	アドリアシン注用 [70mg (7V) /生食液100mL]	橙赤色の沈殿物(直後), 遮光下
	オメプラール注用 [20mg/生食液20mL]	97.7%→88.5%(3hr→6hr), 微黄色澄明(24hr)
	カルベニン点滴用 [0.5g]	87.7%(24hr), 淡黄色澄明→黄色澄明(配合直後→6hr), 淡黄色澄明→褐色澄明(配合直後→24hr)（6hrまでの変化と24hrまでの変化が別試験として記載), 遮光下
	クラビット点滴静注バッグ [500mg/20mL]	結晶析出(直後)
	ケイツーN静注 [10mg/2mL]	沈殿析出(直後), 遮光下
	ゲンタシン注 [60mg/1.5mL]	沈殿析出(直後), 遮光下
	ソセゴン注射液 [30mg/1mL]	沈殿析出(直後), 遮光下
	ソルダクトン静注用 [200mg]	100%→49.1%(直後→24hr), 遮光下
	ダイアモックス注射用 [500mg]	100%→29.8%(直後→24hr), 遮光下
	タガメット注射液 [200mg/2mL]	沈殿析出(直後), 遮光下
	デノシン点滴静注用 [500mg]	43.8%(直後), 遮光下
	ドブトレックス注射液 [100mg/5mL]	沈殿析出(直後), 遮光下
	トブラシン注 [90mg/1.5mL]	沈殿析出(直後), 遮光下
	ドプラム注射液 [400mg/20mL]	沈殿析出(直後), 遮光下
	ネオフィリン注 [250mg/10mL]	90.8%(3hr), 45.3%(24hr), 外観は軽微な色調変化(24hr)（3hrまでの変化と24hrまでの変化が別試験として記載), 遮光下
	ネオラミン・スリービー液（静注用）[10mL]	沈殿析出(直後), 遮光下
	バクトラミン注 [5mL]	100%→85.8%(直後→3hr), 遮光下
	パニマイシン注射液 [100mg/2mL]	沈殿析出(直後), 遮光下

ファン

ハベカシン注射液 [100mg/2mL]	沈殿析出(直後), 遮光下
フェジン静注 [40mg/2mL]	91.9%→79.8%(6hr→24hr), 黒褐色(直後)
フラビタン注射液 [20mg/2mL]	99.6%(24hr), 淡黄色澄明→帯褐黄色澄明(直後→24hr), 遮光下
ベナンバックス注用 [300mg/注射用水5mL]	結晶析出(直後)
ペルジピン注射液 [10mg/10mL]	白濁(直後)
ペルジピン注射液 [10mg/10mL] +5%ブドウ糖液 [100mL]	白濁→白色沈殿物(直後→24hr)
ペルジピン注射液 [10mg/10mL] +5%ブドウ糖液 [200mL]	白濁→白色沈殿物(直後→24hr)

配合可

❸ EL-3号輸液 [500mL] ※1
❺ K.C.L.点滴液15% [3g/20mL]
❺ K.C.L.点滴液15% [3g/20mL] ※2 +生食液 [1000mL]
❸ KN3号輸液 [200mL] ※1
❺ アクチット輸液 [200mL]
❺ アザクタム注射用 [1g] ※1
❺ アスパラカリウム注10mEq [1.712g/10mL]
❺ アスパラカリウム注10mEq [1.712g/10mL] +生食液 [30mL]
❺ アドナ注(静脈用) [100mg/20mL]
❺ アミカシン硫酸塩注射液「日医工」 ※1 [200mg]
❺ アミノレバン点滴静注 [200mL]
❺ アミパレン輸液 [200mL]
❸ アラセナ-A点滴静注用 ※1 [300mg/5%ブドウ糖注射液500mL]
❺ アリナミンF注 [100mg/20mL] ※1
❺ イノバン注 [200mg/10mL] ※1
❶ ヴィーン3G輸液 [500mL] ※1
❸ ヴィーンD輸液 [500mL] ※1
❸ ヴィーンF輸液 [500mL] ※1
❺ 注射用エラスポール [100mg/生食液250mL]
❺ エレメンミック注 [8mL(4管)]
❺ 注射用エンドキサン [1g(2V)/生食液500mL] ※3
❺ オーツカMV注 [1号(凍乾品)・2号(液剤)4mL] ※1
❺ 大塚食塩注10% [20mL]
❺ 大塚糖液5% [250mL] ※1
❺ 大塚糖液50% [20mL]
❷ オメガシン点滴用 [0.3g]
❺ オンコビン注射用 [2mg(2V)/生食液20mL] ※3
❺ カイトリル注 [3mg/3mL]
❹ ガスター注射液 [20mg/2mL]+5%ブドウ糖液[18mL]
❺ カルチコール注射液8.5% [850mg/10mL]
❺ キシリトール注20% [4g/20mL]
❺ キドミン輸液 [200mL]
❺ 強カネオミノファーゲンシー静注 [20mL]
❺ キロサイド注 [100mg/5mL]+生食液[245mL]
❺ グラン注射液 [150μg/0.6mL]
❺ グリセオール注 [200mL] ※1
❺ ザイボックス注射液 [600mg/300mL]
❺ サンディミュン点滴静注用 [250mg/5mL] ※1
❺ シーパラ注 [2mL]
❺ スルペラゾン静注用 [1g] ※4
❺ セファメジンα注射用 [2g] ※1
❻ セフメタゾン静注用 [2g(2管)/生食液200mL]
❺ ゾシン静注用 [4.5g/生食液100mL]
❺ ソリタ-T1号輸液 [200mL] ※1
❸ ソリタ-T2号輸液 [200mL] ※1
❸ ソリタ-T3号輸液 [200mL] ※1
❸ ソリタ-T4号輸液 [200mL] ※1

❺ ソル・コーテフ注射用 [100mg] ※1
❺ ソルデム1輸液 [200mL]
❺ ソルデム3A輸液 [200mL]
❺ ソル・メドロール静注用 [1g] ※1
❸ ソルラクトS輸液 [250mL] ※1
❸ ソルラクト輸液 [250mL] ※1
❺ 注射用タゴシッド [200mg(力価)] ※4
❺ ダラシンS注射液 [600mg/4mL] ※1
❸ チエナム点滴静注用 [0.5g/生食液100mL] ※5
❸ ツインパル輸液 [Ⅰ層(350mL)・Ⅱ層(150mL)]
❼ ツインパル輸液 [Ⅰ層(350mL)・Ⅱ層(150mL)混合後(うち50mL)]
❸ ツインパル輸液 [Ⅰ層(350mL)・Ⅱ層(150mL)混合後(うち50mL)]
❸ 低分子デキストランL注 [250mL] ※1
❺ デカドロン注射液 [6.6mg/2mL] ※1
❺ ドパミン塩酸塩点滴静注 [200mg/200mL]
❺ トランサミン注 [250mg/5mL] ※1
❺ ナゼア注射液 [0.3mg/2mL] ※1
❺ ネオアミユー輸液 [200mL]
❸ ネオパレン1号輸液 ※6 [上室(300mL)・小室(4mL)・下室(696mL)]
❼❽ ネオパレン1号輸液 [上室(300mL)・小室(4mL)・下室(696mL)混合後(うち50mL)]
❸ ネオパレン2号輸液 ※6 [上室(300mL)・小室(4mL)・下室(696mL)]
❼❽ ネオパレン2号輸液 [上室(300mL)・小室(4mL)・下室(696mL)混合後(うち50mL)]
⓫ ネオファーゲン静注 [10mL]
❿⓫ ネオファーゲン静注 [20mL]
⓫ ネオファーゲン静注 [100mL]
❺ ノボリンR注 [1000単位/10mL]
❺ ノルアドレナリン注 [1mg/1mL]+生食液[250mL]
❺ ハイカリックRF輸液 [250mL]
❺ パレプラス輸液 [大室液+小室液(混合後,500mL)]
❺ パンスポリン静注用 [1g] ※7
❺ パントシン注 [200mg/2mL] ※1
❺ ハンプ注射用 [1000μg/注射用水5mL]
❺ ピーエヌツイン-1号輸液 [Ⅰ層(800mL)・Ⅱ層(200mL)]
❺ ピーエヌツイン-2号輸液 [Ⅰ層(800mL)・Ⅱ層(300mL)]
❶ ピーエヌツイン-3号輸液 ※8 [Ⅰ層(800mL)・Ⅱ層(400mL)]
❹❺ ビーフリード輸液 [上室液(150mL)・下室液(350mL)混合後(うち50mL)]
❹❺ ビーフリード輸液 [上室液(150mL)・下室液(350mL)混合後(うち500mL)]
❺ ビソルボン注 [4mg/2mL] ※1
❺ ビタジェクト注キット [A液(5mL)・B液(5mL)]
⓮ ビタジェクト注キット [A液+B液)] +ピーエヌツイン-3号輸液 [1200mL] のうち20mL

❺ ビタメジン静注用 [1V] ※1
❺ ヒューマリンR注100単位/mL [1000単位/10mL]
❺ ファーストシン静注用 [1g] ※9
❸ ファンギゾン注射用 ※1 [50mg(力価)/5%ブドウ糖注射液500mL]
❺ フィジオ35輸液 [250mL]
❸ フィジオゾール3号輸液 [500mL] ※1
❺ フィニバックス点滴静注用 [250mg/生食液100mL]
❺ フラグミン静注 [5千低分子ヘパリン国際単位/5mL]
❺ プリンペラン注射液 [10mg/2mL] ※1
❺ フルカリック1号輸液 ※6 [大室(700mL)・中室(200mL)・小室(3mL)]
❼❽ フルカリック1号輸液 [大室(700mL)・中室(200mL)・小室(3mL)混合後(うち50mL)]
❺ フルカリック2号輸液 ※6 [大室(700mL)・中室(200mL)・小室(3mL)]
❼❽ フルカリック2号輸液 [大室(700mL)・中室(200mL)・小室(3mL)混合後(うち50mL)]
❸ フルカリック3号輸液 ※6 [大室(700mL)・中室(200mL)・小室(3mL)]
❼❽ フルカリック3号輸液 [大室(700mL)・中室(200mL)・小室(3mL)混合後(うち50mL)]
❺ フルマリン静注用 [1g] ※4
❺ 水溶性プレドニン [50mg] ※1
❺ プログラフ注射液 [5mg/1mL] ※1
⓬⓭ ヘパリンNa注「モチダ」 [1万単位/10mL]
❾ ヘパリンNa注「モチダ」 [1万単位/10mL] +5%ブドウ糖 [1000mL]
⓫ ヘパリンNa注「モチダ」 [1万単位/10mL] +生食液 [1000mL]
⓬⓭ ヘパリンカルシウム注 [1万単位/10mL]
❾ ヘパリンカルシウム注 [1万単位/10mL] +5%ブドウ糖 [1000mL]
⓫ ヘパリンカルシウム注 [1万単位/10mL] +生食液 [1000mL]
❺ ペルジピン注射液 [10mg/10mL]+生食液[100mL]
❺ ポタコールR輸液 [250mL] ※1
❺ マルタミン注射用 [1V/生食液5mL] ※1
❺ ミラクリッド注射液 [10万単位/2mL] ※1
❺ メイロン静注7% [20mL] ※10
❺ メロペン点滴用 [0.5g] ※11
❺ ユナシン-S静注用 [1.5g/生食液100mL] ※12
❸ ラクテックG輸液 [250mL] ※1
❸ ラクテック注 [250mL] ※1
❺ ラシックス注 [100mg/10mL] ※10
❺ ラステット注 [100mg/5mL]+生食液[250mL]
❺ リンデロン注 [2mg/0.5mL] ※1
❺ レペタン注 [1mL] ※1
❺ ロセフィン静注用 [1g/生食液100mL]

本品容量： ❶ 50mg, ❷ 50mg/生食液10mL, ❸ 75mg, ❹ 75mg/5%ブドウ糖注射液10mL, ❺ 75mg/生食液10mL, ❻ 150mg/生食液20mL, ❼ 150mg/生食液50mL, ❽ 150mg/5%ブドウ糖注射液50mL, ❾ 150mg/5%ブドウ糖注射液100mL, ❿ 150mg/5%ブドウ糖注射液250mL, ⓫ 150mg/生食液100mL, ⓬ 300mg/5%ブドウ糖注射液40mL, ⓭ 300mg/生食液40mL, ⓮ 300mg/生食液100mL(うち20mL)

※1 遮光下.
※2 残存率90％以上（24hr），24hr後に淡黄色澄明から微黄色澄明にやや退色.
※3 3hrまでしか試験を行っていないが，残存率90％以上，外観変化なし，遮光下，3hr以内の投与であれば配合可.
※4 残存率90％以上（24hr），24hr後に無色澄明から微黄色澄明にやや増色，遮光下.
※5 残存率90％以上（24hr），24hr後に無色澄明から淡黄色澄明にやや増色，遮光下.
※6 残存率90％以上（24hr），3hr後に淡黄色澄明から微黄色澄明にやや退色.
※7 残存率90％以上（24hr），24hr後に淡黄色澄明から黄色澄明に増色，遮光下.
※8 残存率90％以上→89.2％（6hr→24hr），外観変化なし（24hr）.
※9 残存率90％以上（24hr），24hr後に黄色澄明から淡黄色澄明にやや退色，遮光下.
※10 残存率90％以上→90％未満（6hr→24hr），外観変化なし（24hr），6hr以内の投与であれば配合可.
※11 残存率90％以上→90％未満（6hr→24hr），無色→微黄色→黄色（直後→6hr→24hr），遮光下，6hr以内の投与であれば配合可.
※12 残存率89.9％→90％未満（6hr→24hr），外観変化なし（24hr），ほぼ90％であることから6hr以内の投与であれば配合可.

📄 ファンガード点滴用配合変化表（2022年9月改訂）

ファンギゾン [アムホテリシンB]（チェプラファーム）

注射用：50mg/V

分類 抗真菌薬（ポリエンマクロライド系抗真菌薬）

［pH変動スケール］

50mg製剤

（規格pH：7.2〜8.0）

0	1	2	3	4	5	6	7	8	9	10	11	12	13	14

混濁　←0.9mL　10mL→　—

6.4　7.4　　　11.7

注意事項

DEHP・PVC	フィルター	閉鎖システム
—	×	—

1.0ミクロン以上の孔径のフィルターは○.

［配合変化データ（文献に基づく判定）］

本品濃度	配合不可	
50mg/注射用水10mL	0.2%NaCl [500mL]	混濁(直後)
	0.3%NaCl [500mL]	混濁(直後)
	0.4%NaCl [500mL]	混濁(直後)
	0.5%NaCl [500mL]	混濁(直後)
	EL-3号輸液 [500mL]	混濁(直後)
	KN1号輸液 [500mL]	混濁(直後)
	KN2号輸液 [500mL]	混濁(直後)
	KN3号輸液 [500mL]	混濁(直後)
	KN4号輸液 [500mL]	混濁(直後)
	KNMG3号輸液 [500mL]	混濁(直後)
	アクチット輸液 [500mL]	混濁(直後)
	アミノレバン点滴静注 [500mL]	混濁(直後)
	アリナミンF注 [25mg/A]	混濁(直後)
	ヴィーンD輸液 [500mL]	混濁(直後)
	グリセオール注 [500mL]	混濁(直後)
	サヴィオゾール輸液 [500mL]	混濁(直後)
	生食液 [500mL]	混濁(直後)
	ソリタ-T1号輸液 [500mL]	混濁(直後)
	ソリタ-T2号輸液 [500mL]	混濁(直後)
	ソリタ-T3号輸液 [500mL]	混濁(直後)
	ソリタ-T4号輸液 [500mL]	混濁(直後)
	低分子デキストランL注 [500mL]	混濁(直後)
	テルモ生食 [500mL]	混濁(直後)
	ネオラミン・スリービー液（静注用）	混濁, 沈殿(直後)
	ハルトマン液 [500mL]	混濁(直後)
	ハルトマン輸液pH8「NP」[500mL]	混濁(直後)
	パントシン注	混濁, 沈殿(直後)
	ビタメジン静注用	混濁, 沈殿(直後)
	ピリドキサール [30mg/A]	混濁→沈殿(1hr→3hr)
	フィジオゾール3号輸液 [500mL]	混濁(直後)
	プラスアミノ輸液 [500mL]	混濁(直後)
	ヘパリンNa注「モチダ」[1000U/10mL]	混濁(直後)
	ポタコールR輸液 [500mL]	混濁(直後)
	メイロン静注8.4% [250mL]	混濁(直後)
	ラクテックG輸液 [500mL]	混濁(直後)

331

ファンギゾン

	リンゲル液 [500mL]	混濁(直後)
50mg/注射用水10mL/5%ブドウ糖液500mL	アミカシン硫酸塩注射液 [200mg力価/注射用水2mL]	混濁(直後)
	ゲンタシン注 [40mg力価/注射用水1mL]	混濁(直後)
	シオマリン静注用 [1g力価/注射用水10mL]	混濁(直後)
	セフメタゾン静注用 [1g力価/注射用水10mL]	混濁(直後)
	水溶性ハイドロコートン注射液 [500mg/10mL]	混濁(直後)
	フロリードF注 [200mg/20mL]	混濁(直後)
	ベストコール静注用 [1g力価/注射用水10mL]	混濁(直後)
	ペントシリン注射用 [2g力価/注射用水20mL]	混濁(直後)
	ロセフィン静注用 [1g力価/注射用水10mL]	混濁(直後)

配合可
❶ 5%ブドウ糖液[500mL]　　❷ ソル・コーテフ注射用[100mg/添付溶解液2mL]　　❶ パントール注射液 ※1
❶ 10%ブドウ糖液[500mL]　　❷ ソル・メドロール静注用[40mg/添付溶解液1mL]　　❶ マルトス輸液10%[500mL]
❶ 50%ブドウ糖液[500mL]　　❶ 注射用蒸留水[500mL]　　❷ リンデロン注[4mg/1mL]

本品濃度：❶ 50mg/注射用水10mL，❷ 50mg/注射用水10mL/5%ブドウ糖液500mL

※1　残存率データなし，外観変化なし（3hr），3hr以内の投与であれば配合可.

📄 ファンギゾン注射用インタビューフォーム（2020年4月改訂）

フィジ

フィジオ140 （大塚製薬工場）

輸液：250mL/バッグ，500mL/バッグ

分類 輸液・栄養製剤（1%ブドウ糖加酢酸リンゲル液）

［pH変動スケール］

250mL製剤，500mL製剤

（規格 pH：5.9〜6.2）

0	1	2	3	4	5	6	7	8	9	10	11	12	13	14

— ←10mL　　　　　　　　　10mL→ —

1.55　　　　　　6.06　　　　　　　　　12.52

⚠ 注意事項

DEHP・PVC	フィルター	閉鎖システム
—	—	—

［配合変化データ（文献に基づく判定）］

本品容量	配合不可	
500mL	アレビアチン注 [250mg/5mL]	白色混濁(直後)
	ソルダクトン静注用 [100mg/注射用水10mL]	白色混濁(直後)
	ソルダクトン静注用 [200mg/注射用水20mL]	白色混濁(直後)
	パズクロス点滴静注液 [300mg/100mL]	白色混濁(24hr)
	注射用フサン [50mg/注射用水5mL]	白色乳濁(3hr)
	ペルジピン注射液 [20mg/20mL]	白色混濁(直後)
	ラボナール注射用 [0.3g/溶解液12mL]	白色混濁(直後)
等量	アレビアチン注 [250mg/5mL]＋生食液 [100mL]	白色混濁(直後)
	セルシン注射液 [10mg/2mL]	微黄色混濁(直後)
	ペルジピン注射液 [10mg/10mL]	白色混濁(直後)

配合可

- ❶ 5-FU注 [1000mg/20mL]
- ❶ KCL補正液1mEq/mL [20mol/20mL]
- ❶ アイソボリン点滴静注用 [25mg/生食液5mL]
- ❶ アキネトン注射液 [5mg/1mL]
- ❶ アザクタム注射用 [1g/注射用水10mL]
- ❶ アスパラカリウム注 [10mEq/10mL]
- ❶ アタラックス-P注射液 [50mg/1mL]
- ❶ アデホス-Lコーワ注 [40mg/2mL]
- ❶ アデラビン9号注 [2mL]
- ❶ アドナ注(静脈用) [100mg/20mL]
- ❶ アトニン-O注 [5単位/1mL]
- ❶ アドリアシン注用 [10mg/注射用水5mL]
- ❶ アトロピン硫酸塩注 [0.5mg/1mL]
- ❶ アナフラニール点滴静注液 [25mg/2mL]
- ❶ アネキセート注射液 [0.5mg/5mL]
- ❶ アプレゾリン注射用 [20mg/注射用水1mL]
- ❷ アミカシン硫酸塩注射液 [200mg/2mL] ※1
- ❶ アミサリン注 [200mg/2mL]
- ❷ アミノレバン点滴静注 [500mL]
- ❶ アミパレン輸液 [200mL]
- ❶ アリナミンF注 [10mg/2mL]
- ❶ アリナミンF注 [100mg/20mL]
- ❶ アルギメート点滴静注 [10g/100mL]
- ❶ アルタット静注用 [75mg]
- ❶ アルブミン-ベーリング20％静注 [10.0g/50mL]
- ❶ 安息香酸Naカフェイン注 [10%1mL]
- ❶ イソゾール注射用 [0.5g/溶解液20mL]
- ❶ イノバン注 [100mg/5mL]
- ❶ インデラル注射液 [2mg/2mL]
- ❶ ウテメリン注 [50mg/5mL]
- ❶ 注射用エフオーワイ [100mg/注射用水5mL]
- ❶ エホチール注 [10mg/1mL]
- ❶ 注射用エラスポール [100mg/生食液10mL]

- ❶ エリスロシン点滴静注用 [500mg/注射用水10mL]
- ❷ エリル点滴静注液 [30mg/2mL] ※1 ＋生食液 [100mL]
- ❶ エレメンミック注 [2mL]
- ❶ 塩化Ca補正液 [1mEq/mL/20mEq/20mL]
- ❶ 塩化ナトリウム補正液 [1mol/L/20mL]
- ❶ 塩酸バンコマイシン点滴静注用 [0.5g]
- ❶ 注射用エンドキサン [100mg/注射用水5mL]
- ❶ 大塚塩カル注2％ [20mL]
- ❶ 大塚生食注 [500mL]
- ❶ カイトリル注 [3mg/3mL]
- ❶ ガスター注射液 [20mg/2mL]
- ❷ ガスター注射液 [20mg/2mL]＋生食液 [20mL] ※1
- ❷ 注射用カタクロット [40mg/5mL] ※1 ＋生食液 [50mL]
- ❶ カルチコール注射液8.5％ [10mL]
- ❶ カルベニン点滴用 [0.5g] ※2
- ❶ キサンボン注射用 [80mg/生食液20mL]
- ❶ 静注用キシロカイン2％ [5mL]
- ❶ キドミン輸液 [200mL]＋大塚糖液50% [300mL]
- ❶ 強力ネオミノファーゲンシー静注 [20mL]
- ❶ キロサイド注 [60mg/3mL]
- ❷ グリセオール注 [200mL] ※1
- ❶ グルカゴンGノボ注射用 [1mg/溶解液1mL]
- ❶ ケイツーN静注 [10mg/2mL]
- ❶ ケタラール静注用 [200mg/20mL]
- ❶ ゲンタシン注 [60mg/1.5mL]
- ❶ コスメゲン静注用 [0.5mg/注射用水1.1mL]
- ❶ 注射用サイメリン [100mg/生食液10mL]
- ❶ サイレース静注 [2mg/1mL]
- ❶ シーパラ注 [2mL]
- ❶ シオマリン静注用 [1g/注射用水10mL]
- ❶ ジゴシン注 [0.25mg/1mL]

- ❶ スルペラゾン静注用 [1g/注射用水10mL]
- ❶ スロンノンHI注 [30mg/6mL]
- ❶ セファメジンα注射用 [1g/注射用水10mL]
- ❶ セファランチン注 [10mg/2mL]
- ❷ セフメタゾン静注用 [1g/生食液100mL] ※1
- ❶ セフメタゾン静注用 [2g/注射用水20mL]
- ❶ セルシン注射液 [10mg/2mL]
- ❶ セレネース注 [15mg/3mL]
- ❶ ゾシン静注用 [4.5g]
- ❶ ソセゴン注射液 [15mg/1mL]
- ❶ ゾビラックス点滴静注用 [250mg/注射用水10mL]
- ❶ ソル・コーテフ静注用 [250mg/溶解液2mL]
- ❶ ソル・コーテフ静注用 [500mg/溶解液4mL]
- ❶ ソル・メドロール静注用 [125mg/溶解液2mL]
- ❶ ソル・メドロール静注用 [500mg/溶解液8mL]
- ❶ ソル・メドロール静注用 [1000mg/溶解液16mL]
- ❶ ダウノマイシン静注用 [20mg/生食液5mL]
- ❷ タガメット注射液 [200mg/2mL]
- ❶ 注射用タゴシッド [200mg/注射用水5mL]
- ❶ タチオン注射用 [200mg/溶解液3mL]
- ❶ ダラシンS注射液 [600mg/4mL]
- ❶ ダントリウム静注用 [20mg/注射用水60mL]
- ❷ チエナム点滴静注用 [0.5g/生食液100mL] ※1
- ❶ 低分子デキストランL注 [500mL]
- ❶ デカドロン注射液 [3.3mg/1mL]
- ❶ ドパストン静注 [25mg/10mL]
- ❶ ドブトレックス注射液 [100mg/5mL]
- ❶ トブラシン注 [60mg/1.5mL]
- ❶ ドプラム注射液 [400mg/20mL]
- ❶ トランサミン注10％ [10mL]
- ❶ ドルミカム注射液 [10mg/2mL]
- ❶ トロペロン注 [4mg/2mL]
- ❶ ドロレプタン注射液 [2.5mg/1mL]

333

フィジオ140

❶ ナイクリン注射液[50mg/1mL]
❶ ナゼア注射液[0.3mg/2mL]
❶ ニコリンH注射液[1g/4mL]
❶ ネオシネジンコーワ注[1mg/1mL]
❶ ネオファーゲン静注[20mL]
❶ ネオフィリン注[250mg/10mL]
❶ ネオラミン・スリービー液(静注用)[10mL]
❶ ノイロトロピン注射液[3.6ノイロトロピン単位/3mL]
❷ ノバスタンHI注[10mg/2mL] ※1
❶ バイオゲン静注[50mg/20mL]
❶ バクトラミン注[5mL]
❶ パパベリン塩酸塩注[40mg/1mL]
❷ ハベカシン注射液※1 [100mg/2mL]+生食液[50mL]
❶ パルタンM注[0.2mg/1mL]
❶ パンスポリン静注用[1g/注射用水10mL] ※3
❶ パントール注射液[500mg/2mL]
❶ パントシン注[200mg/2mL]
❶ ハンプ注射用[1000μg/注射用水10mL]
❶ ビーシックス注[30mg/1mL]
❶ ビーフリード輸液[500mL]
❶ ビオチン注[1mg/2mL]
❶ 注射用ビクシリンS[1g/注射用水10mL]
❶ ビクシリン注射用[2g/注射用水8mL]
❶ ビスラーゼ注射液[20mg/2mL]
❶ ビソルボン注[4mg/2mL]
❶ ビタシミン注射液[100mg/1mL]
❶ ビタメジン静注用[/注射用液20mL]
❶ ピドキサール注[30mg/1mL]

❶ ヒューマリンR注100単位/mL[1000単位/10mL]
❶ ファーストシン静注用[1g]
❶ ファンガード点滴用[75mg/生食液10mL]
❶ ファンギゾン注射用[50mg/注射用水10mL]
❶ フィニバックス点滴静注用[0.25g/生食液100mL]
❶ フェジン静注[40mg/2mL]
❶ 注射用フサン[10mg/注射用水5mL]
❶ ブスコパン注[20mg/1mL]
❶ フラグミン静注[5千単位/5mL]
❶ フラビタン注射液[20mg/2mL]
❶ プリンペラン注射液[10mg/2mL]
❶ フルマリン静注用[1g/注射用水10mL]
❶ プレオ注射用[15mg/生食液2mL]
❶ 水溶性プレドニン[20mg/注射用水2mL]
❶ 水溶性プレドニン[50mg/注射用水5mL]
❷ プロジフ静注液[100mg/1.25mL] ※1 +生食液[100mL]
❶ プロスタルモン・F注射液[1000μg/1mL]
❶ プロスタンディン点滴静注用[500μg]
❶ プロタノールL注[0.2mg/1mL]
❶ ベストコール静注用[1g/注射用水10mL]
❷ 注射用ペニシリンGカリウム ※1 [100万単位/生食液100mL]
❶ ヘパリンNa注[5千単位/5mL]
❶ ペプレオ注射用[5mg/生食液5mL]
❶ ペルジピン注射液[10mg/10mL]
❶ ヘルベッサー注射用[50mg/生食液10mL]
❶ ペントシリン注射用[1g/注射用水10mL]

❶ ホスミシンS静注用[2g/注射用水20mL]
❶ ボスミン注[1mg/1mL]
❶ ホリゾン注射液[10mg/2mL]
❶ マイトマイシン注用[2mg/注射用水5mL]
❶ マグセント注[100mL]
❶ マンニットールS注射液[300mL]
❶ ミノマイシン点滴静注用[100mg/注射用水5mL]
❶ ミラクリッド注射液[10万単位/注射用水10mL]
❶ ミリスロール注[10mg/20mL]
❶ メイセリン静注用[1g]
❶ メイロン静注7%[20mL]
❶ メイロン静注8.4%[20mL]
❶ メキシチール点滴静注[125mg/5mL]
❶ メソトレキセート点滴静注液[200mg/8mL]
❶ メタボリンG注射液[10mg/1mL]
❶ メロペン点滴用[500mg]
❶ モルヒネ塩酸塩注[200mg/5mL]
❶ ユナシン-S静注用[1.5g/注射用水10mL]
❶ ラジカット注[30mg/20mL]
❶ ラシックス注[100mg/10mL]
❶ ラステット注[100mg/5mL]
❶ 硫酸Mg補正液1mEq/mL[20mEq/20mL]
❶ リンコシン注射液[600mg/2mL]
❶ リン酸Na補正液0.5mmoL/mL[10mmoL/20mL]
❶ リンデロン注(4%)[20mg/5mL]
❶ レプチラーゼ注[1単位/1mL]
❶ レペタン注[0.3mg/1.5mL]
❶ ロピオン静注[50mg/5mL]
❶ ワゴスチグミン注[0.5mg/1mL]

本品容量： ❶ 500mL，❷ 等量

- いずれも残存率データなし.
- ※1　側管投与を想定し3hrまでしか観察していないが，外観変化なし.
- ※2　無色澄明から微黄色澄明(24hr).
- ※3　無色澄明から微黄色澄明(6hr).

📄 フィジオ140輸液配合変化表(2021年3月)
　フィジオ140輸液インタビューフォーム(2011年4月)

フィニバックス [ドリペネム水和物] (塩野義製薬)

点滴静注用：0.25g/瓶，0.5g/瓶／点滴静注用キット：0.25g/100mL/キット
分類　抗菌薬（カルバペネム系抗菌薬）

[pH変動スケール]（山口東京理科大学実験データ）

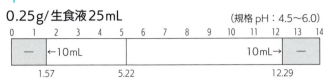

0.25g/生食液25mL　　　　　　　　　　　　（規格pH：4.5～6.0）

| 0 | 1 | 2 | 3 | 4 | 5 | 6 | 7 | 8 | 9 | 10 | 11 | 12 | 13 | 14 |

←10mL　1.57　　5.22　　　　　　10mL→　12.29

注意事項

DEHP・PVC	フィルター	閉鎖システム
—	—	—

調剤時の注意

生食液100mLを用いてよく振とうして溶解する．注射用水は溶液が等張とならないため使用しないこと．また，L-システインおよびL-シスチンを含むアミノ酸製剤と配合すると著しく力価が低下するので，配合しないこと．

[配合変化データ（文献に基づく判定）]

配合不可

本品濃度		
0.25g	20%マンニトール注射液 [300mL]	結晶析出白濁 (1hr)
	アミノレバン点滴静注 [500mL]	76.1% (1hr)
	アミパレン輸液 [200mL]	0% (1hr)
	プラスアミノ輸液 [500mL]	92.6%→86.3% (4hr→8hr), 外観変化なし (24hr)
0.25g/生食液100mL	ネオフィリン注 [250mg/10mL]	100%→89.5% (直後→1hr), 外観変化なし (24hr)
	ミノマイシン点滴静注用 [100mg]	98.3%→89.7% (1hr→4hr), 微黄色澄明 (直後)
	ユナシン-S静注用 [1.5g]	95.9%→87.6% (1hr→4hr), 外観変化なし (24hr)
0.5g	アミノレバン点滴静注 [500mL]	76.7% (1hr)
0.5g/生食液100mL	ネオフィリン注 [250mg/10mL]	90.4%→69.3% (1hr→4hr), 外観変化なし (24hr)
	ミノマイシン点滴静注用 [100mg]	90.0%→81.1% (4hr→8hr), 黄色 (8hr)
	ユナシン-S静注用 [1.5g]	90.2%→81.6% (4hr→8hr), 外観変化なし (24hr)

配合可

- ❶❿ KN1号輸液 [500mL]
- ❶❿ KN3号輸液 [500mL] ※1
- ❶❿ アクチット輸液 [500mL]
- ❸⓫ アザクタム注射用 [1g] ※2
- ❺⓬ アスパラ注射液 [10mL]
- ❸ アタラックス-P注射液 [25mg/1mL]
- ⓫ アタラックス-P注射液 [25mg/1mL] ※3
- ❸⓫ アドナ注（静脈用） [50mg/10mL]
- ❸⓫ アミカシン硫酸塩注射液「日医工」 [100mg]
- ❾ アミカシン硫酸塩注射液「日医工」 ※4 [400mg]
- ❼ アミカシン硫酸塩注射液「日医工」 ※5 [400mg]
- ❸ アリナミンF注 [10mg/2mL]
- ⓫ アリナミンF注 [10mg/2mL] ※3
- ❸⓫ イノバン注 [50mg/2.5mL] ※3
- ❸ 注射用イホマイド [1g/生食液25mL]
- ⓫ 注射用イホマイド [1g/生食液25mL] ※3
- ❸ インデラル注射液 [2mg/2mL]
- ⓫ インデラル注射液 [2mg/2mL] ※3
- ❶❿ ヴィーンD輸液 [500mL] ※2
- ❷ 注射用エフオーワイ [100mg] ※3
- ❸ 注射用エンドキサン [100mg/生食液5mL]
- ⓫ 注射用エンドキサン [100mg/生食液5mL] ※3
- ❶ 大塚生食注 [100mL]
- ❿ 大塚生食注 [100mL] ※2
- ❶ 大塚糖液5% [100mL]
- ❶❿ キリット注5% [300mL]
- ⓫ キロサイド注 [200mg]
- ❸ キロサイド注 [200mg] ※6
- ❾ クラビット点滴静注 [500mg/20mL] ※7
- ❸ ゲンタシン注 [40mg/1mL]
- ⓫ ゲンタシン注 [40mg/1mL] ※3
- ❸⓫ シオマリン静注用 [1g] ※8
- ❸ ジゴシン注 [0.25mg/1mL]
- ⓫ ジゴシン注 [0.25mg/1mL] ※3
- ❿ ジフルカン静注液 [100mg/50mL] ※2
- ⓫ ジフルカン静注液 [100mg/50mL] ※3
- ❽ ジフルカン静注液 [200mg/100mL] ※4
- ❸⓫ スルペラゾン静注用 [1g] ※3
- ❸ セファメジンα注射用 [1g]
- ⓫ セファメジンα注射用 [1g] ※3
- ❸⓫ セフォタックス注射用 [1g]
- ❸⓫ セフメタゾン静注用 [1g] ※3
- ❸⓫ ソセゴン注射液 [15mg/1mL] ※2
- ❸⓫ ソル・コーテフ静注用 [250mg]
- ❸⓫ ソル・メドロール静注用 [125mg]
- ❸⓫ ダウノマイシン静注用 [20mg]
- ❸⓫ タガメット注射液 [200mg/2mL]
- ❸⓫ 注射用タゴシッド [200mg]
- ❸ タチオン注射用 [200mg] ※1
- ⓫ タチオン注射用 [200mg] ※2
- ❸⓫ ダラシンS注射液 [600mg]
- ❶❿ 低分子デキストランL注 [500mL] ※2
- ❸⓫ デカドロン注射液 [6.6mg/2mL]
- ❸ ドブトレックス注射液 [100mg/5mL] ※2
- ⓫ ドブトレックス注射液 [100mg/5mL] ※9
- ❸ トブラシン注 [90mg/1.5mL]
- ⓫ トブラシン注 [90mg/1.5mL] ※3
- ❸⓫ トランサミン注10% [10mL]
- ❸⓫ ニコリン注射液 [250mg]
- ❸ ニトロール点滴静注 [5mg/10mL]
- ⓫ ニトロール点滴静注 [5mg/10mL] ※3
- ❸ ネオラミン・スリービー液（静注用） ※1 [10mL]
- ⓫ ネオラミン・スリービー液（静注用） ※10 [10mL]
- ❸⓫ パニマイシン注射液 [100mg/2mL] ※1
- ⓫ ハベカシン注射液 [100mg/2mL]
- ❸ ハベカシン注射液 [100mg/2mL] ※1
- ❺⓬ パラプラチン注射液 [150mg/15mL]
- ❸ 塩酸バンコマイシン点滴静注用 ※2 [0.5g/注射用水10mL]
- ⓫ 塩酸バンコマイシン点滴静注用 ※8 [0.5g/注射用水10mL]

フィニバックス

⑨ 塩酸バンコマイシン点滴静注用 ※1 [1.0g/注射用水20mL]
③⑪ パンスポリン静注用 [1g] ※1
③ パントール注射液 [500mg/2mL]
⑪ パントール注射液 [500mg/2mL] ※3
③ パントシン注10% [2mL]
⑪ パントシン注10% [2mL] ※3
④ ビーフリード輸液 [25mL] ※12
③⑪ ビソルボン注 [4mg/2mL] ※2
③⑪ ビタシミン注射液 [500mg/2mL] ※1
③⑪ ピドキサール注 [30mg] ※13
③⑪ ヒューマリンR注100単位/mL [10mL]
③⑪ ファーストシン静注用 [1g] ※1
③ ファンガード点滴用 [50mg] ※14
⑪ ファンガード点滴用 [50mg] ※15
⑨ ファンガード点滴用 [150mg] ※4
⑦ ファンガード点滴用 [150mg] ※5

❶ フィジオゾール3号輸液 [500mL] ※1
⑨ ブイフェンド静注用 [200mg/注射用水19mL] ※4
⑦ ブイフェンド静注用 [200mg/注射用水19mL] ※5
③⑪ 注射用フサン [50mg/注射用水5mL] ※2
③ ブスコパン注 [20mg/1mL]
⑪ ブスコパン注 [20mg/1mL] ※3
③⑪ フラビタン注射液 [20mg/2mL]
③ プリンペラン注射液 [10mg/2mL]
⑪ プリンペラン注射液 [10mg/2mL] ※3
③⑪ フルマリン静注用 [1g] ※2
③ ブレオ注射用 [5mg]
⑪ ブレオ注射用 [5mg] ※3
③⑪ 水溶性プレドニン [20mg]
❻⑬ プロスタルモン・F注射液 [1mL]
③ ヘパリンNa注「モチダ」 [5千単位/5mL]
⑪ ヘパリンNa注「モチダ」 [5千単位/5mL] ※3
③ ペントシリン注射用 [1g]

⑪ ペントシリン注射用 [1g] ※3
❶ ポタコールR輸液 [500mL] ※2
③ ポララミン注 [5mg/1mL]
⑪ ポララミン注 [5mg/1mL] ※3
③⑪ マイトマイシン注用 [10mg/注射用水25mL]
❶ マルトス輸液10% [500mL]
❻⑬ ミラクリッド注射液5万単位 [1mL]
③ メイロン静注7% [20mL] ※1
⑪ メイロン静注7% [20mL] ※2
❶ ラクテックG輸液 [500mL] ※1
③⑪ ラシックス注 [20mg]
⑤ ラステット注 [100mg/5mL] ※1
⑫ ラステット注 [100mg/5mL] ※2
③⑪ リンデロン注 (0.4%) [2mg/0.5mL]
③⑪ ロセフィン静注用 [1g] ※16

本品濃度：❶ 0.25g, ❷ 0.25g/5%ブドウ糖液100mL, ❸ 0.25g/生食液100mL, ❹ 0.25g/生食液100mLのうち25mL, ❺ 0.25g/生食液250mL, ❻ 0.25g/生食液500mL, ❼ 0.25g×2v/生食液100mL, ❽ 0.25g×4v, ❾ 0.25g×4v/生食液100mL, ❿ 0.5g, ⑪ 0.5g/生食液100mL, ⑫ 0.5g/生食液250mL, ⑬ 0.5g/生食液500mL

※1 残存率90%以上→90%未満 (8hr→24hr), 外観変化なし (24hr), 8hr以内の投与であれば配合可.
※2 残存率90%以上→90%未満 (8hr→24hr), 微黄色澄明 (24hr), 8hr以内の投与であれば配合可.
※3 残存率90%以上 (24hr), 微黄色澄明 (24hr).
※4 8hrまでしか観察していないが, 残存率90%以上 (8hr), 極微黄色澄明 (4hr).
※5 8hrまでしか観察していないが, 残存率90%以上, 外観変化なし.
※6 残存率90%以上 (24hr), 微黄色澄明 (8hr).
※7 8hrまでしか観察していないが, 残存率90%以上 (8hr), 淡黄色澄明→黄色澄明 (直後→4hr).
※8 残存率90%以上→90%未満 (8hr→24hr), 微黄色澄明 (8hr). 8hr以内の投与であれば配合可.
※9 残存率90%以上→90%未満 (8hr→24hr), 黄色澄明 (24hr), 8hr以内の投与であれば配合可.
※10 残存率90%以上→90%未満 (8hr→24hr), 微紅色澄明→薄い橙色澄明 (直後→24hr), 8hr以内の投与であれば配合可.
※11 8hrまでしか観察していないが, 残存率90%以上 (8hr), 極微黄色澄明→微黄色澄明→淡黄色澄明 (直後→4hr→8hr).
※12 側管投与を想定し1hrまでしか観察していないが, 残存率90%以上, 外観変化なし.
※13 残存率90%以上→90%未満 (8hr→24hr), 微黄色澄明→薄い橙色澄明 (直後→24hr), 遮光下, 8hr以内の投与であれば配合可.
※14 遮光下.
※15 残存率は90%以上 (24hr), 微黄色澄明 (24hr), 遮光下.
※16 残存率は90%以上 (24hr), 微黄色澄明 (1hr).

フィニバックス配合変化表 (2021年6月作成)
山口東京理科大学実験データ

ブイフェンド [ボリコナゾール] (ファイザー)

ブィフ

静注用：200mg/V

分類 抗真菌薬（アゾール系抗真菌薬）

[pH変動スケール] （山口東京理科大学実験データ）

200mg/注射用水19mL

（規格 pH：5.5〜7.0）

0	1	2	3	4	5	6	7	8	9	10	11	12	13	14

| — | ←10mL | | | | | | 10mL→ | | | | | | — | |

1.52　　　　　　6.25　　　　　　12.56

注意事項

DEHP・PVC	フィルター	閉鎖システム
—	—	—

[配合変化データ （文献に基づく判定）]

配合方法①：ブイフェンド200mg静注用1Vに注射用水19mLを加えて溶かしてから，配合輸液を加えて40mL（5mg/1mL）の試料溶液とした．

配合方法②：上記①の試料溶液5mLに配合輸液を加えて50mL（0.5mg/1mL）の試料溶液とした．

配合方法③：ブイフェンド200mg静注用1Vに注射用水19mLを加えて溶かしてから，配合薬剤1Vを混ぜ，さらに生食液を加えて40mL（5mg/1mL）の試料溶液とした．

配合方法④：ブイフェンド200mg静注用1Vに注射用水19mLを加えて溶かしてから，配合薬剤1Vを混ぜ，さらに生食液を加えて400mL（0.5mg/1mL）の試料溶液とした．

配合方法⑤：注射用水19mLで溶解したボリコナゾール注射剤200mgを輸液または補液で希釈して，濃度5mg/1mLの試験溶液を調製した．

配合方法⑥：注射用水19mLで溶解したボリコナゾール注射剤200mgを輸液または補液で希釈して，濃度0.5mg/1mLの試験溶液を調製した．

本品濃度	配合不可	
200mg/注射用水19mL	サンディミュン点滴静注用 [5mL]＋生食液 [100mL]	白色懸濁(直後)
	ファンギゾン注射用 [50mg/5%ブドウ糖500mL]	淡黄色懸濁(直後)，黄〜橙色の粉末

本品濃度	配合可		
200mg/注射用水19mL	• アザクタム注射用[1g/添付溶解液]＋生食液[10mL] • アミカシン硫酸塩注射液 [200mg/生食液100mL] • アリナミンF注[200mg/20mL]＋生食液[10mL] • イノバン注[200mg]＋生食液[10mL] • オメガシン点滴用[0.3g/生食液100mL] • カイトリル注[3mg] • カルベニン点滴用[0.5g/生食液100mL]※1 • ゲンタシン注[60mg/生食液100mL] • ザイボックス注射液[600mg] • スルペラゾン静注用[1g/生食液100mL] • セファメジンα注射用[2g/添付溶解液]＋生食液[10mL] • ゾビラックス点滴静注用[250mg/生食液100mL] • ソル・コーテフ注射用[100mg/添付溶解液]＋生食液[10mL]	• ソルダクトン静注用[200mg/添付溶解液]＋生食液[10mL] • ソル・メドロール静注用[500mg/生食液100mL] • 注射用タゴシッド[400mg/生食液100mL] • ダラシンS注射液[600mg/4mL] • チエナム点滴静注用※2[0.5g/生食液100mL] • デノシン点滴静注用[500mg/生食液100mL] • ネオフィリン注[10mL]＋生食液[10mL] • ハベカシン注射液[100mg]＋生食液[100mL] • 塩酸バンコマイシン点滴静注用 • ビクシリン注射用[4g/添付溶解液]＋生食液[10mL] • ヒドロコルチゾンコハク酸エステルNa注射用「NIG」[100mg/添付溶解液]＋生食液[100mL] • ビタメジン静注用[添付溶解液で希釈]＋生食液[10mL]	• ファーストシン静注用[1g/添付溶解液]＋生食液[10mL] • ファンガード点滴用[50mg/生食液100mL] • 注射用フサン[50mg/5%ブドウ糖10mL] • フラビタン注射液[20mg]＋生食液[10mL] • 水溶性プレドニン[50mg/添付溶解液]＋生食液[10mL] • プログラフ注射液[5mg/生食液100mL] • ペントシリン注射用[2g/添付溶解液]＋生食液[10mL] • ミノマイシン点滴静注用[100mg/添付溶解液]＋生食液[10mL] • ミラクリッド注射液[100000単位]＋生食液[10mL] • メロペン点滴用[0.5g/生食液100mL] • ラシックス注[100mg/10mL] • レペタン注[1A(規格不明)]＋生食液[10mL]
[配合方法①] 5mg/mL	• KN3号輸液 • エルネオパNF1号輸液 • ソリタ-T3号輸液 • ソリタ-T4号輸液 • ソルデム1輸液 • ソルデム3A輸液	• ツインパル輸液 • ネオパレン1号輸液 • ピーエヌツイン-1号輸液 • ピーエヌツイン-2号輸液 • ピーエヌツイン-3号輸液 • ビーフリード輸液	• フィジオ35輸液 • フィジオ140輸液 • フルカリック1号輸液 • フルカリック2号輸液
[配合方法②] 0.5mg/mL	• KN3号輸液 • エルネオパNF1号輸液 • ソリタ-T3号輸液 • ソリタ-T4号輸液 • ソルデム1輸液 • ソルデム3A輸液	• ツインパル輸液 • ネオパレン1号輸液 • ピーエヌツイン-1号輸液 • ピーエヌツイン-2号輸液 • ピーエヌツイン-3号輸液 • ビーフリード輸液	• フィジオ35輸液 • フィジオ140輸液 • フルカリック1号輸液 • フルカリック2号輸液

[配合方法③] 5mg/mL	・フラグミン静注		
[配合方法④] 0.5mg/mL	・フラグミン静注		
[配合方法⑤] 5mg/mL ※3	・5%ブドウ糖液 ・EL-3号輸液 ・アクチット輸液 ・ヴィーンD輸液 ・ヴィーンF輸液 ・グリセオール注 ・生食液 ・ソリタ-T1号輸液	・ソリタ-T2号輸液 ・ソリタ-T3号G輸液 ・ソリタ-T3号輸液 ・ソリタ-T4号輸液 ・ソルデム3輸液 ・低分子デキストランL ・乳酸リンゲル液 ・ハベカシン注射液	・ハルトマン液「コバヤシ」 ・フィジオゾール3号輸液 ・プロテアミン12注射液 ・ポタコールR輸液 ・ラクテックG輸液 ・ラクテック注
[配合方法⑥] 0.5mg/mL	・5%ブドウ糖液 ・EL-3号輸液 ・アクチット輸液 ・ヴィーンD輸液 ・ヴィーンF輸液 ・グリセオール注 ・生食液	・ソリタ-T1号輸液 ・ソリタ-T2号輸液 ・ソリタ-T3号G輸液 ・ソリタ-T3号輸液 ・ソリタ-T4号輸液 ・ソルデム3輸液 ・低分子デキストランL	・乳酸リンゲル液 ・ハルトマン液「コバヤシ」 ・フィジオゾール3号輸液 ・プロテアミン12注射液 ・ポタコールR輸液 ・ラクテックG輸液 ・ラクテック注

※1 残存率は90%以上（24hr），24hr後に淡黄色澄明から黄色澄明に増色.
※2 残存率は90%以上（24hr），24hr後に微黄色澄明を呈する.
※3 残存率データはないが，外観変化なし（48hr）.

ブイフェンド200mgインタビューフォーム（2020年11月改訂）
山口東京理科大学実験データ

フィルデシン [ビンデシン硫酸塩]（日医工）

注射用：1mg/V，3mg/V

分類 抗悪性腫瘍薬（ビンカアルカロイド系微小管阻害薬）

［pH変動スケール］

- 規格pH：3.5〜5.5
- pH変動試験のデータなし

⚠ 注意事項

DEHP・PVC	フィルター	閉鎖システム
―	―	―

調剤時の注意

注射用水または生食液以外の溶解液の使用は望ましくない．注射液調製後は数時間以内に使用すること．

［配合変化データ（文献に基づく判定）］

本品濃度	配合可		
3mg/ 注射用水3mL	・アドリアシン注用[10mg/5mL] ・注射用エンドキサン[100mg/5mL] ・サンラビン点滴静注用[150mg/5mL] ・シーパラ注[2mL]	・シオマリン静注用[1g/10mL] ・ソリタ-T3号輸液[500mL] ・タチオン注射用[100mg/2mL] ・ブドウ糖注20%「フソー」[20mL]	・プリンペラン注射液[10mg/2mL] ・ブレオ注用[15mg/5mL] ・マイトマイシン注用[2mg/5mL]

- いずれも残存率90%以上（6hr），外観変化なし，6hrまでのデータのみ，6hr以内の投与であれば配合可．

📄 フィルデシンインタビューフォーム（2019年4月改訂）

フェジン [含糖酸化鉄]（日医工）

静注：40mg/2mL/管
分類 造血薬（静脈内注射用鉄剤）

［pH変動スケール］

40mg製剤

（規格pH：9.0〜10.0）

0	1	2	3	4	5	6	7	8	9	10	11	12	13	14

混濁, 結晶析出　←1.36mL　　　10mL→　　—

4.71　　　　　　　9.88　　12.25

📄 フェジン40mgインタビューフォーム（2019年4月改訂）

⚠️ 注意事項

DEHP・PVC	フィルター	閉鎖システム
—	—	—

フェロン [インターフェロンベータ] (東レ)

注射用：100万IU/V, 300万IU/V

分類 インターフェロンβ製剤

右上タブ：フェロ

[pH変動スケール]

- 規格pH：4.5～5.5
- pH変動試験のデータなし

(!) 注意事項

DEHP・PVC	フィルター	閉鎖システム
―	―	―

調剤時の注意

局所投与時，局所疼痛の強い場合には局所麻酔薬に溶解し投与することが可能である．たとえば0.5～1%プロカイン塩酸塩注射液1～3mLに溶解し投与する．ただし，リドカイン注射液等は配合不可である．

[配合変化データ (文献に基づく判定)]

本品規格	配合不可	
300万IU/ 添付溶解液1mL	1%カルボカイン注 [10mg/1mL]	71.7%(直後)
	EL-3号輸液 [500mL]	94.1%→72.5%(直後→1hr)
	KN3号輸液 [200mL]	97.8%→86.6%(直後→1hr)
	アデラビン9号注 [1mL]	100.4%→87.9%(1hr→3hr)
	アドナ注 (静脈用) [10mg/2mL]	79.3%(直後)
	アミノレバン点滴静注 [500mL]	93.3%→87.8%(1hr→3hr)
	ウロナーゼ静注用 [240000単位/生食液40mL]	46.1%(直後)
	注射用エンドキサン [500mg/注射用水25mL]	102.8%→83.5%(直後→1hr)
	キシロカイン注射液1% [10mg/1mL]	83.4%(直後)
	クリニザルツ輸液 [500mL]	95.5%→77.4%(直後→1hr)
	コスメゲン静注用 [0.5mg/注射用水1.1mL]	92.9%→79.7%(3hr→6hr)
	サンラビン点滴静注用 [150mg/注射用水15mL]+5%ブドウ糖液 [500mL]	97.6%→67.2%(直後→1hr)
	セファメジンα注射用 [0.25g/注射用水5mL]	92.9%→77.9%(直後→1hr)
	セフメタゾン静注用 [1g/5%ブドウ糖注射液10mL]	82.1%(直後)
	ソリタ-T3号輸液 [200mL]	97.2%→87.7%(直後→1hr)
	ソル・コーテフ注射用 [100mg/2mL]	28%(直後)
	デカドロン注射液 [1.65mg/0.5mL]	96.6%→79.7%(直後→1hr)
	トランサミン注5% [250mg/5mL]	105.8%→87.5%(直後→1hr)
	ニコリン注射液 [100mg/2mL]	97.2%→83.7%(1hr→3hr)
	ハルトマン液 [500mL]	90.1%→75.5%(直後→1hr)
	パンスポリン静注用 [1g/5%ブドウ糖注射液20mL]	76.8%(直後)
	ピシバニール注射用 [0.2KE/5%ブドウ糖液2mL]	90.4%→89.1%(1hr→3hr)
	ビタメジン静注用 [1V/注射用水20mL]	83.6%(直後)
	プラスアミノ輸液 [500mL]	105.1%→82.5%(直後→1hr)
	フラビタン注射液 [20mg/2mL]	86.7%(直後)
	水溶性プレドニン [10mg/注射用水1mL]	83.5%(直後)
	ペプレオ注射用 [10mg/生食液5mL]	91.3%→86.1%(1hr→3hr)
	ホスミシンS静注用 [2g/5%ブドウ糖注射液20mL]	111.6%→83.8%(直後→1hr)
	マーカイン注0.5% [5mg/1mL]	73.2%(直後)
	マルトス輸液10% [500mL]	92.7%→86.3%(直後→1hr)

341

フエロン

注射用メソトレキセート [5mg/注射用水2mL]	63%(直後)
ラクテックG輸液 [500mL]	97.3%→87.6%(1hr→3hr)
ラクテック注 [500mL]	93.8%→83.7%(直後→1hr)
ラシックス注 [20mg/2mL]	32.7%(直後)
ランダ注 [10mg/20mL]	105.7%→83.2%(直後→1hr)
リンコシン注射液 [300mg/1mL]	114.4%→79.1%(直後→1hr)
リンデロン注（0.4%） [2mg/0.5mL]	88.1%(直後)
ロセフィン静注用 [1g/注射用水10mL]＋生食液 [200mL]	96.2%→89.9%(3hr→6hr)

本品規格	配合可		
100万IU	・生食液 [3mL] ※1 ・プロカイン塩酸塩0.5%「トーワ」 ※1 　[15mg/3mL]	・プロカイン塩酸塩0.5%「日医工」 ※1 　[15mg/3mL] ・ロカイン注1% [30mg/3mL] ※1	・ロカイン注2% [60mg/3mL] ※1
300万IU/ 添付溶解液1mL	・5-FU注 [250mg/5mL] ※1 ・KN1号輸液 [200mL] ※2 ・KN2号輸液 [500mL] ※2 ・アドリアシン注用 [10mg/生食液4mL] ※3 ・アリナミンF注 [50mg/20mL] ※3 ・オンコビン注射用 [1mg/生食液10mL] ※4 ・グリセオール注 [500mL] ※1 ・ソリタ-T3号G輸液 [200mL] ※2 ・タチオン注射用 [100mg/注射用水2mL] ※2	・低分子デキストラン糖注 [500mL] ※1 ・ニドラン注射用 [25mg/注射用水5mL] ※1 ・ネオラミン・スリービー液(静注用) ※1 　[10mL] ・パントシン注10% [200mg/2mL] ※1 ・ビタミンC注 [100mg/1mL] ※5 ・フィジオゾール3号輸液 [500mL] ※1 ・プリンペラン注射液 [10mg/2mL] ※3 ・ブレオ注用 [15mg/生食液5mL] ※3	・ペントシリン注射用 ※3 　[2g/5%ブドウ糖注射液8mL] ・ポタコールR輸液 [500mL] ※1 ・ミノマイシン点滴静注用 ※1 　[100mg/注射用水5mL] ・ラクテックD輸液 [500mL] ※3 ・リンゲル液 [500mL] ※1

※1　6hrまでしか観察していないが，残存率90%以上，外観変化なし．
※2　3hrまでしか観察していないが，残存率90%以上，外観変化なし，投与時間としては1hr以内と考えた．
※3　6hrまでしか観察していないが，残存率90%以上→90%未満（3hr→6hr），外観変化なし（6hr），3hr以内の投与であれば配合可．
※4　6hrまでしか観察しておらず，残存率データはないが，外観変化なし．
※5　6hrまでしか観察していないが，残存率90%以上，6hr後に微黄色澄明を呈する．

📄 フエロン注射用インタビューフォーム（2018年4月改訂）

フェン

フェンタニル「テルモ」 [フェンタニルクエン酸塩] (テルモ)

注射液：0.1mg/2mL/A，0.25mg/5mL/A，0.5mg/10mL/A

分類 鎮痛薬・麻薬 [オピオイド鎮痛薬 (麻薬)]

[pH変動スケール]

・規格pH：3.9〜5.9
・pH変動試験のデータなし

⚠ 注意事項

DEHP・PVC	フィルター	閉鎖システム
—	—	—

[配合変化データ (文献に基づく判定)]

本品規格	配合可		
0.1mg/2mL	・1％ディプリバン注[20mL] ・2％カルボカイン注[10ml] ・5-FU注[250mg5mL/生食液50mL] ・アタラックス-P注射液 [25mg1mL/生食液50mL] ・アドナ注 (静脈用) [25mg5mL] ・アドレナリン注0.1％「テルモ」[1mL] ・アトロピン硫酸塩注「タナベ」 [0.5mg/1mL] ・アナペイン注2mg/mL[10mL] ・イソゾール注射用[0.5g/20mL] ・イノバン注[50mg/2.5mL/生食液50mL] ・インデラル注射液[2mg/2mL] ・ヴィーン3G輸液[2mL] ・ヴィーンD輸液[2mL] ・ヴィーンF輸液[2mL] ・エスラックス静注[50mg/5mL] ・ヱフェドリン「ナガヰ」注射液[40mg/1mL] ・大塚蒸留水[2mL] ・大塚生食注[2mL] ・大塚糖液5％[2mL] ・オノアクト点滴静注用[50mg/生食液20mL] ・静注用キシロカイン2％[10mL]	・ケタラール静注用 [200mg/20mL/生食液50mL] ・サイレース静注[2mg/1mL/水10mL] ・スキサメトニウム注20「マルイシ」 [1mL] ・セレネース注[5mg/1mL/生食液10mL] ・ソセゴン注射液[30mg/1mL/水10mL] ・ソリタ-T1号輸液[2mL] ・ソリタ-T3号輸液[2mL] ・低分子デキストランL注[2mL] ・ドブトレックス注射液 [100mg/5mL/生食液50mL] ・トランサミン注10％[2.5mL] ・ドルミカム注射液[10mg/2mL/生食液10mL] ・ドロレプタン注射液 [25mg/10mL/5％ブドウ糖液50mL] ・パントール注射液[500mg/2mL] ・ビカーボン輸液[2mL] ・ビタジェクト注キット[10mL/生食液50mL] ・ビタシミン注射液[100mg/1mL/生食液50mL] ・ビタメジン静注用[生食液20mL] ・プリンペラン注射液 [10mg/2mL/生食液50mL]	・プレセデックス静注液 [200μg/2mL/注射用水50mL] ・プレビブロック注[100mg/10mL] ・プロスタルモン・F注射液1000 [1mL/生食液50mL] ・プロポフォール静注1％「マルイシ」 [20mL] ・ペルジピン注射液[2mg/2mL/生食液10mL] ・ポタコールR輸液[2mL] ・ポプスカイン0.25％注[10mL] ・マーカイン注0.125％[20mL] ・マンニットT注15％[2mL] ・モルヒネ塩酸塩注射液50mg「第一三共」 [5mL/生食液50mL] ・ラクテックD輸液[2mL] ・ラクテックG輸液[2mL] ・ラクテック注[2mL] ・ラシックス注[20mg/2mL/生食液50mL] ・ラボナール注射用[0.3g/12mL] ・レペタン注[0.3mg/1.5mL] ・ロピオン静注[50mg/5mL] ・ワゴスチグミン注[0.5mg/1mL] ・ワソラン静注[5mg/2mL]

📄 フェンタニル注射液「テルモ」インタビューフォーム (2020年4月改訂)

ブスコパン [ブチルスコポラミン臭化物] (サノフィ)

注：20mg/1mL/管
分類 自律神経作用薬 (抗コリン薬)

[pH変動スケール]

20mg製剤

(規格pH：3.7〜5.5)

```
0   1   2   3   4   5   6   7   8   9   10  11  12  13  14
┌───┬───────────────────────────────────┬───┐
│ — │←10mL                      10mL→    │ — │
└───┴───────────────────────────────────┴───┘
   1.22        3.80                    12.39
```

注意事項

DEHP・PVC	フィルター	閉鎖システム
—	—	—

調剤時の注意

酸，アルカリ，種々の無機イオンで外観変化はみられないが，アルカリ性注射液で加水分解が類推されるので注意を要する.

[配合変化データ (実験に基づく判定)]

本品規格	配合可
20mg/1mL	・リンデロン注[4mg/1mL]+生食液[100mL]

・外観変化なし (24hr)，ブスコパンのスポットが配合後の濃度では感度が足りず検出が困難であるためTLC未実施.

📄 ブスコパン注20mgインタビューフォーム (2019年7月改訂)
　　山口東京理科大学実験データ

フ

ブプレノルフィン「日新」 [ブプレノルフィン]（日新製薬）

注：0.2mg/1mL/A，0.3mg/1.5mL/A
分類 鎮痛薬・麻薬［オピオイド鎮痛薬（非麻薬）］

［pH変動スケール］

0.2mg製剤　（規格pH：3.5〜5.0）

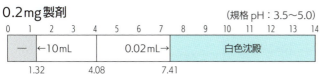

0.3mg製剤　（規格pH：3.5〜5.0）

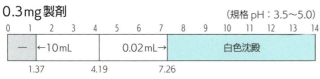

ブプレノルフィン注0.2mg, 0.3mg「日新」HP公表データ

注意事項

DEHP・PVC	フィルター	閉鎖システム
―	―	―

ブライアン ［エデト酸カルシウムナトリウム水和物］（日新製薬）

点滴静注：1g/5mL/A

分類　中毒治療薬（鉛中毒解毒薬）

[pH変動スケール]

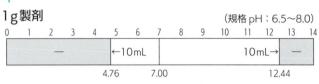

[配合変化データ（文献に基づく判定）]

本品規格	配合可
1g/5mL	・大塚生食注[250mL]　　・大塚糖液5%[250mL] ・大塚生食注[500mL]　　・大塚糖液5%[500mL]

ブライアン点滴静注1g配合変化表（2020年8月改訂）

ブリデ

ブリディオン [スガマデクスナトリウム] (MSD)

静注：200mg/V，500mg/V
分類 麻酔時使用薬（筋弛緩回復薬）

［pH変動スケール］

・規格pH：7.0～8.0
・pH変動試験のデータなし

⚠ 注意事項

DEHP・PVC	フィルター	閉鎖システム
―	―	―

［配合変化データ（文献に基づく判定）］

本品規格	配合可		
200mg/2mL	・5%ブドウ糖液[10倍希釈] ※1 ・アルチバ（レミフェンタニル塩酸塩）※2 　[2mg/vial] ・ヴィーンF輸液[10倍希釈] ※1 ・生食液[10倍希釈] ※1	・ディプリバン（プロポフォール）※2 　[10mg/1mL] ・乳酸リンゲル液[10倍希釈] ※1 ・フィジオ140輸液[10倍希釈] ※1 ・ブレビブロック（エスモロール塩酸塩）※2 　[10mg/1mL]	・ラクテックD輸液[10倍希釈] ※1 ・ラクテックG輸液[10倍希釈] ※1 ・ラクテック注[10倍希釈] ※1 ・リンゲル液[10倍希釈] ※1

・いずれも残存率データなし.
※1　48hr後まで外観変化なし.
※2　4hr後まで外観変化なし.

📄 ブリディオン静注インタビューフォーム（2019年5月改訂）

フ

プリンペラン ［塩酸メトクロプラミド］(日医工)

注射液：10mg/2mL/管
分類 消化器機能調整薬

[pH変動スケール]

10mg/2mL （規格pH：2.5～4.5）

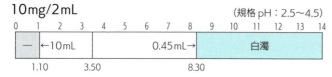

[配合変化データ (文献に基づく判定)]

本品濃度	配合不可		
10mg/2mL	アデホス-Lコーワ注 [20mg/2mL]		結晶析出(3hr)
	セレネース注 [5mg/1mL]		結晶析出(3hr)
	ハイカリック液-3号 [200mL]		89.4%(6hr)
	ヒューマリンR注100単位/mL [1000単位/10mL]		白濁(3hr)
	ラシックス注 [20mg/2mL]		白色沈殿(直後)
10mg/2mL +生食液2mL	ラシックス注 [20mg/2mL]		微濁→結晶析出(6hr→24hr)

配合可

- 5-FU注 [250mg/5mL]
- 5-FU注 [250mg/5mL]+フェジン静注 [40mg/2mL] ※1
- 20%フルクトン注 [2mL] ※2
- K.C.L.点滴液15% [20mL]
- KN1号輸液 [200mL]
- KN3号輸液 [200mL]
- アイソボリン点滴静注用 [400mg/生食液400mL]
- アクチット輸液 [200mL]
- アスパラカリウム注10mEq [1.712g/10mL]
- アタラックス-P注射液 [25mg/1mL]
- アデラビン9号注 [1mL] ※3
- アドナ注 (静脈用) [100mg/20mL]
- アナフラニール点滴静注液 [25mg/2mL] +生食液 [250mL]
- アミニック輸液 [200mL]
- アミノフィリン静注 [250mg/10mL]
- アミノレバン点滴静注 [200mL]
- アミパレン輸液 [200mL]
- アリナミンF注 [10mg/2mL] ※3
- アリナミンF注 [50mg/20mL] ※3
- インデラル注射液 [2mg/2mL] ※3
- ヴィーン3G輸液 [200mL]
- ヴィーンD輸液 [200mL]
- ヴィーンF輸液 [200mL]
- エホチール注 [10mg/1mL] ※3
- エルネオパNF1号輸液 [200mL]
- エルネオパNF2号輸液 [200mL]
- エレメンミック注 [2mL]
- 注射用エンドキサン [100mg/注射用水5mL] ※4
- オーツカMV注 [1号(凍乾品)・2号(液剤)4mL] ※3
- 大塚食塩注10% [20mL]
- 大塚生食注 [200mL]
- 大塚糖液5% [200mL]
- 大塚糖液20% [20mL]
- 大塚糖液50% ※5
- オンコビン注射用 [1mg/10mL] ※1
- ガスター注射液 [20mg/2mL]
- カルチコール注射液8.5% [850mg/10mL]
- 強力ネオミノファーゲンシー静注 [20mL]

- キョーフィリン静注 [250mg/10mL]
- グリセオール注 [200mL]
- クロロマイセチンサクシネート静注用 ※6 [1g/注射用水10mL]
- ジギラノゲン注 [0.4mg/2mL] ※3
- ジゴシン注 [0.25mg/1mL] ※3
- ズファジラン筋注 [5mg/1mL] ※3
- セファメジンα注射用 [1g/生食液100mL]
- ソリタ-T1号輸液 [200mL]
- ソリタ-T3号輸液 [500mL]
- ソリタ-T4号輸液 [200mL]
- ソル・コーテフ注射用 [100mg] ※1
- ソルデム1輸液 [200mL]
- ソルデム3輸液 [200mL]
- ソルデム3A輸液 [200mL]
- ソルデム3AG輸液 [200mL]
- ソル・メドロール静注用 ※3 [1000mg/注射用水16mL]
- ソルラクト輸液 [200mL]
- ダイアモックス注射用 [500mg/注射用水5mL]
- ❷タガメット注射液 [400mg/4mL]
- タチオン注射用 [200mg/注射用水3mL]
- ダラシンS注射液 [600mg/4mL]+生食液 [100mL]
- ツインパル輸液 [200mL]
- デカドロン注射液 [6.6mg/2mL]
- トラベルミン注 [1mL] ※2
- トランサミン注5% [250mg/5mL]
- トランサミン注10% [1g/10mL]
- トリノシンS注射用 [10mg/2mL]
- トリノシンS注射用 [20mg/2mL]
- ネオシネジンコーワ注 [1mg/1mL] +パントール注射液 [250mg/1mL]
- ネオパレン1号輸液
- ネオパレン2号輸液
- ネオファーゲン静注 [20mL]
- ネオフィリン注 [250mg/10mL]
- ネオラミン・スリービー液(静注用) ※3 [10mL]
- ノイロトロピン注射液 [3.6単位/3mL]

- ハイカリックRF輸液 [200mL] ※5
- ハイカリック液-1号 [200mL] ※5
- ハイカリック液-2号 [200mL] ※5
- パントール注射液 [500mg/2mL]
- パントシン注5% [100mg/2mL]
- ピーエヌツイン-1号輸液 [200mL]
- ピーエヌツイン-2号輸液 [200mL]
- ピーエヌツイン-3号輸液 [200mL]
- ビーフリード輸液 [2mL]
- ビーフリード輸液 [20mL]
- ビソルボン注 [4mg/2mL]
- ビタジェクト注キット
- ビタミンC注 [500mg/2mL]
- ビタメジン静注用 [1瓶/注射用水20mL]
- ピドキサール注 [10mg/1mL] ※2
- ヒドロコルチゾンコハク酸エステルNa静注用「NIG」 [500mg/生食液6mL]
- ファンガード点滴用 [75mg/生食液10mL]
- フィジオ35輸液 [200mL]
- フィジオゾール3号輸液 [200mL]
- フェジン静注 [40mg/2mL]
- 注射用フサン [50mg/5%ブドウ糖液100mL]
- ブスコパン注 [20mg/1mL]
- プラスアミノ輸液 [200mL]
- フルカリック1号輸液
- フルカリック2号輸液
- フルカリック3号輸液
- 水溶性プレドニン [50mg/注射用水5mL]
- プロテアミン12注射液 [200mL]
- ヘパリンNa注「モチダ」 [1万単位/10mL]
- ヘパリンカルシウム注 [1万単位/10mL]
- ペルジピン注射液 [10mg/10mL]
- ホスミシンS静注用 [2g/生食液100mL]
- ポタコールR輸液 [250mL]
- ミラクリッド注射液 [5万単位/生食液500mL] ※3
- メイロン静注8.4% [20mL]
- メチエフ注 [500mg/2mL] ※2
- メチコバール注射液 [500μg/1mL] ※7
- ラクテックD輸液 [200mL]

348

プリン

❶ ラクテックG輸液[200mL]　　　　❶ リンデロン注（2%）[100mg/5mL]　　　❶ ロセフィン静注用[1g/生食液100mL] ※8
❶ ラクテック注[500mL]　　　　　　❶ ロイコン注射液[20mg/2mL] ※3

本品濃度： ❶ 10mg/2mL，❷ 50mg/10mL＋生食液100mL

※1　6hrまでしか観察しておらず，残存率データはないが，外観変化なし．
※2　1hrまでしか観察しておらず，残存率データはないが，外観変化なし．
※3　残存率データはないが，外観変化なし（24hr）．
※4　2hrまでしか観察しておらず，残存率データはないが，外観変化なし．
※5　残存率90%以上→90%未満（6hr→24hr），外観変化なし（24hr），6hr以内の投与であれば配合可．
※6　5hrまでしか観察しておらず，残存率データはないが，外観変化なし．
※7　遮光下．
※8　残存率90%以上（24hr），24hr後に微黄色澄明を呈する．

📄　プリンペラン注射液10mg配合変化表（第1版）

フ

349

フルカリック （田辺三菱製薬）

1号輸液：903mL/袋，1354.5mL/袋／2号輸液：1003mL/袋，1504.5mL/袋／3号輸液：1103mL/袋

分類 輸液・栄養製剤（高カロリー輸液用アミノ酸・糖・電解質・総合ビタミン液）

[pH変動スケール]

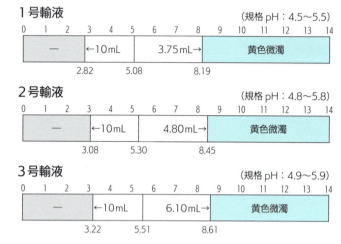

注意事項

DEHP・PVC	フィルター	閉鎖システム
×	○	―

調剤時の注意

他の薬剤の配合は，原則として大室液と中室液と小室液を混合した後に混注口から行うこと．炭酸イオンと沈殿を生じるので，炭酸イオンを含む製剤と混合しないこと．カルシウムを含有するため，クエン酸加血液を混合すると凝血を起こす恐れがあるので注意すること．脂肪乳剤と混合しないこと．ビタミンの光分解を防ぐため，遮光カバー（橙黄褐色ポリエチレン製カバー等）で輸液バッグを被覆して使用すること．

[配合変化データ（文献に基づく判定）]

A 1号輸液

本品規格	配合不可	
903mL	アレビアチン注 [250mg]	黄色混濁(直後)
	ソルダクトン静注用 [200mg]	黄色混濁(直後)
	ファンギゾン注射用 [50mg]	黄色混濁(直後)
	フェジン静注 [40mg]	濃褐色澄明→淡褐色澄明(24hr)

B 2号輸液

本品規格	配合不可	
1003mL	アレビアチン注 [250mg]	黄色混濁(直後)
	カルベニン点滴用 [250mg]	わずかに褐色を帯びた黄色澄明(18hr)
	ソルダクトン静注用 [200mg]	黄色混濁(直後)
	ファンギゾン注射用 [50mg]	黄色混濁(直後)
	フェジン静注 [40mg]	濃褐色澄明→褐色澄明(24hr)

C 3号輸液

本品規格	配合不可	
1103mL	アレビアチン注 [250mg]	黄色混濁(直後)
	カルベニン点滴用 [250mg]	わずかに褐色を帯びた黄色澄明(18hr)
	ソルダクトン静注用 [200mg]	黄色混濁(直後)
	ファンギゾン注射用 [50mg]	黄色混濁(直後)
	フェジン静注 [40mg]	濃褐色澄明→褐色澄明(24hr)

フルカリックインタビューフォーム（2019年4月改訂）

フルダ

フルダラ [フルダラビンリン酸エステル]（サノフィ）

静注用：50mg/V

分類 抗悪性腫瘍薬（代謝拮抗薬）

［pH変動スケール］

・規格pH：7.2～8.2
・pH変動試験のデータなし

⚠ 注意事項

DEHP・PVC	フィルター	閉鎖システム
―	―	―

［配合変化データ（文献に基づく判定）］

配合可		
・アミノレバン点滴静注 ※1	・ソリタ-T3号輸液 ※1	・ラクテックG輸液 ※1
・大塚糖液5% ※2	・マルトス輸液10% ※1	
・キリット注5% ※1	・ラクテックD輸液 ※1	

・フルダラビンリン酸エステル1Vに注射用水2mLを加えて溶かした液1mLをそれぞれの輸液1V（100mL）に加えて混和（配合液中のフルダラビンリン酸エステル濃度0.25mg/1mL）.
※1　6hrまでしか確認していないが，残存率90%以上，外観変化なし.
※2　8hrまでしか確認していないが，残存率90%以上，外観変化なし.

📄 フルダラ静注用50mg総合製品情報概要（2019年8月作成）

フルマリン　[フロモキセフナトリウム]（塩野義製薬）

静注用：0.5g/瓶，1g/瓶／静注用キット：1g/100mL/キット

分類 抗菌薬（セフェム系抗菌薬）

[pH変動スケール]

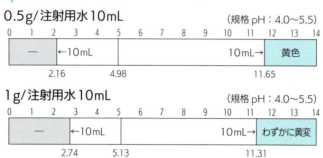

注意事項

DEHP・PVC	フィルター	閉鎖システム
—	—	—

[配合変化データ（文献に基づく判定）]

本品濃度	配合不可		
1g（力価）	ゲンタシン注60 [60mg（力価）/5%ブドウ糖100mL]	89.2%(24hr), 6hr時点での残存率の記載なし	
	ストレプトマイシン硫酸塩注射用 [1g（力価）/5%ブドウ糖100mL]	84.5%(24hr), 6hr時点での残存率の記載なし	
	モリプロンF輸液 [200mL]	79.3%(6hr)	
1g（力価）/ 生食液200mL	フロリードF注200mg [1%20mL]	微白濁→白色結晶析出（直後→3hr）	
1g（力価）/ 注射用水2mL	アドリアシン注用 [10mg（力価）/5mL]	89.9%(24hr), 6hr時点での残存率の記載なし	
	ソセゴン注射液 [15mg/1mL]	白色結晶析出(1hr)	
	ソル・コーテフ注射用 [100mg/2mL]	白色沈殿(24hr)	
	ソル・コーテフ静注用 [500mg/4mL]	白色沈殿(24hr)	
	ネオフィリン注 [250mg/10mL]	66.3%(1hr), 針状結晶析出(3hr)	
	メイロン静注7% [20mL]	86.5%(24hr), 6hr時点での残存率の記載なし	
1g（力価）/ 注射用水5mL	ウテメリン注 [1%5mL]	微量針状結晶析出(24hr)	
	ソルダクトン静注用 [100mg]	白色結晶析出(1hr)	
	ファンギゾン注射用 [50mg（力価）]	黄色濁（直後）	
1g（力価）/ 配合薬剤2mL	20%マンニットール注射液 [98mL]	微細針状結晶析出（20%マンニトール単品でも封切り6hr後に同様の結晶析出）(6hr)	
	モリアミンS注 [98mL]	84.2%(24hr), 6hr時点での残存率の記載なし	

フルマリン静注用インタビューフォーム（2020年10月改訂）

プレア

プレアミン-P （扶桑薬品工業）

注射液：7.6%200mL/バッグ

分類 輸液・栄養製剤（3歳児以下高カロリー輸液用総合アミノ酸製剤）

［pH変動スケール］

200mL/1袋

（規格 pH：6.5～7.5）

0	1	2	3	4	5	6	7	8	9	10	11	12	13	14
—				←10mL				10mL→		—				

3.90　　　　　6.88　8.79

(!) 注意事項

DEHP・PVC	フィルター	閉鎖システム
—	—	—

調剤時の注意

寒冷時は析出する可能性があるため，体温程度まで温めて使用すること．酢酸が約80mEq/L含まれているため，電解質のバランスに注意すること．

［配合変化データ （文献に基づく判定）］

本品容量	配合不可	
200mL	リハビックス+**注射用エフオーワイ** [100mg/5%ブドウ糖液10mL]	力価低下の可能性あり
	リハビックス+**オーツカMV注** [1V/注射用水4mL]	ビタミンB₁ および誘導体製剤は添加物として含有されている亜硫酸塩が影響を及ぼす
	リハビックス+**カルチコール注射液8.5%** [850mg/10mL]	添付文書に，炭酸塩，リン酸塩，酒石酸塩等を含むものとの配合は沈殿を生じる可能性があるため，配合は避けることと記載
	リハビックス+**クラフォラン注射用** [1g/注射用水10mL]	抗菌薬は力価低下の可能性あり
	リハビックス+**ゲンタシン注** [40mg/1mL]	抗菌薬は力価低下の可能性あり
	リハビックス+**セファメジンα注射用** [0.5g/注射用水5mL]	抗菌薬は力価低下の可能性あり
	リハビックス+**セフメタゾン静注用** [1g/注射用水10mL]	抗菌薬は力価低下の可能性あり
	リハビックス+**チアミン塩化物塩酸塩注** [10mg/1mL]	ビタミンB₁ および誘導体製剤は添加物として含有されている亜硫酸塩が影響を及ぼす
	リハビックス+**ネオラミン・スリービー液（静注用）** [10mL]	ビタミンB₁ および誘導体製剤は添加物として含有されている亜硫酸塩が影響を及ぼす
	リハビックス+**バイオゲン静注** [10mg/2mL]	ビタミンB₁ および誘導体製剤は添加物として含有されている亜硫酸塩が影響を及ぼす
	リハビックス+**パンスポリン静注用** [0.5g/生食液10mL]	抗菌薬は力価低下の可能性あり
	リハビックス+**ビクシリン注射用** [1g/生食液4mL]	抗菌薬は力価低下の可能性あり
	リハビックス+**ビタメジン静注用** [1V/20mL]	ビタミンB₁ および誘導体製剤は添加物として含有されている亜硫酸塩が影響を及ぼす
	リハビックス+**ファンギゾン注射用** [50mg/注射用水10mL]	黄色沈殿(24hr)
	リハビックス+**フルマリン静注用** [1g/注射用水10mL]	抗菌薬は力価低下の可能性あり
	リハビックス+**プレビタS注射液** [5mL]	ビタミンB₁ および誘導体製剤は添加物として含有されている亜硫酸塩が影響を及ぼす
	リハビックス+**ベストコール静注用** [0.5g/注射用水10mL]	抗菌薬は力価低下の可能性あり
	リハビックス+**ホスミシンS静注用** [1g/注射用水10mL]	抗菌薬は力価低下の可能性あり
	リハビックス+**マルタミン注射用** [1V/注射用水5mL]	ビタミンB₁ および誘導体製剤は添加物として含有されている亜硫酸塩が影響を及ぼす
	リハビックス+**ミノマイシン点滴静注用** [100mg/注射用水10mL]	抗菌薬は力価低下の可能性あり，淡黄色澄明→黄色澄明(24hr)
	リハビックス+**ランダ注** [10mg/20mL]	Clイオンが低い輸液を用いると活性が低下する．アミノ酸輸液と混合すると含量低下する

配合可		
・リハビックス+5-FU注 [250mg/5mL]	・リハビックス+アタラックス-P注射液 [25mg/1mL]	・リハビックス+アリナミンF注 [27.29mg/10mL]
・リハビックス+アスパラカリウム注10mEq [1712mg/10mL]	・リハビックス+アデラビン9号注 [2mL]	・リハビックス+イノバン注 [50mg/2.5mL]
	・リハビックス+アプレゾリン注射用 [20mg/1mL]	・リハビックス+インデラル注射液 [2mg/2mL]

353

プレアミン-P

- リハビックス+エレメンミック注 [2mL]
- リハビックス+塩化Ca補正液1mEq/mL [1110mg/20mL]
- リハビックス+注射用エンドキサン [100mg/5mL]
- リハビックス+オンコビン注射用 [1mg/注射用水10mL]
- リハビックス+強力ネオミノファーゲンシー静注 [20mL]
- リハビックス+キロサイド注 [40mg/2mL]
- リハビックス+グルコリン配合 [20mL]
- リハビックス+ジゴシン注 [0.25mg/1mL]
- リハビックス+ジプロフィリン注 [300mg/2mL]
- リハビックス+セレネース注 [5mg/1mL]
- リハビックス+ゾビラックス点滴静注用 [250mg/注射用水10mL]
- リハビックス+ソル・メドロール静注用 [165.7mg/2mL]
- リハビックス+タガメット注射液 [200mg/2mL]

- リハビックス+タチオン注射用 [200mg/3mL]
- リハビックス+炭酸水素Na7％PL [1400mg/20mL]
- リハビックス+ナイクリン注射液 [20mg/1mL]
- リハビックス+ニコリン注射液 [250mg/2mL]
- リハビックス+ネオフィリン注 [250mg/10mL]
- リハビックス+パントール注射液 [250mg/1mL]
- リハビックス+ビーシックス注 [10mg/1mL]
- リハビックス+ビオチン注 [1mg/2mL]
- リハビックス+ビソルボン注 [4mg/2mL]
- リハビックス+ビタミンC注 [500mg/2mL]
- リハビックス+ピリドキサール [30mg/1mL]
- リハビックス+注射用フィルデシン [1mg/注射用水1mL]
- リハビックス+フェジン静注 [40mg/2mL]
- リハビックス+注射用フサン [50mg/5％ブドウ糖液10mL]

- リハビックス+フラビタン注射液 [20mg/2mL]
- リハビックス+プリンペラン注射液 [10mg/2mL]
- リハビックス+水溶性プレドニン [25.56mg/2mL]
- リハビックス+プロスタルモン・F注射液 [1000ug/1mL]
- リハビックス+フロセミド [20mg/2mL]
- リハビックス+ヘパリンNa注 [50000単位/50(IU)]
- リハビックス+ヘパリンNa注「モチダ」 [25000単位/5(IU)]
- リハビックス+ホスフラン注 [10mg/1mL]
- リハビックス+マスブロン注 [1mg/1mL]
- リハビックス+ミラクリッド注射液 [5万単位(IU)/注射用水10mL]
- リハビックス+注射用メソトレキセート [5mg/注射用水2mL]
- リハビックス+硫酸Mg補正液 [2470mg/20mL]
- リハビックス+リンデロン注 [5.3mg/1mL]

本品容量：200mL

- リハビックス：リハビックス-K2輸液500mL.
- いずれも残存率データはないが，外観変化なし（24hr）.

📄 プレアミン-P注射液200mL扶桑薬品工業株式会社企業データ

プレセ

プレセデックス「ファイザー」 [デクスメデトミジン塩酸塩]

静注液：200μg/2mL/V ／ シリンジ：200μg/50mL/シリンジ （ファイザー）

分類 麻酔時使用薬（α₂作動性鎮静薬）

［pH変動スケール］

・規格pH：4.5〜7.0
・pH変動試験のデータなし

⚠ 注意事項

DEHP・PVC	フィルター	閉鎖システム
―	―	―

調剤時の注意

生食液48mLを加え，50mL（4μg/1mL）に調製する．希釈後48hr以内に使用する．

［配合変化データ（文献に基づく判定）］

配合可

- ❷ 20％マンニットール注射液「YD」※1 [1mL]
- ❷ ヴィーンD輸液 [48mL]
- ❷ ヴィーンF輸液 [48mL]
- ❷ 注射用エフオーワイ100 [100mg/生食液+生食液48mL]
- ❷ 注射用エラスポール100 [100mg/注射用水10mL+生食液48mL]
- ❷ 大塚糖液5％ [48mL]
- ❷ オノアクト点滴静注用 [50mg/1V/注射用水5mL+生食液48mL]
- ❷ シグマート注 [12mg/1V/生食液5mL+生食液48mL]
- ❷ 生食液 [1mL] ※1

- ❷ セファメジンα注射用 [1g/1V/生食液5mL+生食液48mL]
- ❷ ソリタ-T1号輸液 [48mL]
- ❷ ソリタ-T2号輸液 [48mL]
- ❷ ソリタ-T3号輸液 [48mL]
- ❷ ハンプ注射用 [1000単位/1V/5％ブドウ糖液5mL+生食液48mL]
- ❷ ビーフリード輸液 [48mL]
- ❷ ヒューマリンR注100単位/mL [300単位/3mL+生食液48mL]
- ❷ フルカリック2号輸液 [48mL]
- ❶ プロポフォール静注1％ [1V(本剤希釈液:1％プロポフォール=25mL:75mL)]

- ❶ プロポフォール静注1％ [1V(本剤希釈液:1％プロポフォール=50mL:50mL)]
- ❶ プロポフォール静注1％ [1V(本剤希釈液:1％プロポフォール=75mL:25mL)]
- ❷ ヘパリンNa注 [1万単位/10mL+生食液48mL]
- ❷ ペルジピン注射液 [10mg/10mL+生食液48mL]
- ❷ ポタコールR輸液 [48mL]
- ❷ ラクテックD輸液 [48mL]
- ❷ ラクテック注 [48mL]
- ❷ ラシックス注 [100mg/10mL×1.5本+生食液33mL]
- ❷ リンゲル液 [1mL] ※1
- ❷ レペタン注 [0.3mg/1V+生食液48mL]

本品濃度：❶ 4μg/mL，❷ 200μg/2mL

※1　24hr後に分解物の生成なし，外観変化なし．

📄 プレセデックス静注液200μg「ファイザー」インタビューフォーム（2020年8月改訂）

フ

355

水溶性プレドニン [プレドニゾロンコハク酸エステルナトリウム]（塩野義製薬）

注：10mg/管，20mg/管，50mg/管

分類 副腎皮質ステロイド

［pH変動スケール］（山口東京理科大学実験データ）

50mg/注射用水2mL

（規格pH：6.5〜7.2）

0	1	2	3	4	5	6	7	8	9	10	11	12	13	14

結晶析出　　　0.8mL→｜←0.3mL　微小な結晶析出

6.63　6.71　6.90

注意事項

DEHP・PVC	フィルター	閉鎖システム
—	—	—

［配合変化データ（文献に基づく判定）］

配合不可

本品濃度		
20mg/ 注射用水2mL	静注用キシロカイン0.5% [5mg/1mL]	微濁(1hr)
	静注用キシロカイン1% [10mg/1mL]	微濁(1hr)
	テラプチク静注 [45mg/3mL]	微濁(直後)
	ノルアドリナリン注 [1mg/1mL]	微濁(直後)

配合可

❶ アクチット輸液[200mL] ※1
❸ アクチット輸液[200mL] ※1
❸ アドナ注(静脈用)[25mg/5mL] ※2
❶ ヴィーン3G輸液[200mL] ※1
❸ ヴィーン3G輸液[200mL] ※1
❸ 大塚糖液5%[500mL] ※3
❸ 大塚糖液20%[20mL] ※3

❸ 強力ネオミノファーゲンシー静注[20mL]
❸ 生食液[500mL]
❸ ソリタ-T3号輸液[200mL]
❷ タチオン注射用[200mg/1A]
❸ ハイカリックRF輸液[500mL]
　+ネオアミユー輸液[200mL]
❸ ハイカリック液-2号[700mL]
　+アミノレバン点滴静注[200mL]

❸ ハイカリック液-2号[700mL]
　+アミパレン輸液[200mL]
❸ ピーエヌツイン-2号輸液[1100mL]
❹ プリンペラン注射液[30mg/3mL]
　+ソリタ-T3号輸液[500mL]
❸ フルカリック2号輸液[1003mL]
❸ フルマリン静注用[1g/V]

本品濃度：❶10mg/注射用水1mL，❷10mg/注射用水10mL，❸20mg/注射用水2mL，❹100mg/2A

※1　残存率90%以上→90%未満(6hr→24hr)，外観変化なし(24hr)，6hr以内の投与であれば配合可.
※2　残存率データはないが，外観変化なし(24hr)，濃度比は異なるがアドナ側のデータで混濁の恐れあり.
※3　残存率データはないが，外観変化なし(24hr).

📄 水溶性プレドニン10mg／水溶性プレドニン20mg／水溶性プレドニン50mgインタビューフォーム（2020年9月改訂）
　山口東京理科大学実験データ

プレバ

プレバイミス [レテルモビル] (MSD)

点滴静注：240mg/12mL/V

分類 抗ウイルス薬（抗ヘルペスウイルス薬）

[pH変動スケール]

- 規格pH：7.0～8.0
- pH変動試験のデータなし

⚠ 注意事項

DEHP・PVC	フィルター	閉鎖システム
―	○	―

0.2μm以下のインラインフィルターが必要.

[配合変化データ（文献に基づく判定）]

本品規格	配合不可	
240mg/12mL	KN1号輸液	IFに配合禁忌の記載あり
	KN3号輸液	IFに配合禁忌の記載あり
	アズトレオナム	IFに配合禁忌の記載あり
	アミオダロン塩酸塩	IFに配合禁忌の記載あり
	アムホテリシンB リポソーム	IFに配合禁忌の記載あり
	ヴィーンD輸液	IFに配合禁忌の記載あり
	ヴィーンF輸液	IFに配合禁忌の記載あり
	エルネオパNF1号輸液	IFに配合禁忌の記載あり
	エルネオパNF2号輸液	IFに配合禁忌の記載あり
	オンダンセトロン塩酸塩	IFに配合禁忌の記載あり
	ゲンタマイシン硫酸塩	IFに配合禁忌の記載あり
	シクロスポリン	IFに配合禁忌の記載あり
	シプロフロキサシン	IFに配合禁忌の記載あり
	ジルチアゼム塩酸塩	IFに配合禁忌の記載あり
	セフェピム塩酸塩	IFに配合禁忌の記載あり
	ソリタ-T1号輸液	IFに配合禁忌の記載あり
	ソリタ-T3号輸液	IFに配合禁忌の記載あり
	ネオパレン1号輸液	IFに配合禁忌の記載あり
	ネオパレン2号輸液	IFに配合禁忌の記載あり
	パロノセトロン塩酸塩	IFに配合禁忌の記載あり
	フィルグラスチム	IFに配合禁忌の記載あり
	ミダゾラム	IFに配合禁忌の記載あり
	ラクテックD輸液	IFに配合禁忌の記載あり
	ラクテック注	IFに配合禁忌の記載あり
	リネゾリド	IFに配合禁忌の記載あり
	レボフロキサシン	IFに配合禁忌の記載あり
	ロラゼパム	IFに配合禁忌の記載あり

本品規格	配合可		
240mg/12mL	・アジスロマイシン[1V/5%ブドウ糖液]	・スルファメトキサゾール/トリメトプリム[1V/5%ブドウ糖液]	・ノルエピネフリン酒石酸塩[1V/5%ブドウ糖液]
	・アミカシン硫酸塩[1V/5%ブドウ糖液]	・セファゾリンナトリウム[1V/5%ブドウ糖液]	・バンコマイシン塩酸塩[1V/5%ブドウ糖液]
	・アンピシリンナトリウム[1V/生食液]	・セフタジジム[1V/5%ブドウ糖液]	・ヒドロコルチゾンコハク酸エステルナトリウム[1V/5%ブドウ糖液]
	・アンピシリンナトリウム/スルバクタムナトリウム[1V/生食液]	・セフトリアキソンナトリウム[1V/5%ブドウ糖液]	・ヒューマリンR[1V/生食液]
	・イミペネム/シラスタチン[1V/生食液]	・タクロリムス[1V/5%ブドウ糖液]	・ファモチジン[1V/5%ブドウ糖液]
	・塩化カリウム[1V/5%ブドウ糖液]	・タゾバクタム/ピペラシリン[1V/5%ブドウ糖液]	・フェンタニルクエン酸塩[1V/生食液]
	・カスポファンギン[1V/生食液]	・ダプトマイシン[1V/生食液]	・フルコナゾール[1V/生食液]
	・ガンシクロビル[1V/5%ブドウ糖液]	・チゲサイクリン[1V/5%ブドウ糖液]	・フロセミド[1V/生食液]
	・クリンダマイシンリン酸エステル[1V/5%ブドウ糖液]	・ドリペネム[1V/5%ブドウ糖液]	・ヘパリンナトリウム[1V/生食液]
	・抗胸腺細胞グロブリン[1V/生食液]		・ホスカルネット[1V/生食液]
	・シアノコバラミン[1V/5%ブドウ糖液]		・ボリコナゾール[1V/5%ブドウ糖液]

357

プレバイミス

- ミカファンギン[IV/生食液]
- メチルプレドニゾロンコハク酸エステルナトリウム[IV/生食液]
- メトトレキサート[IV/生食液]
- メトロニダゾール[IV/生食液]
- メロペネム[IV/生食液]
- モルヒネ硫酸塩[IV/5%ブドウ糖液]
- 葉酸[IV/5%ブドウ糖液]
- リツキシマブ[IV/5%ブドウ糖液]
- 硫酸マグネシウム[IV/生食液]
- レボチロキシン[IV/生食液]

- いずれも残存率データはない，IFでは外観変化は認められないことから物理的に「適合性を示す」との記載があるが，観察時間は不明．

プレバイミス点滴静注用240mgインタビューフォーム（2020年9月改訂）

プロイ

プロイメンド [ホスアプレピタントメグルミン] (小野薬品工業)

点滴静注用：150mg/V

分類 制吐薬（選択的NK$_1$受容体拮抗型制吐薬）

［pH変動スケール］

・規格pH：7.0～9.0
・pH変動試験のデータなし

⚠ 注意事項

DEHP・PVC	フィルター	閉鎖システム
－	－	－

調剤時の注意

1.5mg/1mLを超える速度で溶血の報告あり．最終容量が100～150mLとなるよう生食液で調製．乳酸リンゲル液，2価の陽イオン（Ca^{2+}，Mg^{2+}等）を含む溶液とは混合しないこと．

［配合変化データ (文献に基づく判定)］

本品濃度	配合不可 (本品＋2剤まで)	
150mg/生食液5mL	KN3号輸液 [200mL]	6hr後に分解物の増加が認められ, 析出の可能性あり
	アイソボリン点滴静注用 [400mg]+生食液 [100mL]	混濁(直後)
	アイソボリン点滴静注用 [400mg]+生食液 [250mL]	混濁(直後)
	アイソボリン点滴静注用 [400mg]+生食液 [750mL]	混濁(直後)
	アイソボリン点滴静注用 [400mg (25mg×16A)]+生食液 [600mL]	混濁(直後)
	アタラックス–P注射液 [50mg/1mL]+生食液 [100mL]	白濁するが混ぜると澄明
	アタラックス–P注射液 [50mg/1mL]+生食液 [250mL]	白濁するが混ぜると澄明
	アリナミンF注 [100mg/20mL]+生食液 [100mL]	1hr後に分解物の増加が認められ, 析出の可能性あり
	アリナミンF注 [100mg/20mL]+生食液 [250mL]	3hr後に分解物の増加が認められ, 析出の可能性あり
	アロキシ静注 [0.75mg/5mL]+生食液 [100mL]	3hr後に分解物の増加が認められ, 析出の可能性あり
	アロキシ静注 [0.75mg/5mL]+生食液 [250mL]	6hr後に分解物の増加が認められ, 析出の可能性あり
	アロキシ点滴静注バッグ [0.75mg/50mL]+生食液 [100mL]	3hr後に分解物の増加が認められ, 析出の可能性あり
	アロキシ点滴静注バッグ [0.75mg/50mL]+生食液 [250mL]	6hr後に分解物の増加が認められ, 析出の可能性あり
	ガスター注射液 [20mg/2mL]+生食液 [100mL]	白濁するが混ぜると澄明
	ガスター注射液 [20mg/2mL]+生食液 [250mL]	白濁するが混ぜると澄明
	ジェムザール注射用 [1g]+生食液 [200mL]	1hr後に分解物の増加が認められ, 析出の可能性あり, わずかな白濁(3hr)
	ジェムザール注射用 [1g]+生食液 [350mL]	1hr後に分解物の増加が認められ, 析出の可能性あり
	ソリタ–T2号輸液 [200mL]	結晶析出(6hr)
	ソリタ–T3号輸液 [200mL]	6hr後に分解物の増加が認められ, 析出の可能性あり
	ソルデム3PG輸液 [200mL]	6hr後に分解物の増加が認められ, 析出の可能性あり
	タガメット注射液 [200mg/4mL]+生食液 [100mL]	6hr後に分解物の増加が認められ, 析出の可能性あり
	タガメット注射液 [200mg/4mL]+生食液 [250mL]	6hr後に分解物の増加が認められ, 析出の可能性あり
	ダカルバジン注用 [100mg]+生食液 [200mL]	わずかに結晶析出(直後)
	ダカルバジン注用 [100mg]+生食液 [350mL]	1hr後に分解物の増加が認められ, 析出の可能性あり
	トポテシン点滴静注 [40mg]+生食液 [100mL]	白濁するが混ぜると澄明, 24hr後に分解物の増加が認められ, 析出の可能性あり
	トポテシン点滴静注 [40mg]+生食液 [250mL]	24hr後に分解物の増加が認められ, 析出の可能性あり
	トポテシン点滴静注 [40mg]+生食液 [600mL]	24hr後に分解物の増加が認められ, 析出の可能性あり
	トポテシン点滴静注 [40mg]+生食液 [750mL]	24hr後に分解物の増加が認められ, 析出の可能性あり

ハルトマン-G3号輸液 [200mL]	6hr後に分解物の増加が認められ, 析出の可能性あり
パントシン注 [200mg/2mL]+生食液 [100mL]	6hr後に分解物の増加が認められ, 析出の可能性あり
パントシン注 [200mg/2mL]+生食液 [250mL]	6hr後に分解物の増加が認められ, 析出の可能性あり
フィジオ35輸液 [250mL]	白濁(直後)
ラクテックG輸液 [250mL]	白濁(直後)
ラクテック注 [250mL]	白濁(直後)
ラステット注 [100mg/5mL]+生食液 [100mL]	3hr後に分解物の増加が認められ, 析出の可能性あり
ラステット注 [100mg/5mL]+生食液 [250mL]	3hr後に分解物の増加が認められ, 析出の可能性あり
ラステット注 [100mg/5mL]+生食液 [600mL]	3hr後に分解物の増加が認められ, 析出の可能性あり
ラステット注 [100mg/5mL]+生食液 [750mL]	3hr後に分解物の増加が認められ, 析出の可能性あり
ランダ注 [50mg/100mL×3V]+生食液 [100mL]	3hr後に分解物の増加が認められ, 析出の可能性あり
ランダ注 [50mg/100mL×3V]+生食液 [250mL]	3hr後に分解物の増加が認められ, 析出の可能性あり
ランダ注 [50mg/100mL×3V]+生食液 [700mL]	3hr後に分解物の増加が認められ, 析出の可能性あり
ランダ注 [50mg/100mL×3V]+生食液 [850mL]	3hr後に分解物の増加が認められ, 析出の可能性あり

配合不可 (本品+3剤以上)

アロキシ静注/1V[0.75mg/5mL]+生食液[100mL]+デカドロン注射液[3.3mg/1mL×3A]+ブスコパン注[20mg/1mL]+アタラックス-P注射液[50mg/1mL] ※1
アロキシ静注/1V[0.75mg/5mL]+生食液[100mL]+デカドロン注射液[3.3mg/1mL×3A]+ブスコパン注[20mg/1mL]+ガスター注射液[20mg/2mL] ※2
アロキシ静注/1V[0.75mg/5mL]+生食液[100mL]+デカドロン注射液[3.3mg/1mL×3A]+ブスコパン注[20mg/1mL]+タガメット注射液[200mg/2mL] ※3
アロキシ静注/1V[0.75mg/5mL]+生食液[100mL]+デカドロン注射液[3.3mg/1mL×3A]+ポララミン注[5mg/1mL]+ガスター注射液[20mg/2mL] ※1
アロキシ静注/1V[0.75mg/5mL]+生食液[100mL]+デカドロン注射液[3.3mg/1mL×3A]+ポララミン注[5mg/1mL]+タガメット注射液[200mg/2mL] ※3
アロキシ静注/1V[0.75mg/5mL]+生食液[100mL]+デカドロン注射液[3.3mg/1mL×3A]+ポララミン注[5mg/1mL]+ブスコパン注[20mg/1mL] ※3

アロキシ静注/1V[0.75mg/5mL]+生食液[100mL]+デキサート注射液[3.3mg/1mL×3A]+ブスコパン注[20mg/1mL]+アタラックス-P注射液[50mg/1mL] ※1
アロキシ静注/1V[0.75mg/5mL]+生食液[100mL]+デキサート注射液[3.3mg/1mL×3A]+ブスコパン注[20mg/1mL]+ガスター注射液[20mg/2mL] ※1
アロキシ静注/1V[0.75mg/5mL]+生食液[100mL]+デキサート注射液[3.3mg/1mL×3A]+ブスコパン注[20mg/1mL]+タガメット注射液[200mg/2mL] ※3

アロキシ静注/1V[0.75mg/5mL]+生食液[100mL]+デキサート注射液[3.3mg/1mL×3A]+ポララミン注[5mg/1mL]+ガスター注射液[20mg/2mL] ※1
アロキシ静注/1V[0.75mg/5mL]+生食液[100mL]+デキサート注射液[3.3mg/1mL×3A]+ポララミン注[5mg/1mL]+タガメット注射液[200mg/2mL] ※4
アロキシ静注/1V[0.75mg/5mL]+生食液[100mL]+デキサート注射液[3.3mg/1mL×3A]+ポララミン注[5mg/1mL]+ブスコパン注[20mg/1mL] ※3

アロキシ静注/1V[0.75mg/5mL]+デカドロン注射液[3.3mg/1mL]+生食液[100mL] ※3
アロキシ静注/1V[0.75mg/5mL]+デカドロン注射液[3.3mg/1mL]+生食液[250mL] ※3

アロキシ静注/1V[0.75mg/5mL]+デカドロン注射液[3.3mg/1mL+1.65mg/0.5mL]+生食液[100mL] ※3

アロキシ静注/1V[0.75mg/5mL]+デカドロン注射液[3.3mg/1mL×3A]+生食液[100mL] ※3
アロキシ静注/1V[0.75mg/5mL]+デカドロン注射液[3.3mg/1mL×3A]+生食液[100mL]+アタラックス-P注射液[50mg/1mL] ※2
アロキシ静注/1V[0.75mg/5mL]+デカドロン注射液[3.3mg/1mL×3A]+生食液[100mL]+アリナミンF注[100mg/20mL] ※5
アロキシ静注/1V[0.75mg/5mL]+デカドロン注射液[3.3mg/1mL×3A]+生食液[100mL]+ガスター注射液[20mg/2mL] ※2
アロキシ静注/1V[0.75mg/5mL]+デカドロン注射液[3.3mg/1mL×3A]+生食液[100mL]+ケイツーN静注[10mg/2mL] ※3
アロキシ静注/1V[0.75mg/5mL]+デカドロン注射液[3.3mg/1mL×3A]+生食液[100mL]+タガメット注射液[200mg/2mL] ※3
アロキシ静注/1V[0.75mg/5mL]+デカドロン注射液[3.3mg/1mL×3A]+生食液[100mL]+パントシン注[200mg/2mL] ※6
アロキシ静注/1V[0.75mg/5mL]+デカドロン注射液[3.3mg/1mL×3A]+生食液[100mL]+ビスラーゼ注射液[10mg/1mL] ※3
アロキシ静注/1V[0.75mg/5mL]+デカドロン注射液[3.3mg/1mL×3A]+生食液[100mL]+ブスコパン注[20mg/1mL] ※3
アロキシ静注/1V[0.75mg/5mL]+デカドロン注射液[3.3mg/1mL×3A]+生食液[100mL]+フレスミンS注射液[1000μg/1mL] ※3
アロキシ静注/1V[0.75mg/5mL]+デカドロン注射液[3.3mg/1mL×3A]+生食液[100mL]+ポララミン注[5mg/1mL] ※3
アロキシ静注/1V[0.75mg/5mL]+デカドロン注射液[3.3mg/1mL×3A]+生食液[100mL]+メチコバール注射液[500μg/1mL] ※3
アロキシ静注/1V[0.75mg/5mL]+デカドロン注射液[3.3mg/1mL×3A]+生食液[100mL]+ラシックス注[20mg/2mL] ※3

アロキシ静注/1V[0.75mg/5mL]+デカドロン注射液[3.3mg/1mL×4A]+生食液[100mL] ※3
アロキシ静注/1V[0.75mg/5mL]+デカドロン注射液[3.3mg/1mL×4A]+生食液[250mL] ※3

アロキシ静注/1V[0.75mg/5mL]+デキサート注射液[3.3mg/1mL]+生食液[100mL] ※4
アロキシ静注/1V[0.75mg/5mL]+デキサート注射液[3.3mg/1mL]+生食液[250mL] ※4

アロキシ静注/1V[0.75mg/5mL]+デキサート注射液[3.3mg/1mL+1.65mg/0.5mL]+生食液[100mL] ※7

アロキシ静注/1V[0.75mg/5mL]+デキサート注射液[3.3mg/1mL×3A]+生食液[100mL] ※3
アロキシ静注/1V[0.75mg/5mL]+デキサート注射液[3.3mg/1mL×3A]+生食液[100mL]+アタラックス-P注射液[50mg/1mL] ※1
アロキシ静注/1V[0.75mg/5mL]+デキサート注射液[3.3mg/1mL×3A]+生食液[100mL]+アリナミンF注[100mg/20mL] ※4
アロキシ静注/1V[0.75mg/5mL]+デキサート注射液[3.3mg/1mL×3A]+生食液[100mL]+ガスター注射液[20mg/2mL] ※1
アロキシ静注/1V[0.75mg/5mL]+デキサート注射液[3.3mg/1mL×3A]+生食液[100mL]+ケイツーN静注[10mg/2mL] ※3
アロキシ静注/1V[0.75mg/5mL]+デキサート注射液[3.3mg/1mL×3A]+生食液[100mL]+タガメット注射液[200mg/2mL] ※7
アロキシ静注/1V[0.75mg/5mL]+デキサート注射液[3.3mg/1mL×3A]+生食液[100mL]+パントシン注[200mg/2mL] ※4
アロキシ静注/1V[0.75mg/5mL]+デキサート注射液[3.3mg/1mL×3A]+生食液[100mL]+ビスラーゼ注射液[10mg/1mL] ※7
アロキシ静注/1V[0.75mg/5mL]+デキサート注射液[3.3mg/1mL×3A]+生食液[100mL]+ブスコパン注[20mg/1mL] ※3

プロイ

アロキシ静注/1V[0.75mg/5mL]+デキサート注射液[3.3mg/1mL×3A]+生食液[100mL]+フレスミンS注射液[1000μg/1mL] ※3
アロキシ静注/1V[0.75mg/5mL]+デキサート注射液[3.3mg/1mL×3A]+生食液[100mL]+ポララミン注[5mg/1mL] ※3
アロキシ静注/1V[0.75mg/5mL]+デキサート注射液[3.3mg/1mL×3A]+生食液[100mL]+メチコバール注射液[500μg/1mL] ※3
アロキシ静注/1V[0.75mg/5mL]+デキサート注射液[3.3mg/1mL×3A]+生食液[100mL]+ラシックス注[20mg/2mL] ※3

アロキシ静注/1V[0.75mg/5mL]+デキサート注射液[3.3mg/1mL×4A]+生食液[100mL] ※3
アロキシ静注/1V[0.75mg/5mL]+デキサート注射液[3.3mg/1mL×4A]+生食液[250mL] ※3

アロキシ点滴静注バッグ[0.75mg/50mL]+デカドロン注射液[3.3mg/1mL]+生食液[100mL] ※3
アロキシ点滴静注バッグ[0.75mg/50mL]+デカドロン注射液[3.3mg/1mL]+生食液[250mL] ※3

アロキシ点滴静注バッグ[0.75mg/50mL]+デカドロン注射液[3.3mg/1mL/1A+1.65mg/0.5mL/1A]+生食液[100mL] ※3
アロキシ点滴静注バッグ[0.75mg/50mL]+デカドロン注射液[3.3mg/1mL/1A+1.65mg/0.5mL/1A]+生食液[250mL] ※3

アロキシ点滴静注バッグ[0.75mg/50mL]+デカドロン注射液[3.3mg/1mL×4A]+生食液[100mL] ※8
アロキシ点滴静注バッグ[0.75mg/50mL]+デカドロン注射液[3.3mg/1mL×4A]+生食液[250mL] ※3

アロキシ点滴静注バッグ[0.75mg/50mL]+デキサート注射液[3.3mg/1mL]+生食液[100mL] ※7
アロキシ点滴静注バッグ[0.75mg/50mL]+デキサート注射液[3.3mg/1mL]+生食液[250mL] ※7

アロキシ点滴静注バッグ[0.75mg/50mL]+デキサート注射液[3.3mg/1mL+1.65mg/0.5mL]+生食液[100mL] ※3
アロキシ点滴静注バッグ[0.75mg/50mL]+デキサート注射液[3.3mg/1mL+1.65mg/0.5mL]+生食液[250mL] ※3

アロキシ点滴静注バッグ[0.75mg/50mL]+デキサート注射液[3.3mg/1mL×4A]+生食液[100mL] ※8
アロキシ点滴静注バッグ[0.75mg/50mL]+デキサート注射液[3.3mg/1mL×4A]+生食液[250mL] ※3

カイトリル注[1mg/1mL]+生食液[100mL]+デカドロン注射液[3.3mg/1mL×3A]+ブスコパン注[20mg/1mL]+アタラックス-P注射液[50mg/1mL] ※9
カイトリル注[1mg/1mL]+生食液[100mL]+デカドロン注射液[3.3mg/1mL×3A]+ブスコパン注[20mg/1mL]+ガスター注射液[20mg/2mL] ※2
カイトリル注[1mg/1mL]+生食液[100mL]+デカドロン注射液[3.3mg/1mL×3A]+ブスコパン注[20mg/1mL]+タガメット注射液[200mg/2mL] ※3

カイトリル注[1mg/1mL]+生食液[100mL]+デカドロン注射液[3.3mg/1mL×3A]+ポララミン注[5mg/1mL]+ガスター注射液[20mg/2mL] ※2
カイトリル注[1mg/1mL]+生食液[100mL]+デカドロン注射液[3.3mg/1mL×3A]+ポララミン注[5mg/1mL]+タガメット注射液[200mg/2mL] ※3

カイトリル注[1mg/1mL]+生食液[100mL]+デキサート注射液[3.3mg/1mL×3A]+ブスコパン注[20mg/1mL]+アタラックス-P注射液[50mg/1mL] ※2
カイトリル注[1mg/1mL]+生食液[100mL]+デキサート注射液[3.3mg/1mL×3A]+ブスコパン注[20mg/1mL]+ガスター注射液[20mg/2mL] ※9
カイトリル注[1mg/1mL]+生食液[100mL]+デキサート注射液[3.3mg/1mL×3A]+ブスコパン注[20mg/1mL]+タガメット注射液[200mg/2mL] ※3

カイトリル注[1mg/1mL]+生食液[100mL]+デキサート注射液[3.3mg/1mL×3A]+ポララミン注[5mg/1mL]+ガスター注射液[20mg/2mL] ※2
カイトリル注[1mg/1mL]+生食液[100mL]+デキサート注射液[3.3mg/1mL×3A]+ポララミン注[5mg/1mL]+タガメット注射液[200mg/2mL] ※3

カイトリル注[1mg/1mL]+デカドロン注射液[3.3mg/1mL×3A]+生食液[100mL]+アタラックス-P注射液[50mg/1mL] ※2
カイトリル注[1mg/1mL]+デカドロン注射液[3.3mg/1mL×3A]+生食液[100mL]+アリナミンF注[100mg/20mL] ※7
カイトリル注[1mg/1mL]+デカドロン注射液[3.3mg/1mL×3A]+生食液[100mL]+ガスター注射液[20mg/2mL] ※2
カイトリル注[1mg/1mL]+デカドロン注射液[3.3mg/1mL×3A]+生食液[100mL]+タガメット注射液[200mg/2mL] ※10
カイトリル注[1mg/1mL]+デカドロン注射液[3.3mg/1mL×3A]+生食液[100mL]+パントシン注[200mg/2mL] ※8

カイトリル注[1mg/1mL]+デキサート注射液[3.3mg/1mL×3A]+生食液[100mL]+アタラックス-P注射液[50mg/1mL] ※9
カイトリル注[1mg/1mL]+デキサート注射液[3.3mg/1mL×3A]+生食液[100mL]+アリナミンF注[100mg/20mL] ※7
カイトリル注[1mg/1mL]+デキサート注射液[3.3mg/1mL×3A]+生食液[100mL]+ガスター注射液[20mg/2mL] ※9
カイトリル注[1mg/1mL]+デキサート注射液[3.3mg/1mL×3A]+生食液[100mL]+タガメット注射液[200mg/2mL] ※3
カイトリル注[1mg/1mL]+デキサート注射液[3.3mg/1mL×3A]+生食液[100mL]+パントシン注[200mg/2mL] ※8
カイトリル注[1mg/1mL]+デキサート注射液[3.3mg/1mL×3A]+生食液[100mL]+ビスラーゼ注射液[10mg/1mL] ※8

カイトリル注[3mg/3mL]+生食液[100mL]+デカドロン注射液[3.3mg/1mL×3A]+ブスコパン注[20mg/1mL]+アタラックス-P注射液[50mg/1mL] ※2
カイトリル注[3mg/3mL]+生食液[100mL]+デカドロン注射液[3.3mg/1mL×3A]+ブスコパン注[20mg/1mL]+ガスター注射液[20mg/2mL] ※2
カイトリル注[3mg/3mL]+生食液[100mL]+デカドロン注射液[3.3mg/1mL×3A]+ブスコパン注[20mg/1mL]+タガメット注射液[200mg/2mL] ※3

カイトリル注[3mg/3mL]+生食液[100mL]+デカドロン注射液[3.3mg/1mL×3A]+ポララミン注[5mg/1mL]+ガスター注射液[20mg/2mL] ※9
カイトリル注[3mg/3mL]+生食液[100mL]+デカドロン注射液[3.3mg/1mL×3A]+ポララミン注[5mg/1mL]+タガメット注射液[200mg/2mL] ※3

カイトリル注[3mg/3mL]+生食液[100mL]+デキサート注射液[3.3mg/1mL×3A]+ブスコパン注[20mg/1mL]+アタラックス-P注射液[50mg/1mL] ※9
カイトリル注[3mg/3mL]+生食液[100mL]+デキサート注射液[3.3mg/1mL×3A]+ブスコパン注[20mg/1mL]+ガスター注射液[20mg/2mL] ※2
カイトリル注[3mg/3mL]+生食液[100mL]+デキサート注射液[3.3mg/1mL×3A]+ブスコパン注[20mg/1mL]+タガメット注射液[200mg/2mL] ※3

カイトリル注[3mg/3mL]+生食液[100mL]+デキサート注射液[3.3mg/1mL×3A]+ポララミン注[5mg/1mL]+ガスター注射液[20mg/2mL] ※9
カイトリル注[3mg/3mL]+生食液[100mL]+デキサート注射液[3.3mg/1mL×3A]+ポララミン注[5mg/1mL]+タガメット注射液[200mg/2mL] ※3

カイトリル注[3mg/3mL]+デカドロン注射液[3.3mg/1mL×3A]+生食液[100mL]+アタラックス-P注射液[50mg/1mL] ※2
カイトリル注[3mg/3mL]+デカドロン注射液[3.3mg/1mL×3A]+生食液[100mL]+アリナミンF注[100mg/20mL] ※7
カイトリル注[3mg/3mL]+デカドロン注射液[3.3mg/1mL×3A]+生食液[100mL]+ガスター注射液[20mg/2mL] ※2
カイトリル注[3mg/3mL]+デカドロン注射液[3.3mg/1mL×3A]+生食液[100mL]+タガメット注射液[200mg/2mL] ※3
カイトリル注[3mg/3mL]+デカドロン注射液[3.3mg/1mL×3A]+生食液[100mL]+パントシン注[200mg/2mL] ※8

カイトリル注[3mg/3mL]+デキサート注射液[3.3mg/1mL×3A]+生食液[100mL]+アタラックス-P注射液[50mg/1mL] ※9
カイトリル注[3mg/3mL]+デキサート注射液[3.3mg/1mL×3A]+生食液[100mL]+アリナミンF注[100mg/20mL] ※7
カイトリル注[3mg/3mL]+デキサート注射液[3.3mg/1mL×3A]+生食液[100mL]+ガスター注射液[20mg/2mL] ※9

361

カイトリル注[3mg/3mL]+デキサート注射液[3.3mg/1mL×3A]+生食液[100mL]+タガメット注射液[200mg/2mL] ※3
カイトリル注[3mg/3mL]+デキサート注射液[3.3mg/1mL×3A]+生食液[100mL]+パントシン注[200mg/2mL] ※8
カイトリル注[3mg/3mL]+デキサート注射液[3.3mg/1mL×3A]+生食液[100mL]+ビスラーゼ注射液[10mg/1mL] ※8

ガスター注射液[20mg/2mL]+デカドロン注射液[3.3mg/1mL]+生食液[250mL] ※2

ガスター注射液[20mg/2mL]+デカドロン注射液[3.3mg/1mL×4A]+生食液[100mL] ※2

ガスター注射液[20mg/2mL]+デキサート注射液[3.3mg/1mL]+生食液[250mL] ※2

ガスター注射液[20mg/2mL]+デキサート注射液[3.3mg/1mL×4A]+生食液[100mL] ※2

ラステット注[100mg/5mL]+5%ブドウ糖液[500mL]+生食液[100mL] ※7
ラステット注[100mg/5mL]+5%ブドウ糖液[500mL]+生食液[250mL] ※7

ランダ注[50mg/100mL×3V]+5%ブドウ糖液[600mL]+生食液[100mL] ※7
ランダ注[50mg/100mL×3V]+5%ブドウ糖液[600mL]+生食液[250mL] ※7

配合可（本品＋2剤まで）

- 5%ブドウ糖注射液[100mL]
- 5-FU注[250mg/5mL×3V]+生食液[100mL]
- 5-FU注[250mg/5mL×3V]+生食液[200mL]
- 5-FU注[250mg/5mL×3V]+生食液[250mL]
- 5-FU注[250mg/5mL×3V]+生食液[350mL]
- 20%マンニトール注射液[300mL]
- KCL補正液1mEq/mL[745.5mg/10mL]+生食液[250mL]
- KCL補正液1mEq/mL[1491mg/20mL]+生食液[100mL]
- KN1号輸液[200mL]
- アトロピン硫酸塩注[0.5mg/1mL]+生食液[100mL]
- アトロピン硫酸塩注[0.5mg/1mL]+生食液[250mL]
- 注射用エンドキサン[500mg]+生食液[100mL]
- 注射用エンドキサン[500mg]+生食液[250mL]
- オルガドロン注射液[1.9mg/0.5mL]+生食液[100mL]
- オルガドロン注射液[1.9mg/0.5mL]+生食液[250mL]
- カイトリル注[1mg/1mL]+生食液[100mL]
- カイトリル注[1mg/1mL]+生食液[250mL]
- カイトリル注[3mg/3mL]+生食液[100mL]
- カイトリル注[3mg/3mL]+生食液[250mL]
- カイトリル点滴静注バッグ[3mg/50mL]+生食液[100mL]
- カイトリル点滴静注バッグ[3mg/100mL]+生食液[100mL]
- カイトリル点滴静注バッグ[3mg/100mL]+生食液[250mL]
- ケイツーN静注[10mg/2mL]+生食液[100mL]
- ケイツーN静注[10mg/2mL]+生食液[250mL]
- 生食液[5mL]
- 生食液[5mL] ※11

- 生食液[100mL]
- 生食液[100mL] ※11
- 生食液[250mL]
- 生食液[250mL] ※11
- ソリタ-T1号輸液[200mL] ※12
- ソル・コーテフ注射用[100mg/注射用水2mL]+生食液[100mL]
- ソル・コーテフ注射用[100mg/注射用水2mL]+生食液[250mL]
- ソルデム1輸液[200mL]
- ソルデム3AG輸液[200mL]
- ソルデム3A輸液[200mL]
- ソル・メドロール静注用[500mg/注射用水8mL]+生食液[250mL]
- ソル・メドロール静注用[2000mg/注射用水40mL]+生食液[100mL]
- タチオン注射用[200mg/注射用水3mL]+生食液[100mL]
- タチオン注射用[200mg/注射用水3mL]+生食液[250mL]
- デカドロン注射液[3.3mg/1mL]+生食液[250mL]
- デカドロン注射液[13.2mg/4mL]+生食液[100mL]
- デキサート注射液[3.3mg/1mL]+生食液[250mL]
- デキサート注射液[13.2mg/4mL]+生食液[100mL]
- ナゼア注射液[0.3mg/2mL]+生食液[100mL]
- ナゼア注射液[0.3mg/2mL]+生食液[250mL]
- 水溶性ハイドロコートン注射液[100mg/2mL]+生食液[250mL]
- 水溶性ハイドロコートン注射液[500mg/8mL]+生食液[100mL]
- パラプラチン注射液[150mg/15mL×4V]+生食液[100mL]

- パラプラチン注射液[150mg/15mL×4V]+生食液[250mL]
- パラプラチン注射液[150mg/15mL×4V]+生食液[350mL]
- パラプラチン注射液[150mg/15mL×4V]+生食液[500mL]
- ビスラーゼ注射液[10mg/1mL]+生食液[100mL]
- ビスラーゼ注射液[10mg/1mL]+生食液[250mL]
- ヒドロコルチゾンコハク酸エステルNa注射用「NIG」[100mg/注射用水2mL]+生食液[100mL]
- ヒドロコルチゾンコハク酸エステルNa注射用「NIG」[100mg/注射用水2mL]+生食液[250mL]
- ブスコパン注[20mg/1mL]+生食液[100mL]
- ブスコパン注[20mg/1mL]+生食液[250mL]
- フレスミンS注射液[1000μg/1mL]+生食液[100mL]
- フレスミンS注射液[1000μg/1mL]+生食液[250mL]
- 水溶性プレドニン[10mg]+生食液[100mg]
- 水溶性プレドニン[10mg]+生食液[250mg]
- ポララミン注[5mg/1mL]+生食液[100mL]
- ポララミン注[5mg/1mL]+生食液[250mL]
- メイロン静注[1.68g/20mL]+生食液[250mL]
- メイロン静注[5.88g/70mL]+生食液[100mL]
- メイロン静注[21g]+生食液[100mL]
- メイロン静注[21g]+生食液[250mL]
- メチコバール注射液[500μg/1mL]+生食液[100mL]
- メチコバール注射液[500μg/1mL]+生食液[250mL]
- ラシックス注[20mg/2mL]+生食液[100mL]
- ラシックス注[20mg/2mL]+生食液[250mL]
- リンデロン注[100mg/5mL]+生食液[100mL]
- リンデロン注[100mg/5mL]+生食液[250mL]

配合可（本品＋3剤以上）

カイトリル注[1mg/1mL]+生食液[100mL]+デカドロン注射液[3.3mg/1mL×3A]+ポララミン注[5mg/1mL]+ブスコパン注[20mg/1mL]

カイトリル注[1mg/1mL]+生食液[100mL]+デキサート注射液[3.3mg/1mL×3A]+ポララミン注[5mg/1mL]+ブスコパン注[20mg/1mL]

カイトリル注[1mg/1mL]+デカドロン注射液[3.3mg/1mL]+生食液[100mL]
カイトリル注[1mg/1mL]+デカドロン注射液[3.3mg/1mL]+生食液[250mL]

カイトリル注[1mg/1mL]+デカドロン注射液[3.3mg/1mL×3A]+生食液[100mL]+ケイツーN静注[10mg/2mL]
カイトリル注[1mg/1mL]+デカドロン注射液[3.3mg/1mL×3A]+生食液[100mL]+ビスラーゼ注射液[10mg/1mL]
カイトリル注[1mg/1mL]+デカドロン注射液[3.3mg/1mL×3A]+生食液[100mL]+ブスコパン注[20mg/1mL]
カイトリル注[1mg/1mL]+デカドロン注射液[3.3mg/1mL×3A]+生食液[100mL]+フレスミンS注射液[1000μg/1mL]
カイトリル注[1mg/1mL]+デカドロン注射液[3.3mg/1mL×3A]+生食液[100mL]+ポララミン注[5mg/1mL]
カイトリル注[1mg/1mL]+デカドロン注射液[3.3mg/1mL×3A]+生食液[100mL]+メチコバール注射液[500μg/1mL]
カイトリル注[1mg/1mL]+デカドロン注射液[3.3mg/1mL×3A]+生食液[100mL]+ラシックス注[20mg/2mL]

カイトリル注[1mg/1mL]+デカドロン注射液[3.3mg/1mL×4A]+生食液[100mL]
カイトリル注[1mg/1mL]+デカドロン注射液[3.3mg/1mL×4A]+生食液[250mL]

カイトリル注[1mg/1mL]+デキサート注射液[3.3mg/1mL]+生食液[100mL]
カイトリル注[1mg/1mL]+デキサート注射液[3.3mg/1mL]+生食液[250mL]

カイトリル注[1mg/1mL]+デキサート注射液[3.3mg/1mL×3A]+生食液[100mL]+ケイツーN静注[10mg/2mL]
カイトリル注[1mg/1mL]+デキサート注射液[3.3mg/1mL×3A]+生食液[100mL]+ブスコパン注[20mg/1mL]
カイトリル注[1mg/1mL]+デキサート注射液[3.3mg/1mL×3A]+生食液[100mL]+フレスミンS注射液[1000μg/1mL]
カイトリル注[1mg/1mL]+デキサート注射液[3.3mg/1mL×3A]+生食液[100mL]+ポララミン注[5mg/1mL]
カイトリル注[1mg/1mL]+デキサート注射液[3.3mg/1mL×3A]+生食液[100mL]+メチコバール注射液[500μg/1mL]
カイトリル注[1mg/1mL]+デキサート注射液[3.3mg/1mL×3A]+生食液[100mL]+ラシックス注[20mg/2mL]

カイトリル注[1mg/1mL]+デキサート注射液[3.3mg/1mL×4A]+生食液[100mL]
カイトリル注[1mg/1mL]+デキサート注射液[3.3mg/1mL×4A]+生食液[250mL]

カイトリル注[3mg/3mL]+生食液[100mL]+デカドロン注射液[3.3mg/1mL×3A]+ポララミン注[5mg/1mL]+ブスコパン注[20mg/1mL]

カイトリル注[3mg/3mL]+生食液[100mL]+デキサート注射液[3.3mg/1mL×3A]+ポララミン注[5mg/1mL]+ブスコパン注[20mg/1mL]

カイトリル注[3mg/3mL]+デカドロン注射液[3.3mg/1mL]+生食液[100mL]
カイトリル注[3mg/3mL]+デカドロン注射液[3.3mg/1mL]+生食液[250mL]

カイトリル注[3mg/3mL]+デカドロン注射液[3.3mg/1mL×3A]+生食液[100mL]+ケイツーN静注[10mg/2mL]
カイトリル注[3mg/3mL]+デカドロン注射液[3.3mg/1mL×3A]+生食液[100mL]+ビスラーゼ注射液[10mg/1mL]
カイトリル注[3mg/3mL]+デカドロン注射液[3.3mg/1mL×3A]+生食液[100mL]+ブスコパン注[20mg/1mL]
カイトリル注[3mg/3mL]+デカドロン注射液[3.3mg/1mL×3A]+生食液[100mL]+フレスミンS注射液[1000μg/1mL]
カイトリル注[3mg/3mL]+デカドロン注射液[3.3mg/1mL×3A]+生食液[100mL]+ポララミン注[5mg/1mL]
カイトリル注[3mg/3mL]+デカドロン注射液[3.3mg/1mL×3A]+生食液[100mL]+メチコバール注射液[500μg/1mL]
カイトリル注[3mg/3mL]+デカドロン注射液[3.3mg/1mL×3A]+生食液[100mL]+ラシックス注[20mg/2mL]

カイトリル注[3mg/3mL]+デカドロン注射液[3.3mg/1mL×4A]+生食液[100mL]
カイトリル注[3mg/3mL]+デカドロン注射液[3.3mg/1mL×4A]+生食液[250mL]

カイトリル注[3mg/3mL]+デキサート注射液[3.3mg/1mL]+生食液[100mL]
カイトリル注[3mg/3mL]+デキサート注射液[3.3mg/1mL]+生食液[250mL]

カイトリル注[3mg/3mL]+デキサート注射液[3.3mg/1mL×3A]+生食液[100mL]+ケイツーN静注[10mg/2mL]
カイトリル注[3mg/3mL]+デキサート注射液[3.3mg/1mL×3A]+生食液[100mL]+ブスコパン注[20mg/1mL]
カイトリル注[3mg/3mL]+デキサート注射液[3.3mg/1mL×3A]+生食液[100mL]+フレスミンS注射液[1000μg/1mL]
カイトリル注[3mg/3mL]+デキサート注射液[3.3mg/1mL×3A]+生食液[100mL]+ポララミン注[5mg/1mL]
カイトリル注[3mg/3mL]+デキサート注射液[3.3mg/1mL×3A]+生食液[100mL]+メチコバール注射液[500μg/1mL]
カイトリル注[3mg/3mL]+デキサート注射液[3.3mg/1mL×3A]+生食液[100mL]+ラシックス注[20mg/2mL]

カイトリル注[3mg/3mL]+デキサート注射液[3.3mg/1mL×4A]+生食液[100mL]
カイトリル注[3mg/3mL]+デキサート注射液[3.3mg/1mL×4A]+生食液[250mL]

ナゼア注射液[0.3mg/2mL]+デカドロン注射液[3.3mg/1mL]+生食液[100mL]
ナゼア注射液[0.3mg/2mL]+デカドロン注射液[3.3mg/1mL]+生食液[250mL]

ナゼア注射液[0.3mg/2mL]+デカドロン注射液[3.3mg/1mL×4A]+生食液[100mL]
ナゼア注射液[0.3mg/2mL]+デカドロン注射液[3.3mg/1mL×4A]+生食液[250mL]

ナゼア注射液[0.3mg/2mL]+デキサート注射液[3.3mg/1mL]+生食液[100mL]
ナゼア注射液[0.3mg/2mL]+デキサート注射液[3.3mg/1mL]+生食液[250mL]

ナゼア注射液[0.3mg/2mL]+デキサート注射液[3.3mg/1mL×4A]+生食液[100mL]
ナゼア注射液[0.3mg/2mL]+デキサート注射液[3.3mg/1mL×4A]+生食液[250mL]

パラプラチン注射液[150mg/15mL×4V]+5％ブドウ糖液[250mL]+生食液[100mL]
パラプラチン注射液[150mg/15mL×4V]+5％ブドウ糖液[250mL]+生食液[250mL]

本品濃度：150mg/生食液5mL

※1 配合不可．白濁するが混ぜると澄明，6hr後に分解物の増加が認められ，析出の可能性あり．
※2 配合不可．白濁するが混ぜると澄明．
※3 配合不可．6hr後に分解物の増加が認められ，析出の可能性あり．
※4 配合不可．2または2.5hr後に分解物の増加が認められ，析出の可能性あり．
※5 配合不可．2hr後に分解物の増加が認められ，析出の可能性あり．
※6 配合不可．2.5hr後に分解物の増加が認められ，析出の可能性あり．
※7 配合不可．3hr後に分解物の増加が認められ，析出の可能性あり．
※8 配合不可．24hr後に分解物の増加が認められ，析出の可能性あり．
※9 配合不可．白濁するが混ぜると澄明，24hr後に分解物の増加が認められ，析出の可能性あり．
※10 配合不可．タガメットとプロイメンドの配合で6hrで分解物増加で析出の恐れありと記載．
※11 5℃条件下．
※12 24hr後の残存率は90％以上であるが，分解物の増加が認められ，析出の可能性がある．外観変化なし（24hr），6hr以内の投与であれば配合可．

📄 小野医薬品工業株式会社企業データ

プログラフ　[タクロリムス水和物]（アステラス製薬）

注射液：2mg/0.4mL/A，5mg/1mL/A

分類 免疫抑制薬

[pH変動スケール]

5mg/1mLに生食液を加え100mLとした　（規格pH：4.5～7.5）

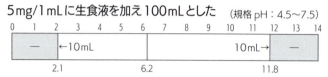

注意事項

DEHP・PVC	フィルター	閉鎖システム
×	—	—

調剤時の注意

アルカリ性で分解されやすい．強アルカリ性の薬剤（アシクロビル，ガンシクロビル等）と混注しないこと．

[配合変化データ（文献に基づく判定）]

本品規格	配合不可	
5mg/1mL	アシクロビル点滴静注液 [250mg/100mL]	配合直後より顕著な含量低下（理論値82.2%）
	ゾビラックス点滴静注用 [250mg]+生食液 [100mL]	配合直後より顕著な含量低下（理論値16.9%）
	デノシン点滴静注用 [250mg]+生食液 [100mL]	配合直後より顕著な含量低下（理論値14.7%）

本品規格	配合可
2mg/0.4mL	ハンプ注射用 [1000μg/注射用水5mL]
5mg/1mL	・K.C.L.点滴液15% [3g/20mL] +生食液 [100mL] ・アデホス-Lコーワ注 [1A] +5%ブドウ糖液 [100mL] ・イノバン注 [100mg/5mL]+生食液 [95mL] ・エレメンミック注 [2mL]+生食液 [200mL] ・キロサイド注 [1A]+生食液 [100mL] ・グラン注射液 [150μg/0.6mL×2本] +生食液 98.8mL] ・コアテック注 [5mg/5mL×4A]+生食液 [100mL] ・シオマリン静注用※1 [1g]+生食液 [100mL] ・ジフルカン静注液 [100mg/50mL] +生食液 [50mL] ・セファメジンα注射用 [2g] +生食液 [100mL] ・セフェピム塩酸塩静注用 [1g] +生食液 [100mL] ・ソリタ-T1号輸液 [100mL] ・ソリタ-T2号輸液 [100mL] ・ソリタ-T3号G輸液 [100mL] ・ソリタ-T4号輸液 [100mL] ・ソル・メドロール静注用40 [(40mg/注射用水1mL+生食液500mLのうち)100mL] ・ソルデム3A輸液 [100mL] ・タガメット注射液 [200mg/2mL] +生食液 [100mL] ・チエナム点滴静注用 [0.5g]※2 +生食液 [100mL]	・ドブトレックス注射液 [100mg/5mL×8A] +生食液 [100mL] ・ドルミカム注射液 [10mg/2mL] +生食液 [100mL] ・ネオフィリン注 [250mg/10mL]※3 +生食液 [90mL] ・ノルアドリナリン注 [1mg/1mL] +生食液 [100mL] ・ハイカリック液-1号 [100mL] ・ハイカリック液-2号 [100mL] ・バクトラミン注 [5mL]※3 +5%ブドウ糖液 [100mL] ・パニマイシン注射液 [1A]+生食液 [100mL] ・ハベカシン注射液 [1A]+生食液 [100mL] ・ハンプ注射用 [1000μg/注射用水5mL] +生食液 [100mL] ・ピーエヌツイン-1号輸液 [200mL]※4 ・ピーエヌツイン-2号輸液 [200mL]※4 ・ピーエヌツイン-3号輸液 [200mL]※4 ・ビーフリード輸液 [1000mL]※4 +生食液 [200mL] ・ヒューマリンR注100単位/mL [100単位/1mL]+生食液 [100mL] ・ファンガード点滴用 [75mg]+生食液 [10mL] ・ファンギゾン注射用 [(1V/注射用水500mLのうち)100mL] ・フィニバックス点滴静注用 [0.5g] +生食液 [100mL] ・ブイフェンド静注用 [200mg/注射用水19mL] +生食液 [100mL]	・フェジン静注 [40mg/2mL]+生食液 [100mL] ・注射用フサン [10mg]+5%ブドウ糖液 [100mL] ・フラグミン静注 [5000単位/5mL] +生食液 [95mL] ・フルカリック1号輸液 [100mL] ・フルカリック2号輸液 [100mL] ・フルカリック3号輸液 [100mL] ・水溶性プレドニン [50mg×4A/注射用水4mL] +生食液 [100mL] ・プロジフ静注液 [200mg/2.5mL] +生食液 [100mL] ・プロスタルモン・F注射液 [1A] +5%ブドウ糖液 [100mL] ・ヘパリンCa注射液 [1万単位/10mL] +生食液 [1000mL] ・ヘパリンNa注「モチダ」 [1万単位/10mL] +生食液 [1000mL] ・ペルジピン注射液 [10mg/10mL] +生食液 [90mL] ・ペントシリン注射用 [2g]+生食液 [100mL] ・メロペネム点滴静注用 [1g] +生食液 [100mL] ・メロペン点滴用 [0.5g]+生食液 [100mL] ・ラシックス注 [20mg/2mL]+生食液 [100mL] ・硫酸Mg補正液 [1mEq/20mL] +生食液 [100mL] ・ロイコボリン注 [3mg/1mL]+生食液 [100mL]

※1　残存率90%以上（24hr），24hr後に微黄色澄明を呈する．
※2　残存率90%以上（24hr），24hr後に微黄褐色澄明を呈する．
※3　残存率90%以上→90%未満（6hr→24hr），外観変化なし（24hr），6hr以内の投与であれば配合可．
※4　本品10mg/2mLと配合．

プログラフ注アステラス製薬株式会社配合変化表

プロジフ ［ホスフルコナゾール］（ファイザー）

静注液：100mg/1.25mL/V，200mg/2.5mL/V，400mg/5mL/V
分類 抗真菌薬（アゾール系抗真菌薬）

［pH変動スケール］
- 規格pH：8.5～9.5
- pH変動試験のデータなし

注意事項

DEHP・PVC	フィルター	閉鎖システム
─	─	─

［配合変化データ（文献に基づく判定）］

本品規格	配合不可		
200mg/2.5mL/1V	シプロキサン注 [300mg/150mL]＋生食液 [100mL]		白色針状結晶析出 (24hr)

本品規格	配合可		
200mg/2.5mL/1V	・5％ブドウ糖注射液 ※1 [2.5mL(輸液で正確に2倍希釈)] ・5％ブドウ糖注射液 ※1 [247.5mL(輸液で正確に100倍希釈)] ・アミカシン硫酸塩注射液 [200mg/2mL]＋生食液 [100mL] ・ヴィーンD輸液 ※1 [2.5mL(輸液で正確に2倍希釈)] ・ヴィーンD輸液 ※1 [247.5mL(輸液で正確に100倍希釈)] ・ヴィーンF輸液 ※1 [2.5mL(輸液で正確に2倍希釈)] ・ヴィーンF輸液 ※1 [247.5mL(輸液で正確に100倍希釈)] ・カルベニン点滴 [0.5g]＋生食液 [100mL] ・ゲンタシン注 [60mg/1.5mL]＋生食液 [100mL] ・サンディミュン点滴静注用 [5mL/1A]＋生食液 [100mL]	・スルペラゾン静注用 [1g]＋生食液 [100mL] ・生食液 [2.5mL(輸液で正確に2倍希釈)] ※1 ・生食液 ※1 [247.5mL(輸液で正確に100倍希釈)] ・ゾビラックス点滴静注用 [250mg/1V]＋生食液 [100mL] ・ソリタ-T3号輸液 ※1 [2.5mL(輸液で正確に2倍希釈)] ・ソリタ-T3号輸液 ※1 [247.5mL(輸液で正確に100倍希釈)] ・ソリタ-T4号輸液 ※1 [2.5mL(輸液で正確に2倍希釈)] ・ソリタ-T4号輸液 ※1 [247.5mL(輸液で正確に100倍希釈)] ・ソル・メドロール静注用 [500mg/1V]＋生食液 [100mL] ・注射用タゴシッド [400mg/2V]＋生食液 [100mL]	・チエナム点滴静注用 [0.5g] ※2＋生食液 [100mL] ・デノシン点滴静注用 [500mg/1V]＋生食液 [100mL] ・トブラシン注 [90mg/1.5mL]＋生食液 [100mL] ・ハベカシン注射液 [100mg/2mL]＋生食液 [100mL] ・塩酸バンコマイシン点滴静注用 [0.5g]＋生食液 [100mL] ・プログラフ注射液 [5mg/1mL]＋生食液 [100mL] ・点滴静注用ホスカビル注 [6g/250mL]＋生食液 [100mL] ・メロペン点滴用 [0.5g]＋生食液 [100mL] ・ラクテック注 ※1 [2.5mL(輸液で正確に2倍希釈)] ・ラクテック注 ※1 [247.5mL(輸液で正確に100倍希釈)]

※1 本剤は輸液で希釈して投与することはないので，側管からの投与を想定し配合2hr後まで調べ，残存率90％以上，外観変化なし．
※2 残存率90％以上 (24hr)，0.5hr後に微黄色澄明を呈する．

📄 プロジフ点滴静注用ファイザー製薬株式会社インタビューフォーム (2020年8月改訂)

プロスタルモン・F [ジノプロスト] (丸石製薬)

注射液：1000μg/1mL/A，2000μg/2mL/A
分類 婦人科用薬（プロスタグランジン$F_{2\alpha}$製剤）

[pH変動スケール]

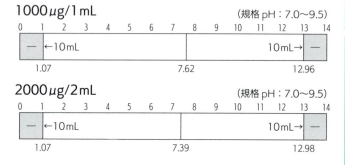

注意事項

DEHP・PVC	フィルター	閉鎖システム
—	○	—

調剤時の注意

薬液注入時，カテーテル内腔量を若干上回る量の生食液を注入すること．
妊娠末期における陣痛促進，分娩促進：点滴静注；5%ブドウ糖液または糖液に加えて500mLに希釈，持続静注；生食液50mLに希釈．
腸管運動亢進：輸液500mLに希釈．
治療的流産：妊娠12週以降，妊娠12週未満（分割注入法）；生食液4mLで希釈．

[配合変化データ（文献に基づく判定）]

本品規格	配合不可		
1000μg/1mL	エクサシン注射液 [200mg/2mL]	77%→71%(4hr→24hr)	
	カルベニン点滴用 [0.5g]	94%→66%(4hr→24hr), 増色(4hr)	
	チエナム点滴静注用 [0.5g]	95%→85%(4hr→24hr), 4hrまで微黄色澄明，その後増色	
	パニマイシン注射液 [50mg/1mL]	71%→57%(4hr→24hr)	
	ハベカシン注射液 [100mg/2mL]	89%→87%(4hr→24hr)	
	ペルジピン注射液 [10mg/10mL]	混濁(直後)	

本品規格	配合可		
1000μg/1mL	・5-FU注 [250mg/5mL] ・アタラックス-P注射液 [25mg/1mL] ・アドナ注(静脈用) [25mg/5mL] ・アドリアシン注用 [10mg] ・アトロピン硫酸塩注 [0.5mg/1mL] ・アリナミンF注 [50mg/10mL] ・アルタット静注用 [75mg] ・イムノマックス-γ注100 [300万国際標準単位] ・注射用エフオーワイ [100mg] ・エリスロシン点滴静注用 [750mg] ・エルシトニン注 [40エルカトニン単位/1mL] ・エレメンミック注 [2mL] ・カイトリル注 [2mg/2mL] ・サンディミュン点滴静注用 [150mg/3mL] ・シグマート注 [12mg/生食液] ・ジゴシン注 [0.5mg/2mL] ・ジフルカン静注液 [200mg/100mL] ・スルペラゾン静注用 [2g] ・セファメジンα注射用 [2.5g] ・セフメタゾン静注用 [1g] ・ソセゴン注射液 [15mg/1mL]	・ソルダクトン静注用 [300mg/生食液] ・ダイアモックス注射用 [500mg/注射用水] ・タガメット注射液 [400mg/4mL] ・タチオン注射用 [100mg] ・ダラシンS注射液 [1200mg/8mL] ・テラルビシン注射用 [30mg] ・トランサミン注10% [250mg/2.5mL] ・水溶性ハイドロコートン注射液 [100mg/2mL] ・バクトラミン注 [480mg/30mL] ・パラプラチン注射液 [450mg/45mL] ・塩酸バンコマイシン点滴静注用 [1g] ・パンスポリン静注用 [0.5g]※1 ・パントール注射液 [100mg/1mL] ・パントシン注 [200mg/2mL] ・ピクシリン注射用 [0.25g] ・ビソルボン注 [4mg/2mL] ・ビタシミン注射液 [100mg/1mL] ・ビタメジン注射用 [1V] ・フエロン注射用 [600万国際標準単位] ・注射用フサン [120mg] ・フラグミン静注 [5千単位/5mL]	・フラビタン注 [5mg/1mL] ・プリンペラン注射液 [10mg/2mL] ・フルマリン静注用 [1g]※1 ・水溶性プレドニン [50mg] ・プログラフ注射液 [5mg/1mL] ・プロスタンディン注射用 [20μg/生食液] ・ペプレオ注射用 [5mg] ・ペントシリン注射用 [2g] ・ホスミシンS静注用 [2g] ・ホリゾン注射液 [10mg/2mL] ・マイトマイシン注用 [2mg] ・ミノマイシン点滴静注用 [100mg] ・メイロン静注8.4% [4.2g/50mL] ・注射用メソトレキセート [50mg] ・メチコバール注射液 [500μg/1mL] ・モルヒネ塩酸塩 [200mg/20mL] ・ラシックス注 [500mg/50mL] ・リンコシン注射液 [300mg/1mL] ・リンデロン注 [200mg/10mL] ・ワゴスチグミン注 [0.5mg/1mL]	
2000μg/2mL	・5%ブドウ糖液 [50mL] ・5%ブドウ糖液 [500mL] ・ヴィーンD輸液 [50mL] ・ヴィーンD輸液 [500mL] ・生食液 [50mL]	・生食液 [500mL] ・ソリタ-T3号輸液 [50mL] ・ソリタ-T3号輸液 [500mL] ・ハルトマン輸液pH8「NP」 [50mL] ・ハルトマン輸液pH8「NP」 [500mL]	・ビーフリード輸液 [50mL] ・ビーフリード輸液 [500mL] ・フィジオゾール3号輸液 [50mL] ・フィジオゾール3号輸液 [500mL] ・フルカリック2号輸液 [50mL]	

	・フルカリック2号輸液[1003mL]	・マルトース輸液10%[50mL]	・ラクテックG輸液[500mL]
	・ポタコールR輸液[50mL]	・マルトース輸液10%[500mL]	
	・ポタコールR輸液[500mL]	・ラクテックG輸液[50mL]	

※1　残存率90%以上（24hr），24hr後に微増色.

プロスタルモン・F注射液インタビューフォーム（2020年6月改訂）

プロスタンディン ［アルプロスタジル アルファデクス］（丸石製薬）

注射用：20μg/V／点滴静注用：500μg/V
分類 血管拡張薬・循環改善薬（プロスタグランジンE_1製剤）

[pH変動スケール]

20μg/生食液5mL　　　　　　　　　　（規格pH：4.0〜6.0）

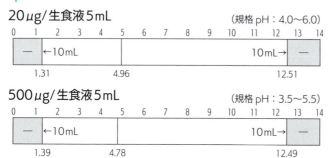

500μg/生食液5mL　　　　　　　　　（規格pH：3.5〜5.5）

注意事項

DEHP・PVC	フィルター	閉鎖システム
—	△	—

正に帯電しているエンドトキシン除去能を有するフィルターでは投与初期にフィルター吸着が認められることがある．

[配合変化データ（文献に基づく判定）]

配合不可

本品濃度		
5V/100μg	アミノレバン点滴静注 [500mL]	83%(4hr)
	ピーエヌツイン-2号輸液 [1100mL]	4hrまでは90%以上であるが，TPN製剤であることから配合不可とした
	フルカリック2号輸液 [1003mL]	4hrまでは90%以上であるが，TPN製剤であることから配合不可とした
	モリプロンF輸液 [300mL]	77%(4hr)
100μg/生食液100mL	アレビアチン注 [250mg/5mL]	結晶析出(1hr以内)
100μg/注射用水5mL	献血アルブミン25％静注「ベネシス」[12.5g/50mL]	83%(4hr)，黄色澄明(24hr)
	アレビアチン注 [250mg/5mL]	結晶析出(0.5hr以内)
	カルベニン点滴用 [1g/生食液20mL]	98%→83%(4hr→24hr)，黄色澄明→増色(直後→4hr)
	グルトパ注 [2400万国際単位/添付溶解液40mL]	89%(4hr)
	ネオフィリン注 [250mg/10mL]	86%(4hr)
500μg/V	アミノレバン点滴静注 [100mL]	79%(4hr)
	ピーエヌツイン-2号輸液 [100mL]	4hrまでは90%以上であるが，TPN製剤であることから配合不可とした
	フルカリック2号輸液 [100mL]	4hrまでは90%以上であるが，TPN製剤であることから配合不可とした
	モリプロンF輸液 [100mL]	88%(4hr)

配合可

- ④ 1％ディプリバン注 [1000mg/100mL]
- ⑤ 5％ブドウ糖液 [100mL]
- ⑤ 5％ブドウ糖液 [100mL]＋メイロン注射7％ [5mL]
- ⑤ 5％ブドウ糖液 [100mL]＋メイロン注射7％ [20mL]
- ⑤ 5％ブドウ糖液 [500mL]
- ③ アミカシン硫酸塩注射液「日医工」[200mg/2mL]
- ④ アミカシン硫酸塩注射液「日医工」※1 [200mg/2mL]
- ⑤ アミゼットB輸液 [100mL]※1
- ② アミゼットB輸液 [400mL]※1
- ③ 献血アルブミン25％静注「ベネシス」※2 [12.5g/50mL]
- ③ イダマイシン静注用 [20mg/注射用水20mL]
- ③ イダマイシン静注用 [20mg/注射用水20mL]※3
- ⑤ ヴィーンD注 [100mL]
- ② ヴィーンD輸液 [500mL]
- ④ 献血ヴェノグロブリンIH5％静注 [20000mg/400mL]
- ③ エクサシン注射液 [400mg/2mL]
- ④ エクサシン注射液 [400mg/2mL]※1
- ④ 注射用エフオーワイ [1000mg/注射用水20mL]
- ④ エルシトニン注 [40エルカトニン単位/1mL]
- ④ 注射用カタクロット [80mg/10mL]
- ③ カルベニン点滴用 [1g/生食液20mL]※4
- ③ 強力ネオミノファーゲンシー静注※1 [60mL]
- ④ 強力ネオミノファーゲンシー静注※1 [60mL]
- ④ グラン注射液M300 [300μg/0.7mL]
- ④ グルカゴンGノボ注射用 [1mg/添付溶解液1mL]
- ③ グルトパ注 [2400万国際単位/添付溶解液40mL]
- ④ スルペラゾン静注用 [2g/注射用水10mL]※4
- ④ スロンノンHI注 [10mg/2mL]
- ⑤ 生食液 [100mL]
- ⑤ 生食液 [100mL]＋メイロン注射7％ [5mL]
- ⑤ 生食液 [100mL]＋メイロン注射7％ [20mL]
- ② 生食液 [500mL]
- ④ セファメジンα注射用 [2.5g/注射用水10mL]
- ④ セフメタゾン静注用 [2g/注射用水10mL]※4
- ⑤ ソリタ-T3号輸液 [100mL]
- ⑤ ソリタ-T3号輸液 [100mL]＋メイロン注射7％ [5mL]
- ⑤ ソリタ-T3号輸液 [100mL]＋メイロン注射7％ [20mL]
- ② ソリタ-T3号輸液 [500mL]
- ④ ダラシンS注射液 [1200mg/8mL]
- ④ チエナム点滴静注用 [1g/生食液200mL]※4
- ⑤ 低分子デキストランL注 [100mL]
- ② 低分子デキストランL注 [500mL]
- ④ ドブトレックス注射液 [200mg/10mL]
- ③ ネオフィリン注 [250mg/10mL]※1

プロス

❹ ノイロトロピン注射液1.2単位 [7.2ノイロトロピン単位/6mL]
❺ ハイカリック液-2号 [100mL]
❷ ハイカリック液-2号 [700mL] ※1
❸ パニマイシン注射液 [50mg/1mL]
❹ パニマイシン注射液 [50mg/1mL] ※1
❸ ハベカシン注射液 [100mg/2mL]
❹ ハベカシン注射液 [100mg/2mL] ※1
❺ ハルトマン輸液pH8 [100mL]
❷ ハルトマン輸液pH8「NP」 [500mL]
❹ ヒューマリンR注100単位/mL [100単位/1mL]
❹ ファーストシン静注用 [2g/注射用水20mL] ※5
❺ フィジオ35輸液 [100mL]
❷ フィジオ35輸液 [500mL]
❺ フィジオゾール3号輸液 [100mL]

❷ フィジオゾール3号輸液 [500mL]
❹ フルマリン静注用 [2g/注射用水20mL] ※4
❷ プレアミン-P注射液 [200mL] ※1
❹ プロスコープ300注50mL [15000mg/50mL]
❹ ヘパリンNa注1万単位/10mL「フソー」 [15000単位/15mL]
❹ ペントシリン注射用 [4g/注射用水20mL]
❸ ホスミシンS静注用 [2g/注射用水20mL]
❸ ホスミシンS静注用 [2g/注射用水20mL] ※1
❺ ポタコールR輸液 [100mL]
❷ ポタコールR輸液 [500mL]
❶ メイロン静注7% [5mL]+5%ブドウ糖液 [500mL]
❶ メイロン静注7% [5mL]+生食液 [500mL]
❶ メイロン静注7% [5mL]+ソリタ-T3号輸液 [500mL]
❶ メイロン静注7% [10mL]+5%ブドウ糖液 [500mL]

❶ メイロン静注7% [10mL]+生食液 [500mL]
❶ メイロン静注7% [10mL]+ソリタ-T3号輸液 [500mL]
❶ メイロン静注7% [20mL]+5%ブドウ糖液 [500mL]
❶ メイロン静注7% [20mL]+生食液 [500mL]
❶ メイロン静注7% [20mL]+ソリタ-T3号輸液 [500mL]
❸ メイロン静注8.4% [5g/60mL]
❹ メイロン静注8.4% [5g/60mL] ※1
❹ メロペン点滴用 [1g/生食液20mL] ※4
❸ メロペン点滴用 [1g/生食液20mL] ※6
❺ ラクテックG輸液 [100mL]
❷ ラクテックG輸液 [500mL]
❸ ラシックス注 [500mg/50mL]
❹ ラシックス注 [500mg/50mL] ※1

本品濃度： ❶ 3V/60μg, ❷ 5V/100μg, ❸ 100μg/生食液100mL, ❹ 100μg/注射用水5mL, ❺ 500μg/V

※1　残存率90％以上→90％未満（4hr→24hr），4hr以内の投与であれば配合可.
※2　残存率90％以上→90％未満（4hr→24hr），黄色澄明（24hr），4hr以内の投与であれば配合可.
※3　残存率90％以上→90％未満（4hr→24hr），橙色澄明（24hr），4hr以内の投与であれば配合可.
※4　残存率90％以上（24hr），外観変化なし（4hr），24hr後に増色，4hr以内の投与であれば配合可.
※5　残存率90％以上（24hr），外観変化なし（4hr），24hr後に減色，4hr以内の投与であれば配合可.
※6　残存率90％以上（24hr），24hr後に微黄色澄明を呈する.

📄 プロスタンディン注射用20μgインタビューフォーム（2018年12月改訂）
　　プロスタンディン点滴静注500μgインタビューフォーム（2022年12月改訂）

プロタノールL [l-イソプレナリン塩酸塩]（興和）

注：0.2mg/1mL/A，1mg/5mL/A

分類 心不全治療薬・昇圧薬（心機能・組織循環促進薬）

［pH変動スケール］

・規格pH：3.5〜5.0
・pH変動試験のデータなし

注意事項

DEHP・PVC	フィルター	閉鎖システム
―	―	―

［配合変化データ（実験に基づく判定）］

本品規格	配合可	
0.2mg/1mL	・生食液[500mL]	・ソルアセトF[500mL]

・外観変化なし（24hr），プロタノールLのスポットが配合後の濃度では感度が足りず検出が困難であるためTLC未実施.

山口東京理科大学実験データ

プロタミン硫酸塩「モチダ」 ［プロタミン硫酸塩］（持田製薬）

静注：100mg/10mL/V
分類　止血薬（ヘパリン拮抗薬）

［pH変動スケール］（山口東京理科大学実験データ）

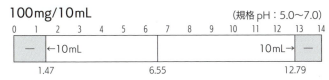

注意事項

DEHP・PVC	フィルター	閉鎖システム
—	—	—

［配合変化データ（実験に基づく判定）］

本品規格	配合可	
100mg/10mL	・ヴィーンD輸液[500mL]	・ソリタ-T3号輸液[500mL]

- 外観変化なし（24hr），プロタミン硫酸塩は分子量が大きく分離が困難であるためTLC未実施．

山口東京理科大学実験データ

ペチジン塩酸塩「タケダ」 ［ペチジン塩酸塩］（武田薬品工業）

注射液：35mg/1mL/A，50mg/1mL/A
分類 鎮痛薬・麻薬［オピオイド鎮痛薬（麻薬）］

［pH変動スケール］

・規格pH：4.0〜6.0
・pH変動試験のデータなし

⚠ 注意事項

DEHP・PVC	フィルター	閉鎖システム
―	―	―

［配合変化データ（文献に基づく判定）］

本品濃度	配合不可	
1mg/1mL	イダルビシン塩酸塩 [1mL]	変色→混濁（直後→12hr）
1mL（5%ブドウ糖液で10mg/1mLに調製）	ミノサイクリン塩酸塩 [1mL]	変色
10mg/1mL	アシクロビル [1mL]	混濁あるいは沈殿
	イミペネム・シラスタチンナトリウム [1mL]	変色
	フロセミド [1mL]	混濁あるいは沈殿
50mg/1mL	イダルビシン塩酸塩 [1mL]	変色→混濁（直後→12hr）
（記載なし）	アミノフィリン水和物	濁りを生じる
	炭酸水素ナトリウム	濁りを生じる
	チオペンタールナトリウム	濁りを生じる
	フェノバルビタールナトリウム	濁りを生じる
	ヘパリンナトリウム	濁りを生じる

配合可

- ❷ アズトレオナム [1mL]
- ❶ アミカシン硫酸塩 [1mL]
- ❶ アンピシリンナトリウム [1mL]
- ❶ エリスロマイシンラクトビオン酸塩 [1mL]
- ❶ 塩化カリウム [1mL]
- ❶ カナマイシン硫酸塩 [1mL]
- ❶ クリンダマイシンリン酸エステル [1mL]
- ❶ クロラムフェニコールコハク酸エステルナトリウム [1mL]
- ❶ ゲンタマイシン硫酸塩 [1mL]
- ❷ ジゴキシン [1mL]
- ❷ ジフェンヒドラミン塩酸塩 [1mL]

- ❶ セファゾリンナトリウム [1mL]
- ❶ セファロチンナトリウム [1mL]
- ❶ セフォタキシムナトリウム [1mL]
- ❷ セフタジジム水和物 [1mL]
- ❷ セフトリアキソンナトリウム水和物 [1mL]
- ❷ デキサメタゾンリン酸エステルナトリウム [1mL]
- ❷ ドパミン塩酸塩 [1mL]
- ❷ トブラマイシン硫酸塩 [1mL]
- ❷ ドロペリドール [1mL]
- ❶ バンコマイシン塩酸塩 [1mL]
- ❷ ヒドロコルチゾンコハク酸エステルナトリウム [1mL]

- ❶ ピペラシリンナトリウム [1mL]
- ❷ ファモチジン [1mL]
- ❷ フルコナゾール [1mL]
- ❷ プロプラノール塩酸塩 [1mL]
- ❷ ベラパミル塩酸塩 [1mL]
- ❷ ベンジルペニシリンカリウム [1mL]
- ❷ メチルプレドニゾロンコハク酸エステルナトリウム [1mL]
- ❷ メトクロプラミド塩酸塩 [1mL]
- ❶ ラタモキセフナトリウム [1mL]
- ❶ リドカイン塩酸塩 [1mL]

本品濃度：❶ 1mL（5%ブドウ糖液で10mg/1mLに調製），❷ 10mg/1mL

・いずれも残存率データはないが，外観変化なし（4hr）.

📄 ペチジン塩酸塩注射液インタビューフォーム（2022年8月改訂）

ペニシリンGカリウム　[ベンジルペニシリンカリウム]（Meiji Seikaファルマ）

注：20万単位/V，100万単位/V
分類　抗菌薬（ペニシリン系抗菌薬）

[pH変動スケール]

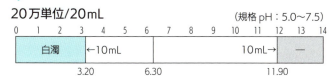

20万単位/20mL　（規格pH：5.0〜7.5）

| 0 | 1 | 2 | 3 | 4 | 5 | 6 | 7 | 8 | 9 | 10 | 11 | 12 | 13 | 14 |

白濁　←10mL　　　　　　　　10mL→　―
　　　3.20　　　6.30　　　　　　　　11.90

注意事項

DEHP・PVC	フィルター	閉鎖システム
―	―	―

調剤時の注意
筋肉内注射：通常，生食液または注射用水で溶解．
点滴静注：通常，生食液またはブドウ糖注射液等で溶解．

[配合変化データ（文献に基づく判定）]

本品濃度	配合不可		
100万単位/生食液95mL	ビタメジン静注用 [1V/生食液5mL]	89.9%(6hr)	
100万単位/生食液100mL	強力ネオミノファーゲンシー静注 [1回量]	70.9%(24hr)，白濁(24hr)	
	ゾビラックス点滴静注用 [1回量]	75.0%(6hr)	
	パニマイシン注射液 [1回量]	89.4%(6hr)	
400万単位/生食液100mL	グリセオール	89%(6hr)	

配合可

- ❶ 20%マンニットール注射液「YD」※1 [100mL]
- ❺ KCL補正液1mEq/mL ※1
- ❶ KN1号輸液 [100mL] ※1
- ❹ ヴィーンD輸液
- ❶ キリット注5% [100mL] ※1
- ❸ ケイツーN静注 [1回量] ※1
- ❸ ゲンタシン注 [1回量] ※1
- ❸ ジフルカン静注液 [1回量] ※1
- ❹ ソルアセトF輸液
- ❹ ソルデム1輸液
- ❺ ダラシンS注射液
- ❹ デカドロン注射液 [1回量]
- ❸ トブラシン注 [1回量]
- ❸ 水溶性ハイドロコートン注射液 [1回量]
- ❸ ハベカシン注射液 [1回量]
- ❹ ビーフリード輸液
- ❸ 注射用フサン [1回量] ※1
- ❸ フロリードF注 [1回量] ※1
- ❺ ヘパリンNa注「モチダ」[1万単位/10mL] ※1
- ❸ ホスミシンS静注用 [1g/生食液5mL]
- ❸ ラシックス注 [1回量]
- ❶ リンゲル液「オーツカ」 [100mL] ※1

本品濃度：❶ 100万単位，❷ 100万単位/生食液95mL，❸ 100万単位/生食液100mL，❹ 400万単位/生食液20mL，❺ 400万単位/生食液100mL

※1　残存率90%以上→90%未満（6hr→24hr），外観変化なし，6hr以内の投与であれば配合可．

ペニシリンGカリウムインタビューフォーム（2020年9月改訂）
ペニシリンGカリウム配合変化試験表MeijiSeikaファルマ（2020年5月改訂）

献血ベニロン-I [乾燥スルホ化ヒト免疫グロブリン] (帝人ファーマ)

静注用：500mg/V，1g/V，2.5g/V，5g/V

分類 血液製剤（静注用人免疫グロブリン製剤）

［pH変動スケール］

- 規格pH：6.4〜7.2
- pH変動試験のデータなし

⚠ 注意事項

DEHP・PVC	フィルター	閉鎖システム
―	―	―

調剤時の注意

溶解した液をシリコンオイルが塗布されているシリンジで採取した場合，浮遊物が発生する可能性がある.

［配合変化データ（文献に基づく判定）］

	配合不可
アミノレバン	白濁, 不溶性異物, 沈殿
アミパレン	白濁, 不溶性異物, 沈殿
注射用エフオーワイ100	白濁, 不溶性異物, 沈殿
注射用エラスポール100	白濁, 不溶性異物, 沈殿
カルベニン点滴用0.25g	白濁, 不溶性異物, 沈殿
キリット注5%	白濁, 不溶性異物, 沈殿
注射用タゴシッド	白濁, 不溶性異物, 沈殿
チエナム点滴静注用0.25g	白濁, 不溶性異物, 沈殿
低分子デキストランL注	白濁, 不溶性異物, 沈殿
ハイカリック液-1号	白濁, 不溶性異物, 沈殿
ハイカリック液-2号	白濁, 不溶性異物, 沈殿
ハイカリック液-3号	白濁, 不溶性異物, 沈殿
ハベカシン注射用	白濁, 不溶性異物, 沈殿
バンコマイシン塩酸塩点滴静注用0.5g	白濁, 不溶性異物, 沈殿
パンスポリン静注用1g	白濁, 不溶性異物, 沈殿
ファーストシン静注用1g	白濁, 不溶性異物, 沈殿
フィニバックス点滴静注用0.25g	白濁, 不溶性異物, 沈殿
ブドウ糖5%	白濁, 不溶性異物, 沈殿
フルクトラクト注	白濁, 不溶性異物, 沈殿
フルマリン静注用1g	白濁, 不溶性異物, 沈殿
プロテアミン12注射液	白濁, 不溶性異物, 沈殿
マルトス輸液10%	白濁, 不溶性異物, 沈殿
ミラクリッド注射液	白濁, 不溶性異物, 沈殿

［ベニロン：配合変化薬品］→［5：50］，［50：50］，［50：5］，［50：0］

📄 献血ベニロン-Iインタビューフォーム（2020年3月改訂）

ヘパリンNa「モチダ」 [ヘパリンナトリウム]（持田製薬）

注：5000単位/5mL/V，10000単位/10mL/V

分類 抗血栓薬（ヘパリン製剤）

［pH変動スケール］

- 規格pH：5.5〜8.0
- pH変動試験のデータなし

⚠ 注意事項

DEHP・PVC	フィルター	閉鎖システム
—	—	—

［配合変化データ（文献に基づく判定）］

本品濃度	配合不可	
被疑薬：ヘパリン=1:1	**アドリアシン注用** [被疑薬（1Vを注射用水8mLに溶解）：ヘパリン=1:1]	赤橙色懸濁(3hr)
	ゲンタシン注 [被疑薬：ヘパリン=1:1]	白濁(直後)
	コスメゲン静注用 [被疑薬（1Vを注射用水1.1mLに溶解）：ヘパリン=1:1]	黄色懸濁(直後)
	コントミン筋注 [被疑薬：ヘパリン=1:1]	乳白色懸濁(直後)
	ソル・コーテフ静注用 [被疑薬：ヘパリン=1:1]	結晶析出(3hr)
	パニマイシン [被疑薬（1Vを注射用水1mLに溶解）：ヘパリン=1:1]	白濁(直後)

配合可		
❷ ウロナーゼ静注用 [UK20000単位]※1	❶ ハルトマン液※2	❶ メイロン※2
❹ エフオーワイ注※1 [FOYリンゲル500mL（1Vをリンゲル500mLに溶解）]	❶ フィジオゾール3号輸液※2	❶ モリアミンS※2
❶ ソリタ-T2号輸液※2	❶ ブドウ糖注10%※2	❸ ラシックス注[2mL]※1
❶ ソリタ-T3号輸液※2	❸ プロスタンディン※1 [1A（1Aを生食液5mLに溶解）]	❶ リンゲル液※2

本品濃度：❶ 20単位/mL，❷ 3000単位/3mL，❸ 5000単位/5mL，❹ 20000単位/20mL

※1　残存率データはないが，外観変化なし(24hr).
※2　残存率データはないが，外観変化なし(6hr).

📄 ヘパリンNa注インタビューフォーム（2020年3月改訂）

ヘルベッサー ［ジルチアゼム塩酸塩］（田辺三菱製薬）

注射用：10mg/V，50mg/V，250mg/V
分類 降圧薬（カルシウム拮抗薬）

［pH変動スケール］（山口東京理科大学実験データ）

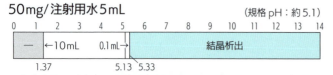

［配合変化データ（文献に基づく判定）］

本品濃度	配合不可	
20mg/ 生食液20mL	アレビアチン注 [500mg/10mL/2A]	4.9%(24hr)，白沈(24hr)
	ラシックス注 [40mg/4mL/2A]	白濁(直後)
	配合可	

- アプレゾリン注射用 [40mg/生食液2mL/2A]
- アミサリン注 [200mg/2mL/2A]
- インデラル注射液 [4mg/4mL/2A]
- 静注用キシロカイン1% [20mg/2mL]
- ジゴシン注 [0.5mg/2mL/2A]
- ミリスロール注 [2mg/4mL/2A]
- リスモダンP静注 [100mg/10mL/2A]

本品濃度：20mg/生食液20mL

ヘルベッサー注射用インタビューフォーム（2016年2月改訂）
山口東京理科大学実験データ

ペント

ペントシリン [ピペラシリンナトリウム] (富士フイルム富山化学)

注射用：1g/V，2g/V／静注用バッグ：1g/100mL/キット，2g/100mL/キット

分類 抗菌薬（ペニシリン系抗菌薬）

[pH変動スケール]

- 規格pH（注射用）：5.0〜7.0
- pH変動試験のデータなし

⚠ 注意事項

DEHP・PVC	フィルター	閉鎖システム
—	—	—

[配合変化データ（文献に基づく判定）]

本品容量	配合不可	
1g	5-FU注 [250mg/注射用水5mL]+5%ブドウ糖液 [500mL]	沈殿または力価低下 (直後〜1hr)
	アドナ注（静脈用）[50mg/10mL]+キリット注5% [100mL]	90%以下 (24hr), 6hr時点での配合変化は確認していない
	インデラル注射液 [2mg/2mL]+5%ブドウ糖液 [100mL]	90%以下 (24hr), 6hr時点での配合変化は確認していない
	強力ネオミノファーゲンシー静注 [1A/20mL]+ラクテック注 [100mL]	90%以下 (24hr), 6hr時点での配合変化は確認していない
	ジゴシン注 [0.25mg/1mL]+5%ブドウ糖液 [100mL]	90%以下 (24hr), 6hr時点での配合変化は確認していない
	ドグマチール筋注 [50mg/2mL]+5%ブドウ糖液 [100mL]	90%以下 (24hr), 6hr時点での配合変化は確認していない
	トランサミン注5% [250mg/5mL]+キリット注5% [100mL]	90%以下 (24hr), 6hr時点での配合変化は確認していない
	ネオシネジンコーワ注 [1mg/1mL]+5%ブドウ糖液 [100mL]	90%以下 (24hr), 6hr時点での配合変化は確認していない
	ネオフィリン注 [250mg/10mL]+5%ブドウ糖液 [500mL]	沈殿または力価低下 (直後〜1hr)
	ノルアドリナリン注 [1mg/1mL]+5%ブドウ糖液 [100mL]	90%以下 (24hr), 6hr時点での配合変化は確認していない
	ビタシミン注射液 [100mg/1mL]+5%ブドウ糖液 [100mL]	90%以下 (24hr), 6hr時点での配合変化は確認していない
	ビタシミン注射液 [100mg/1mL]+キリット注5% [100mL]	90%以下 (24hr), 6hr時点での配合変化は確認していない
	ボスミン注 [1mg/1mL]+5%ブドウ糖液 [100mL]	90%以下 (6hr)
	マイトマイシン注用 [2mg/注射用水5mL]+5%ブドウ糖液 [100mL]	マイトマイシンの安定pH域外
	メイロン静注7% [3.5g/50mL]+5%ブドウ糖液 [100mL]	90%以下 (6hr)
	モリアミンS注 [100mL]	90%以下 (6hr)
1g/注射用水4mL	5-FU注 [250mg/注射用水5mL]	沈殿または力価低下 (直後〜1hr)
	ジゴシン注 [0.25mg/1mL]	90%以下 (24hr), 6hr時点での配合変化は確認していない
	テラルビシン注射用 [20mg/注射用水10mL]	外観変化あり (直後)
	ネオフィリン注 [250mg/10mL]	沈殿または力価低下 (直後〜1hr)
	ピノルビン注射用 [20mg/注射用水10mL]	外観変化あり (直後)
	ファンギゾン注射用 [50mg/注射用水5mL]	外観変化あり (直後)
	メイロン静注7% [1.4g/20mL]	90%以下 (3hr)
2g	KN1号輸液 [500mL]	90%以下 (24hr), 6hr時点での配合変化は確認していない
	アミカシン硫酸塩注射液「日医工」[100mg/1mL]+5%ブドウ糖液 [500mL]	アミカシン含量90%以下 (5hr)
	アミカシン硫酸塩注射液「日医工」[100mg/1mL]+フィジオゾール3号輸液 [500mL]	アミカシン含量90%以下 (6hr)
	アミノレバン点滴静注 [500mL]	90%以下 (6hr)
	ゲンタシン注 [60mg/1.5mL]+EL-3号輸液 [500mL]	ゲンタシン含量90%以下 (3hr)
	ゲンタシン注 [60mg/1.5mL]+KN3号輸液 [500mL]	ゲンタシン含量90%以下 (6hr)
	ゲンタシン注 [60mg/1.5mL]+生食液 [100mL]	ゲンタシン含量90%以下 (5hr)
	ゲンタシン注 [60mg/1.5mL]+ハルトマン輸液pH8「NP」[500mL]	ゲンタシン含量90%以下 (6hr)

377

ペントシリン

	配合薬剤	配合変化
	チエナム点滴静注用 [0.5g/V] +果糖5%「フソー」[500mL]	外観変化あり (24hr)
	トブラシン注 [60mg/1.5mL]+5%ブドウ糖液 [500mL]	トブラシン含量90%以下 (3hr)
	トブラシン注 [60mg/1.5mL]+EL-3号輸液 [500mL]	トブラシン含量90%以下 (6hr)
	トブラシン注 [60mg/1.5mL]+KN3号輸液 [500mL]	トブラシン含量90%以下 (3hr)
	トブラシン注 [60mg/1.5mL]+生食液 [100mL]	トブラシン含量90%以下 (1hr)
	トブラシン注 [60mg/1.5mL] +ハルトマン輸液pH8「NP」[500mL]	トブラシン含量90%以下 (1hr)
	パニマイシン注射液 [100mg/2mL] +5%ブドウ糖液 [500mL]	パニマイシン含量90%以下 (1hr)
	パニマイシン注射液 [100mg/2mL] +EL-3号輸液 [500mL]	パニマイシン含量90%以下 (1hr)
	パニマイシン注射液 [100mg/2mL] +KN3号輸液 [500mL]	パニマイシン含量90%以下 (3hr)
	パニマイシン注射液 [100mg/2mL]+生食液 [100mL]	パニマイシン含量90%以下 (直後)
	パニマイシン注射液 [100mg/2mL] +ハルトマン輸液pH8「NP」[500mL]	パニマイシン含量90%以下 (3hr)
	パニマイシン注射液 [100mg/2mL] +フィジオゾール3号輸液 [500mL]	パニマイシン含量90%以下 (1hr)
	塩酸バンコマイシン点滴静注用 [1g/注射用水20mL]+5%ブドウ糖液 [100mL]	混濁するも振ると消失
	塩酸バンコマイシン点滴静注用 [1g/注射用水20mL]+生食液 [100mL]	混濁するも振ると消失
	ホスミシンS静注用 [2g/注射用水10mL] +5%ブドウ糖液 [500mL]	90%以下 (24hr), 6hr時点での配合変化は確認していない
	ホスミシンS静注用 [2g/注射用水10mL] +ソリタ-T3号輸液 [500mL]	90%以下 (24hr), 6hr時点での配合変化は確認していない
	ポタコールR輸液 [500mL]	90%以下 (24hr), 6hr時点での配合変化は確認していない
	メロペン点滴用 [0.5g/注射用水10mL] +生食液 [100mL]	90%以下 (24hr), 6hr時点での配合変化は確認していない
2g/注射用水8mL	アタラックス-P注射液 [25mg/1mL]	混濁するも振ると消失
	アデホス-Lコーワ注 [10mg/2mL]	配合液のpHが8以上となり, 力価低下が予想される
	アデホス-Lコーワ注 [20mg/2mL]	6hrまで観察し残存率, 外観変化なし, 同剤の他濃度との配合においてpH変動が認められるため配合不可と判定
	ゲンタシン注 [60mg/1.5mL]	ゲンタシン含量90%以下 (0.5hr)
	セファランチン注 [10mg/2mL]	混濁するも振ると消失
	セレネース注 [5mg/1mL]	2hrまで外観, 力価変化を認めない (10%以上の力価低下なし), 混濁するも振ると消失
	ソルダクトン静注用 [200mg/注射用水10mL]	外観変化あり (3hr)
	トブラシン注 [60mg/1.5mL]	トブラシン含量90%以下 (0.5hr)
	ノバミン筋注 [2.5mg/0.5mL]	混濁するも振ると消失
	水溶性ハイドロコートン注射液 [500mg/10mL]	90%以下 (3hr)
	パニマイシン注射液 [100mg/2mL]	パニマイシン含量90%以下 (0.5hr)
	塩酸バンコマイシン点滴静注用 [1g/注射用水20mL]	外観変化あり (直後)
	ビクシリン注射用 [1g/注射用水4mL]	配合液のpHが8以上となり, 力価低下が予想される
	ビソルボン注 [4mg/2mL]	混濁するも振ると消失
	ヒルナミン筋注 [25mg/1mL]	混濁するも振ると消失
	フエロン注射用 [300万IU/生食液1mL]	90%以下 (6hr)
	プリンペラン注射液 [10mg/2mL]	外観変化あり (24hr)
	マイトマイシン注用 [2mg/注射用水5mL]	マイトマイシンの安定pH域外
	リメタゾン静注 [2.5mg/1mL]	外観変化あり (3hr)
4g	ハイカリック液-3号 [700mL]	外観変化あり (24hr)

ペント

配合可

❸ EL-3号輸液[500mL]
❷ K.C.L.点滴液15%[3g/20mL]
❶ K.C.L.点滴液15%[3g/20mL]
　+5%ブドウ糖液[100mL]
❶ K.C.L.点滴液15%[3g/20mL]+生食液[100mL]
❶ K.C.L.点滴液15%[3g/20mL]
　+ラクテックG輸液[100mL]
❸ KN2号輸液[500mL]
❸ KN3号輸液[500mL]
❸ KN4号輸液[500mL]
❸ アクチット輸液[500mL]
❹ アクラシノン注射用[20mg/注射用水10mL]
❸ アクラシノン注射用[20mg/注射用水10mL]
　+EL-3号輸液[100mL]
❸ アクラシノン注射用[20mg/注射用水10mL]
　+KN3号輸液[100mL]
❷ アザクタム注射用[1g/注射用水10mL]
❷ アスパラカリウム注[10mEq/10mL]
❶ アスパラカリウム注[10mEq/10mL]
　+5%ブドウ糖液[100mL]
❶ アスパラカリウム注[10mEq/10mL]
　+生食液[100mL]
❶ アスパラカリウム注[10mEq/10mL]
　+ラクテックG輸液[100mL]
❶ アスパラカリウム注[10mEq/10mL]
　+ラクテック注[100mL]
❹ アドナ注(静脈用)[25mg/5mL]
❶ アドナ注(静脈用)[50mg/10mL]
　+5%ブドウ糖液[100mL]
❶ アドナ注(静脈用)[50mg/10mL]+生食液[100mL]
❶ アドナ注(静脈用)[50mg/10mL]
　+ラクテックG輸液[100mL]
❶ アドナ注(静脈用)[50mg/10mL]
　+ラクテック注[100mL]
❹ アドリアシン注用[10mg/注射用水5mL]
❹ アミカシン硫酸塩注射液「日医工」
　[100mg/1mL]
❸ アミカシン硫酸塩注射液「日医工」
　[100mg/1mL]+EL-3号輸液[500mL]
❸ アミカシン硫酸塩注射液「日医工」
　[100mg/1mL]+KN3号輸液[500mL]
❸ アミカシン硫酸塩注射液「日医工」
　[100mg/1mL]+生食液[100mL]
❸ アミカシン硫酸塩注射液「日医工」
　[100mg/1mL]+ハルトマン輸液pH8[NP][500mL]
❸ アミカシン硫酸塩注射液「日医工」
　[100mg/1mL]+ラクテック注[500mL]
❷ アミサリン注[200mg/2mL]※1
❶ アミサリン注[200mg/2mL]+5%ブドウ糖液[100mL]
❸ アミゼットB輸液[200mL]
　+ハイカリック液-2号[700mL]
❶ アリナミンF注[50mg/20mL]+5%ブドウ糖液[100mL]
❶ アリナミンF注[50mg/20mL]+キリット注5%[100mL]
❶ アリナミンF注[50mg/20mL]+ラクテック注[100mL]
❸ アレビアチン注[250mg/5mL]
　+5%ブドウ糖液[500mL]
❸ アレビアチン注[250mg/5mL]+生食液[500mL]
❷ イノバン注[100mg/5mL]
❶ イノバン注[100mg/5mL]+5%ブドウ糖液[100mL]
❹ インデラル注射液[2mg/2mL]
❶ ヴィーンD輸液
❷❹ ウログラフイン注76%[20mL]
❸ ウログラフイン注76%[20mL]※2
　+5%ブドウ糖液[500mL]
❸ ウログラフイン注76%[20mL]※2
　+ラクテックD輸液[500mL]
❸ 注射用エフオーワイ[100mg/注射用水10mL]※2
　+5%ブドウ糖液[500mL]
❸ 注射用エフオーワイ[100mg/注射用水10mL]
　+ラクテックD輸液[500mL]
❹ エホチール注[10mg/1mL]

❶ エホチール注[10mg/1mL]+5%ブドウ糖液[100mL]
❶ 注射用エンドキサン[100mg/注射用水5mL]
❶ 注射用エンドキサン[100mg/注射用水5mL]
　+5%ブドウ糖液[100mL]
❶ 大塚糖液20%[20mL]
❹ オルガドロン注射液[5mg/1mL]
❷ 注射用カタクロット[20mg/注射用水5mL]
❻ 注射用カタクロット[20mg/注射用水5mL]
　+5%ブドウ糖液[100mL]
❻ 注射用カタクロット[20mg/注射用水5mL]
　+生食液[100mL]
❻ 注射用カタクロット[20mg/注射用水5mL]
　+ソリタ-T3号輸液[500mL]
❻ 注射用カタクロット[20mg/注射用水5mL]
　+フィジオゾール3号輸液[500mL]
❻ 注射用カタクロット[20mg/注射用水5mL]
　+ラクテックG輸液[500mL]
❸ 果糖注5%「フソー」[500mL]※2
❶ カルチコール注射液8.5%[425mg/5mL]
　+5%ブドウ糖液[100mL]
❸ カルベニン点滴用[0.5g/注射用水10mL]
　+生食液[200mL]
❸ キドミン輸液[200mL]+ハイカリック液-2号[700mL]
❶ 強力ネオミノファーゲンシー静注[1A/20mL]
❶ キリット注5%[100mL]
❹ キロサイド注[40mg/2mL]※2
❶ キロサイド注[40mg/2mL]※2
　+5%ブドウ糖液[500mL]
❶ キロサイド注[40mg/2mL]※2
　+ラクテック注[500mL]
❶ グリセオール注[500mL]※2
❶ クリニザルツ輸液[100mL]
❹ グロブリン筋注「JB」[450mg/3mL]※2
❸ グロブリン筋注「JB」[450mg/3mL]※2
　+5%ブドウ糖液[500mL]
❸ グロブリン筋注「JB」[450mg/3mL]※2
　+ラクテックD輸液[500mL]
❹ クロロマイセチンサクシネート静注用
　[1g/注射用水11mL]
❸ ゲンタシン注[60mg/1.5mL]+5%ブドウ糖液[500mL]
❸ ゲンタシン注[60mg/1.5mL]
　+フィジオゾール3号輸液[500mL]
❸ ゲンタシン注[60mg/1.5mL]+ラクテック注[500mL]
❸ サヴィオゾール輸液[1000mL]※2
❹ シーパラ注[2mL/1A]
❶ シーパラ注[2mL/1A]+5%ブドウ糖液[100mL]
❸ シオマリン静注用[1g/注射用水10mL]
　+5%ブドウ糖液[500mL]
❸ シオマリン静注用[1g/注射用水10mL]
　+ラクテック注[500mL]
❶ ジギラノゲン注[0.4mg/2mL]+ラクテック注[100mL]
❸ ジフルカン静注液[200mg/100mL]
❹ ジプロフィリン注「エーザイ」[300mg/2mL]※1
❶ ジプロフィリン注「エーザイ」[300mg/2mL]
　+5%ブドウ糖液[100mL]
❷ ズファジラン筋注[5mg/1mL]※1
❶ ズファジラン筋注[5mg/1mL]
　+5%ブドウ糖液[100mL]
❻ スルペラゾン静注用[1g/V]+生食液[100mL]
❷ スルペラゾン静注用[1g/注射用水10mL]
❸ 生食液[500mL]
❸ セフォタックス注射用[1g/注射用水10mL]
　+5%ブドウ糖液[500mL]
❸ セフォタックス注射用[1g/注射用水10mL]
　+ラクテック注[500mL]
❹ セフメタゾン静注用[1g/注射用水10mL]
❸ セフメタゾン静注用[1g/注射用水10mL]
　+5%ブドウ糖液[500mL]
❸ セフメタゾン静注用[1g/注射用水10mL]
　+ラクテック注[500mL]

❸ セレネース注[5mg/1mL]+生食液[100mL]※3
❷ ゾビラックス点滴静注用[250mg/生食液100mL]
❶ ソリタ-T1号輸液[100mL]
❶ ソリタ-T3号輸液[100mL]
❶ ソル・コーテフ注射用[100mg/添付溶解液2mL]
　+5%ブドウ糖液[500mL]
❶ ソル・コーテフ注射用[100mg/添付溶解液2mL]
　+ソリタ-T3号輸液[500mL]
❹ ソル・コーテフ注射用[100mg/溶解液2mL]
❹ ソル・メドロール静注用[1g/溶解液16mL]
❶ ダイアニールPD-2 4.25腹膜透析液
　[2000mL]
❷ タガメット注射液[200mg/2mL]
❸ 注射用タゴシッド[200mg/注射用水5mL]
　+生食液[200mL]
❹ タチオン注用[100mg/注射用水2mL]
❸ チエナム点滴静注用[0.5g/V]+生食液[500mL]
❸ 低分子デキストランL注[500mL]
❸ 低分子デキストラン糖注[500mL]
❹ デカドロン注射液[4mg/1mL]
❹ テラプチク静注[45mg/3mL]
❶ テラルビシン注射用[20mg/注射用水10mL]
　+KN3号輸液[500mL]
❶ テラルビシン注射用[20mg/注射用水10mL]
　+ソリタ-T3号輸液[500mL]
❸ トブラシン注[60mg/1.5mL]
　+フィジオゾール3号輸液[500mL]
❸ トブラシン注[60mg/1.5mL]+ラクテック注[500mL]
❹ トランサミン注5%[250mg/5mL]
❶ トランサミン注5%[250mg/5mL]
　+5%ブドウ糖液[100mL]
❶ トランサミン注5%[250mg/5mL]+生食液[100mL]
❶ トランサミン注5%[250mg/5mL]
　+ラクテックG輸液[100mL]
❷ ドルミカム注射液[10mg/2mL]
❶ ナイクリン注射液[50mg/5mL]
　+5%ブドウ糖液[100mL]
❶ ニコリン注射液[500mg/10mL]
　+5%ブドウ糖液[100mL]
❹ 乳酸Na補正液[1mol/20mL]
❸ ネオアミユー輸液[200mL]
　+ハイカリック液-2号[700mL]
❷ ネオシネジンコーワ注[1mg/1mL]※1
❹ ネオラミン・スリービー液(静注用)
　[10mL/1A]
❶ ネオラミン・スリービー液(静注用)
　[10mL/1A]+5%ブドウ糖液[100mL]
❹ ノルアドリナリン注[1mg/1mL]
❸ ハイカリック液-1号[700mL]※2
❸ ハイカリック液-2号[700mL]※2
❸ パニマイシン注射液[100mg/2mL]
　+ラクテック注[500mL]
❸ ハベカシン注射液[100mg/2mL]+生食液[200mL]
❻ パルクス注[5μg/1mL]
　+ハルトマン輸液pH8[NP][500mL]
❻ パルクス注[5μg/1mL]
　+フィジオゾール3号輸液[500mL]
❸ ハルトマン輸液pH8[NP][500mL]※2
❸ パンスポリン静注用[1g/注射用水10mL]
　+5%ブドウ糖液[500mL]
❸ パンスポリン静注用[1g/注射用水10mL]
　+ラクテック注[500mL]
❹ パントール注射液[100mg/1mL]
❶ パントール注射液[100mg/1mL]
　+ラクテック注[100mL]
❶ パントシン注10%[200mg/2mL]
　+5%ブドウ糖液[100mL]
❸ ピーエヌツイン-2号輸液[1100mL]
❶ ビスラーゼ注射液[20mg/2mL]
　+5%ブドウ糖液[100mL]

ペントシリン

- ❶ ビスラーゼ注射液[20mg/2mL] +ラクテック注[100mL]
- ❶ ビソルボン注[4mg/2mL]+5%ブドウ糖液[100mL]
- ❹ ビタメジン静注用[1Ⅴ/注射用水20mL]
- ❶ ビタメジン静注用[1Ⅴ/注射用水20mL] +5%ブドウ糖液[100mL]
- ❶ ビタメジン静注用[1Ⅴ/注射用水20mL] +キリット注5%[100mL]
- ❶ ビタメジン静注用[1Ⅴ/注射用水20mL] +ラクテック注[100mL]
- ❶ ピドキサール注[10mg/1mL]+ラクテック注[100mL]
- ❶ ピノルビン注射用[20mg/注射用水10mL] +KN3号輸液[500mL]
- ❶ ピノルビン注射用[20mg/注射用水10mL] +ソリタ-T3号輸液[500mL]
- ❺ ファーストシン静注用[1g/注射用水10mL]
- ❷ ファモルビシン注射用[10mg/注射用水5mL]
- ❸ フィジオゾール3号輸液[500mL]
- ❹ フェノバール注射液[100mg/1mL]
- ❶ 注射用フサン[10mg/注射用水10mL] +5%ブドウ糖液[500mL]
- ❶ 注射用フサン[10mg/注射用水10mL] +KN3号輸液[500mL]
- ❶ 注射用フサン[10mg/注射用水10mL] +ソリタ-T3号輸液[500mL]
- ❶ 注射用フサン[10mg/注射用水10mL] +フィジオゾール3号輸液[500mL]
- ❹ ブスコパン注[20mg/1mL]
- ❸ ブドウ糖5%[500mL]
- ❸ プラスアミノ輸液[500mL]
- ❷ フラビタン注射液[20mg/2mL]

- ❶ フラビタン注射液[20mg/2mL] +5%ブドウ糖液[100mL]
- ❶ フラビタン注射液[20mg/2mL]+生食液[100mL]
- ❶ フラビタン注射液[20mg/2mL] +ラクテックG輸液[100mL]
- ❶ プリンペラン注射液[10mg/2mL] +5%ブドウ糖液[100mL]
- ❶ プリンペラン注射液[10mg/2mL]+生食液[100mL]
- ❶ プリンペラン注射液[10mg/2mL] +ラクテックG輸液[100mL]
- ❶ プリンペラン注射液[10mg/2mL] +ラクテック注[100mL]
- ❶ フルクトラクト注[500mL]
- ❹ ブレオ注射用[15mg/注射用水3mL]
- ❹ フレスミンS注射液[1mg/1mL]
- ❹ 水溶性プレドニン[10mg/1mL]
- ❶ 水溶性プレドニン[10mg/1mL] +ラクテック注[100mL]
- ❻ プロテアミン12注射液[200mL] +ハイカリック液-2号[700mL]
- ❶ フロリードF注[200mg/20mL] +5%ブドウ糖液[500mL]
- ❶ フロリードF注[200mg/20mL]+生食液[500mL]
- ❸ ベストコール静注用[1g/注射用水5mL] +5%ブドウ糖液[500mL]
- ❸ ベストコール静注用[1g/注射用水5mL] +ラクテック注[500mL]
- ❸ ホスミシンS静注用[2g/注射用水10mL] +生食液[100mL]
- ❷ ボスミン注[1mg/1mL] ※1
- ❹ ホリゾン注射液[10mg/2mL]

- ❸ マルトス輸液10%[500mL]
- ❶❸ マンニットT注15%[500mL] ※2
- ❸ マンニトールS注射液[300mL]
- ❸ ミノマイシン点滴静注用[100mg/V] ※2 +5%ブドウ糖液[500mL]
- ❸ ミノマイシン点滴静注用[100mg/V] ※2 +ラクテックD輸液[500mL]
- ❸ ミラクリッド注射液[25000IU/0.5mL] +生食液[500mL]
- ❷ メイセリン静注用[1g/注射用水20mL]
- ❹ 注射用メソトレキセート[5mg/注射用水2mL]
- ❸ ラクテックD輸液[500mL]
- ❸ ラクテックG輸液[500mL]
- ❸ ラクテック注[500mL]
- ❹ ラシックス注[20mg/2mL]
- ❶ ラシックス注[20mg/2mL]+5%ブドウ糖液[100mL]
- ❸ ランダ注[10mg/20mL] +ハルトマン輸液pH8「NP」[500mL]
- ❻ リプル注[5μg/1mL]+ハルトマン輸液pH8「NP」[500mL]
- ❻ リプル注[5μg/1mL]+フィジオゾール3号輸液[500mL]
- ❸ リンゲル液「フソー」[500mL]
- ❹ リンコシン注射液[300mg/1mL] ※2
- ❸ リンコシン注射液[300mg/1mL] ※2 +5%ブドウ糖液[500mL]
- ❸ リンコシン注射液[300mg/1mL] ※2 +ラクテックD輸液[500mL]
- ❹ リンデロン注0.4%[2mg/0.5mL]
- ❹ ロイコン注射液[20mg/3.5mL]
- ❷ ロセフィン静注用[1g/注射用水10mL]

本品容量： ❶ 1g, ❷ 1g/注射用水4mL, ❸ 2g, ❹ 2g/注射用水8mL, ❺ 2g/注射用水10mL, ❻ 4g

※1　3hrまでしか確認していないが, 残存率90%以上, 外観変化なし, 3hr以内の投与であれば配合可.
※2　6hrまでしか確認していないが, 残存率90%以上, 外観変化なし, 6hr以内の投与であれば配合可.
※3　5hrまでしか確認していないが, 残存率90%以上, 外観変化なし, 5hr以内の投与であれば配合可.

ペントシリン注射液インタビューフォーム（2020年4月改訂）

ホスカ

ホスカビル [ホスカルネットナトリウム水和物] (クリニジェン)

点滴静注用：24mg/1mL/V

分類 抗ウイルス薬（抗ヘルペスウイルス薬）

[pH変動スケール]

- 規格pH：7.2〜7.6
- pH変動試験のデータなし

⚠ 注意事項

DEHP・PVC	フィルター	閉鎖システム
―	―	―

[配合変化データ（文献に基づく判定）]

本品容量	配合不可	
24mg/1mL	アシクロビルナトリウム [10mg/1mL]	沈殿(直後), 1:1の容量割合で配合
	アムホテリシンB [5mg/1mL]	黄色沈殿(24hr), 1:1の容量割合で配合
	ガンシクロビル点滴静注用 [50mg/1mL]	沈殿(直後), 1:1の容量割合で配合
	ジアゼパム注射液 [5mg/1mL]	ガス発生(24hr), 1:1の容量割合で配合
	ジゴキシン [0.25mg/1mL]	ガス発生(24hr), 1:1の容量割合で配合
	ジフェンヒドラミン塩酸塩 [50mg/1mL]	混濁(24hr), 1:1の容量割合で配合
	スルファメトキサゾール・トリメトプリム [16mg/1mL]	沈殿, ガス発生(直後), 1:1の容量割合で配合
	ドブタミン塩酸塩 [12.5mg/1mL]	沈殿(24hr), 1:1の容量割合で配合
	ドロペリドール [2.5mg/1mL]	黄色沈殿(24hr), 1:1の容量割合で配合
	ハロペリドール注 [5mg/1mL]	白色沈殿(24hr), 1:1の容量割合で配合
	バンコマイシン塩酸塩点滴静注用 [20mg/1mL]	沈殿(直後), 1:1の容量割合で配合
	フェニトインナトリウム [50mg/1mL]	沈殿, ガス発生(24hr), 1:1の容量割合で配合
	プロクロルペラジン [5mg/1mL]	褐色混濁(24hr), 1:1の容量割合で配合
	プロメタジン塩酸塩 [50mg/1mL]	ガス発生(24hr), 1:1の容量割合で配合
	ペンタミジンイセチオン酸塩 [6mg/1mL]	沈殿(直後), 1:1の容量割合で配合
	ミダゾラム [5mg/1mL]	ガス発生(24hr), 1:1の容量割合で配合
	ロイコボリンカルシウム [10mg/1mL]	黄濁(24hr), 1:1の容量割合で配合
	ロラゼパム [4mg/1mL]	ガス発生(24hr), 1:1の容量割合で配合
504mg/21mL	酢酸リンゲル液 [1000mL]	結晶析出(直後)
3504mg/146mL	酢酸リンゲル液 [1000mL]	結晶析出(直後)
	配合可	
	❶❷ 5%ブドウ糖液[1000mL]　　❶❷ 生食液[500mL]　　❶❷ 生食液[1000mL]	

本品容量：❶ 504mg/21mL，❷ 3504mg/146mL

📄 ホスカビル注インタビューフォーム（2019年3月改訂）

ホ

ホストイン ［ホスフェニトインナトリウム水和物］（ノーベルファーマ）

静注：750mg/10mL/V

分類 抗てんかん薬

[pH変動スケール]

（規格pH：8.5～9.1）

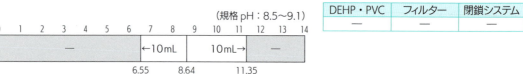

注意事項

DEHP・PVC	フィルター	閉鎖システム
―	―	―

[配合変化データ（文献に基づく判定）]

本品規格	配合不可	
750mg/10mL	カルチコール注射液8.5% [5mL]	白濁・濁り (直後)
	ポタコールR輸液 [40mL]	白色の結晶析出 (24hr)

本品規格	配合可		
750mg/10mL	・5%ブドウ糖液 [9mL] ※1	・ゲンタシン注 [10mg/1mL]	・ビーフリード輸液 [40mL]
	・5%ブドウ糖液 [9mL] ※2	・生食液 [9mL] ※1	・ビカーボン輸液 [40mL]
	・5%ブドウ糖液 [290mL] ※1	・生食液 [9mL] ※2	・注射用ビクシリンS [100mg/1V]
	・5%ブドウ糖液 [290mL] ※2	・生食液 [290mL] ※1	・ビタメジン静注用 [20mg/生食液20mL]
	・KN3号輸液 [40mL]	・生食液 [290mL] ※2	・ビタメジン静注用 [20mg/注射用水20mL]
	・アドナ注（静脈用）[25mg/5mL]	・セファメジンα注射用 [0.25g/1V]	・注射用フサン [10mg/5%ブドウ糖液500mL]
	・献血アルブミン25%静注 [5g/20mL]	・ゾビラックス点滴静注用 [250mg/5%ブドウ糖液200mL]	・フルカリック1号輸液 [40mL]
	・ヴィーンD輸液 [40mL]	・ソリタ-T1号輸液 [40mL]	・プロテアミン12注射液 [40mL]
	・ヴィーンF輸液 [40mL]	・ソリタ-T3号輸液 [40mL]	・ヘパリンNa注「モチダ」[1万単位/10mL]
	・注射用エフオーワイ [100mg/5%ブドウ糖液500mL]	・ソル・コーテフ注射用 [100mg/1V]	・ボスミン注 [1mg/1mL] ※3
	・エリスロシン点滴静注用 [500mg/注射用水10mL]	・ソルダクトン静注用 [100mg/1A]	・メイロン静注8.4% [20mL]
		・ソルデム3A輸液 [40mL]	・ユニカリックN輸液 [40mL]
	・エリル点滴静注液 [30mg/20mL]	・デカドロン注射液 [3.3mg/1mL]	・ラクテック注 [40mL]
	・エルネオパNF1号輸液 [40mL]	・トランサミン注5% [5mL]	・ラジカット注 [30mg/20mL]
	・ガスター注射液 [10mg/1mL]	・ノーベルバール静注用 [250mg/1V]	・ラシックス注 [20mg/2mL]
	・グリセオール注 [200mL]	・パンスポリン静注用バッグG [1g/100mL]	

※1 8hrまでしか確認していないが，残存率90%以上，外観変化なし，8hr以内の投与であれば配合可．
※2 冷所（5～8℃）保存．
※3 残存率90%以上（24hr），無色澄明→微黄赤色澄明→淡黄赤色澄明（3hr→6hr→24hr），3hr以内の投与であれば配合可．

ホストイン静注インタビューフォーム（2015年10月改訂）

ホスミシンS [ホスホマイシンナトリウム] (Meiji Seika ファルマ)

静注用：0.5g/V，1g/V，2g/V
分類 抗菌薬（ホスホマイシン系抗菌薬）

[pH変動スケール]

1g/注射用水20mL （規格pH：6.5〜8.5）

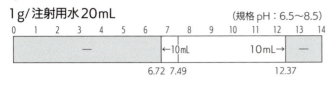

[注意事項]

DEHP・PVC	フィルター	閉鎖システム
—	—	—

[配合変化データ（文献に基づく判定）]

配合方法①：ホスミシンS 1gを配合薬（20mL以下の液剤あるいは粉末製剤）と混合し、注射用蒸留水を加えて全量20mLに調製
配合方法②：ホスミシンS 1gを配合薬（20mL以上の液剤あるいは粉末製剤）と混合し、注射用蒸留水を加えて全量20mLに調製
配合方法③：ホスミシンS 1gを配合薬（液剤あるいは粉末製剤）と混合し、5％ブドウ糖液を加えて全量100mLに調製
配合方法④：ホスミシンS 1gを配合薬（液剤あるいは粉末製剤）と混合し、生食液を加えて全量100mLに調製
配合方法⑤：ホスミシンS 1gを配合薬（液剤あるいは粉末製剤）と混合し、注射用蒸留水を加えて全量100mLに調製
配合方法⑥：ホスミシンS 2gを配合薬（20mL以下の液剤あるいは粉末製剤）と混合し、注射用蒸留水を加えて全量20mLに調製

配合不可

本品濃度	薬剤	結果
2g/生食液20mL [配合方法①]	ニドラン注射用 [125mg/注射用水40mL]	白色針状結晶(直後)
	アタラックス-P注射液 [25mg/1mL/1A]	白色沈殿(直後)
	エリスロシン点滴静注用 [300mg/1V]	白色沈殿(直後)
	コントミン筋注 [50mg/5mL/1A]	白色沈殿(直後)
	ビソルボン注 [4mg/2mL/1A]	白色沈殿(直後)
	フェノバール注射液 [100mg/1mL/1A]	白色沈殿(1hr)
	ミノマイシン点滴静注用 [100mg/1V]	黄色沈殿(直後)
[配合方法⑥]	チエナム点滴静注用 [500mg/1mL]	淡黄色懸濁(直後)

配合可

- ④ ヴィーンD輸液 [200mL]
- ④ 塩酸バンコマイシン点滴静注用 [5g/注射用水100mL]
- ④ グリセオール注 [500mL/1袋]
- ② ゾシン静注用 [4.5g/大塚糖液5%50mL]
- ③ ゾシン静注用 [4.5g/生食液50mL]
- ④ ソルデム3A輸液 [200mL/1袋]
- ❶ ドブトレックス注射液 [1mg/100mL] ※1
- ⑤ パラプラチン注射液 [50mg/注射用水5mL]
- ④ ピーエヌツイン-2号輸液 [1100mL] +エレメンミック注 [2mL/1A]
- ⑤ ランダ注 [10mg/注射用水20mL]

[配合方法①]

- 5-FU注 [250mg/1A]
- アスパラカリウム注 [10mEq/10mL/1A]
- アデホス-Lコーワ注 [40mg/1A]
- アドナ注（静脈用）[25mg/5mL/1A]
- アミカシン硫酸塩注射液「明治」[100mg/1mL/1A]
- アミサリン注 [100mg/1mL/1A]
- 安息香酸Naカフェイン注10％「フソー」[100mg/1mL/1A]
- エホチール注 [10mg/1mL/1A]
- 注射用エンドキサン [100mg/1V]
- オンコビン注 [1mg/1V]
- 硫酸カナマイシン注射液 [1g/1A]
- カルチコール注射液8.5% [2mL]
- 静注用キシロカイン2% [20mg/1mL/1V]
- ケイツーN静注 [10mg/1mL/1A]
- ゲンタシン注 [40mg/1A]
- シーパラ注 [2mL/1A]
- セファメジンα注射用 [250mg/1V]
- ソセゴン注射液 [15mg/1mL/1A]
- ソル・コーテフ注射用 [100mg/1V]
- ダウノマイシン静注用 [20mg/1V]
- タチオン注射用 [100mg/1A]
- デカドロン注射液 [3.3mg/1mL/1A]
- テラプチク静注 [45mg/3mL/1A]
- トブラシン注 [60mg/1A]
- トランサミン注5% [2.5mL/1A]
- ネオフィリン注 [250mg/10mL/1A]
- ノルアドリナリン注 [1mg/1mL/1A]
- パニマイシン注射液 [100mg/1A]
- パントール注射液 [100mg/0.5mL]
- 注射用ビクシリンS [1g/1V]
- ビクシリン注射用 [0.5g/1V]
- ピシバニール注射用 [0.2KE/1V]
- ビタメジン静注用 [1V]
- フェジン静注 [40mg/2mL/1A]
- ブスコパン注 [20mg/1mL/1A]
- フラビタン注射液 [20mg/2mL/1A]
- プリンペラン注射液 [10mg/2mL/1A]
- ブレオ注射用 [5mg/1A]
- 水溶性プレドニン [10mg/1A]
- 注射用ペニシリンGカリウム [20万単位/1V]
- マイトマイシン注用 [2mg/1A]
- メタボリンG注射液 [20mg/2mL/1A]
- ラシックス注 [20mg/2mL/1A]
- リンコシン注射液 [300mg/1mL]
- リンデロン注 [4mg/1mL/1A]
- ロイコン注射液 [2mL/1A]

[配合方法②]

- EL-3号輸液 [500mL/1袋]
- KN3号輸液 [500mL/1瓶]
- アリナミンF注 [50mg/20mL/1A]
- ソリタ-T3号輸液 [500mL/1瓶]
- ハルトマンD液「小林」[500mL/1瓶]
- マルトス輸液10% [500mL/1瓶]
- メイロン静注7% [50mL/1A]
- ラクテックG輸液 [500mL/1瓶]
- リンゲル液「オーツカ」[500mL/1瓶]
- リンゲル液「フソー」[500mL/1瓶]

[配合方法③]

- アミカシン硫酸塩注射液「明治」※2 [100mg/1mL/1A]
- パニマイシン注射液 [50mg]
- ビクシリン注射用 [1g] ※2

[配合方法④]	• アミカシン硫酸塩注射液「明治」 [100mg/1mL/1A]	• パニマイシン注射液[50mg]	• ビクシリン注射用[1g]
[配合方法⑤]	• パニマイシン注射液[50mg]	• ビクシリン注射用[1g]	
[配合方法⑥]	• カルベニン点滴用[0.5g/1V]		

本品濃度：❶ 1g/ 20mL，❷ 1g/大塚糖液5%50mL，❸ 1g/生食液50mL，❹ 2g，❺ 2g/生食液20mL

※1　6hrまでしか観察していないが，残存率90％以上，6hr以内の投与であれば配合可.

※2　残存率90％以上→90％未満（6hr→24hr），外観変化なし（24hr），6hr以内の投与であれば配合可.

📄 ホスミシンS静注用インタビューフォーム（2018年4月改訂）

ボスミン [アドレナリン]（第一三共）

注：1mg/1mL/A

分類 心不全治療薬・昇圧薬（アドレナリン製剤）

[pH変動スケール]（山口東京理科大学実験データ）

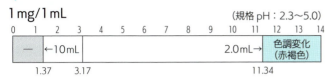

⚠ 注意事項

DEHP・PVC	フィルター	閉鎖システム
—	—	—

調剤時の注意

心肺蘇生時，炭酸水素ナトリウムとの混注は避けること．

ポタコールR [5％マルトース加乳酸リンゲル液]（大塚製薬工場）

輸液：250mL/バッグ，500mL/バッグ

分類 輸液・栄養製剤（5％マルトース加乳酸リンゲル液）

[pH変動スケール]

500mL製剤　　　　　　　　　　　　　　（規格pH：3.5〜6.5）

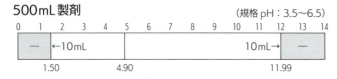

注意事項

DEHP・PVC	フィルター	閉鎖システム
―	―	―

調剤時の注意

カルシウム塩を含有するため，クエン酸加血液と混合すると凝血を起こす恐れがあるため注意．リン酸イオンおよび炭酸イオンと沈殿を生じるので，リン酸塩または炭酸塩を含む製剤と配合しないこと．

[配合変化データ（文献に基づく判定）]

本品規格 500mL	配合不可	
	アレビアチン注 [250mg/5mL]	白色混濁 (直後)
	イソゾール注射用 [0.5g/溶解液20mL]	白色混濁 (直後)
	オメプラール注用 [20mg/生食液10mL]	微褐色澄明→微褐色混濁 (直後→3hr)
	カルベニン点滴用 [0.5g/輸液10mL]	微黄色→微褐色→淡褐色 (直後→3hr→24hr)
	ソル・コーテフ静注用 [250mg/溶解液2mL]	白色混濁 (6hr)
	ソル・コーテフ静注用 [500mg/溶解液4mL]	白色混濁 (3hr)
	ソルダクトン静注用 [100mg/注射用水10mL]	白色乳濁 (直後)
	ソルダクトン静注用 [200mg/注射用水20mL]	白色乳濁 (直後)
	ソル・メドロール静注用 [500mg/溶解液8mL]	白色混濁 (3hr)
	ソル・メドロール静注用 [1000mg/溶解液16mL]	白色混濁 (3hr)
	ダントリウム静注用 [20mg/注射用水60mL]	微黄色混濁 (直後)
	ファンギゾン注射用 [50mg/注射用水10mL]	微黄色混濁 (直後)
	フェジン静注 [40mg/2mL]	淡褐色混濁 (1hr)
	ペントシリン注射用 [1g/注射用水10mL]	ペントシリン側の配合変化情報として残存率90％未満 (24hr)，中間時点の残存率不明
	メソトレキセート点滴静注液 [200mg/8mL]	淡橙色混濁 (6hr)
	メロペン点滴用 [0.5g/輸液10mL]	メロペン側の配合変化情報として，0.5gの場合24hr，1gの場合6hrで残存率90％未満
	ラボナール注射用 [0.3g/溶解液20mL]	白色混濁 (直後)

本品規格 500mL	配合可
	・5-FU注 [1000mg/20mL] ・KCL補正液1mEq/mL [20mL] ・アイソボリン点滴静注用 [25mg/生食液5mL] ・アキネトン注射液 [5mg/1mL] ・アザクタム注射用 [1g/注射用水10mL] ・アスパラカリウム注 [10mEq/10mL] ・アタラックス-P注射液 [50mg/1mL] ・アデホス-Lコーワ注 [40mg/2mL] ・アデラビン9号注 [2mL] ・アドナ注（静脈用）[100mg/20mL] ・アドリアシン注用 [10mg/注射用水5mL] ・アトロピン硫酸塩注「フソー」[0.5mg/1mL] ・アナフラニール点滴静注液 [25mg/2mL] ・アネキセート注射液 [0.5mg/5mL] ・アプレゾリン注射用 [20mg/注射用水1mL] ・アミカシン硫酸塩注射液「日医工」[200mg/2mL] ・アミサリン注 [100mg/1mL] ・アミノレバン点滴注 [500mL] ・アミパレン輸液 [200mL] ・アリナミンF注 [100mg/20mL] ・アルギメート点滴静注 [20g/200mL] ・アルタット静注用 [75mg/輸液10mL] ・アルブミン-ベーリング20％静注10.0g [50mL] ・安息香酸Naカフェイン注「フソー」[10%1mL] ・イノバン注 [100mg/5mL] ・インデラル注射液 [2mg/2mL] ・ウテメリン注 [50mg/5mL] ・注射用エフオーワイ [100mg/注射用水5mL] ・エホチール注 [10mg/1mL] ・注射用エラスポール [100mg/生食液10mL] ・エリスロシン点滴静注用 [500mg/注射用水10mL] ・エレメンミック注 [2mL] ・塩化Ca補正液 [1mEq/mL/20mL] ・塩化ナトリウム補正液 [1mEq/mL/20mL] ・注射用エンドキサン [100mg/注射用水5mL] ・大塚塩カル注2％ [20mL] ・大塚生食注 [500mL] ・カイトリル注 [3mg/3mL] ・ガスター注射液 [20mg/2mL]

ポタコ

- カルチコール注射液8.5%[10mL]
- キサンボン注射用[80mg/生食液20mL]
- 静注用キシロカイン2%[5mL]
- キドミン輸液[300mL]
- 強力ネオミノファーゲンシー静注[20mL]
- キロサイド注[60mg/3mL]
- グルカゴンGノボ注射用[1mg/溶解液1mL]
- ケイツーN静注[10mg/2mL]
- ケタラール静注用[200mg/20mL]
- ゲンタシン注[60mg/1.5mL]
- コスメゲン静注用[0.5mg/注射用水1.1mL]
- 注射用サイメリン[100mg/生食液10mL]
- サイレース静注[2mg/1mL]
- シーパラ注[2mL]
- シオマリン静注用[1g/注射用水10mL]
- ジゴシン注[0.25mg/1mL]
- スルペラゾン静注用[1g/注射用水10mL]
- スロンノンHI注[60mg/12mL]
- セファメジンα注射用[1g/注射用水10mL]
- セファランチン注[10mg/2mL]
- セフメタゾン静注用[2g/注射用水20mL]
- セルシン注射液[10mg/2mL]
- セレネース注[15mg/3mL]
- ゾシン静注用[4.5g/輸液10mL]
- ゾビラックス点滴静注用[250mg/注射用水10mL]
- ソル・メドロール静注用[125mg/溶解液2mL]
- ダウノマイシン静注用[20mg/生食液5mL]
- タガメット注射液[200mg/2mL]
- 注射用タゴシッド[200mg/注射用水5mL]
- タチオン注射用[200mg/溶解液3mL]
- ダラシンS注射液[600mg/4mL]
- デカドロン注射液[3.3mg/1mL]
- ドパストン静注[25mg/10mL]
- ドブトレックス注射液[100mg/5mL]
- トブラシン注[60mg/1.5mL]
- ドプラム注射液[400mg/20mL]
- トランサミン注10%[10mL]
- ドルミカム注射液[10mg/2mL]
- トロペロン注[4mg/2mL]
- ドロレプタン注射液[25mg/10mL]

- ナイクリン注射液[50mg/1mL]
- ナゼア注射液[3mg/2mL]
- ニコリンH注射液[1g/4mL]
- 乳酸ナトリウム液[1mEq/mL/20mL]
- ネオシネジンコーワ注[1mg/1mL]
- ネオファーゲン静注[20mL]
- ネオフィリン注[250mg/10mL]
- ネオラミン・スリービー液(静注用)[10mL]
- ノイロトロピン注射液[3.6単位/3mL]
- バイオゲン静注[50mg/20mL]
- バクトラミン注[5mL]
- パズクロス点滴静注液[300mg/100mL]
- パパベリン塩酸塩注「日医工」[40mg/1mL]
- パルタンM注[0.2mg/1mL]
- 塩酸バンコマイシン点滴静注用[0.5g/溶解液10mL]
- パンスポリン静注用※1[1g/注射用水10mL]
- パントール注射液[500mg/2mL]
- パントシン注[200mg/2mL]
- ハンプ注射用[1000μg/注射用水10mL]
- ビーシックス注「フソー」[30mg/1mL]
- ビーフリード輸液[500mL]
- ビオチン注「フソー」[1mg/2mL]
- 注射用ビクシリンS[1g/注射用水10mL]
- ビクシリン注射用[2g/注射用水8mL]
- ビスラーゼ注射液[20mg/2mL]
- ビソルボン注[4mg/2mL]
- ビタシミン注射液[100mg/1mL]
- ビタメジン静注用[注射用水20mL]
- ピドキサール注[30mg/1mL]
- ヒューマリンR注100単位/mL[100単位/mL]
- ファーストシン静注用[1g/輸液10mL]
- ファンガード点滴用[75mg/生食液10mL]
- フィニバックス点滴静注用※2[0.25g/生食液100mL]
- 注射用フサン[10mg/注射用水5mL]
- 注射用フサン[50mg/注射用水5mL]
- ブスコパン注[20mg/1mL]
- フラグミン静注[5000単位/5mL]
- フラビタン注射液[20mg/2mL]

- プリンペラン注射液[10mg/2mL]
- フルマリン静注用[1g/注射用水10mL]
- ブレオ注射用[15mg/生食液5mL]
- 水溶性プレドニン[20mg/注射用水2mL]
- 水溶性プレドニン[50mg/注射用水5mL]
- プロスタルモン・F注射液[1000μg/1mL]
- プロスタンディン点滴静注用[500μg/輸液10mL]
- プロタノールL注[0.2mg/1mL]
- ベストコール静注用[1g/注射用水10mL]
- ヘパリンNa注[5000単位/5mL]
- ペプレオ注射用[5mg/生食液5mL]
- ペルジピン注射液[10mg/10mL]
- ヘルベッサー注射用[50mg/生食液10mL]
- ホスミシンS静注用[2g/注射用水20mL]
- ボスミン注[1mg/1mL]
- ホリゾン注射液[10mg/2mL]
- マイトマイシン注用[2mg/注射用水5mL]
- マンニットールS注射液[300mL]
- ミノマイシン点滴静注用[100mg/注射用水5mL]
- ミラクリッド注射液10万単位[2mL]
- ミリスロール注[10mg/20mL]
- メイセリン静注用[1g/輸液10mL]
- メイロン静注7%[20mL]
- メイロン静注8.4%[20mL]
- メキシチール点滴静注[125mg/5mL]
- メタボリンG注射液[10mg/1mL]
- モルヒネ塩酸塩注射液「第一三共」[200mg/5mL]
- ユナシン-S[1.5g/注射用水10mL]
- ラジカット注[30mg/20mL]
- ラシックス注[100mg/10mL]
- ラステット注[100mg/5mL]
- 硫酸Mg補正液[1mEq/mL/20mL]
- リンコシン注射液[600mg/2mL]
- リン酸Na補正液[0.5mmoL/mL/20mL]
- リンデロン注[20mg/5mL]
- レプチラーゼ注[1単位/1mL]
- レペタン注[0.3mg/1.5mL]
- ロピオン静注[50mg/5mL]
- ワコビタグミン注[0.5mg/1mL]

- ※1,2を除きいずれも残存率データはないが,外観変化なし(24hr).
- ※1　3hr後に微黄色澄明を呈する.パンスポリン側の配合変化情報として残存率90%以上→90%未満(8hr→24hr),8hr以内の投与であれば配合可.
- ※2　24hr後に微黄色澄明を呈する.フィニバックス側の配合変化情報として残存率90%以上→90%未満(8hr→24hr),8hr以内の投与であれば配合可.

📄 ポタコールR輸液配合変化表/株式会社大塚製薬工場HP

ポララミン [d-クロルフェニラミンマレイン酸塩] (高田製薬)

注：5mg/1mL/A
分類 抗ヒスタミン薬

[pH変動スケール] (山口東京理科大学実験データ)

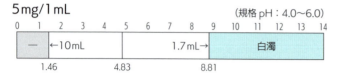

5mg/1mL （規格pH：4.0〜6.0）

| | ←10mL | | 1.7mL→ | 白濁 |
1.46　　　4.83　　　8.81

注意事項

DEHP・PVC	フィルター	閉鎖システム
—	—	—

調剤時の注意

ヘパリンナトリウム（カルシウム），ダルテパリンナトリウムは本剤と試験管内で混合すると反応し沈殿を生じることがあるので，混注は避けることが望ましい．

[配合変化データ（文献に基づく判定）]

本品容量	配合不可	
5mg/1mL	セレネース注 [5mg]	結晶析出(3hr)
	ソル・コーテフ注射用 [100mg/溶解液]	結晶析出(直後)
	ソル・メドロール静注用 [125mg/溶解液]	結晶析出(直後)
	ダカルバジン注用 [100mg/注射用水10mL]	結晶析出(6〜24hr)

配合可

- ❶ 5-FU注 [250mg] ※1
- ❶ アロキシ静注 [0.75mg] ※1
- ❶ イノバン注 [100mg/5mL] ※2
  +ソリタ-T2号輸液 [500mL]
- ❶ イノバン注 [100mg/5mL] ※2
  +低分子デキストラン糖注 [500mL]
- ❶ イノバン注 [100mg/5mL] ※2
  +ハルトマン輸液 [500mL]
- ❶ イノバン注 [100mg/5mL] ※2
  +フィジゾール3号輸液 [500mL]
- ❶ エクザール注射用 [10mg/10mL] ※3
- ❶ エクサシン注射液 [200mg/2mL] ※1
- ❶ エクサシン注射液 [400mg/2mL] ※1
- ❶ エルネオパNF1号輸液 [1バッグ] ※1
- ❷ 大塚生食注 [200mL]
- ❷ 大塚糖液5% [200mL]
- ❶ オンコビン注射用 [1mg/注射用水10mL] ※3
- ❶ カイトリル注 [3mg] ※1
- ❶ ガスター注射液 [20mg] ※1
- ❶ 強力ネオミノファーゲンシー静注 [20mL] ※1
- ❶ ゲンタシン注 [40mg/1mL] ※3
- ❶ ゲンタシン注 [60mg/1.5mL] +生食液 [500mL]
- ❶ シーパラ注 [2mL] ※3
- ❶ シオゾール注 [10mg/2mL] ※3
- ❶ ソセゴン注射液 [15mg/1mL] ※1
- ❶ タチオン注射用 [100mg/注射用水2mL] ※4
- ❶ デカドロン注射液 [1.65mg] ※1
- ❶ デキサート注射液 [3.3mg] ※5
- ❶ ネオファーゲン静注 [20mL] ※1
- ❶ ノバミン筋注 [5mg/1mL] ※6
- ❶ 水溶性ハイドロコートン注射液 [100mg] ※1
- ❶ ハベカシン注射液 [100mg/2mL] ※1
- ❶ ヒルナミン筋注 [25mg/1mL] ※6
- ❶ ファーストシン静注用 [1g] +生食液 [100mL]
- ❶ ブスコパン注 [20mg] ※1
- ❶ 水溶性プレドニン [10mg/生食液10mL] ※1
- ❶ リンデロン注 [4mg/1mL] ※3
- ❶ ワゴスチグミン注 [0.5mg/1mL] ※3

本品容量：❶ 5mg/1mL，❷ 20mg/4mL

※1　残存率データはないが，外観変化なし(24hr)．
※2　6hrまで塩酸ドパミンの残存率変化なし，外観変化のデータなし．
※3　残存率データなし，1hrまでしか観察していないが，外観変化なし．
※4　5hrまでしか観察していないが，GSHの残存率変化なし，外観変化のデータなし．
※5　残存率データはないが，3hr後に淡黄色澄明に着色，デキサート側の配合変化情報として24hrまで残存率90%以上，外観変化なし．
※6　残存率データなし，筋注を想定し1hrまでしか観察していないが，外観変化なし．

📄 ポララミン注5mgインタビューフォーム2019年11月改訂（第11版）
山口東京理科大学実験データ

ボルベン

ボルベン ［ヒドロキシエチルデンプン130000］（フレゼニウス カービ ジャパン）

輸液：6％500mL/バッグ

分類 輸液・栄養製剤（代用血漿剤）

［pH変動スケール］

500mL製剤

（規格pH：4.0〜5.5）

0	1	2	3	4	5	6	7	8	9	10	11	12	13	14

—	←10mL	10mL→	—

2.8　　4.9　　　　　10.6

注意事項

DEHP・PVC	フィルター	閉鎖システム
—	—	—

［配合変化データ（文献に基づく判定）］

本品容量	配合不可
500mL	ベストコール静注用 [1g/生食液5mL]　　黄色澄明(1hr)

配合可

- ⑦ 5-FU注 [250mg/5mL]
- ⑦ KCL補正液1mEq/mL [20mL]
- ⑦ アタラックス-P注射液 [25mL/1mL]
- ⑦ アデホス-Lコーワ注 [40mg/2mL]
- ⑦ アドナ注（静脈用） [50mg/10mL]
- ⑦ アトニン-O注 [1単位/1mL]
- ⑦ アトロピン硫酸塩注 [0.5mg/1mL]
- ⑦ アミサリン注 [100mg/1mL]
- ⑦ アリナミンF注 [25mg/10mL]
- ⑦ アルギメート点滴静注 [20g/200mL]
- ⑦ アンチレクス静注 [10mg/1mL]
- ⑦ イソゾール注射用 [0.5g/溶解液20mL]
- ⑦ イノバン注 [50mg/2.5mL]
- ① イノバン注 [100mg/5mL]
- ③ イノバン注 [300mg/50mL]
- ⑦ インデラル注射液 [2mg/2mL]
- ⑦ エホチール注 [10mg/1mL]
- ⑦ エリスロシン点滴静注用 [500mg/注射用水5mL]
- ⑦ エリル点滴静注液 [30mg/2mL]
- ⑦ 塩化Ca補正液1mEq/mL [1mEq/mL/20mL]
- ⑦ 注射用エンドキサン [500mg/注射用水25mL]
- ② オノアクト点滴静注用 [150mg/5％糖液15mL]
- ④ オノアクト点滴静注用 [150mg/5％糖液100mL]
- ⑦ オンコビン注射用 [1mg/生食液10mL]
- ⑦ ガスター注射液 [10mg/1mL]
- ⑦ 注射用カタクロット [40mg/5mL/注射用水5mL]
- ⑦ カルチコール注射液8.5％ [5mL]
- ⑦ キサンボン注射 [20mg]
- ⑦ 強力ネオミノファーゲンシー静注 [5mL]
- ⑦ キョーフィリン静注 [250mg/10mL]

- ⑦ グリセオール注 [200mL]
- ⑦ シーパラ注 [2mL]
- ⑦ スキサメトニウム注 [100mg/5mL]
- ⑦ セファランチン注 [10mg/2mL]
- ⑦ セルシン注射液 [5mg/1mL]
- ⑦ ソセゴン注射液 [15mg/1mL]
- ⑦ ソル・コーテフ静注用 [250mg/溶解液2mL]
- ⑦ ソル・メドロール静注用 [125mg/溶解液2mL]
- ⑦ ダイアモックス注射用 [500mg/生食液5mL]
- ⑦ ダラシンS注射液 [300mg/2mL]
- ⑦ チトゾール注用 [0.3g/溶解液12mL]
- ⑦ デカドロン注射液 [1.65mg/0.5mL]
- ⑤ ドブトレックスキット点滴静注用 [600mg/200mL]
- ① ドブトレックス注射液 [100mg/5mL]
- ⑦ ドブトレックス注射液 [100mg/5mL]
- ⑦ トランサミン注5％ [5mL]
- ⑦ ニコリン注射液 [100mg/2mL]
- ⑦ ネオシネジンコーワ注 [1mg/1mL]
- ⑦ ネオフィリン注 [250mg/10mL]
- ⑦ ネオラミン・スリービー液（静注用） [10mL]
- ⑦ ノルアドリナリン注 [1mg/1mL]
- ⑥ ノルアドリナリン注 [1mg/1mL+5％糖液250mL]
- ⑦ 水溶性ハイドロコートン注射液 [100mg/2mL]
- ⑦ 水溶性ハイドロコートン注射液 [500mg/10mL]
- ⑦ パルタンM注 [0.2mg/1mL]
- ⑦ パンスポリン静注用 [0.25g/輸液10mL] ※1
- ⑦ パントール注射液 [100mg/1mL]
- ⑦ ビーフリード [20mL]
- ⑦ ビタシミン注射液 [100mg/1mL]
- ⑦ ビタメジン静注用 [生食液20mLで溶解]

- ⑦ ピドキサール注 [30mg/1mL]
- ⑦ ファーストシン静注用 [0.5g/輸液10mL]
- ⑦ フェジン静注 [40mg/2mL]
- ⑦ ブスコパン注 [200mg/1mL]
- ⑦ プリンペラン注射液 [10mg/2mL]
- ⑦ フルマリン静注用 [0.5g/輸液10mL]
- ⑦ ブレオ注射用 [5mg/生食液5mL]
- ⑦ 水溶性プレドニン [10mg/注射用水1mL]
- ⑦ プロスタルモン・F注射液 [100μg/1mL]
- ⑦ 注射用ペニシリンGカリウム [20万単位/生食液5mL]
- ⑦ ペルジピン注射液 [2mg/2mL]
- ⑦ ペントシリン注射用 [1g/生食液5mL]
- ⑦ ホスミシンS静注用 [0.5g/注射用水5mL]
- ⑦ ホリゾン注射液 [10mg/1mL]
- マイトマイシン注用 [2mg/注射用水5mL] ※2
- ④ ミリスロール注 [50mg/100mL]
- ⑦ メイセリン静注用 [1g/注射用水5mL]
- ⑦ メイロン静注7％ [20mL]
- ⑦ メチコバール注射液 [500μg/1mL]
- ⑦ モノフィリン注 [200mg/2mL]
- ⑦ モリアミンS注 [20mL]
- ⑦ ラジカット注 [30mg/20mL]
- ⑦ ラシックス注 [20mg/2mL]
- ⑦ ラボナール注射用 [0.3g/溶解液12mL]
- ⑦ リン酸Na補正液 [0.5mmol/mL/20mL]
- ⑦ リンデロン注 [2mg/0.5mL]
- ⑦ レプチラーゼ注 [1単位/1mL]
- ⑦ レラキシン注用 [200mg/溶解液10mL]
- ⑦ ロイコン注射液 [20mg/2mL/溶解液1.5mL]
- ⑦ ワゴスチグミン注 [0.5mg/1mL]

本品容量： ❶ 5mL，❷ 15mL，❸ 50mL，❹ 100mL，❺ 200mL，❻ 250mL，❼ 500mL

- いずれも残存率データはないが，外観変化なし（24hr）［※1,2を除く．イノバン（❶❸），オノアクト，ドブトレックス（❶），ドブトレックスキット点滴静注用，ノルアドリナリン（❻），ミリスロールは側管投与を想定し3hrまでしか観察していない］．

※1 残存率データなし，外観は6hrまで変化なし，24hr後に微黄色澄明に着色．

※2 残存率データなし，外観は6hrまで変化なし，24hr後に淡紫色澄明に着色．

📄 ボルベン輸液6％インタビューフォーム2023年6月改訂（第7版）
　ボルベン輸液6％配合変化表（株式会社大塚製薬工場HP）

マイトマイシン [マイトマイシンC] (協和キリン)

注用：2mg/瓶，10mg/瓶
分類　抗悪性腫瘍薬（抗腫瘍性抗生物質）

[pH変動スケール]

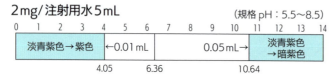

注意事項

DEHP・PVC	フィルター	閉鎖システム
—	—	—

調剤時の注意

pHの低い溶解液を使用する場合は力価の低下をきたす恐れがあるので，溶解後速やかに使用することが望ましい．また，pHの低い注射剤との配合は避けることが望ましい．

[配合変化データ (文献に基づく判定)]

本品濃度		配合不可	
2mg/ 生食液5mL	ハイカリック液-1号 [700mL]	86.9%(1hr), 淡橙色澄明(24hr)	
	ハイカリック液-2号 [700mL]	78.8%(3hr), 微紫色(24hr)	
	ハイカリック液-3号 [700mL]	79.4%(1hr), 微紫色(24hr)	
2mg/ 注射用水5mL	5-FU注 [250mg/5mL]	87.1%(直後), 青紫色澄明(24hr)	
	アリナミンF注 [10mg/2mL]	69.5%(1hr), 青紫色澄明(24hr)	
	注射用エフオーワイ [100mg/5mL]	86.8%(3hr), 淡赤紫色澄明(24hr)	
	注射用エンドキサン [100mg/注射用水10mL]	64.6%(3hr), 赤紫色(24hr)	
	ゲンタシン注 [10mg/1mL]	89.5%(3hr), 淡紫色澄明(24hr)	
	セファメジンα注射用 [0.5g/注射用水5mL]	80.2%(3hr), 赤紫色(24hr)	
	セフメタゾン静注用 [0.5g/注射用水5mL]	84.4%(1hr), 赤紫色(24hr)	
	ソセゴン注射液 [30mg/1mL]	69.1%(1hr), 赤紫色(24hr)	
	ソリタ-T1号輸液 [500mL]	87.4%(3hr), 微紫色(24hr)	
	ソリタ-T2号輸液 [500mL]	81.4%(3hr), 淡青紫色澄明(24hr)	
	ソリタ-T3号輸液 [500mL]	88.1%(3hr), 淡紫色澄明(24hr)	
	ソリタ-T4号輸液 [500mL]	89.0%(3hr), 淡紫色澄明(24hr)	
	トブラシン注 [60mg/1.5mL]	86.8%(3hr), 暗紫色澄明(24hr)	
	ニドラン注射用 [50mg/10mL]	80.2%(1hr), 淡赤橙色澄明(24hr)	
	パニマイシン注射液 [50mg/1mL]	86.5%(6hr), 青紫色(24hr)	
	ハルトマンD液「小林」 [500mL]	88.0%(1hr), 淡紫色澄明(24hr)	
	パンスポリン静注用 [0.5g/注射用水20mL]	87.1%(3hr), 微黄緑色澄明(24hr)	
	パントール注射液 [500mg/2mL]	85.6%(3hr), 赤紫色澄明(24hr)	
	パントシン注10% [200mg/2mL]	74.0%(3hr), 赤紫色澄明(24hr)	
	ビタメジン静注用 [1V/注射用水20mL]	90.7%→定量限界以下(3hr→24hr), 淡赤紫色(24hr)	
	ピドキサール注 [30mg/1mL]	56.8%(直後), 赤紫色(24hr)	
	フェジン静注 [40mg/2mL]	79.8%(直後), 茶褐色(24hr)	
	ベストコール静注用 [1g/注射用水10mL]	89.5%(3hr), 淡褐色澄明(24hr)	
	ペントシリン注射用 [2g/注射用水8mL]	85.0%(6hr), 淡赤紫色澄明(24hr)	
	ミノマイシン点滴静注用 [100mg/注射用水5mL]	59.8%(直後), 暗褐色(24hr)	
	メイロン静注7% [3.5g/50mL]	82.4%(直後), 淡紫色(24hr)	
	ランダ注 [10mg/20mL]	46.1%(1hr), 淡紫色澄明(24hr)	
	リンコシン注射液 [300mg/1mL]	82.5%(6hr), 赤紫色澄明(24hr)	

マイト

配合可

- ❷ 1％カルボカイン注 [200mg/20mL] ※1
- ❷ アクラシノン注射用 [20mg/生食液10mL] ※1
- ❷ アドナ注 (静脈用) [50mg/10mL] ※2
- ❷ アドリアシン注用 [10mg/注射用水5mL] ※1
- ❷ アミカシン硫酸塩注射液「日医工」[100mg/1mL] ※1
- ❶ アミゼットB輸液 [200mL] ※1
- ❷ エクザール注射用 [10mg/注射用水10mL] ※3

- ❷ オンコビン注射用 [1mg/注射用水10mL]
- ❷ 静注用キシロカイン1％ [200mg/20mL]
- ❷ キロサイド注 [40mg/2mL]
- ❷ コスメゲン静注用 [0.5mg/注射用水1.1mL]
- ❷ ソル・コーテフ静注用 [500mg/4mL]
- ❷ デトキソール静注液 [2g/20mL] ※2
- ❷ ハルトマン液「コバヤシ」[500mL]
- ❷ ビクシリン注射用 [1g/注射用水4mL]

- ❷ フォリアミン注射液 [15mg/1mL]
- ❷ 水溶性プレドニン [10mg/1mL] ※2
- ❷ ペプレオ注射用 [5mg/生食液10mL] ※4
- ❷ ホスミシンS静注用 [500mg/注射用水20mL]
- ❷ マーカイン注0.25％ [50mg/20mL]
- ❷ 注射用メソトレキセート [5mg/注射用水2mL]
- ❷ リンデロン注 (0.4％) [4mg/1mL]
- ❷ ロイナーゼ注用 [10000単位/注射用水2mL]

本品濃度：❶ 2mg/生食液5mL, ❷ 2mg/注射用水5mL

※1 残存率90％以上→90％未満 (6hr→24hr), 外観変化なし (24hr), 6hr以内の投与であれば配合可.
※2 残存率90％以上→90％未満 (3hr→24hr), 外観変化なし (24hr), 3hr以内の投与であれば配合可.
※3 残存率90％以上→90％未満 (3hr→24hr), 24hr後に紫色から赤紫色に変色, 3hr以内の投与であれば配合可.
※4 残存率90％以上→90％未満 (6hr→24hr), 24hr後に淡青紫色から淡紫色に変色, 6hr以内の投与であれば配合可.

📄 マイトマイシン注用インタビューフォーム (2019年7月改訂)

マキサカルシトール「NIG」　[マキサカルシトール]

静注透析用：2.5μg/1mL/A，5μg/1mL/A，10μg/1mL/A
分類　骨・カルシウム代謝薬（二次性副甲状腺機能亢進症治療薬）

（日医工，武田薬品工業）

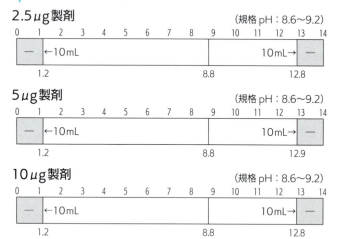

[配合変化データ（文献に基づく判定）]

本品規格	配合不可		
2.5μg/1mL	ネオラミン・スリービー液（静注用）[1mL]		92%→85%(3hr→6hr), 外観変化なし(6hr)
	注射用フサン50+5%ブドウ糖液5mL [1mL]		白色沈殿（ゲル状）(直後)

本品規格	配合可		
2.5μg/1mL	・エホチール注10mg[1mL]※1	・強力ネオミノファーゲンシー静注※1 [1mL]	・フェジン静注40mg[1mL]※1
	・大塚生食注[1mL]	・グリセオール注[1mL]※1	・ヘパリンNa注5千単位/5mL「モチダ」※1
	・大塚糖液5%[1mL]	・ネスプ注射液5μgプラシリンジ[1mL]	・メチコバール注射液[500μg/1mL]※1
	・大塚糖液50%[1mL]※1	・ノイロトロピン注射液[3.6単位/1mL]※1	・ローヘパ透析用500単位/mL※1 [1mL]
	・キドミン輸液[1mL]※1		

※1　6hrまでの観察であるが，残存率90%以上，外観変化なし，6hr以内の投与であれば配合可.

マキサカルシトール静注透析用「NIG」インタビューフォーム（2022年6月改訂）

マキシピーム [セフェピム塩酸塩水和物] (ブリストル・マイヤーズ スクイブ)

注射用：0.5g, 1g
分類 抗菌薬（セフェム系抗菌薬）

[pH変動スケール]

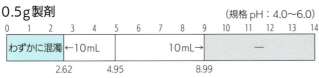

0.5g製剤 （規格pH：4.0～6.0）
わずかに混濁 ←10mL 10mL→ —
2.62 4.95 8.99

1g製剤 （規格pH：4.0～6.0）
わずかに混濁 ←7mL 10mL→ —
3.22 4.71 8.58

注意事項

DEHP・PVC	フィルター	閉鎖システム
—	—	—

[配合変化データ（文献に基づく判定）]

配合不可

本品濃度		
1g/注射用水 10mLまたは20mL	5-FU注 [250mg/5mL]＋5%ブドウ糖液 [500mL]	53.9%(6hr)
	5-FU注 [250mg/5mL]＋生食液 [500mL]	71.3%(24hr)
	5-FU注 [250mg/5mL]＋ソリタ-T3号輸液 [500mL]	61.8%(6hr)
	20%マンニトール注射液「YD」[500mL]	結晶析出(1hr)
	ネオフィリン注 [250mg/10mL]＋5%ブドウ糖液 [500mL]	66.0%(6hr)
	ネオフィリン注 [250mg/10mL]＋生食液 [500mL]	86.2%(6hr)
	ネオフィリン注 [250mg/10mL]＋ソリタ-T3号輸液 [500mL]	83.9%(6hr)
	メイロン静注8.4% [250mL]	89.9%(6hr), IFに配合はPiggybackで行うのが望ましいとの記載あり
1g/注射用水20mL	5-FU注 [250mg/5mL]	89.7%(1hr)
	アドリアシン注用 [10mg/注射用水10mL]	わずかな混濁・沈殿(24hr)
	ゲンタシン注 [60mg/1.5mL]	わずかな混濁・沈殿(24hr)
	注射用エフオーワイ [100mg/注射用水5mL]	88.4%(24hr), 混濁・沈殿(直後)
	ネオフィリン注 [250mg/10mL]	73.1%(1hr)
	パニマイシン注射液 [100mg/注射用水1mL]	わずかな混濁・沈殿(24hr)
	塩酸バンコマイシン点滴静注用 [0.5g/注射用水10mL]	混濁・沈殿(直後)
	ミノマイシン点滴静注用 [100mg/注射用水5mL]	混濁・沈殿(直後)

配合可

- ❶ EL-3号輸液 [500mL]
- ❶ アクチット輸液 [500mL]
- ❷ アザクタム注用 [0.5g/注射用水10mL]
- ❷ アドナ注（静脈用）[100mg/20mL]
- ❶ アミノレバン点滴静注 [500mL]
- ❷ アリナミンF注 [50mg/20mL]
- ❶ ヴィーンD輸液 [500mL]
- ❶ ヴィーンF輸液 [500mL]
- ❶ 大塚糖液5% [500mL]
- ❶ 注射用エフオーワイ [100mg/注射用水5mL] ＋生食液 [500mL]
- ❷ 注射用エンドキサン [100mg/注射用水5mL]
- ❷ カイトリル注 [3mg/3mL]
- ❷ ガスター注射用 [20mg/生食液20mL]
- ❷ カルチコール注射液8.5% [425mg/5mL]
- ❷ カルベニン点滴用 [0.5g/生食液100mL]
- ❷ 静注用キシロカイン2% [20mL]
- ❷ 強力ネオミノファーゲンシー静注 ※1 [20mL]
- ❷ クロロマイセチンサクシネート静注用 [1g/注射用水10mL]
- ❷ ジゴシン注 [0.25mg/1mL]
- ❷ 生食液 [500mL]
- ❶ ソリタ-T1号輸液 [500mL]
- ❶ ソリタ-T2号輸液 [500mL]
- ❶ ソリタ-T3号輸液 [500mL]
- ❶ ソリタ-T4号輸液 [500mL]
- ❷ ソル・コーテフ静注用 [500mg/溶解液4mL]
- ❶ ソルデム3A輸液 [500mL]
- ❶ ソルデム3号輸液 [500mL]
- ❷ タガメット注射液 [200mg/2mL]
- ❷ タチオン注射用 [200mg/溶解液3mL]
- ❷ ダラシンS注射液 [600mg/溶解液3.9mL]
- ❷ チエナム点滴静注用 [0.5g/生食液100mL]
- ❶ 低分子デキストラン糖注 [500mL]
- ❷ デカドロン注射液 [6.6mg/2mL]
- ❶ ドパミン塩酸塩点滴静注「NIG」[600mg/200mL]
- ❶ ドパミン塩酸塩点滴静注「NIG」[200mg/200mL]
- ❶ ドパミン塩酸塩点滴静注「VTRS」[200mg/200mL]
- ❷ トブラシン注 [90mg]
- ❷ トランサミン注10% [1g/10mL] ※1
- ❷ ニコリン注射液 [500mg/10mL]
- ❷ ハベカシン注射液 [100mg/2mL]
- ❷ パラプラチン注射液 [150mg/15mL] ※1
- ❶ 塩酸バンコマイシン点滴静注用 [0.5g/注射用水10mL]＋生食液 [500mL]
- ❷ ピクシリン注射用 [200mg/注射用水10mL]
- ❷ ビスラーゼ注射液 [20mg/2mL]
- ❷ ビソルボン注 [4mg/2mL]
- ❷ ビタメジン静注用 [1V/生食液10mL]

マキシピーム

- ❷ ピドキサール注[10mg/1mL]
- ❶ フィジオゾール3号輸液[500mL]
- ❷ ブスコパン注[20mg/1mL]
- ❶ プラスアミノ輸液[500mL]
- ❷ ブレオ注射用[15mg/生食液20mL]
- ❷ 水溶性プレドニン[20mg/溶解液4mL]
- ❷ 注射用ペニシリンGカリウム
  [1000000単位/注射用水10mL]

- ❷ ヘパリンNa注「モチダ」[5000単位/5mL]
- ❷ ペントシリン注射用[1g/注射用水10mL]
- ❷ ホスミシンS静注用[2g/注射用水20mL] ※1
- ❶ ポタコールR輸液[500mg]
- ❷ マイトマイシン注用[2mg/注射用水10mL]
- ❶ マルトス輸液10%[500mg]
- ❶ ミノマイシン点滴静注用[100mg/注射用水5mL]
  +生食液[500mL]

- ❷ ミラクリッド注射液[25000単位/生食液10mL]
- ❷ メソトレキセート点滴静注液
  [50mg/注射用水20mL]
- ❶ モリプロンF輸液[200mL] ※1
- ❶ ラクテックG輸液[500mL]
- ❶ ラクテック注[500mL]
- ❷ ラシックス注[20mg/2mL]
- ❷ リンコシン注射液[300mg/1mL]

本品濃度：❶ 1g/注射用水10mLまたは20mL，❷ 1g/注射用水20mL

※1　残存率90%以上→90%未満（6hr→24hr），外観変化なし（24hr），6hr以内の投与であれば配合可．

📄 マキシピームインタビューフォーム（2016年6月改訂）

マキュエイド [トリアムシノロンアセトニド] （わかもと製薬）

眼注用：40mg/V

分類 その他（眼科手術補助薬 / 眼科用副腎皮質ステロイド）

［pH変動スケール］

・規格pH：4.0～7.0
・pH変動試験のデータなし

⚠ 注意事項

DEHP・PVC	フィルター	閉鎖システム
―	―	―

［配合変化データ（文献に基づく判定）］

本品規格	配合可		
40mg	・オペガードMA眼灌流液[1mL] ※1 ・オペガードMA眼灌流液[1mL] ※1 ＋ボスミン注[1mg] ・オペガードMA眼灌流液[8mL] ※1 ・オペガードMA眼灌流液[8mL] ※1 ＋ボスミン注[1mg]	・生食液[1mL] ・生食液[8mL] ・ビーエスエスプラス500眼灌流液※2 [1mL] ・ビーエスエスプラス500眼灌流液※2 [1mL]＋ボスミン注[1mg]	・ビーエスエスプラス500眼灌流液※2 [8mL] ・ビーエスエスプラス500眼灌流液※2 [8mL]＋ボスミン注[1mg]

※1 9hrまでしか観察していないが，残存率90％以上，外観変化なし，9hr以内の投与であれば配合可.
※2 6hrまでしか観察していないが，残存率90％以上，外観変化なし，6hr以内の投与であれば配合可.

📄 マキュエイド硝子体内注用40 mg懸濁液の安定性に関する資料（社内資料）
　マキュエイドインタビューフォーム（2020年1月改訂）

マグセント ［硫酸マグネシウム水和物］（武田薬品工業）

注：100 mL/瓶／シリンジ：40 mL/シリンジ

分類 婦人科用薬（切迫早産における子宮収縮抑制薬，子癇の発症抑制・治療薬）

［pH変動スケール］（山口東京理科大学実験データ）

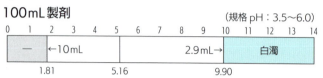

100 mL製剤 （規格 pH：3.5〜6.0）

［注意事項］

DEHP・PVC	フィルター	閉鎖システム
—	—	—

［配合変化データ（文献に基づく判定）］

配合不可

本品容量		
20 mL	大塚塩カル注2%［20 mL］	白色結晶析出（6hr）
	カルチコール注射液8.5%［5 mL］	白色結晶析出（24hr）
	ソル・コーテフ注射用［20 mL（100 mg/添付溶解液2 mLで溶解）］	白色ゲル状（直後）
	ネオフィリン注［10 mL］	白色結晶析出（6hr）
	リンデロン注［0.5 mL］	白色結晶析出（直後）
30 mL	セファメジンα注射用2g［30 mL（生食液6 mL/Vで溶解）］	白濁（直後）
	ヒューマリンR注100単位/mL［30 mL］	結晶沈殿形成（24hr）
40 mL	リン酸2カリウム注20 mEqキット「テルモ」［40 mL］	白濁（直後）
100 mL	ガベキサートメシル酸塩注射用500 mg「タカタ」［100 mL（糖液250 mL/Vで溶解）］	無色結晶析出（24hr）

配合可

- ❸ KCL補正液1mEq/mL［40 mL］
- ❻ KN3号輸液［100 mL］
- ❺ アクチット輸液［400 mL］
- ❷ アスパラカリウム注10mEq［30 mL］
- ❷ アトニン-O注5単位［30 mL］
- ❷ アプレゾリン注射用20 mg［30 mL（生食液1 mL/Vで溶解）］
- ❻ ヴィーンD輸液［300 mL］
- ❻ ヴィーンF輸液［100 mL］
- ❺ ウテメリン注50 mg［5 mL］
- ❻ 大塚生食注［300 mL］
- ❺ 大塚生食注［400 mL］
- ❻ 大塚糖液5%［300 mL］
- ❺ 大塚糖液50%［400 mL］
- ❷ ガスター注射液20 mg［30 mL］※1
- ❺ 静注用キシロカイン1%［100 mL］
- ❺ ソリタ-T3号輸液［300 mL］
- ❺ ソルデム3A輸液［100 mL］
- ❺ ソルラクト輸液［400 mL］
- ❺ ダラシンS注射液600 mg［100 mL（生食液100 mL/Vで溶解）］
- ❶ デカドロン注射液［1 mL］
- ❷ ドルミカム注射液［10 mg/30 mL］
- ❺ ネオアミユー輸液［400 mL］
- ❺ パンスポリン静注用1g［100 mL（生食液20 mL/Vで溶解）］
- ❺ ビーフリード輸液［100 mL］
- ❶ ピクシリン注射用［3 mL（1g/生食液3 mLで溶解）］
- ❸ ビタメジン静注用［40 mL（生食液20 mL/Vで溶解）］
- ❺ フィジオ35輸液［300 mL］
- ❷ フェジン静注40 mg［30 mL］
- ❻ フルマリンキット静注用1g［100 mL］
- ❶ フルマリン静注用［1g/100 mL（1g/生食液100 mLで溶解）］
- ❷ ヘパリンナトリウム注1万単位/10 mL「AY」［30 mL］
- ❹ ペルジピン注射液25 mg［50 mL］
- ❶ ペントシリン注射用2g［100 mL（2g/生食液100 mLで溶解）］
- ❸ メイロン静注7%［40 mL］
- ❺ ラクテック注［100 mL］
- ❸ ラシックス注100 mg［40 mL］
- ❺ ロセフィン静注用［1g/100 mL（生食液100 mL/Vで溶解）］

本品容量：❶ 20 mL，❷ 30 mL，❸ 40 mL，❹ 50 mL，❺ 100 mL，❻ 200 mL

※1 残存率90%以上（24hr），24hr後に微黄色澄明を呈する．

📄 マグセント注100 mLインタビューフォーム（2021年8月改訂）
山口東京理科大学実験データ

マルトス ［マルトース水和物］（大塚製薬工場）

輸液：10％250mL/バッグ，10％500mL/バッグ

分類 輸液・栄養製剤（10％マルトース注射液）

［pH変動スケール］

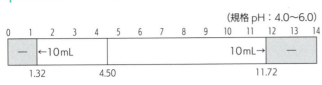

📄 マルトス輸液10％インタビューフォーム（2011年4月改訂）

⚠️ 注意事項

DEHP・PVC	フィルター	閉鎖システム
—	—	—

マンニットールS [D-マンニトール]（陽進堂）

注射液：300mL/バッグ

分類 利尿薬（脳圧降下・浸透圧利尿薬）

[pH変動スケール]（山口東京理科大学実験データ）

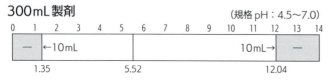

注意事項

DEHP・PVC	フィルター	閉鎖システム
―	―	―

ミダゾラム「サンド」 [ミダゾラム]（サンド）

注：10mg/2mL/A

分類 麻酔時使用薬（鎮静薬）

[pH変動スケール]

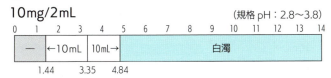

（規格pH：2.8〜3.8）

注意事項

DEHP・PVC	フィルター	閉鎖システム
—	—	—

調剤時の注意

本剤は酸性溶液で安定であるが，pHが高くなると沈殿や白濁を生じることがあるので，アルカリ性注射液（チオペンタールナトリウム注射液など），リドカイン注射液との配合は避けること．

[配合変化データ（文献に基づく判定）]

本品規格	配合不可		
10mg/2mL	ラシックス注 [20mg/2mL]		白濁(直後)
	ラボナール注射用 [0.5g/20mL]		白濁(直後)

本品規格	配合可		
10mg/2mL	・2％塩酸プロカイン注射液 [40mg/2mL] ・アトロピン硫酸塩注「タナベ」 [0.5mg/1mL] ・大塚生食注 [20mL] ・大塚糖液5％ [20mL] ・静注用キシロカイン1％ [10mg/1mL]	・ソセゴン注射液 [15mg/1mL] ・ソリタ-T3号輸液 [500mL] ・ソリタ-T4号輸液 [500mL] ・ツインパル輸液 [500mL] ・トリフリード輸液 [500mL] ・ネオパレン1号輸液 [1000mL]	・ネオパレン2号輸液 [1000mL] ・ハルトマン輸液pH8「NP」 [500mL] ・マルトス輸液10％ [500mL] ・ラクテック注 [500mL] ・リンゲル液 [20mL] ・レペタン注 [0.3mg/1.5mL]

📄 ミダゾラム注10mg「サンド」インタビューフォーム［2023年6月改訂（第12版）］

ミノサイクリン塩酸塩「日医工」(日医工)

[ミノサイクリン塩酸塩] 点滴静注用：100mg/V
分類 抗菌薬（テトラサイクリン系抗菌薬）

[pH変動スケール]

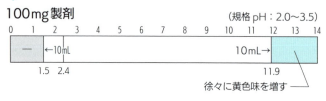

注意事項

DEHP・PVC	フィルター	閉鎖システム
—	—	—

調剤時の注意

本剤100mL（力価）および200mg（力価）あたり100〜500mLの糖液，電解質液またはアミノ酸製剤などに溶解する．ただし，注射用水は等張とならないので使用しないこと．

[配合変化データ（文献に基づく判定）]

本品濃度	配合不可	
100mg（力価）/注射用水5mL	スルペラゾン静注用1g [1g/注射用水10mL]	黄濁(直後)
	セファゾリンナトリウム注射用「日医工」[1g/注射用水5mL]	黄色沈殿(直後)
	セフォチアム塩酸塩静注用「日医工」[1g/注射用水10mL]	97.4%→91.0%(6hr→24hr)，濃褐色(24hr)
	セフトリアキソンナトリウム静注用「日医工」[1g/注射用水10mL]	混濁(直後)
	セフメタゾール静注用「日医工」[1g/注射用水5mL]	黄色沈殿(直後)
	ホスホマイシンナトリウム「日医工」[1g/注射用水20mL]	94.6%→86.2%(6hr→24hr)，暗褐色(24hr)
	ラシックス注 [20mg/2mL]	黄色沈殿(直後)
	配合可	

- ❷ EL-3号輸液 [500mL]
- ❷ ヴィーンF輸液 [500mL]
- ❶ エルネオパNF2号輸液 [1000mLのうち5mL]
- ❷ 大塚糖液5% [500mL]
- ❷ キリット注5% [500mL]
- ❷ 生食液 [500mL]
- ❷ ソリタ-T1号輸液 [500mL]
- ❷ ソリタ-T3号輸液 [500mL]
- ❶ ネオパレン2号輸液 [1000mLのうち5mL]
- ❷ フィジオゾール3号輸液 [500mL]
- ❷ プラスアミノ輸液 [500mL]
- ❶ フルカリック2号輸液 [1000mLのうち5mL]
- ❷ マルトス輸液10% [500mL]
- ❷ ラクテックG輸液 [500mL]
- ❷ リンゲル液 [500mL]

本品濃度：❶ 100mg/5%ブドウ糖50mLのうち5mL，❷ 100mg（力価）/注射用水5mL

📄 ミノサイクリン塩酸塩点滴静注用100mg「日医工」インタビューフォーム（2020年1月改訂）

ミラクリッド [ウリナスタチン] (持田製薬)

注射液：5万単位/1mL/A，10万単位/2mL/A

分類 膵疾患治療薬（膵疾患治療薬/急性循環不全治療薬）

[pH変動スケール] (山口東京理科大学実験データ)

10万単位/2mL　　　　　　　　　　　（規格 pH：4.8～5.8）

0	1	2	3	4	5	6	7	8	9	10	11	12	13	14

← 10mL　　　　　　　　　　　　　　　　10mL →

1.77　　　　　　5.35　　　　　　　　　　　　　　12.52

注意事項

DEHP・PVC	フィルター	閉鎖システム
ー	ー	ー

調剤時の注意

ガベキサートメシル酸塩製剤あるいはグロブリン製剤との混注は避けること.

[配合変化データ (実験に基づく判定)]

本品規格	配合可		
5万単位/1mL	• 生食液[100mL] • ソリタ-T1号輸液[500mL]	• ソリタ-T3号G輸液[500mL] • ソリタ-T3号輸液[500mL]	• ソリタ-T4号輸液[500mL]

• 外観変化なし（24hr），ミラクリッドの主薬であるウリナスタチンは分子量が大きく分離が困難であるためTLC未実施.

📄 山口東京理科大学実験データ

ミルリーラ [ミルリノン] (日医工)

注射液：10mg/10mL/管

分類 心不全治療薬・昇圧薬（急性心不全治療薬）

[pH変動スケール]

10mg/10mL

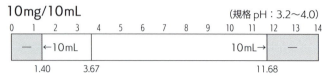

注意事項

DEHP・PVC	フィルター	閉鎖システム
―	―	―

[配合変化データ（文献に基づく判定）]

配合不可

本品容量		
10mg/10mL	イソゾール注射用 [500mg/注射用水20mL]	結晶析出 (6hr)
	強力ネオミノファーゲンシー静注 [20mL]	白濁 (3hr)
	グルトパ注 [600万単位/注射用水10mL]	白色混濁 (3hr)
	スルペラゾン静注用 [500mg/注射用水10mL]	白色混濁 (直後)
	ソル・コーテフ静注用 [500mg/注射用水4mL]	白色結晶 (6hr)
	ソルダクトン静注用 [100mg/注射用水10mL]	白色沈殿 (直後)
	チエナム点滴静注用 [0.25g/生食液50mL]	黄褐色澄明 (3hr)
	デカドロン注射液 [6.6mg/2mL]	100.3%→71.1% (3hr→6hr), 無色結晶 (24hr)
	パニマイシン注射液 [100mg/2mL]	白色沈殿 (24hr)
	パンスポリン静注用 [250mg/注射用水10mL]	淡黄色混濁 (24hr)
	水溶性プレドニン [20mg/注射用水2mL]	白色沈殿 (直後)
	ペントシリン注射用 [2g/注射用水8mL]	白色沈殿 (6hr)
	ラシックス注 [20mg/2mL]	白色沈殿 (直後)
	ラボナール注射用 [500mg/注射用水20mL]	白濁 (直後)

配合可

- ❶ EL-3号輸液 [20mL]
- ❶ KN3号輸液 [20mL]
- ❶ KN3号輸液 [200mL]
- ❶ アクチット輸液 [20mL]
- ❶ アクトシン注射用 [300mg/注射用水5mL]
- ❶ アタラックス-P注射液 [50mg/1mL]
- ❶ アドナ注(静脈用) [100mg/20mL]
- ❶ アミサリン注 [100mg/1mL]
- ❶ アミノレバン点滴静注 [20mL]
- ❶ アミパレン輸液 [20mL]
- ❶ アンカロン注 [125mg/2.5mL]+5%ブドウ糖液 [100mL]
- ❶ イノバン注 [100mg/5mL]
- ❶ インデラル注射液 [2mg/2mL]
- ❶ ヴィーンD輸液
- ❶ ヴィーンF輸液 [20mL]
- ❶ ヴィーンF輸液 [300mL]
- ❸ ウロナーゼ静注用6万単位 [180000単位/生食液30mL]
- ❶ エフェドリン「ナガヰ」注射液 [40mg/1mL]
- ❶ 注射用エフオーワイ [100mg/注射用水500mL]
- ❶ 大塚糖液10% [20mL]
- ❶ 大塚糖液20% [20mL]
- ❶ ガスター注射液 [20mg/2mL]+生食液 [18mL]
- ❶ カルチコール注射液8.5% [425mg/5mL]
- ❶ 静注用キシロカイン2% [1g/50mL]
- ❶ クリニザルツ輸液 [20mL]
- ❶ ゲンタシン注 [10mg/1mL]
- ❶ シグマート注 [48mg/5%ブドウ糖液160mL]
- ❶ ジゴシン注 [0.25mg/1mL]
- ❶ 生食液「小林」 [20mL]
- ❶ セフメタゾン静注用 [1g/注射用水10mL]
- ❶ ソセゴン注射液 [30mg/1mL]
- ❶ ソリタ-T1号輸液 [20mL]
- ❶ ソリタ-T1号輸液 [50mL]
- ❶ ソリタ-T1号輸液 [125mL]
- ❶ ソリタ-T2号輸液 [20mL]
- ❶ ソリタ-T3号輸液 [20mL]
- ❶ ソリタ-T4号輸液 [20mL]
- ❶ ソルデム3AG輸液 [20mL]
- ❶ ソルデム3A輸液 [20mL]
- ❶ ダイアモックス注射用 [500mg/注射用水5mL]
- ❶ タチオン注射用 [200mg/注射用水3mL]
- ❶ ツインパル輸液 [Ⅰ層(350mL)・Ⅱ層(150mL)]
- ❷ 低分子デキストラン糖注 [40mL]
- ❶ テラプチク静注 [45mg/3mL]
- ❶ ドパミン塩酸塩点滴静注「ニチヤク」 [200mg/200mL]
- ❶ ドブタミン持続静注「KKC」 [300mg/50mL]
- ❶ ドブトレックス注射液 [100mg/5mL]
- ❶ トランサミン注 [1g/10mL]
- ❶ ドルミカム注射液 [10mg/2mL]
- ❶ ニコリン注射液 [500mg/10mL]
- ❶ ニトロール点滴静注 [5mg/10mL]
- ❶ ネオシネジンコーワ注 [1mg/1mL]
- ❶ ネオフィリン注 [250mg/10mL]
- ❶ ノイロトロピン注射液 [1.2単位/1mL]
- ❶ ノルアドリナリン注 [1mg/1mL]
- ❶ ハイカリック液-1号 [700mL]
- ❶ ハイカリック液-2号 [700mL]
- ❶ ハイカリック液-3号
- ❶ ハベカシン注射液 [100mg/2mL]
- ❶ 塩酸バンコマイシン点滴静注用 [0.5g/生食液100mL]
- ❶ ハンプ注射用 [1000μg/注射用水10mL]
- ❶ ビーフリード輸液 [500mL]
- ❶ ビクシリン注射用 [1g/注射用水3mL]
- ❶ ビソルボン注 [4mg/2mL]
- ❶ フィジオ70輸液 [20mL]
- ❶ フィジオ70輸液 [300mL]
- ❶ フィジオゾール3号輸液 [20mL]
- ❶ 注射用フサン [10mg/5%ブドウ糖液500mL]
- ❶ プリンペラン注射液 [10mg/2mL]
- ❶ フルカリック1号輸液 [903mL]
- ❶ フルカリック2号輸液 [1003mL]
- ❶ フルカリック3号輸液 [1103mL]
- ❶ フルマリン静注用 [1g/注射用水10mL]
- ❶ プロスタンディン注射用 [20μg/生食液5mL]
- ❶ プロタノールL注 [1mg/5mL]
- ❶ プロタミン硫酸塩注「モチダ」 [100mg/10mL]
- ❶ ペルジピン注射液 [10mg/10mL]
- ❶ ヘルベッサー注射用 [10mg/生食液10mL]
- ❶ ホスミシンS静注用 [1g/注射用水20mL]
- ❶ ボスミン注 [1mg/1mL]
- ❷ マルトス輸液10% [40mL]

ミルリ

- ❶ ミノマイシン点滴静注用 [100mg/5%ブドウ糖液100mL]
- ❶ ミリスロール注 [5mg/10mL]
- ❶ メイセリン静注用 [1g/注射用水20mL]
- ❶ メキシチール点滴静注 [125mg/5mL]
- ❶ モリアミンS注 [20mL]

- ❶ モリアミンS注 [200mL]
- ❶ ラクテックG輸液 [20mL]
- ❶ ラクテック注 [20mL]
- ❶ リスモダンP静注 [50mg/5mL]
- ❶ リンデロン注 (0.4%) [4mg/1mL]
- ❶ レギチーン注射液 [10mg/1mL]

- ❶ レペタン注 [0.2mg/1mL]
- ❹ ロカイン注1% [300mg/30mL]
- ❶ ロルファン注射液 [1mg/1mL]
- ❶ ワソラン静注 [5mg/2mL]

本品容量：❶ 10mg/10mL， ❷ 20mg/20mL， ❸ 30mg/30mL， ❹ 40mg/40mL

📄 ミルリーラ注射液10mgインタビューフォーム（2023年7月改訂）

ミルリノン「タカタ」 [ミルリノン] （高田製薬）

注：10mg/10mL/管／バッグ：22.5mg/150mL//バッグ

分類 心不全治療薬・昇圧薬（急性心不全治療薬）

［pH変動スケール］

- 規格pH（アンプル製剤）：3.2〜4.0
- pH変動試験のデータなし

⚠ 注意事項

DEHP・PVC	フィルター	閉鎖システム
―	―	―

［配合変化データ （文献に基づく判定）］

本品容量	配合不可	
10mg/1mL	セルシン注射液 [10mg/2mL]	白濁(直後)
	ソルダクトン静注用 [100mg/10mL]	白濁(直後)
	ペントシリン注射用 [1g/5mL]	結晶析出(3hr)
	ラシックス注 [20mg/2mL]	白濁(直後)
配合可		
• 炭酸水素ナトリウム注射液[1A/20mL]	• パニマイシン注射液[1V/5mL] ※1	• パンスポリン静注用[1g/5mL] ※2

本品容量：10mg/1mL

※1 残存率90％以上→90％未満（6hr→24hr），外観変化なし（24hr），6hr以内の投与であれば配合可.
※2 残存率90％以上（24hr），24hr後に微黄色澄明から黄色澄明に増色，6hr以内の投与であれば配合可.

📄 ミルリノン注10mg，ミルリノン注22.5mgバッグインタビューフォーム（2020年10月改訂）

メイロン [炭酸水素ナトリウム] (大塚製薬工場)

静注：7%20mL/A，250mL/バッグ，8.4%20mL/A，250mL/バッグ

分類 輸液・栄養製剤（炭酸水素ナトリウム注射液）

[pH変動スケール]

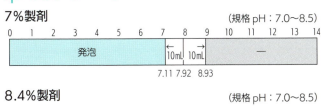

注意事項

DEHP・PVC	フィルター	閉鎖システム
―	―	―

調剤時の注意

本剤はアルカリ性であり，他の注射剤と混合する場合は配合変化を起こしやすいので注意すること．カルシウムイオンと沈殿を生じるので，カルシウム塩を含む製剤と配合しないこと．

[配合変化データ（文献に基づく判定）]

・いずれも7%製剤のデータ．

本品容量	配合不可	
20mL	アタラックス-P注射液 [25mg/1mL]	白色混濁(直後)
	ヴィーンF輸液 [500mL]	白色混濁(24hr)
	サヴィオゾール輸液 [500mL]	白色混濁(24hr)
	低分子デキストランL注 [500mL]	白色混濁(24hr)
	ポタコールR輸液 [20mL]	結晶析出(2hr)
	ラクテック注 [20mL]	結晶析出(2hr)
	リンゲル液「オーツカ」 [500mL]	白色混濁(24hr)
40mL	ヴィーンD輸液 [500mL]	白色混濁(24hr)
	ラクテックG輸液 [500mL]	白色混濁(24hr)
	ラクテック注 [500mL]	白色混濁(24hr)
	リハビックス-K2号輸液 [500mL]	白色混濁(24hr)

配合可

- ❷❺ KN1号輸液 [500mL]
- ❷❺ KN2号輸液 [500mL]
- ❷❺ KN3号輸液 [500mL]
- ❷❺ KN4号輸液 [500mL]
- ❷ アクチット輸液 [500mL]
- ❼ アタラックス-P注射液 [25mg/1mL]
- ❼ アデホス-Lコーワ注 [10mg/2mL]
- ❷ アデホス-Lコーワ注 [10mg/2mL] ※1
- ❷❸ アミノレバン点滴静注 [500mL]
- ❷ アミパレン輸液 [200mL]
- ❷ ヴィーンD輸液 [500mL]
- ❷ 大塚蒸留水 [500mL]
- ❷❺ 大塚生食注 [500mL]
- ❷❺ 大塚糖液5% [500mL]
- ❷ 大塚糖液10% [500mL]
- ❷ 大塚糖液50% [500mL]
- ❷ 大塚糖液70% [350mL]
- ❷ キドミン輸液 [200mL]
- ❷ キリット注5% [500mL]
- ❷ グリセオール注 [20mL] ※1
- ❷ グリセオール注 [200mL]
- ❷ ソリタ-T1号輸液 [500mL]
- ❷❹ ソリタ-T3号G輸液 [500mL]
- ❷ ソリタ-T3号輸液 [500mL]
- ❷ ソリタ-T4号輸液 [500mL]
- ❷❸ ソリタックス-H輸液 [500mL]
- ❶ 低分子デキストランL注 [500mL]
- ❷ 低分子デキストラン糖注 [500mL]
- ❷ トリフリード輸液 [20mL] ※1
- ❷❸ トリフリード輸液 [500mL]
- ❷ ネオパレン1号輸液 [20mL] ※1
- ❷❸ ネオパレン1号輸液 [1000mL]
- ❷ ネオパレン2号輸液 [20mL] ※1
- ❷❸ ネオパレン2号輸液 [1000mL]
- ❷ ハイカリックRF輸液 [20mL] ※1
- ❷❸ ハイカリックRF輸液 [500mL]
- ❷❺ ハイカリック液-1号 [700mL]
- ❷❺ ハイカリック液-2号 [700mL]
- ❷❺ ハイカリック液-3号 [700mL]
- ❷ ピーエヌツイン-1号輸液 [20mL] ※1
- ❷❺ ピーエヌツイン-1号輸液 [1000mL]
- ❷ ピーエヌツイン-2号輸液 [20mL] ※1
- ❷❺ ピーエヌツイン-2号輸液 [1100mL]
- ❷❺ ピーエヌツイン-3号輸液 [1200mL]
- ❷ ビーフリード輸液 [20mL] ※1
- ❷❹ ビーフリード輸液 [500mL]
- ❷ ビカーボン輸液 [500mL]
- ❷❸ ビカネイト輸液 [500mL]
- ❷ フィジオ35輸液 [20mL] ※1
- ❸ フィジオ35輸液 [250mL]
- ❷❹❻ フィジオ35輸液 [500mL]
- ❷❸ フィジオ70輸液 [500mL]
- ❷❸ フィジオ140輸液 [500mL]
- ❷❹ フィジオゾール3号輸液 [500mL]
- ❷ プラスアミノ輸液 [500mL]
- ❷ プリンペラン注射液 [10mg/2mL] ※1
- ❼ プリンペラン注射液 [10mg/2mL]
- ❷ フルカリック1号輸液 [20mL] ※1
- ❺ フルカリック1号輸液 [903mL]
- ❷ フルカリック2号輸液 [20mL] ※1
- ❺ フルカリック2号輸液 [1003mL]
- ❺ フルカリック3号輸液 [1103mL]
- ❷ フルクトラクト注 [500mL]
- ❷ プロスタンディン注射用 [20μg]
- ❷ プロスタンディン注射用 [20μg]
- ❷❸ ポタコールR輸液 [500mL]
- ❼ メチコバール注射液 [500μg/1mL]
- ❷ メチコバール注射液 [500μg/1mL] ※1
- ❷ モリヘパミン点滴静注 [500mL]
- ❷❸ ラクテックD輸液 [500mL]
- ❷ ラクテックG輸液 [500mL]
- ❷ ラクテック注 [500mL]

メイロン

❷❸ リハビックス-K1号輸液[500mL]　　　❷ リハビックス-K2号輸液[500mL]

本品容量：❶ 10mL，❷ 20mL，❸ 40mL，❹ 60mL，❺ 80mL，❻ 120mL，❼ 250mL

・いずれも残存率データなし．
※1　3hrまでしか観察していないが，外観変化なし．

メイロン静注7％配合変化表株式会社大塚製薬工場（2020年1月）

メキシチール ［メキシレチン塩酸塩］（太陽ファルマ）

点滴静注：125mg/5mL/管
分類　不整脈治療薬（Naチャネル遮断薬・クラスⅠb群）

［pH変動スケール］

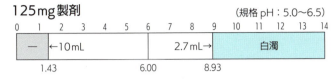

125mg製剤　　　　　　　　（規格pH：5.0〜6.5）

注意事項

DEHP・PVC	フィルター	閉鎖システム
—	—	—

調剤時の注意

静脈内投与のみに使用すること．本剤はソルダクトン（静注用），ヘパリンナトリウム注射液あるいはラシックス注等との配合で白濁を生じるため，これらの薬剤とは配合しないこと．

［配合変化データ（文献に基づく判定）］

本品規格	配合不可	
125mg/5mL	セファメジンα注射用	IFに24hr後に配合変化が認められたと記載
	ソル・コーテフ	IFに24hr後に配合変化が認められたと記載
	ソルダクトン静注用	IFに24hr後に配合変化が認められたと記載
	ビタシミン注射液	IFに24hr後に配合変化が認められたと記載
	フェノバール注射液	IFに24hr後に配合変化が認められたと記載
	ヘパリンナトリウム注射液	IFに24hr後に配合変化が認められたと記載
	メイロン静注	IFに24hr後に配合変化が認められたと記載
	ラシックス注	IFに24hr後に配合変化が認められたと記載

メキシチール点滴静注125mgインタビューフォーム（2019年10月改訂）

メソトレキセート [メトトレキサート] (ファイザー)

注射用：5mg/V，50mg/V／点滴静注液：200mg/8mL/V，1000mg/40mL/V

分類 抗悪性腫瘍薬（代謝拮抗薬）

［pH変動スケール］

- 規格pH：7.0〜9.0
- pH変動試験のデータなし

注意事項

DEHP・PVC	フィルター	閉鎖システム
―	―	―

［配合変化データ (文献に基づく判定)］

本品容量：①100mg，②5mg/注射用蒸留水2mL，③15mg/1mL，④25mg/1mL，⑤10mg，⑥5mg/注射用蒸留水5mL，⑦50mg/注射用蒸留水20mL，⑧50mg/注射用蒸留水2mL，⑨10mg/生食液20mL，⑩50mg/生食液20mL，⑪2mg/ソリタ-T3号輸液20mL，⑫50mg/注射用蒸留水10mL，⑬20mg(5mg/注射用蒸留水2mL×4)，⑭50mg/注射用蒸留水5mL

配合不可

本品[①]+**5-FU注** [125mg]+5%ブドウ糖液 [500mL]	化学変化あり
本品[②]+**アクラシノン注射用** [20mg]+生食液 [10mL]	橙色混濁(直後)
本品[②]+**アクラシノン注射用** [20mg/注射用蒸留水10mL]+生食液 [500mL]	黄色澄明(変化なし)(24hr)，アクラシノン力価：72.4%(24hr)
本品[③]+**アズトレオナム (アザクタム)** [40mg/1mL]	微粒子状態(直後)
本品[④]+**イダマイシン静注用** [1mg/1mL]	変色(直後)
本品[⑤]+**注射用エフオーワイ** [1000mg]+ハイカリック液-2号 [700mL] +プロテアミン12注射液 [300mL]	外観変化あり(24hr)，エフオーワイ力価：73%
本品[⑥]+**注射用エフオーワイ** [100mg/注射用蒸留水5mL]	沈殿(直後)
本品[⑦]+**タキソール注射液** [120mg/生食液20mL]+生食液 [500mL]	乳白色ヘイズ(直後)
本品[④]+**ドロレプタン注射液** [2.5mg/1mL]	沈殿(直後)
本品[⑧]+**ノバントロン注** [20mg/10mL]	暗青色沈殿(直後)
本品[⑧]+**ノバントロン注** [20mg/10mL]+KN3号輸液 [500mL]	暗緑色(直後)，ノバントロン力価：59.8%(24hr)
本品[⑧]+**ノバントロン注** [20mg/10mL]+ソリタ-T3号輸液 [500mL]	暗緑色(直後)，ノバントロン力価：87.9%(24hr)
本品[⑧]+**ノバントロン注** [20mg/10mL]+フィジオゾール3号輸液 [500mL]	暗緑色混濁(直後)，ノバントロン力価：98.7%(24hr)
本品[⑧]+**ノバントロン注** [20mg/10mL]+プラスアミノ輸液 [500mL]	暗緑色(直後)，ノバントロン力価：93.8%(24hr)
本品[⑧]+**ノバントロン注** [20mg/10mL]+ポタコールR輸液 [500mL]	暗緑色(直後)，ノバントロン力価：100.0%(24hr)
本品[⑨]+**パズクロス点滴静注液** [60mg/注射水20mL]	黄沈(24hr)
本品[⑩]+**パズクロス点滴静注液** [60mg/注射水20mL]	白沈(3hr)
本品[⑪]+**パズクロス点滴静注液** [60mg/注射水20mL]	白沈(3hr)
本品[⑨]+**パズクロス点滴静注液** [100mg/注射水20mL]	黄沈(24hr)
本品[⑩]+**パズクロス点滴静注液** [100mg/注射水20mL]	白沈(3hr)
本品[⑫]+**ピノルビン (テラルビシン)** [20mg/注射用蒸留水10mL]	結晶析出(直後)
本品[②]+**フエロン注射用** [300万IU/生食液1mL]	黄色澄明(直後)，フエロン力価：63.0%(直後)
本品[⑬]+**注射用フサン** [60mg(10mg/注射用蒸留水2mL×6)] +KN3号輸液 [500mL]	混濁(24hr)
本品[⑬]+**注射用フサン** [120mg (10mg/注射用蒸留水2mL×12)] +KN3号輸液 [500mL]	沈殿(24hr)
本品[⑬]+**注射用フサン** [120mg (10mg/注射用蒸留水2mL×12)] +ソリタ-T3号輸液 [500mL]	黄色沈殿(24hr)
本品[⑭]+**ベストコール静注用** [1g/注射用蒸留水5mL]	色調変化(増色)(6〜24hr)
本品[①]+**リン酸プレドニゾロンナトリウム** [100mg]+5%ブドウ糖液 [400mL]	UV変化あり

配合可

- ⑲ 5-FU注 [50mg/1mL] ※1
- ㉕ 5%ブドウ糖液 [10mL] ※2
- ⑳ 5%ブドウ糖液 [20mL] ※3
- ⑳ 5%ブドウ糖液 [100mL] ※2
- ④ 5%ブドウ糖液 [500mL] ※4
- ⑦ アクラシノン注射用 [20mg] ※5 +5%ブドウ糖 500mL
- ⑦ アクラシノン注射用 [20mg] ※5 +EL-3号輸液 [500mL]
- ⑦ アクラシノン注射用 [20mg] ※5 +KN3号輸液 [500mL]
- ⑦ アクラシノン注射用 [20mg] ※5 +ソリタ-T3号輸液 [500mL]

メット

- ⑦ アクラシノン注射用 [20mg] ※5
  +ハイカリック液-2号/プロテアミン12注射液 [700mL/200mL]
- ⑦ アクラシノン注射用 [20mg] ※5
  +フィジオゾール3号輸液 [500mL]
- ⑦ アクラシノン注射用 ※5
  [20mg/注射用蒸留水10mL]+生食液 [500mL]
- ④ アシクロビル点滴静注液「日医工」※6
  [250mg/10mL]+5%ブドウ糖+生食液 [100mL]
- ⑤ アスパラカリウム注 [10mL] ※7
- ㉖ アタラックス-P注射液 [50mg/1mL] ※2
  +5%ブドウ糖 [100mL]
- ④ アドナ注 (静脈用) [50mg] ※7
- ⑲ アドリアシン注用 [2mg/1mL] ※1
- ⑳ アネキセート注射液 [0.5mg/5mL] ※8
- ⑳ イダマイシン静注用 ※6
  [5mg/注射用蒸留水5mL]
- ④ イノバン注 [100mg/5mL] ※6
- ⑨ ヴィーン3G輸液 [500mL] ※6
- ㉔ ヴィーンF輸液 [500mL] ※6
- ④ エクサシン注射液 [200mg/2mL] ※6
- ⑩ 注射用エフオーワイ [100mg] ※6
  +5%ブドウ糖液 [500mL]
- ⑩ 注射用エフオーワイ [1000mg] ※6
  +生食液 [500mL]
- ⑩ 注射用エフオーワイ [1000mg] ※6
  +ソリタ-T3号輸液 [500mL]
- ⑩ 注射用エフオーワイ [1000mg] ※6
  +フィジオゾール3号輸液 [500mL]
- ⑩ 注射用エフオーワイ [1000mg] ※6
  +ポタコールR輸液 [500mL]
- ⑩ 注射用エフオーワイ [1000mg] ※6
  +ラクテックG輸液 [500mL]
- ㉘ エルシトニン注 [40単位/1mL] ※9
  +生食液 [500mL]
- ⑦ エレメンミック注 [2mL] ※6
  +ピーエヌツイン-1・2・3号 [1000~1200mL]
- ⑦ エレメンミック注 [2mL] ※6
  +モリプロン [200~400mL]
- ⑲ オンコビン注射用 [1mg/1mL] ※1
- ③ オンコビン注射用 [2mg] ※6
  +5%ブドウ糖液 [500mL]
- ① カイトリル注 [1mg/1mL] ※10
- ⑦ カルバゾクロムスルホン酸ナトリウム ※6
  [25mg/5mL]
- ⑳ カルベニン点滴用 [0.5g]+生食液 [100mL] ※9

- ㉙ キドミン輸液 [400mL] ※6
  +50%ブドウ糖液 [1000mL]
- ⑤ キロサイド注 [20mg/1mL] ※6
- ⑪ キロサイド注 ※6
  [30mg+生食液, 5%ブドウ糖, 乳酸リンゲル12mL]
- ⑫ キロサイド注 ※6
  [50mg+生食液, 5%ブドウ糖, 乳酸リンゲル12mL]
- ㉙ キロサイド注 [200mg]+5%ブドウ糖液 [500mL] ※11
- ④ グルタイド (タチオン) [100mg/2mL] ※6
  +生食液 [ ]
- ② コスメゲン静注用 ※12
  [0.25mgを注射水1mlに溶解]
- ⑳ サンラビン点滴静注用 ※6
  [50mg/注射用蒸留水5mL]
- ⑲ シクロホスファミド (エンドキサン) ※1
- ⑦ ジフルカン注射液 [200mg/V/100mL] ※10
- ㉔ スルペラゾン静注用 ※10
  [1g/注射用蒸留水10mL]
- ⑳ 生食液 [20mL] ※3
- ⑳ セフメタゾン静注用 ※6
  [1g/注射用蒸留水10mL]
- ㉔ ゾビラックス点滴静注用 [250mg] ※10
  +生食液 [100mL]
- ⑳ ソリタ-T3号輸液 [20mL] ※3
- ④ ソリタ-T3号輸液 [500mL] ※13
- ⑳ ソリタックス-H輸液 [100mL] ※2
- ㉑ ソリタックス-H輸液 [100mL] ※2
  +モリプロン輸液 [20mL]
- ⑬ ソル・コーテフ注射用 ※6
  [15mg+生食液, 5%ブドウ糖, 乳酸リンゲル12mL]
- ⑳ ソル・コーテフ静注用 [500mg] ※6
- ⑳ ソル・コーテフ静注用 [500mg] ※6
- ⑧ ソル・メドロール静注用 [500mg/8mL] ※6
- ⑦ ダラシンS注射液 [600mg/4mL] ※10
- ㉒ チエナム点滴静注用 [0.5g]+生食液 [100mL] ※14
- ④ 注射用蒸留水 [2mL]
- ④ 注射用蒸留水 [2mL] ※15 ※16
- ⑳ 注射用蒸留水 [20mL]
- ⑳ 注射用蒸留水 [20mL] ※3
- ⑳ 注射用蒸留水 [20mL] ※15 ※16
- ⑳ 低分子デキストランL注 [50mL] ※6
- ㉔ ドプラム注射液 [400mg/20mL] ※10
- ㉓ ナゼア注射液 [0.3mg/2mL] ※6

- ⑭ ナベルビン注 [1mg/mL] ※17
- ④ ナベルビン注 [40mg/4mL] ※18
  +5%ブドウ糖液 [100mL]
- ④ ナベルビン注 [40mg/4mL]+生食液 [100mL] ※18
- ⑳ 乳酸リンゲル液 [20mL] ※19
- ⑥ ノイロトロピン注射液 [3.6単位/3mL] ※13
- ⑦ ハイカリック液-1号 [700mL] ※6
- ⑦ ハイカリック液-2号 [700mL] ※6
- ⑦ ピーエヌツイン-1号輸液 [1000mL] ※6
- ⑦ ピーエヌツイン-2号輸液 [1100mL] ※6
- ⑦ ピーエヌツイン-3号輸液 [1200mL] ※6
- ㉔ ピノルビン (テラルビシン) [20mg] ※20
  +5%ブドウ糖液 [500mL]
- ㉔ ピノルビン (テラルビシン) [20mg] ※10
  +KN3号輸液 [500mL]
- ㉔ ピノルビン (テラルビシン) [20mg] ※10
  +ソリタ-T3号輸液 [500mL]
- ⑲ ビンブラスチン [1mg/1mL] ※1
- ㉗ ファーストシン静注用 [1g]+生食液 [100mL] ※10
- ⑦ フィジオ140輸液 [500mL] ※6
- ⑯ 注射用フサン [60mg(10mg/注射用蒸留水2mL×6)] ※10
  +ソリタ-T3号輸液 [500mL]
- ⑮ 注射用フサン [120mg(10mg/注射用蒸留水2mL×12)] ※10
  +5%ブドウ糖液 [500mL]
- ⑮ 注射用フサン [120mg(10mg/注射用蒸留水2mL×12)] ※10
  +フィジオゾール3号輸液 [500mL]
- ⑰ フラグミン静注 [4000IU/4mL] ※6
- ㉓ プラスアミノ輸液 [50mL] ※6
- ④ フルカリック1号輸液 [903mL] ※6
- ⑳ フルクトラクト注 [500mL] ※6
- ⑱ ブレオマイシン [3単位/1mL] ※1
- ⑲ フロセミド (ラシックス) [10mg/1mL] ※1
- ⑦ ペプレオ注射用 [10mg/生食液5mL] ※20
- ⑦ ペントシリン注射用 ※6
  [2g/注射用蒸留水10mL]
- ⑳ ミリスロール注 [5mg/10mL] ※10
- ㉔ メイセリン静注用 [1g/注射用蒸留水20mL] ※10
- ⑳ メロペン点滴用 [0.5g]+生食液 [100mL] ※20
- ⑦ モリプロンF輸液 [200mL] ※6
- ⑦ モリプロンF輸液 [300mL] ※6
- ⑦ モリプロンF輸液 [400mL] ※6
- ⑳ ラクテックG輸液 [50mL] ※6
- ⑳ ラクテック注 [500mL] ※6
- ⑦ ランダ注 [10mg/20mL] ※6

本品容量：❶ 2.2mg/注射用蒸留水1mL, ❷ 2.5mg/注射用水1mL, ❸ 4mg, ❹ 5mg, ❺ 5mg/2mL, ❻ 5mg/生食液2mL, ❼ 5mg/注射用蒸留水2mL, ❽ 5mg/注射用蒸留水5mL, ❾ 5mg/注射用蒸留水20mL, ❿ 10mg, ⓫ 12mg+コハク酸ヒドロコルチゾンナトリウム12mg, ⓬ 12mg+コハク酸ヒドロコルチゾンナトリウム25mg, ⓭ 12mg+シタラビン30mg, ⓮ 15mg/1mL, ⓯ 20mg(5mg/注射用蒸留水2mL×4), ⓰ 20mg/注射用蒸留水8mL, ⓱ 20mg/注射用蒸留水10mL, ⓲ 25mg, ⓳ 25mg/1mL, ⓴ 50mg, ㉑ 50mg/注射用蒸留水2mL, ㉒ 50mg/注射用蒸留水5mL, ㉓ 50mg/注射用蒸留水10mL, ㉔ 50mg/注射用蒸留水20mL, ㉕ 60mg, ㉖ 100mg, ㉗ 200mg, ㉘ 200mg/注射用蒸留水8mL, ㉙ 記載なし

※1 側管投与を想定し20min後までの外観変化を観察し, 変化なし.
※2 残存率データはないが, 外観変化なし (48hr).
※3 遮光下.
※4 残存率データはないが, 外観変化なし (10日) (30℃, 5℃).
※5 残存率データはないが, 外観変化なし (24hr), 配合薬剤力価90%以上 (24hr), 遮光下.
※6 残存率データはないが, 外観変化なし (24hr).
※7 残存率データはないが, 外観変化なし (5hr), 5hr以内の投与であれば配合可.
※8 残存率データはないが, 外観変化なし (3hr), 3hr以内の投与であれば配合可.
※9 残存率データはないが, 外観変化なし (6hr), 配合薬剤力価90%以上 (6hr), 6hr以内の投与であれば配合可.
※10 残存率データはないが, 外観変化なし (24hr), 配合薬剤力価90%以上 (24hr).
※11 残存率データはないが, 外観変化なし (8hr), 配合薬剤力価90%以上 (8hr), 8hr以内の投与であれば配合可.
※12 残存率データはないが, 外観変化なし (24hr), 遮光下.
※13 残存率データはないが, 外観変化なし (6hr), 6hr以内の投与であれば配合可.
※14 残存率データはないが, 外観変化なし (12hr), 12hr以内の投与であれば配合可.
※15 残存率90%以上 (30日), 外観変化なし (30日), 冷蔵 (5～10℃), 遮光下.
※16 残存率90%以上 (90日), 外観変化なし (90日), 冷凍 (−20±5℃), 遮光下.
※17 残存率データはないが, 外観変化なし (4hr), 4hr以内の投与であれば配合可.

※18 残存率データはないが，外観変化なし（3hr），配合薬剤力価90％以上（3hr）.
※19 残存率90％以上（7日），外観変化データなし.
※20 残存率データはないが，外観変化なし（24hr），配合薬剤力価88.5％（24hr），編者判断で6hr以内の投与であれば配合可.

メソトレキセート5mgインタビューフォーム（2020年12月改訂）

メタボリン ［チアミン塩化物塩酸塩］（武田薬品工業）

注射液：50mg/1mL/A／G注射液：10mg/1mL/A，20mg/2mL/A

分類 ビタミン製剤（ビタミンB_1製剤）

［pH変動スケール］

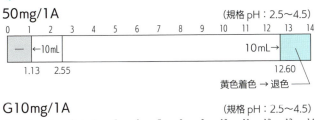

注意事項

DEHP・PVC	フィルター	閉鎖システム
—	—	—

［配合変化データ（文献に基づく判定）］

配合可

- アプレゾリン注射用[20mg/蒸留水1mL] ※1
- アプレゾリン注射用[20mg/生食液1mL] ※1
- コントミン筋注[0.50%]
- コントミン筋注[1%]
- ソリタ-T3号G輸液 ※1
- ビタシミン注射液[100mg] ※1
- ビタシミン注射液[500mg] ※1
- フレスミンS注射液[1mg] ※2
- ヘパリンナトリウム注[1000単位] ※1
- モノフィリン注[10%] ※1

本品容量：50mg/1mL

※1　残存率90％以上（6hr），外観変化なし（24hr）．
※2　残存率90％以上（6hr），赤色澄明→紅黄色澄明→紅黄色澄明（直後→3hr→24hr）．

📄 メタボリン注射液インタビューフォーム（2017年3月改訂）

メチコバール [メコバラミン] (エーザイ)

注射液：500μg/1mL/管

分類 ビタミン製剤（ビタミンB$_{12}$製剤）

[pH変動スケール]

500μg製剤

(規格pH：5.3～7.3)

0	1	2	3	4	5	6	7	8	9	10	11	12	13	14

赤色→赤橙色 ←0.04mL　　　　　　　　　10mL→　　─

2.70　　　　　5.90　　　　　　　　　　　12.66

注意事項

DEHP・PVC	フィルター	閉鎖システム
─	─	─

調剤時の注意

光分解を受けやすいので，開封後ただちに使用するとともに，遮光に留意すること．

[配合変化データ (文献に基づく判定)]

本品規格	配合不可	
500μg/1mL	注射用エフオーワイ [100mg/1V (注射用水10mLで溶解)]	残存率データはないが，外観変化なし (24hr)，エフオーワイの力価低下：34.5% (24hr)
	タチオン注射用 [200mg/3mL]	30% (6hr)，赤色→微褐変 (24hr)，室温，遮光下
	メイセリン静注用 [1g/1V (注射用水20mLで溶解)]	淡赤色→橙赤色 (24hr)，pH低下：5.50→4.38，室温，遮光下

本品規格	配合可		
500μg/1mL	・5-FU注 [250mg/5mL] ・20%フルクトン注 [20mL] ・アスパラカリウム注 [1712mg/10mL] ・アデホス-Lコーワ注 [40mg/2mL] ・アドナ注 (静脈用) [50mg/10mL] ・アミサリン注 [200mg/2mL] ・アミパレン輸液 [400mL/1V] ※1 ・アリナミンF注 [50mg/20mL] ・献血アルブミン25%「ベネシス」 [20mL] ・イバン注 [100mg/5mL] ・ヴィーンD輸液 [500mL/1V] ※1 ・エクサシン注射液 [200mg/2mL] ※1 ・注射用エフオーワイ [100mg/1V] ・エレメンミック注 [2mL/1A] ※1 ・オーツカMV注 [4mL] ※1 　+ハイカリック液-3号 [700mL] ・大塚糖液 [10%20mL] ・カシワドール静注 [20mL] ※1 ・カルチコール注射液8.5% [10mL] ・強力ネオミノファーゲンシー静注 [20mL] ・クリニザルツ輸液 [500mL/1V] ・コンドロイチン硫酸ナトリウム注射液「日医工」 [200mg/20mL] ・シオマリン静注用 [1g/1V(注射用水10mLで溶解)] ・ジフルカン静注液 [100mg/50mL] ・ジプロフィリン注「エーザイ」 [300mg/2mL] ・スロンノンHI注 [10mg/2mL] ・生理食塩液「フソー」 [100mL/1V]	・セファメジンα注射用 [0.25g/1V(生食液250mLで溶解)] ・セルシン注射液 [10mg/2mL] ※1 ・ソリタ-T3号輸液 [500mL/1V] ・ソル・コーテフ静注用 [1g/8mL] ・タガメット注射液 [200mg/2mL] ・チョコラA筋注 [5万IU/1mL] ※1 ・テラプチク静注 [45mg/3mL] ※1 ・ドプラム注射液 [400mg/20mL] ・トラベルミン注 [1mL] ※1 ・トランサミン注5% [5mL] ・ニコリン注射液 [250mg/2mL] ・ノイロトロピン注射液 [3.6単位/3mL] ・ノルアドレナリン注 [1mg/1mL] ・ハイカリック液-3号 [700mL] ※1 ・水溶性ハイドロコートン注射液 [500mg/10mL] ※1 ・パルクス注 [10μg/2mL] 　+ハルトマン輸液pH8「NP」 [500mL] ・パルクス注 [10μg/2mL] 　+フィジオゾール3号輸液 [500mL] ・ハルトマン-G3号輸液 [500mL/1V] ※1 ・パンスポリン静注用 [0.25g/1V(注射用水20mLで溶解)] ・パントシン注 [200mg/2mL] ・ピーエヌツイン-1号輸液 [1000mL/1V] ※1 ・ピーエヌツイン-2号輸液 [1100mL/1V] ※1 ・ピーエヌツイン-3号輸液 [1200mL/1V] ※1 ・ビソルボン注 [4mg/2mL] ※1	・ビタシミン注射液 [500mg/2mL] ※2 ・フィジオゾール3号輸液 [500mL/1V] ※1 ・フェジン静注 [40mg/2mL] ・注射用フサン ※1 [10mg/1V(ブドウ糖500mLで溶解)] ・フラビタン注射液 [20mg/2mL] ・プリンペラン注射液 [10mg/2mL] ※3 ・フルマリン静注用 ※1 [1g/1V(注射用水4mLで溶解)] ・水溶性プレドニン [50mg/5mL] ・ヘルベッサー注射用 ※1 [50mg/1V(生食液5mLで溶解)] ・ホスミシンS静注用 ※1 [1g/1V(注射用水20mLで溶解)] ・ポタコールR輸液 [500mL/1V] ※1 ・ポララミン注 [5mg/1mL] ・マイトマイシン注用 [2mg/5mL] ・マルトス輸液10% [250mL] ・ミノマイシン点滴静注用 ※1 [100mg/1V(5%ブドウ糖500mLで溶解)] ・ミノマイシン点滴静注用 ※1 [100mg/1V(注射用水5mLで溶解)] ・メイロン静注7% [250mL] ・ラシックス注 [100mg/10mL] ※1 ・リスモダンP静注 [50mg/5mL] ・リプル注 [10μg/2mL] 　+ハルトマン輸液pH8「NP」 [500mL] ・リプル注 [10μg/2mL] 　+フィジオゾール3号輸液 [500mL] ・リンデロン注 [4mg/1mL] ・レプチラーゼ注 [2単位/2mL]

・いずれも室温，遮光下．

※1　残存率データはないが，外観変化なし (24hr)．

※2　1hrまでしか観察していないが，残存率90%以上，外観変化なし．

※3　残存率データなし，3hr後に淡赤色から淡橙赤色にやや変色．

📄 メチコバール注射液インタビューフォーム (2012年9月改訂)

メチル

メチルエルゴメトリン「あすか」 （武田薬品工業）

［メチルエルゴメトリンマレイン酸塩］ 注：0.2mg/1mL/A

分類 婦人科用薬（子宮収縮止血薬）

［pH変動スケール］

- 規格pH：2.9～3.5
- pH変動試験のデータなし

⚠ 注意事項

DEHP・PVC	フィルター	閉鎖システム
―	―	―

調剤時の注意
外箱開封後は遮光して保存すること．

［配合変化データ（文献に基づく判定）］

本品規格	配合可		
0.2mg/1mL	・アドナ注（静脈用）[10mg/2mL] ・アミカシン硫酸塩注射液「日医工」 　[200mg/2mL] ・アミノレバン点滴静注[500mL] ・アリナミンF注[10mg/2mL] ・大塚生食注[500mL] ・大塚糖液5%[500mL] ・クラフォラン注射用 ※1 　[0.5g/生食液10mL]	・シオマリン静注用[1g/生食液10mL] ・セフメタゾン静注用[0.25g/生食液10mL] ・ソリタ-T3号輸液[200mL] ・トブラシン注[90mg/1.5mL] ※2 ・トランサミン注[250mg/2.5mL] ・パンスポリン静注用 ※1 　[250mg/生食液10mL] ・ビタメジン静注用[1V/生食液20mL]	・ブスコパン注[20mg/1mL] ・ベストコール静注用 ※3 　[0.5g/生食液10mL] ・ペントシリン注射用[2g/生食液10mL] ・ホスミシンS静注用[500mg/生食液10mL] ・マルトス輸液10%[250mL] ・リンゲル液[500mL]

- いずれも残存率データはないが，外観変化なし（24hr）（※1～3を除く）．
- ※1 24hr後に淡黄色澄明から黄色澄明に増色．
- ※2 24hr後に無色澄明から微黄色澄明に増色．
- ※3 淡黄色澄明→淡黄色澄明→淡黄褐色澄明（直後→6hr→24hr），6hr以内の投与であれば配合可．

📄 メチルエルゴメトリン注0.2mg「あすか」インタビューフォーム（2020年11月改訂）

メチレンブルー「第一三共」 [メチルチオニニウム塩化物水和物]

静注：50mg/A　　　　　　　　　　　　　　　　　　　　　　（第一三共）
分類　中毒治療薬（メトヘモグロビン血症治療薬）

[pH変動スケール]

50mg製剤

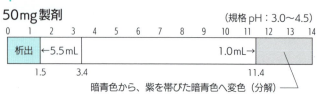

注意事項

DEHP・PVC	フィルター	閉鎖システム
—	—	—

調剤時の注意

本剤1アンプルに対し5％ブドウ糖注射液50mLで希釈する．

📄 メチレンブルー静注50mg「第一三共」インタビューフォーム（2015年3月改訂）

メトク

塩酸メトクロプラミド「タカタ」 [塩酸メトクロプラミド]

注射液：10mg/2mL/A

（髙田製薬）

分類 消化器機能調整薬

［pH変動スケール］

・規格pH：4.5〜5.5
・pH変動試験のデータなし

⚠ 注意事項

DEHP・PVC	フィルター	閉鎖システム
―	―	―

［配合変化データ（文献に基づく判定）］

・本品容量は不明.

配合不可	
エリスロシン点滴静注用 [500mg]	白沈
フェノバール注射液 [100mg]	白沈

配合可		
・20%フルクトン注 [20mL]	・タチオン注射用	・ブトウ糖注20% [20mL]
・アドナ注(静脈用) [25mg]	・ネオラミン・スリービー液(静注用)	・マンニットールS注射液 [20mL]
・キシリトール注射液	・ノバミン筋注 [5mg]	・リンゲル液
・強力ネオミノファーゲンシー静注 [20mL]	・ピーゼットシー筋注 [2mg]	
・ソル・コーテフ注射用 [100mg]	・ブスコパン注 [20mg]	

・いずれも残存率データはないが，外観変化なし（24hr）.

📄 塩酸メトクロプラミド注射液10mg「タカタ」インタビューフォーム（2018年8月改訂）

メ

メルカゾール ［チアマゾール］（武田薬品工業）

注：10mg/1mL/A
分類 抗甲状腺薬

［pH変動スケール］

10mg製剤 （規格pH：4.5〜8.0）

```
 0  1  2  3  4  5  6  7  8  9  10  11  12  13  14
    ←10mL                      10mL→
    1.10         5.86                12.36
```

注意事項

DEHP・PVC	フィルター	閉鎖システム
—	—	—

［配合変化データ（文献に基づく判定）］

本品規格	配合可		
10mg/1mL	・EL-3号輸液 ・KN3号輸液 ・アクチット輸液 ・アミノレバン点滴静注	・アミパレン輸液 ・大塚糖液 ・生食液 ・ソリタ-T3号輸液	・ハイカリック液-3号 ・プラスアミノ輸液 ・マルトス輸液10% ・ラクテック注

・いずれも残存率はないが，外観変化なし（24hr）．

📄 メルカゾール注インタビューフォーム（2021年6月改訂）

メロペネム「明治」 ［メロペネム水和物］（Meiji Seikaファルマ）

点滴静注用：0.25g/V, 0.5g/V, 1g/V／点滴静注用バッグ：0.5g/バッグ, 1g/バッグ
分類 抗菌薬（カルバペネム系抗菌薬）

[pH変動スケール]

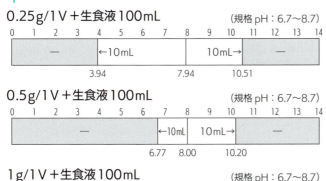

注意事項

DEHP・PVC	フィルター	閉鎖システム
—	—	—

調剤時の注意
通常0.25～2.0g（力価）当たり100mL以上の生食液等に溶解する．ただし，注射用水は等張にならないので使用しないこと．

[配合変化データ（文献に基づく判定）]

本品容量		配合不可	
0.5g	KN3号輸液 [200mL]	84.6%(6hr), 微黄色澄明(24hr), 室温, 散光下	
	大塚糖液5% [100mL]	89.95%(6hr), 微黄色澄明(24hr), 室温, 散光下	
	キシリトール注20%シリンジ「NP」[20mL]	81.95%(6hr), 微黄色澄明(3hr), 室温, 散光下	
	ソリタ-T3号G輸液 [200mL]	82.6%(6hr), 微黄色澄明(24hr), 室温, 散光下	
	ソリタ-T3号G輸液 [500mL]	84.3%(6hr), 室温, 散光下	
	ソリタ-T3号輸液 [200mL]	89.64%(6hr), 配合直後と比較し, わずかな変化あり(24hr), 室温, 散光下	
	ブドウ糖注5%シリンジ「NP」[10mL]	83.31%(6hr), 淡黄色澄明(6hr), 室温, 散光下	
	ブドウ糖注20%「NP」[20mL]	65.59%(6hr), 微黄色澄明(1hr), 室温, 散光下	
	ポタコールR輸液 [500mL]	89.81%(6hr), 室温, 散光下	
	ラクテックG輸液 [500mL]	83.6%(6hr), 配合直後と比較し, わずかな変化あり(24hr), 室温, 散光下	
0.5g/10mL	注射用蒸留水 [10mL]	71.25%(24hr), 24hr後に黄色に増色, 室温, 散光下	
0.5g +生食液100mL	イノバン注 [100mg/5mL]	74.35%(6hr), 室温, 散光下	
	ネオフィリン注 [250mg/10mL]	65.37%(6hr), 室温, 散光下	
	ビソルボン注 [4mg/2mL]	97.27%→87.52%(6hr→24hr), 白濁(直後), 室温, 散光下	
	ピドキサール注 [30mg/1mL]	92.32%→74.82%(6hr→24hr), 黄色澄明(3hr), 室温, 散光下	

配合可

- ❶ 10%EL-3号輸液 [500mL]※1
- ❶ KN3号輸液 [500mL]※1
- ❶ アクチット輸液 [200mL]※1
- ❸ アドナ注（静脈用）[100mg/20mL]※1
- ❸ アミカシン硫酸塩注射液「日医工」[100mg/1mL]
- ❶ ヴィーンD輸液 [500mL]
- ❶ 大塚生食注 [100mL]※3
- ❶ 大塚生食注 [100mL]※4
- ❶ 大塚糖液5% [100mL]※3
- ❸ ガスター注射液 [20mg/2mL]※2
- ❸ 強力ネオミノファーゲンシー静注 [20mL]
- ❶ キリット注5% [500mL]※2
- ❸ ゲンタシン注 [60mg/1.5mL]※2
- ❷ スルペラゾン静注用 [1g/生食液5mL]※1
- ❶ 生食注シリンジ「NP」[10mL]※3
- ❶ 生食注シリンジ「NP」[10mL]※5
- ❷ セフォチアム塩酸塩静注用「NP」[1g/生食液5mL]※6
- ❶ ソリタ-T3号輸液 [500mL]※2
- ❸ ソル・コーテフ静注用 [500mg/4mL]※1
- ❸ トブラシン注 [60mg/1.5mL]※2
- ❸ トランサミン注 [1g/10mL]※2
- ❶ ハルトマン輸液「NP」[500mL]※2
- ❶ ハルトマン輸液pH8「NP」[500mL]※2
- ❷ パンスポリン静注用 [1g/生食液5mL]※6
- ❷ ビタメジン静注用 [1V/生食液5mL]
- ❶ フィジオゾール3号輸液 [500mL]※2
- ❶ ブドウ糖5%シリンジ「NP」[10mL]※7
- ❸ プリンペラン注射液 [10mg/2mL]※1
- ❶ フルクトラクト注 [200mL]※2
- ❶ フルクトラクト注 [500mL]※2

メロペネム「明治」

❷ 水溶性プレドニン[50mg/生食液5mL] ※2　❷ ペントシリン注射用[1g/生食液5mL] ※2　❶ ラクテック注[500mL] ※2
❷ プロスタンディン点滴静注用 ※2　❸ メイロン静注7%[20mL] ※2　❸ ラシックス注[20mg/2mL] ※2
　[500μg/生食液5mL]　❶ ラクテック注[250mL] ※1　❸ リンデロン注[2mg/0.5mL] ※2

本品容量：❶ 0.5g，❷ 0.5g+生食液95mL，❸ 0.5g+生食液100mL

※1　残存率90%以上→90%未満（6hr→24hr），わずかな外観変化あり（24hr），6hr以内の投与であれば配合可.
※2　残存率90%以上→90%未満（6hr→24hr），外観変化なし（24hr），6hr以内の投与であれば配合可.
※3　5℃，遮光下.
※4　室温，散光下.
※5　残存率90%以上→90%未満（6hr→24hr），24hr後に微黄色澄明から黄色澄明に増色，室温，散光下，6hr以内の投与であれば配合可.
※6　残存率90%以上→90%未満（6hr→24hr），24hr後に微黄色澄明から淡黄色澄明に増色，6hr以内の投与であれば配合可.
※7　残存率90%以上（24hr），24hr後に微黄色澄明から淡黄色澄明に増色，5℃，遮光下.

📄 メロペネム点滴静注用インタビューフォーム（2020年9月改訂）

モルヒネ塩酸塩「第一三共」 [モルヒネ塩酸塩]（第一三共）

注射液：10mg/1mL/A，50mg/5mL/A，200mg/5mL/A

分類 鎮痛薬・麻薬［オピオイド鎮痛薬（麻薬）］

[pH変動スケール]

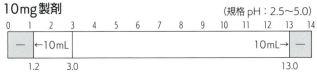

注意事項

DEHP・PVC	フィルター	閉鎖システム
－	－	－

[配合変化データ（文献に基づく判定）]

本品規格	配合不可		
200mg/5mL	5-FU注 [1000mg/20mL]＋生食液 [75mL]	89.6%(24hr)，結晶析出(6hr)	
	アスコルビン酸注射液 [2000mg/8mL]＋生食液 [7mL]	結晶析出(24hr)	
	リンデロン注 [40mg/10mL]＋生食液 [5mL]	75.8(6hr)，結晶析出(3hr)	

本品規格	配合可		
10mg/1mL	・1％カルボカイン注 [10mL] ・アナペイン注 [0.2%10mL] ・大塚生食注 [0.9%100mL] ・大塚糖液5％ [100mL] ・キシロカイン注ポリアンプ1％ [10mL] ・生食液 [0.9%500mL] ・ピーエヌツイン-1号輸液 [1000mL] ・ピーエヌツイン-1号輸液 [1000mL] ※1 ＋マルタミン注射用 [5mL/V]	・ピーエヌツイン-1号輸液Ⅰ層 [800mL] ・ピーエヌツイン-1号輸液Ⅱ層 [200mL] ・ピーエヌツイン-3号輸液 [1200mL] ・ピーエヌツイン-3号輸液 [1200mL] ＋マルタミン注射用 [5mL/V] ・ピーエヌツイン-3号輸液Ⅰ層 [800mL] ・ピーエヌツイン-3号輸液Ⅱ層 [400mL] ・ブドウ糖注5％ [500mL] ・フルカリック1号輸液混合後 [903mL]	・フルカリック1号輸液大室 [700mL] ・フルカリック2号輸液混合後 [1003mL] ・フルカリック2号輸液大室 [700mL] ・フルカリック3号輸液混合後 [1103mL] ・フルカリック3号輸液大室 [700mL] ・マーカイン注0.25％ [20mL] ・モリペパミン [200mL]
50mg/5mL	・5-FU注 [500mg/10mL]＋生食液 [85mL] ・アクチット輸液 [500mL] ・アタラックス-P注射液 [100mg/2mL] ＋生食液 [13mL] ・アタラックス-P注射液 [100mg/2mL] ＋生食液 [93mL] ・アドナ注（静脈用）[10mg/2mL] ＋生食液 [13mL]	・アドナ注（静脈用）[100mg/20mL] ＋生食液 [75mL] ・セレネース注 [10mg/2mL]＋生食液 [13mL] ・セレネース注 [10mg/2mL]＋生食液 [93mL] ・ソリタ-T3号輸液 [500mL] ・ドロレプタン注射液 [20mg/8mL] ＋生食液 [87mL] ・プリンペラン注射液 [20mg/2mL] ＋生食液 [11mL]	・プリンペラン注射液 [20mg/4mL] ＋生食液 [91mL] ・水溶性プレドニン [50mg/5mL] ＋生食液 [90mL] ・プロスタルモン・F注射液 [4mg/4mL] ＋生食液 [91mL] ・リンデロン注 [40mg/10mL]＋生食液 [5mL]
200mg/5mL	・2％カルボカイン注 [500mg/25mL] ・アクチット輸液 [500mL] ・アスコルビン酸注射液 [2000mg/8mL] ＋生食液 [87mL] ・アタラックス-P注射液 [100mg/2mL] ＋生食液 [13mL] ・アタラックス-P注射液 [100mg/2mL] ＋生食液 [93mL] ・アドナ注（静脈用）[10mg/2mL] ＋生食液 [13mL] ・アドナ注（静脈用）[100mg/20mL] ＋生食液 [75mL] ・大塚生食注 [0.9%15mL] ※2 ・大塚生食注 [0.9%100mL] ・強力ネオミノファーゲンシー静注 [100mL] ・ケタラール静注用 [200mg/20mL] ＋生食液 [75mL]	・ケタラール静注用 [500mg/10mL] ＋生食液 [5mL] ・コントミン筋注 [25mg/5mL2筒] ＋生食液 [91mL] ・セレネース注 [10mg/2mL]＋生食液 [13mL] ・セレネース注 [10mg/2mL]＋生食液 [93mL] ・ソリタ-T3号輸液 [500mL] ・タガメット注射液 [800mg/8mL] ＋生食液 [7mL] ・タガメット注射液 [800mg/8mL] ＋生食液 [87mL] ・ドルミカム注射液 [15mg/3mL] ＋生食液 [12mL] ・ドルミカム注射液 [20mg/4mL] ＋生食液 [91mL] ・ドロレプタン注射液 [25mg/10mL] ＋生食液 [85mL] ・ヒベルナ注 [50mg/2mL]＋生食液 [13mL]	・プリンペラン注射液 [20mg/4mL] ＋生食液 [11mL] ・プリンペラン注射液 [20mg/4mL] ＋生食液 [91mL] ・水溶性プレドニン [50mg/5mL] ＋生食液 [90mL] ・プロスタルモン・F注射液 [4mg/4mL] ＋生食液 [91mL] ・ヘパリンナトリウム注 [3万単位/30mL] ・ヘパリンナトリウム注 [3万単位/30mL] ＋生食液 [65mL] ・マーカイン注 [100mg/20mL] ・ミラクリッド注射液 [10万単位/2mL] ＋生食液 [500mL] ・リンデロン注 [40mg/2mL]＋生食液 [13mL] ・リンデロン注 [40mg/10mL]＋生食液 [85mL] ・ロピオン静注 [50mg/5mL]＋生食液 [90mL]

※1 本品濃度：10mg/2mL．　　※2 バルーン内での安定性．

モルヒネ塩酸塩注射液「第一三共」インタビューフォーム（2020年5月改訂）

ラクテック [乳酸リンゲル液] (大塚製薬工場)

注：250mL/バッグ，500mL/バッグ，1L/バッグ

分類 輸液・栄養製剤（乳酸リンゲル液）

[pH変動スケール]

250mL製剤，500mL製剤，1L製剤 （規格pH：6.0〜7.5）

0	1	2	3	4	5	6	7	8	9	10	11	12	13	14

— ←10mL 　　　　　　　　　　10mL→ —

1.49 　　　　6.67 　　　　12.62

⚠ 注意事項

DEHP・PVC	フィルター	閉鎖システム
—	—	—

調剤時の注意

本剤はカルシウム塩を含有するため，クエン酸加血液と混合すると凝血を起こす恐れがあるので注意すること．リン酸イオンおよび炭酸イオンと沈殿を生じるので，リン酸塩または炭酸塩を含む製剤と配合しないこと．

[配合変化データ（文献に基づく判定）]

本品規格	配合不可	
500mL	ダントリウム静注用 [20mg/注射用水60mL]	淡黄色混濁(1hr)
	ファンギゾン注射用 [50mg/注射用水10mL]	微黄色混濁(直後)
	メイロン静注7% [40mL]	白色混濁(24hr)，混合量20mL以下により配合可

本品規格	配合可		
500mL	・5-FU注 [1000mg/20mL]	・エリスロシン点滴静注用 [500mg/注射用水10mL]	・ゾシン静注用 [4.5g/輸液10mL]
	・KCL補正液1mEq/mL [20mEq/20mL]	・エレメンミック注 [2mL]	・ソセゴン注射液 [30mg/1mL]
	・アイソボリン点滴静注用 [25mg/生食液5mL]	・塩化Ca補正液 [20mEq/20mL]	・ゾビラックス点滴静注用 [250mg/注射用水10mL]
	・アキネトン注射液 [5mg/1mL]	・塩化Na補正液 [20mEq/20mL]	・ソル・コーテフ注用 [250mg/溶解液2mL]
	・アザクタム注射用 [1g/注射用水10mL]	・注射用エンドキサン [100mg/注射用水5mL]	・ソル・コーテフ静注用 [500mg/溶解液4mL]
	・アスパラカリウム注 [10mEq/10mL]	・大塚塩カル注2% [20mL]	・ソルダクトン静注用 [100mg/注射用水10mL]
	・アタラックス-P注射液 [50mg/1mL]	・大塚生食液 [500mL]	・ソルダクトン静注用 [200mg/注射用水20mL]
	・アデホス-Lコーワ注 [40mg/2mL]	・オメプラール注用 [20mg/生食液10mL]	・ソル・メドロール静注用 [125mg/溶解液2mL]
	・アデラビン9号注 [2mL]	・カイトリル注 [3mg/3mL]	・ソル・メドロール静注用 [500mg/溶解液8mL]
	・アドナ注（静脈用）[100mg/20mL]	・ガスター注射液 [20mg/2mL]	・ソル・メドロール静注用 [1000mg/溶解液16mL]
	・アドリアシン注用 [10mg/注射用水5mL]	・カルチコール注射液8.5% [10mL]	・ダウノマイシン静注用 [20mg/生食液5mL]
	・アトロピン硫酸塩注「フソー」 [0.5mg/1mL]	・カルベニン点滴用 [0.5g/輸液10mL] ※1	・タガメット注射液 [200mg/2mL]
	・アナフラニール点滴静注液 [25mg/2mL]	・キサンボン注射用 [80mg/生食液5mL]	・注射用タゴシッド [200mg/注射用水5mL]
	・アネキセート注射液 [0.5mg/5mL]	・静注用キシロカイン2% [100mg/5mL]	・タチオン注射用 [200mg/溶解液3mL]
	・アプレゾリン注射用 [20mg/注射用水1mL]	・キドミン輸液 [300mL]	・ダラシンS注射液 [600mg/4mL]
	・アミカシン硫酸塩注射液「日医工」 [200mg/2mL]	・強力ネオミノファーゲンシー静注 [20mL]	・デカドロン注射液 [3.3mg/1mL]
	・アミサリン注 [100mg/1mL]	・キロサイド注 [60mg/3mL]	・ドパストン静注 [25mg/10mL]
	・アミノレバン点滴静注 [500mL]	・グルカゴンGノボ注射用 [1mg/溶解液1mL]	・ドブトレックス注射液 [100mg/5mL]
	・アミパレン輸液 [200mL]	・ケイツーN静注 [10mg/2mL]	・トブラシン注 [60mg/1.5mL]
	・アリナミンF注 [10mg/2mL]	・ケタラール静注用 [200mg/20mL]	・ドプラム注射液 [400mg/20mL]
	・アリナミンF注 [100mg/20mL]	・ゲンタシン注 [60mg/1.5mL]	・トランサミン注10% [1000mg/10mL]
	・アルギメート点滴静注 [10g/100mL]	・コスメゲン静注用 [0.5mg/注射用水1.1mL]	・ドルミカム注射液 [10mg/2mL]
	・アルタット静注用 [75mg/輸液10mL]	・注射用サイメリン [100mg/生食液10mL]	・トロペロン注 [4mg/2mL]
	・アルブミン-ベーリング20%静注 [10.0g/50mL]	・サイレース静注 [2mg/1mL]	・ドロレプタン注射液 [25mg/10mL]
	・アレビアチン注 [250mg/5mL]	・シーパラ注 [2mL]	・ナイクリン注射液 [50mg/1mL]
	・安息香酸Naカフェイン注10%「フソー」 [100mg/1mL]	・シオマリン静注用 [1g/注射用水10mL]	・ナゼア注射液 [0.3mg/2mL]
	・イソゾール注射用 [0.5g/溶解液20mL]	・ジゴシン注 [0.25mg/1mL]	・ニコリンH注射液 [1g/4mL]
	・イノバン注 [100mg/5mL]	・スルペラゾン静注用 [1g/注射用水10mL]	・乳酸Na補正液 [20mEq/20mL]
	・インデラル注射液 [2mg/2mL]	・スロンノンHI注 [10mg/2mL]	・ネオシネジンコーワ注 [1mg/1mL]
	・ウテメリン注 [50mg/5mL]	・セファメジンα注射用 [1g/注射用水10mL]	・ネオファーゲン静注 [20mL]
	・注射用エフオーワイ [100mg/注射用水5mL]	・セファランチン注 [10mg/2mL]	・ネオフィリン注 [250mg/10mL]
	・エホチール注 [10mg/1mL]	・セフメタゾン静注用 [2g/注射用水20mL]	・ネオラミン・スリービー液（静注用）[10mL]
	・注射用エラスポール [100mg/生食液10mL]	・セルシン注射液 [10mg/2mL]	・ノイロトロピン注射液 [3.6単位/3mL]
		・セレネース注 [5mg/1mL]	

ラクテ

- バイオゲン静注[50mg/20mL]
- バクトラミン注[5mL]
- パズクロス点滴静注液[300mL/100mL]
- パパベリン塩酸塩注[40mg/1mL]
- パルタンM注[0.2mg/1mL]
- 塩酸バンコマイシン点滴静注用
  [0.5g/輸液10mL]
- パンスポリン静注用[1g/輸液10mL] ※2
- パントール注射液[500mg/2mL]
- パントシン注10%[200mg/2mL]
- ハンプ注射用[1000μg/注射用水10mL]
- ビーシックス注「フソー」[30mg/1mL]
- ビーフリード輸液[500mL]
- ビオチン注「フソー」[1mg/2mL]
- ビクシリン注射用[1g/注射用水10mL]
- ビクシリン注射用[2g/注射用水8mL]
- ビスラーゼ注射液[20mg/2mL]
- ビソルボン注[4mg/2mL]
- ビタシミン注射液[100mg/1mL]
- ビタメジン静注用[1V/注射用水20mL]
- ピドキサール注[30mg/1mL]
- ヒューマリンR注100単位/mL
  [1000単位/10mL]
- ファーストシン静注用[1g/輸液10mL]
- ファンガード点滴用[75mg/生食液10mL]
- フィニバックス点滴静注用
  [0.25mg/生食液100mL]

- フェジン静注[40mg/2mL]
- 注射用フサン[10mg/注射用水5mL]
- 注射用フサン[50mg/注射用5mL]
- ブスコパン注[20mg/1mL]
- フラグミン静注[5000単位/5mL]
- フラビタン注射液[20mg/2mL]
- プリンペラン注射液[10mg/2mL]
- フルマリン静注用[1g/注射用水10mL]
- ブレオ注射用[15mg/生食5mL]
- 水溶性プレドニン[20mg/注射用水2mL]
- 水溶性プレドニン[50mg/注射用水5mL]
- プロスタルモン・F注射液[1000μg/1mL]
- プロスタンディン点滴静注用
  [500μg/輸液10mL]
- プロタノールL注[0.2mg/1mL]
- ベストコール静注用[1g/注射用水10mL]
- ヘパリンNa注「モチダ」[5000単位/5mL]
- ペプレオ注射用[5mg/生食5mL]
- ペルジピン注射液[10mg/10mL]
- ヘルベッサー注射用[50mg/生食液10mL]
- ペントシリン注射用[1g/注射用水10mL]
- ホスミシンS静注用[2g/注射用水20mL]
- ボスミン注[1mg/1mL]
- ホリゾン注射液[10mg/2mL]
- マイトマイシン注用[2mg/注射用水5mL]
- マンニットールS注射液[300mL]

- ミノマイシン点滴静注用
  [100mg/注射用水5mL]
- ミラクリッド注射液
  [10万単位/注射用水10mL]
- ミリスロール注[5mg/10mL]
- メイセリン静注用[1g/輸液10mL]
- メイロン静注7%[20mL]
- メイロン静注8.4%[20mL]
- メキシチール点滴静注[125mg/5mL]
- メソトレキセート点滴静注液
  [200mg/8mL]
- メタボリンG注射液[10mg/1mL]
- メロペン点滴用[0.5g/輸液10mL]
- モルヒネ塩酸塩注射液「第一三共」
  [200mg/5mL]
- ユナシン-S静注用[1.5g/注射用水10mL]
- ラジカット注[30mg/20mL]
- ラシックス注[100mg/10mL]
- ラステット注[100mg/5mL]
- ラボナール注射用[0.3g/溶解液12mL]
- 硫酸Mg補正液[20mEq/20mL]
- リンコシン注射液[600mg/2mL]
- リンデロン注(0.4%)[20mg/5mL]
- レプチラーゼ注[1単位/1mL]
- レペタン注[0.3mg/1.5mL]
- ロピオン静注[50mg/5mL]
- ワゴスチグミン注[0.5mg/1mL]

- いずれも残存率データはないが, 外観変化なし(24hr)(※1, 2を除く).
- ※1　微褐色澄明(6hr).
- ※2　微黄色澄明(6hr).

📄 ラクテック注配合変化表［株式会社大塚製薬工場(2020年1月)］
　ラクテック注インタビューフォーム(2016年12月改訂)

ラジカット [エダラボン]（田辺三菱製薬）

注：30mg/20mL/管／点滴静注バッグ：30mg/100mL/袋

分類 脳卒中治療薬

[pH変動スケール]

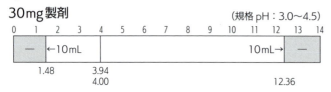

30mg製剤　（規格pH：3.0〜4.5）

1.48　3.94　4.00　12.36

注意事項

DEHP・PVC	フィルター	閉鎖システム
—	—	—

調剤時の注意

原則として生食液で希釈すること（ラジカット注のみ．各種糖を含む輸液と混合すると，その後エダラボンの濃度低下をきたすことがある）．高カロリー輸液，アミノ酸製剤との混合または同一経路からの点滴はしないこと（混合すると，その後エダラボンの濃度低下をきたすことがある）．

[配合変化データ（文献に基づく判定）]

本品規格	配合不可	
注30mg/20mL	アレビアチン注 [250mg/5mL]	白濁 (直後)
	ヴィーンD輸液 [500mL]	75.6% (24hr), 1hr後に極微黄色澄明を呈し、時間とともに増色
	ソルダクトン静注用 [200mg/20mL]	白濁 (直後)
	ソルデム3A輸液 [500mL]	91.8%→84.6% (3hr→6hr)
	ネオパレン1号輸液 [1000mL]	95.7%→72.2% (0.5hr→3hr), 黄色澄明 (直後)
	ハイカリック液-1号 [700mL]+アミパレン輸液 [300mL]	90.5%→86.1% (3hr→6hr)
	ハイカリック液-2号 [700mL]+アミパレン輸液 [300mL]	92.8%→89.9% (0.5hr→3hr)
	ビーフリード輸液 [500mL]	87.9%→54.4% (0.5hr→3hr)
	フィジオゾール3号輸液 [500mL]	94.4%→82.6% (6hr→24hr), 微赤色澄明 (6hr)
	フェノバール注射液 [100mg/1mL]	白色結晶析出 (直後)
	フルカリック1号輸液 [903mL]	91.8%→80.4% (3hr→6hr), 黄色澄明 (直後)
	フルカリック2号輸液 [1003mL]	97.3%→83.0% (0.5hr→3hr), 黄色澄明 (直後)
	フルカリック3号輸液 [1103mL]	93.9%→73.3% (0.5hr→3hr), 黄色澄明 (直後)
	ポタコールR輸液 [500mL]	析出物あり (0.5hr)
	ホリゾン注射液 [10mg/2mL]	白濁 (直後)
	ユナシン-S静注用 [1.5g/生食液50mL]	98.0%→87.2% (0.5hr→3hr), 微黄色澄明 (6hr)
	ユナシン-S静注用 [1.5g/生食液100mL]	94.2%→86.5% (3hr→6hr), 微黄色澄明 (6hr)
	ラシックス注 [20mg/2mL]	白色沈殿物析出 (直後)
	ラボナール注射用 [0.3g/20mL]	白色結晶析出 (直後)
点滴静注バッグ 30mg/100mL	グルトパ注 [2400万国際単位/注射用水40mL]	泡・白色浮遊物 (24hr)
	パンスポリン静注用 [1g/100mL]	92.7%→88.3% (3hr→6hr), ごく薄い黄色味を帯びた澄明 (3hr)
	ユナシン-S静注用 [1.5g/生食液100mL]	93.7%→89.2% (3hr→6hr), 外観変化なし (24hr)

本品規格	配合可		
注30mg/20mL	・KN3号輸液 [500mL] ※1 ・アクチット輸液 [500mL] ※2 ・アミパレン注 [200mL] ・イノバン注 [200mg/10mL] ・ヴィーンF輸液 [500mL]	・大塚蒸留水 [500mL] ・大塚生食注 [100mL] ・大塚生食注 [500mL] ・大塚糖液5% [100mL] ・大塚糖液5% [500mL] ※3	・大塚糖液50% [500mL] ※1 ・オザグレルNa点滴静注「FY」 　[80mg/200mL] ・オザグレルNa点滴静注液「ケミファ」※4 　[80mg/4mL]

ラジカ

	オメプラゾール注射用 ※5 [20mg/生食液20mL] 注射用カタクロット [20mg/2mL] キサンボン注射用 [20mg/2mL] グリセオール注 [500mL] クリニザルツ輸液 [500mL] グルトパ注 [2400万国際単位/注射用水40mL] サヴィオゾール輸液 [500mL] ※1 セファメジンα注射用 ※6 [2g/生食液100mL] ソリタ-T1号輸液 [500mL] ソリタ-T2号輸液 [500mL]	ソリタ-T3号輸液 [500mL] ※2 タガメット注射液 [200mg/2mL] 低分子デキストランL注 [500mL] ※7 ドパミン塩酸塩点滴静注「武田テバ」[600mg/200mL] トリフリード輸液 [500mL] ※1 ニコリンH注射液 [1g/4mL] ニコリン注射液 [500mg/10mL] ノバスタンHI注 [10mg/2mL] ハイカリック液-1号 [700mL] ※1 ハイカリック液-2号 [700mL] ※1	パズクロス点滴静注液 [500mg/100mL] ビタメジン静注用 [1管/生食液20mL] 水溶性プレドニン [20mg/5mL] ヘパリンNa注「モチダ」[1万単位/10mL] ペルジピン注射液 [25mg/25mL] ヘルベッサー注射用 [20mg/生食液20mL] マンニットールS注射液 [500mL] ラクテックD輸液 [500mL] ラクテックG輸液 [500mL] ラクテック注 [500mL] リンデロン注 [4mg/1mL]
点滴静注バッグ 30mg/100mL	20%マンニットール注射液「YD」[500mL] イノバン注 [200mg/10mL] エリル点滴静注液 [30mg/2mL] オザグレルNa点滴静注「FY」[80mg/200mL] オザグレルNa点滴静注液「ケミファ」[80mg/200mL] ガスター注射液 [20mg/2mL]	注射用カタクロット [20mg/2.5mL] キサンボンS注射液 [20mg/2.5mL] グリセオール注 [500mL] ※1 サヴィオゾール輸液 [500mL] ※8 スルペラゾン静注用 [1g/100mL] セファメジンα注射用 [2g/100mL] セフメタゾン静注用 [1g/100mL] ※1 低分子デキストランL注 [500mL]	ニコリンH注射液 [1g/4mL] ノバスタンHI注 [10mg/2mL] パズクロス点滴静注液 [500mg/100mL] ヒルトニン注射液 [2mg/1mL] ペルジピン注射液 [25mg/25mL] ヘルベッサー注射用 [20mg/生食液20mL] メロペン点滴用 [0.5g/100mL] ※1

※1 残存率90％以上→90％未満（6hr→24hr），外観変化なし（24hr），6hr以内の投与であれば配合可.
※2 残存率90％以上→90％未満（6hr→24hr），24hr後に微赤色澄明を呈する，6hr以内の投与であれば配合可.
※3 残存率90％以上（24hr），24hr後に微黄色澄明を呈する.
※4 残存率90％以上（24hr），24hr後に淡黄色澄明を呈する.
※5 残存率90％以上（24hr），0.5hr後に微黄色澄明を呈する.
※6 残存率90％以上（24hr），6hr後に微黄色澄明を呈する.
※7 残存率90％以上→90％未満（6hr→24hr），24hr後に淡褐色澄明を呈する，6hr以内の投与であれば配合可.
※8 残存率90％以上（24hr），24hr後にごく薄い黄色味を帯びた澄明を呈する.

ラジカット注インタビューフォーム（2017年6月改訂）

ラ

ラシックス [フロセミド]（日医工）

注：20mg/2mL/A，100mg/10mL/A
分類 利尿薬（ループ利尿薬）

[pH変動スケール]

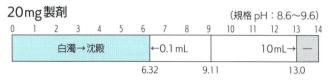

注意事項

DEHP・PVC	フィルター	閉鎖システム
—	—	—

調剤時の注意
低温（8℃以下）で結晶を析出することがあるが，この場合は室温で溶解してから使用する．

[配合変化データ（文献に基づく判定）]

本品規格	配合不可	
20mg/2mL	アクラシノン注射用20mg	混濁
	アプレゾリン注射用20mg	混濁
	アリナミンF注	混濁
	エリスロシン点滴静注用500mg	混濁
	ケタラール静注用200mg	混濁
	注射用サイメリン	混濁
	サイレース静注2mg	混濁
	セファランチン注10mg	混濁
	タガメット注射液	混濁
	ダガルバジン注用	混濁
	テラルビシン注射用	混濁
	ドルミカム注射液10mg	混濁
	ネオラミン・スリービー液（静注用）	混濁
	ノバントロン注	混濁
	パントシン注10%	混濁
	フエロン注射用	混濁
	プロタノールL注	混濁
	ミノマイシン点滴静注用100mg	混濁
	メイセリン静注用1mg	混濁
	メタボリン注射液	混濁

ラシックス注20mgインタビューフォーム（2019年12月改訂）

ラピアクタ [ペラミビル水和物] (塩野義製薬)

点滴静注液バイアル：150mg/15mL/V／点滴静注液バッグ：300mg/60mL/袋
分類 抗ウイルス薬（抗インフルエンザウイルス薬）

[pH変動スケール]

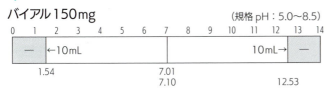

注意事項

DEHP・PVC	フィルター	閉鎖システム
―	―	―

[配合変化データ（文献に基づく判定）]

配合可

- KCL注20mEqキット「テルモ」[20mL]
- KN1号輸液 [500mL]
- KN3号輸液 [500mL]
- アクチット輸液 [500mL]
- アタラックス-P注射液 [25mg/1mL]
- アミカシン硫酸塩注射液「日医工」[100mg/1mL]
- アミゼットB輸液 [200mL]
- アミノフィリン静注「NP」[250mg/10mL]
- アミノレバン点滴静注 [500mL]
- アミパレン輸液 [200mL]
- イントラリポス輸液20% [250mL]
- ヴィーン3G輸液 [500mL]
- ヴィーンD輸液 [500mL]
- ヴィーンF輸液 [500mL]
- エクサシン注射液 [400mg/2mL]
- 注射用エフオーワイ100 [1V/生食液5mL]
- 注射用エラスポール100 [1V/生食液5mL]
- エリスロシン点滴静注用500mg
- エリル点滴静注液 [30mg/2mL]
- 大塚生食注 [500mL]
- 大塚糖液20% [20mL]
- カシワドール静注 [200mg/20mL]
- 注射用カタクロット40mg [1V/生食液5mLのうち2Vを混注]
- カルチコール注射液8.5% [10mL]
- キシリトール注20% [20mL]
- キドミン輸液 [200mL]
- グリセオール注 [500mL]
- シグマート注48mg [1V/生食液5mL]
- ジゴシン注 [0.25mg/1mL]
- シンビット静注用50mg [1V/生食液5mL]
- セファメジンα注射用1g [1V/生食液5mL]
- ゾシン静注用4.5 [1V/生食液5mL]
- ソルアセトD輸液 [250mL]

- ソル・コーテフ注射用100mg [1V/添付溶解液]
- ソルダクトン静注用200mg
- ソルデム1輸液 [500mL]
- ソルデム3AG輸液 [500mL]
- ソルデム3A輸液 [500mL]
- ソル・メドロール静注用500mg [1V/添付溶解液]
- ソルラクトTMR輸液 [500mL]
- ソルラクト輸液 [500mL]
- ダラシンS注射液600mg [600mg/4mL]
- ツインパル輸液
- 低分子デキストランL注 [250mL]
- デカドロン注射液 [3.3mg/1mL]
- ドブトレックス注射液 [100mg/5mL]
- トランサミン注10% [10mL]
- トリフリード輸液 [500mL]
- ドルミカム注射液 [10mg/2mL]
- ニトロール点滴静注 [100mg/200mL]
- ネオフィリン注 [250mg/10mL]
- ノーベルバール静注用250mg [1V/生食液5mL]
- ノルアドリナリン注 [1mg/1mL]
- ハベカシン注射液 [100mg/2mL]
- パレセーフ輸液 [500mL]
- 塩酸バンコマイシン点滴静注用 [0.5g/1V/生食液5mL]
- パンスポリン静注用1g [1V/生食液5mL] ※1
- パンスポリン静注用1g [1V/生食液5mL] ※2
- ビーフリード輸液 [500mL]
- ビカーボン輸液 [500mL]
- ビクシリン注射用1g [1V/生食液5mL]
- ビソルボン注 [4mg/2mL]
- ビタメジン静注用 [1V/生食液5mL]
- ヒドロコルチゾンコハク酸エステルNa静注用100mg「NIG」 [1V/添付溶解液]

- ヒューマリンR注100単位/mL [10mL]
- ファンガード点滴用50mg [1V/生食液5mL]
- フィジオ35輸液 [500mL]
- フィニバックス点滴静注用0.25g ※3
- フィニバックス点滴静注用0.25g ※4
- ブスコパン注 [20mg/1mL]
- ブドウ糖注5%PL「フソー」 [100mL]
- プリンペラン注射液 [10mg/2mL]
- フルマリン静注用 [1g/1V/生食液5mL] ※3
- フルマリン静注用 [1g/1V/生食液5mL] ※5
- プレアミン-P注射用 [200mL]
- 水溶性プレドニン50mg [1V/生食液5mL]
- ペントシリン注射用2g [1V/生食液5mL]
- ホスミシンS静注用1g [1V/生食液5mL]
- ボスミン注 [1mg/1mL] ※3
- ボスミン注 [1mg/1mL] ※6
- ポタコールR輸液 [500mL]
- ポララミン注 [5mg/1mL]
- マルトス輸液10% [250mL]
- ミノマイシン点滴静注用100mg [1V/生食液5mL]
- メイロン静注7% [20mL]
- メロペン点滴用バイアル0.5g
- モリアミンS注 [200mL]
- モリヘパミン点滴静注 [500mL]
- ユナシン-S静注用1.5g [1V/生食液5mL]
- ラクテックG輸液 [500mL]
- ラクテック注 [500mL]
- ラクトリンゲル液"フソー" [500mL]
- ラシックス注 [100mg/10mL]
- ラボナール注射用0.3g [1管/添付溶解液]
- リプラス3号輸液 [500mL]
- リンデロン注(0.4%) [2mg/0.5mL]
- ロセフィン静注用 [1g/1V/生食液5mL] ※3
- ロセフィン静注用 [1g/1V/生食液5mL] ※7

本品容量：300mg

- いずれも室温，散光下．
- ※1　残存率90％以上（24hr），4hr後に淡黄色澄明から黄色澄明に増色，5℃，遮光下．
- ※2　残存率90％以上（24hr），4hr後に淡黄色澄明から黄色澄明に増色，室温，散光下．
- ※3　5℃，遮光下．
- ※4　残存率90％以上（24hr），24hr後に微黄色澄明を呈する，室温，散光下．
- ※5　残存率90％以上（24hr），24hr後に極微黄色澄明を呈する，室温，散光下．
- ※6　残存率90％以上（24hr），24hr後に微黄色赤色澄明を呈する，室温，散光下．
- ※7　残存率90％以上（24hr），24hr後に極微黄色澄明から淡褐黄色澄明に増色，室温，散光下．

ラピアクタ配合変化表（2020年4月作成）
ラピアクタインタビューフォーム（2019年10月改訂）

ラボナール [チオペンタールナトリウム] (ニプロ ES ファーマ)

注射用：0.3g/管，0.5g/管
分類 麻酔時使用薬（全身麻酔薬）

[pH変動スケール]

- 規格pH：10.2〜11.2
- pH変動試験のデータなし

⚠ 注意事項

DEHP・PVC	フィルター	閉鎖システム
―	―	―

調剤時の注意

本剤は強アルカリ性であり，弱酸性の輸液などとの配合によりチオペンタールが析出する．

[配合変化データ（文献に基づく判定）]

ベクロニウム臭化物	白色沈殿
レミフェンタニル塩酸塩	沈殿

- 配合容量は不明．

📄 ラボナール注射用インタビューフォーム（2017年10月改訂）

ランダ ［シスプラチン］（日本化薬）

注：10mg/20mL/V，25mg/50mL/V，50mg/100mL/V

分類 抗悪性腫瘍薬（白金製剤）

［pH変動スケール］

- 規格pH：2.0～5.5
- pH変動試験のデータなし

⚠ 注意事項

DEHP・PVC	フィルター	閉鎖システム
記載なし	記載なし	記載なし

調剤時の注意

クロールイオン濃度が低い輸液を用いる場合には活性が低下するので生食液と混和すること．

［配合変化データ（文献に基づく判定）］

本品規格	配合不可	
10mg/20mL	20%マンニットール注射液 [100mg/500mL]	77.5%→72.2%(6hr→24hr), 結晶析出(6hr)
	大塚糖液5% [500mL]	85%→76.3%(3hr→6hr)
	大塚糖液10% [500mL]	82.6%→74.7%(3hr→6hr)
	キシリット注5% [500mL]	85.0%→78.8%(3hr→6hr)
	注射用水 [500mL]	78.1%→67.1%(6hr→24hr)
	低分子デキストラン糖注 [500mL]	84.1%→75.7%(3hr→6hr)
	ハイカリック液-2号 [700mL]	4.4%→0%(3hr→6hr)
	ハルトマン輸液pH8「NP」 [500mL]	87.2%→78.7%(3hr→6hr)
	ピーエヌツイン-2号輸液 [1100mL]	4.7%→0%(3hr→6hr)
	フルクトラクト注 [500mL]	89.6%→86.4%(6hr→24hr)
	マルトス輸液10% [500mL]	83.2%→78.2%(3hr→6hr)

本品規格	配合可		
10mg/20mL	• KN1号輸液[500mL]	• ソリタ-T3号輸液[500mL] ※1	• ポタコールR輸液[500mL]
	• KN3号輸液[500mL] ※1	• デノサリン1輸液[500mL]	• ラクテックG輸液[500mL] ※1
	• 大塚生食注[500mL]	• ハルトマン輸液「NP」[500mL] ※1	• ラクテック注[500mL] ※1
	• ソリタ-T1号輸液[500mL]	• フィジオ70輸液[500mL] ※1	
	• ソリタ-T3号G輸液[500mL] ※1	• フィジオゾール3号輸液[500mL] ※1	

※1 残存率90%以上→90%未満（6hr→24hr），外観変化なし（24hr），6hr以内の投与であれば配合可．

📄 ランダ注インタビューフォーム（2021年4月改訂）

リコモジュリン [トロンボモデュリン アルファ]（旭化成ファーマ）

点滴静注用：12800U/V

分類 抗血栓薬（血液凝固阻止薬）

[pH変動スケール]

12800単位製剤 / 生食液2mL　　　　　（規格pH：6.8〜7.3）

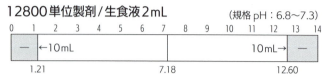

注意事項

DEHP・PVC	フィルター	閉鎖システム
—	—	—

[配合変化データ（文献に基づく判定）]

本品濃度	配合不可		
1V/ 5%ブドウ糖2mL	アミノレバン点滴静注 [200mL]	70.5%(6hr)	
	ヴィーンD輸液 [200mL]	85.0%(6hr)	
	ヴィーンF輸液 [500mL]	88.1%(1hr)	
	キドミン輸液 [300mL]	26.6%(6hr)	
	ソリタ-T1号輸液 [200mL]	82.4%(6hr)	
	ソルデム3A輸液 [200mL]	89.1%(6hr)	
	ドパミン塩酸塩点滴静注600mgバッグ「NIG」 [200mL]	84.8%→41.6%(6hr→24hr)	
	トリフリード輸液 [500mL]	87.9%(6hr)	
	ネオアミユー輸液 [200mL]	31.4%(6hr)	
	ハイカリック液-2号 [700mL]	77.3%(6hr)	
	ピーエヌツイン-1号輸液 [1000mL]	80.1%(6hr)	
	ビーフリード輸液 [500mL]	82.1%(6hr)	
	フィジオ35輸液 [250mL]	78.3%(6hr)	
	フルカリック1号輸液 [903mL]	74.5%(6hr)	
	フルカリック2号輸液 [1003mL]	89.9%(6hr)	
	ラクテック注 [250mL]	85.5%(6hr)	
1V/5%ブドウ糖2mL +5%ブドウ糖100mL	KCL注10mEqキット「テルモ」 [10mEq/10mL(0.4キット)]	63.0%(6hr), 微黄色澄明(24hr)	
	カルベニン点滴用 [500mg/5mL(2V)]	78.1%(6hr), 淡黄赤色澄明(24hr)	
	塩酸バンコマイシン点滴静注用 [0.5g(2V)]	88.0%(6hr)	
	パンスポリン静注用 [1g]	89.3%(6hr), 淡黄色澄明(24hr)	
	フルマリン静注用 [1g]	88.4%(6hr)	
	ペントシリン注射用 [2g]	89.3%(6hr)	
1V/5%ブドウ糖2mL +5%ブドウ糖500mL	注射用エフオーワイ [500mg(2V)]	68.1%(1hr)	
1V/生食液2mL	アミノレバン点滴静注 [200mL]	72.0%(6hr)	
	ヴィーンD輸液 [200mL]	77.5%(6hr)	
	ヴィーンF輸液 [500mL]	82.5%(1hr)	
	キドミン輸液 [300mL]	39.3%(6hr)	
	キリット注5% [300mL]	83.4%(6hr)	
	シグマート注 [48mg]	83.0%→78.7%(6hr→24hr)	
	ドパミン塩酸塩点滴静注600mgバッグ「NIG」 [200mL]	63.8%(6hr)	
	ネオアミユー輸液 [200mL]	57.1%(6hr)	
	ハイカリック液-2号 [700mL]	61.8%(6hr)	
	ビーフリード輸液 [500mL]	47.3%(6hr)	
	フルカリック1号輸液 [903mL]	85.7%(6hr), 微黄色澄明(24hr)	

リコモ

1V/生食液2mL +生食液100mL	リドカイン点滴静注液1%「タカタ」[200mL]	84.5%(6hr)
	KCL注10mEqキット「テルモ」[10mEq/10mL(0.4キット)]	53.9%(6hr), 微黄色澄明(24hr)
	アスパラカリウム注10mEq [10mL(0.4管)]	87.3%(6hr)
	オメガシン点滴用 [0.3g]	88.0%(6hr)
	ゾシン静注用 [4.5g(20mL)]	88.5%(6hr)
	ハンプ注射用 [1000μg(0.2V)]	86.5%(6hr)
	ヘルベッサー注射用 [250mg(5mL)(0.06瓶)]	88.6%(6hr)
1V/生食液2mL +生食液1000mL	注射用エフオーワイ [500mg(3V)]	61.5%(1hr)

配合可

- ❷❼ 5-FU注 [1000mg/20mL(0.5V)]
- ❷ KCL注10mEqキット「テルモ」※1 [5%ブドウ糖250mLに添加]
- ❼ KCL注10mEqキット「テルモ」※1 [生食液250mLに添加]
- ❶❻ KN3号輸液 [200mL]
- ❷ アスパラカリウム注10mEq ※2 [10mL(0.4管)]
- ❷ アドナ注(静脈用) [25mg/5mL(2A)]
- ❼ アドナ注(静脈用) [25mg/5mL(2A)] ※2
- ❷❼ アミカシン硫酸塩注射液「日医工」※2 [100mg/1mL(1A)]
- ❸❽ アロキシ静注 [0.75mg/50mL]
- ❼ エクサシン注射液 [400mg/2mL]
- ❷ エクサシン注射液 [400mg/2mL] ※2
- ❷ 注射用エフオーワイ500 ※1 [1Vにつき5%ブドウ糖5mLで溶解(2V)を5%ブドウ糖500mLに添加]
- ❼ 注射用エフオーワイ500 ※1 [1Vにつき生食液5mLで溶解(2V)を生食液500mLに添加]
- ❹❾ 注射用エラスポール [100mg(1.5V)]
- ❷❼ エレメンミック注 [2mL]
- ❻ 大塚糖液5% [100mL]
- ❻ 大塚糖液10% [500mL]
- ❷ オメガシン点滴用 [300mg/5mL]
- ❷ オルガラン静注 [1250U/1mL]
- ❼ オルガラン静注 [1250U/1mL] ※2
- ❸❽ カイトリル注 [3mg/50mL(0.9袋)]
- ❷❼ ガスター注射液 [20mg/2mL(2A)]
- ❼ カルベニン点滴用 [0.5g(2V)] ※3
- ❷❼ キドミン輸液 [300mL] ※1
- ❶ キリット注5% [300mL]
- ❷❼ キロサイド注 [60mg/3mL]
- ❷❼ グラン注射液M [300μg/0.7mL]
- ❷ シグマート注 [48mg(16mL)]
- ❷ シグマート注48mg ※1 [1Vにつき5%ブドウ糖5mLで溶解を5%ブドウ糖100mLに添加]
- ❼ シグマート注48mg ※1 [1Vにつき生食液5mLで溶解を生食液100mLに添加]
- ❷ ジフルカン静注液 [100mg/50mL+5%ブドウ糖(50mL)]
- ❻ ジフルカン静注液 [100mg/50mL+生食液50mL]
- ❶ シプロキサン注 [200mg/100mL]
- ❻ シプロキサン注 [200mg/100mL] ※1
- ❼ スルペラゾン静注用 [1g(2V)]
- ❷ スルペラゾン静注用 [1g/5mL(2V)]

- ❷ ゾシン静注用 [4.5g(20mL)]
- ❻ ソリタ-T1号輸液 [200mL]
- ❻ ソリタ-T3号G輸液 [200mL]
- ❶ ソリタ-T3号G輸液 [200mL] ※2
- ❶❻ ソルアセトF輸液 [500mL]
- ❶ ソルデム1輸液 [200mL]
- ❻ ソルデム1輸液 [200mL] ※2
- ❻ ソルデム3A輸液 [200mL]
- ❷❼ ソル・メドロール静注用 [1000mg(16mL)]
- ❷❼ ダウノマイシン静注用 [20mg]
- ❷ ダウノマイシン静注用 [20mg(10mL)] ※2
- ❷❼ タケプロン静注用 [30mg(5mL)]
- ❼ チエナム点滴静注用 [0.5g] ※4
- ❼ チエナム点滴静注用 [0.5g(5mL)(2V)] ※3
- ❷❼ デカドロン注射液 [6.6mg/2mL]
- ❶❻ テルモ生食 [100mL]
- ❶❻ テルモ糖注5% [100mL]
- ❷❼ ドパミン塩酸塩点滴静注600mgバッグ「NIG」※1 [200mL]
- ❷ ドブトレックス注射液 [100mg/5mL(0.2管)]
- ❼ ドブトレックス注射液 [100mg/5mL(0.2管)] ※2
- ❷❼ トランサミン注10% [250mg/2.5mL(8A)]
- ❷❼ ドルミカム注射液 [10mg/2mL]
- ❷❼ ナゼア注射液 [0.3mg/2mL]
- ❷❼ ネオアミユー輸液 [200mL] ※1
- ❶ ネオパレン2号輸液 [1000mL]
- ❻ ネオパレン2号輸液 [1000mL] ※2
- ❷❼ ノイアート静注用 [1500U]
- ❷❼ ノイトロジン注 [250μg]
- ❷❸ ノルアドリナリン注 [1mg/1mL]
- ❽ ノルアドリナリン注 [1mg/1mL] ※2
- ❶❻ ハイカリックRF輸液 [250mL]
- ❷❼ ハイカリック液-2号 [700mL] ※1
- ❼ 塩酸バンコマイシン点滴静注用 [0.5g(2V)]
- ❷ パンスポリン静注用 [1g] ※5
- ❷ ハンプ注射用 [1000μg(0.2V)]
- ❻ ピーエヌツイン-1号輸液 [1000mL]
- ❷❼ ビーフリード輸液 [500mL] ※1
- ❶❻ ビカーボン輸液 [500mL]
- ❷❼ ビタシミン注射液 [500mg/2mL(4管)] ※2
- ❷❼ ビタメジン静注用 [20mL]
- ❷❼ ヒューマリンR注100単位/mL [1000U/10mL(0.1)]

- ❷❼ ファンガード点滴用 [75mg(4V)]
- ❻ フィジオ35輸液 [250mL]
- ❷❼ フィニバックス点滴静注用 [0.5g] ※6
- ❼ 注射用フサン50 ※1 [1Vにつき5%ブドウ糖5mLで溶解(1.5V)を5%ブドウ糖500mLに添加]
- ❼ 注射用フサン50 ※1 [1Vにつき生食液5mLで溶解(3V)を生食液1000mLに添加]
- ❷❼ フラグミン静注 [5000U/5mL(0.5V)]
- ❷❼ フルカリック1号輸液 [903mL] ※1
- ❻ フルカリック2号輸液 [1003mL]
- ❶❻ フルカリック3号輸液 [1103mL]
- ❷❼ フルマリン静注用 [1g]
- ❷❼ 水溶性プレドニン [50mg(2A)]
- ❼ プロジフ静注液 [400mg(2V)]
- ❷ プロジフ静注液 [400mg(5mL)(2V)]
- ❿ ヘパリンナトリウム注「ニプロ」 [10000U/10mL]
- ❺ ヘパリンナトリウム注「ニプロ」 [10000U/10mL(0.5V)]
- ❷ ペルジピン注射液 [2mg/2mL(3管)]
- ❷ ペルジピン注射液 [10mg/10mL(0.6管)]
- ❷ ヘルベッサー注射用 [250mg(5mL)(0.06瓶)]
- ❼ ペントシリン注射用 [2g]
- ❷❼ ポララミン注 [5mg/1mL]
- ❶ マンニットT注15% [500mL]
- ❼ マンニットT注15% [500mL] ※2
- ❷ ミノマイシン点滴静注用 [100mg(2V)]
- ❼ ミノマイシン点滴静注用 [100mg(2V)] ※2
- ❷❼ ミラクリッド注射液 [50000単位/1mL]
- ❶ メイロン静注8.4% [250mL] ※2
- ❻ メイロン静注8.4% [250mL] ※2
- ❷❼ 注射用メソトレキセート [50mg]
- ❷❼ メチコバール注射液 [500μg/1mL]
- ❷❼ メロペン点滴用 [0.5g(5mL)]
- ❻ ラクテック注 [250mL]
- ❷ ラシックス注 [100mg/10mL(1.2A)]
- ❼ ラシックス注 [100mg/10mL(1.2A)] ※2
- ❶ リドカイン点滴静注液1%「タカタ」 [200mL]
- ❷❼ リドカイン点滴静注液1%「タカタ」※1 [200mL]
- ❼ ロセフィン静注用 [1g(2V)] ※7
- ❷ ロセフィン静注用 [1g(5mL)(2V)]
- ❼ ユナシン-S静注用 [1.5g(2V)]

本品濃度：❶ 1V/5%ブドウ糖2mL，❷ 1V/5%ブドウ糖2mL→5%ブドウ糖100mLに添加，❸ 1V/5%ブドウ糖2mL→5%ブドウ糖250mLに添加，❹ 1V/5%ブドウ糖2mL→5%ブドウ糖500mLに添加，❺ 1V/5%ブドウ糖2mL(うち1mL)→5%ブドウ糖500mLに添加，❻ 1V/生食液2mL，❼ 1V/生食液2mL→生食液100mLに添加，❽ 1V/生食液2mL→生食液250mLに添加，❾ 1V/生食液2mL→生食液500mLに添加，❿ 1V/生食液2mL→生食液1000mLに添加

※1 側管からの投与を想定しているため10minでの残存率のみを確認，残存率90%以上．
※2 残存率90%以上→90%未満(6hr→24hr)，外観変化なし(24hr)，6hr以内の投与であれば配合可．
※3 残存率90%以上→90%未満(6hr→24hr)，24hr後に淡黄赤色澄明を呈する，6hr以内の投与であれば配合可．
※4 残存率90%以上→90%未満(6hr→24hr)，24hr後に淡黄色澄明を呈する，6hr以内の投与であれば配合可．
※5 残存率90%以上→90%未満(6hr→24hr)，24hr後に黄色澄明を呈する，6hr以内の投与であれば配合可．
※6 残存率90%以上→90%未満(6hr→24hr)，24hr後に微黄色澄明を呈する，6hr以内の投与であれば配合可．
※7 残存率90%以上→90%未満(6hr→24hr)，24hr後に微黄色澄明から淡黄色澄明に増色，6hr以内の投与であれば配合可．

リコモジュリン点滴静注用12800 配合変化表 (2020年3月)

リスモダンP　[ジソピラミドリン酸塩]（クリニジェン）

静注：50mg/5mL/A
分類　不整脈治療薬（Naチャネル遮断薬・クラスⅠa群）

[pH変動スケール]

50mg/5mL　　　　　　　　　　（規格pH：4.0〜5.0）

0	1	2	3	4	5	6	7	8	9	10	11	12	13	14

― ←10mL　　　　2.35mL→　白濁
1.45　　4.41　　　　　　10.38

注意事項

DEHP・PVC	フィルター	閉鎖システム
―	―	―

[配合変化データ（文献に基づく判定）]

本品規格	配合不可	
50mg/5mL	アレビアチン注 [250mg/溶解液5mL]	白濁→白沈（直後→6hr）

本品規格	配合可		
50mg/5mL	・アミサリン注 [100mg/1mL] ※1 ・インデラル注射液 [2mg/2mL] ※1 ・生食液 [500mL] ・ソルデム1輸液 [500mL] ・ソルデム3A輸液 [500mL] ・ソルデム3号 [500mL]	・ソルラクトD輸液 [500mL] ・ソルラクトS輸液 [500mL] ・ソルラクト輸液 [500mL] ・テルモ糖注 [500mL] ・ハイカリック液-1号 [700mL] ・ハイカリック液-2号 [700mL]	・ハイカリック液-3号 [700mL] ・ポタコールR輸液 [500mL] ・マンニットT注15％ [500mL] ・リンゲル液 [500mL]

※1　外観変化は観察していないが，残存率90％以上（24hr）．

リスモダンP静注50mgインタビューフォーム（2021年2月）

リトドリン塩酸塩「あすか」 [リトドリン塩酸塩]（武田薬品工業）

点滴静注液：50mg/5mL/A

分類 婦人科用薬（切迫流・早産治療薬）

[pH変動スケール]

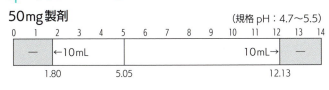

50mg製剤 （規格pH：4.7〜5.5）

←10mL 1.80   5.05   10mL→ 12.13

注意事項

DEHP・PVC	フィルター	閉鎖システム
―	―	―

調剤時の注意
電解質溶液の使用は肺水腫防止のため避けること．

[配合変化データ（文献に基づく判定）]

本品規格	配合不可	
50mg/5mL	ソル・コーテフ注射用 [100mg/添付溶解液2mL]	白濁(直後)
	ソルダクトン静注用 [200mg/生食液20mL]	白濁(直後)
	ソル・メドロール静注用 [40mg/添付溶解液1mL]	白濁(直後)
	パンスポリン静注用 [250mg/生食液10mL]	微黄濁(6hr)
	ベストコール静注用 [500mg/生食液10mL]	淡黄濁(直後)
	ラシックス注 [20mg/2mL]	白濁(直後)
	リンデロン注 [20mg/1mL]	白濁(直後)

本品規格	配合可		
50mg/5mL	・アドナ注（静脈用）[5mL] ・アミカシン硫酸塩注射液 [200mg/10mL] ・アミノレバン点滴静注 [500mL] ・アリナミンF注 [10mg/2mL] ・大塚生食注 [500mL] ・大塚糖液5% [500mL] ・クラフォラン注射用 ※1 [500mg/生食液10mL]	・セフメタゾン静注用 [1g/10mL] ・ソリタ-T3号輸液 [200mL] ・ダイアモックス注射用 [500mg/注射用水5mL] ・デカドロン注射液 [1.65mg/0.5mL] ・トランサミン注10% [2.5mL] ・ビタメジン静注用 [1V/生食液20mL] ・フェジン静注 [40mg/2mL]	・ペントシリン注射用 [2g/生食液10mL] ・ホスミシンS静注用 [500mg/生食液10mL] ・静注用マグネゾール [20mL] ・マルトス輸液10% [250mL] ・リンゲル液 [500mL]

・いずれも残存率データはないが，外観変化なし(24hr)．

※1 黄濁(48hr)．

📄 リトドリン塩酸塩「あすか」インタビューフォーム [2021年4月改訂（第14版）]

リメタゾン ［デキサメタゾンパルミチン酸エステル］（田辺三菱製薬）

静注：2.5mg/1mL/管

分類 副腎皮質ステロイド

［pH変動スケール］

4mg/1mL （規格pH：6.5～8.5）

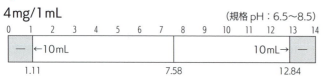

［注意事項］

DEHP・PVC	フィルター	閉鎖システム
—	—	—

［配合変化データ（文献に基づく判定）］

本品規格	配合不可	
2.5mg/1mL	20%マンニットール注射液 [500mL]	結晶析出(直後)
	アクラシノン注射用 [20mg/生食液10mL]	やや凝集(1hr)
	アスコルビン酸注射液 [100mg/1mL]	やや凝集(直後)
	アドリアシン注用 [10mg/生食液5mL]	凝集(直後)
	アミサリン注 [100mg/1mL]	凝集(直後)
	注射用エンドキサン [500mg/注射用水25mL]	やや凝集(1hr)
	オンコビン注射用 [1mg/添付溶解液10mL]	やや凝集(直後)
	カシワドール静注 [20mL/1A]	やや凝集(1hr)
	サヴィオゾール輸液 [500mL]	変化あり(3hr)
	タチオン注射用 [100mg/添付溶解液2mL]	凝集(直後)
	ネオラミン・スリービー液（静注用）[10mL/1A]	やや凝集(直後)
	ビタシミン注射液 [100mg/1mL]	凝集(直後)
	フラビタン注射液 [20mg/2mL]	凝集(直後)
	ベストコール静注用 [1g/注射用水10mL]	やや凝集(3hr)
	ペプレオ注射用 [10mg/生食液5mL]	やや凝集(1hr)
	ペントシリン注射用 [2g/注射用水20mL]	凝集(直後)
	ホスミシンS静注用 [0.5g/注射用水5mL]	やや凝集(1hr)
	マルトス輸液10% [500mL]	83.5%→82.3%(6hr→24hr)
	メタボリンG注射液 [20mg/2mL]	やや凝集(直後)
	リンコシン注射液 [600mg/2mL]	凝集(直後)

本品規格	配合可		
2.5mg/1mL	・5-FU注 [250mg/5mL] ※1	・シオマリン静注用 [1g/注射用水10mL] ※1	・ビクシリン注射用 [1g/注射用水10mL] ※1
	・大塚糖液5% [500mL] ※2	・ジゴシン注 [0.25mg/1mL] ※1	・ピシバニール注射用 [0.5KE/添付溶解液2mL] ※1
	・大塚糖液20% [20mL] ※1	・生食液 [500mL]	・ビタメジン静注用 [1V/注射用水20mL] ※1
	・アクチット輸液 [500mL]	・セフォタックス注射用 ※1 [1g/注射用水10mL]	・フィジオゾール3号輸液 [500mL]
	・アスコルビン酸注射液 [500mg/2mL] ※1	・セフメタゾン静注用 ※1 [1g/注射用水10mL]	・ブレオ注射用 [15mg/生食液5mL] ※1
	・アリナミンF注 [50mg/20mL] ※1	・ソセゴン注射液 [15mg/1mL] ※1	・ホスフラン注 [20mg/2mL] ※1
	・ヴィーンD輸液 [300mL]	・ソリタ-T3号輸液 [500mL]	・ポタコールR輸液 [500mL]
	・エホチール注 [10mg/1mL] ※1	・ネオフィリン注 [250mg/10mL] ※1	・ミノマイシン点滴静注用 ※1 [100mg/注射用水5mL]
	・キシリトール注5% [200mL]	・ハルトマンD液 [500mL]	・ラシックス注 [20mg/2mL] ※1
	・キシリトール注10% [20mL] ※1	・ハルトマン輸液pH8「NP」[500mL]	・ロセフィン静注用 [1g/注射用水10mL] ※1
	・キシリトール注20% [20mL] ※1	・パンスポリン静注用 ※1 [1g/注射用水10mL]	
	・強力ネオミノファーゲンシー静注 [5mL/1A]		

※1　3hrまでしか観察していないが，残存率90％以上，外観変化なし，3hr以内の投与であれば配合可．
※2　残存率90％以上→90％未満（6hr→24hr），外観変化なし（24hr），6hr以内の投与であれば配合可．

 リメタゾンインタビューフォーム［2012年2月改訂（第10版）］

硫酸Mg補正液1mEq/mL ［硫酸マグネシウム］（大塚製薬工場）

注：20mL/A

分類 輸液・栄養製剤（補正用電解質液）

[pH変動スケール]

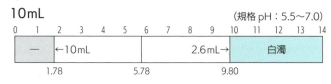

10mL （規格pH：5.5〜7.0）

←10mL 1.78　　5.78　　2.6mL→ 9.80　　白濁

注意事項

DEHP・PVC	フィルター	閉鎖システム
—	—	—

調剤時の注意

リン酸イオンと沈殿を生じることがあるので，リン酸塩を含有する製剤と配合する場合は注意すること．

[配合変化データ（文献に基づく判定）]

配合可

- KN3号輸液 [500mL]
- アミノレバン点滴静注 [500mL]
- ヴィーンF輸液 [500mL]
- エルネオパNF1号輸液 [1000mL]
- エルネオパNF2号輸液 [1000mL]
- キドミン輸液 [300mL]
- 低分子デキストランL注 [500mL]
- トリフリード輸液 [500mL]
- ネオパレン1号輸液 [1000mL]
- ネオパレン2号輸液 [1000mL]
- ビーフリード輸液 [500mL]
- ビカネイト輸液 [500mL]
- フィジオ35輸液 [500mL]
- フィジオ140輸液 [500mL]
- ポタコールR輸液 [500mL]
- ラクテックD輸液 [500mL]
- ラクテックG輸液 [500mL]
- ラクテック注 [500mL]
- リンゲル液「オーツカ」 [500mL]

本品容量：20mL

- いずれも残存率データはないが，外観変化なし（24hr）．

株式会社大塚製薬工場ホームページ配合変化表（2019年9月）
硫酸Mg補正液インタビューフォーム［2014年9月改訂（第7版）］

リンデロン [ベタメタゾンリン酸エステルナトリウム] (塩野義製薬)

注：2mg/管(0.4%)，4mg/管(0.4%)，20mg/管(0.4%)，20mg/管(2%)，100mg/管(2%)

分類 副腎皮質ステロイド

[pH変動スケール]

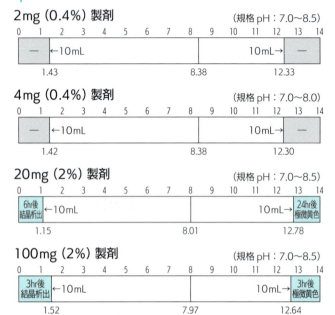

注意事項

DEHP・PVC	フィルター	閉鎖システム
―	―	―

[配合変化データ（文献に基づく判定）]

本品規格	配合不可	
2mg/0.5mL	20%マンニットール注射液「YD」[300mL]	94.3%(24hr), 結晶析出(直後)
	静注用キシロカイン1% [10mL]+アルツディスポ関節注 [25mg/2.5mL]	89.0%(2hr), 無色澄色(2hr)
	マーカイン注0.25% [10mL]	89.0%(2hr), 無色澄色(2hr)

本品規格	配合可		
2mg/0.5mL	・アドナ注（静脈用）[100mg/20mL]※1 ・大塚糖液5%[500mL]※1 ・静注用キシロカイン1%[0.5mL]※2 ・静注用キシロカイン1%[1.0mL]※2 ・静注用キシロカイン1%[5.0mL]※2 ・ソリタ-T1号輸液[200mL]※1 ・ソリタ-T3号輸液[200mL]※1 ・タチオン注射用[100mg]※1	・テラプチク静注[45mg/3mL]※1 ・テラプチク皮下・筋注[30mg/2mL]※1 ・ネオフィリン注[250mg/10mL]※1 ・ノルアドリナリン注[1mg/1mL]※1 ・ハイカリックRF輸液[500mL] 　+ネオアミユー輸液[200mL] ・ハイカリック液-2号[700mL] 　+アミノレバン点滴静注[200mL]	・ハイカリック液-2号[700mL] 　+アミパレン輸液[200mL] ・ピーエヌツイン-2号輸液[1100mL] ・フルカリック2号輸液[1003mL] ・フルマリン静注用[1g/注射用蒸留水2mL] ・プロタノール注[0.2mg/1mL]※1 ・ラクテック注[100mL]※1 ・リンゲル液「オーツカ」[50mL]※1

※1　残存率データはないが，外観変化なし(24hr).
※2　残存率データなし，6hrまでしか観察していないが，外観変化なし，6hr以内の投与であれば配合可.

インタビューフォーム [2020年9月改訂 (第12版)]

リン酸2カリウム「テルモ」 [リン酸ニカリウム]（テルモ）

注キット：20mL/シリンジ

分類 輸液・栄養製剤（補正用電解質液）

[pH変動スケール]

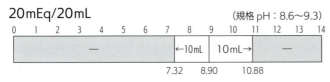

DEHP・PVC	フィルター	閉鎖システム
—	—	—

調剤時の注意

カルシウムイオンと沈殿を生じるので，カルシウムを含む製剤を配合する場合は注意すること．マグネシウムイオンと沈殿を生じることがあるので，マグネシウムを含む製剤を配合する場合は注意すること．

📄 リン酸2カリウム注20mEqキット「テルモ」インタビューフォーム（2017年12月改訂）

リン酸Na補正液0.5mmol/mL （大塚製薬工場）

［リン酸水素ナトリウム水和物・リン酸二水素ナトリウム水和物］ 注：20mL/A

分類 輸液・栄養製剤（補正用電解質液）

［pH変動スケール］

0.5mmol/1mL製剤　　　　　　　　　　（規格pH：6.2〜6.8）

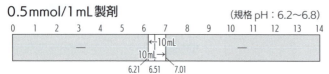

注意事項

DEHP・PVC	フィルター	閉鎖システム
—	—	—

調剤時の注意
マグネシウム塩またはカルシウム塩を含む製剤を配合する場合は注意すること．

［配合変化データ（文献に基づく判定）］

配合可

- ❶ KN3号輸液[500mL]
- ❶ アミノレバン点滴静注[500mL]
- ❶❷❸❹ エルネオパNF1号輸液[1000mL]
- ❶❷❸❹ エルネオパNF2号輸液[1000mL]
- ❶ キドミン輸液[300mL]
- ❶ 低分子デキストランL注[500mL]
- ❶ トリフリード輸液[500mL]
- ❶ ネオパレン1号輸液[1000mL]
- ❶ ネオパレン2号輸液[1000mL]
- ❶❷ ハイカリックRF輸液[500mL]
- ❶❷❸❹ ビーフリード輸液[500mL]
- ❶ ビカーボン輸液[500mL]
- ❶ ビカネイト輸液[500mL]
- ❶ フィジオ35輸液[500mL]
- ❶ フィジオ140輸液[500mL]
- ❶ ポタコールR輸液[500mL]
- ❶ ラクテックD輸液[500mL]
- ❶ ラクテックG輸液[500mL]

本品容量：❶ 20mL，❷ 40mL，❸ 60mL，❹ 80mL

・いずれも残存率データはないが，外観変化なし（24hr）．

株式会社大塚製薬工場ホームページの配合変化表（2019年3月）
リン酸Na補正液インタビューフォーム［2012年1月改訂（第2版）］

レギュニールHCa [腹膜透析液]（ヴァンティブ）

1.5, 2.5腹膜透析液：1L, 1.5L, 2L, 2.5L, 5L／4.25腹膜透析液：2L

分類 腹膜透析用薬

［pH変動スケール］

- 規格pH：6.8～7.8
- pH変動試験のデータなし

⚠注意事項

DEHP・PVC	フィルター	閉鎖システム
―	―	―

［配合変化データ（文献に基づく判定）］

本品規格	配合不可	
4.25腹膜透析液	アズトレオナム [250mg/1L]	84.5%(6hr)
	アズトレオナム [250mg/1L]＋ヘパリンナトリウム [2270IU/1L]	84.5%(6hr)
	アンピシリンナトリウム [125mg/1L]	83.8%(6hr)
	イミペネム [50mg/1L]	89.8%(2hr), 微黄色澄明(24hr)
	イミペネム [50mg/1L]＋ヘパリンナトリウム [2270IU/1L]	57.1%(6hr), 微黄色澄明(24hr)
	インスリン（ヒトインスリン）[2IU/1L]	60.5%(2hr)
	ゲンタマイシン硫酸塩 [4mg/1L]＋ヘパリンナトリウム [2270IU/1L]	87.2(6hr)
	セフタジジム水和物 [125mg/1L]＋ヘパリンナトリウム [2270IU/1L]	81.1%(6hr)

本品規格	配合可		
4.25腹膜透析液	・アミカシン硫酸塩 [20mg/1L] ※1	・セファゾリンナトリウム [125mg/1L] ＋ヘパリンナトリウム [2270IU/1L]	・バンコマイシン塩酸塩点滴 [100mg/1L] ＋ヘパリンナトリウム [2270IU/1L]
	・アミカシン硫酸塩 [20mg/1L] ※1 ＋ヘパリンナトリウム [2270IU/1L]	・セフェピム塩酸塩 [125mg/1L] ※1	・フルコナゾール [100mg/1L]
	・アンピシリンナトリウム [125mg/1L] ※1 ＋ヘパリンナトリウム [2270IU/1L]	・セフェピム塩酸塩 [125mg/1L] ※1 ＋ヘパリンナトリウム [2270IU/1L]	・フルコナゾール [100mg/1L] ＋ヘパリンナトリウム [2270IU/1L]
	・ゲンタマイシン硫酸塩 [4mg/1L] ※2	・セフォチアム塩酸塩 [125mg/1L] ※1	・フロモキセフナトリウム [250mg/1L] ※1
	・シプロフロキサシン [25mg/1L]	・セフォチアム塩酸塩 [125mg/1L] ※1 ＋ヘパリンナトリウム [2270IU/1L]	・フロモキセフナトリウム [250mg/1L] ※1 ＋ヘパリンナトリウム [2270IU/1L]
	・シプロフロキサシン [25mg/1L] ＋ヘパリンナトリウム [2270IU/1L]	・セフタジジム水和物 [125mg/1L] ※1	・ヘパリンナトリウム [2270IU/1L]
	・セファゾリンナトリウム [125mg/1L]	・バンコマイシン塩酸塩点滴 [100mg/1L]	

- 4.25腹膜透析液との成績であるが, 最も糖濃度が濃いものでの試験であるため, 濃度が低いものに流用しても可と考える. また, 抗菌薬と混合したヘパリンナトリウムは各抗菌薬において残存率は98％以上を得ている.

※1　残存率90％以上→90％未満（6hr→24hr）, 外観変化なし（24hr）, 6hr以内の投与であれば配合可.

※2　残存率90％以上→90％未満（12hr→24hr）, 外観変化なし（24hr）, 12hr以内の投与であれば配合可.

📄 レギュニールHCa1.5腹膜透析液／レギュニールHCa2.5腹膜透析液／レギュニールHCa4.25腹膜透析液インタビューフォーム
［2014年12月作成（第2版）］

レギュニールLCa [腹膜透析液] （ヴァンティブ）

1.5，2.5腹膜透析液：1L，1.5L，2L，2.5L，5L／4.25腹膜透析液：2L

分類 腹膜透析用薬

［pH変動スケール］

・規格pH：6.8〜7.8
・pH変動試験のデータなし

⚠ 注意事項

DEHP・PVC	フィルター	閉鎖システム
―	―	―

［配合変化データ（文献に基づく判定）］

本品規格	配合不可	
1.5腹膜透析液	アズトレオナム [250mg/1L]	アズトレオナムの力価89.4%(6hr)
	アズトレオナム [250mg/1L] +ヘパリンナトリウム [2270IU/1L]	アズトレオナムの力価87.5%(6hr)
	アンピシリンナトリウム [125mg/1L]	アンピシリンナトリウムの力価86.2%(6hr)
	アンピシリンナトリウム [125mg/1L] +ヘパリンナトリウム [2270IU/1L]	アンピシリンナトリウムの力価87.8%(6hr)
	イミペネム [50mg/1L]	微黄色澄明(24hr)，イミペネムの力価66.1%(6hr)
	イミペネム [50mg/1L]+ヘパリンナトリウム [2270IU/1L]	微黄色澄明(24hr)，イミペネムの力価65.2%(6hr)
	インスリン（ヒトインスリン）[21U/1L]	インスリン（ヒトインスリン）の残存率68.5%(2hr)

本品規格	配合可		
1.5腹膜透析液	・アミカシン硫酸塩 [20mg/1L] ※1	・セフェピム塩酸塩 [125mg/1L] ※2	・バンコマイシン塩酸塩 [100mg/1L] +ヘパリンナトリウム [2270IU/1L]
	・アミカシン硫酸塩 [20mg/1L] ※2 +ヘパリンナトリウム [2270IU/1L]	・セフェピム塩酸塩 [125mg/1L] ※2 +ヘパリンナトリウム [2270IU/1L]	・フルコナゾール [100mg/1L]
	・ゲンタマイシン硫酸塩 [4mg/1L] ※1	・セフォチアム塩酸塩 [125mg/1L] ※2	・フルコナゾール [100mg/1L] +ヘパリンナトリウム [2270IU/1L]
	・ゲンタマイシン硫酸塩 [4mg/1L] ※2 +ヘパリンナトリウム [2270IU/1L]	・セフォチアム塩酸塩 [125mg/1L] ※2 +ヘパリンナトリウム [2270IU/1L]	・フロモキセフナトリウム [250mg/1L] ※1
	・シプロキサシン [25mg/1L]	・セフタジジム水和物 [125mg/1L] ※1	・フロモキセフナトリウム [250mg/1L] ※1 +ヘパリンナトリウム [2270IU/1L]
	・シプロキサシン [25mg/1L] +ヘパリンナトリウム [2270IU/1L]	・セフタジジム水和物 [125mg/1L] ※2 +ヘパリンナトリウム [2270IU/1L]	・ヘパリンナトリウム [2270IU/1L]
	・セファゾリンナトリウム [125mg/1L]	・バンコマイシン塩酸塩 [100mg/1L]	
	・セファゾリンナトリウム [125mg/1L] +ヘパリンナトリウム [2270IU/1L]		

※1 残存率90%以上→90%未満（12hr→24hr），外観変化なし（24hr），12hr以内の投与であれば配合可.

※2 残存率90%以上→90%未満（6hr→12hr），外観変化なし（24hr），6hr以内の投与であれば配合可.

📄 レギュニールLCa1.5腹膜透析液 / レギュニールLCa2.5腹膜透析液 / レギュニールLCa4.25腹膜透析液インタビューフォーム [2020年8月作成（第4版）]

レスピア ［無水カフェイン］（ノーベルファーマ）

静注・経口液：60mg/3mL/V

分類 去痰薬，呼吸障害改善薬，喘息治療薬（未熟児無呼吸発作治療薬）

［pH変動スケール］

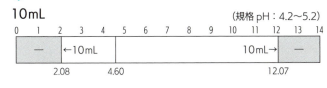

注意事項

DEHP・PVC	フィルター	閉鎖システム
—	—	—

調剤時の注意
静脈内投与の場合は浸透圧が低下する恐れがあるため注射用水で希釈しないこと．残液は細菌汚染の恐れがあるので使用しないこと．

［配合変化データ（文献に基づく判定）］

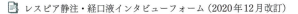

本品容量	配合不可	
60mg/3mL	バンコマイシン点滴静注用 [500mg]＋注射用水 [5mg/1mL]	わずかな白色懸濁(6hr)
	ペントシリン注射用 [1000mg]＋注射用水 [4mL]	白色沈殿，浮遊物あり(3hr)
	ラシックス注 [20mg/1mL]	白色懸濁(直後)

配合可

- KCL注20mEqキット[20mL]
- アスパラカリウム注10mEq[10mL]
- アミカシン硫酸塩注射液[100mg]
- イノバン注[50mg]
- エレメンミック注[2mL/1A]
- オーツカMV注
- 大塚蒸留水[9mL]
- 大塚生食注[9mL]
- 大塚糖液5%[9mL]
- 大塚糖液20%[9mL]
- カルチコール注射液8.5%[425mg/5mL/1A]
- ケイツーN静注[10mg/2mL/1A]
- ゲンタシン注[10mg/1mL/1A]
- ジゴシン注[0.25mg/1mL]
- セファメジンα注射用[0.25g]
- セフォタックス注射液[1g]
- ソリタ-T3号輸液[9mL]
- デカドロン注射液[3.3mg/1mL]
- ドブトレックス注射液[100mg/5mL]
- トブラシン注[90mg/1.5mL/1A]
- ネオラミン・スリービー液（静注用）[151mg/10mL/1A]
- 水溶性ハイドロコートン注射液[100mg/2mL]
- 注射用ビクシリンS
- フィジオゾール3号輸液[9mL]
- フェンタニル注射液[0.5mg]
- プレアミン-P注射液[9mL]
- プレアミン-P注射液[200mL]
- ヘパリンNa注[1万単位/10mL]

本品容量：60mg/3mL

📄 レスピア静注・経口液インタビューフォーム（2020年12月改訂）

レボホリナート「NP」 ［レボホリナートカルシウム水和物］（ニプロ）

点滴静注用：25mg/V，100mg/V
分類 抗悪性腫瘍薬（代謝拮抗薬）

［pH変動スケール］

25mg/注射用水3mL （規格pH：6.8〜8.2）

| 0 | 1 | 2 | 3 | 4 | 5 | 6 | 7 | 8 | 9 | 10 | 11 | 12 | 13 | 14 |

析出　←0.74mL　　　　　　　10mL→　—
　　　3.65　　　　7.25　　　　　　　12.99

100mg/注射用水10mL （規格pH：6.8〜8.2）

| 0 | 1 | 2 | 3 | 4 | 5 | 6 | 7 | 8 | 9 | 10 | 11 | 12 | 13 | 14 |

析出　←2.75mL　　　　　　　10mL→　—
　　　3.74　　　　7.45　　　　　　　12.57

注意事項

DEHP・PVC	フィルター	閉鎖システム
—	—	—

［配合変化データ］（文献に基づく判定）

	配合可		
［混合液①］	・KN3号輸液 ・ヴィーンD輸液 ・大塚生食注	・大塚糖液5％ ・ソルデム3A輸液 ・フィジオ35輸液	・フィジオゾール3号輸液 ・ラクテック注
［混合液②］	・KN3号輸液 ・ヴィーンD輸液 ・大塚生食注	・大塚糖液5％ ・ソルデム3A輸液 ・フィジオ35輸液	・フィジオゾール3号輸液 ・ラクテック注
［混合液③］	・大塚糖液5％		

混合液①：レボホリナート：フルオロウラシル＝重量比1：250
混合液②：レボホリナート：塩酸イリノテカン＝0.64mg/1mL：0.48mg/1mL
混合液③：レボホリナート：オキサリプラチン＝0.35mg/1mL：0.27mg/1mL

レボホリナート点滴静注用インタビューフォーム（2019年6月改訂）
ニプロ株式会社社内データ

レミフ

レミフェンタニル「第一三共」 ［レミフェンタニル塩酸塩］（第一三共）

静注用：2mg/V，5mg/V

分類 麻酔時使用薬（全身麻酔用鎮痛薬）

［pH変動スケール］

・規格pH：2.5〜3.5
・pH変動試験のデータなし

⚠ 注意事項

DEHP・PVC	フィルター	閉鎖システム
—	—	—

調剤時の注意

チオペンタールと混合すると沈殿を生じるので，別々の投与経路で使用するか，または同一投与経路を使用する場合は経路内を生食液等の中性溶液を用いて洗浄する等，混合しないこと．

［配合変化データ（文献に基づく判定）］

本品濃度	配合不可	
1mg/1mL	イソゾール注射用0.5g	白濁の沈殿を生じ液は白濁した (直後)
	ラボナール注射用0.5g	白濁の沈殿を生じ液は白濁した (直後)

配合可		
・1%ディプリバン	・大塚糖液5%	・ブリディオン静注500mg
・1%プロポフォール注「マルイシ」	・クリニザルツ輸液	・プレセデックス静注液200μg「マルイシ」
・2%プロポフォール注「マルイシ」	・サリンヘス輸液	・ベクロニウム静注用4mg「F」
・20%マンニットール注射液「YD」	・ソリタ-T1号輸液	・ボルベン輸液
・ヴィーン3G輸液	・ソリタ-T3号輸液	・メイロン静注8.4%
・ヴィーンD輸液	・低分子デキストランL	・ラクテックD輸液
・ヴィーンF輸液	・ビカーボン輸液	・ラクテック注
・エスラックス静注50mg/5.0mL	・フィジオ35輸液	・ラクトリンゲルM注「フソー」
・大塚蒸留水	・フィジオ140輸液	・ラクトリンゲルS注「フソー」
・大塚生食注	・フェンタニル注射液0.25mg「第一三共」	・ロクロニウム臭化物静注液50mg/5.0mL「マルイシ」

本品濃度：1mg/1mL

・いずれも1hrまでのデータであるが，残存率90%以上，外観変化なし．
・レミフェンタニル静注用を生食液で1mg/1mLに調製した液を各配合薬剤と1：1で配合した．配合薬剤が固体の場合は，各薬剤の添付文書に記載された方法に従い溶解したものを用いた．

📄 レミフェンタニル静注液「第一三共」インタビューフォーム（2021年3月改訂，第5版）

ロイコボリン ［ホリナートカルシウム］（ファイザー）

注：3mg/1mL/A
分類 抗悪性腫瘍薬（代謝拮抗薬）

［pH変動スケール］（山口東京理科大学実験データ）

3mg/1mL （規格pH：6.5〜8.5）

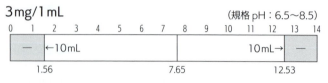

注意事項		
DEHP・PVC	フィルター	閉鎖システム
—	—	—

［配合変化データ（実験に基づく判定）］

配合可
・ダイアモックス注射用 [250mg/注射用水5mL]

本品容量：15mg/5mL

・外観変化なし（24hr），ロイコボリンのスポットが配合後の濃度では感度が足りず検出が困難であるためTLC未実施．

📖 山口東京理科大学実験データ

ロイナーゼ [L-アスパラギナーゼ]（協和キリン）

注用：5000KU/瓶，10000KU/瓶

分類 抗悪性腫瘍薬（代謝拮抗薬）

［pH変動スケール］

- 規格pH：6.5～7.5
- pH変動試験のデータなし

⚠ 注意事項

DEHP・PVC	フィルター	閉鎖システム
―	―	―

［配合変化データ（文献に基づく判定）］

本品濃度	配合不可	
5000U/ 注射用水2mL	アクラシノン注射用 [20mg/注射用水10mL]	沈殿(直後)
	アミカシン硫酸塩注射液 [100mg/1mL]	濁り・沈殿(直後)
	注射用エフオーワイ [100mg/注射用水5mL]	濁り(3hr)
	カシワドール静注 [20mL]	沈殿(直後)
	セファメジンα注射用 [0.5mg/注射用水5mL]	沈殿(直後)
	セフメタゾン静注用 [0.5mg/注射用水5mL]	沈殿(直後)
	ソセゴン注射液 [15mg/1mL]	濁り→沈殿(6hr→24hr)
	ソル・コーテフ注射用 [500mg/4mL]	沈殿(24hr)
	トブラシン注 [60mg/1mL]	沈殿(直後)
	パニマイシン注射液 [50mg/1mL]	濁り・沈殿(直後)
	パンスポリン静注用 [0.5g/注射用水20mL]	沈殿(直後)
	パントール注射液 [500mg/2mL]	沈殿(24hr)
	パントシン注 [200mg/2mL]	沈殿(直後)
	ビクシリン注射用 [1g/注射用水4mL]	73.6%→70.9%(6hr→24hr)
	フォリアミン注射液 [15mg/1mL]	沈殿(6hr)
	ペントシリン注射用 [1g/注射用水4mL]	沈殿(6hr)
	ホスミシンS静注用 [0.5g/注射用水10mL]	沈殿(直後)

配合可

- ❷ 5-FU注 [250mg/5mL]
+リン酸緩衝液0.01mol/L[200mL]
- ❶ アミゼットB輸液 [200mL]
- ❸ エクザール注射用 [10mg/注射用水10mL] ※1
+5%ブドウ糖液 [500mL]
- ❷ オンコビン注射用 [1mg]
+リン酸緩衝液0.01mol/L[200mL]
- ❷ キロサイド注 [20mg/1mL]
+リン酸緩衝液0.01mol/L[200mL]

- ❶ ゲンタシン注 [10mg/1mL]
- ❶ シオマリン静注用 [1mg/注射用水10mL]
- ❷ ダウノマイシン静注用 [20mg] ※2
+リン酸緩衝液0.01mol/L[200mL]
- ❸ ノバントロン注 [20mg/10mL] ※1
+5%ブドウ糖液 [500mL]
- ❶ ハイカリック液-1号 [700mL]
- ❶ ハイカリック液-2号 [700mL]

- ❶ ハイカリック液-3号 [700mL]
- ❸ パラプラチン注射液 [50mg/5mL] ※1
+5%ブドウ糖液 [500mL]
- ❸ 注射用フィルデシン [3mg/注射用水3mL] ※1
+5%ブドウ糖液 [500mL]
- ❷ マイトマイシン注用 [2mg]
+リン酸緩衝液0.01mol/L[200mL]
- ❶ リンコシン注射液 [300mg/1mL]

本品濃度：❶ 5000KU/注射用水2mL，❷ 10000KU，❸ 10000KU/注射用水5mL

※1 1hrまでしか観察していないが，残存率90%以上，外観変化なし，1hr以内の投与であれば配合可．
※2 残存率90%以上→90%未満(3hr→24hr)，外観変化なし(24hr)，3hr以内の投与であれば配合可．

📄 ロイナーゼ注用インタビューフォーム［2021年6月改訂（第1版）］

ロピオン [フルルビプロフェン アキセチル] （科研製薬）

静注：50mg/5mL/A

分類 鎮痛薬・麻薬（非ステロイド性鎮痛薬）

［pH変動スケール］

- 規格pH：4.5～6.5
- pH変動試験のデータなし

⚠ 注意事項

DEHP・PVC	フィルター	閉鎖システム
－	－	－

［配合変化データ］（文献に基づく判定）

本品規格	配合不可	
50mg/5mL	献血アルブミン20％静注「タケダ」[50mL]	二層分離 (24hr)
	エレメンミック注 [2mL]	クリーミング (直後)
	塩酸バンコマイシン点滴静注用 [0.5g/生食液10mL]	二層分離クリーミング (24hr)
	ガスター注射液 [20mg/生食液10mL]	わずかにクリーミング (24hr)
	ゲンタシン注 [40mg/1mL]	86.4% (24hr), 上層クリーミング (24hr)
	サヴィオゾール輸液 [500mL]	上層わずかにクリーミング (1hr)
	サリンヘス輸液6％ [500mL]	上層わずかにクリーミング (1hr)
	セルシン注射液 [5mg/1mL]	二層分離 (24hr)
	セルシン注射液 [10mg/2mL]	二層分離 (直後)
	ゾシン静注用 [4.5g/生食液100mL]	クリーミング (24hr)
	タガメット注射液 [200mg/2mL]	わずかにクリーミング (24hr)
	チエナム点滴静注用 [0.5g/生食液10mL]	二層分離下層沈殿 (24hr)
	トブラシン注 [60mg/1.5mL]	88.4% (24hr), 上層クリーミング (24hr)
	ネオパレン1号輸液 [1000mL]	93.4%→89.6% (6hr→24hr), 2Lを24hrかけて投与することから配合不可とした
	ネオパレン2号輸液 [1000mL]	94.0%→87.4% (6hr→24hr), 2Lを24hrかけて投与することから配合不可とした
	フィニバックス点滴静注用 [0.25mg/生食液100mL]	クリーミング (24hr)
	注射用フサン [10mg/5％ブドウ糖液500mL]	上層クリーミング (24hr)
	プリンペラン注射液 [10mg/2mL]	上層黄色のクリーミング (24hr)
	プロスタンディン注射用 [20μg] +プラスアミノ輸液 [125mL]	上層わずかにクリーミング (24hr)
	プロスタンディン点滴静注用 [500μg] +プラスアミノ輸液 [100mL]	上層わずかにクリーミング白色沈殿物 (24hr)
	ヘパリンナトリウム注 [10000U/1mL]	二層分離 (1hr)
	ホリゾン注射液 [10mg/2mL]	二層分離 (直後)

本品規格	配合可		
50mg/5mL	・1％ディプリバン注 [15mL]	・アナペイン注 [2mg/1mL]	・エリスロシン点滴静注用 [500g/生食液10mL]
	・1％ディプリバン注 [45mL]	・アネキセート注射液 [0.5g/5mL]	・エルシトニン注 [1mL]
	・5-FU注 [250mg/5mL]	・アミノレバン点滴静注 [500mL]	・エルプラット点滴静注液 [100mg/20mL] +5％ブドウ糖液 [250mL]
	・KN3号輸液 [200mL]	・アラセナ-A点滴静注用 [300g/生食液500mL]	・注射用エンドキサン [100g/生食液10mL]
	・アキネトン注射液 [5mg/1mL]	・アリナミンF注 [25mg/10mL]	・大塚生食注 [500mL]
	・アクチット輸液 [500mL]	・アリナミンF注 [100mg/20mL]	・大塚糖液5％ [500mL]
	・アザクタム注射用 [1g/生食液10mL]	・アルタット静注用 [75mg/生食液20mL]	・オキファスト注 [10mg/1mL]
	・アスパラカリウム注10mEq [10mL]	・アルチバ静注用 [2mg/生食液20mL]	・オメプラール注用 [20g/生食液20mL]
	・アセリオ静注液 [1000mg/100mL]	・イノバン注 [100mg/5mL]	・オルガドロン注射液 [3.8mg/1mL]
	・アタラックス-P注射液 [25mg/1mL]	・イムネース注 [35000U/生食液500mL]	・カイトリル注 [3mg/3mL] +大塚生食注 [100mL]
	・アデホス-Lコーワ注 [10mg/5％ブドウ糖液500mL]	・イントラリポス輸液20％ [100mL]	・ガベキサートメシル酸塩注射用 [100mg]
	・アドナ注（静脈用） [50mg/10mL]	・ヴィーン3G輸液 [500mL]	・カルベニン点滴用 [0.5g/生食液100mL] ※1
	・アトニン-O注 [1mL]	・ヴィーンD輸液 [500mL]	・カンプト点滴静注 [40mg/2mL]
	・アドリアシン注用 [10mg/生食液10mL]	・ヴィーンF輸液 [500mL]	・静注用キシロカイン2％ [5mL]
	・アナフラニール点滴静注液 [25g/2mL] +生食液 [250mL]	・注射用エフオーワイ [100mg/5％ブドウ糖液500mL]	

ロピオ

- キドミン輸液[200mL]
- 強力ネオミノファーゲンシー静注[200mL]
- キリット注5%[500mL]
- グラン注射液[0.3mL]
- グリセオール注[500mL]
- ケタラール静注用[200mg/20mL]
- 注射用サイメリン[50g/生食液10mL]
- サイレース静注[2mg/1mL]
- ジェムザール注射用[1g/生食液25mL]
- シオマリン静注用[1g/生食液10mL]
- シグマート注[12g/生食100mL]
- ジゴシン注[0.25mg/1mL]
- ジフルカン静注液[100mg/50mL]
- スルペラゾン静注用[1g/生食液10mL]
- セファメジンα注射用[1g/生食液10mL]
- セフメタゾン静注用[1g/生食液10mL]
- セレネース注[5mg/1mL]
- ソセゴン注射液[15mg/1mL]
- ゾビラックス点滴静注用 ※2 [250g/生食液100mL]
- ソリタ-T1号輸液[500mL]
- ソリタ-T2号輸液[500mL]
- ソリタ-T3号G輸液[500mL]
- ソリタ-T3号輸液[500mL]
- ソリタ-T4号輸液[500mL]
- ソリタックス-H輸液[500mL]
- ソル・コーテフ静注用[250mg]
- ソルダクトン静注用[100g/生食液10mL]
- ソルデム1輸液[500mL]
- ソルデム3AG輸液[500mL]
- ソルデム3A輸液[500mL]
- ソル・メドロール静注用[1000mg]+大塚生食注[500mL]
- ダカルバジン注用[100g/生食液10mL]
- タキソテール点滴静注用[20mg/0.5mL]+大塚生食注[250mL]
- タケプロン静注用[30g/生食液20mL]
- タチオン注射用[200g/生食液10mL]
- ダラシンS注射液[300mg/2mL]
- 低分子デキストラン糖注[500mL]
- デカドロン注射液[3.3mg/1mL]
- デキサート注射液[3.3mg/1mL]
- ドパストン静注[50mg/20mL]

- ドパミン塩酸塩点滴静注[600mg/200mL]
- ドブトレックス注射液[100mg/5mL]
- トポテシン点滴静注[40mg/2mL]
- トランサミン注10%[10mL]
- ドルミカム注射液[10mg/2mL]
- ドロレプタン注射液[25mg/10mL]
- ネオフィリン注[250mg/10mL]
- ネオラミン・スリービー液(静注用)[10mL]
- ノイトロジン注[50ug]
- ノイロトロピン注射液[3.6U/3mL]
- ノルアドリナリン注[1mg/1mL]
- バクトラミン注[5mL]
- ハベカシン注射液[75mg/1.5mL]
- パルクス注[5ug/1mL]
- ハルトマン輸液[500mL]
- ハルトマン輸液pH8「NP」[500mL]
- パレセーフ輸液[500mL]
- パンスポリン静注用[1g/生食液10mL] ※3
- パントール注射液[100mg/1mL]
- パントシン注10%[2mL]
- ハンプ注射用[1000ug/生食液10mL]
- ビーフリード輸液[500mL]
- ビーフリード輸液[1000mL]
- ビカーボン輸液[500mL]
- 光糖液20%[500mL]
- ビクシリン注射用[1g/生食液10mL]
- ビタC注25%[2mL]
- ビタメジン静注用[1V/生食液10mL]
- ヒドロコルチゾンリン酸エステルNa[10mL]
- ファーストシン静注用[1g/生食液20mL]
- ファンガード点滴用[50mg/生食液100mL]
- フィジオ35輸液[250mL]
- フィジオ70輸液[500mL]
- フィジオ140輸液[500mL]
- フィジオゾール3号輸液[500mL]
- フェジン静注[40mg/20mL]
- フエロン注射用[100万U]
- フェンタニル注射液[0.1mg/2mL]
- フェンタニル注射液[0.25mg/5mL]
- 注射用フサン[50mg/5%ブドウ糖液500mL]
- ブスコパン注[20mg/1mL]
- フラグミン静注[5000U/5mL]

- プラスアミノ輸液[200mL]
- フルクトラクト注[500mL]
- フルマリン静注用[1mg/生食液10mL]
- プレセデックス静注液[200μg/2mL]+大塚生食注[48mL]
- 水溶性プレドニン[10mg/生食液5mL]
- プログラフ注射液[5mg/1mL]
- ベストコール静注用[1g/生食液10mL] ※4
- ヘパフラッシュ[100U/5mL]
- ペルジピン注射液[10mg/10mL]
- ヘルベッサー注射用[250g/生食液20mL]
- ペントシリン注射用[1g/生食液100mL]
- ホストイン静注[750mg/10mL]
- ボスミン注[1mg/1mL]
- ポタコールR輸液[500mL]
- マイトマイシン注用[2mg/生食液10mL]
- マグセント注[100mL]
- 静注用マグネゾール[20mL]
- マルトス輸液10%[250mL]
- ミノマイシン点滴静注用[100mg/生食液10mL]
- ミラクリッド注射液[50000U/1mL]
- ミリスロール注[50mg/100mL]
- メイセリン静注用[1g/5%ブドウ糖液100mL]
- メイロン静注7%[20mL]
- メキシチール点滴静注[125mg/5mL]
- メチコバール注射液[500ug/1mL]
- メロペン点滴用[0.5g/生食液100mL]
- モリヘパミン点滴静注[500mL]
- モルヒネ塩酸塩[10mg/1mL]
- ユナシン-S静注用[1.5g/生食液10mL]
- ラクテックG輸液[500mL]
- ラクテック注[500mL]
- ラシックス注[100mg/10mL]
- ランダ注[10mg/20mL]
- リプラス3号輸液[500mL]
- リプル注[5ug/1mL]
- リンゲル液[500mL]
- リンデロン注(0.4%)[4mg/1mL]
- レプチラーゼ注[1U/1mL]
- レペタン注[0.2mg/1mL]
- ロセフィン静注用[1g/注射用水10mL]
- ワイスタール配合静注[1g/生食液10mL]

※1 残存率90%以上（24hr），24hr後に乳微黄色から乳黄色に増色．
※2 残存率90%以上→90%未満（6hr→24hr），外観変化なし（24hr），6hr以内の投与であれば配合可．
※3 残存率90%以上（24hr），6hr後に乳微黄色から乳淡黄色にやや増色．
※4 残存率90%以上（24hr），24hr後に乳淡橙黄色から乳淡橙色にやや増色．

📄 ロピオン静注企業ホームページ（第16版，2020年10月）

ワイスタール ［セフォペラゾンナトリウム・スルバクタムナトリウム］（ニプロ）

配合静注用：0.5g/V、1g/V／配合点滴静注用バッグ：1g/100mL/キット
分類 抗菌薬（β-ラクタマーゼ阻害薬配合セフェム系抗菌薬）

[pH変動スケール]

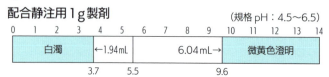

配合静注用1g製剤 （規格pH：4.5〜6.5）

| 0 | 1 | 2 | 3 | 4 | 5 | 6 | 7 | 8 | 9 | 10 | 11 | 12 | 13 | 14 |

白濁　←1.94mL　　　6.04mL→　微黄色澄明
　　　3.7　　5.5　　　　　　9.6

配合点滴静注用バッグ1g製剤 （規格pH：約5.2）

| 0 | 1 | 2 | 3 | 4 | 5 | 6 | 7 | 8 | 9 | 10 | 11 | 12 | 13 | 14 |

淡白色結晶　←0.5mL　　　　　　10mL→　　―
　　　　　　3.0　　4.7　　　　　　　12.4

注意事項

DEHP・PVC	フィルター	閉鎖システム
―	―	―

[配合変化データ（文献に基づく判定）]

本品容量	配合不可		
1g	注射用エフオーワイ［100mg/注射用水5mL］+生食液［100mL］		白濁（直後）
	注射用エフオーワイ［100mg/注射用水5mL］+ソリタ-T3号輸液［100mL］		白濁（直後）
	注射用エフオーワイ［100mg/注射用水5mL］+ブドウ糖注5%［100mL］		白濁（直後）

配合可

- アスコルビン酸注射液［500mg/2mL］+生食液［100mL］※1
- アスコルビン酸注射液［500mg/2mL］※2 +ソリタ-T3号輸液［100mL］
- アスコルビン酸注射液［500mg/2mL］※2 +ブドウ糖5%［100mL］
- アデラビン9号注［1mL］+生食液［100mL］※3
- アデラビン9号注［1mL］※3 +ソリタ-T3号輸液［100mL］
- アデラビン9号注［1mL］※3 +ブドウ糖5%［100mL］
- アドナ注（静脈用）［10mL］+生食液［100mL］
- アドナ注（静脈用）［10mL］+ソリタ-T3号輸液［100mL］
- アドナ注（静脈用）［10mL］+ブドウ糖注5%［100mL］
- 大塚蒸留水［100mL］
- 生食液［100mL］
- ソリタ-T3号輸液［100mL］

- トランサミン注5%［5mL］+生食液［100mL］
- トランサミン注5%［5mL］+ソリタ-T3号輸液［100mL］
- トランサミン注5%［5mL］+ブドウ糖注5%［100mL］
- ヒシファーゲン配合静注［20mL］+生食液［100mL］
- ヒシファーゲン配合静注［20mL］+ソリタ-T3号輸液［100mL］
- ヒシファーゲン配合静注［20mL］+ブドウ糖5%［100mL］
- ビタジェクト注キット［(5mL+5mL)］※3 +生食液［100mL］
- ビタジェクト注キット［(5mL+5mL)］※3 +ソリタ-T3号輸液［100mL］
- ビタジェクト注キット［(5mL+5mL)］※3 +ブドウ糖5%［100mL］
- ビタメジン静注用［1V/注射用水20mL］+生食液［100mL］
- ビタメジン静注用［1V/注射用水20mL］+ソリタ-T3号輸液［100mL］

- ビタメジン静注用［1V/注射用水20mL］+ブドウ糖5%［100mL］
- ブドウ糖5%［100mL］
- フラビタン注射液［20mg/2mL］+生食液［100mL］※3
- フラビタン注射液［20mg/2mL］※3 +ソリタ-T3号輸液［100mL］
- フラビタン注射液［20mg/2mL］※3 +ブドウ糖5%［100mL］
- プリンペラン注射液［10mg/2mL］+ブドウ糖5%［100mL］
- プリンペラン注射液［10mg/100mL］+生食液［100mL］
- プリンペラン注射液［10mg/100mL］+ソリタ-T3号輸液［100mL］
- ミラクリッド注射液［1mL］+生食液［100mL］
- ミラクリッド注射液［1mL］+ソリタ-T3号輸液［100mL］
- ミラクリッド注射液［1mL］+ブドウ糖注5%［100mL］

本品容量：1g

※1 残存率90%以上→スルバクタム90%未満，セフォペラゾン90%以上（6hr→24hr），外観変化なし（24hr），6hr以内の投与であれば配合可，遮光下．

※2 残存率90%以上→スルバクタム90%未満，セフォペラゾン90%以上（6hr→24hr），24hr後に微黄色澄明を呈する．6hr以内の投与であれば配合可，遮光下．

※3 遮光下．

ワイスタール配合変化試験社内資料

ワゴスチグミン ［ネオスチグミンメチル硫酸塩］（共和薬品工業）

注：0.5mg/1mL/A，2mg/4mL/A
分類　自律神経作用薬（コリンエステラーゼ阻害・コリン作動薬）

[pH変動スケール]（山口東京理科大学実験データ）

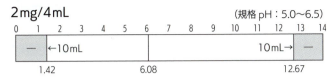

⚠ 注意事項

DEHP・PVC	フィルター	閉鎖システム
—	—	—

ワソラン ［ベラパミル塩酸塩］（エーザイ）

静注：5mg/2mL/A

分類 不整脈治療薬（カルシウム拮抗薬・クラスIV群）

［pH変動スケール］

5mg製剤　　　　　　　　　　　　　（規格pH：4.5〜6.5）

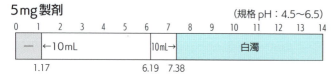

1.17　　　　　　　　6.19　7.38

注意事項

DEHP・PVC	フィルター	閉鎖システム
—	—	—

調剤時の注意
アルカリ性（pH 7.38以上）で白濁するので，アルカリ性薬剤との配合に注意を要する．

［配合変化データ（文献に基づく判定）］

本品容量	配合不可		
5mg/2mL	ソル・コーテフ静注用 [500mg/V]		白濁→微黄色澄明（直後）
	水溶性ハイドロコートン注射液 [500mg/10mL]		白濁→微黄色澄明（直後）
	ホスミシンS静注用 [1g]+注射用水 [20mL]		白濁→無色澄明（直後）
25mg/10mL (5A)	ラシックス注 [500mg/50mL (5A)]		82.3%(1hr), 白色析出物(1hr)

配合可

- ❷ アネキセート注射液 [0.5mg/5mL] ※1
- ❷ アミパレン輸液 [400mL] ※2
- ❷ イノバン注 [100mg/5mL] ※3
- ❷ ヴィーンF輸液 [500mL] ※2
- ❷ エクサシン注射液 [200mg/2mL] ※4
- ❷ エルネオパNF1号輸液 [1000mL]
- ❷ エルネオパNF2号輸液 [1000mL]
- ❷ エレメンミック注 [2mL] ※2
- ❷ オーツカMV注 [4mL] ※4 +ハイカリック液-3号 [700mL]
- ❷ 大塚生食注 [2mL] ※2
- ❷ 大塚生食注 [5mL] ※2
- ❷ 大塚生食注 [10mL] ※2
- ❷ 大塚糖液5% [0.1g/2mL] ※2
- ❷ 大塚糖液5% [0.25g/5mL] ※2
- ❷ 大塚糖液5% [0.5g/10mL] ※2
- ❷ 大塚糖液5% [25g/500mL] ※2
- ❷ 大塚糖液10% [50g/500mL] ※2
- ❷ ガスター注射液 [20mg/2mL]+生食液 [20mL] ※4

- ❷ 静注用キシロカイン2% [100mg/5mL] ※4
- ❷ クリニザルツ輸液 [500mL] ※2
- ❷ コアテック注 [5mg/5mL]
- ❶ シグマート注 [72mg(6A)]+5%ブドウ糖液 [250mL]
- ❷ 生食液「小林」 [500mL] ※2
- ❷ ソリタ-T3号輸液 [500mL] ※2
- ❷ 低分子デキストラン糖注 [500mL] ※2
- ❷ ドパミン塩酸塩点滴静注「ニチヤク」 ※3 [200mg/200mL]
- ❷ ドパミン塩酸塩点滴静注「ニチヤク」 ※3 [600mg/200mL]
- ❷ ドルミカム注射液 [10mg/2mL] ※2
- ❷ ニトロール点滴静注 [5mg/10mL] ※3
- ❷ ハイカリック液-3号 [700mL] ※4
- ❷ ハルトマン-G3号輸液 [500mL] ※2
- ❷ ピーエヌツイン-1号輸液 [1000mL] ※2
- ❷ ピーエヌツイン-2号輸液 [1100mL] ※2
- ❷ ピーエヌツイン-3号輸液 [1200mL] ※2
- ❷ ビーフリード輸液 [1000mL]

- ❷ ビソルボン注 [4mg/2mL] ※2
- ❷ フィジオゾール3号輸液 [500mL] ※4
- ❷ 注射用フサン [10mg/V] ※4 +5%ブドウ糖液 [500mL]
- ❷ プリンペラン注射液 [10mg/2mL] ※2
- ❷ フルマリン静注用 [1g/V]+注射用水 [4mL] ※4
- ❷ プロテアミン12注射液 [200mL] ※2
- ❷ ヘパリンナトリウム注「ニプロ」 [5万単位/50mL]
- ❷ ヘルベッサー注射用 [50mg/V] ※4 +生食液 [5mL]
- ❷ ポタコールR輸液 [500mL] ※2
- ❷ ミノマイシン点滴静注用 [100mg/V] ※2 +5%ブドウ糖液 [500mL]
- ❷ ミノマイシン点滴静注用 [100mg/V] ※2 +注射用水 [5mL]
- ❷ ミルリーラ注射液 [10mg/10mL] ※3
- ❷ メイセリン静注用 [1g/V]+注射用水 [20mL] ※5
- ❷ ラクテックG輸液 [500mL] ※2

本品容量： ❶ 2.5mg/1mL (0.5A)， ❷ 5mg/2mL

※1 3hrまでしか観察しておらず，残存率は測定していないが，外観変化なし，配合薬剤の残存率90%以上（3hr），3hr以内の投与であれば配合可．
※2 残存率は測定していないが，外観変化なし（24hr）．
※3 残存率は測定していないが，外観変化なし（24hr），配合薬剤の残存率90%以上（24hr）．
※4 残存率は測定していないが，外観変化なし（24hr）．遮光下．
※5 残存率は測定していないが，24hr後に淡黄色澄明を呈する，メイセリンの残存率90%以上→90%未満（6hr→24hr），6hr以内の投与であれば配合可．

ワソラン静注インタビューフォーム［2021年4月改訂（改訂第12版）］

付 録
輸液予備容量

TPN

(単位：mL)

商品名	メーカー	規格単位	全満量	予備容量	情報源
エルネオパNF1号・NF2号輸液	大塚製薬工場	1000	2350	1350	IF
		1500	3550	2050	
		2000	4800	2800	
ワンパル1号・2号輸液	陽進堂	800	2800	2000	IF
		1200	3200	2000	
ネオパレン1号・2号輸液	大塚製薬工場	1000	2400	1400	IF
		1500	3550	2050	
フルカリック1号輸液	テルモ	903	1403	500	IF (隔壁開通前)
			2203	1300	
		1354.5	2054.5	700	
			2854.5	1500	
フルカリック2号輸液	テルモ	1003	1503	500	IF (隔壁開通前)
			2303	1300	
		1504.5	2204.5	700	
			2804.5	1300	
フルカリック3号輸液	テルモ	1103	1603	500	IF (隔壁開通前)
			2303	1200	
ピーエヌツイン-1号輸液	陽進堂	1000	2900	1900	添付文書
ピーエヌツイン-2号輸液	陽進堂	1100	2900	1800	添付文書
ピーエヌツイン-3号輸液	陽進堂	1200	2900	1700	添付文書
ハイカリック液1号・2号・3号	テルモ	700	1370	670	IF
ハイカリックRF輸液	テルモ	250	660	410	IF
		500	1250	750	
		1000	1750	750	

PPN

商品名	メーカー	規格単位	全満量	予備容量	情報源
ビーフリード輸液	大塚製薬工場	500	1900	1400	IF
		1000	2950	1950	
プラスアミノ輸液	大塚製薬工場	200	290	90	IF
		500	660	160	
パレプラス輸液	陽進堂	500	1500	1000	IF
		1000	2900	1900	
パレセーフ輸液	陽進堂	500	1500	1000	IF
ツインパル輸液	陽進堂	500	1200	700	IF
		1000	2900	1900	

アミノ酸製剤

商品名	メーカー	規格単位	全満量	予備容量	情報源
アミノレバン	大塚製薬工場	200	410	210	IF
		500	715	215	
アミゼットB輸液	テルモ	200	310	110	HP
プロテアミン12注射液	テルモ	200	310	110	HP
キドミン輸液	大塚製薬工場	200	410	210	IF
		300	495	195	
ネオアミユー輸液	陽進堂	200	450	250	IF
アミパレン輸液	大塚製薬工場	200	410	210	IF
		300	495	195	
		400	715	315	
モリヘパミン	陽進堂	200	450	250	IF
		300	480	180	
		500	720	220	
アミニック輸液	陽進堂	200	450	250	IF
モリプロンF輸液	陽進堂	200	450	250	IF
テルフィス	テルモ	200	310	110	IF
		500	660	160	

細胞外液補充液

商品名	メーカー	規格単位	全満量	予備容量	情報源
大塚生食注	大塚製薬工場	50	195	145	IF
		250	495	245	
		500	715	215	
		1000	1850	850	
テルモ生食	テルモ	100	180	80	IF
		250	315	65	
		500 (TP-A)	660	160	
		500 (TP-B)	700	200	
		1000 (TP-A)	1360	360	
		1000 (TP-B)	1410	410	
生理食塩液バッグ「フソー」 (※混注可能量)	扶桑薬品工業	200	470	180※	IF
		250 (20袋)	480	180※	
		250 (30袋)	570	280※	
		500	780	210※	
		500 (ALタイプ)	780	280※	
		1000	1410	350※	
		1000 (ALタイプ)	1410	420※	
		1500	2360	740※	
		1500 (ALタイプ)	2350	830※	
リンゲル液「オーツカ」	大塚製薬工場	500	660	160	IF

商品名	メーカー	規格単位	全満量	予備容量	情報源
ラクテック注	大塚製薬工場	250	390	140	IF
		500	660	160	
		1000	1650	650	
ラクテックD輸液	大塚製薬工場	500	715	215	IF
ラクテックG輸液	大塚製薬工場	250	495	245	IF
		500	715	215	
		1000	1850	850	
ポタコールR輸液	大塚製薬工場	250	390	140	IF
		500	660	160	
ソルラクト輸液	テルモ	250	315	65	IF
		1000	1360	360	
ソルラクトS・D・TMR輸液	テルモ	250	315	65	IF
		500	660	160	
フィジオ140輸液	大塚製薬工場	250	390	140	IF
		500	660	160	
ソルアセトD輸液	テルモ	250	315	65	IF
		500	660	160	
ソルアセトF輸液	テルモ	500	660	160	IF
		1000	1360	360	
ビカネイト輸液	大塚製薬工場	500	660	160	IF
		1000	1650	650	
ビカーボン輸液	陽進堂	500	720	220	IF

糖液

商品名	メーカー	規格単位	全満量	予備容量	情報源
大塚糖液5%	大塚製薬工場	250	495	245	IF
		500	715	215	
大塚糖液10%	大塚製薬工場	500	715	215	IF
大塚糖液50%	大塚製薬工場	200	715	515	IF
		500	1850	1350	
大塚糖液70%	大塚製薬工場	350	1850	1500	IF
テルモ糖注5%	テルモ	100	180	80	IF
		250	315	65	
		500	660	160	
テルモ糖注10%	テルモ	500	660	160	IF
テルモ糖注50%	テルモ	200	660	460	IF
		500	1250	750	
マルトス輸液10%	大塚製薬工場	250	390	140	IF
		500	660	160	
キリット注5%	大塚製薬工場	300	390	90	IF
		500	660	160	
キシリトール注5%「フソー」	扶桑薬品工業	200	470	270	IF
		500	780	280	

電解質輸液

商品名	メーカー	規格単位	全満量	予備容量	情報源
KN1号輸液	大塚製薬工場	200	290	90	IF
		500	660	160	
ソルデム1輸液	テルモ	200	300	100	IF
		500	660	160	
ソリタ-T1号輸液	陽進堂	200	325	125	添付文書
		500	675	175	
KN2号輸液	大塚製薬工場	500	660	160	IF
ソルデム2輸液	テルモ	200	300	100	IF
		500	660	160	
ソリタ-T2号輸液	陽進堂	200	325	125	添付文書
		500	675	175	
KN3号輸液	大塚製薬工場	200	290	90	IF
		500	660	160	
フルクトラクト注	大塚製薬工場	200	290	90	IF
		500	660	160	
ソルデム3輸液	テルモ	200	300	100	IF
		500	660	160	
ソルデム3A輸液	テルモ	200	300	100	IF
		500	660	160	
		1000	1360	360	
ソリタ-T3号輸液	陽進堂	200	325	125	添付文書
		500	675	175	
リプラス3号輸液	扶桑薬品工業	200	470	270	IF
		500	780	280	
アクチット輸液	扶桑薬品工業	200	470	270	IF
		500	780	280	
KN4号輸液	大塚製薬工場	500	660	160	IF
ソルデム6輸液	テルモ	200	300	100	IF
		500	660	160	
ソリタ-T4号輸液	陽進堂	200	325	125	添付文書
		500	675	175	
フィジオ70輸液	大塚製薬工場	500	660	160	IF
フィジオ35輸液	大塚製薬工場	250	390	140	IF
		500	660	160	
フィジオゾール3号輸液	大塚製薬工場	500	660	160	IF
トリフリード輸液	大塚製薬工場	500	660	160	IF
		1000	1650	650	
KNMG3号輸液	大塚製薬工場	500	660	160	IF
ソルデム3AG輸液	テルモ	200	300	100	IF
		500	660	160	
ソリタ-T3号G輸液	陽進堂	200	325	125	添付文書
		500	675	175	

注射薬配合変化データブック

2024 年 11 月 15 日　発行	編集者　北原隆志, 山﨑博史, 和田光弘
	発行者　小立健太
	発行所　株式会社 南 江 堂
	⬤113-8410 東京都文京区本郷三丁目42番6号
	☎ (出版)03-3811-7198 (営業)03-3811-7239
	ホームページ https://www.nankodo.co.jp/
	印刷・製本 三報社印刷

Injectable Drugs Compatibility Data Book
© Nankodo Co., Ltd., 2024

定価はカバーに表示してあります.　　　　　　　　　Printed and Bound in Japan
落丁・乱丁の場合はお取り替えいたします.　　　　ISBN978-4-524-23074-7
ご意見・お問い合わせはホームページまでお寄せください.

本書の無断複製を禁じます.

JCOPY 〈出版者著作権管理機構 委託出版物〉

本書の無断複製は,著作権法上での例外を除き禁じられています. 複製される場合は,そのつど事前に,
出版者著作権管理機構 (TEL 03-5244-5088, FAX 03-5244-5089, e-mail: info@jcopy.or.jp) の許諾を
得てください.

本書の複製 (複写, スキャン, デジタルデータ化等) を無許諾で行う行為は, 著作権法上での限られ
た例外 (「私的使用のための複製」等) を除き禁じられています. 大学, 病院, 企業等の内部において,
業務上使用する目的で上記の行為を行うことは私的使用には該当せず違法です. また私的使用であっ
ても, 代行業者等の第三者に依頼して上記の行為を行うことは違法です.

✦ **改訂新版** ✦

● 情報を厳選し,同種・同効薬の「違い」により焦点を当てた内容に!
● 「基本的な選びかた／ガイドラインによる選びかた」「服薬指導の会話例」といった項目を新設!

新・違いがわかる！同種・同効薬

編集　黒山　政一／大谷　道輝

患者さんからの「なぜ変更したの？」「前の薬とどう違うの？」に
自信をもって答えられると大好評の『違いがわかる！同種・同効薬』シリーズを領域別に再構成！

【上巻目次】
1. 脂質異常症治療薬
2. 骨粗鬆症治療薬
3. 降圧薬
4. 抗不整脈薬
5. 抗血栓薬
6. 狭心症治療薬
7. 利尿薬
8. 睡眠薬
9. 抗不安薬
10. 抗うつ薬
11. 統合失調症治療薬
12. 非ステロイド抗炎症薬（NSAIDs）
13. オピオイド鎮痛薬（麻薬性鎮痛薬）
14. 抗ヒスタミン薬
15. 抗リウマチ薬

B5判・248頁　2021.7.　ISBN978-4-524-22646-7　定価**3,080**円（本体2,800円＋税10%）

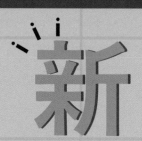
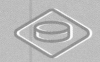

【下巻目次】
16. 糖尿病治療薬
17. 片頭痛治療薬
18. 抗てんかん薬
19. パーキンソン病治療薬
20. 抗認知症薬
21. 喘息治療薬
22. 消化性潰瘍治療薬
23. 下剤（便秘薬）
24. 前立腺肥大症治療薬
25. 過活動膀胱治療薬
26. 抗悪性腫瘍薬
27. 制吐薬
28. 尋常性痤瘡治療外用薬
29. 緑内障治療薬

B5判・224頁　2021.7.　ISBN978-4-524-22647-4　定価**3,080**円（本体2,800円＋税10%）

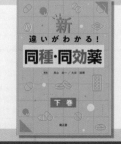

南江堂　〒113-8410　東京都文京区本郷三丁目42-6　（営業）TEL 03-3811-7239　FAX 03-3811-7230